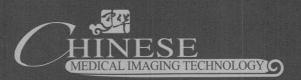

CHINESE
MEDICAL IMAGING TECHNOLOGY

U0344695

# CHINESE
# MEDICAL IMAGING TECHNOLOGY

# 中华医学影像技术学

## 数字 X 线成像技术卷

主　编　余建明

副主编　刘广月　罗来树　李　萌　朱　凯

人民卫生出版社

图书在版编目（CIP）数据

中华医学影像技术学. 数字 X 线成像技术卷 / 余建明主编.
—北京：人民卫生出版社，2017
ISBN 978-7-117-24778-8

I. ①中… II. ①余… III. ①计算机 X 线扫描体层摄影
IV. ①R445②R814.42

中国版本图书馆 CIP 数据核字（2017）第 166851 号

| 人卫智网 | www.ipmph.com | 医学教育、学术、考试、健康， |
| | | 购书智慧智能综合服务平台 |
| 人卫官网 | www.pmph.com | 人卫官方资讯发布平台 |

ISBN 978-7-117-24778-8

9 787117 247788 >

中华医学影像技术学
数字 X 线成像技术卷

主　　编：余建明
出版发行：人民卫生出版社（中继线 010-59780011）
地　　址：北京市朝阳区潘家园南里 19 号
邮　　编：100021
E - mail：pmph @ pmph.com
购书热线：010-59787592　010-59787584　010-65264830
印　　刷：北京人卫印刷厂
经　　销：新华书店
开　　本：889×1194　1/16　　印张：36
字　　数：1115 千字
版　　次：2017 年 8 月第 1 版　2017 年 8 月第 1 版第 1 次印刷
标准书号：ISBN 978-7-117-24778-8/R·24779
定　　价：138.00 元
打击盗版举报电话：010-59787491　E-mail：WQ @ pmph.com
（凡属印装质量问题请与本社市场营销中心联系退换）

**编者**（以姓氏笔画为序）

牛延涛　首都医科大学附属北京同仁医院

朱　凯　宁夏医科大学总院

刘广月　南京大学医学院附属鼓楼医院

刘艳明　哈尔滨市疾病预防控制中心

许美珍　南昌大学第二附属医院

李　萌　山东医学高等专科学校

余佩琳　华中科技大学同济医学院附属协和医院

余建明　华中科技大学同济医学院附属协和医院

宋建兵　青海大学附属医院

范文亮　华中科技大学同济医学院附属协和医院

林建华　广州医科大学附属第二医院

罗来树　南昌大学第二附属医院

周　燕　郑州大学第一附属医院

周学军　南通大学院附属医院

赵　军　海南省人民医院

胡鹏志　中南大学湘雅三医院

徐光明　安徽医科大学第二附属医院

郭建新　西安交通大学第一附属医院

黄小华　川北医学院附属医院

隋广平　大庆油田总医院

暴云锋　河北省人民医院

穆兴国　吉林大学第二医院

# 中华医学影像技术学

## 丛书目录

## 中华医学影像技术学丛书编写委员会

**主 任 委 员** 余建明　石明国　付海鸿

**副主任委员** 高剑波　李真林　倪红艳

**委　　　员**（以姓氏笔画为序）

## 主任委员简介

### 余建明

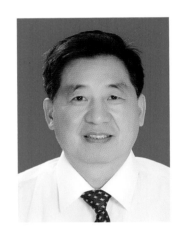

三级教授,主任技师,硕士生导师。现任中华医学会影像技术分会主任委员,伦琴学者,全国医学影像技术学科建设终身成就奖和首席专家,全国医学影像技术临床技能培训基地主任暨特聘教授。全国高等学校医学影像技术专业国家十三五规划教材评审委员会主任委员,全国高职高专医学影像技术专业教育教材建设评审委员会副主任委员,全国行业教育教学指导委员会委员,华中科技大学《医学影像技术学》精品课程负责人。中国医学装备协会普通放射装备专业委员会副主任委员。全国卫生人才评价培训研究和管理专家,全国大型医疗设备上岗考试命审题专家。湖北省医学会放射技术学会主任委员,湖北省放射医学质控中心副主任兼办公室主任,湖北省职业卫生技术评审专家,湖北省辐射类建设项目环境影响评价审查专家。《中华放射学杂志》等6本杂志编委。主持省部级课题8项,获得省科学进步二等奖,正副主编教材15本,正副主编专著10部,以第一作者或通讯作者在权威和核心期刊发表专著80余篇。

### 石明国

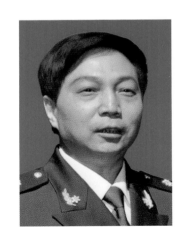

第四军医大学西京医院医学影像学教研室主任、教授;山东泰山医学院兼职教授、硕士生导师。荣立三等功2次、荣获国防服役金质奖章;全国、全军医学影像技术学科建设终身成就奖、"伦琴学者"。中华医学会影像技术学会第六届委员会主任委员、中国医学装备协会常务理事、中国医学装备协会CT工程技术专业委员会主任委员、全军医学影像技术专业委员会主任委员、陕西省医学会医学影像技术学会名誉主任委员。中华医学科技奖评审委员会委员,第一届全国高等学校医学影像技术专业教材评审委员会副主任委员。承担国家九五攻关课题一项、获陕西省科学技术二等奖二项、全军科技进步三等奖五项、承担国家自然科学基金项目2项、获国家发明专利3项。主编专著及教材16部,副主编4部,参编多部,在各类专业杂志发表论文160余篇。

**付海鸿**

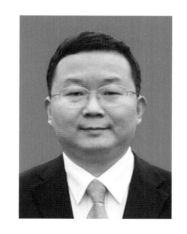

男,1969 年生于云南省昆明市,高级工程师。泰山医学院兼职教授,硕导。现任中华医学会影像技术分会候任主任委员,北京医学会放射技术分会主任委员,北京医师协会医疗信息化专业委员会副主任委员。中华医学会医学工程学分会委员,北京医学会医学工程学分会委员,北京医学会理事。中国医学装备协会磁共振应用专业委员会副主任委员。国家卫生计生委人才交流服务中心全国卫生人才评价专家,全国卫生专业技术资格考试专家委员会委员,全国医用设备使用人员业务能力考评命审题专家。主编、副主编影像技术专业教材和专著 9部。负责中国卫生经济学会课题 1 项,并获得中国卫生经济学会优秀课题奖。参加卫计委重大项目 1 项、国家自然科学基金 2 项、北京市自然科学基金 1 项。担任《中华放射学杂志》审定稿专家、《中国医疗设备》杂志编委。

## 副主任委员简介

### 高剑波

医学博士,教授,博士生导师。郑州大学第一附属医院副院长,兼任放射科主任,影像学科学术带头人、医学影像专业负责人。担任中华医学会影像技术分会副主任委员、中华医学会放射学分会腹部专业委员会副主任委员、中国医学装备协会普通放射装备协会专业委员会主任委员、河南省医学会医学影像技术专科分会主任委员等学术职务。曾在美国霍普金斯大学短期访问学习。《中华放射学杂志》等国内外 10 余种学术期刊的常务编委、编委或审稿人。发表学术论文 300 余篇,其中 SCI 收录 40 余篇。主编及参编医学影像学专著和高校教材 10 余部。承担和完成国家自然科学基金等科研项目 20 余项。获省部级科技进步二、三等奖 9 项。获得河南省优秀专家、河南省优秀青年科技专家、河南省优秀中青年骨干教师、河南省卫生系统先进工作者、河南省师德标兵、河南省自主创新十大杰出青年、河南省"五一"劳动奖章等荣誉。

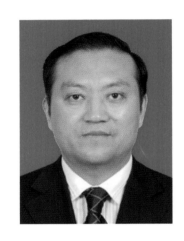

### 李真林

主任技师,硕士,硕士生导师。四川大学华西医院放射科副主任。中华医学会影像技术分会副主任委员,四川省医学会影像技术专业委员会主任委员;国际放射技师协会会员;四川省放射医学质控中心副主任,四川省有突出贡献的优秀专家,四川省卫计委学术技术带头人。获四川省科技进步一等奖,四川省卫生计生系统先进个人。担任国家卫生和计划生育委员会"十三五"规划教材(供医学影像技术专业用)《医学影像成像理论》主编,国家卫生和计划生育委员会十三五研究生规划教材《医学影像设备学》主编。主编教材 3 部,专著 2 部,副主编 3 部,参编 6 部。任 The British Journal of Radiology 审稿人,《实用放射学杂志》《临床放射学杂志》《中华放射医学与防护杂志》等编委。近 5 年,以第一作者、共同第一作者、通讯作者发表 SCI 论文 6 篇;中文核心期刊和 Medline 第一作者 5 篇,通讯作者 20 余篇。获国家自然科学基金 1 项,省级科研课题 5 项,四川大学教改课题 1 项。

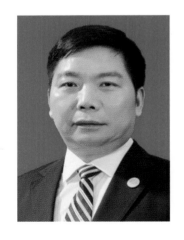

**倪红艳**

博士,研究员,硕士生导师,天津市第一中心医院放射科磁共振部门负责人。2003 年 7 月至 2006 年 1 月美国 Rochester 大学医学中心放射科访问学者。现任中华医学会影像技术学分会副主任委员,天津医学会影像技术学分会副主任委员,中国医学装备协会普通放射装备专业委员会常务委员,天津市放射诊断质控中心委员,天津医学高等专科学校影像技术专业学科带头人,中华医学会医学科学研究管理分会临床研究管理学组委员,天津医学会临床科研管理分会常务委员,天津市生物医学工程学会理事,天津市物理学会常务理事,《中华放射学杂志》通讯编委,《国际医学放射学杂志》编委,《天津医药》编委,《临床放射学杂志》和《磁共振成像》审稿专家。

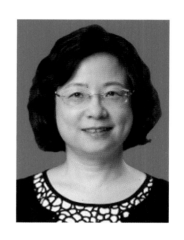

# 中华医学影像技术学

## 序

为了顺应医学影像技术学科的快速发展,在影像设备及其新技术周期不断变短的今天,经中华医学会影像技术分会主任委员会研究决定,组织全国影像技术知名专家编写中华医学影像技术学丛书,丛书的编写是推动医学影像技术学科建设向前健康发展的一个重大举措。对此,中华影像技术分会组织相应专家积极申报,人民卫生出版社通过评审立项,将丛书作为重点建设项目。

该丛书包括《中华医学影像技术学·影像设备结构与原理卷》《中华医学影像技术学·数字 X 线成像技术卷》《中华医学影像技术学·CT 成像技术卷》《中华医学影像技术学·MR 成像技术卷》《中华医学影像技术学·影像信息技术卷》5 个分册,内容涵盖了医学技术一级学科下影像技术二级学科中各个亚学科的内容。

中华医学影像技术学丛书是影像技术学科的一个整体,分门别类的叙述了各种影像设备及其附属设备的构造、性能特点、成像技术参数及其临床意义和成像原理,以及各种影像设备的安装要求;各种影像设备检查技术的临床适用范围、检查技术要点、图像质量控制措施等;医学影像信息技术是一个新的影像技术分支学科,与影像技术密不可分。

中华医学影像技术学丛书是医学影像技术学科及其亚学科内涵的大全,具有医学影像技术学科内涵的完整性、系统性、理论性、科学性和实用性。丛书的每个分册又自成一体,分别叙述了医学影像技术各个亚学科的发展历程,各种影像设备的检查技术,以及各个影像技术亚学科的发展趋势。

中华医学影像技术学丛书是影像技术人员的工具书,也是医学影像专业学生的辅导书,同时也是临床医师的参考书。本丛书在临床应用中不断地锤炼和完善,将对医学影像技术学科的发展具有极大的促进作用,必将造福影像技术学科和广大影像技术工作者。

中华医学会影像技术分会主任委员　余 建 明

2017 年 3 月

# 前　言

中华医学影像技术学丛书的《中华医学影像技术学·数字 X 线成像技术卷》是医学影像技术学科数字 X 线成像技术亚学科的内涵。

《中华医学影像技术学·数字 X 线成像技术卷》分为三十章,第一章至第八章为数字 X 线成像的基本理论,叙述了经典的 X 线基本理论、辐射损伤与防护、数字图像基础、数字 X 线图像的处理技术、数字图像显示技术、数字图像的质量评价;第九章至第十三章为 CR 成像技术,叙述了 CR 系统的组成及其特性、CR 的成像原理、CR 的影像处理、CR 的图像质量控制、CR 的临床应用;第十四章至第二十二章介绍 DR 成像技术,叙述了 DR 系统组成及其特性、非晶硒平板探测器成像技术、非晶硅平板探测器成像技术、CCD 探测器成像技术、线扫描探测器成像技术、DR 特殊成像技术、DR 的操作技术、乳腺数字 X 线成像技术、计算机辅助诊断;第二十三章至第二十六章详细讲述人体各部位的 X 线检查技术,叙述了 X 线摄影的基础知识、人体各部位的 X 线摄影体位、X 线对比剂与 X 线造影技术、照片成像技术;第二十七章至第三十章为 DSA 成像技术,叙述了 DSA 成像基础、DSA 特殊成像技术与图像质量控制、介入放射学基础、DSA 在介入诊治中的应用。

由全国各地影像技术的相应专家组成的编写团队,坚持影像技术学科下亚学科内涵的完整性、系统性、理论性、科学性和实用性的编写原则,秉承影像技术理论化和理论知识实用化的编写理念,以临床实用为出发点和落脚点,介绍了各种影像技术的历史传承,强调每种影像技术的理论基础,注重各种影像技术实际应用和图像质量控制,增添了数字 X 线成像的新技术,最终形成了本书。

由于编写时间紧任务重、编者水平有限,本书难免有缺点和错误,敬请广大读者不吝赐教。

余建明

2017 年 3 月

# 第 一 章

# 物质结构与放射

## 第一节　原子及其核外结构

### 一、原　　子

物质是由原子组成,一个经典的原子模型由包含中子和质子的原子核,以及它周围处于特定轨道或壳层中的电子所构成。每一原子均由核及电子组成,其核小而紧密,半径约 $10^{-14}$cm。核周围是按轨道运动的电子云,电子在半径约 $10^{-10}$cm 的轨道上运行(图1-1)。

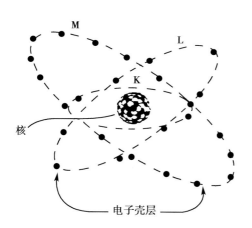

图 1-1　原子结构

与核相比,电子的质量很小,但由于它的弥散性,所占据的空间很大。可这样比喻:假如一个原子扩大到"占据"一个房间那么大,那么核则处于房间的中心有针尖那么小的一点空间。由于物质的这种空虚性,一个高能电子或原子核就很容易穿过许多原子后与另一原子的任何部分相碰撞。

原子间的差别在于它们核的结构和电子数量及其排列上的不同,原子中的电子数被称为原子序数,以 Z 代表,它也表示原子核内的质子数。原子序数决定着各元素的性质、原子的化学性质,决定于质子数或最外层轨道电子数。

### 二、原　子　核

任何原子核都由两种基本粒子——中子和质子所组成。中子和质子的大小和质量差不多相等。中子不带电荷,质子带一个正电荷,大小与一个电子所带的负电荷相等。一种物质的大多数物理和化学性质与核的中子和质子组成有关,核内的质子数就是原子序数(Z),决定原子的化学本性。

由于核和原子内的粒子都很小,惯用千克单位来表示它们的质量是不方便的,较为合适的单位是原子质量单位($\mu_0$),它参照的基准是质量数为12的碳原子,其质量定为12 000$\mu$。原子质量单位和千克间的关系是:

$$1\mu_0 = 1.66 \times 10^{-27} \text{kg} \qquad \text{公式(1-1)}$$

中子质量为 $1.6749286 \times 10^{-27}$kg,质子质量为 $1.6726231 \times 10^{-27}$kg,电子质量为 $9.11 \times 10^{-31}$kg。

### 三、核　外　结　构

讨论 X 线对原子的作用时,首先要了解原子的核外结构,电子位于围绕核空间中的轨道或壳层上,在多种放射性转变中,轨道电子也介入原子实际发射能量的过程中。当辐射物质相互作用时,即与人体组织作用时,通常是与电子相互作用,而不是与原子核起作用。

#### (一)电子数

正常原子中所含的电子数等于核内的质子数,这个数目就是某个化学元素的原子序(Z)。每个电子带有负电荷,其大小等于一个质子的正电荷。在正常情况下,一个原子中的电子和质子数目相同,正、负电荷平衡,原子无净电荷。如果一个电子离开原子,就说原子被电离,带一个正电荷。电离结果是原子本身成为正离子,电子本身成为负离子。电子的电量 e 为 $16.0 \times 10^{-19}$C,电子的质量 m 为 $9.1 \times 10^{-28}$kg。

**（二）能级**

电子处于绕核的不连续壳层中,壳层用字母来识别,如图 1-2。

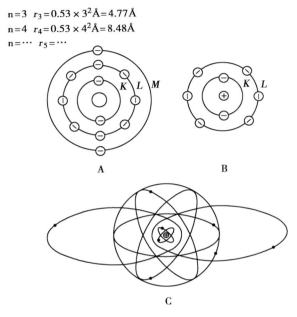

$n=3$　$r_3=0.53 \times 3^2$Å$=4.77$Å
$n=4$　$r_4=0.53 \times 4^2$Å$=8.48$Å
$n=\cdots$　$r_5=\cdots$

**图 1-2　元素壳层结构示意图**
A. 钠元素壳层结构;B、C. 氧元素壳层结构

从靠近核的壳层开始,按照波尔理论,核外电子离核远近不同,具有不同的壳层,每壳层中都含有一定电子数目的可能轨道。每一壳层均可近似地看做是原子核的同心圆球,半径最小的壳层叫做 K 壳层,最多只能容纳 2 个电子;第二壳层叫做 L 层,最多只能容纳 8 个电子;第三壳层叫做 M 层,最多只能容纳 18 个电子数,随着原子序数的增加,还可能有 N、P、Q 等壳层。愈到外面的壳层可容纳的电子数就愈多,一般每层上的电子最多可能数目是 $2n^2$ 个。但最外层的电子数有严格的限制,最多不能超过 8 个。一般规律是,电子先将内层填满,然后逐层向外填充。

根据量子理论,电子以极高的速度绕核做复杂运动,可把它的电荷看成为一层笼罩在核外的带负电荷的"电子云"。电子的核外运动很难说出某一时刻处在何处,只能用统计学方法去认识,即用概率的大小来表示。电子出现多的地方,概率大,也就是电子云密度最大的地方。

带负电荷电子受原子带正电核的束缚,它们之间具有很强的吸引,即结合力。这种结合强度可用能量来表示,迫使电子逸出原子,所获得的能量叫结合能,一个电子的结合能等于使电子脱离原子所需要的能量。结合能是电子势能的一种形式,与任何形式的势能一样,必须将某个地方规定为零能量级。电子在原子外的一个位置,电子已不再受到核的影响,将它定为零点。

电子能级是结合能的负值,其概念可用图 1-3 来说明。靠近底部的电子处于最低能级,具有最大结合能。电子在原子内处于确定层或壳层中,每个壳层有不同的能级,最靠近核的 K 壳层处于最低能级。

图 1-3 是原子序数为 74 的钨,只画了 K、L 和 M 电子能级。外加电子位于 N 和 O 壳层,这两个壳层位于 M 壳层之上并略低于零级,不同壳层之间具有显著的能量差。除 K 壳层外,其他壳层再分成另外的能级。例如,L 壳层分成 $L_I$、$L_{II}$ 和 $L_{III}$ 三个能级。

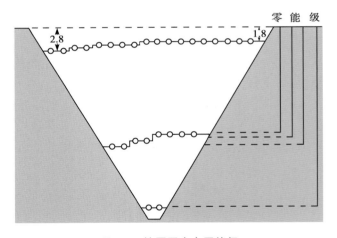

零能级

**图 1-3　钨原子中电子能级**

电子在辐射过程中的作用通常涉及两个基本原理之一:①要使一个电子移至更高壳层(如从 K 至 L)或脱离原子,必须从某些能源取得能量;②如果一个电子移至更低的壳层(如从 L 至 K),电子必须放出能量,通常出现某种形式的辐射,能量大小决定于电子移动的壳层之间的能级差。

在一具体壳层中,电子的结合能与原子序数有关。只有较高原子序数的 K 壳层电子的结合能是在诊断用的 r 射线和 X 射线的相同能量范围内,L 壳层电子的结合能比 K 层的小得多,但它也随原子序数的增大而增大。对于大多数物质,最外面的电子的结合能在 5~20eV 的范围内。显然,这些电子最容易脱离原子。

一个电子脱离一个原子的过程称为电离。由于 X 射线和 γ 光子具有足够的能量使电子脱离原子,故可认为 X 线和 γ 线是具有电离作用的辐射。核外电子接受的能量不足以使其原子逸出,只是使它升到较高的能级上,在其恢复到正常状态时,释放出能量,这种过程称为激发。可见光的光子能量低于大多数原子中的最小结合能,不会产生辐射。

**（三）浓度**

当光子与电子碰撞时,光子被吸收。光子通过物质时,它被吸收的机会决定于材料内可用的电子浓度。浓度或每立方厘米的电子数,可用以下公式计算:

$$每立方厘米的电子数 = PN_A(Z/A)$$

公式(1-2)

这个关系式就是每立方厘米的原子数乘以原子序数(即每个原子内的电子数),式中的阿伏伽德罗数 $N_A$ 始终是不变值,$N_A$ 每立方厘米的电子数仅与 Z 对 A 的比值有关。较低原子序数的元素在原子核中近乎每个质子 1 个中子。Z/A 的值近乎 0.5。随着原子序数和原子质量数的增加,核内的中子数也增大,导致 N/A 比值的减小,这种变化相当小。铅的原子序数是 82,原子质量 207,Z/A 比值是 0.4。在 X 射线应用中遇到的大多数材料,Z/A 比值的变化都小于 20%。唯一例外是氢,其比值等于 1。

因阿伏伽德罗数是常数,Z/A 比值也基本上是个常数,能明显改变电子浓度的唯一因素是材料的密度。大多数材料是纯元素,都有唯一的密度值,混合物和复合物的密度决定于各种元素的相对浓度。

电子浓度随原子序数而变化,原子序数在电子与 X 线相互作用中作用不大。X 射线光子通过物质时,相互作用的机会不仅决定于电子浓度,还与电子在原子结构内被束缚的牢固程度有关。电子结合能随原子序数而增加,高度束缚的电子浓度也随原子序数的增大而增加。原子序数是原子的一个重要特征,对任一种化学元素都有唯一的值。许多材料,如人体组织不是单一的化学元素,而是一种混合物的密集体。它与 X 射线的相互作用,可能对混合物定义一个有效原子序数 Zeff。

$$Zeff = \sqrt[2.94]{f_1 z_1^{2.94} + f_2 z_2^{2.94} + f_3 z_3^{2.94} + \cdots\cdots}$$

公式(1-3)

在此关系式中,f 是与每种元素有关系的电子总数目的分数,指数 2.94 是从 X 射线相互作用和原子序数间的关系导出的。水是人体的主要组成部分,

水分子包含两个氢原子和一个氧原子,每个氢原子有一个电子,一个氧原子有八个电子。因此,电子分数 f,对氢是 0.2,对氧是 0.8,将这些值代入上面关系式可得水的有效原子序数:

$$Z = \sqrt[2.94]{0.2 \times 1^{2.94} + 0.8 \times 8^{2.94}} = 7.42$$

公式(1-4)

## 第二节　原子能量与辐射

### 一、原子能级

物理世界有两个组成部分:即能量和物质。在大多数物理过程中,能量和物质间不断地相互作用和转换,医学成像也不例外,在医学影像成像方法中,图像都是由能量和人体组织(物质)的相互作用形成的。对人体的结构成像,要求能量源传递到人体,再从人体传递到接收器,要求能量必须能穿透物体。可见光是日常生活中用于传递图像信息的能量的主要形式,但它不能穿透人体,因此对人体内成像必须采用其他形式的能量。

各种成像方法中的一个普遍问题是,使用能量的一大部分会积存在人体内,它并不以相同形式的能量停留在体内,而是转换为其他形式的能量,如热和化学变化等,积存能量也会产生不希望的生物效应。

在医学成像过程中,有两大类能量。一类是聚集形式的能量,其存在必须有一种媒质材料,能量存在于媒质中;另一类能量是在一种物质材料内产生的,并不断地运动,将能量从一个地方转送至另一个地方,这种能量就是辐射。用于医学成像的各种形式的能量,除超声和磁共振外,基本是辐射形式。

根据玻尔的假设,电子在不连续的轨道上绕核旋转,而且在每个可能轨道上的电子也都具有一定的能量(动能和势能的代数和),因而电子在各个可能轨道上所具有的能量也是不连续的,这些不连续的能量值叫做原子能级。

原子能级通常是以电子伏特来表示的。定义为一个电子通过一伏特电位差所释放出的能量,其功即为电荷与它通过的电位差的乘积。电子在各个可能轨道上运动时所具有的能量,即能量公式:

$$E = -\frac{2\pi^2 me^2 Z^2}{h^2 n^2}$$

公式(1-5)

式中 n=1、2、3、……,E 代表轨道电子所具有的能量,单位为焦耳。原子能级常用电子伏特来表示,

$1eV=1.6\times10^{-19}J$，若把焦耳单位化为电子伏特，则除以 $1.6\times10^{-19}J$，即：

$$E=-\frac{2\pi^2me^4Z^2}{1.6\times10^{-19}\times h^2n^2} \qquad \text{公式(1-6)}$$

随着原子序数 X 的增加，即核外电子数增多，其原子结构也更为复杂，核外某电子除受核的吸引力外，还受其他核外电子的排斥作用。

以钨为例(图 1-4)，K、L 和 M 层上电子结合能为别约为 70 000eV，11 000eV 及 2500eV，这意味着除去原子中一个 K 层电子，必须供给它 70 000eV 能量，或者必须以 70 000e 伏特电位差的电子轰击它。要除去一个 L 层电子大概需要 11 000eV 的能量。

用电子伏特为单位来测定的结合能已在(图 1-3)表明。能量标度的零点是任意命定的，它与非激发状态的原子相对应，并在简图的近顶部以零标记的水平线代表之。正常态的钨原子，其最外层价电子占 O 层，原子的能量用简图顶部附近的粗黑线代表之。如果该电子得到能量，将会向外逸出到轨道上，原子能级被提高。这些能级之间仅仅相差几个电子伏特。然而，原子不能保持这种能量状态，或电子不能停留在任一光线轨道中。当它降回到正常位置，就放射能量，这叫做光线辐射。原子核对电子有很强的吸引力，这种吸引力称为结合力。最靠近原子核的壳层电子结合力最大，距离越远的电子结合力越小。另外，结合力还与原子序数 Z 相关，Z 越大，核内正电荷就越多，对电子的吸引力也就越大，从原子内移走电子所需要的能量也就越大。可见，移走原子中某轨道电子所需要的最小能量，称为电子的结合能。

## 二、能 量

在医学成像中，与物质有关的能量形式的重要特征是它的供出能量形成辐射，当辐射被吸收时，能量又被重新取回。宇宙间一个基本物理定律是能量既不能创造也不会消灭，它是从一种形式转换为另一种形式。成像系统的各种部件，可将能量从一种形式转换为另一种形式。电子是物质中的最小粒子、一个电子质量是 $9.1\times10^{-28}g$，这意味着 $1.09\times10^{27}$ 个电子等于 $1cm^3$ 水的重量。

一个电子既有质量又有电荷，它可占有多种形式的能量，这就是电子取得、运输和放出能量的能力，致使它在 X 射线系统中成为有用的物质。

### (一)静止质量能量

一个电子即使处于静止状态，但仍具有能量。根据物理学定律，一个物质只要具有质量就具有一定的能量，在一定条件下，质量可转换为能量，或相反。公式(1-7)是爱因斯坦方程式：

$$E=mc^2 \qquad \text{公式(1-7)}$$

在此关系式中，c 是光速。根据爱因斯坦关系式，每个电子给出 510keV，这个能量表现为一个光子。

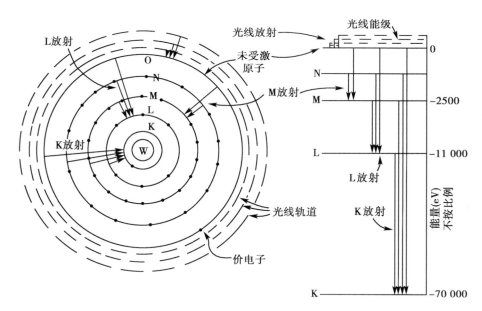

**图 1-4 钨原子电子轨道示意图及其能级**
以电子伏数值表示的能量标度并没有按比例，X 线通过电子向 K、L 及 M 层跃迁而引起，光线放射是由价电子从光线轨道向 O 层跃迁而引起的

**（二）动能与势能**

1. 动能 动能是与运动有关的能量,运动着的汽车或棒球具有的能量就是这种形式的能。当电子运动时,它们也具有动能。

一个物体所具有动能的大小与它的质量和速度有关。对于大的物体,如汽车和棒球,动能与物质的质量和速度的平方呈正比,物体速度加倍,它们的动能要增加为原来的4倍。在很多情况中,电子以非常高的接近于光速的速度在运动,能量与速度间不再保持上述简单关系。相对论的理论指出,一个物体(如电子)的质量在高速度时要发生变化,能量与速度的关系变得复杂。在典型X射线管内的电子具有的能量可能超100keV,并以大于光速一半的速度运动。

2. 势能 势能是一个物体因它的位置或构形所占有的一种能量,从本质上说是一个有相对意义的量。即一个物体在一个位置或处于某种构形时会比处于另一种状态具有更多或更少的势能。

电子具有两种形式的势能。一种形式与在电路内的位置有关,另一种与原子的位置有关。电子势能的一个重要的特征是电子升高至更高势能级水平时,需从某些源中得到能量,而当它移至更低势能位置时要放出能量。X线管内阴极的电子获得能量后以高速撞击阳极靶面,以产生热能和X射线能,就是这个机制。

**（三）能量交换与转移**

1. 能量交换 电子小得看不见,往往很难想象电子能量的不同形式。图1-5所示的石块,用它来引证能量的不同形式,这也适用于电子。

势能是相对意义的量。如图1-5,地面水平设置为零势能位置。当石块高到地面之上时,它就处于更高的势水平。如果石块处于地面下的一洞内,它的势能相对于地面水平具有负值。然而,它的势能相对于更深洞的底部位置仍是正值。石块在位置A具有零势能(相对地说),因为它不运动,动能为零,静止质量能量与它的质量呈正比。当人拾起这石块并将它举高至位置B时,相对于位置A来说,它增高了石块的势能。石块所得能量自之于人,与电子靠电源装置可升高势能一样。

如果人在位置B释放石块使它落至地面,它的势能就转换为动能。随着石块往下运动,它的势能不断减少,且正比于它在地平面上的距离,不断地增加它的速度和动能。即将撞击地面之前,它获得的动能正好等于人所提供的势能(在X射线管内的电子经历着相似的过程,管内的电子热能变换为动能)。石块正好到达地面时,它比静止在地面A时具有更多的能量。然而,当它静止在地面D处时,它的能量水平与在A处时相同,这部分能量转换为其他形式,如声音,少量热和使地面形状改变的机械能。当高速电子碰撞某种材料时,电子也失去它的动能,能量转换为热和X线辐射。

2. 能量转移 电子的主要功能是从一个位置运输能量至另一个位置,电子从一位置拾取能量,再运动到另一处传递能量给某些其他材料,电子再回到能源,如此反复。

电子运动从一点转移能量至另一点所经过的通道就是电路。任何电路至少有两个部件,一是电源,它能将能量从一种形式转换为另一种形式,并将它传输给电子,电池就是电子能源的例子;二是负载,它实质上执行相反的功能,当电子通过此器件时,失去它的能量并转换为某些其他形式的能量,灯泡就是负载的例子,它将电子能转换为光和热。

电子以势能的形式携带能量,当电子通过自由空间运动时,它带有动能。但通过固体导体运动时,就不可能这样。一般电路中,一段导体比另一段导体具有更高的势能。从原则上讲,能源使电子升高至更高的势能水平,一直维持到它通过负载器件时放出能量,在较低势能水平的电子回到能源,再重复此过程。

**（四）能量单位**

在实际应用中经常会碰到能量的量值,能量的单位很多,在此仅介绍一些与放射医学成像相关的能量单位。

1. 焦耳 焦耳(J)是米制国际单位制(systeme international,SI)中能量的基本单位。一般来说,涉

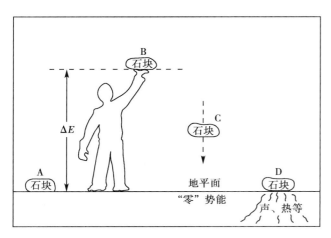

**图 1-5 能量从一种形式转换为另一种形式**

及比较大的能量时,应用焦耳作单位。

2. 热单位 热单位是放射中为表示 X 射管所产生的热能量而提出来的一个方便单位。一个热单位是焦耳的 71%,它逐渐为焦耳所替代。

3. 克拉德 克拉德是在放射学中为表示人体吸收的总辐射能量所提出的,但应用总趋势是用焦耳为单位。

4. 尔格 尔格是能量的米制单位,不是 SI 单位。它比焦耳小得多。它在放射学中的主要应用是表示组织内吸收的辐射能量的大小。

5. 电子伏特 电子伏(eV)是能量的电子单位。千电子伏(keV)和百万电子伏(MeV),都用于表示单个电子和光子的能量,单个可见光子的能量在几个电子伏范围内。在成像过程中用的 X 射线,它们的能量范围从 15 至数百千电子伏。三个基本能量单位的关系是:

$$1J=10^7erg=6.24 \times 10^{18}eV$$

6. 功率 功率表示在具体过程中能量转移的速率。瓦特(W)是用于表示功率的单位,1W 等于能量从 1J/S 的速率转移或转换。在医学成像中,功率用于描述 X 射线发生器的能力、X 射管的极限值等。

7. 强度 强度是功率的空间浓度,它表示能量通过单位面积的速率。一般用每平方米或每平方厘米的瓦数来表示。强度也用于表示 X 射线照射率,光强度等。

## 三、辐 射

### (一)概述

辐射就是能量的空间运动。根据玻尔的研究,当电子在某一轨道上运动时,它处于稳定状态,并不向四周辐射能量,但它吸收了一定大小的能量后,就可以跃迁到能量较大的轨道上去。但并不是任何大小的能量都可被电子吸收,只有能量等于某两个可能轨道的能量差时才被电子吸收。吸收能量的电子跳到能量较高的轨道上后,处于激发状态,不稳定的电子要跃迁到能量较低的轨道上去,并发出光子。其光子所具有的能量 E 等于电子在跳跃前后所具有的能量差,即

$$E=hf=E2-E1 \qquad 公式(1-8)$$

式中 h 是普朗克常数,h=6.61 × 10^{-27} 尔格 / 秒,f 是光子的频率,E2、E1 分别表示电子跃迁前后所在轨道上的能量。

外面壳层上轨道的电子,只要内壳层轨道上有空时,就要跳到内壳层轨道上去。原子外层电子与核联系较弱,激发外层电子比激发内层子容易。较外层电子受激发后,壳层上面有空位,这一壳层外的其他壳层上的电子就跃迁到这个空位上来补充,这时就有可见光、红外线或紫外线放出来。最内层电子受激发后,外面壳层上的电子跃迁到内层空位上来,将发射出波长更短,频率更高的电磁波(X 线)。例如原子序数较高的钨,假若有一个高速电子撞击到钨原子上,并激发出一个 K 层电子,在一个很短的时间内,另一 L 层上的电子可能会跳到 K 层上去,占据其空位,此过程将放出 59 000eV 的 X 线光子。若 K 层电子被撞击出去,则 L、M、N、O 等壳层上的电子都可能跳到 L 的空位上去,并放出一定频率的 X 线。

### (二)电磁辐射

辐射可分两种类型,即电磁辐射和粒子辐射。前者只含有能量,不含有物质,穿透性强;后者既含物质,也含能量,穿透性差。在电磁辐射族内有几种具体辐射形式用于不同目的,如无线电(射频线)信号、可见光、紫外线、X 线辐射和 r 射线辐射。

电磁辐射在真空中运行的速度 C 为 $3.0 \times 10^8$ m/s。各种波都具有一定的波长 λ 及频率 n,其速度等于 nλ,即 $C=n\lambda=3.0 \times 10^8$m/s。

电磁波的波长非常短,旧时习惯用埃作单位,1 埃 =$10^{-10}$m。电磁波的波长决定物质的性质。绿光为 5000 埃,蓝光为 4000 埃,红光为 7000 埃。如果波长超过 7000 埃,人类肉眼不可见,称之为红外线。如果短于 4000 埃,此辐射也不能为肉眼所见,称之为紫外线。0.1 埃的辐射称为 X 线。当波长变得很短而相应频率变得很高时,就要考虑辐射的量子性质。

### (三)辐射的量子性

电磁辐射具有速度,且带有一定能量运行的小子弹,此种能量束称为量子或光子。原子内的电子都处于一定的能级而不是任意能级,电子可以从一能级移至另一个能级,但这种能级之间转移不是任意的,这种能级不连续正是物质所具有的量子特性。简单地说,物质按预先确定的量进行能量交换,而不是按任意的。辐射通过空间时,正是单个光子的簇射。

光子最终在转移过程中被吸收,它的能量重新回到一个电子身上。如果光子碰到的是电子能级接近于它的能量的材料,吸收的机会就大大提高。辐射光子的产生和吸收都是在某些材料内通过能量交换完成的。

虽然辐射光子是按某些物理量来区分的,但所有电磁辐射都以相同速度在真空中传播。光是电磁辐射最常见的形式,在自由空间,光速约为$3 \times 10^8$m/s。假如,X射线光子在它产生时间到被吸收时间内平均传播1m,那么,X射线光子的平均寿命将是$3.3 \times 10^{-9}$s。一旦一个光子从能源产生并射出,它就以非常高的速度传播直至某些物质相互作用,直到被吸收为止。在它非常短的寿命中,光子从辐射源带走小量的能量而传给吸收材料(图1-6)。

图中对三个量的标度用辐射的不同类型的互

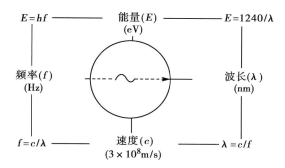

**图1-6　光子的物理特性**

相关系来表示。可以用光子能量、波长或频率来表征任何辐射。

1. 光子能量　光子只不过是能量的一个单元,它最重要的特征是它所包含的能量的多少,光子能量一般用电子伏或其适当的倍数为单位来说明。例如,计算辐射光子所带的能量,其波长是1.0埃或$10^{-8}$cm,相应的频率$f = c/\lambda = 3 \times 10^{10}/10^{-8} = 3 \times 10^{18}$,即每秒振动数。所以,一辐射光子所带的能量$E = hf = 6.61 \times 10^{-27} \times 3 \times 10^{18} = 19.83 \times 10^{-9}$尔格。换算为电子伏特,即$E = 19.83 \times 10^{-9}/1.60 \times 10^{-12} = 12\,400$eV = 12.4keV,即1.0埃波长带有12 400电子伏特能量。如果波长是0.01埃,则频率将会扩大100倍,量子或光子的能量将是1 240 000eV。光子的能量eV及辐射波长A间的一般关系可以从$E = hf = hc/\lambda$确定,显然,波长愈短,光子所具有的能量愈大。

光子能量决定辐射的穿透能力,较低能量的X射线光子通常称为软辐射,而在波谱的较高能量端的光子称为硬辐射,较高能量X射线辐射穿透性大。

如果光子或粒子所具有的能量,超过辐射所通过的物质内的电子结合能,辐射就能起作用,使电子移位,并使物质电离。能产生电离的最小辐射能量因材料不同而不同,这取决于具体电子的结合能。在组织中许多元素的电离能量在5eV至20eV的范围内。因此,凡能量超过这些值的辐射都是电离辐

射,光子能量值一般用于描述较高光子能量的辐射,如X射线、γ射线和宇宙射线的辐射。

2. 频率　频率就是波传播时振动或振荡的速率,光子能量(E)和频率(f)呈正比,它们的关系是:

$$E = hf \qquad 公式(1-9)$$

此关系式中,h是普朗克常数,其量为$6.625 \times 10^{-27}$erg·s,而f是频率,以赫兹(Hz)为单位(周期每秒)。频率是表征电磁波谱电常用的量,理论上讲,X射线辐射也有相应的频率。

3. 波长　用电磁辐射观察到的各种物理现象提示辐射具有某些波动性。波动的一个特征是两个相继峰值间的距离,亦即波长。这也是在一个振荡期间辐射向前传播的距离。

波长可用长度单位来表示。无线电和电视信号具有较长的波长,一般用m来表示。对较高能量的光子,如可见光和X线,则采用两种较小的长度单位:

$$1(\mathring{A}) = 10^{-10}m \qquad 1纳米(nm) = 10^{-9}m$$

光子能量与波长间的关系是:

$$E(keV) = 1.24/\lambda(nm) \qquad 公式(1-10)$$

能量与波长呈反比,谱上最高能量处相当于最短波长处。X线的波长(或频率)与被击出的电子所在壳层有关。在同种元素的原子中,按照轨道K、L、M、N……来分,L层电子被击出时产生的X线比M层电子被击出时所产生的X线波长要短,M层电子被击出就比N层电子被击所产生的X线波长短,……,以此类推。内层轨道电子被激发所产生的X线波长较短,外层轨道电子被激发产生的X线波长较长。

另外,某层轨道电子被击出后,来补充的电子所属的壳层不同而产生的X线波长也不同。如K层电子被击出,L层或M层上电子都可以跳入到K层中去补充,但M层电子跳入补充时产生的X线波长要比L层电子跳入产生的X线波长短。

## 四、电磁波谱

电磁波谱包括所有电磁辐射,从长的无线电波起到非常短而有穿透性的r射线上。根据光的电磁学说,光波与电磁波本质上是一样的,只是频率(或波长)不同。

将全部线谱的频率、波长、光子能量与性质总结于表1-1。应该强调,线谱区域是互相重叠的,当从无线电波区域移行到红外线区域,或从紫外线区域移行到X射线区域时,并不发生性质的突然改变。

表 1-1　电磁线谱

| 频率<br>周 /s | 波长 | 光子能量 | 性质 |
|---|---|---|---|
| $1.0 \times 10^5$<br>$3 \times 10^{10}$ | $3 \times 10^5$cm<br>1.0cm | $4.13 \times 10^{-10}$eV<br>$1.24 \times 10^{-4}$eV | 从广播范围的长波至短波及雷达超短波范围内的无线电波。这些波是由电振荡而产生的,能为电子装置所探知。它们会通过非导电物质层,但却为电导体所反射。 |
| $3 \times 10^{12}$<br>$3 \times 10^{14}$ | 0.01cm<br>0.0001cm<br>(10 000Å) | 0.0124eV<br>1.24eV | 红外线辐射。它们是由于分子振荡原子较外层电子的激发而产生。它们由火炉、散热器的热发生出来,且能为热机械及胶片所检出。红外线不透过大多数固态物。 |
| $4.3 \times 10^{14}$<br>$7.5 \times 10^{14}$ | 7000Å<br>(0.00007cm)<br>4000Å | 1.77eV<br>3.1eV | 从红外线由黄、绿及蓝到紫范围内之可见光。由于原子的较外层电子激发而产生,由灯及含气管中放电而发生出来。能为胶片、光电管及肉眼察知。被物质如玻璃所传导。 |
| $7.5 \times 10^{14}$<br>$3.0 \times 10^{16}$ | 4000Å<br>100Å | 3.1eV<br>124eV | 紫外光。由于原子的较外层电子激发而产生。能为胶片、盖革计数器及电离室检出。产生皮肤红斑;杀菌并为产生维生素 D 的因素之一。 |
| $3.0 \times 10^{16}$<br>$3.0 \times 10^{18}$ | 100Å<br>1Å | 124eV<br>12 400eV | 软性 X 射线。幅度于原子的较内层电子激发而产生。能为胶片、盖革计数器及电离室检出。有穿过很薄的物质层的能力。由于其穿透力有限,在放射学中无其价值。 |
| $3.0 \times 10^{18}$<br>$3.0 \times 10^{19}$ | 1Å<br>0.1Å | 12 400eV<br>124 000eV | 诊断用 X 射线及浅部治疗。 |
| $3.0 \times 10^{19}$<br>$3.0 \times 10^{20}$ | 0.1Å<br>0.01Å | 124keV<br>1.24MeV | 深部治疗用 X 射线及镭蜕变产物中来的 γ 射线。 |
| $3.0 \times 10^{21}$ | 0.001Å | 12.4MeV | 小电子加速中产生的放射线。 |
| $3.0 \times 10^{22}$ | 0.0001Å | 124MeV | 大电子加速中产生的放射线。 |
| $3.0 \times 10^{23}$ | 0.00001Å | 1240MeV | 大的质子同步加速器如百万电子伏特加速器或宇宙线加速器(cosmotron)中产生。 |

表中光子的能量也就是产生相应波长辐射所需要的能量。例如,X 射线管产生波长 0.01 埃的 X 线,需要 1.24 百万伏。1.24MV 能量不能产生比此更短的波长,但能产生较长的波。

## 五、能量放射

为了理解原子放射能量的机制,再来复习一下钨的能级(图 1-3)。假定有一高速电子撞击在一钨原子上,并击出 1 个 K 层电子,这至少需要 70 000eV 能量。在很短时间内,另一 L 层上的电子可能会降落到 K 层上去,占据其位。此过程发生时就有 70 000-11 000=59 000eV 能量作为 X 射线量子被放射出来,而此放射线的波长将是 12.4/59=0.210 埃。

高速电子击出 L,M 或 N 电子,而不撞击 K 电子也是可能的。假定 L 电子(结合能 11 000eV)被击出而其空间为 M 电子(结合能 2500eV)所填充,则发射的放射线能量将 11 000-2500=8500eV,波长 12.4/8.5=1.46 埃。在这种情况下,被发射量子以电子伏特表示的能量,刚好是两种结合能的差数。虽然某一些电子比另一些电子被发射的概率高,但原子中任何电子都有被高速电子撞击而发射出去的可能性。

要从钨上产生可见光,必须使光激发价电子转移到另一处层轨道上,当它回降时,能量会放射出来,但是其数量只有几个电子伏特相当于可见光的波长。

任何一个轨道上的空穴都可有几种方式来填补,如 K 电子被除去,则 L 层、M 层或其他层上的电子会降落到此空穴中去,此时,将会产生相应的放射线。实际上能级图谱更复杂,因为 L 层分为三个支层,M 层分为 5 个支层,N 层分为 7 个支层。

低原子序数元素的 K 层结合能小,碳为 285eV,氧为 528eV。对于人体有机组织可取其平均能量 500eV。"组织"的标识 K 放射线的波长(12.4/0.500)=24.8 埃,这种射线很软,在组织中穿透很短距离就会被吸收。

# 第 二 章

# X线的产生及其特性

## 第一节 X线的产生

X线是德国的物理学家威·康·伦琴(Withelm Conrad Rongtgen)教授于1895年11月8日发现的。

### 一、X线产生的条件

#### (一)高速电子与阳极靶面的相互作用

X线是在能量转换中产生的,它根据靶原子的三个性质(核电场、轨道电子的结合能,原子处于最低能态),在轰击原子并与靶原子的轨道电子或核相互作用时,把动能转换为热能和X线形式的电磁能。确切地说,X线是高速电子与阳极靶面相互作用的结果。

高速电子与靶面物质相互作用是很复杂的。一般来说,高速电子在失去其全部动能而变成自由电子之前要穿过很多原子间隙,经过很多次碰撞,发生多种作用的物理过程。例如,一个1兆电子伏特的高速电子在被阻止之前,会遭受一万次碰撞,每一次碰撞后,电子损失部分能量,同时还要改变运动方向。所以,电子在物质中的轨迹是十分曲折的。

从能量转换角度来看,高速电子的能量损失分为碰撞损失和辐射损失两种情况。碰撞损失是高速电子与原子外层电子相"碰撞",使原子吸收能量处于激发态,这种能量损失将全部变为热,使阴极温度迅速上升。高速电子动能的99%左右都在碰撞损失中转换为热能,辐射损失是高速电子与靶原子内层电子或原子核相互作用的结果,以辐射X线光子的形式而损失能量,这部分能量大约占高速电子总动能的百分之零点几。可见在X线管中,X线能的转换效率是很低的。

从作用的物理过程来说,高速电子与靶原子相互作用存在以下四个物理过程:电离、激发、弹性散射和轫致辐射。

1. 电离 原子的外层价电子或内层电子在高速电子作用下完全脱离了原子轨道,使原子变成离子的过程,称为电离。

高速电子的动能转为以下三部分:一部分能量消耗在内、外层电子的脱出功,这部分能量暂时"储存"在原子内,将伴随着发射光学光谱(由外层电子轨道跃迁产生)和标识X射线(由内层电子轨道跃迁产生),以光能的形式释放出来;另一部分转化二次电子(被击出的轨道电子)的动能;第三部分转化为射出电子的动能,射出电子以较低能量,并改变方向射出,然后与其他原子或原子核继续发生作用。

电离过程中向外发射的光谱有两种:一种是由价电子脱离原子轨道,电子处于激发状态,在回到基态过程中发射出光学光谱。由于最外层电子轨道的能级差较小,这些光谱一般在紫外线、可见光和红外线的波长范围,不属于X线。这部分光能几乎全部被周围原子所吸收,转化为热,运动加快(固体中分子热运动主要是在平衡位置附近作无规则的振动),使阳极温度上升;另一种发射光谱是由于内层电子脱离轨道,使原子处于激发态,通过内层电子的能级跃迁而辐射X线,这是构成医用X线的成分之一。

2. 激发 高速电子(或二次电子)撞击原子外层电子,作用较弱,不足以使其电离,反将其推入高能级的空壳层,使原子处于激发态,这种作用叫做激发。

入射电子的动能,一部分转化为方向改变和速度变小的出射电子的动能;另一部分是被原子吸收的激发能。处在激发态的原子将发射光学光谱,这部分光能最终导致固体分子热运动加快,温度上升,全部转化为热能。

9

3. 弹性散射　高速电子受原子核电场的作用而改变运动方向，但是能量不变，称为弹性散射。这种作用没有光谱辐射，也没有能量损失。由于阳极靶的物质的密度很高，散射的距离很短，高速电子将很快在已改变的方向与其他原子核或核外电子相遇，发生新的作用。

4. 韧致辐射　韧致辐射是由轰击电子与靶原子的原子核相互作用的结果。高速电子在原子核的电场作用下，速度突然变小时，它的一部分能量转变成电磁波发射出来，这种情况叫韧致辐射。

在韧致辐射中，入射电子的能量一部分转化为辐射电磁波的能量，其波长在X线范围内，在医用X线中占有特别重要的地位；另一部分转化为出射电子的动能，出射电子的方向将发生改变。

韧致辐射具有以下两个特点：①韧致辐射是在核电场作用下的一种能量转换形式，不能用经典理论作简单地解释。②韧致辐射所产生的X线是一束波长不等的连续光谱。其原因是：一是加在X线管两端的高压通常是脉动直流电压，使得到达阳极的各个高速电子的动能并不相等；二是高速电子在核电场作用前，通过电离或激发所失去的动能各不相等；三是各个高速电子在原子核电场中被阻止的情形不一样，离核越近，受核电场阻止作用越强，由动能转换为光能的部分能量越多，辐射X线的波长越短，反之，波长就长。此外，核电场强度还随原子序数不同而异。所以，韧致辐射所形成的X线是一束随靶元素不同而异的连续谱线。

从以上四种作用的物理过程看出：高速电子与阳极靶原子"撞击"的结果，产生两种类型的光辐射。一种是波长在可见光、红外线、紫外线附近的光学光谱；另一种是X线。X线依其产生的机制不同，又有两种成分，一种是高速电子与原子内层电子作用所产生的标明元素特性的标识X线；另一种是高速电子与核电场作用所形成的韧致辐射，这是一束连续的X线。X线由于波长短、能量大，穿透作用强，将穿过X线管壁、油层、窗口、滤过板而射向人体，用于治疗和诊断。光学光谱则波长长，光子能量小，全部被周围原子和管壁、油层所吸收，使原子的热运动加快，温度上升。从能量转换角度上看，高速电子总能量的99%将转换为热能，而仅有大约百分之零点几的能量转换为有用的X线。

由于X线束由复杂的线谱组成，不能用量子能量说明，不得不借助等效能量的概念。令X线穿过不同厚度的物质，对于一种给定的材料(如铝)，总有一个厚度使射束强度减低到原始强度的一半，即为该材料半价层。然后用单一能量X线重新测定，与射束有相同的半价层的单一能量X线束的量子能量，叫它的等效能量。例如用100keV加在X线管上产生的等效能量大约为60keV。

**（二）X线产生的必备条件**

自从物理学家伦琴发现X线以来，经过科学家的研究，现已从理论上认识到X线是由于在真空条件下，高速飞驰的电子撞击到金属原子内部，使原子核外轨道电子发生跃迁而放射出的一种能。可见，要产生X线必须具备三个条件：①有电子源，随时提供足够数量的电子；②高速电子流，在强电场作用下，电子作高速、定向运动。原子核外电子与原子核之间有结合能，击入原子内部的电子必须有一定能量传递给轨道电子，才能使内层轨道电子发生跃迁产生X线。若击入原子内部的电子所具备的动能不够大，则只能使原子核外较外层电子产生激发状态，放出可见光或紫外线；③必须有适当的障碍物(靶面)来接受高速电子所带的能量，使高速电子所带的动能部分转变为X线能(图2-1)。

根据计算可知，低原子序数的元素内层电子的结合能小，高速电子撞击原子内层电子所产生的X线的波长长，即能量小。原子序数较高的元素如钨，其原子内层电子的结合能大，当高速电子撞击了钨的内层电子，便产生波长短而能量大的X线，所以用于X诊断和治疗的X线管的靶面是由钨制成的。

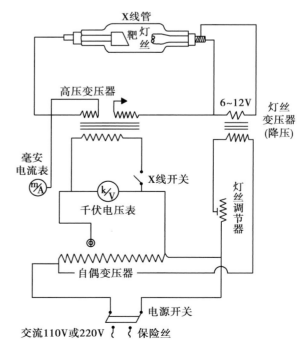

图2-1　X线产生原理图

只有特殊用途的X线管的靶面是用钼制成的,钼(42M₀)原子序数比钨低,能产生波长较长的X线,谓之为软X线,用于"软组织"摄影。

## 二、X线产生的过程

X线的发生过程中接通电源,经过降压变压器供X线管灯丝加热,产生自由电子并云集在阴极附近。当外压变压器向X线管两极提供高压电时,阴极与阳极间的电势差陡增,处于活跃状态的自由电子,受强有力的吸引,成束以高速由阴极向阳极行进,撞击阳极钨靶原子结构。此时发了能量转换,其中约1%以下的能量形成了X线,其余99%以上则转换为热能。前者由X线管窗口发射,后者由散热设施散发。

X线的质决定于电子运行的速度及其撞击钨靶后动能所耗损的程度。改变高压变压器的电压,即可调节电子运行的速度。电压越高,电子的运行速度越快,动能消耗越多,则由X线管发射的X线波长越短,穿透力也越强。通过X线管的电压很高,以kV计算。

X线的量则取决于通过X线管的电流大小,亦即撞击在钨靶上的电子数量。改变灯丝的热度,即调节电子发生的数量(灯丝的热能是由灯丝加热变压器的电流所供应)。电流越大,则灯丝越热,电子越多,撞击在钨靶上的电子数量也越多。通过X线管的电流很小,以毫安计。

# 第二节　X线的辐射谱线

X线辐射谱线表示了X线光子数量与光子能量之间的函数关系,只有了解了它才能更好地了解电压、电流、时间和滤过变化对影像密度和对比度的影响。X线管发出的X线由两部分组成:一部分为连续射线,它包含不同波长的X线,另一部分为标识射线,它是在连续射线谱上出现的几个向上突出的尖端,代表一些强度较强、波长为一定数值的X线(图2-2)。

## 一、韧致放射

### (一)产生过程

大多数光子的相互作用是韧致辐射过程。穿透阳极材料的电子经过原子核附近时,受到原子核吸引力的作用发生偏折而速度减慢,在这个冲撞过程中电子所损失的能量以一个X射线光子的形式放

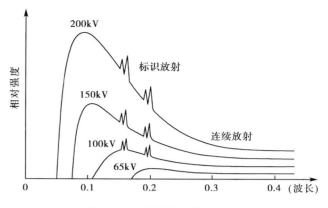

图2-2　X线强度曲线分布图

出。电子愈接近原子核,失去的能量就越多,所放射出来的X线波长就越短。一般高速电子经过第一次撞击失去一部分能量,再以较低速度继续撞击,直到能量完全消耗为止。显然,X线管放射出的X线是一束波长不等的连续混合线,故称为连续放射或韧致放射。

### (二)光谱

韧致辐射的X线谱有一个最大的光子能量,其值与入射电子的能量相对应。超过了这个能量之后,所产生的光子数目随着能量的减少而增加。光子的能量用 $h\nu$ 或 $\dfrac{hc}{\lambda_{min}}$ 来表示,h 是普朗克常数,为 $6.62 \times 10^{-27}$ erg/s;C 是光速,为 $3 \times 10^8$ m/s=$3 \times 10^{18}$Å/s;λ 表示发出的X线的波长,其关系式为:

$$\frac{1}{2}mV^2=Ve=hc/\lambda_{min} \text{ 或 } \lambda_{min}=hc/Ve$$

公式(2-1)

式中 m 代表电子质量,V 代表电子的末速度,e 代表电子的电量为 $4.803 \times 10^{-10}$ 静电单位,V 代表加在 X线管上的电压。人们把这一求 X 线管发的最短波长公式称为 Duane-Hunt 公式。可写成:

$$\lambda_0=12.42\text{Å}/Vp(千伏值) \text{ 或 } \lambda_0 Vp(千伏值)=12.42\text{Å}$$

公式(2-2)

可见,X线管产生的X线波长仅与管电压有关,管电压愈高,所产生的X线波长愈短。图2-2是X线管阳极靶面为钨时,加于X线管两极间的管电压分别为65kV、100kV、150kV、200kV时产生的X线强度分布曲线。从曲线可以看出:每一个不同数值的管电压,都有一个最短波长,且管电压愈高,波长愈短;最短波长的X线强度极小,随着波长的增加其强度也增加,在未到最短波长2倍之前,X线强度达最大值,之后X线强度随波长增加而逐渐减小并

趋向于零。

此外,由图2-2可知道,强度最大的X线,其波长随电压增加而向短波移动,这种现象称为连续X线谱的位移规则。产生上述曲线的原因,是大部分X线机采用交流电源供电,加给X线管的电压峰值只处于交流波形的瞬时,也就是说峰值电压在整个交流频率中只占一小部分。这样,就可能仅有一小部分电子得到最大动能与阳极靶面撞击,产生波长较短的X线,而其他电子则因得到的动能较小,产生了波长较长的X线。同时高速电子并不一定直接与阳极物质的原子核相撞而只从核旁经过,它们受到核内正电场的作用而失去一部分能量,直接以光子形式放出来。

当X线光子穿过阳极表面,X线管的窗口或其他增设的滤过物质时,大量的低能光子被吸收或滤过掉。被滤过的数量一般与X线束穿过物质的成分和厚度有关,而且它决定光谱分布曲线低能端的形状。这种滤过可减少X线的生物损伤和提高X线影像的清晰度。

**(三) kVp**

在X线管中,电子撞击阳极靶面的动能,决定于加在X线管上两极间的管电压。管电压越高,阴极电子获得的动能就越大。以keV为单位的光子能的最大能量在数值上就等于以千伏(kV)为单位的外加最大管电压值。在照射时间内,光子的最大能量则由电压的最大值或峰值决定。这个电压值就叫做千伏峰值(kVp),它是X线机的可调参数之一。

**(四) X线的强度**

计算连续谱的X线强度往往采用以下经验公式:

$$I_{连} = KIZV^2 \qquad 公式(2-3)$$

式中I为管电流,Z为原子序数,V为管电压,K为常数约等于$1.1 \times 10^{-9} \sim 1.4 \times 10^{-9}$。应该指出,连续X线谱是医用X线中最基本最重要组成部分,连续X线谱总强度$I_{连}$与X线总强度$I_{总}$近似相等,即:

$$I_{总} \approx I_{连} = KIZV^2 \qquad 公式(2-4)$$

此式表明,X线强度分别与靶物质的原子序数和电流呈正比,原子序数越高,核电场作用越强,韧致辐射产生的X线强度也越大,管电流越大,说明单位时间内撞击阳极靶面的电子数愈多,产生的X线强度也就越大(图2-3)。

X线总强度与管电压的平方呈正比,管电压的变化不仅影响X线的量,也明显影响X线的质。从X线强度上讲,管电压增加40%,则X线强度增

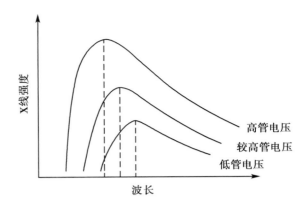

图2-3　管电压对X线谱的影响

加一倍。在实际工作中有一个经验规则:kVp增加15%就相当于mAS增加一倍。例如,管电压为50~60kVp时,大约增加7kVp,则mAS就增加一倍;管电压为100kVp时,若增加15kVp,mAS也增加一倍。

管电压的波形也是影响X线强度的一个因素。由于X线机高压发生器送到X线管两端的电压是脉动直流高压,可能是单相电源的半波或全波整流,也可能是三相电源六脉冲或十二脉冲整流。在峰值电压相同的情况下,波形越平滑,X线强度越大。

## 二、标识放射

标识放射是X线管中阴极产生的电子以很大的动能撞击靶面时,原子内层轨道电子被击出,而产生了电子跃迁现象放出的X线。

**(一) 产生过程**

产生标识放射的相互作用情况如图2-4所示。标识放射与高速电子和原子轨道电子间的碰

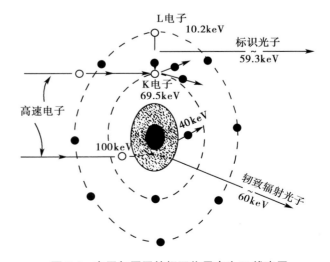

图2-4　电子与原子的相互作用产生X线光子

撞有关。只有当入射电子的动能比原子里电子的结合能大时，这种作用才发生，轨道电子从原子中被轰出，留下一个空位，由较高能级上的电子来填充。电子填补这个空位时，便以X线光子的形式放出能量，这种由阳极靶面物质所决定的一部分X线称为标识放射。在图(2-2)中，被高速电子轰出的钨的K层电子，其结合能为69.5keV，这个空位是由来自L壳层上的电子填充，该电子的结合能为10.2keV。因此，产生的标识X线光子的能量等于这两个能级之差，即59.3keV。

实际上，一种给定的阳极材料可以产生几种标识X线能量，轰击电子可以从不同的能级（K、L等）上轰击电子，而留下的空位又由不同能级上的电子填充。在原子能级图中，K、L、M、N表示原子核周围不同的轨道，若内层K、L、M等轨道电子被击脱时，就可能出现K系、L系、M系等标识X线。严格来说，K层的标识射线并不是单一的，它包括一组波长几乎相等的射线，称为$K_\alpha$、$K_\beta$、$K_\gamma$等射线，$K_\alpha$是由L层电子补充时产生的X线，Ks是M层电子来补充时产生的X线，其他类推。

**（二）钨标识谱**

钨的有效标识放射光谱，其标识放射为几个具有分离能值的线状尖端，而韧致辐射则在一定的范围内形成连续光谱。在每个特征能量上产生的光子数目各不相同，因为从壳层到壳层的电子填充K层上的空位的可能性不同，如图2-5。

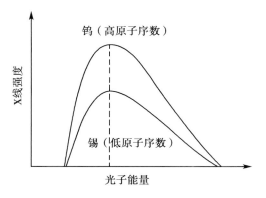

图2-5　原子序数对X线谱的影响

**（三）kVp**

某种元素产生标识射线，它撞击阳极靶面的电子所需的能量，是由加在X线管的电压供给的。高原子序数的元素需要的能量大，其标识射线需要在一定的高压下产生，电压与原子序数的平方呈正比。

X线管产生X线束的光子能谱由几个因素确定。这种X线谱就其韧致辐射和标识放射的相对组成来说，与阳极材料、千伏数以及滤过作用有关。例如用钨作阳极的X线管，当kVp小于69.5时，就不产生标识放射。在诊断X线中，使用较高的千伏值时，标识放射可以达到总辐射量的25%以上。随着管电压升高，连续放射量所占的百分比减少，而标识射线所占的百分比增加（图2-6）。

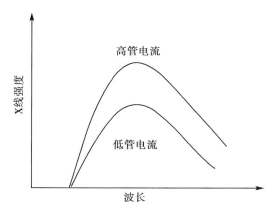

图2-6　管电流对X线谱的影响

**（四）标识X线的特点**

1. 任何元素的特征　X线的波长是固定不变的，不受其他因素的影响。不管kV如何变化，每条特征线的波长不变，它只与靶原子的结构有关，不同的靶原子其特征线也不一样。

2. 在医用诊断X线中仅K系标识线有用，其他各系，如L、M、N…各系，由于波长较长，能量较低，均被X线管壁和滤过层所吸收。

3. 标识线只有在一定的管电压下才能出现，不同靶原子，出现同一标识线所需管电压与原子序数的平方呈正比。高速电子的能量（eV）只有大于或等于K电子的结合能时，才能将K电子击脱，而产生K系标识线。

4. 标识线的最高频率与靶元素的原子序数的平方呈正比，故常采用高原子系数的钨做阳极材料，以获得更多有诊断价值的高能X线。

5. 特征线的强度$I_特$与管电压V和管电流I有如下关系：

$$I_特 = K_2 I (V - V_k)^n \qquad 公式(2-5)$$

式中：$K_2$和n为常数，n约等于1.5~1.7；$V_k$为K系的激发电压。在医用X线中，特征X线只占很少一部分，对于钨靶X线管来说，管电压在69.5kV以下不产生K系辐射；在80~150kV之间，K系辐射只占整个辐射量的10%~28%；150kV以上特征辐射呈相对地减少;300kV 以上特征 X 线量与连续 X 线量相比可以忽略不计。

## 三、光 电 效 应

光电效应又称光电吸收,它是 X 线光子被原子全部吸收的作用过程。当一个能量为 hv 的光子通过物质时,它与原子的某壳层中某个轨道上一个电子发生相互作用,把全部能量传递给这个电子,而光子本身则整个被原子吸收,获得能量的电子摆脱原子的束缚而自由运动,这种电子称为光电子,这种现象称为光电效应。

光电效应的实质是物质吸收 X 线使其产生电离的过程。在此过程中将产生的次级粒子有:光电子、正离子(产生光电子的原子)、新的光子(特征辐射光子)、俄歇电子。光电效应的发生概率可受以下三方面因素的影响。

1. 物质原子序数　光电效应的发生概率与物质的原子序数的 4 次方呈正比,物质的原子序数愈高,光电效应的发生概率就愈大。对高原子序数物质由于结合能较大,不仅 K 层,其他壳层电子也较容易发生光电效应。但对低原子序数物质几乎都发生在 K 层。在满足光电效应的能量条件下,内层比外层电子发生光电效应的概率可高出 4~5 倍。

2. 入射光子能量　因为光电子的动能 $Ee=hv-E_B$,所以光电效应发生的能量条件是:入射光子的能量 hv 必须等于或大于轨道电子的结合能 $E_B$,否则就不会发生光电效应。光电效应的发生概率与入射线波长的 3 次方呈正比,与光子能量的 3 次方呈反比。

3. 原子边界限吸收　如果测出某一种物体对不同波长射线的光电质量衰减系数,就会得到质量衰减系数随入射光子能量 hv 的变化。钡剂和碘剂都是 X 线检查中常用的对比剂,其 K 特征放射都具有较高的能量(钡是 37.4keV,碘是 33.2keV),它们都能穿过人体组织到达图像使之产生灰雾。

人体软组织中原子的 K 结合能仅为 0.5keV,发生光电效应时,其特征放射光子能量不会超过 0.5keV,如此低能光子,在同一细胞内就可被吸收而变为电子运动能。骨骼中钙的 K 结合能为 4keV,发生光电效应时其特征放射光子在发生点几毫米之内就被吸收。由此可见,在人体组织内发生的光电效应,其全部能量都将被组织吸收。

诊断放射学中的光电效应有利有弊,一是不产生散射线,减少了图像灰雾,增加人体不同组织和对比剂对射线的吸收差别,产生高对比度的 X 线图像;

钼靶软组织 X 线摄影,就是利用低能射线在软组织中,因光电吸收的明显差别而产生高对比度的图像。在放疗中,光电效应可增加肿瘤组织的剂量,提高其疗效;二是入射 X 线通过光电效应可全部被人体吸收,增加了受检者的 X 线剂量。

## 四、康普顿效应

康普顿效应又称康普顿散射,它是射线光子能量部分吸收而产生散射线的过程。康普顿效应是入射光子与原子中的一个外层"自由"电子相互作用时发生的。康普顿效应的发生概率可受以下两个方面因素的影响。

1. 物质原子序数　康普顿效应的发生概率与物质的原子序数 Z 呈正比。

2. 入射光子能量　康普顿效应发生概率与入射线波长呈正比,与入射光子能量呈反比。

康普顿效应是光子和"自由"电子之间的相互作用,在 K 电子结合能以上,随着入射光子能量的增加,由光电效应概率∝$I/(hv)^3$ 可知,光电效应随能量很快降低,而康普顿效应变得越来越重要。

需要指出,康普顿效应中产生的散射线,是 X 线检查中最大的散射线来源。从被照射部位和其他被照物体上产生的散射线,充满检查室整个空间。这一事实应引起 X 线工作者和防护人员的重视,对此应采取相应的防护措施。

## 五、影响 X 线辐射谱线的因素

### (一)管电流的影响

在管电压一定条件下,X 线强度决定管电流。管电流越大,单位时间内轰击阳极面的电子数越多,产生的 X 线强度也越大,X 线辐射谱线变化与 X 线管电流的变化呈正比。

### (二)管电压的影响

X 线束中最大光子能量等于轰击电子的最大能量,而电子的最大能量又决定于电压的峰值。所以,改变管电压也就改变了最大光子的能量,整个 X 线谱线的形式也将随之变化。管电压的改变影响 X 线谱的幅度和位置,当管电流不变时,随管电压的增高,连续 X 线谱的最短波长和最强波长的位置均向短波方向(即高能端)移动,但特征 X 线谱的位置不变。从曲线的面积(代表 X 线总强度)可知,X 线强度与管电压的平方呈正比。

### (三)电压波形的影响

X 线发生器上所加的电压都是脉动高压,单相全波整流与三相十二脉冲辐射谱线对比,同样的电压和毫安秒,三相的 X 线谱线明显增强,曲线下的面积也较大,同时谱线向高能量方向偏移。而特征 X 线的产生不因电压波形的改变而改变。

**(四)靶物质的影响**

连续 X 线的强度与靶物质的原子序数呈正比,在管电压和管电流相同情况下,阳极靶面的原子序数越高,X 线强度越大。特征 X 线完全是由靶物质的原子结构特性所决定,靶物质的原子序数越高,则轨道电子的结合能越大,特征 X 线的能量也越大。

# 第三节 X 线的特性

## 一、概 述

X 线辐射在医学成像中的特性之一是它的穿透能力。当它直接射入物体时,一些光子将被吸收或散射,而其他部分则完全穿透物体。穿透可用通过物体的辐射的百分数来表示,穿透与衰减呈反比。穿透的多少与单个光子的能量和物体的原子序数、密度以及厚度有关。

光子相互作用的概率,特别是与光子效应有关的相互作用概率,与它们的能量有关。增加光子能量,一般都要减小光子相互作用(衰减)概率,从而增加穿透作用。

## 二、光子的射程

讨论单个光子在被吸收或散射前所传播的射程或距离,对于理解光子的辐射穿透特性或许有帮助。当光子射入某种物体之前,要传播一定的距离,这个距离就可以认为是单个光子的射程。

辐射的一个特征就是所有光子并没有相同的射程,即使它们具有相同的能量。光子穿透的基本特性是传播到某一处的光子数目与传至该点的材料厚度之间的关系呈指数规律。

指数关系的性质是指在每一定厚度层物体中衰减进入其内的光子百分数是相同的,意味着与辐射线相遇的第一层物质经后面各层衰减的光子数目更多。

光子的平均射程就是光子间发生相互作用之前所传播的平均距离。只有非常少的光子的行程距离刚好等于平均射程。一组光子的平均射程与其衰减率呈反比。通过改变光子能量或物质种类的方法增加衰减率,可以降低光子的平均射程。实际,光子

平均射程等于衰减系数 $\mu$ 的倒数,即:

$$平均射程(cm)=1/\,衰减系数(cm^{-1})$$

公式(2-6)

因此,光子穿透某一物质的平均距离(射程)是由影响衰减率的因素决定的,即:光子能量、物质类型(原子序数)以及材料密度。

## 三、半 价 层

半价层(half value layer,HVL)是用来描述特定辐射的穿透能力,也可用来描述穿透物体常用的因数。HVL 是能穿过一半辐射的物质厚度,用距离单位(mm 或 cm)来表示。

HVL 随辐射穿透能力的增加而增加。HVL 与平均光子射程相关,但并不相同。两者之间的差异是由 X 射线的衰减和穿透的指数特性造成的,其特性关系为:

$$HVL=0.693\times\,平均射程=0.693/\mu$$

公式(2-7)

这说明 HVL 与衰减系数呈反比。0.693 是 0.5(50%)的指数值($e^{-0.693}=0.5$)。改变衰减系数值的任何因素也都会改变 HVL。在 X 射线系统中,铅有两个重要的用途,即作为滤过 X 线的物质和作为测量 X 线穿透能力(HVL)的一种参考物质。随着光子能量的增加,衰减系数减小较快,使得穿透能力增加。

如果穿透 1 个 HVL 厚度的量是 0.5(50%),则穿过两个 HVL 的量为 $0.5\times0.5$,即 25%。每个相继 HVL 厚度减少光子数目均为 50%。穿透 P 和物质厚度为 n 个半价层之间的关系为:

$$P=(0.5)^n \qquad 公式(2-8)$$

例如,穿过 0.5mm 厚的铅屏蔽(板)的穿透能量为 60keV 的光子,在铅中的 HVL 为 0.125mm。这个特定的光子能量来说,0.5mm 等于 4 个 HVL,故其穿透为:

$$n=\,厚度\,/HVL=0.5/0.125=4$$

$$P=(0.5)^4=0.0625$$

在特定物质中,HVL 受光子能量影响。对于特定的光子能量来说,1 个 HVL 的厚度是与物质性质、密度和原子序数有关的。

## 四、X 线束的质量

"质量"一般是指 X 线的穿透能力。对于给定的物质来说,X 线束的穿透能力取决于光子的能量。对于含有一个能谱的 X 射线束来说,每个能量的穿透是不同的。一般来说,总的穿透与该能谱中最小

和最大能量之间的某个光子能量的穿透相对应,这个能量就称为X线谱的有效能量。对于HVL约为2.4mm的铝,其值对应于24keV光子能量。就其穿透能力来说,该X线谱的有效能量为24keV。X线的有效能量就是单能光子束的能量,它具有与光子能谱相同的穿透能力。有效能量通常接近于峰值的30%或40%,但其精确值与光谱的分布形状有关。对于一个给定的kVp来说,影响能谱的两个因素是X线束的滤过量和产生X线的高压波形。

## 五、滤过作用

由不同能量的光子组成的一束X线穿过多种物质时,某些特定能量的光子要比其他光子的穿透力强。光子的这种根据其能量大小选择性的衰减就称作滤过作用。图2-7表示两种有特殊意义的物质(即1cm厚的肌肉和1mm厚的铅板)的穿透。

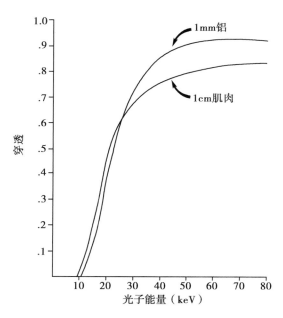

图2-7 软组织和铝对不同能量光子的穿透作用

关于穿透肌肉或软组织的情况,对于能量小于10keV的光子来说,实际上是没有穿透的,所有的光子都被组织衰减了。这种能量的光子在组织中的低穿透是由于衰减系数大,它是光电相互作用的结果。在能量为10~25keV的范围内,穿透随能量的增加而很快增强。当光子能量增加到40keV左右时,穿透继续增加,但很缓慢。具有特殊意义的是能量大约在20keV的X线光子穿透作用非常小,这种能量的光子,穿透1cm组织的穿透是45%,而穿透15cm组织的穿透为:

$$P=(0.45)^{15}=0.0000063$$

从另一方面讲,能量为50keV的光子透过15cm组织的穿透为:

$$P=(0.8)^{15}=0.035$$

能量接近50keV的光子穿透患者15cm深;而具有20keV能量或能量更小的光子都没有透过患者。这意味着在一个X线谱中,低能量的光子对成像是没有贡献,它们的作用仅使患者受到照射剂量。换言之,就是人体组织具有选择地滤掉低能量光子的作用。

这样,在X线进入患者之前把某种物质放在X线束的照射野中,就可以滤过低能量光子。在诊断用的X线设备中,通常使用铝板来实现这个目的。图2-4表示穿透1mm厚的铅板的曲线。多数X线机都具有与数毫米铝板等效的滤过设备,它并不是总是以铝的形式出现,有些物体对X射线也有滤过作用,如X线管的窗口、X线的准直器和荧光透视设备中的工作床等。在一台给定的X线中的总滤过量,通常用等效铝板的厚度加以说明(图2-8)。

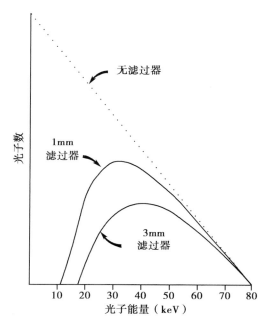

图2-8 滤过后的X线谱

增加滤过会明显地改变X线谱的形状,滤过能选择性地吸收低能光子,导致X线束中有效能量的改变。当铝板厚度从1mm增到3mm时,滤过作用明显增强,X线光子数量显著减少。滤过作用会使X线束的穿透(HVL)增加,HVL值常用于判定滤过的合适程度。

## 六、穿透作用

大家知道,穿过一定厚度的物质的辐射量是由光子能量和物质的性质(密度和原子序数)决定。HVL 的值对于一定的辐射在一定的物质中的穿透作用提供了非常有用的信息。如果知道 HVL 值,那么穿过其他厚度的穿透就能很容易算出。表 2-1 列出了与诊断成像有关的一些物质的 HVL 值。

表 2-1　某些物质的 HVL 值

| 物质 | HVL(mm) | | |
| --- | --- | --- | --- |
| | 30keV | 60keV | 120keV |
| 组织 | 20 | 35 | 45 |
| 铝 | 2.3 | 9.3 | 16.6 |
| 铅 | 0.02 | 0.13 | 0.15 |

康普顿作用使离开原来的射线束的某些辐射在前进方向上被散射,当向前的散射辐射与原来射线束的穿透部分相结合时,则有效穿透 Pe 便由公式(2-9)给出:

$$Pe=P \times S \qquad 公式(2-9)$$

式中 S 为散射系数,对于某些诊断检查中所遇到的条件来说,S 取值范围大约在 1~6。影响散射辐射量的因素一是 X 线束的面积或视野的大小,散射源的大小与 X 线束的面积呈正比。在一定条件下,S 值从 1 或多或少地随视野呈正比地增加;另一个重要的因素就是身体的厚度,它影响散射辐射的大小;第三个因素是 kVp,当 kVp 被增加到超过诊断的范围时,与人体发生作用的大部分光子都参与康普顿作用,有比较多的光子在康普顿作用中沿前进方向上产生散射。

## 第四节　X 线的质与量

X 线的光谱范围在 $10^{-12}$~$10^{-7}$cm 之间,用于医学诊断的 X 线光谱为 $10^{-9}$~$10^{-7}$cm,它是 X 线管在管电压为 25~150kV 条件下产生的。

### 一、X 线波长与管电压

X 线管灯丝发生的电子,在管电压的作用下加速。管电压增高,被加速的电子速度越大。当管电压为 90kV 时,被加速的电子与靶面撞击时速度为 $1.58 \times 10^{-19}$cm/s,比光速的一半稍大一点,这个电子能量为:

$$1.6 \times 10^{-9} \times 90=1.44 \times 10^{-17}(J)$$

这个能量若全部转换为 X 线能,根据普朗克公式 $E=hv=hc/\lambda$,可知电子与靶面碰撞后产生的 X 线波长为:

$$\lambda=6.625 \times 10^{-24} \times 3 \times 10^{8}/1.44 \times 10^{-12}$$
$$=1.38 \times 10^{-9}=0.138(Å)$$

另外,由 Duane-Hunt 公式,用管电压可直接求出 X 线的最短波长。管电压为 90kV 时,可根据下式计算出产生的最短波长。

$$\lambda_0=12.42/T(千伏值)=12.42/90=0.138(Å)$$

可见,用上面两种方法计算出的波长是相等的。用公式算出的 X 线波长,以被加速的电子与靶面正面撞击而突然停止为条件,而电子与靶面这种撞击的概率很小。大部分高速电子进入靶面原子层深入时,都经几次反复非正面撞击。每次撞击,电子都失去一部分能量,失去的能量以 X 线能形成释放出来。因此,高速电子与靶面撞击,并非用公式计算出的一种波长,实际 X 线管产生出的 X 线是具有各种波长的连续 X 线。

X 线管除发出连续 X 线外,还释放出标识 X 线,标识 X 线表示了靶面物质原子结构的重要特性。医用 X 线管的靶面多用钨制作的,它产生的 L、M、N 层的标识 X 线因能量低,几乎都被 X 线管壁所吸收。当管电压升高到 69.5kV 时,就产生了波长为 0.178 的 K 层标识 X 线。从图 2-1 的连续 X 线谱强度分布可知,波长最短的 X 线极少,线量最强的波长位于波长稍长处,全部 X 线的平均波长就更长了。所谓平均波长,是指波长曲线与横坐标所围成面积的重心的垂线与横坐标相交的点所代表的波长。最短波($\lambda_o$),最强波长($\lambda_{mas}$)和平均波长($\lambda_{mean}$)之间关系式如下:

$$\lambda_o=12.42/Vp(千伏值)(Å)$$
$$\lambda_{max}=1.5\lambda_{min} \qquad \lambda_{mean}=2.5\lambda$$

曝光时,以最强波长为中心的两侧波长段起重要作用。

### 二、X 线 的 质

X 线贯穿物质的本领叫做 X 线的质(或硬度)。在诊断上,通常以 X 线管的峰值管电压表示 X 线的质。因为峰值管电压决定了到达靶面的电子的最大动能,在轫致放射中(在 X 线束中基本上取决于连续 X 线),它决定了 X 线束的最短波 $\lambda_{min}$ 和中心波长 $\lambda_m$,在一定程度上也反映了 X 线束中的平均波长。

X 线的质只决定于每个光子能量的大小,而与光子的数目无关。对于一定物质,光子能量越大,愈不被物质吸收,即其贯穿本领大,X 线愈硬。X 线的质用波长或频率来表示,X 线波长越短(X 线的频率越高),X 线光子所具有的能量就越大,X 线穿透力就越强。反之,X 线波长变长,穿透力变弱。X 线的质另一种表示方法是用半价层。所谓半价层就是指使入射 X 线减少 1/2 的某种均匀物质的厚度。对同样质的 X 线来说不同物质的半价层是不一样的。但对同一物质来说,半价层值大的 X 线质硬,半价层值小的 X 线质软。

医用诊断 X 线的管电压在 25~150kV 之间。150kV 管电压产生的 X 线质的波长为:

$$\lambda_o=12.42/150=0.08266（Å）$$
$$\lambda_{max}=1.5\lambda_o=0.12399（Å）$$

其波长范围,从理论上讲可相当大,但实际上其长波已被 X 线管壁、绝缘油层、放射窗口、附加滤过板等吸收,最后射出 X 线管壁的 X 线波长大约是 0.6Å。在 40kV 管电压下产生的 X 线波长为:

$$\lambda_o=12.42/40=0.31（Å）$$
$$\lambda_{mas}=1.5\lambda_o=0.465（Å）$$

由上述可知:应用于 X 线的线质在 0.08~0.6Å 之间。若用半价层来表示,在 1.5~4mm 厚度铝板之间。

最短波长 $\lambda_o$ 的 X 线量少,在诊断 X 线中起主要作用的是以最强波长 $\lambda_{max}$ 为中心的 X 线波段。由于 $\lambda_{max}=1.5\lambda$ 是在固定电压条件下产生的,由正弦波形电压所产生的 X 线波长比 $1.5\lambda$ 偏长。若高压发生装置是呈指数规律变化关系的电容器装置,那么 $\lambda_{max}=2\lambda$。若管电压的照射效果与电压 4 次方呈正比,则相当于波峰值一半的管电压产生的 X 线照射效果将减少到 $(1/2)^4=1/16\approx6\%$。用低于这个峰值 1/2 的管电压产生的 X 线不仅无效,还增加靶面温度,且非常有害。为此,在电容器装置中切断这个无效的波段,即使是在正弦波中也要考虑切断。这样,用于照射的 X 线质就等于管电压峰值的 1/2,其波长为:$\lambda=12.42/(1/2)$ 千伏值。由上述可知,应用的 X 线波长是在 $\lambda_o\sim2\lambda p$ 之间。

X 线管发生的 X 线质受许多因素制约:①管电压波峰值;②整流过的电压波形,电流波形;③管壁的玻璃、绝缘油层、管套窗口;④附加滤过板。通过上述装置射出的 X 线最短波长没有改变,但长波侧却明显被吸收,最强波长稍向短波侧靠近。

## 三、X 线的量

单位时间内通过与射线方向垂直的单位面积的辐射能量,叫做 X 线的量。其意义是在 1s 内,把通过垂直于射线方向上 $1cm^2$ 面积上具有 $h v_1$ 能量的 $N_1$ 个光子的能量,具有 $h v_2$ 能量的 $N_2$ 个光子的能量,具有 $h v_3$ 能量的 $N_3$ 个光子的能量等等全部相加。单位是 $erg/（cm^2\cdot S）$ 通常以 X 线管的管电流与照射时间乘积,即毫安秒表示 X 线的量。

X 线管的管电流代表了单位时间射向阳极面的电子流,电子数目愈多,和靶物质发生各种作用的数量也增大。因此,辐射在各个波长上的光子数目也增多,X 线的强度增大。所以,管电流与 X 线的强度相对应,而管电流与时间的乘积则与 X 线在该时间内辐射的总能量(放射量)相对应。

X 线管发出的 X 线量与下列因素有关:①与靶面物质的原子序数(Z)呈正比;②与管电压的 n 次方即 $V^n$ 呈正比;③与给予 X 线管的电能呈正比。从 X 线管焦点到距离为 r 的照射体上 X 线量 H 为:

$$H=KK\cdot Z\cdot I\cdot t/r^2 \qquad 公式（2-10）$$

K 为比例常数,X 线管靶面钨的原子序数 Z=74 是个定值,可计在常数 K 内。X 线的关系式为:

$$H=KV^nIT/r^2 \qquad 公式（2-11）$$

在实际工作中,KV 值选定的依据是被照物体的 X 线衰减程度,过低时绝大多数 X 线光子都不能贯穿被照体,过高时绝大多数 X 线光子都穿过被照体,都得不到好的图像。毫安与时间的乘积是一个定值,毫安与时间可进行多种组合。

## 第五节　X 线的本质

X 线可用两种表现形式来认识,即一是微粒辐射,二是电磁辐射。如果一个原子受到内在或外来的激励而分裂,射出电子、中子和质子,这些射出的粒子就成为不同的放射线,这种辐射称为微粒辐射。另一种为电磁辐射,又称为电磁波,它在电磁场中进行传播,有波长和频率,在真空中传播速度与光速相同($c=3\times10^8m/s$),此种辐射无静止质量。X 线属于电磁辐射的一种,它和其他光线一样,具有二象性一微粒性和波动性,这就是 X 线的本质。

20 世纪出现的量子理论,则把微粒性和波动性统一起来。在医学诊断 X 线中使用的 X 线的波长范围约为 $0.08\sim0.31\times10^{-10}m$,其对应的量子能量约为 10~200keV(千电子伏特)。由于量子能量相对来说比较大,用于控测 X 线影像的装置又很灵敏,使得 X 线微粒性在临床实践中表现很明显。所以,使用 X 线的量子能量比波长更有价值。

## 一、X 线的微粒性

荧光屏上的某些化学物质(如钨酸钙、碘化铯等)

经 X 线照射能发生荧光,X 线能使气体或其他物质发生电离,被 X 线照射的某些金属物质失去负电荷能产生光电效应等现象,显然,只用 X 线的波动性是不能作出完善解释的。而用爱因斯坦的光子论,即把 X 线看作是一个个的微粒——光子组成的,这光子具有一定的能量($E=h\nu^2$)和一定的动质量($n=h\nu/C^2$),见表 2-2,那么上述现象就可以得到满意的解释。

表 2-2　几种波长的光子质量

| 类型 | 波长（m） | 频率（Hz） | 光子质量（me） |
|---|---|---|---|
| 无线电线 | $10^5$ | $3 \times 10^5$ | $2.42 \times 10^{-13}$ |
|  | $10^5$ | $3 \times 10^5$ | $2.42 \times 10^{-13}$ |
| 微波 | $1 \times 10^{10}$ | $3.00 \times 10^9$ | $2.42 \times 10^{-11}$ |
|  | $1.00 \times 10^{-1}$ | $3.00 \times 10^{11}$ | $2.42 \times 10^{-9}$ |
| 远红外线 | $1.00 \times 10^{-2}$ | $3.00 \times 10^{12}$ | $2.42 \times 10^{-8}$ |
| 可见光 | $070 \times 10^{-4}$ | $4.09 \times 10^{14}$ | $3.44 \times 10^{-6}$ |
|  | $0.40 \times 10^{-4}$ | $7.50 \times 10^{14}$ | $6.06 \times 10^{-6}$ |
| 紫外线 | $1.00 \times 10^{-5}$ | $3.00 \times 10^{15}$ | $2.42 \times 10^{-5}$ |
| X 线 | $1.00 \times 10^{-7}$ | $3.00 \times 10^{17}$ | $2.42 \times 10^{-3}$ |
|  | $1.00 \times 10^{-9}$ | $3.00 \times 10^{19}$ | $2.42 \times 10^{-1}$ |
| γ 射线 | $1.00 \times 10^{-11}$ | $3.00 \times 10^{21}$ | $2.42 \times 10$ |

光电效应可以这样解释:当 X 线照射某种金属元素时,X 线的光子与金属原子中轨道上的电子碰撞,电子被击出,并得到能量 E($E=h\nu$),E 就是被击出来的电子所在轨道上的结合能。X 线激发荧光现象可以这样认识:X 线光子使荧光物质的原子外层轨道电子产生跃迁现象。很明显,以上所说的 X 线光子,就相当于 X 线管中不碰撞阳极靶面的高速电子,这充分说明了 X 线具有微粒性。

## 二、X 线的波动性

X 线是一种波长很短的电磁波。1912 年德国物理学家劳厄,首先用试验证明 X 线的干涉和衍射现象。说明 X 线具有波动的特有现象——波的干涉和衍射等。X 线是以波动方式传播的,它是一种横波,在真空间其波速与光速相同。

X 线的波长用希腊字母 λ 表示,频率用 V 来表示,C 代表光速,三者的关系为:.

$$C=\lambda V \text{ 或 } \lambda=C/V \quad V=C/\lambda \quad \text{公式(2-12)}$$

## 三、X 线的二象性及其统一

X 线与其他光线一样,在传播的时候表现了它的波动性,具有频率和波长,并有干涉、衍射、反射和折射等现象。但 X 线与物质作用时,表现出粒子物质,每个光子具有一定能量(动量和质量),它能产生光电效应,能激发荧光物质发出荧光等现象。波动性质和微粒性质相差很远,几乎是不能相容的矛盾的两种性质。波动学说成功地解释了 X 线的干涉、偏振等现象,却不能解释 X 线的光电效应现象。微粒学说成功地解释了 X 线的光电效应,却不能解释 X 线的干涉、衍射等现象。这充分说明 X 线具有微粒和波动二象性,X 线的微粒性和波动性并存。

随着物理学的发展,二十世纪出现了量子力学。量子力学把光波(X 线)看成是概率波,这就把光的本质二象性,即波动性和微粒性统一起来。这种波代表光子在空间里存在的概率,光既是微粒又是波动。例如在干涉和衍射一类现象中表现为波动性,在光电效应就表现为微粒性。现已证实,不仅 X 线有二象性,而且其他的基本粒子,如电子、质子、中子和分子同样具有二象性。

总之,对 X 线本质的认识应掌握以下基本观点:①在电磁波谱中,X 线是介入紫外线和 γ 射之间的电磁波。X 线和紫外线、γ 射一样,光子能量大,能使物质电离,都属于电离辐射;② X 线同时具有波动性和微粒性。前者的特征是具有波长和频率,后者的特征是具有能量、动量和质量;③二象性在表现时各有侧重:传播时主要表现为波动性,具有波长和频率;辐射和吸收时,主要表现为微粒性,具有能量、质量和动量;④二象性是统一的。按量子力学,X 线可看作概率波,这种波代表光子在空间出现的概率。所以 X 线既具有波动性,又具有微粒性。

## 第六节　X 线的效应

X 线除了上述的波动性和微粒性所具有的性质外,由于其波长短,光子能量大,具有其他电磁波不具有的一系列特殊性质,医学上正是利用 X 线的这些个性来为人类的健康服务,为医疗的诊断和治疗服务。

### 一、物　理　效　应

1. 穿透性　穿透作用是指 X 线通过物质时不被吸收的本质。X 线波长短,光子能量大,穿透物质的能力强。X 线的穿透性不但与 X 线的波长有关,而且还与物质的性质、结构有关。一般高原子序数的物质,密度大,吸收 X 线多,不易被 X 线穿透。所以,从X线穿透物质后的强度变化,就反映了物质内部密度差异,这是X线成像的基础。

X线对物质的穿透和物质对X线的吸收是一个过程的两种说法,一个问题的两个方面。吸收作用越强,穿透作用就越弱,反之则强。穿透是站在X线的角度上说,反映X线的性质;吸收是站在物质的角度上说的,反映了物质的性质。

人体组织中密度最大的是骨骼,它含有大量的钙质,钙的原子序数(Z=20)较高,所以它吸收X线较多。各种软组织(包括某些结缔组织、肌肉等)以及体液,都是由氢、碳、氮等低原子序数的原子所组成的,它们的密度与水相近,吸收X线较少,脂肪组织的原子与肌肉组织相似,但排列稀疏,密度比肌组织小,吸收X线更少。体内的肺部、胃肠道、鼻旁窦及乳突内等,均含有气体。气体虽然也是由氢、氧、氮等组成,但其分子排列更稀疏,密度更小,因而吸收X线最少。

2. 荧光作用　X线照射某物质时,由于电离或激发使原子处于激发状态,当原子回到基态过程中,由价电子的能级跃迁而辐射出可见光或紫外线光谱,这种光谱就是荧光,具有这种特性的物质称为荧光物质,而使物质发生荧光的作用叫荧光作用。如钨酸钙、铂氧化钡、硫化锌镉、碘化铯及稀土元素内的某些荧光物质。荧光的强弱取决于X线的强弱。透视用的荧光屏、照片用的增感屏,影像增强器中的输入屏和输出屏,都是利用这一特性制成的。测量辐射量的闪烁晶体,荧光玻璃等,也是利用X线的荧光作用制成的。

3. 电离作用　物质受X线照射时,使核外电子脱离原子轨道,这种作用叫电离作用。在光电效应和散射研究中,出现光电子和反冲电子脱离其原子的过程叫一次电离,这些光电子或反冲电子在行进中又和其他原子碰撞,使被击原子逸出电子叫二次电离。在固体和液体中,电离后的正、负离子将很快复合,不易收集。但气体中的电离电荷却很容易收集起来,利用电离电荷的多少来测定X线的照射量。多种测试照射量的仪器的探头,如电离室、正比计数管、盖革弥勒计数,都是利用这个原理制成的。

由于电离作用,气体能导电;某些物质可以发生化学反应;有机体内可以诱发各种生物效应。电离作用是X线损伤和用于治疗疾病的基础。

4. 热作用　物质吸收X线最终绝大部分转变为热能,使物体温度升高,这就是热作用。

5. 干涉、衍射、反射和折射的作用　X线与可见光一样,同样具有这些重要的光学特性。X线的这些作用,可在X线显微镜波长测定和物质结构分析中都得到应用。

## 二、化 学 效 应

1. 感光作用　X线与可见光一样,当它照射到胶片的溴化银上的时候,由于电离作用,使溴化银药膜起化学变化,出现银粒沉淀,这就是X线的感光作用。银粒沉淀的多少,由X线的照射量而定,再经化学显影,变成黑色的金属银,组成X线影像,未感光的溴化银被定影液溶去。X线这一作用被应用在人体检查及工业探伤方面,进行X线摄影检查和X线照射量及其分布测定。物理学家伦琴也是由于这个特性来发现X线的。

2. 着色作用　某些物质如铂氧化钡、铅玻璃、水晶等,经X线长期照射后,其结晶体脱水而改变颜色,这就叫着色作用。

## 三、生 物 作 用

X线对生物组织细胞特别是增殖性强的细胞,经一定量照射后,可以产生抑制,损伤甚至坏死,这种作用称为X线的生物效应。

# 第 三 章

# X 线在物质中的衰减

## 第一节　X 线的衰减

X 射线和 γ 射线在其传播过程中一般有两种衰减形式,距离所致的衰减和物质吸收的衰减,二者遵循相同的衰减规律,本章的叙述是以 X 线为例。

### 一、距离的衰减

X 线以 X 线管焦点为中心在空间向各个方向辐射。在半径不同的各球面上射线强度与该点到球心的距离(即半径)的平方呈反比,射线强度的衰减遵循平方反比法则规律。即:

$$I_x \propto 1/r^2 \qquad \text{公式 (3-1)}$$

可见,如果距离增加 1 倍,射线强度将衰减为原来的 1/4。这一衰减称为距离所致的衰减,也称为扩散衰减。

严格地说,平方反比法则只有在真空条件下才能成立。空气中的 N、O 占 99%。另外,还有微量的 Ag、烟雾等,这些都会引起 X 线强度的衰减。

人体在元素构成上与空气类似,空气的密度是 0.0013t/m³,当离开焦点 100cm 时,对 X 线的衰减仅相当于 0.13cm 人体厚度所致的衰减 。当离开焦点距离为 200cm 时,相当于 0.26cm 人体厚度所致的衰减。因此,在一般的 X 线摄影中,空气对 X 线的吸收与距离所致的衰减相比可以忽略不计,仍符合平方反比法则。

根据这一法则,焦点到接收器的距离由 50cm 分别变为 70cm、100cm、140cm、200cm 时,X 线强度变为原来强度的 1/2、1/4、1/8、1/16。

### 二、物质吸收衰减

当射线通过物质时,由于射线光子与物质的原子、电子、或原子核相互作用,致使入射方向上的射线强度产生衰减,这一衰减称为物质吸收所致的衰减。

衰减的过程有:
1. 姆逊散射(古典散射),医用 X 线领域以外。
2. 光电效应吸收。
3. 康普顿 - 吴有训效应引起的散射和吸收。
4. 电子对吸收。
5. 光核反应吸收。

X 线强度在物质中的衰减规律是 X 线透视、摄影、造影及各种特殊检查、X-CT 检查和放射治疗的基础和基本依据,同时也是进行屏蔽防护设计的理论根据。

从一般的胸部出来的射线平均照射量只有入射线的 1/10,从腹部前后位出来的仅为 1/100,从腹部侧位出来的仅有 1/1000。这是 X 线与物质发生各种相互作用而造成对 X 线能量的吸收造成的。

### 三、影响衰减的因素

1. X 线能量对衰减的影响　射线能除了对光电吸收和散射吸收的类型有影响外,同时也对 X 线的衰减有直接影响。实验表明,透过光的百分数随射线能量的增加而增加。对低能射线,绝大部分通过光电效应而衰减;对高能射线,绝大部分通过康普顿效应而衰减。不管哪一种作用占优势,一般都是随光子能量的增加,穿透光子的百分数增大。然而,对高原子序数的吸收物质并不完全遵守这个规律,其原因是吸收限制的影响(图 3-1)。

从图可知:①吸收系数一般随波长的变短而降低,说明波长较短的射线穿透本领高;②波长短到某一数值时,吸收限制表示射线的光子能量已经大到一定数值,足以使吸收物质原子发生电离。

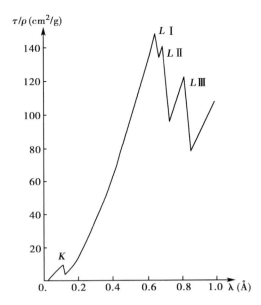

图 3-1　铅的质量吸收系数 τ/ρ 随波长而变化

单一射线的透过百分数均随着能量的增加而增加。但到 88keV 时,恰好与铅 K 层轨道电子的结合能相等,K 层轨道电子被激发,光子被吸收,光电效应的概率突然增大,产生对 X 线非常明显的吸收,所透过的光子突然减少,光电效应发生突变的这个能量值称为 K 边界。当然,也可以有 L 边界或 M 边界等,越是原子外壳层的边界,光电效应概率的突变程度越来越弱。如果射线能恰好在 K 边界以上,则光子透过几乎下降到零。当然,低原子序数元素的 K 边界以上也有同样的情况,其 K 边界的能量一般都在 1keV 以下,低于放射诊断的能量范围,没有意义。

在 X 线的阳性造影剂检查中,通常都使用碘剂和钡剂,其原因之一就是这些造影剂有着很理想的

K 结合能(碘 33·2keV,钡 37·4keV)。这能量大体上相当于医用 X 线的平均能,因此就有更多的光电作用发生在 K 层,可比原子序数更高的物质吸收更多的射线,从而形成高对比的 X 线影像。

2. 吸收物质的原子序数对衰减的影响　物质对 X 线的吸收,一般是随着元素的原子序数的增高而增加。但在某一能量范围内,也出现原子序数低的物质比原子序数高的物质吸收更多的 X 线的特殊现象。锡和铅的质量衰减系数在 X 线能 29~88keV 之间,锡的吸收系数大于铅的吸收系数,这一点很有实用价值,说明单位质量的锡比单位质量的铅能吸收更多的 X 线。由于锡比铅要轻得多,所以目前已开始采用锡围裙代替铅围裙。

3. 物质密度对衰减的影响　物质密度的变化反映了电子数目和质量的变化,必然直接影响各种作用发生的概率。吸收物质的密度与 X 线的衰减呈正比,如一物质的密度加倍,则它对 X 线的衰减也要加倍。

人体各组织的密度不同,对 X 线的吸收量也不等,这就形成了 X 线影像。作为一般规律来说,密度大的物质对 X 线的衰减能力强,故多用密度大的物质作为屏蔽防护材料。但复合材料与单质材料比较,有的复合材料密度小而对 X 线的衰减能力强,这是因为多种元素的吸收限不同而造成的结果。

4. 每克物质的电子数对衰减的影响　每克物质的电子数目叫做每克电子数,单位是 e/g。它与密度(单位 g/m)的乘积为物质的每立方厘米的电子数(表 3-1)。

从表 3-1 中看出:除氢外的所有物质的每克电子数都大致相同,氢中没有中子,它每克电子数比其他任何元素都多。一般的说,有效原子序数高的物

表 3-1　物质密度和每克电子数

| 物质 | 密度(g/cm³) | 每克电子数(×10²³) | 每立方厘米电子数(×10²³) | 有效原子序数 |
|---|---|---|---|---|
| 氢 NCA | $8.99 \times 10^{-6}$ | 6.00 | $0.54 \times 10^{-3}$ | 1 |
| 氧 | $14.29 \times 10^{-4}$ | 3.01 | $0.43 \times 10^{-2}$ | 8 |
| 空气 | $12.93 \times 10^{-4}$ | 3.01 | $0.93 \times 10^{-2}$ | 7.64 |
| 水 | 1.00 | 3.34 | 3.34 | 7.42 |
| 脂肪 | 0.91 | 3.48 | 3.17 | 5.92 |
| 肌肉 | 1.00 | 3.36 | 3.36 | 7.42 |
| 骨 | 7.85 | 3.00 | 5.55 | 13.8 |
| 铝 | 2.75 | 2.90 | 7.83 | 13 |

质比有效原子序数低的物质每克电子数要少,不少物质的电子数/克基本一样,但单位体积内的电子数却相差很远。

物质对X线衰减作用的大小,与一定厚度物质内的电子数有关。康普顿效应涉及的是自由电子的吸收过程(与原子序数基本无关),在这过程中每一电子所吸收的放射能量大体相同。每克物质中有近似相同数目的电子,因此每克物质的康普顿过程所衰减的能量几乎相同,也可以说衰减作用由电子密度决定,电子数越多衰减愈多。而电子数目取决于每立方厘米电子数或每克电子数与密度的乘积,各种组织对X线的衰减差别与每立方厘米电子数呈正比。通过表3-1可知,骨与肌肉的每立方厘米电子数的比值为 $1.65\left(\frac{5.55\times10^{23}}{3.36\times10^{23}}\right)$,康普顿效应造成的吸收差异很大,X线影像对比较强,所以应选高能X线(高kV),使康普顿效应占优势为宜;而肌肉与脂肪的每立方厘米电子数的比值为 $1.06\left(\frac{3.36\times10^{23}}{3.17\times10^{23}}\right)$,应选用低能X线(低kV),使光电效应占优势。

## 四、物质的X线衰减规律

X线通过物质,由于发生各种相互作用,使X线进行方向上强度减弱的现象称为物质对X线的吸收。

为了使问题简化,先分析物质对单能窄束X线的吸收规律。单能是指X线束中的所有光子能量均相同,而窄束是指X线束中除了方向一致的原射线外,没有任何散射线。窄束是一个物理概念,并非指几何尺寸的狭小。对这种情况,物质对X线的吸收符合对光吸收的普遍指数规律(朗伯定律),即:

$$I=I_0e^{-\mu x} \qquad 公式(3-2)$$

式中 $I_0$ 为出射X线强度,I为入射X线强度,X为物质厚度,e为自然对数底,为物质对该波长的线性吸收系数,对上式微分后,得:

$$\mu=-\frac{dI}{I_0dX} \qquad 公式(3-3)$$

此式看出 $\mu$ 的物理意义是:表示单能窄束X线通过单位厚度物质时强度的相对变化,负号表示强度减少。

对特定X线和物质来说,$\mu$ 是常数,所以指数衰减规律即为射线强度在通过相同的物质层中都以相同的比率衰减。例如,选每一层厚度都是1cm的水模型作为单能窄束的吸收体,设1000个单能光子

入射,在通过第一个1cm厚的水层后,光子数减少20%,变为800个;再通过第二个1cm厚水层,X衰减了剩余光子,成为640个,以此类推。可见,单能窄束X线通过物质后只有光子个数的减少,而无光子能量的变化,且通过等物质以相同比率衰减。这就是指数吸收规律所代表的物理意义。

物质对X线的吸收是通过各种相互作用来实现的。线性吸收系数 $\mu$ 是入射光子在物质中穿行单位距离时,平均发生的总的相互作用的概率,即等于各相互作用n率的总和:

$$\mu=\tau+\delta coh+K \qquad 公式(3-4)$$

式中 $\mu$ 为总的线性吸收系数或总的相互作用,$\tau$ 率几为光电线性系数或光电效应发生的概率,$\delta c$ 为康普顿线性吸收系数或康普顿效应发生概率,$\delta coh$ 为相干散射线性吸收系数或相干散射发生概率,K为电子对效应线性吸收系数或电子对效应发生概率。

从能量转换角度上看,物质吸收的X线能转化为两部分:一部分转化为电子(光电子、俄歇电子、反冲电子和正负电子对)的动能,另一部分则被一些次级散射光子(特征X线光子,康普顿散射光子,相干散射光子,湮灭辐射光子)所带走。所以,总的吸收系数 $\mu$ 还可以表示为X线能量的电子转移部分比率 $\mu tr$ 与X线能量的辐射转移部分比率 $\mu P$ 之和,即:

$$\mu=\mu tr+\mu P \qquad 公式(3-5)$$

$\mu tr$ 也叫线能最转移系数,它应等于光电效应·康普顿效应稠电子对效应中,X线能转移为电子能量的线能量转换系数三者之和,即:

$$\mu tr=\tau\alpha+\delta\alpha+K\alpha \qquad 公式(3-6)$$

由于X线能转化为电子的动能部分,将引起其他原子电离或激发,诱发各种化学反应和生物损伤。

实用上,常将线性吸收系数的指数方程改换为质量吸收系数的指数方程,即:

$$I=I_0e^{\mu mXm} \qquad 公式(3-7)$$

式中 $\mu m$ 为质量吸收系数,定义为 $\mu m=\frac{\mu}{\rho}$,这里 $\rho$ 为物质密度,$\mu m$ 的SI单位是 $m^2/kg$。Xm为质量厚度,定义为 $Xm=X\cdot\rho$,Xm的SI单位为 $kg/m^2$,它表示面积为 $1m^2$,厚度为Xm的立方体内包含的质量。

这种变换带来了以下方便:质量吸收系数反映了物质本身的性质,而与物质所处的物理状态无关。线性吸收系数 $\mu$ 则不同,它近似正比于吸收物质的密度 $\rho$,而 $\rho$ 随物理状态变化,同一种材料处在固态、

液态或气态时,其密度差别很大,则$\mu$也差别很大。采用质量吸收系数以后,就避免了同密度的相关性,而仅仅反映了物质本质的吸收特性,与物质建立了一一对应关系。将质量吸收系数指数方程微方后可得:

$$\mu m = -\frac{dI}{I_0 dX_m} \qquad 公式(3-8)$$

可见,$\mu m$也有与$\mu$类似的物理意义:即$\mu m$表示单能窄束X线通过单位质量厚度后强度减弱的相对值。$\mu m$与X线波长$\lambda$和吸收物质的原子序数Z存在如下关系:

$$\mu m = K\lambda^3 Z^4 \qquad 公式(3-9)$$

式中K是常数。此式说明波长愈短,物质对X线吸收愈少,X线的穿透本领愈强,原子序数愈高,物质对X线的吸收也愈大。

单能窄束X线是一种理想情况,经过吸收体后到达任何一个探测点的X线,实际上是宽束连续的混合线。宽束是指既有衰减了的原发X线,还含有由吸收体从各个方向辐射来的散射线。连续是指实际X束是K某一最小值到某一最大值之间的各种能量的光子组成的混合线。

由于宽束的影响,使探测点的X强度比指数规律得出的数值要大一些。显然,这就高估了吸收体的吸收能力。对宽束X应在指数规律中引入积累因子B加以修正,即:

$$I = BI_0 e^{-\mu x} \qquad 公式(3-10)$$

显然,B是大于1的数,它是一个描述散射线对X线强度影响的物理量。积累因子的大小与多种因素有关,如X线波长,吸收物质的原子序数和几何尺寸,探测点的相对位置等。

由于X线束的连续性,通常以平均的光子能量,来代表连续X线的硬度。其值一般在最高能量的1/3~1/2之间。由于窗口过滤条件不同,可能使平均能量发生较大的变化。例如,最高能量为100keV的连续X线,其平均能量为40eV左右。

物质对连续X线的吸收有以下特点:①各种能谱成分吸收的速率不一样,总的吸收不遵守指数吸收规律;②连续X线通过吸收体以后,不仅强度减小,而且能谱变窄。其中低能成分减小,高能成分相对增大,平均能量提高。吸收体越厚或原子系数越高,这种变化越显著;③连续X线的平均能量越高,通过同一物质同样厚度时,其强度减弱速率越小,衰减后的平均能量越高。物质对连续X线的吸收,由于受多种因素的影响,进行定量分析比较困难。

# 第二节　单能与连续射线在物质中的衰减

## 一、单能射线在物质中的衰减

由能量相同的光子组成的具有单一波长和频率的射线(X射线或$\gamma$射线)称为单能射线。当射线通过物质时,可有不同的作用形式,不外乎是被散射,或是被吸收。

让不同能量的单能X线通过10cm厚的水模后,可以发现能够通过的光子数的百分比是不同的(表3-2)。

**表3-2　不同能量的单能X线通过10cm厚的水模后通过的光子数的百分比**

| 射线能量(keV) | 光子透过百分比(%) |
| --- | --- |
| 20 | 0.04 |
| 30 | 2.5 |
| 40 | 7.0 |
| 50 | 10.0 |
| 60 | 13.0 |
| 80 | 16.0 |
| 100 | 18.0 |
| 150 | 22.0 |

可见,透过光子的百分数随射线能量的增加而增加。低能射线绝大部分通过光电效应来衰减;高能射线绝大部分通过康普顿效应来衰减。无论哪一种效应起主导作用,一般透过的光子百分数都会随光子能量的增加而增加。

对于高原子序数的吸收物质而言,由于吸收限制的影响并不完全遵守这一规律。表3-3是单能射线通过1mm铅时透过光子的百分数。

**表3-3　单能射线通过1mm铅时透过光子的百分数**

| 射线能量(keV) | 光子透过百分比(%) |
| --- | --- |
| 50 | 0.016 |
| 60 | 0.40 |
| 80 | 6.8 |
| 88 | 12.0 |
| K边界 | — |
| 88 | 0.026 |
| 100 | 0.14 |
| 150 | 0.96 |

单能射线通过 1mm 铅时透过光子的百分数随能量的增加而增加,但到 88keV 时,恰好与铅 K 层轨道电子的结合能相等,K 层电子被激发,光子被吸收,光电效应的概率突然增大,所透过的光子数会突然减少,光电效应发生突变的这个能量值称为 K 边界。同样的,有 L 边界和 M 边界等。

如果不考虑散射线,可以实验得出单能窄束射线在物质中的衰减规律,即单能窄束 X 线通过均匀物质层时,其强度的衰减符合指数规律。

$$I=I_0e^{-\mu X} \qquad 公式(3\text{-}11a)$$
$$或:I=I_0e^{-\mu_m X_m} \qquad 公式(3\text{-}11b)$$

式中 I 为穿过物质层后的射线强度,$I_0$ 为入射强度,X、$X_m$ 分别为吸收物质层的厚度和质量厚度,$\mu$、$\mu_m$ 分别为线衰减系数和质量衰减系数。上式说明,单能窄束 X 线通过物质时呈指数衰减规律。图 3-2A 是在普通坐标中绘出的指数减弱曲线,表示单能窄束 X 线的强度随吸收体厚度的增加而呈指数减弱。图 3-2B 是在半对数坐标中绘出的,纵坐标为 $\ln(I/I_0)$。由于 $\ln(I/I_0)=-\mu_m$,所以此时的射线相对强度随厚度的关系曲线是一条直线,其直线的斜率就是线性衰减系数 $\mu$ 值。

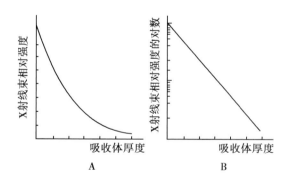

**图 3-2　单能窄束 X 射线的衰减曲线**
A. 普通坐标;B. 对数坐标

如果考虑光子数,单能窄束 X 线的指数衰减规律,还可以用下面的形式表示

$$N=N_0e^{-\mu X} \qquad 公式(3\text{-}12)$$

上式中,N 为射线透过厚度为 X 的物质层后的光子个数;$N_0$ 为入射的光子数。

实际上射线大多为宽束辐射,即射线中含有散射线成分。窄束与宽束的区别就在于是否考虑了散射线的影响。通常计算宽束射线的衰减规律时会引入宽束积累因子概念,它表示在物质中所考虑的那一点的光子总计数与未经碰撞原射线光子计数率之比,用 B 表示,即公式(3-13):

$$B=N/N_n=(N_n+N_s)/N_n=1+N_s/N_n$$
$$公式(3\text{-}13)$$

式中,$N_n$ 为物质中所考虑的那一点的未经碰撞的原射线光子的计数率;$N_s$ 为物质中所考虑的那一点的散射光子的计数率;N 为物质中所考虑的那一点的光子的总计数率。

宽束射线的衰减规律比较复杂,由于 X 线束衰减的相对强度与吸收物质厚度的关系,在半对数坐标中就不再是图 3-2 所示的直线,而是会出现一定的弯曲。一般可以在窄束 X 线的指数衰减规律上引入积累因子 B 加以修正,即公式(3-14):

$$N=BN_0e^{-\mu X} \qquad 公式(3\text{-}14)$$

对于积累因子可以通过近似计算法求得公式(3-15):

$$B \approx 1+\mu X \qquad 公式(3\text{-}15)$$

式中,$\mu$ 为 X 线衰减系数,X 为吸收物质的厚度。

## 二、连续射线在物质中的衰减

通常 X($\gamma$)射线是由能量连续分布的光子组成的。当连续射线穿过一定厚度的物质时,各能量成分衰减的情况并不一样,并不遵循单一的指数衰减规律。显然,连续射线的衰减规律比单能射线复杂的多,下面以连续 X 射线的衰减为叙述重点,$\gamma$ 射线基本上遵循相同的衰减规律。

连续能谱的 X 射线是能量不等的各种光子组合成的混合射线束,当连续 X 线穿过物质时,其量和质都会有相应的变化。其主要特点是:X 射线强度会减弱,硬度会提高(即质会变大)。这是由于低能量光子比高能量光子更多地被吸收,使透过被照体后的射线平均能量提高。通过物质之后的平均能量,将接近于它的最高能量。

理论上,连续 X 线的衰减可以做公式(3-16)描述:

$$I=I_1+I_2+I_3+\cdots\cdots+I_n \qquad 公式(3\text{-}16)$$

也就是说总的透过强度等于各个能量 X 线束的透过强度之和。

连续 X 线在物质中的衰减规律可用图 3-3 来说明。

1. 假如最高能量为 100keV 的连续 X 线束,其初始平均能量为 40keV,光子数 1000 个。

2. 沿水平方向通过第一个 1cm 厚的水模后,光子数衰减 35%,平均能量提高到 47keV。

3. 通过第二个 1cm 厚的水模后,光子数又衰减 27%,剩下光子中高能光子占的比率更大,平均能量提高到 52keV。

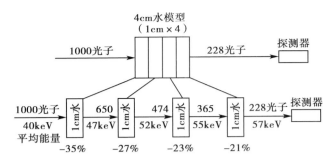

图 3-3 连续 X 射线透过物质时的衰减模型

4. 如此下去,X 线的平均能量将逐渐提高,并接近入射线最大能量。

如图 3-4,如果将物质的厚度作为横坐标,透过的光子数作为纵坐标,采用半对数坐标,与相同条件下的单能射线相比较,连续能谱射线有比单能射线更大的衰减。

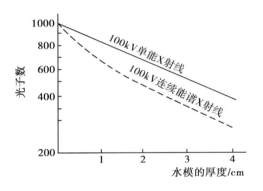

图 3-4 连续射线与单能射线透过物质时的衰减比较

显然,不同厚度的物质对 X 线能谱的影响是不同的。如图 3-5 从 A 到 D,如果物体厚度依次递增,则 X 线束相对强度也会不断地减弱。能谱组成也会相应不断变化,低能成分减弱很快,相对来说高能成分所占比例不断增加,X 线的能谱宽度(即光子能量范围)逐渐变窄。利用这一衰减特点可以用改变

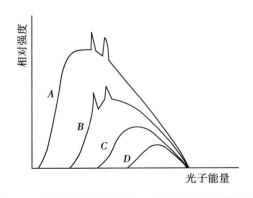

图 3-5 不同厚度的物质对 X 射线能谱的影响不同

X 线窗口滤过的方法来调节 X 线束的线质。

上面提到,可以用改变 X 线窗口滤过的方法来调节 X 线束的线质。诊断用 X 线是一束连续能谱的混合射线。当 X 线透过人体时,绝大部分低能射线被组织吸收,增加了皮肤照射量,为此需要预先把 X 线束的低能成分吸收掉,即为 X 线滤过。常见的 X 线滤过有:

1. 固有滤过指 X 线机本身的滤过,包括 X 线管的管壁、绝缘油层、窗口的滤过板。固有滤过一般用铅当量表示,即一定厚度的铅板和其他物质对 X 线具有同等量的衰减时,此铅板厚度称为滤过物质的铝当量。一般诊断用 X 机的固有滤过在 0.5~2mm 铝板。

有些特殊情况需要使用低滤过 X 线,以提高组织的对比度。例如在软组织摄影特别是女性乳腺的摄影中就需要利用更多的低能射线,避免影像对比度的降低。

2. 附加滤过广义上讲,从 X 线管窗口至检查床之间所通过材料的滤过总和为附加滤过。在 X 线摄影中,附加滤过指 X 线管窗口到被检体之间所附加的滤过板。一般对低能量射线采用铝滤过板;高能射线采用铜与铝的复合滤过板,使用时铜面朝向 X 线管。

## 第三节 人体对 X 线的衰减

X 线束射入人体内,一部分被吸收散射,另一部分通过人体沿原方向传播。透过的 X 线光子按特定形式分布,便形成了 X 线影像。人体各组织对 X 线的衰减按骨、肌肉、脂肪、空气的顺序由大变小,这一差别即形成了 X 线影像的对比度。

透过的光子与衰减的光子都具有同等的重要性。如果全部的光子都透过,则胶片呈现均匀黑色,没有任何影像;如果所有的光子都被吸收,则胶片呈现一片白色,也不能形成影像。因此,X 线影像实际上是人体的不同组织对射线不同衰减的结果。所以研究 X 线在人体中的衰减规律,应首先了解人体各组织器官的元素构成、分布、密度及衰减系数等基本情况。

### 一、人体的构成元素和组织密度

人体大部分是由肌肉、脂肪和碳水化合物组成的软组织,其他是一些存在于骨骼、肺组织和消化道内的气体。

软组织中约 75% 是水（H 元素、O 元素），23% 是蛋白质、脂肪和碳水化合物（蛋白质中 C 占 52%，O 占 23%，H 占 7%；脂肪的主要构成元素为 C、H、O）。还有 2% 是 K、P、Mg、Na、Cl 等元素。骨骼由胶体状的蛋白质和钙组成，其中钙占 50% 到 60%。构成人体的基本元素及其在人体内的占有率见表 3-4。

表 3-4　构成人体的基本元素及其在人体内的占有率

| 元素 | O | C | H | N | Ca | P | K | S | Na | Cl |
|---|---|---|---|---|---|---|---|---|---|---|
| 原子序数 | 8 | 6 | 1 | 7 | 20 | 15 | 19 | 16 | 11 | 17 |
| 占有率(%) | 65 | 18 | 10 | 3 | 2 | 1 | 0.35 | 0.25 | 0.15 | 0.15 |

水的密度是 $1g/cm^3$，有效原子序数为 7.43，实验证明水与人体的软组织对 X 线的吸收几乎一致，所以常选用水模作为人的体模。骨的密度是 $1.9g/cm^3$，有效原子序数是 14，常用原子序数为 13 的铝作为骨组织的模拟体。空气的密度是 $129.3 \times 10^{-5}g/cm^3$，有效原子序数是 7.64。

因此，人体内除含有少量的钙、磷外，其他组织几乎等效于有效原子序数为 7.43 的水。吸收 X 线最多的是由 $Ca_3(PO_4)_2$ 组成的密度为 $2.24g/cm^3$ 的门齿，吸收 X 线最少的是含有空气的肺和皮下及关节附近的脂肪组织（表 3-5）。

表 3-5　人体组织的有效原子序数和密度

| 物质 | 有效原子序数 | 密度（$g/cm^3$） |
|---|---|---|
| 空气 | 7.64 | $129.3 \times 10^{-5}$ |
| 水 | 7.43 | 1.0 |
| 肌肉 | 7.43 | 1.0 |
| 皮肤 | 7.31 | 1.1 |
| 内脏 | — | 1.042-1.052 |
| 脂肪 | 5.9 | 0.94 |
| 骨 | 14 | 1.9 |

## 二、人体对 X 线的衰减

X 线通过被检测体的衰减规律，一般采用单能宽束 X 线的指数衰减规律，即：

$$I = BI_0 e^{-\mu X} \qquad 公式(3-17)$$

式中 $\mu$ 为被检体组织的线性衰减系数。通过实验得出，当以光电吸收为主时，被检体组织的线性衰减系数与 X 线光子的波长的立方呈正比。

在波长为 $0.1 \times 10^{-8} \sim 1cm$ 时测定的各组织的衰减系数为：

肌肉 $\mu_m = (2.2\lambda^3 + 0.18) \times 1 = 2.2\lambda^3 + 0.18$

脂肪 $\mu_f = (1.8\lambda^3 + 0.18) \times 0.94 = 1.692\lambda^3 + 0.1692$

骨 $\mu_b = (11\lambda^3 + 0.18) \times 1.9 = 20.9\lambda^3 + 0.342$

空气 $\mu_a = (2.6\lambda^3 + 0.18) \times 0.00338\lambda^3 + 0.000234$

需要指出的是，这些公式只适用于单能 X 线。对于连续 X 线而言，衰减系数中的波长 $\lambda$ 和指数衰减规律公式中的 B 的选择可以参考图 3-6 和图 3-7。

图 3-6 是在装有铍窗的 X 线管上通过加不同的固定电压所测出的铝的衰减系数。通过 2mm 铝滤过板，管电压 100kV 的 X 线接近于原 X 线的 10%，管电压为 40kV 的 X 线已衰减到不足原来的 3%，结论是用 2mm 铝滤过板的衰减曲线已接近于线性。

图 3-7 用 3mm 铝板滤过的 X 线，再入射水中的衰减曲线，表示成直线关系。可以看出，水中 X 线

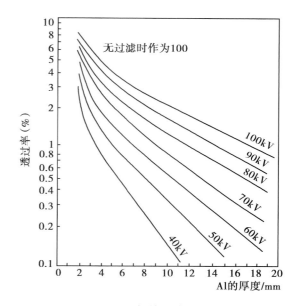

图 3-6　铝的衰减曲线

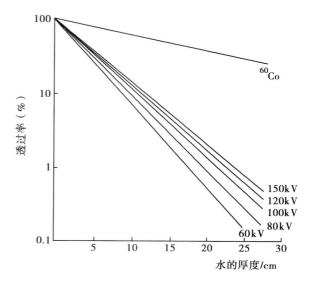

图 3-7　水的衰减曲线

27

的质没有多大改变。可以说,水对诊断用X线的吸收是均等的,诊断用X线的波长为1.5λ时,这一波长的X线量最强。

由于诊断用的μ近于0.2,因此,取B=0.2cm⁻¹×5cm=1,即被照体厚度增加到5cm时,没有影响。当被照体增到10cm时,B=μX=0.2cm⁻¹×10cm=2。此时,散射线造成的影响就明显增加了,需要考虑使用滤线器来去除散射线。表3-6列出了人体不同组织的线衰减系数。

表3-6　人体不同组织的线衰减系数 μ

| 管电压(kV) | 肌肉 | 脂肪 | 骨骼 |
| --- | --- | --- | --- |
| 40 | 0.4212 | 0.3393 | 2.4434 |
| 45 | 0.3353 | 0.2887 | 1.9299 |
| 50 | 0.2933 | 0.2653 | 1.4179 |
| 55 | 0.2650 | 0.2346 | 0.1498 |
| 60 | 0.2455 | 0.2196 | 0.9677 |
| 65 | 0.2315 | 0.2088 | 0.8316 |
| 70 | 0.2213 | 0.2009 | 0.7342 |
| 75 | 0.2136 | 0.1950 | 0.6608 |
| 80 | 0.2076 | 0.1905 | 0.6047 |
| 85 | 0.2030 | 0.1869 | 0.5706 |
| 90 | 0.1994 | 0.1832 | 0.5408 |
| 95 | 0.1965 | 0.1819 | 0.5087 |
| 100 | 0.1942 | 0.1801 | 0.4865 |
| 105 | 0.1923 | 0.1789 | 0.4685 |
| 110 | 0.1906 | 0.1774 | 0.4530 |
| 115 | 0.1893 | 0.1764 | 0.4404 |
| 120 | 0.1882 | 0.1755 | 0.4288 |
| 125 | 0.1872 | 0.1748 | 0.4209 |
| 130 | 0.1864 | 0.1742 | 0.4132 |
| 135 | 1.1858 | 0.1736 | 0.4066 |
| 140 | 0.1852 | 0.1732 | 0.4010 |
| 145 | 0.1846 | 0.1728 | 0.3961 |
| 150 | 0.1842 | 0.1724 | 0.3918 |

以手部摄影为例,选用40kV时,由人体不同组织的线衰减系数可知骨骼是肌肉线衰减系数的6.1倍,所以手部骨骼和手部肌肉存在很大的衰减差别,在影像上呈现高对比度。当选用150kV摄影时,骨骼是肌肉线衰减系数的2.1倍,其影像对比度将明显下降。40kV时是光电效应为主,而150kV时几乎全部是由康普顿效应造成的吸收差别。

图3-8是以肌肉和骨骼为例,表示对不同能量的X线在两种组织中分别发生两种效应的比率。图中是以总衰减为100,而把两种效应的衰减作为总衰减的一部分描述的曲线。由图可见,对肌肉组织在42kV时,两种效应各占50%,在90kV时,康普顿效应已占到90%。骨骼的有效原子序数较高,在73kV时,骨骼中发生两种作用概率相等。

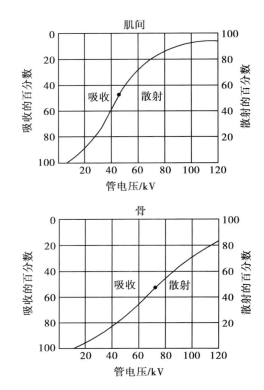

图3-8　X射线在人体的衰减中吸收和散射所占的比例

## 第四节　X线散射线的产生与减少

### 一、X线散射线的产生

X线与人体相互作用的主要形式是光电吸收和康普顿散射吸收,其中康普顿散射吸收会伴有散射线的产生,而散射线对周围其他物体也有穿透、被吸收和再次产生散射等作用。散射线量的多少与原发射线的能量,被照体的厚度、密度、原子序数以及照射面积有关。人体是一个散射体,当X线管发出的原发射线穿过人体后,由于组织厚度与密度差异,骨骼和软组织对X射线的康普顿吸收,产生了部分波长较长,而方向不确定的散射线。X线波长越短,强度越大,产生的散射线就越多,被照体受照面积越大,体层越厚,产生的散射线量也越多,散射线是影响图像质量的主要因素。

为了提高摄影质量,减少不必要的散射线,用多层滤线器组成的缩光器来控制照射野,使成像区域限制在照射野内,这样可以控制不必要的原发射线,从而降低散射线。另一种方法是直接吸收散射线的滤线栅,它是置于成像区域与接受探测器之间来消除散射线,改善图像质量。

## 二、减少X线散射线的方法

为了提高影像质量,尽量减少散射线对图像的影响,可以使用多种方法减少散射线。从球管窗口发出的是波长不等的X线束,其中波长较长的原发射线可产生较多的散射线,用铝板或薄铜板滤过板等放置于窗口处,可吸收波长较长的原发射线,从而减少散射线的产生。在摄影时,使用遮线器尽量缩小照射野的面积,减少不必要的原发射线,从而减少散射线。目前滤线器是消除散射线的主要设备。

### (一)滤线器的构造和工作原理

滤线器一般有三个部分,两个面附加铅或合成树脂起保护作用,中间是用重金属的材料做成的薄铅条,如用宽 0.05~0.1mm 的薄铅条,嵌入在间隔为 0.15~0.35mm 的铅或胶木板之中,互相平行或按一定斜率固定而成。

根据滤线栅的基本构造特点分为聚焦式,平行式和交叉式。聚焦式是滤线栅的铅条延长线聚焦于一条直线;平行式滤线栅是铅条相互平行;交叉式滤线栅的铅条是相互垂直斜交组成,又根据滤线栅有无运动功能分为固定滤线栅和运动滤线栅。

1. 滤线器的结构　滤线器的结构是排列一系列很薄的X线穿不过去的铅条物质与X线易穿去的中间物质交替组合而成。

(1)铅条的性质:它对滤线器的设计和性能起着很重要的作用,要求高吸收性能、高密度、高原子序数。铅的原子序数是82,它的密度是 $11.34g/cm^3$,这个性能使铅能有效地吸收散射线。铅的价格相对便宜,并易拉成薄层片条状,具有制成滤线器的重要特点。为达到有效地衰减散射线,铅薄片的厚度应该等于 0.1mm(100μm),但大多数滤线器一般厚度等于 0.05mm(50μm)。然而,高密度滤线器用的是 0.045mm(45μm)厚铅薄片,铅薄片的高是3mm左右。

(2)铅薄层片的设计:为了使初级线束最大限度的穿过滤线器,铅薄片的滤线器有如下几种形式。

1)平行型滤线器:铅薄层片相互平行安排,这样设计的滤线器称为平行型滤线器。平行型滤线器

的缺点是在一定范围上吸收初始线束,这种现象称为滤线器截断(grid cutoff)。另一个缺点是在使用中射线源至探测器距离(source imager distance,SID)不能变,必须在指定的 SID 中使用,否则就会发生滤线器截断。

2)聚焦型滤线器:为了克服平行型滤线器的缺点,又设计出聚焦型滤线器,它的铅薄片按一定规律向滤线器中心倾斜,使每个铅薄片都倾斜在一条聚焦线上,这样设计的铅薄片的滤线器称为聚焦型滤线器(focused grid),铅薄片的设计与初级线束斜射线完全一致。

焦点范围是指调节聚集距离不会引起探测器上的X线的截断现象,聚集距离在滤线器上有标志。用聚焦型滤线器,X线管组件只能沿铅薄片的长轴成角度,绝不能与铅薄片交叉,X线束的中心线必须在滤线器中心才能得到最佳结果。

3)交叉型滤线器:是两块平行型滤线器互相重叠,铅薄片互相垂直的滤线器,称为交叉型滤线器(crossing-hatched 或 crossing grid)。交叉型滤线器比平行型滤线器或聚焦型滤线器更能滤过较多的散射线,因为它在两个方向上吸收散射线。

(3)中间物质:中间物质又称间隔物质,用于支撑铅薄片并牢固的保持铅薄片的位置,这种物质是很薄的(约0.350mm),并且X线易穿过。这种物质不吸收水分,铝和塑料纤维是最常使用的物质。

铝具有不吸收水分,可减少照片上出现的滤线器线条影,比塑料纤维更能吸收散射线的优点。塑料纤维的滤线器成像时比铝制的滤线器要求的射线量少,因为铝有吸收初级线束的能力,故铝制滤线器要求增加曝光因素。特别是在低电压时,如用铝制滤线器,患者剂量要高出 20%。因此,塑料纤维物质制的滤线器比铝物质制成的滤线器更为普及。

铅薄片和间隔物质封装在外包装壳内,通常用铅外包装壳,铅机械性能坚硬。乳腺摄影的滤线器是包装在碳纤维和松香物质中,能让较多的初始线束穿过。

2. 滤线器原理　滤线器放在患者和探测器之间,照射的X线经过人体后到达滤线器,与滤线器铅条呈平行方向的射线经过滤线器到达探测器,与滤线器呈角度的散射线,则被铅条吸收,不能到达探测器,从而保证了影像的清晰度。但是,部分X线束因滤线器的倾斜度原因而被滤线器的铅条吸收,引起滤过器截止现象,这就是使用滤线器时必须增加曝光条件的原因。

散射线比初始线束倾斜角度大,散射线在通过滤线器时就落入铅薄片上而被吸收。如果铅薄片之间靠的比较紧,允许散射线穿过铅薄片的角度减少,这个角度称为固体角度效应。这个固体角度效应因素影响滤线器滤掉散射线的量,这个滤掉的散射线称为滤线器的滤过效率。设计的好的滤线器可达到80%~90%的滤过效率。不同比率的滤线器,其散射线穿过滤线器的穿过效率也不同,6∶1交叉型最好,8∶1线性型最好,10∶1线性型较好,12∶1线性型优良。

3. 滤线器的类型　在滤线器设计上,铅薄片和中间物质安排成平行型、聚集型和交叉型滤线器。这些滤线器既可静止使用,又可在运动中使用。

(1) 静止滤线器:静止滤线器不论平行型、聚集型还是交叉型都是固定放在探测器的前面,X线曝光中间滤线器不运动。所谓静止滤线器就是一块静止滤线器,栅密度要在4.0cm铅条/mm以上,否则在图像上会出现铅薄片(铅条)影,形成滤线器线,这是初始线束被铅条吸收的结果。中间物质处出现淡淡的黑线影,这也会影响图像质量。为使X线图像上看不到明显的铅条影,铅薄片制作得很薄,排列密度大,目前静止滤线器的栅条采用铝条或铝合金条代替铅条,栅密度很高。

(2) 运动式滤线器:移动式滤线器是为了消除静止滤线器的栅条影,也可以用在曝光时滤线器移动的方法消除滤线器的栅条影。它用一个驱动机械,在曝光中间滤线器成直角移动铅条,曝光终止时移动停止。由于滤线器的移动使图像上不留下铅条影,因而完全消除了滤线器留下的铅条影。

运动式滤线器被称为Potter-Bucky滤线器,或简称滤线器。滤线器是一个完整的部件,装在摄影床床面下或摄影/透视床床面下,或立式摄影架面板后。如装在摄影床的床面下并有纵形轨道,技术人员可沿床的长轴移动它。

移动滤线器的主要构成部件是:抗散射线滤线器,拖动滤线器移动的电动机,控制滤线器移动的机构及探测器托架等。

滤线器运动不是一个简单动作,因为要保证最佳效果,所以必须考虑运动起始、终止的时间和运动匀速等如运动平滑、运动自由,才能不留下铅体影子,在整个曝光过程中,滤线器运行比率必须均匀。必须很精细的使滤线器移动于曝光开始之前,并运行至最大匀速才开始曝光。运行速度开始降低时曝光终止,之后逐渐降速至零。

4. 驱动滤线器的运动方式　滤线器的运动方式是利用机械的往复运动,是电动机和偏心凸轮与X线曝光限时相结合,滤线器用快速和常速运动在暗盒上面,慢速运动带滤线器返回至原位。

振荡机械比往复运动的滤线器机械简单,在曝光中间,滤线器以来回方式运动。此种滤线器运动机构是由支撑滤线器框架、滤线器和弹簧构成,借助弹簧舒张和伸缩带动滤线器震荡运动。当X线曝光开关被按下时,螺旋管型电磁铁吸动衔铁,并瞬间自动切断电源,螺旋管型电磁铁线圈无电,滤线器靠弹簧力量开始振荡,一开始振荡很快、幅度大,约30s后慢下来,最后停止振荡,就在滤线器慢下来之前30s内进行X线曝光。现在有专用微处理控制器控制直流永磁电动机驱动滤线器往复运动滤线器。

5. 滤线器的技术参数

(1) 栅比(grid ratio, R):是指滤线器的铅条高度与铅条之间的间隔物质的距离比。栅比R值有5∶1、6∶1、8∶1、12∶1、16∶1、34∶1等多种规格,该值越大,表示滤线栅吸收散射线的能力越强。实际使用中,管电压越高,散射线越多,选用的栅比值越大。所以在X线高千伏摄影时常采用滤线栅栅比大和交叉滤线栅设备。

(2) 栅密度(number of strips):是指滤线器上单位距离中的铅条数,常用lp/mm表示。栅密度越大,滤过的散射线越多,图像上铅条影越少,栅密度正常范围在2.4~4.3lp/mm。

(3) 铅容积(lead content):是指在滤线栅表面上单位平方厘米中铅的体积($cm^3$),它是栅密度、铅条厚度与铅板高度的积。

(4) 滤线栅焦距$f_0$和焦栅距离界限$f_1f_2$:$f_0$是指在聚焦滤线栅中铅条延长线的聚焦直线到滤线栅表平面的垂直距离。当将X线管焦点置于滤线栅的焦距上时,除碰到铅条本身吸收外,与铅条成角的散射线都被吸收掉,其他射线均沿着与铅条倾角相平行而通过到达探测器。有关研究表明在聚焦滤线栅有效边缘处,当原射线透射值为聚焦距离上透射值的60%以上,就可以满足临床诊断要求。这样X线管焦点位置就有了一定的范围,而并不一定恰好在聚焦距离上,此限定范围就称为焦栅距离界限$f_1f_2$,$f_1$表示焦栅距离下限,$f_2$表示焦栅距离上限,它与栅比和栅焦距有关。

(二) 物理特性

理想的滤线器应该是100%消除散射线,而原发射线又能全部通过,这样既不增加患者的X线剂量,又能使图像具有良好的对比度。栅比大的滤线栅虽然消除射线效率高,但同时吸收了原发射线,此时只有增加曝光条件,才能满足图像的辐射剂量的需要,这样会增加受检者的X线剂量。

1. 一次X线透过率(primary transmission,Tp) 一次X线透过率测试方法是,在X线管与测试水模之间有铅屏蔽,将X线束控制为狭长X线束,水模散射体远离滤线栅,这样可以近似认为到达探测器的散射线几乎没有,用这装置将用滤线栅时测得的X线强度与去掉滤线栅后测得的X线强度之比,即为一次X线的透过率。

2. 全X线透过率 全X线是指原发射线和散射线之和,方法是去掉水模上方的铅遮蔽板,测得强度,去掉滤线栅测得强度,两者之比即为全X线透过率,全X线透过率越小,表示滤线栅吸收散射线能力越强。

3. 散射线透过率 用测试全X线透过率的装置,测得散射线强度,去除滤线器测得的X线强度,两者之比即为散射线透过率,散射线透过率值越小,表示滤线栅吸收射线能力强,它是表征滤线栅吸收射线本领的物理量。

4. 选择能(selectivity) 用一次X线透过率与散射线透过率之比来表示,选择能值越大,滤线栅性能越好。

5. 对比度改善系数(contrast improvement factor) 又称为对比度因子,是指用滤线器设备的图像对比度与不用滤线器设备的图像对比度之比,是衡量滤线栅性能最重要的指标。

6. 曝光量倍数(bucky factor) X线曝光时,在X线束中未插入滤线栅测得的X线强度与插入滤线栅时测得的X线强度之比,即为曝光量倍数。在影像上获得相同密度值的X线曝光倍数,也叫滤线栅因子。它是以宽X线束为条件的,其值随着管电压而变化,一般在2~6之间。曝光量倍数值是随着栅比值增加而增加,曝光量倍数值越小滤线栅的质量越好。另外,管电压高时其值也大,特别是栅比大时,曝光量倍数值增加得更大。原因是管电压增加时,散射线所占比例增加,栅比高时滤线栅去除散射线效率高。

**(三)使用滤线栅的注意事项**

1. 使用聚焦滤线栅时,不要将滤线栅倒置,这样会因铅条与照射角不相适应而吸收大量的原发X线,使曝光量不足,造成影像噪声增加。

2. X线中心线和滤线栅中心线不要偏移,最

大幅度不超过3cm,否则将会使有用的X线信息吸收掉。

3. 使用聚焦滤线栅时候,焦点到滤线栅的距离要在允许范围内,否则边缘区域X线会被吸收掉,产生栅切割效应。

4. 使用调速滤线栅时,要调好与曝光时间相适应的运动速度,一般运动时间应稍长于曝光时间的五分之一。

5. 滤线栅的选择使用,管电压在90kV以下的,可选栅比8:1以下滤线栅,90kV以上的选用10:1的滤线栅。聚焦式与交叉式滤线栅性能相似,当交叉式去除散射线效率高,一次X线透过率低。X线球管倾斜摄影时,不能应用交叉式滤线栅,而且倾斜方向只能与铅条排列方向平行,否则X线被大量吸收(图3-9)。

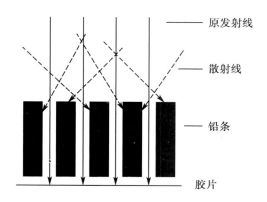

图3-9 滤线栅工作原理图

### 三、虚拟滤线栅

2014年飞利浦公司在北美放射学年会上推出基于大数据的超级栅,即虚拟滤线栅,2016年在北美放射学年会又推出SkyFlow第二代超级滤线栅,开启了无滤线栅摄影的新时代。它是一种对传统滤线栅的革命性变革,是现代数字化X线摄影中减少或消除散射线的新技术。飞利浦率先推出的虚拟滤线栅SkyFlow,是全球首款诊断X线数字化影像辅助软件,它可以在不使用滤线栅的情况下,提供使用滤线栅较高辐射剂量的图像质量,适用于人体所有部位的X线摄影。

**(一)结构**

虚拟滤线栅SkyFlow是飞利浦发明的一种图像处理技术,利用大数据为基础,采用SkyFlow以物理模型和蒙特卡罗模拟(Monte-Carlo模拟),通过反复计算不使用滤线栅造成的局部散射线的分布,在图

像上对于散射的信号进行数字化补偿,从而抵消散射辐射的影响,针对每个患者个体化增强图像对比度,使图像获得有使用滤线栅的图像质量效果,而又不因使用滤线栅增加摄影的曝光条件,使受检者辐射剂量大为降低。

虚拟滤线栅在成像单元之前没有任何物理装置,焦点射线和非焦点射线同时到达成像单元,通过对成像单元采集的数据处理来区分焦点射线和散射成分,并对后者加以抑制。

可以调整虚拟滤线栅的格比数,线密度,甚至可以调整铅当量数。不用根据 SID(焦点 - 被照体距离)的变化更换滤线栅,仅仅调整滤波参数即可满足散射线过滤的需要(图 3-10)。

表 3-7 是虚拟滤线栅与普通滤线栅相关性能参数的对照,说明虚拟滤线栅比普通滤线栅具有优越性。

**(二)成像机制**

虚拟滤线栅 SkyFlow 以 X 线通过水层的 Monte Carlo 模拟为基础,进行校准校正,该步骤能模拟防散射滤线栅的功能。

1. 对散射进行测试　受照对象所产生的散射辐射的量取决于其厚度和组成成分。在受照对象的图像中,散射信号可被看作是由纤细的铅笔状 X 射线束,穿过受照对象所产生的散射累积的叠加,这些散射被称为散射粒。为了推定给定图像的散射,虚拟滤线栅 SkyFlow 从一个数据库中为每条笔形波束选择散射粒,该步骤已在 Monte-Carlo 模拟中进行预计算,上述的选择基于局部图像信号和它的空间梯度。

在图像区域中,所有散射粒的叠加产生总散射图像的精确推定值,由于散射图像是由低频成分支配的平滑变化的图像信号。因此,散射的推定过程基于原始图像的低分辨率版本,从而使得计算时间非常短,从推定步骤产生的散射图像会被放大到全分辨率。

然后,进行多个时间段的模拟计算,为 SkyFlow 技术建立散射粒数据库,使其能针对每个受检者的

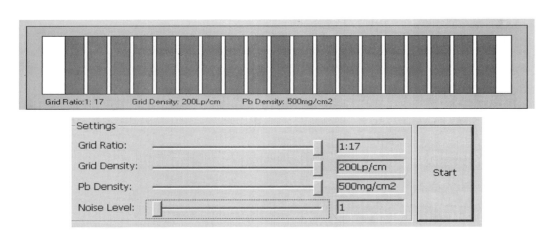

图 3-10　虚拟滤线栅参数调节

表 3-7　普通滤线栅与虚拟滤线栅相关性能对照表

| | 普通滤线栅 | 虚拟滤线栅 |
|---|---|---|
| 所需要的 X 线剂量 | 患者受到的辐照量是虚拟滤线栅近 3 倍 | 仅有普通滤线栅的 1/3,患者受到的辐照大大降低 |
| 空间频率造成畸变 | 无法避免因为栅格在图像上造成的干涉 | 无空间频率畸变 |
| SID 距离的要求 | 要求严格,焦距范围很小 | 不要求,焦距范围很大 |
| X 线系统的复杂度 | 需要有物理结构,需要精细调整滤线栅与 X 线探测器间的位置关系 | 无物理结构,无须调整滤线栅 |
| 用途范围 | 广泛,可以用于增感屏 - 胶片结构和数字式 X 线成像设备 | 仅能用于数字式 X 线成像设备 |
| 成本 | 需要有物理结构的制造过程,成本高 | 软件数学运算过程,成本低 |
| 环境影响 | 高剂量辐照具有较强的环境辐射污染 | 低剂量辐照,对环境影响小 |

个体化体质。在实际工作中,不影响图像的总体显示时间。通过这种方式,虚拟滤线栅 SkyFlow 不但能受益于 Monte Carlo 模拟技术的精度和准确度,还可针对每个患者进行有效的计算校正(图 3-11)。

确定不同厚度的水层和球管电压下的对比度改进因子。实心符号表示:使用滤线栅时,测量出的对比度改进因子。空心符号表示通过虚拟滤线栅 SkyFlow 所获得的对比度改进因子。

2. 滤线栅的校正功能　通过从原始图像探测器中减去一个经过滤线栅校正的散射图像,获得一个对比度增强的散射校正图像。然后,对利用 SkyFlow 技术所实现的增强对比度进行校准,使其达到使用滤线栅所获得的对比度的水平。校准的流程被用于计算散射图像,以达到使用滤线栅的效果,该图像只包含被滤线栅物理删除的散射总量。需要强调的是,滤线栅不能删除所有的散射辐射,而只是删除部分散射辐射,滤线栅只能在一定程度上恢复主要对比度。

用于虚拟滤线栅 SkyFlow 技术的算法可用单个

参数确定,该参数与选择性 $\Sigma$ 值密切相关。原则上,在不同的散射条件下,均可以选择该调整参数与任何给定的硬件滤线栅的对比度增强特性相匹配。通过一个物理校准值来确定适当的参数值。

利用针对床旁胸片的典型防散射滤线栅,以及作为病人等效材料并且可产生散射辐射的水层,对 SkyFlow 进行校准(比值 $1:8$)。通过已有的校准数据,计算出经过滤线栅调整后的散射图,该图像提供了被滤线栅物理删除的散射信号的估计值。在校正步骤中,从原始的探测器图像中,减去经过调整后的散射图像,获得散射校正后的图像。

实验已经证实,虚拟滤线栅 SkyFlow 能通过测定对比度改进因子,提高对比度,获得类似于使用防散射滤线栅的效果。验证实验在不同的散射条件下以及各种球管电压下进行(图 3-11)。

跟使用滤线栅获得的图像一样,利用 SkyFlow 技术所获得的图像也会经飞利浦 UNIQUE 算法处理,并用于随后的多标量图像处理。SkyFlow 技术的图像处理流程图如图 3-12 所示。

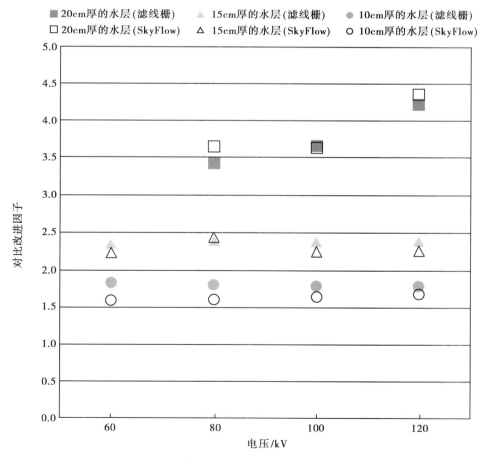

图 3-11　虚拟滤线栅 SkyFlow 处理后的校准

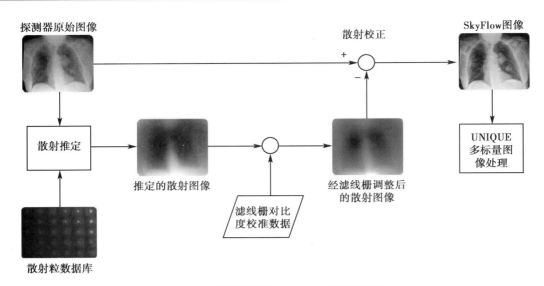

图 3-12　虚拟滤线栅 SkyFlow 原理示意图

3. 虚拟滤线栅原理也可以用下面公式说明:

$$G(x,y)=F(x,y)+S(x,y)+N(x,y)$$

公式(3-18)

上述公式表达了散射线生成的退化模型,$G(x,y)$ 为最终得到全部图像信息的函数,$F(x,y)$ 为初级射线图像信息,$S(x,y)$ 为射线透过被测物体后产生的散射线,$N(x,y)$ 是量子噪声。

(三)临床应用

采用标准体模对飞利浦的 SkyFlow 虚拟滤线栅技术进行图像质量的临床研究。设计了曝光指数(EI 约 500)大致相同条件下,不同 kV 和 mAs 组合的 12 组不同扫描方案,每组方案再根据"放置滤线栅,不放置滤线栅,启用虚拟滤线栅"3 种不同的滤线栅方案分别进行 3 次曝光,最终得出 36 组实验数据。然后,再进行图像评估以探寻虚拟滤线栅对不同扫描方案下图像质量的影响。从扫描方案设计中可见,在固定管电压情况下,放置滤线栅会导致较高的剂量,大约为不放置滤线栅的 2.2 倍,而启用虚拟滤线栅与不放置滤线栅剂量一致(图 3-13)。

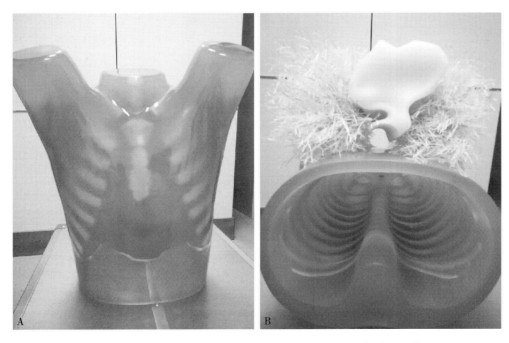

图 3-13　标准体模对 SkyFlow 虚拟滤线栅技术的图像质量测试

表3-8　体模扫描方案（EI≈500）

| 方案 | kV | mAs | | |
|---|---|---|---|---|
| | | w/o | w | virtual |
| 1 | 60 | 10 | 25 | 10 |
| 2 | 70 | 4.7 | 125 | 4.7 |
| 3 | 80 | 3.2 | 6.3 | 3.2 |
| 4 | 85 | 2.3 | 5 | 2.3 |
| 5 | 90 | 2 | 4 | 2 |
| 6 | 95 | 1.6 | 3.2 | 1.6 |
| 7 | 100 | 1.6 | 3.2 | 1.6 |
| 8 | 105 | 1.2 | 2.5 | 1.2 |
| 9 | 110 | 0.9 | 2 | 0.9 |
| 10 | 115 | 0.9 | 1.9 | 0.9 |
| 11 | 120 | 0.7 | 1.6 | 0.7 |
| 12 | 125 | 0.7 | 1.6 | 0.7 |

扫描方案（12组），滤线栅方案（3个），虚拟滤线栅与不放置滤线栅辐射剂量一致，放置滤线栅后，辐射剂量显著上升（约2.2倍）（图3-14）。

体模研究的客观图像质量评估，理论上讲，放置滤线栅能够显著降低散射辐射，提高图像对比度，这与实验结果一致。在放置滤线栅后，虽然平均辐射剂量较不放置滤线栅增加约2.2倍，但图像对比度确实较不放置滤线栅有显著上升（1.19 vs 1.01）。值得注意的是，使用虚拟滤线栅后，在与不放置滤线栅相同辐射剂量条件下，图像对比度仍要较放置滤线栅上升（1.27 vs 1.19）。即使用虚拟滤线栅，可在不增加额外辐射的条件下，获取最高的图像对比度。对比度计算公式：

$$C=(level_1 - level_2)/level_1 \qquad \text{公式 (3-19)}$$

$Level_1$为肺野内ROI平均像素值；$Level_2$为心脏部分ROI平均像素值。

也就是在相同管电压及曝光指数的条件下，对比度放置滤线栅组明显高于不放置滤线栅（1.19 vs 1.01），虚拟滤线栅高于放置滤线栅（1.27 vs 1.19）（图3-15）。

虚拟滤线栅图像质量（图像噪声SD）的体模研究，本研究以肺野ROI内平均像素值的标准差（SD）作为图像噪声，结果：在相同管电压及曝光指数的条件下，图像噪声不放置滤线栅组（83.1）较其他两组低，放置滤线栅（110.4）与虚拟滤线栅组（110.0）间差别无统计学意义。如图3-16。

虚拟滤线栅主观图像质量的体模研究的评分标准：1分＝差，伪影噪声严重，对比度、密度及锐利度不足，主要结构层次显示不清，无法满足临床诊断要求；2分＝良，伪影噪声存在，对比度、密度及锐利度满足诊断要求，主要结构层次显示可；3分＝优，无伪影噪声或轻微伪影噪声，主要结构对比清晰，边缘锐利。评价结果：在相同管电压及曝光指数的条件下，总体图像质量不放置滤线栅组较其他两组低，放置滤线栅与虚拟滤线栅组间差别无统计学意义（图3-17，图3-18）。

在上述模体实验的基础上进行人体的相关部位的摄影。下面是胸部X线的原始图像与使用虚拟滤线栅的胸部图像对比。原始图像含有焦点射线和散射线成分，图像灰雾高，对比度低。射线剂量只用物理滤线栅的40%左右即可达到图像整体密度适中，如图3-19A。经过虚拟滤线栅过滤的图像，抑制了散射线成分，适当提升焦点射线成分，射线剂量与无附加物理滤线栅一致，如图3-19B和图3-20。

通过模体实验和临床应用表明，虚拟滤线栅在一定条件下能够提高X线图像质量，尤其表现在对于图像对比度的提升，可达到使用实体滤线栅的图像质量。相同条件下，使用虚拟滤线栅所需mAs比实体滤线栅低，辐射剂量更低。

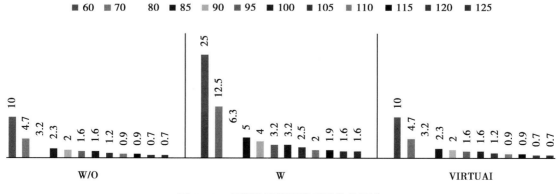

■ 60　■ 70　　80　■ 85　▩ 90　▨ 95　■ 100　■ 105　■ 110　■ 115　■ 120　■ 125

图3-14　虚拟滤线栅图像质量体模研究

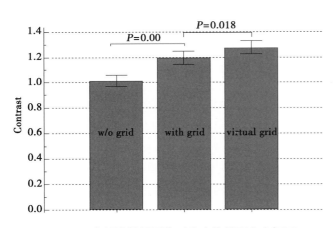

图 3-15　虚拟滤线栅图像对比度体模研究方框图

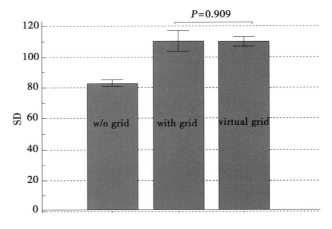

图 3-16　虚拟滤线栅图像噪声体模研究方框图

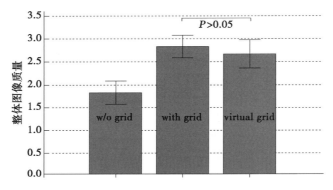

图 3-17　虚拟滤线栅主观图像质量的体模研究方框图

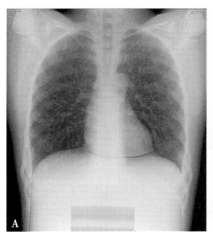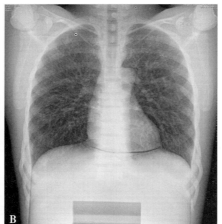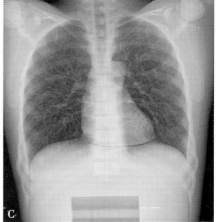

图 3-18　虚拟滤线栅图像质量体模研究

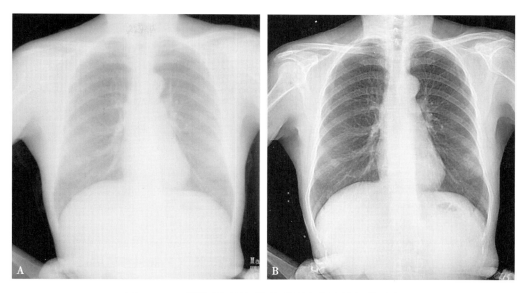

图 3-19　X 线胸部原始图像与使用虚拟滤线栅的对比

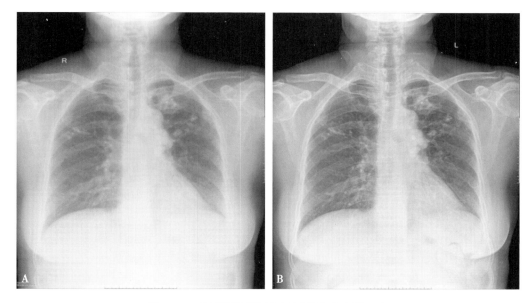

图 3-20　虚拟滤线栅图像质量的临床应用研究

# 第 四 章

# 辐射损伤与 X 线防护

## 第一节　电离辐射对生物体的作用原理

### 一、概　述

生物体的损伤来源于电离辐射,这种损伤是一种非常复杂的过程,其机制目前仍不十分清楚。但损伤的发生、发展按一定的阶段顺序进行,即机体被照射、能量吸收、分子的电离和激发,发生分子结构的变化,生理、生化代谢改变,细胞、组织、器官的损伤,机体死亡等过程。电离辐射的生物效应发生一般需要经历若干性质不同而又相互联系的主要阶段,即物理阶段(电子通过 DNA 生物大分子产生电离和激发过程)、化学阶段(受损伤的细胞核和分子与细胞中其他结构起快速的化学反应,形成自由基)和生物学阶段(照射后不能被修复的细胞死亡),见图 4-1 电离辐射损伤过程。

然而,电离辐射对人体的作用过程是"可逆转"的,人体自身具有修复功能,修复能力的大小与个体素质的差异有关,与原始损伤程度有关。放射损伤可分为原发作用和继发作用两个阶段,但两者之间没有明显的界限。原发作用是指射线作用于机体到机体出现症状与体征之前所经历的一系列变化过程,继发作用则是症状出现后的一系列变化过程。原发作用包括机体在射线作用下的能量吸收、传递、转化以及与此相应的生物分子和细胞微结构的损伤和破坏(图 4-1)。

### 二、原　发　作　用

机体受到射线的照射后,吸收射线的能量,其分子和原子(如蛋白质、核酸等生物大分子及水等)很快发生电离和激发。

电离:具有一定能量的射线作用于生物基质的分子和原子,将能量传递给核外电子,使之脱离该原子而形成带正电的阳离子和带负电的电子。

$$A \rightarrow A^+ + e^-$$

被击出的电子与中子的原子再结合,可形成带负电的负离子。

$$e + B \rightarrow B^-$$

被击出的带有能量的电子,也可以击出其他原子的核外电子,引起次级电离。

激发:物质的核外电子吸收了射线的能量,但尚不足以使电子脱离该原子,只产生电子从低能级轨道跃迁到高能级轨道(从内层轨道跳到外层轨道),此时的原子具有多余的能量,而处于"激发态"。激发态的原子处于不稳定状态,高能级的电子很容易跳回原来的低能级轨道上去,此时,多余的能量以 X 线形式释放出来。

生物基质的电离和激发引起生物分子结构和性质的变化,由于分子水平的损伤进一步造成细胞、器官和整体水平的损伤,从而发生一系列的生物效应。原发作用包括直接作用和间接作用。

#### (一)直接作用

射线的能量直接射在生物大分子上,引起生物大分子的电离和激发,破坏机体蛋白质、核酸、酶等,可发生单链断裂、双链断裂及碱基损伤等,这称为直接作用。

DNA 是人们公认的辐射靶,这是基于它对辐射的敏感和具有重要的生物功能的特性。细胞 DNA 一旦受到辐射损伤,就会给机体造成严重的后果。大量的事实支持 DNA 是辐射靶分子的论点,并用"靶学说"的理论来解释电离辐射的直接作用。

1. 每一个细胞具有体积极小的一个或多个能

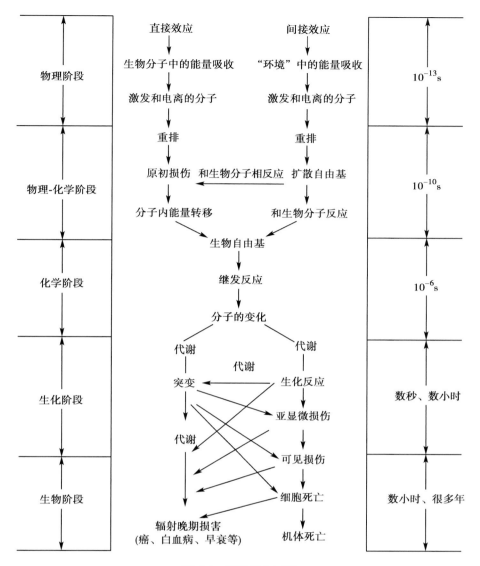

**图 4-1　辐射损伤过程**

被射线击中的靶子。

2. 靶子只存在于细胞核中,射线只能损伤细胞核,损伤的概率符合数学上的"概率"。

3. 靶子的大小不同,可以解释对各种机体细胞作用的变异性。

4. 照射后细胞核空泡样变,出现的地方代表靶子的部位,靶子存在于染色体内。

5. 射线作用的对象是染色体的重要组成物 DNA,照射后染色体上的基因发生突变。

靶学说认为在细胞中存在着一处或几处特殊的放射敏感区,命中这些区域(发生电离和激发作用),可导致组织细胞不可逆的损伤,甚至死亡。

关于靶学说,有人做了实验证明,细胞质受损伤时,细胞也会失去分裂能力。还有人用照射过的胞质物质注射到一个未经照射的细胞质内,可使后者的胞核产生与被照相同的变化。

**(二)间接作用**

射线对水的直接作用引起水分子的电离和激发,被电离的水产生许多自由基,自由基再作用于生物大分子,造成正常结构的破坏,这就是电离辐射的间接作用。

水占成年人体重的 70% 左右,即使是含水量较少的骨、脂肪,水也占 20% 以上,射线作用于机体,水吸收大部分辐射能,产生自由基。电离辐射通过自由基的间接作用造成放射损伤。

水分子经射线的电离作用,将水分子中的电子击出,生成带正电荷的水分子 $H_2O^+$ 和一个热电子 $e^-$。

$$H_2O \rightarrow H_2O^+ + e^-$$

热电子在其运动的路径上能够击出其他水分

子中的电子,产生次级电离。所有的电子在运动和引起电离过程中,逐渐消耗能量,直至不能击出电子,最后被水分子所捕获,成为带有负电荷的水分子。

$$e^- + H_2O \rightarrow H_2O^-$$

以上形成的 $H_2O^+$、$H_2O^-$ 是极不稳定的,在水中迅速(10~16 秒)分解,形成 $H^+$、$OH^-$ 和 $OH^0$、$H^0$ 自由基。

$$H_2O^+ \rightarrow H^+ + OH^0$$
$$H_2O^- \rightarrow OH^- + H^0$$

离子 $H^+$ 与 $OH^-$,以及自由基 $OH^0$、$H^0$ 迅速互相作用而形成水分子。

$$H^+ + OH^- = H_2O$$
$$H^0 + OH^0 = H_2O$$

自由基极不稳定,很容易与周围物质乃至本身相互作用,例如与生物大分子(以 RH 表示)作用:

$$RH + OH^0 \rightarrow R^0 + H_2O$$
$$RH + H^0 \rightarrow R^0 + H_2$$

生成的生物大分子自由基 $R^0$ 也是不稳定的,最终将在分子内较弱的键处断裂,或与其他分子作用,造成生物大分子的损伤或变性。

$H^0$ 可与水中溶解状态的游离氧结合,产生大量的更活泼的自由基 $HO_2^0$ 和更多 $H_2O_2$,因而更增加了辐射对生物的损伤效应,称为氧效应。

$$H^0 + O_2 \rightarrow HO_2^0$$
$$HO_2^0 + HO_2^0 \rightarrow H_2O_2 + O_2$$

机体内形成大量的强氧化性和对组织有高度毒性的自由基和过氧化物。自由基的"寿命"虽然(数千分之一秒)很短,但反应能力很强,成为各种损伤的原因。氧化物自由基还可直接将氧转给有机化合物的分子,形成有机氧化合物,引起组织分子的破坏。有机过氧化物的寿命较长,故其作用时间较长。

放射损伤起重要作用的生物大分子,如蛋白质(主要是酶)、核酸(主要是核糖核酸)。细胞内的生物大分子存在于大量的水分子环境中,所以水电解后所形成的自由氧化基对生物大分子的损伤是放射病产生的重要环节,但还不能完全解释辐射损伤的机制。

DNA 分子的辐射损伤可有以下几种:

1. 碱基损伤　使碱基发生辐射分解,其中嘧啶类碱基的辐射敏感性最高,在有氧条件下可以生成氧化物,最终使化学键断裂。

2. DNA 链的断裂　辐射可引起 DNA 分子的单链断裂或双链断裂。

3. DNA 分子间的交联　两个不同的 DNA 分子间相互连接。

4. DNA 氢链的变化　DNA 分子中的氢链断裂。

5. 糖基的破坏　糖基被氧化、水解而碱基释放出来。

在细胞中 DNA 以与蛋白质结合的形式存在,这种结合物称为脱氧核糖核蛋白(DNP),电离辐射能使 DNA 胶体体系凝聚,可能是细胞核固缩的物质基础。

DNA 和 DNP 受到辐射损伤,导致细胞信息传递障碍而丧失正常功能,直至死亡。

电离辐射还导致 DNA 合成代谢抑制和分解代谢增强,DNA 对电离辐射极为敏感,mRNA 次之,再者 rRNA 及 tRNA。

## 三、继 发 作 用

继发作用包括原发作用进一步引起的生物化学变化、代谢紊乱、功能障碍、病理形态改变,以及临床症状的出现和发展,重者机体死亡。其产生的机制:

1. 细胞膜和血管壁通透性的改变　影响血液向组织和细胞的营养供应,致使损伤发展。

2. 神经体液失调　受照的局部组织神经营养障碍,通过神经冲动传递影响局部组织的呼吸、新陈代谢、血管管径的变化,局部组织产生变性坏死。

3. 毒血症　射线对神经系统的直接作用,产生的化学基可引起中枢神经功能失调,植物神经紊乱,周围组织营养不良和代谢障碍,产生毒血症,毒素经体液到达全身各组织部位,引起其他病理变化,加重损伤发展。

原发作用和继发效应彼此重叠,交错进行,使辐射损伤的变化十分复杂。

# 第二节　影响电离辐射致生物效应的因素

## 一、电离辐射致生物效应的分类

### (一) 按效应出现的个体

1. 躯体效应　躯体效应发生于体细胞,产生的机体生物效应显示在受照者本人机体上。可以是确定效应,也可以是随机效应。

2. 遗传效应　遗传效应发生于胚胎细胞,影响受照者的后代,诱发各种遗传疾病。此类胚胎细胞的功能是将遗传信息传递给新的个体,使遗传信息在受照者的第一代或更晚的后代中显现出来。遗传效应属随机效应。

**(二)按效应出现时间**

1. 早期效应  发生在大剂量的 X 射线、γ 射线全身照射(一般 2Gy 以上)后,受照者 3 个月内出现全身躯体效应,如一般造血系统、消化系统、及中枢神经系统的效应等。可分为急性效应和慢性效应。

2. 迟发效应  在一次大剂量照射后引起急性损伤未恢复,或照射后一段时间才出现效应为迟发效应。

3. 晚期效应  辐射造成的潜伏性损伤经过几年或数十年才显露出辐射的损伤。如白内障、永久绝育、青少年生长发育迟缓以及诱发恶性肿瘤和白血病等。

迟发效应和晚期效应统称远后效应。

**(三)按照射剂量与效应关系**

从放射卫生防护的需要考虑,根据国际放射防护委员会(International Commission of Radiation Protection, ICRP)26 号出版物按剂量—效应关系把辐射生物效应分为:

1. 确定性效应  机体多数器官和组织的功能并不因损失少量或大量的细胞而受到影响,这是因为机体有强大的代偿功能。在电离辐射作用后,若某一组织中损失的细胞数足够多,而且这些细胞又相当重要,将会造成可能观察到的损伤,主要表现为组织和器官功能不同程度的丧失。当照射剂量很小,产生这种损害的概率为零;若剂量高于某一水平(阈值)时,产生概率很快趋于 100%。在超过阈值以后,损伤的严重程度会随剂量的增加而加重,这种效应称为确定效应。概言之,辐射损伤的严重程度与所受剂量有关,有明显的阈值,剂量未超过阈值不会发生有害效应。一旦达到阈值,这种效应就一定会发生。

由于不同组织的辐射敏感性不同,辐射发生的确定效应的阈值也明显差异,如骨髓、甲状腺、肺、眼睛晶体、皮肤及性腺反应的阈值都不一样。一般超过阈值剂量越大,确定效应的发生率越高且越严重。确定性效应是躯体效应,如辐射所致白内障、皮肤放射损伤和辐射致不孕症等(表 4-1)。

2. 随机性效应  研究的对象是群体,当机体受到辐射照射后,一些细胞受损而死亡,另一些细胞发生了变异而不死亡,有可能形成一个变异了的子细胞克隆。当机体防御机制不健全时,经过不同的潜伏期,由一个变异的但仍存活的体细胞生成的这个细胞克隆可能导致恶性病变。这种效应发生概率(不是严重程度)随照射剂量增加而增大,辐射损伤的严重程度与照射剂量无关,这种不存在具体的阈剂量的效应称为随机效应。任何小的电离辐射都可产生这种效应,只不过是概率低而已。随机性效应可以是躯体效应(辐射致癌)也可是遗传效应(损伤发生在后代)(表 4-2)。

## 二、影响辐射致生物效应的因素

**(一)电离辐射相关因素**

1. 辐射类型在相同照射剂量情况下,不同类型的射线,机体产生的生物效应有所不同,同种类型的辐射,射线剂量不同,产生的生物效应也不同。在放射生物学中常用"相对生物效应"(RBE)这一概念表示这种差别(表 4-3)。

相对生物效应(RBE)的确定以 X 线或 $^{60}$Co 的 γ 线为基础。X 线或 γ 射线引起某种生物效应所需要的吸收剂量,与所研究射线类型引起相同生物效应所需吸收剂量的比值(倍数),即相对生物效应。

同一吸收剂量生物效应的大小,很大程度上取决于不同类型射线在介质中的传能线密度(LET)。LET 是带电粒子在其单位长度径迹上消耗的平均能量,它以每微米若干千电子伏(keV/μm)来度量。一般

**表 4-1  引起成年人不同组织确定性效应的阈剂量估算值**

| 组织 | 效应 | 单次照射的总当量剂量(Sv) | 高度分割或迁延照射的总当量剂量(Sv) | 多年高度分割或迁延照射的年剂量率(Sv 年$^{-1}$) |
|---|---|---|---|---|
| 睾丸 | 暂时不育 | 0.15 | NA(a) | 0.4 |
|  | 永久性不育 | 3.5~6.0 | NA | 2.0 |
| 卵巢 | 永久性不育 | 2.5~6.0 | 6.0 | >0.2 |
| 眼晶状体 | 可检出混浊 | 0.5~2.0 | 5 | >0.1 |
|  | 视力障碍(白内障) | 5.0(b) | >8 | >0.15 |
| 骨髓 | 造血抑制 | 0.5 | NA | >0.4 |

表 4-2 辐射的有害效应

| 随机性效应发生概率与剂量大小有关 | |
|---|---|
| 躯体效应 | 白内障 |
| | 辐射致癌皮肤的良性损伤 |
| | 骨髓内血细胞减少致造血障碍 |
| | 性细胞受损致生育能力减退 |
| | 血管和结缔组织受损等 |
| 遗传效应 | 各种遗传危害 |

表 4-3 不同类型射线的相对生物效应

| 辐射类型 | 相对生物效应 |
|---|---|
| X 射线 | 1 |
| γ 射线 | 1 |
| 1MeV 的 β 射线 | 1 |
| 0.1MeV 的 β 射线 | 1.08 |
| 热中子 | 2~5 |
| 0.1MeV 的快中子 | 10 |
| 1~10MeV 的快中子 | 10 |
| 5MeV 的 α 线 | 15 |
| 1MeV α 射线 | 20 |
| 多电荷粒子、反冲核 | 20 |

LET 值越大的,生物效应越显著。X 射线、γ 射线属于低 LET,相对生物效应为 1,而 α 粒子属于高 LET 辐射,它的相对生物效应是 X 射线、γ 射线的 20 倍。

同一类型的辐射,由于射线能量不同,产生的生物效应也不同。例如:低能 X 线造成的皮肤红斑的照射量小于高能 X 线,这是因为低能 X 线主要被皮肤吸收所致。

射线的穿透力大小顺序是:X 射线 >γ 射线 >β 射线 >α 射线。α 射线对机体以内照射损伤为主,而 X、γ 射线则以外照射损伤为主,中子具有很强的杀伤能力。

2. 剂量率 剂量率是单位时间内机体所受的吸收量。一般总剂量相同时,高的剂量率比低的剂量率损伤效应明显。其机制可能是低剂量率辐射在累积剂量足够引起细胞损伤直至死亡前,机体对损伤的修复作用能够表现出来,而高剂量辐射在短时间内给予一定剂量,机体没有修复的机会。但剂量率增加到一定范围时,生物效应与剂量率之间失去比例关系。例如,剂量率为 0.2~1.0Gy/min,在总剂量相等的情况下可以产生程度相同的放射病。剂量

率对生物效应的影响也随所观察的具体效应不同而异,从辐射产生的急性放射病,以及远期的白血病就可验证剂量率对机体的影响(表 4-4)。

表 4-4 不同照射剂量对人体损害的估计

| 剂量(Gy) | 损害程度 |
|---|---|
| <0.25 | 不明显和不易觉察的病变 |
| 0.25~0.5 | 可恢复的功能变化,可能有血液学的变化 |
| 0.5~1.0 | 功能变化、血液变化,不伴有临床症状 |
| 1.0~2.0 | 轻度骨髓型急性放射病 |
| 2.0~4.0 | 中度骨髓型急性放射病 |
| 4.0~6.0 | 重度骨髓型急性放射病 |
| 6.0~10.0 | 极重度骨髓型急性放射病 |
| 10.0~50.0 | 肠型急性放射病 |
| >50.0 | 脑型急性放射病 |

注:吸收剂量 Gy(戈瑞),当量剂量 Sv(希沃特)

品质因素 Q,Sv=Gy·Q,在核医学日常用的 γ 射线、X 射线、β 射线、正电子的 Q=1,即 1Sv=1Gy。中子 Q=10,α 射线 Q=20。

3. 分次照射 在照射总剂量相同的条件下,一次照射与分次照射以及分次照射间隔时间不同产生的效应也有差别,一次照射的损伤大于分次照射。分次越多,各照射的间隔越长其生物效应越小,这与机体的代偿和修复过程有关(表 4-5)。

表 4-5 大白鼠死亡率与照射剂量的关系

| 照射方式 | 一次照射量 Gy | 照射次数 | 照射总剂量 Gy | 死亡率(%) |
|---|---|---|---|---|
| 一次照射 | 10 | 1 | 10 | 100 |
| 分次照射 | 1 | 10 | 10 | 100 |
| 分次照射 | 0.5 | 20 | 10 | 30 |

4. 照射部位 由于身体各部位对射线的敏感性不同,即使吸收剂量和剂量率相同,被照部位不同,发生的生物效应也不同。以 $5.16 \times 10^{-1}$ C/Kg 相同剂量率分别照射动物的不同部位,结果腹部照射的动物全部在 3~5 天内死亡,盆腔受照射的动物部分死亡,头或胸部受照射的不发生死亡。实验证明,照射量和剂量率相同情况下,全身损伤以腹部最严重,其次盆腔、头部、胸部和四肢。

5. 照射面积 同样的剂量,受照面积越大,损伤越严重。相同剂量照射全身会引起全身急性放射病,而照射局部则一般不会出现症状。如 600cGy 的辐射作用于几平方厘米的皮肤时,只引起暂时发红,

一般不会伴有全身症状;若同样的剂量照射在几十平方厘米的面积上,就会出现恶心、头痛等症状;若照射到全身三分之一时,则会引起急性放射病。局部照射时造成放射病的剂量是全身照射引起同样程度放射病剂量的 4~5 倍。肿瘤治疗就是利用这一特点,将照射野缩小至尽可能小的范围,分次照射达到最小的剂量,既能杀死更多的癌细胞,又降低了正常组织的损伤效应。

6. 照射方式　照射方式分为内照射和外照射。内照射是放射性核素由体外进入体内,作用于机体不同部位。外照射指辐射来源于体外,射线由体外(食入、吸入、接触皮肤破口、注射等)作用于机体的不同部位或全身。内照射、外照射和两者皆有的混合照射时所产生的效应各不相同,外照射的单向和多向照射其后果不一。例如,狗在多向照射时绝对致死剂量为 5Gy,而单向照射为 8Gy,可见多向照射的生物效应大于单向照射,均匀照射大于不均匀照射。内照射出现生物效应的严重程度与放射物质在体内的吸收、分布、代谢、物理和生物的半衰期及核素的射线类型、能量等多种因素有关,进入机体放射物质少、排除快、物理半衰期短,分布于不重要的器官则伤害轻,反之则反。

综上所述,一般来说,辐射剂量越大,剂量率越高,照射面积越大则生物效应越明显。而在照射剂量相同时,单次照射比多次间隔照射的生物效应要强。体内照射(近距离)大于体外照射(远距离)。

**（二）机体相关因素**

1. 生物种系的敏感性　放射敏感性即当一次照射条件完全相同一致时,机体或其组织、器官对辐射作用反应强弱或速度快慢不同,若反应强、速度快,其敏感性高,反之则低。不同种系的成年动物对射线的敏感程度是不一样的,同样的照射条件下,不同种系动物的致死量、半致死量有很大的差别。

在许多放射生物学工作中则往往将半致死剂量($LD_{50}$)作为衡量机体放射敏感性的参数。所谓半致死量就是引起照射机体死亡 50% 的剂量,$LD_{50}$ 愈小,机体敏感性愈高。

总的趋势是随着种系演化越高,机体组织结构越复杂,则放射敏感性越高。生物敏感性的顺序是:动物比植物、微生物敏感;温血动物比冷血动物敏感;高等动物比低等动物敏感。

2. 个体的敏感性　个体的放射敏感性变动范围很大,如同种系的小白鼠有的受 4.0Gy 照射即死亡,而另一些却在 8.0Gy 照射后尚存活,人类也有类似情况。个体的放射敏感差异与以下因素有关:

（1）照射条件:照射前剂量测定或照后剂量估算的准确度,射线在机体内的分布均匀情况等。

（2）生理特点:受照机体本身的年龄、性别、生理状况、遗传特征等。哺乳动物的敏感性因个体发育所处的阶段不同而有很大差别,一般情况下放射敏感性随发育过程而逐渐降低。胚胎最为敏感,幼年、少年、青年至成年敏感性依次降低,老年人由于各种功能衰退,其放射敏感性又高于成年。

（3）营养和健康:受照前后机体的营养补充和健康状况。营养状况好、身体健康抵御放射线能力强。

（4）新陈代谢:胎儿及幼年较成年者敏感,老年较中青年敏感,雄性较雌性敏感。

个体敏感也不是一成不变的,机体的内部环境与外界因素也可能改变其敏感性。缺氧、高空锻炼、注射雌性激素、低温环境可使耐受性增高;而营养不良、蛋白质和维生素缺乏、饥饿、剧烈运动、过劳、噪声、妊娠或月经期可使机体对射线的耐受性降低。此外,机体的身体免疫力、医疗措施等亦能影响放射的敏感性。

3. 不同组织器官与细胞的敏感性　构成身体组织的细胞形态和功能上的不同,对辐射的反应也不一样。凡自身繁殖较活跃的细胞、代谢率高的细胞以及要求更多营养的细胞,对辐射更为敏感。而且对某种细胞,在不同的生长阶段也有不同的敏感性,处在某种分裂周期的细胞对辐射较为敏感;没有完全成熟的细胞比成熟细胞更容易产生辐射损伤。由于细胞具有不同的放射敏感性,不同的组织也有不同的敏感性,而成年动物机体的各种细胞的放射敏感性与其功能状态有密切关系。一般规律是:多细胞生物中分裂旺盛的细胞敏感,代谢旺盛的细胞较不旺盛的细胞敏感,胚胎的及幼稚的细胞较成熟的细胞敏感。人体各组织对射线的敏感性顺序如下:

（1）高敏感组织:淋巴组织(淋巴细胞)、胸腺组织(胸腺细胞)、骨髓组织(幼稚的红、粒和巨核细胞)、胃肠上皮尤其小肠隐窝上皮细胞、性腺(精原细胞、卵细胞)、胚胎组织。

（2）中度敏感组织:感觉器官(角膜、晶状体、结膜)、内皮细胞(血管、血窦和淋巴管内皮细胞)、皮肤上皮(包括毛囊上皮细胞)、唾液腺和肾、肝、肺组织上皮细胞。

（3）低敏感组织:中枢神经系统、内分泌腺(包括性腺)、心脏。

（4）不敏感组织：肌肉组织、软骨和骨组织、结缔组织。

4. 亚细胞和分子水平的放射敏感性　同一细胞的不同亚细胞结构的放射敏感性存在着很大差别，细胞核的放射敏感大于细胞质。实验发现，细胞内不同分子的相对放射敏感性顺序为：DNA> mRNA > rRNA 和 tRNA> 蛋白质，一般认为细胞内 DNA 损伤是细胞致死的主要原因。

### （三）环境因素

1. 温度　溶液系统或机体受照射时，降低温度或处于冰冻状态可使辐射损伤减轻，称温度效应和冰冻效应。在进行放射治疗前，先提高肿瘤组织局部温度，其疗效可明显提高。原因可能是：

（1）造成体内含氧量的改变。

（2）新陈代谢水平的变化。

（3）低温和冰冻状况下溶液中自由基的扩散受阻。

2. 氧　受照射组织、细胞或溶液系统其辐射效应随周围介质中氧浓度的增加而增加，这种现象称氧效应。为提高肿瘤组织对辐射的敏感性，在肿瘤局部注射血管扩张剂或给患者吸入 3~4 个大气压的氧气，以消除肿瘤组织中的"缺氧中心"，就是利用辐射"氧效应"这一特性提高放射治疗效果。相反，减低氧含量可以保护正常组织，这也是一些放射防护剂的作用机制。

3. 化学物质　在受照射溶液体系中，由于其他物质的存在，而使一定剂量的辐射对溶质损伤效应降低，称为防护效应。其他物质对该溶质起保护作用亦称自由基的清除剂。也可通过药物作用减少血液供应或化学药物与氧结合，使组织氧浓度减低，达到降低人体组织和生物分子对射线的敏感性。另一些化学物质它们与射线合并应用能增加细胞的致死效应，称为放射增敏剂。

## 第三节　电离辐射的远后效应

电离辐射的远后效应即是指一次中等或大剂量 X 射线、γ 射线、中子照射；或是长期小剂量累积作用，也可是放射性核素一次大量或多次小量侵入机体，在半年以后（通常是几年或几十年）出现的变化；或是急性损伤未修复而延续下来。它包括随机效应和确定效应两类，远后效应可显现在受照者本人身上，也可显现在后代身上，前者称为躯体效应（致癌效应、白内障），后者称为遗传效应。

## 一、致癌效应

人类对于辐射致癌效应的资料，主要来源于原子弹爆炸受照人群的流行病学研究、接受放射治疗的患者和对从事与放射线有关的工作人员的研究。实验结果和临床观察证实电离辐射能引起机体组织的癌变。

### （一）辐射诱发人类癌症的部位

ICRP 列出了与放射线有关的 12 种癌症的潜伏期，包括甲状腺癌、乳腺癌、肺癌、食管癌、胃癌、肝癌、结肠癌、胰腺癌、唾液腺癌、肾与膀胱肿瘤以及白血病等 12 种。急性骨髓白血病，最短潜伏期为 2 年，其他癌症为 5~10 年，甚至可能更长。

1. 白血病　辐射诱发白血病已由日本原子弹爆炸幸存者资料、放射工作者的体检和医疗照射等有关资料证实。白血病的类型以急性白血病和慢性粒细胞型白血病为主。剂量从 1~9Gy 以上的发病率与剂量呈线性关系。最短潜伏期为 2 年，平均潜伏期为 2 年。

2. 甲状腺癌　在辐射致癌中，甲状腺相对敏感性高，广岛、长崎原子弹受害者和前苏联切尔诺贝利核电事故污染地区居民的调查，均发现甲状腺癌和结节的发病率增高，儿童尤其明显。头颈部放射治疗可使甲状腺癌的发病率增高，女性甲状腺癌的诱发率为男性的 2~3 倍。最短潜伏期 5 年，平均潜伏期为 16~20 年。病理组织学检查证实，多为乳头状腺癌及滤泡癌。

3. 乳腺癌　乳腺对辐射致癌的敏感性仅次于造血系统和甲状腺。从日本原子弹爆炸受害者中，发现受照剂量在 0.5Gy 以上者，乳癌的发生率随剂量的增加而增高。因肺结核气胸治疗，X 射线反复胸透者中，乳腺癌发病率也有增加。最短潜伏期 5 年，平均潜伏期为 23 年，几乎全部发生于女性。78% 病例为浸润型乳腺管癌。

4. 肺癌　肺组织的辐射致癌效应不及甲状腺敏感，但辐射诱发肺癌也是常见的。日本原子弹爆炸受害者诱发肺癌率随照射剂量的增加而增高。肺癌最短潜伏期为 10 年，平均为 17 年。长期在含有较高浓度氡的矿井下工作的矿工可发生肺癌，如国外加拿大的萤石矿，捷克的钨矿，法国的铀矿，美国的铁矿以及我国的锡矿都有肺癌死亡率增高的报道。

5. 骨肉瘤　在早年接触 $^{226}$Ra 发光涂料的女工或长期接触镭者，骨癌发生率增加与骨骼中沉积的镭含量有关。也有人报道 $^{224}Ra$ 治疗的骨结核和强直性脊柱炎的病人及长期受外照射者发生骨肉瘤，平均潜伏期为 15 年。

6. 皮肤癌　放射性皮肤癌在放射致癌中历史最久，从 1902 年以来就有报道，主要见于手部。据估计 X 线诱发皮肤癌的最低剂量为 10Gy，平均潜伏期为 21 年。

**（二）辐射致癌的危险估计**

不同组织、器官的致死性癌症终生概率分布情况根据 ICRP1990 年建议书（表 4-6）。

表 4-6　低 LET 辐射低剂量照射致死性癌症的终生概率

| 组织器官 | 致死性癌症终生概率 ($10^{-4}Sv^{-1}$) | 组织器官 | 致死性癌症终生概率 ($10^{-4}Sv^{-1}$) |
| --- | --- | --- | --- |
| 骨髓 | 50 | 食管 | 30 |
| 骨表面 | 5 | 子宫 | 10 |
| 膀胱 | 30 | 皮肤 | 2 |
| 乳腺 | 20 | 胃 | 110 |
| 结肠 | 85 | 甲状腺 | 8 |
| 肝 | 15 | 其他 | 50 |
| 肺 | 85 | | |
| 总计 | | | 500 |

如乳腺的致死概率为 $20 \times 10^{-4}Sv^{-1}$，表明乳腺受到 1Sv 当量剂量的照射，诱发乳腺癌的概率为万分之二十。

辐射诱发癌症的危险估计，目前主要针对致死性癌症的发生率，但不同的癌症其死亡率相差很远。例如肺癌预计全部死亡；甲状腺的死亡率较低，估计在 2%~9%；皮肤癌死亡率更低，仅约 0.01%（基底细胞癌）至 1%（鳞状细胞癌）。

## 二、放射性白内障

眼晶体上皮细胞对射线较敏感，一定剂量照射后由于细胞被破坏，异常纤维形成，而扰乱了晶体的均质性形成放射性白内障。

**（一）白内障的发生**

白内障发生率与剂量有关，这种损伤属确定性效应，且依辐射性质而异，中子损伤效应比 X 射线、γ 射线高，中子损伤的累积作用强，分次照射与单次照射效应相似，快中子引起白内障剂量为 0.75~1Gy。X 射线与 γ 射线引起的白内障的最低累积剂量为一次 2.0Gy，三个月内分次累积 5.0Gy 以

上。一般认为累积到 3.5~6Gy，γ 射线照射后，大多数人可发生晶体混浊，其潜伏期从 6 个月至 35 年，受照剂量越大、年龄越小，潜伏期越短。人类放射性白内障除职业性照射外，主要是头面、眼部肿瘤放射治疗的并发症。

**（二）白内障临床特点与分期**

放射性白内障具有一定的临床特点，如晶体混浊开始发生在后囊下皮质内，呈进行性改变，表现为晶体混浊的形态改变和范围扩大。

为了加强放射性工作者的防护，及时诊断处理放射性白内障的发生，国家于 1988 年制订发布了中华人民共和国《放射性白内障诊断标准及处理原则》

Ⅰ期：晶状体后极后囊下皮质内有细小点状混浊，排列成环行并伴有空泡。

Ⅱ期：晶状体后极后囊下皮质内呈现盘状混浊且有空泡。更甚者，在盘状混浊的周围出现不规则的条纹状混浊向赤道部延伸。盘状混浊亦可向皮质深层伸展，呈宝塔状外观。前极前囊皮质内可出现细点状混浊及空泡，视力可能减退。

Ⅲ期：后囊皮质下呈蜂窝状混浊，后极部较致密，向赤道部逐渐稀薄，伴有空泡，也可有彩虹点，前囊皮质内混浊加重，有不同程度的视力障碍。

Ⅸ期：晶体全部混浊，有严重的视力障碍。

**（三）放射性白内障的诊断原则与鉴别诊断**

1. 诊断原则　根据患者受辐射的历史和白内障的形态特点，若无其他原因即可诊断。

（1）眼部有明确接触电离辐射的历史。

（2）有眼晶状体混浊的形态特点。

（3）眼部所受的辐射剂量。

（4）无其他因素所致的白内障。

2. 鉴别诊断　白内障晶状体混浊发生率与剂量呈正比。影响晶体的因素，除辐射外，还存在有光辐射、热以及红外线的复合作用。随着年龄的增长，正常人群中白内障的发病率也逐渐增加。

在对受照射群体的临床观察中发现，在晶状体混浊改变中，只有后囊及后囊下皮质出现的各类形态改变（颗粒、点状、空泡、盘状及结痂状），与相应的该年龄组（非射线接触者）比较，具有质的差别。尤其对年龄偏大的射线接触者诊断放射性白内障有特别重要的意义。

应与其他白内障相鉴别：①并发白内障（高度近视眼、葡萄膜炎、色网膜色素变性等）；②全身代谢有关的白内障（糖尿病、手足抽搐、长期服用类固醇

等);③挫伤性白内障;④化学中毒及其他物理因素所致白内障;⑤老年性白内障;⑥先天性白内障等。

**(四) 处理原则**

1. 晶状体混浊治疗可用维生素及其他营养剂等。如晶状体完全混浊,可施行白内障摘除手术,有条件的可行人工晶体植入术,配矫正眼镜。

2. 对诊断为放射性白内障者,根据白内障的程度及视力受损情况,暂时或长期脱离放射线,每隔半年至一年复查一次晶状体。晶体损伤可通过佩戴防护镜来预防。

### 三、永久不育

睾丸和卵巢的生殖细胞对辐射都很敏感,而生殖系统的其他细胞对辐射却不敏感。性腺受照射后,主要表现生殖能力障碍,其损伤程度与受照剂量大小有关。

1. 男性　睾丸暂时不育的照射剂量为 0.15Gy,在迁延照射条件下,剂量率的阈值约为 0.4Gy/ 年;若受 1.0Gy 以上照射,精子明显减少或消失,精子活动度下降,畸形精子增多,一年后才可恢复生育能力;永久不育剂量的阈值约为 3.5~6.0Gy,剂量率的阈值约为 2Gy/ 年;受到 6Gy 以上照射者 100% 发生永久不育,精子损伤变化的顶峰在照射后 7~10 个月。值得注意的是当男性受到不育剂量的照射时,其激素平衡、性欲、体能等并不出现明显的改变。

2. 女性　生育力受辐射损害程度因年龄而异,随年龄增加,引起永久不育的阈剂量降低。两侧卵巢同时受到 0.65~1.5Gy 的照射,可迅速引起生育力障碍,但可恢复。女性永久不育剂量的阈值为 2.5~6.0Gy,在迁延照射条件下,永久不育剂量率的阈值约为 0.2Gy/ 年。辐射造成女性不育时,伴有与绝经期相似的明显激素水平的改变。

### 四、胎内受照效应

这是一类比较特殊的确定效应,胚胎或胎儿在不同的发育期受照后出现的效应有所不同,主要包括:

1. 死胎　植入前受精卵(受孕 0~9 天)在较小的剂量(0.1Gy)即能诱发胚胎死亡。

胚胎在宫内发育的其他阶段,受到较高的剂量照射后,也会发生胚胎和胎儿死亡。

2. 先天性畸形　胚胎在器官形成期(受孕后 9~42 天)受到照射,可引起发育的器官畸形,还会引起没有畸形的生长障碍。

3. 智力低下　其严重程度随剂量而增加,直至认知功能严重迟钝。在妊娠 8~15 周内是射线引发智力低下最敏感的时期,其次是 16~25 周(表 4-7)。

表 4-7　辐射对胚胎和胎儿的效应[①]

| 效应(智力影响) | 照射时间 | 概率 |
| --- | --- | --- |
| 智商下降 | 妊娠 8~15 周 | 30IQ 点 $Sv^{-1}$[②] |
| 严重智力迟钝 | 妊娠 8~15 周 | $40 \times 10^{-2} Sv^{-1}$ |
| 严重智力迟钝 | 妊娠 16~25 周 | $10 \times 10^{-2} Sv^{-1}$ |

①低 LET 辐射,高剂量、高剂量率照射;②智商单位,亦即智商点(IQ Point) 表示

### 五、遗传效应

性腺受到电离辐射的照射,引起生殖细胞的损伤(基因突变或染色体畸变)可传递下去,并表现为生育方面的异常以及后代的遗传性缺陷。这种出现在后代中的随机效应称为遗传效应。

遗传效应在后代可表现为:先天性畸形、流产、难产、死胎、不孕、性别比例改变、婴幼儿死亡率增高及某些特殊遗传疾病增加等。

电离辐射产生的遗传效应,可分为基因突变和染色体畸变。性细胞内的染色体是遗传物质的主要载体,染色体畸变是 DNA 链数目和结构上的改变,包括形成"多倍体"和"非整倍体"或染色体的断裂而出现某些基因组丢失、异位和重建,其中最主要的是异位,因含有异位染色体的生殖细胞可以继续进行分裂,从而有可能传给后代,以致产生某种程度异常的后代或致死性疾病。这些改变不一定都显示出明显的遗传效应。显性基因突变可在受照者的第一、二代显示出遗传效应,而隐性基因突变对最初几个子代影响小,遗传效应很轻,但后代遗传损伤的总数增加。

然而,人类的辐射遗传流行病学调查资料,尤其是对日本原子弹爆炸受害者的大量调查表明,辐射遗传的危害并不是很严重的或者至今尚不能做出肯定的结论。

## 第四节　辐射剂量及其单位

### 一、吸收剂量及其单位

任何电离辐射与物质相互作用时,均能将能量授予被照射物质。吸收剂量是表征单位质量被照射物质吸收电离辐射能量大小的物理量,用字母 $D$ 表

示。若质量为 dm 的被照射物质,吸收任何电离辐射的平均能量为 d$E_{en}$,则:

$$D=\frac{\mathrm{d}E_{en}}{\mathrm{d}m} \qquad 公式(4-1)$$

式中:d$E_{en}$ 为 dm 的平均吸收能量又称射线的平均授予能。它表征进入介质 dm 的全部带电粒子和不带电粒子能量的总和,与离开该体积的全部带电粒子和不带电粒子能量总和之差,再减去在该体积内发生任何核反应所增加的静止质量的等效能量。

吸收平均能量越多,则吸收剂量越大。不同物质吸收辐射能量的作用是不同的。故凡涉及吸收剂量,必须说明是什么物质的吸收剂量。吸收剂量的国际单位是焦耳·千克$^{-1}$(J·kg$^{-1}$),并给予专用名称"戈瑞",简称"戈",以"Gy"标记。这是为纪念奠定测量吸收剂量空腔电离理论的科学家 L.H.Gray 而命名的。

1Gy(戈瑞)=1J/kg(焦耳 / 千克)

吸收剂量沿用的专用单位是"rad"(拉德):

1Gy=100rad

应该强调,以 Gy(戈瑞)、rad(拉德)为单位的吸收剂量适用于各种类型的电离辐射及受到照射的任何物质。

## 二、吸收剂量率及其单位

吸收剂量率表征受照物质吸收辐射能量的快慢,因此吸收剂量率的定义为受照物质单位时间内的吸收剂量,用符号 $\dot{D}$ 表示。若在 dt 时间间隔内吸收剂量的增量为 dD,则吸收剂量率为:

$$\dot{D}=\frac{\mathrm{d}D}{\mathrm{d}t} \qquad 公式(4-2)$$

吸收剂量率的国际单位为戈瑞·秒$^{-1}$(Gy·s$^{-1}$)。也可用 Gy(戈)或其倍数、分倍数除以适当的时间单位来表示。如戈·时$^{-1}$(Gy·h$^{-1}$)、戈·分$^{-1}$(Gy·min$^{-1}$)、毫戈·秒$^{-1}$(mGy·s$^{-1}$)等。

[例题] 质量为 0.2g 的物质,10s 内吸收电离辐射的平均能量为 100erg(尔格),求该物质的吸收剂量和吸收剂量率。

解:根据题意已知:dm=0.2g=2×10$^{-4}$kg

d$E_{en}$=100erg=10$^{-5}$J

dt=10s

则该物质的吸收剂量和吸收剂量率为:

$$D=\frac{\mathrm{d}E_{en}}{\mathrm{d}m}=\frac{10^{-5}}{2\times10^{-4}}Gy=0.05Gy=50mGy$$

$$\dot{D}=\frac{\mathrm{d}D}{\mathrm{d}t}=\frac{50}{10}mGy·s^{-1}=5mGy·s^{-1}$$

## 三、吸收剂量与照射量的关系

吸收剂量 D 与照射量 X 是两个概念完全不同的物理量,但在相同的条件下又存在着一定的关系。如在空气中测得某点 X 或 γ 射线的照射量为 1 库仑 / 千克(C/kg)根据定义可计算这一点处空气的吸收剂量。

电子电量 e=1.6×10$^{-19}$ 库仑(C),在空气中产生一对离子所需要的平均电离能:w =33.73 电子伏特(eV),而 1eV=1.6×10$^{-19}$ 焦耳(J),因此 1C/kg 的照射量在空气中产生的吸收剂量为:

$$D_{空气}=\frac{1C/kg}{1.6\times10^{-19}C·e^{-1}}\times33.73eV/e\times1.6\times10^{-19}J/eV$$

$$=3.37\times10J/kg=3.37\times10Gy$$

若在空气中已测得某点的照射量为 X(C/kg),那么根据以上换算系数可以得到该处空气的吸收剂量为:

$$D_{空气}=3.37\times10·X(Gy) \qquad 公式(4-3a)$$

若测得的照射量以伦琴为单位,由于 1R=2.58×10$^{-4}$C/kg,则照射量为 X(R)时,空气的吸收剂量为:

$$D_{空气}=8.7\times10^{-3}·X(Gy) \qquad 公式(4-3b)$$

根据以上两式,测得空气中的照射量 X 后,可很容易计算出该点空气的吸收剂量 $D_{空气}$。

但在实际工作中往往需要知道辐射场中其他物质的吸收剂量,直接测量吸收剂量比较困难,往往借助于换算因子,由公式(4-13)算出该点处的空气吸收剂量,然后再换算成被照射物质的吸收剂量。

若要求某种物质的吸收剂量时,只要在物质中待测点留个小的空腔,之后把探测器放入小腔中测出该点空气的照射量 X,代入下式即可计算出有关物质的吸收剂量 $D_{物质}$。

$$D_{物质}=\frac{(\mu_{en}/\rho)_{物质}}{(\mu_{en}/\rho)_{空气}}·D_{空气}=f·X$$

公式(4-4)

式中

$$f=(3.37\times10)·\frac{(\mu_{en}/\rho)_{物质}}{(\mu_{en}/\rho)_{空气}} \quad (Gy·kg·C^{-1})$$

公式(4-5a)

或

$$f=(8.7\times10^{-3})·\frac{(\mu_{en}/\rho)_{物质}}{(\mu_{en}/\rho)_{空气}} \quad (Gy·R^{-1})$$

公式(4-5b)

式中 f 称为转换因子，它是将以"C/kg"或"R"表示的照射量转换成以"Gy"为单位的吸收剂量的一个系数，其国际单位是 Gy·kg·C$^{-1}$，转换因子的值取决于光子能量和受照物质的性质。$(\mu_{en}/\rho)_{物质}$ 为物质的质能吸收系数，$(\mu_{en}/\rho)_{空气}$ 为空气的质能吸收系数。

不同光子能量，不同物质的质能吸收系数及照射量与吸收剂量之间的转换因子往往通过实验测量求得。在辐射剂量及防护手册中常列表给出。表 4-8 给出了不同光子能量下，几种物质的转换因子 f 值。

**表 4-8　不同光子能量对应几种物质的 f 值**
（单位：Gy·kg·C$^{-1}$）

| 光子能量（MeV） | 水 | 骨骼 | 肌肉 |
|---|---|---|---|
| 0.010 | 35.35 | 137.21 | 35.85 |
| 0.020 | 34.15 | 163.95 | 35.50 |
| 0.030 | 33.68 | 170.16 | 35.27 |
| 0.040 | 34.03 | 160.47 | 35.62 |
| 0.050 | 34.57 | 138.76 | 35.89 |
| 0.060 | 35.08 | 112.79 | 36.01 |
| 0.080 | 36.12 | 74.03 | 36.40 |
| 0.10 | 36.74 | 56.20 | 36.74 |
| 0.20 | 37.71 | 37.95 | 37.33 |
| 0.30 | 37.44 | 36.36 | 37.09 |
| 0.40 | 37.44 | 35.97 | 36.98 |
| 0.50 | 37.44 | 35.85 | 37.09 |
| 0.60 | 37.44 | 35.85 | 37.09 |
| 0.80 | 37.40 | 35.66 | 37.05 |
| 1.0 | 37.40 | 35.74 | 37.05 |
| 2.0 | 37.44 | 35.70 | 36.98 |
| 3.0 | 37.29 | 35.97 | 36.98 |
| 4.0 | 37.13 | 36.05 | 36.74 |
| 5.0 | 36.98 | 36.20 | 36.59 |
| 6.0 | 37.21 | 36.78 | 36.78 |
| 8.0 | 37.05 | 37.05 | 36.59 |
| 10.0 | 36.24 | 37.21 | 36.01 |

[例题] 已测知 $^{60}$Co-γ 射线在空气中某点处的照射量为 0.1C·kg$^{-1}$，求空气中该点处的吸收剂量 $D_{空气}$。

解：根据题意已知：X=0.1C·kg$^{-1}$，所以空气中吸收剂量为：

$$D_{空气} = 3.37 \times 10 \cdot X$$
$$= 33.7 \cdot X \text{ Gy}$$
$$= 3.37 \text{ Gy}$$

[例题] 用电离室测得体模内一点空气照射量率为 $2.58 \times 10^{-5}$C·kg$^{-1}$·h$^{-1}$，已知光子的能量为 0.1MeV。求处于体模内同一位置的吸收剂量率。

解：已知 $\dot{X}=2.58 \times 10^{-5}$C·kg$^{-1}$·h$^{-1}$
查表 8-1 得 f=36.74Gy/C·kg$^{-1}$
所以：$\dot{D}_{水} = f \cdot \dot{X} = 36.74 \times 2.58 \times 10^{-5}$Gy·h$^{-1}$
$= 9.48 \times 10^{-4}$Gy·h$^{-1}$

## 四、比释动能和比释动能率及其单位

为了度量初始过程中非带电粒子传递给次级带电粒子的能量，引进"比释动能"这个概念。比释动能是指非带电粒子（如 X、γ 射线或中子）在单位质量物质中释放出来的全部带电粒子的初始动能之和。严格定义为：比释动能 K 是 $dE_{tr}$ 对 dm 的商，即：

$$K = \frac{dE_{tr}}{dm} \qquad 公式(4-6)$$

式中，$dE_{tr}$ 为间接致电离辐射在指定物质的体积元 dm 内，释放出来的全部带电粒子的初始动能总和，单位为焦耳（J）。dm 为所考虑的体积元内物质的质量，单位为千克（kg）。

比释动能的国际单位是焦耳·千克$^{-1}$（J·kg$^{-1}$），又名"戈瑞"，以"Gy"记之。

间接致电离辐射在单位时间内，在介质中产生的比释动能称为比释动能率，用 $\dot{K}$ 表示，即：

$$\dot{K} = \frac{dK}{dt} \qquad 公式(4-7)$$

式中，dK 为比释动能在时间间隔 dt 内的增量。比释动能率的国际单位是戈瑞·秒$^{-1}$（Gy·s$^{-1}$）。

## 五、吸收剂量、比释动能及照射量之间的关系

以上给出了辐射剂量学中三个比较重要的辐射量：吸收剂量 D、比释动能 K 和照射量 X。照射量是以间接的方式反映辐射场强度，而吸收剂量和比释动能则是从射线能量转移的角度反映物质在与射线相互作用时，物质所吸收的射线能量。它们之间既相互关联，又有本质区别。

### （一）带电粒子平衡

对于辐射剂量学，带电粒子平衡是一个重要概念。为叙述方便，这里以"电子平衡"为例进行讨论。

设有一束 X 或 γ 射线在空气中通过,如图 4-2 所示。将空气体积分成 1、2、3、4……若干等份,设光子束在每个等份空气中产生的次级电子的射程为三层,每个次级电子的能量相同,次级电子在每一层中产生 6 个电离粒子。每个电离粒子的能量相同。由图可见,在第一层电离粒子只有 6 个,第二层则只有 12 个,第三层达到 18 个。假设光子束在介质中没有衰减,从第三层开始,前层进入到该层的次级电子数等于该层射出的次级电子数,进入到该层的电子粒子(电离电量)等于产生于该层的次级电子在本层以外产生的电离粒子(电离电量),这种现象称之为带电粒子平衡。如果进行照射量测量,选择第一层作为测量体积,这时该体积内产生的次级电子并没有全部消耗在该体积中,而是在第二层、第三层也产生了电离粒子。由此可见,在该体积内测量的电离电量就不能反映照射量的定义。如果将测量体积选在第三层或以后各层,从图中可见,进入到该层内的次级电子等于从该层中射出的次级电子数量。收集该层中的电离电量则可反映该处照射量(图 4-2)。

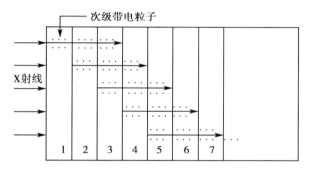

**图 4-2　X 射线所致带电粒子平衡示意图**

设 $dE_{en}$ 为介质中某体积元吸收的能量,$dE_{tr}$ 为射线转移给该体积元的能量,$dE_{out}$ 为次级电子从体积元中带出的能量,$dE_{in}$ 为体积元外产生的次级电子带入体积元的能量,则:

$$dE_{en}=dE_{tr}-dE_{out}+dE_{in}$$

当达到"电子平衡"时 $dE_{out}=dE_{in}$ 则有 $dE_{en}=dE_{tr}$

从以上分析可见,达到带电粒子平衡的条件是:在介质中体积元周围的辐射场是均匀的,且体积元周围的介质厚度等于或大于次级带电粒子在该介质中的最大射程。

**(二)比释动能和吸收剂量随物质深度的变化**

根据带电粒子平衡条件,物质表面的任意点不存在着带电粒子平衡。因此,对介质表面(或表层)一点,射线转移给介质的能量要大于介质在该点真正吸收的能量,所以吸收剂量小于比释动能。随着介质深度的增加,起源于浅层的次级电子愈来愈多地进入考察点,使其吸收剂量急剧增加,当深度等于带电粒子的最大射程时,达到了电子平衡,吸收剂量就等于比释动能,此时,吸收剂量达到最大值。如果入射辐射在物质中的衰减可以忽略,比释动能为恒值,这种平衡将在更深的深度上保持下去,如图 4-3A 所示。若入射辐射在物质中有衰减,在平衡厚度以后,将出现吸收剂量大于比释动能,且均按指数规律呈一定比例减少,如图 4-3 所示。

**(三)照射量、吸收剂量、比释动能的相互关系**

1. 照射量与比释动能的关系　对于单能 X 或 γ 射线,空气中某点的照射量 $X$ 与同一点上的能量注量 $\psi$ 有如下关系

$$X=\psi \cdot \frac{\mu_{en}}{\rho} \cdot \frac{e}{w} \qquad 公式(4-8)$$

式中,$\mu_{en}/\rho$ 表示对于给定的单能 X 或 γ 射线,空气的质能吸收系数;$e$ 为离子的电荷,$e=1.6 \times 10^{-19}C$;$w$ 为带电粒子在空气中每形成一个离子对消耗的平均能量,$w=33.73eV$。

对于一种给定的单能间接致电离辐射,辐射场中某点的比释动能 $K$ 与能量注量 $\psi$ 之间存在下列关系:

$$K=\psi \cdot \frac{\mu_{tr}}{\rho} \qquad 公式(4-9)$$

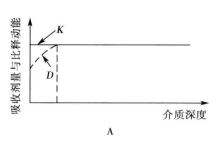

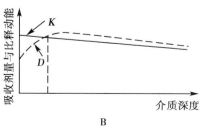

**图 4-3　吸收剂量与比释动能随介质深度变化的相对关系**

式中，$\mu_{tr}/\rho$ 是物质对指定能量的间接致电离粒子的质能转移系数，它表示间接致电离粒子在物质穿行单位长度路程时，其能量转变为次级电子的初始动能的份额。

在带电粒子平衡及射线在介质中由次级带电粒子产生的轫致辐射损失的能量忽略不计的前提下，$\mu_{tr}/\rho = \mu_{en}/\rho$，由公式(4-8)和公式(4-9)可求得在空气中：

$$K = X \cdot \frac{w}{e} \qquad 公式(4\text{-}10)$$

一般在吸收物质的原子序数和辐射光子的能量较低时，射线在空气中的比释动能及照射量可用上式表达。

2. 吸收剂量与比释动能的关系 如上所述，在带电粒子平衡情况下，间接致电离辐射在质量为 d$m$ 内的物质中，交给带电粒子的能量 d$E_{tr}$ 等于该体积元内物质所吸收的能量 d$E_{en}$。因此：

$$D = \frac{dE_{en}}{dm} = \frac{dE_{tr}}{dm} = K \qquad 公式(4\text{-}11)$$

上式表明，在带电粒子平衡的条件下，不考虑带电粒子因轫致辐射的产生而损耗的能量，吸收剂量等于比释动能。但带电粒子的一部分能量有可能转变为轫致辐射而离开质量元 d$m$，此时虽存在带电粒子平衡，但吸收剂量并不等于比释动能。这时两者的关系为：

$$D = K(1-g) \qquad 公式(4\text{-}12)$$

其中，$g$ 是带电粒子能量转化为轫致辐射的份额。然而，除了高能电子外，一般轫致辐射所占的份额 $g$ 都很小，可忽略不计。

3. 照射量、比释动能和吸收剂量间的区别 照射量、比释动能和吸收剂量在相同条件下存在一定的关系，但它们是概念完全不同的辐射量。三者存在本质区别，主要体现于在剂量学中的含义和适用范围不同，见表4-9。

# 六、当量剂量

## （一）当量剂量及其单位

生物体内单位质量的组织，从各种射线中吸收同样多能量，所产生的生物效应有很大的差别，这是因为射线对细胞的损伤，不但与它吸收的能量和产生的离子有关，还与电离的密集程度有关。在射线路径上发生密集电离，即高电离比值时，细胞受到的伤害比稀疏电离，即低电离比值时要大得多。

X($\gamma$)射线的电离作用由二次电子射线产生，而二次电子射线和 $\beta$ 射线的电离能量差不多，都比较弱。因此，在相同条件下吸收同样剂量的 X($\gamma$)和 $\beta$ 射线所产生的生物效应应基本相同。而 $\alpha$ 粒子和质子在路径上的电离密度比 $\beta$ 射线大得多，即同样吸收剂量所产生的生物效应要强烈得多。中子射线的电离作用主要由反冲质子和核反应产物所产生，而高能中子的生物效应几乎和带电重粒子射线同样强。高电离比值的射线比低电离比值的射线有着更高的生物效应。

因此，必须对吸收剂量进行加权，使修正后的吸收剂量比单纯的吸收剂量能更好地与辐射所致有害效应的概率或严重程度相联系。在辐射防护中，将个人或集体实际接受的或可能接受的吸收剂量根据组织生物效应加权修正，经修正后的吸收剂量在放射防护中称为当量剂量。对于某种辐射 R 在某种组织或器官 T 中的当量剂量 $H_{T \cdot R}$ 可由公式(4-13)给出：

$$H_{T \cdot R} = \omega_R \cdot D_{T \cdot R} \qquad 公式(4\text{-}13)$$

式中，$\omega_R$ 为与辐射 R 能量相关的吸收剂量修正因子，也叫做辐射权重因子；$D_{T \cdot R}$ 为辐射 R 在组织或器官 T 中产生的平均吸收剂量。

$\omega_R$ 就是对某种器官或组织的平均吸收剂量进行修正的量，表4-10给出了不同辐射类型、相应能量范围内的辐射权重因子 $\omega_R$。

由于 $\omega_R$ 无量纲，因此当量剂量的国际单位与吸收剂量相同，即焦耳·千克$^{-1}$(J·kg$^{-1}$)，其专用名是希沃特(Sv)。

$$1Sv = 1J \cdot kg^{-1}$$

旧的专用单位为雷姆(rem)，1Sv=100rem。

当辐射场由具有不同 $\omega_R$ 值的不同类型和(或)不同能量的辐射构成时，组织或器官 T 总的当量剂量为各辐射在该组织或器官上形成的当量剂量的线性叠加，即：

**表 4-9 照射量、比释动能和吸收剂量的对照表**

| 辐射量 | 照射量 | 比释动能 | 吸收剂量 |
| --- | --- | --- | --- |
| 剂量学含义 | 表征 X、$\gamma$ 射线在关心的体积内用于电离空气的能量 | 表征非带电粒子在所关心的体积内交给带电粒子的能量 | 表征任何辐射在所关心的体积内被物质吸收的能量 |
| 适用介质 | 空气 | 任何介质 | 任何介质 |
| 适用辐射类型 | X、$\gamma$ 射线 | 非带电粒子辐射 | 任何辐射 |

表 4-10　辐射权重因子 $\omega_R$

| 辐射类型与能量范围 | 辐射权重因子 $\omega_R$ |
|---|---|
| 光子,所有能量 | 1 |
| 电子和 μ 子,所有能量 | 1 |
| 中子,能量 <10keV | 5 |
| 10~100keV | 10 |
| 100~2MeV | 20 |
| 2~20MeV | 10 |
| >20MeV | 5 |
| 质子,能量 >2MeV | 5 |
| α 粒子,裂变碎片,重核 | 20 |

$$H_T=\sum_R w_R \cdot D_{T \cdot R} \qquad 公式(4\text{-}14)$$

[**例题**]　某工作人员全身同时均匀受到 X 射线和能量在 10~100keV 范围的中子照射,其中 X 射线的吸收剂量为 10mGy,中子的吸收剂量为 3mGy。计算该工作人员所吸收的当量剂量。

**解:**

$$H_T=\sum_R w_R \cdot D_{T \cdot R}$$
$$=w_X \cdot D_X + w_n \cdot D_n=(1\times 10 + 10\times 3)mSv=40mSv$$

**(二)当量剂量率及其单位**

当量剂量率 $\dot{H}_T$ 是指单位时间内组织或器官 T 所接受的当量剂量。若在 $dt$ 时间内,当量剂量的增量为 $dH_T$,则当量剂量率为:

$$\dot{H}_T=\frac{dH_T}{dt} \qquad 公式(4\text{-}15)$$

当量剂量率的国际单位为希沃特·秒 $^{-1}$(Sv·s$^{-1}$)。

## 七、有　效　剂　量

当量剂量是不同射线类型对组织或器官形成辐射危害的度量,但是两种不同组织或器官即使吸收的当量剂量相同,其产生的生物学效应也有可能完全不同,因为不同组织或器官对辐射的敏感程度是不同的。因此,在辐射防护领域中,必须考虑引入一个能够反映辐射对生物体损害的辐射量来描述辐射所产生的"损害效应"的大小。

**(一)辐射效应的危险度**

辐射对人体的损害采用国际放射防护委员会(international commission on radiation protection, ICRP)的划分标准:受小剂量、低剂量率辐射的人群,引起的辐射损害主要是随机效应(严重遗传性疾病

和辐射诱发的各种癌症)。而且假定随机效应辐射的概率与剂量存在线性无阈的关系,并用危险度因子来评价辐射引起的随机效应的危险程度。危险度 $r$(或称危险系数):

$$r=\frac{P}{H} \qquad 公式(4\text{-}16)$$

随机性损害效应的概率 $P$ 与其对应当量剂量 $H$ 的比值,即器官或组织接受单位当量剂量(1Sv)照射时引起随机性损害效应的概率。辐射致癌的危险应用死亡率来表示;辐射致遗传损害的危险度用严重遗传疾患的发生率表示。ICRP 所规定的组织器官危险度的数值见表 4-11。

表 4-11　ICRP 采用的人体器官或组织的危险度和危险度权重因子 $w_T$

| 器官或组织 | 危险度($10^{-2}$·Sv$^{-1}$) | 权重因子 $w_T$ |
|---|---|---|
| 膀胱 | 0.30 | 0.05 |
| 骨髓(红) | 0.50 | 0.12 |
| 骨表面 | 0.05 | 0.01 |
| 乳腺 | 0.20 | 0.05 |
| 结肠 | 0.85 | 0.12 |
| 肝 | 0.15 | 0.05 |
| 肺 | 0.85 | 0.12 |
| 食管 | 0.30 | 0.05 |
| 卵巢 | 0.10 | |
| 性腺 | | 0.20 |
| 皮肤 | 0.02 | 0.01 |
| 胃 | 1.10 | 0.12 |
| 甲状腺 | 0.08 | 0.05 |
| 其余组织 | 0.50 | 0.05 |
| 总计 | 5.00 | 1.00 |

可见均为 1Sv 的当量剂量,对于不同的组织和器官,辐射效应的危险度是不同的。为了表征不同器官和组织在受到相同当量剂量情况下,对人体导致有害效应的严重程度的差异,引进了一个表示相对危险度的权重因子,即公式(4-17):

$$w_T=\frac{组织 T 接受 1Sv 时的危险度}{全身均匀受照 1Sv 时的总危险度}$$

公式(4-17)

不同组织或器官,其危险度权重因子不同,见表 4-11。

**(二)有效剂量 E**

人体所受的照射,几乎总是不止涉及一个组织

或器官,为了计算所受照射给不同组织或器官造成的总危险度,评价辐射对其产生的危害,针对辐射产生的随机性效应引进有效剂量 $E$ 这一概念。

$$E=\sum_{\mathrm{T}} w_{\mathrm{T}} \cdot H_{\mathrm{T}} \qquad \text{公式(4-18)}$$

式中,$H_{\mathrm{T}}$ 为组织 T 受到的当量剂量;$w_{\mathrm{T}}$ 为组织 T 的权重因子。

可见,有效剂量是以辐射诱发的随机性效应的发生率为基础,表示当身体各部分受到不同程度照射时,对人体造成的总的随机性辐射损伤。因为 $w_{\mathrm{T}}$ 没有量纲,所以有效剂量 $E$ 的单位与当量剂量 $H$ 的单位相同。

[例题] 某次胸部检查(胸片或胸透)病人各组织器官受到的当量剂量(mSv)见表 4-12,试比较病人接受的有效剂量。

**表 4-12 器官剂量(mSv)**

| 当量剂量及危险度权重因子 | 性腺 | 乳腺 | 红骨髓 | 肺 | 甲状腺 | 骨表面 | 其余组织 |
|---|---|---|---|---|---|---|---|
| $H_{胸片}$ | 0.01 | 0.06 | 0.25 | 0.05 | 0.08 | 0.08 | 0.11 |
| $H_{胸透}$ | 0.15 | 1.30 | 4.1 | 2.3 | 0.16 | 2.6 | 0.85 |
| $w_{\mathrm{T}}$ | 0.20 | 0.05 | 0.12 | 0.12 | 0.05 | 0.01 | 0.05 |

**解:** 利用公式(4-18)有:

$E_{胸片}=(0.01 \times 0.20+0.06 \times 0.05+0.25 \times$
$\qquad 0.12+0.05 \times 0.12+0.08 \times 0.05+0.08 \times$
$\qquad 0.01+0.11 \times 0.05)=0.0513(\mathrm{mSv})$

$E_{胸透}=(0.15 \times 0.20+1.3 \times 0.05+4.1 \times$
$\qquad 0.12+2.3 \times 0.12+0.16 \times 0.05+2.6 \times$
$\qquad 0.01+0.85 \times 0.05)=0.9395(\mathrm{mSv})$

由此可以看出,这次胸透病人接受的有效剂量当量相当于 18 次胸片的有效剂量当量。

在 ICRP60 号出版物中,委员会推荐按 5 年平均,每年为 20mSv(5 年为 100mSv)的有效剂量限值,同时补充规定,放射工作人员在任一年中的有效剂量不得超过 50mSv,见表 4-13。

**表 4-13 ICRP60 号出版物建议的年剂量限值**

| 应 用 | 年剂量限值(mSv·a⁻¹) | |
|---|---|---|
| | 职业 | 公众 |
| 年有效剂量 | 20 | 1 |
| 眼晶体 | 150 | 15 |
| 皮肤 | 500 | 50 |
| 手和足 | 500 | |

当受到不均匀照射时,有效剂量当量应满足下列不等式:

$$\sum_{\mathrm{T}} w_{\mathrm{T}} \cdot H_{\mathrm{T}} \leqslant 50\mathrm{mSv} \qquad \text{公式(4-19)}$$

[例题] 有位工作人员在一年中受到的是非均匀照射,涉及全身,肺和甲状腺。已知这一年中他受到的照射为:全身 25mSv,肺 150mSv。试计算他的甲状腺容许受多大的剂量当量?

**解:** 根据公式(4-19)

$\mathrm{w}_{全身} \cdot \mathrm{H}_{全身}+\mathrm{w}_{肺} \cdot \mathrm{H}_{肺}+\mathrm{w}_{甲状腺} \cdot \mathrm{H}_{甲状腺} \leqslant 50\mathrm{mSv}$
即 $1.0 \times 25+0.12 \times 150+0.05 \times \mathrm{H}_{甲状腺} \leqslant 50\mathrm{mSv}$
$\qquad \mathrm{H}_{甲状腺} \leqslant 140\mathrm{mSv}$

该工作人员在这一年内甲状腺容许接受的剂量当量不得大于 140mSv。

## 八、集体当量剂量和集体有效剂量

随着医疗条件的改善,基于医疗检查目的的放射性检查频度越来越高,放射线从业人员亦越来越多,由于辐射的随机性效应,仅以一定的概率发生在某些个体身上,并非受到照射的每个人都会发生。因而在评价某个群体所受的辐射危害时,应当采用集体当量剂量或集体有效剂量。

1. 集体当量剂量 $S_{\mathrm{T}}$ 某一群体的集体当量剂量 $S_{\mathrm{T}}$ 为:

$$S_{\mathrm{T}}=\sum_{i} H_{\mathrm{T}i} N_{i} \qquad \text{公式(4-20)}$$

式中,$S_{\mathrm{T}}$ 为集体当量剂量,单位名称为人·希沃特;$H_{\mathrm{T}i}$ 为受照射群体中第 i 组内 $N_{i}$ 个成员平均每人在全身或任一特定器官或组织内的当量剂量。

若群体中所有 $N$ 个个体受到同类辐射的照射,每个个体受到的平均当量剂量均为 $H$ 时,则群体的集体当量剂量 $S_{\mathrm{T}}$ 为:

$$S_{\mathrm{T}}=H \cdot N \qquad \text{公式(4-21)}$$

其单位为人·希沃特。

例如,某地区有 1 万人口,每年每人接受天然本底辐射的剂量当量为 2mSv,则该群体的集体剂量当量为:

$$S_{\mathrm{T}}=2 \times 10^{-3} \times 10^{4}=20 \text{ 人·希沃特。}$$

2. 集体有效剂量 $S_{\mathrm{E}}$ 某一群体的集体有效剂量为受照群体中每一个成员的有效剂量之和,即:

$$S_{\mathrm{E}}=\sum_{i} E_{i} N_{i} \qquad \text{公式(4-22)}$$

式中,$N_{i}$ 为该群体中全身或任一器官受到平均

有效剂量为 $E_i$ 的人员的人数。

集体有效剂量的单位与集体当量剂量的单位相同。若群体中的所有个体受到同类的辐射照射，每个个体所受的平均有效剂量均为 $E$ 时，则该群体集体有效剂量 $S_E$ 为：

$$S_E = E \cdot N \qquad 公式(4-23)$$

集体当量剂量和集体有效剂量是一个广义量，可应用于全世界居民、一个国家居民、一个群体或一个人。

# 第五节 X 线的防护

## 一、防护的基本原则

### （一）防护的目的

放射防护的目的在于防止有害的非随机性效应，并限制随机性效应的发生率，使之达到被认为可以接受的水平。保障放射工作人员、公众及其后代的健康与安全，提高放射防护措施的效益，促进我国放射工作的发展。

### （二）防护的基本原则

使用电离辐射源的一切实践活动，与防护有关的设计、监督、管理都必须遵从以下原则：

1. 实践正当化 为了防止不必要的照射，在引进任何伴有电离辐射的任何实践都必须经过论证，通过代价与利益分析，确认这种实践对人体健康或环境可能产生的危害远小于个人和社会从中获得的利益。因而，其具有正当理由是值得进行的。反之则不应当采取这种实践。

2. 防护的最优化 为了使任何必要的照射应保持在可以合理达到的最低水平，应以放射防护最优化为原则，用最小的代价获得最大的净利益，而不是盲目追求无限地降低剂量，否则所增加的防护费用经济投入将是得不偿失，不能认为是合理的。

3. 个人剂量限制 在实施上述两项原则时，要同时保证个人所受剂量当量不应超过规定的相应限值，剂量限值是职业性工作人员或公众成员允许接受的年剂量极限，保证放射工作人员不致接受过高的照射水平。

正当化、最优化、个人剂量限制统称为放射防护的三项基本原则。在放射防护工作中认真执行放射防护三原则，可以把辐射危害减少到尽可能低的水平。

### （三）剂量限值

职业照射最优化的一个重要特点是选定剂量约束值，即选定源相关的个人剂量限值，以个人受到的危险作为选定限值的依据是难以确定的。

为此，专业委员会提出，"不可接受的""可忍受的""可接受的"三种照射水平。前者为辐射实践，在任何合理的基础上，都是不可接受的，这种照射诸如事故之类的异常情况下的照射，也许是不得不接受的。"可忍受的"意指这种照射不是受欢迎的，但是还可以合理地忍受。"可接受的"意指可以不需进一步改进而可以接受的，也就是防护已达最优化。60 号出版物建议剂量限值在"不可接受的"与"可忍受的"区域内划的一条分界线，对职业性照射委员会推荐的限值为在 5 年内平均有效剂量为 $20\text{mSv} \cdot \text{a}^{-1}$（100mSv 每 5 年），并且进一步规定在任一年内有效剂量不超过 50mSv。在这些建议的限值中，隐含着对最优化的剂量约束值一年不应超过 20mSv。公众的照射限值为一年中的 1mSv 有效剂量，但在特殊情况下，只要 5 年平均值不超过 $1\text{mSv} \cdot \text{a}^{-1}$。可以容许在单独一年中有较高的有效剂量。对于眼晶体和局部面积的皮肤，专业委员会也规定限值。

现将新建议的限值汇总于表 4-14。表中数据表明，新建议书选定的剂量限值比 26 号出版物规定值，降低 1.5 倍。

**表 4-14 ICPR60 号出版物建议的年剂量限值**

| 年剂量限值（$\text{mSv} \cdot \text{a}^{-1}$） | | |
| --- | --- | --- |
| 应用 | 职业 | 公众 |
| 年有效剂量 | 20 | 1 |
| 年当量剂量 | | |
| 眼晶体 | 150 | 15 |
| 皮肤 | 500 | 50 |
| 手和足 | 500 | — |

## 二、外照射防护的一般措施

外照射防护的基本方法有：时间防护、距离防护和屏蔽防护。

1. 时间防护 人体受到照射的累积剂量与受照时间呈正比，照射时间越长，吸收的剂量越多，对身体健康的损害也越大，所以应尽量减少人员在辐射场中逗留时间，也能起到防护作用。在特殊情况下，人员不得不在大剂量环境中工作时，应对每个人的操作时间严格限制，使受照剂量控制在规定的剂量限值以下。

2. 距离防护 延长人体到辐射的距离,可减少其受照射剂量。在不考虑空气对射线的吸收时,人体受到照射的剂量与距离的平方呈反比,即距离增加一倍照射量减少到原来的 1/4。

3. 屏蔽防护 在实际工作中,单靠时间和距离这两个因素的调节往往有一定限度。为了取得更好的防护效果,还需在辐射源和人体之间设置一定厚度的屏蔽体,用以减少和消除射线对人体的危害。

在对外照射进行防护时,应结合实际情况,将三种措施结合使用。一般来说,在有限的工作场所内应采用合适的屏蔽防护,结合考虑距离和时间防护,以获满意的防护效果。

## 三、外照射的屏蔽防护

电离辐射外照射的屏蔽防护,关键在于设置厚度合适的屏蔽体。屏蔽体的厚度取决于辐射的类型和能量源的活度、屏蔽材料的衰减特性以及相关的剂量约束值。

带电粒子穿过物质时,主要通过激发、电离等损失能量,外照射防护比较容易。例如粒子,其在空气中的射程很短,一张普通的材料纸就可防止 α 射线的外照射危害。X 和 γ 射线不带电,在穿越物质时主要通过光电效应、康普顿效应和电子对效应损失能量。而中子则是通过与物质的原子核散射和吸收损失能量,其外照射的屏蔽防护较为复杂一些。

### (一)电离辐射的衰减

1. X 和 γ 射线的衰减 X 和 γ 射线通过物质时,由于损失能量引起入射量的减少,称作 X、γ 射线的衰减。

对于一定量的 X,γ 射线来说,所穿透物质的厚度越大,单位体积中原子的数目越多,吸收物质的原子吸收截面越大,则 X、γ 射线被吸收的也就越多。对于单能窄束 X、γ 射线,假设其经过准直、沿水平方向垂直地通过吸收物质,由于与物质发生相互作用,其强度将随着穿越物质厚度的增加而减弱。这种衰减遵循指数规律:

$$N = N_0\, e^{-ud} \qquad 公式(4\text{-}24)$$

式中 $N_0$、$N$ 分别为穿越物质层前后入射到物质层面的光子数;$d$ 为物质层厚度(cm);$\mu$ 为衰减系数(cm$^{-1}$)。其意义表示 X 或 γ 射线在物质中穿行单位长度时光子受到相互作用的概率。一些材料的线性衰减系数列入表 12-2。$\mu$ 与屏蔽材料的密度 $\rho$ 有关,近似地和屏蔽材料的密度呈正比,且受温度和

压力的影响。为了清除因 $\rho$ 变化带来的误差,常使用质量衰减系数 $\mu/\rho$。表 4-15 列出上述材料的质量衰减系数,公式(4-24)改为下式:

$$N = N_0\, e^{(-\mu/\rho)d} \qquad 公式(4\text{-}25)$$

**表 4-15 γ 射线在一些材料中的线衰减系数 μ(cm$^{-1}$)**

| 光子能量<br>(MeV) | 水 | 混凝土 | 铅 | 铁 | 铝 |
|---|---|---|---|---|---|
| 0.5 | 0.0966 | 0.204 | 0.227 | 0.652 | 1.74 |
| 1.0 | 0.0706 | 0.149 | 0.166 | 0.468 | 0.78 |
| 1.5 | 0.0575 | 0.121 | 0.135 | 0.38 | 30.576 |
| 2.0 | 0.0493 | 0.105 | 0.117 | 0.334 | 0.509 |
| 3.0 | 0.0396 | 0.0853 | 0.0953 | 0.285 | 0.470 |
| 4.0 | 0.0339 | 0.0745 | 0.0837 | 0.260 | 0.468 |
| 5.0 | 0.0301 | 0.674 | 0.0761 | 0.247 | 0.479 |
| 8.0 | 0.0240 | 0.0571 | 0.0651 | 0.234 | 0.519 |
| 10.0 | 0.0219 | 0.0538 | 0.0618 | 0.234 | 0.547 |

**表 4-16 γ 射线在一些材料中的质量衰减系数 μ/ρ(·10$^{-2}$cm$^2$·g$^{-1}$)**

| 光子能量<br>(MeV) | 水 | 混凝土 | 铅 | 铁 | 铝 |
|---|---|---|---|---|---|
| 0.5 | 9.687 | 8.767 | 16.13 | 8.413 | 8.446 |
| 1.0 | 7.070 | 6.381 | 7.103 | 5.994 | 6.146 |
| 1.5 | 5.755 | 5.197 | 5.222 | 4.883 | 5.007 |
| 2.0 | 4.940 | 4.482 | 4.607 | 4.265 | 4.324 |
| 3.0 | 3.969 | 3.654 | 4.234 | 3.622 | 3.541 |
| 4.0 | 3.403 | 3.189 | 4.197 | 3.311 | 3.107 |
| 5.0 | 3.031 | 2.895 | 4.272 | 3.146 | 2.836 |
| 6.0 | 2.771 | 2.696 | 4.391 | 3.057 | 2.653 |
| 8.0 | 2.429 | 2.450 | 4.675 | 2.991 | 2.437 |
| 10.0 | 2.219 | 2.311 | 4.972 | 2.994 | 2.318 |

单能、窄束的指数衰减规律仅是一简化的理想情况,在放射防护工作中遇到的常常是宽束辐射,准直较差,并且穿过的物质层可能比较厚。此时,关心的是空间位置,不仅有未经相互作用的入射光子,而且还有经过多次散射之后到达的散射光子。因此,对于宽束射线的衰减公式,必须引进一个修正因子 B,以及多次散射的影响。

$$N = B N_0\, e^{-ud} \qquad 公式(4\text{-}26)$$

B 为积累因子,它是描述散射光子影响的物理量,B 总是大于 1,可查表得到。

2. 中子的衰减　中子在物质中的衰减，包括快中子慢化和热中子吸收两个阶段。几个 MeV 以下中子的慢化，主要靠与轻原子核的弹性碰撞来转移能量。随着中子能量的降低，弹性散射(把部分能量转给原子核，自己形成反冲核，并改变运行方向)的概率迅速增加，其中与氢的原子核的弹性碰撞的概率最大，一次碰撞转移给氢核的能量也最多。所以在一些反应堆中，用水作快中子的慢化剂。

几个 MeV 以上的快中子，主要靠与中等或重原子核的非弹性散射而慢化，慢化的热中子能被所有物质吸收。中子射入物质的原子核内部形成一个复合核，然后放射出 γ 射线或带电粒子。当慢化的热中子撞击一个重的原子核，如 $^{235}U$，则可能把一个原子核一分为二，产生核裂变，放出巨大的能量。

为了避免或减少热中子吸收过程中产生的俘获 γ 辐射，一般在屏蔽材料中加入 $^{10}B$ 和 $^6Li$，因为这两种原子核吸收中子后，发射的是贯穿能力最差的 α 粒子，而且对热中子的吸收概率也特别大。与 X、γ 射线情况类似，窄束中子流在穿过物质时，同样遵循简单的指数衰减规律、而对于宽束中子流需引入修正因子 $B_n$。

**(二)外照射防护常用屏蔽材料**

1. 屏蔽材料的选择　选择屏蔽材料，要根据屏蔽的对象、用途等情况进行综合考虑。主要从以下五个方面进行分析比较：

(1) 对辐射的衰减能力，即防护性能好。

(2) 结构性能好。

(3) 抗辐射。

(4) 耐腐蚀。

(5) 材料的来源、价格、加工、安装、维修方便等。根据不同的需要，选择不同的材料。

2. 常用的屏蔽材料

(1) β 辐射的防护：主要选择铝、有机玻璃、混凝土等低原子序数的物质，它们能使轫致辐射减少到最低限度。

(2) X、γ 射线的防护：①铅、铅玻璃和铅橡皮，具有抗辐射、耐腐蚀、对 X、γ 射线衰减能力强、结构及机械性能差、价格较贵、对 1MeV 以上光子的衰减能力差等特点。②铁，具有防护性能、机械强度高、可制作成固定式防护器件等特点。③水，成本较低，但结构性能差。④土，具有成本较低、结构性能好、屏蔽能力稍差等特点。

为了便于比较各种材料的屏蔽性能，常用铅来作为比较的标准。通常把达到与一定厚度的某种屏蔽材料相同屏蔽效果的铅层厚度称为该屏蔽材料的铅当量，单位以 mmPb 表示。在实际应用中，铅当量不是固定不变的，它随着入射光子的能量和材料厚度的不同而变化。

**(三)屏蔽厚度的计算方法**

1. 基本方程　屏蔽防护的目的在于通过设置合适厚度的屏蔽体，使某一空间位置上，由辐射源造成的剂量当量不超过剂量的控制约束值(限值)，即

$$H(d) \leqslant H_{L确良}　　　　公式(4-27)$$

式中：HL 为剂量控制约束值；H(d) 为经厚度为 d 的材料屏蔽后，参考点上所有的剂量当量率的总和，等于：

$$H(d) = \sum (F_j \varepsilon_i T)/(K_j r_j^2)　　公式(4-28)$$

对单一辐射源，上式可简化为：

$$H(d) = (FBT)/(kr^2)　　　公式(4-29)$$

式中：F 为辐射源发射率参数，对医用 X、γ 源可用工作负荷 W 表示($rnA \cdot min \cdot wk^{-1}$ 或 $Sv \cdot m^2 \cdot wk^{-1}$)；B、ε 为透射量参数(透射比或透射系数)；T 为参考点处的居留因子；K 为与源相关的量纲换算系数；r 为参考点与源的距离；j 为第 j 个辐射源。

2. 确定屏蔽厚度所需要的参数

(1) 剂量当量限值($H_L$)：在计算屏蔽厚度时，首先要确定剂量控制的约束值. 常以辐射防护的基本标准，既剂量当量年限值作为此参数。剂量当量年限值($H_l$)为：

控制区(职业性照射)：$50mSv\alpha^{-1}$；非电离辐射场所：$5mSv\alpha^{-1}$

如果日常工作很有规律，如医院的放射科，每周需要接受的诊断、治疗的病人数基本变化不大。此时，可以认为一年内工作人员受到的剂量当量是均匀累积的。于是，为屏蔽设计需要，可从年剂量限值导出一个周剂量控制的参考值($H_{LW}$)为：

控制区(职业性照射)：$1mSv \cdot wk^{-1}$；非电离辐射场所：$5mSv \cdot wk^{-1}$

如果辐射源运行很不规则，且没有可靠的关于作息时间的详细资料可供参考，那么屏蔽设计时，须假定辐射源每周五天，每天八小时(即每周 40 小时)均是在其最大额定工作条件下运行的，而且计算屏蔽厚度时，使用按周剂量控制的参考值导出的每小时剂量控制的参考值($H_{Lh}$)为：

控制区：$25\mu Sv \cdot h^{-1}$；非电离辐射场所：$2.5\mu Sv \cdot h^{-1}$

(2) 工作负荷(W)：X 射线机的使用频繁程度，常以管电流(mA)与开机时间(min)的乘积(mA*min)的累积数来衡量，这也标志着 X 射线机发射量的多

少。屏蔽设计中常把 X 射线机一周内的"mA·min"的累积数称为该机的"工作负荷",以"W"记之。对管电压等于或大于 4Mv 的 X 射线发生器或 γ 射线治疗机的工作负荷,则以离源 1m 处一周内的 Sv 数表示,单位是"Sv·m·wk⁻¹"。

(3) 居留因子(T):人们在控制区外逗留的时间只是辐射源总的开启时间的一个份额,这个份额便称为居留因子,以 T 记之。

对于非职业照射人员来说,在工作区,如办公室、实验室、病房、值班室、生活区以及附近建筑物有人居住的空间,属全部居留区域,T=1。在走廊、休息室、电梯等处属偶居留区域,T=1/4。在候诊室、厕所、楼梯等处属偶居留区域,T=1/16。而职业性照射人员所在区域的 T 值一般可认为等于 1。

(4) 束利用因子(U):在屏蔽设计中,把源开启时间内由源发出的辐射束对准所关心的那个方向所占的时间分数,称为这一方向对辐射的利用因子,以"U"记之。

束利用因子只是在源的朝向有变化时,对工作负荷进行修正的一个因子。故对朝向不能改变的辐射源和非直接从源发出的辐射,均无须考虑此项修正。对于辐射束向可以改变的医用 X 或 γ 辐射源可参考这些 U 值:地板 =1,墙壁 =1/4,天棚 <1/4。

(5) 透射参数(B):透射参数是描述透射量的量。常用的透射参数是衰减倍数、透射比和透射系数,其定义如下:衰减倍数 K,为辐射场某点处没有防护屏蔽时的剂量当量率 H 与设置了屏蔽后的剂量率 H(d) 的比值,即

$$K=H/H(d) \qquad 公式(4-30)$$

透射比 η 为辐射场中某点处设有防护屏蔽后的剂量当量率 H(d) 与设置屏蔽前的剂量当量率 H 的比值,即

$$\eta = H(d)/H=1/K \qquad 公式(4-31)$$

透射系数 δ,为设置防护屏蔽后,在离 X 射线发生点一米处由 X 射线发生器的单位工作负荷(即 1mA·min)所造成的剂量当量指数。

(6) 半值厚度 $d_{1/2}$ 与十分之一值厚度 $d_{1/10}$:半值厚度是将入射粒子减少到一半时所需的屏蔽层厚度。十分之一值厚度,是将入射粒子减少 10 倍,即减少到 1/10 时所需的屏蔽层厚度。在屏蔽材料中,宽束 X 或 γ 射线不是简单的指数衰减。因此,对于给定的某一辐射,屏蔽材料的 $d_{1/2}$ 与 $d_{1/10}$ 不是一个常数,而是随着衰减倍数的增加略有变化。特别是在衰减第一个 10 倍时,d1/2 与 d1/10 变化最大,此

后的变化便不太大。因而存在一个平衡半值厚度 d1/2.e 或平衡十分之一值厚度 d1/10.e(表 4-17)。

表 4-17 常用 γ 射线的 d1/2.e 和 d1/10.e(cm)

| 核素 | 铅 | | 铁(钢) | | 混凝土 | |
|---|---|---|---|---|---|---|
| | $d_{1/2.e}$ | $d_{1/10.e}$ | $d_{1/2.e}$ | $d_{1/10.e}$ | $d_{1/2.e}$ | $d_{1/10.e}$ |
| ⁶⁰Co | 1.2 | 4.0 | 2.0 | 6.7 | 6.1 | 20.3 |
| ¹³⁷Ca | 0.7 | 2.2 | 1.5 | 5.0 | 4.9 | 16.3 |
| ²²⁶Ra | 1.3 | 4.4 | 2.1 | 7.1 | 7.0 | 23.3 |

3. 带电粒子的屏蔽计算 对于带电粒子如 β 等,只要屏蔽材料的厚度大于带电粒子在该材料中的最大射程时,入射粒子就可以被完全吸收掉。带电粒子的屏蔽防护,只考虑 β 辐射。β 粒子的最大射程 R 为:

$$R=1/2E_{\beta max} \qquad 公式(4-32)$$

$E_{\beta max}$ 为 β 粒子的最大能量(MeV)。根据所选材料的密度 ρ,便能计算出与最大射程相对应的屏蔽厚度 d:

$$d(cm)=(1/2p)E_{\beta max} \qquad 公式(4-33)$$

为了减少 β 粒子穿越屏蔽材料时产生的轫致辐射,通常选用原子序数低的铝、有机玻璃等作屏蔽物质。β 粒子在铝中的质量射程可以近似地表示为:

$$R_{Al}=0.542E_{\beta max}-0.133 \qquad 公式(4-34)$$
$$0.8MeV \leq E_\beta \leq 3MeV$$
$$R_{Al}=0.407E_{\beta max}^{1.38} \qquad 公式(4-35)$$
$$0.2MeV \leq E_\beta \leq 0.8MeV$$
$$R_{Al}=0.685E_{\beta max}^{1.68} \qquad 公式(4-36)$$
$$E_\beta<0.25MeV$$

β 粒子在几种材料中的射程列于表 4-19。

**(四)X 射线屏蔽计算**

对于 X 射线机,由于它的工作通常是间断性的,所以在设计机房的屏蔽墙厚度时,一般按周剂量控制约束值。在数值上可用 mGy 代替 Sv。防护有用射线束的屏蔽称主屏蔽,防护泄漏射线和散射线的屏蔽称次屏蔽。下面的公式可用于主屏蔽墙的计算:

$$H(d)=(WUTB)/r^2 \leq H_{LW} \qquad 公式(4-37)$$
$$B \leq (H_{LW} r^2)/(WUT) \qquad 公式(4-38)$$

β 粒子在几种材料中的射程列于表 4-18。

式中 WUT 称为有效工作负荷,它是工作负荷 W、束利用因子 U 和居留因子 T 三者的乘积。对具有电流表的 X 射线机,它的单位是"mA·min·wk⁻¹"。对无电流表的 X 射线机,其单位是"Sv·m²·wk⁻¹";B 为屏蔽材料的透射参数,当有效工作负荷以"mA·

表 4-18 几种材料的 β 拉子射程（cm）

| Eβ（MeV） | 铅 | 组织或水 | 空气 |
|---|---|---|---|
| 0.01 | 0.00006 | 0.0002 | 0.13 |
| 0.02 | 0.00026 | 0.0002 | 0.52 |
| 0.03 | 0.0056 | 0.0018 | 1.12 |
| 0.04 | 0.0096 | 0.0030 | 1.94 |
| 0.05 | 0.00144 | 0.0046 | 2.94 |
| 0.06 | 0.00200 | 0.0063 | 4.03 |
| 0.07 | 0.00263 | 0.0083 | 5.29 |
| 0.08 | 0.00344 | 0.0109 | 6.93 |
| 0.09 | 0.00407 | 0.0129 | 8.20 |
| 0.1 | 0.00500 | 0.0158 | 10.1 |
| 0.2 | 0.0155 | 0.0491 | 31.3 |
| 0.3 | 0.0281 | 0.0889 | 56.7 |
| 0.4 | 0.0426 | 0.135 | 85.7 |
| 0.5 | 0.0593 | 0.187 | 119 |
| 0.6 | 0.0778 | 0.246 | 157 |
| 0.7 | 0.0926 | 0.292 | 186 |
| 0.8 | 0.115 | 0.363 | 231 |
| 0.9 | 0.130 | 0.410 | 261 |
| 1.0 | 0.152 | 0.480 | 306 |
| 1.25 | 0.202 | 0.632 | 406 |
| 1.5 | 0.247 | 0.780 | 494 |
| 1.75 | 0.301 | 0.950 | 610 |
| 2.0 | 0.351 | 1.11 | 710 |
| 2.5 | 0.452 | 1.43 | 910 |
| 3.0 | 0.550 | 1.74 | 1100 |
| 3.5 | 0.648 | 2.04 | 1300 |
| 4.0 | 0.746 | 2.36 | 1500 |
| 4.5 | 0.844 | 2.67 | 1700 |
| 5.0 | 0.942 | 2.98 | 1900 |

$min \cdot wk^{-1}$”为单位时，B 用透射系数 δ 当有效工作负荷，以“$Sv \cdot m^2 \cdot wk^{-1}$”为单位时，B 用透射比 η 表示；$H_{L \cdot W}$ 为每周的剂量控制约束值，$H_{L \cdot W} = 1mSv \cdot wk^{-1}$，为参考点与源的距离。

按上述公式求出透射参数 B 后，即可根据 X 射线机的管电压从有关图表中查得所选材料作防护屏蔽时所需的厚度。对于泄漏 X 射线束，只要知道其数量便可按点源辐射进行屏蔽计算。对散射线可以用反照率法估计。为简便起见，对于次级屏蔽厚度

的确定可查表 4-20，此表中所列各个结果的假设条件是：X 射线源点与受照人（或物体）距离为 0.5m，表面照射野面积为 $400cm^2$，考虑 90° 方向散射，散射比值取 $1 \times 10^{-3}$。这里以一台 X 射线机为例来说明各方法的运用。设管电压为 250kV，工作负荷为 $4 \times 10^4 mA \cdot min \cdot wk^{-1}$，主屏蔽墙参考点位于控制区，距 X 射线源点 2m；周剂量限值取 $1mSv \cdot wk^{-1}$。根据前面提供的资料，参考点位于控制区内．故 T=1，U=1/4，有效工作负荷则为：

$$WUT = 4 \times 10^4 \times 1 \times 1/4 = 1 \times 10^4 mA \cdot min \cdot wk^{-1}$$

公式（4-39）

按公式（4-39）得：

$$\delta = (H_{L,W} r^2) / (WUT) = (1 \times 10^{-3} \times 2^2) / (1 \times 10^4)$$
$$= 4 \times 10^{-7} Sv \cdot m^2 (mA \cdot min)^{-1}$$

算出透射系数 δ 后，再查有关图表得到对于 250kV 的 X 射线时：

$$\delta = 4 \times 10^{-7} Sv \cdot m^2 (mA \cdot min)^{-1}$$

相应的混凝土及铅的厚度分别为 41cm 和 0.9cm，即在上述情况下屏蔽墙厚度混凝土应取 41cm，而铅则需取 0.9cm。如果在上述条件下，另一个屏蔽参考点所受到的主要是次级辐射，这时确定防护屏蔽厚度，可查表 4-19，取得混凝土和铅的厚度分别为 19.4cm 和 0.45cm。

## 四、外照射的个人防护

在外照射工作环境中，特别是在医用 X 线诊断工作中，尽管我们采取了一系列的防护措施，放射工作人员仍不可避免地要接受一定剂量的照射。为减少放射工作人员及就诊者、受治者的照射剂量，必须根据不同的情况，正确选择和使用个人防护用品。按照所用材料的不同，个人防护用品主要分为两类：含铅的和非含铅的防护用品。对于 X 和 γ 射线的防护，多采用含铅的防护用品，其适用范目列入表 4-20。

非铅的个人防护用品，采用 RT 新型防护材料制成，可制成各种类型和款式。在实际工作中应根据辐射场的辐射量和能量大小、防护用品的防护性能和价格等合理选择使用。同时兼顾使用方便，穿着舒适并符合生理要求。电离辐射的外照射防护，对于固定式作业场所，主要以设置符合防护要求的屏蔽体为主。同时选用合适的个人防护用品。而在无屏蔽的现场作业时，则着重考虑距离防护。当受现场条件限制时，距离防护成为不可能时，必须使用简易的防护装置，同时做好个人防护。

表 4-19 控制区每周受到漏射线和散射线照射在 **1mSv** 以下所需的次级防护层厚度

| 管电压 kV | 离源 1m 处的漏射线限量 mSv·h$^{-1}$ | 有效工作负荷 mA·min·wk$^{-1}$ | 下列源距时需铅厚度（cm） | | | 下列源距时需混凝土厚度（cm） | | |
|---|---|---|---|---|---|---|---|---|
| | | | 1m | 2m | 4m | 1m | 2m | 4m |
| 50 | 1 | 500 | 0.02 | 0.01 | 0 | 1.0 | 0.3 | 0 |
| 70 | 1 | 500 | 0.06 | 0.02 | 0.01 | 3.1 | 1.1 | 0.1 |
| 100 | 1 | 1000 | 0.08 | 0.04 | 0.02 | 5.5 | 2.7 | 0.3 |
| 150 | 1 | 1000 | 0.11 | 0.06 | 0.03 | 8.9 | 4.9 | 1.3 |
| 200 | 10 | 10000 | 0.32 | 0.24 | 0.16 | 21.6 | 16.4 | 11.3 |
| 250 | 10 | 10000 | 0.61 | 0.45 | 0.28 | 25.1 | 19.4 | 13.9 |

表 4-20 含铅防护用品的适用范围

| 用品名称 | 适用范围 |
|---|---|
| 铅眼镜 | 低能 X 线和 γ 线 |
| 铅胶背心、围裙 | 常规胸透、拍片、胃肠检查 |
| 铅胶衣 | 心导管造影及各种特殊检查 |
| 夹克式铅胶衣 | 工业探伤及各种 X 线检查 |
| 铅胶手套 | 胸透等 X 线工作者 |
| 铅胶防护套、背心 | 患者的防护等 |
| 围裙、三角巾等 | |

# 第 五 章

# 数字图像基础

## 第一节 数字图像理论

数字图像(digital image)是传统的 X 线技术与现代计算机技术结合的产物。X 线影像是 X 线穿过三维物体后,在二维平面上的一个投影。图像本身是二维的,它包含着 X 线投射方向的密度信息。若把二维平面定义成 X、Y 平面,则密度信息可以用 X 和 Y 的函数表示

$$\delta=G(X \cdot Y) \qquad \text{公式(5-1)}$$

### 一、图 像 信 号

图像是当光辐射能量照在物体上,经过它的反射或透射,或由发光物体本身发出的光能量,在人的视觉器官中重现出物体的视觉信息。图像按其亮度等级不同,可以分为二值图像(只有黑白两种亮度等级)和灰度图像(有多种亮度等级)两种;按其色调不同,可分为无色调的灰度(黑白)图像和有色调的彩色图像两种;按其内容的变化性质不同,有静态图像和活动图像之分;按其所占空间的维数不同,可分为平面的二维图像和主体的三维图像等。

图像亮度一般可用多变量函数来表示:

$$I=f(x、y、z、\lambda、t) \qquad \text{公式(5-2)}$$

其中,$x$、$y$、$z$ 表示空间某点的坐标,t 为时间轴坐标,$\lambda$ 为光的波长。当取 Z=Z0 时,表示二维图像;当取 t=t0 时,或 I 与 t 无关时,则表示静态图像;当 $\lambda$ 取定值时,表示单色图像。

一般,由于 I 表示的是物体的反射、透射或辐射能量,因此它是正的且有界限的,即:

$$0 \leqslant I \leqslant I_{mas} \qquad \text{公式(5-3)}$$

其中,$I_{mas}$ 表示 I 的最大值,I=0 时表示绝对黑色。图像信息转化为电信号后大体上有两种方式,

一种是模拟方式,或称作模拟基带信号;另一种是数学方式,或称作数字基带信号。一般情况下是先将模拟基带信号数字化,形成数字基带信号。近来有些图像设备,如数字摄像机、数字照相机等,它们可以直接输出模数转换这一过程,即可缩小设备体积,降低设备成本,还可提高设备的可靠性。

这里需要指出的是,如果模拟基带信号还具有图像信号的特点,那么数字信号就基本上看不出图像信号的特征,它和其他数字信号的表示形式一样,都是二进制的比特流。

### 二、图像信号数字化

图像的光强度分布,是空间坐标 $x$、$y$、$z$ 的函数,如 $f(x、y、z)$。如果是一幅彩色图像,各总值还应反映出色彩变化,即用 $f(x、y、z、\lambda)$ 表示,其中 $\lambda$ 为波长。若是活动彩色图像,还有时间 t 的函数,即用 $f(x、y、z、\lambda、t)$。对于模拟图像,f(0) 是一个非零的连续函数,并且是有限度的,也就是说 $0 \leqslant f(x、y、z、\lambda、t)< \infty$。

人眼所感知的景物一般是连续的,称之为模拟图像。这种连续性包含两个方面含义,即空间位置延续的连续性,以及每个位置上光强度变化的连续性。连续模拟函数表示的图像无法用计算机进行处理,也无法在各种数字系统中传输或存储,必须将代表图像的连续(模拟)信号转变为离散(数字)信号。这样的变换过程称其为图像信号的数字化。

图像在空间上的离散化过程称为取样或抽样,被选取的点成为取样点、抽样点或样点,这些取样点也称为像素。在取样点上的函数值称为取样值、抽样值或样值,即在空间上用有限的取样点来代替连续无限的坐标值。样点取得越多,增加了用于表示这些样点的信息量;样点取得过少,则有可能丢失原

图像所包含的信息。所以,最少的样点数应该满足一定的约束条件:由这些样点,采用某种方法能够完全重建原图像。这就是二维取样定论的内容。

对每个取样点赋予灰度值的过程称为量化,即用有限个数值来代替连续无限多的连续灰度值。常见的量化可分为两大类:一类是将每个取样值独立进行量化的标准量化方法,另一类是将若干取样值联合起来作为一个矢量来量化的矢量量化方法。在标准量化中按照量化等级的划分方法不同又分为两种,一种是将取样点灰度值等间隔分档,称为均匀量化;另一种是不等间隔分档,称为非均匀量化。值得注意的是,量化本身是指对模拟取样值进行一种离散化处理的过程,无论是标准量化还是矢量量化,其对象都是模拟值。但实际量化时,往往是首先将模拟量采用足够精度的均匀量化的方法形成数字量,也就是通常所说的 PCM 编码(几乎所有的 A/D 变换器都是如此),再根据需要,在 PCM 数字量化的基础上实现非均匀量化或矢量化。

## 三、图 像 取 样

图像取样主要解决的问题是找出能从取样图像精确地恢复原图像所需的最小 M 和 N(M、N 分别为水平和垂直方向取样点的个数),即各取样点在水平和垂直方向的最大间隔,这一问题由二维取样定理解决,它可以看作一维奈奎斯特(Nyguist)取样定论的推广。

取样频率是减少图像数据的最直接、简单易行的手段之一,因此常用这种方法来降低数据量。但是取样频率的高低受到取样定理的约束,满足取样定理下限条件(取样定理中的不等式取等号)的取样频率称为奈奎斯特取样频率,这一频率界定取样图像无失真地恢复原图像的最低频率。当取样定理的条件不满足时,也就是取样频率小于奈奎斯特取样频率时,即常说的亚取样,取样图像频谱的各次谐波就会发生重叠,即所谓的频谱的混叠。对于已发生混叠的频谱,无论用什么滤波器都不可能将原图像的频谱分量滤取出来,此时在图像的恢复中将会引入一定的失真,通常称为混叠失真。因此,在采用亚取样进行图像数字化时的一个重要问题就是尽量减少频谱混叠所引起的失真。

下面用一种菱形亚取样的方法来了解在亚取样的场合减少混叠失真的情况。常见图像的频谱主要分布在二维频谱以原点为中心,4 个顶点在 U、V 轴上的一个菱形范围内,如图 5-1B 中心阴影区所示。

在图像中,垂直的和水平的物体、线条、运动等比其他方向上多,因而反映在频谱中就是水平和垂直方向的频率分量要比其他方向多。于是就可以采用交叉亚取样的方法对模拟图像直接进行,也可对正交取样图像进行再取样。由于亚取样可以使数据量减少二分之一,因此被广泛采用。前面介绍的二维取样中取样点的分布是呈方格状的,即最基本的正交取样方式。这里介绍的菱形亚取样,如图 5-1A 所示,取样点的分布在水平方向和垂直方向是相互交错的,与间隔为△x,△y 的正交取样相比,它在水平方面的密度要减少二分之一,是一种亚取样。但是,它的取样频谱在周期性延拓的过程中,由于原图像的菱形频谱结构而未发生频谱混叠,可以用适当的滤波器将其基本频谱部分滤出,以无失真(整形或失真较小)地恢复原图像。

## 四、图 像 量 化

经过取样的图像,只是在空间上被离散成为像素(样本)的阵列,而每个样本灰度值还是一个有无穷多个取值的连续变化量,必须将其转化为有限个离散值,赋予不同码字才能真正成为数字图像,再由

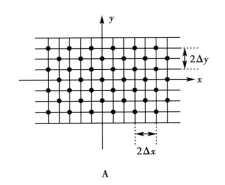

A

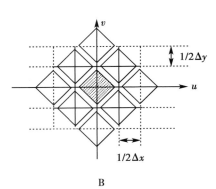

B

图 5-1 菱形亚取样及其频谱分布

计算机或其他数字设备进行处理运算,这种转化称为量化。量化有两种方式:一种是将样本连续灰度值等间隔分层的均匀量化,另一种是不等间隔分层的非均匀量化。在两个量化级(即称为两个判决电平)之间的所有灰度值用一个量化值(称为量化器输出的量化电平)来表示。量化既然是以有限个离散值来近似表示无限多个连续量,就一定会产生误差,这就是所谓的量化误差,由此产生的失真即量化失真或量化噪声。

当量化层次少到一定程度时,量化值与模拟值之间的差值(量化误差)变得很严重,可引起严重的图像失真,尤其在原先亮度值缓慢平滑变化的区域引起生硬的所谓伪轮廓。图像量化的基本要求就是在量化噪声对图像质量的影响可忽略的前提下用最少的量化层进行量化。

通常对取样值进行等间隔的均匀量化,量化层次 k 取为 2 的 n 次幂,即 $k=2^n$。这样,每个量化区间的量化电平可采用 n 位(比特)自然二进制码表示,形成最通用的 pcm 编码。对于均匀量化,由于是等间隔分层,量化分区越多,量化误差越小,但是编码时占用比特数多。例如,采用 8 比特量化,那么图像灰度等级分为 $2^8=256$ 层。例如,输入某图像样本幅度为 127.2,则量化为 127,可用二进制长码 0 III IIII 来表示。

在对取样值进行 n 比特的线性 pcm 编码时,每个量化分层的间隔(量化步长)的相对值为 1/2n,假定取样值在它的动态范围内的概率分布是均匀分布,则量化误差的均方值为:

$$N_q=\left(\frac{1}{12}\right)\left(\frac{1}{2^n}\right)^2 \qquad \text{公式 (5-4)}$$

于是,峰值信号功率 spp(其相对值为 1)与量化均方噪声 nq 之比为:

$$\frac{S_{pp}}{N_q}=10\lg\frac{(12\times 2^n)}{1}\approx 10.8\pm 6n \text{ dB}$$

公式 (5-5)

上式为表征线性 pcm 的性能的基本公式,通常将其简称为量化信噪比,并用 s/n 表示。

由上式可知,每取样的编码比特数 n 直接关系到数字化的图像质量,每增减 1 比特,就使量化信噪比增减 6db。选择 n 可以用主观评价方法,比较原图像与量化图像的差别,当量化引起的差别已觉察出或可以忽略时,所对应的最小量化层比特数即为 n。目前,对于一般的应用,如电视广播,视频通信等,采用比特化就可以基本满足要求。但对于高质量

的静止图像,遥感图像处理等,则需要 10 比特或更高精度的图像。除均匀量化外,还可以根据实际图像信号的概率分布进行非均匀量化,以此可获得更好的量化效果。

量化器的设计方法和实现有两类,一类是标量量化,另一类是矢量量化。所谓标量量化是图像中每个样点的取值范围划分成若干区间,并仅用一个数值代表每个区间中所有的取值,每个样点的取值是一个标量,并且独立于其他样点的取值,所谓矢量量化(vector quantization, VQ)是将图像的每几个像素看成一个 n 维矢量,将每个 n 维取值空间划分为若干个子空间,每个空间用一个代表矢量来表示该子空间所有的矢量取值。

在标量量化里,每个样值的量化只与它本身的大小及分层的粗细有关,而与其他的择值无关。实际上图像的样值之间是存在着或强或弱的相关性,将若干个相邻像素当作一个整体对待,就可以更加充分地利用这些相关性达到更好的量化效果,这就是矢量量化的基本思路。如果将一个像素当作一组,此时的矢量量化,就是标量量化。所以说,标量量化是矢量量化的特殊情况。

矢量量化就是把图像的样值每 n 个作为一组,这 n 个样值可以看成一个 n 维空间。任何一组的 n 个样值都可以看成 n 维空间的一个点,或者说是 n 维空间的矢量。由于 n 维空间的每一维都是模拟量(或连续量),所以 n 维空间也是一个连续空间。尽管每一维的最大值是有限的(图像亮度或色度的最大值),但它所包含的矢量数目是无穷多的。矢量量化要做的工作就是将此 n 维连续空间划分为有限个区间(这一过程相当于标量量化中的分层),在每个区间找一个代表矢量(相当于被标量量化中的量化值)。凡是落在本区间的所有的矢量都用该代表矢量来表示,这就是矢量量化的基本方法。

矢量量化的过程如图 5-2 所示,可分为量化和反量化两部分。

在标量量化中,可以根据均方误差最小原则分别求出分层范围的判决电平和量化电平。与此类似,在矢量量化中,也可以根据某种失真最小原则,来分别决定如何对 n 维矢量空间进行划分,以得到合适 c 个分块,以及如何从每个分块选出它们各自合适的代表 X。

量化过程将一幅 MXN 的图像依次分为若干组,每组 n 个像素构成一个 n 为矢量 X。将得到的每个矢量 X 和码书中预先按一定顺序存储的码矢量集

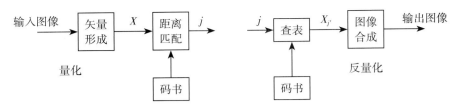

**图 5-2　矢量量化过程示意图**

合 {X″1i=1, 2，……, C} 相比较, 得到最为接近的码矢量 Xj, 并将其序号 j 发送到信道上。

反量化过程:解码器按照收到的序号 j 进行查表, 从与编码器完全相同的码书中找到码矢量 Xj, 并用该矢量代替原始的编码矢量 X。

矢量 X 和 X 的接近程度可以有多种衡量方法, 最常用的误差测度是均方误差, 相当于两者之间的欧几里德(eucliiolean)距离即:

$$d(X, X') = \frac{1}{n}\sum_{x=1}^{n}(X_2^1 - X_2^1)^2 \qquad 公式 (5\text{-}6)$$

该误差虽不能总和视觉结果相一致, 但由于它计算简单而得到广泛应用。

## 五、图像编码

图像编码是利用图像固有的统计特性(信源特性), 以及视觉生理、心理学特性(信宿特性), 或者记录设备和显示设备等特性, 从原始图像中经过压缩编码提取有效的信息, 尽量除去无用的或用处不大的冗余信息, 以便高效率地进行图像的数字传输或存储, 而在复原时仍能获得与原始图像相同或相差不多的复原图像。图像编码类型较多, 下面讨论一些与数字成像密切相关的编码。

### (一) 算术编码

计算机中存储和处理的最小数据单位是"比特", 在某些情况下实际的压缩效果往往达不到理论的压缩比。如信源符合[x、y], 其对应的概率为[2/3、1/3], 则根据理论计算, 符号 x、y 的最佳码长分别为:

x: −log(2/3)=0.588bit

y: −log(1/3)=1.58bit

这表明, 要获得最佳效果, 符号[x、y]的码字长度是 0.588, 1.58 位。而计算机不可能有非整数位出现, 只能按整数位进行, 即采用哈夫曼方法对[x、y]编码, 得到[x、y]的码字分别为 0 和 1, 也就是两个符号信息的编码长度都为 1。

哈夫曼方法是哈夫曼于 1952 年提出一种编码方法, 它完全依据信源符号出现的概率大小来构造码字, 这种编码方法形成的平均码字长度最短。实

现哈夫曼编码的基本步骤是:①将信源符号出现的概率由大到小顺序排列;②将两处最小的概率进行组合相加, 形成一个新概率, 并按 1 步方法重排, 如此重复进行直到只有两个概率为正;③分配码字, 码字分配从最后一步开始反向进行, 对最后两个概率一个赋于"0"码字, 一个赋于"1"码字。如此反向进行到开始的概率排列, 在此过程中概率不变采用原码字。

为了解决计算机从整数位进行编码的问题, 人们提出了算术编码方法。算术编码是 20 世纪 60 年代初期 Elias 提出, 由 Rissanen 和 Pasco 首次介绍了它的实用技术。算术编码是信息保持型编码, 有固定方式的编码, 也有自适应方式的编码, 选择不同的编码方式, 将直接影响编码效率。它不像哈夫曼编码, 无需为一个符号设定一个码字。自适应算术编码无需先定义概率模型, 对无法进行概率统计的信源比较合适, 在这点上优于哈夫曼编码。同时, 在信源符号概率比较接近时, 算术编码比哈夫曼编码效率要高, 在图像应用中常用它取代哈夫曼编码。

算术编码的方法是被编码的信源消息表示成实数轴上 0~1 之间的间隔(也称为子区间), 消息越长, 编码越长, 编码表示它的间隔就越小, 表示这一间隔所需的二进制位数就越多, 码字越长。反之, 编码所需的二进制的数就少, 码字就短。信源中连续符号根据某一模式生成概率的大小来缩小间隔。

算术编码将待编码的图像数据看作是由多个符号组成的序列, 对该序列进行算术运算后, 成为一个二进制分数。在接收端, 解码过程也是算术运算, 由二进制分数重建图像符号序列。下面用一个算术编码的实例来说明算术编码的原理, 如图 5-3 所示。

设图像信源编码用 a、b、c、d 这 4 个符号表示, 如果符号 a、b、c、d 出现的概率分别是 1/2、1/4、1/8 和 1/8, 则信源编码符号集的所有符号的概率之和组成了一个完整的概率空间, 可用单位长度的矩形来表示它(图 7-3)。在此长度为 1 的单位矩形中, 各个符号依次排列, 所占宽度和它的概率大小呈正比。各个符号的左边的分界线称之为"码点", 每个

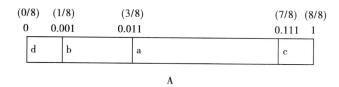

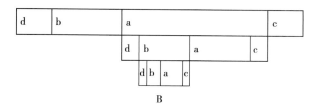

**图 5-3 算术编码的子分过程**
A. 单位区间上的码点；B. 符号序列"aab…"算术码的子分过程

码点有其相应的码点值，每个码点值是它前面所出现符号的概率之和。第一个码点的值为 0，因为在它之前没有字码；由于 d 出现概率是 1/8，故第二码点为 0.001；由于 b 出现的概率为 1/4，再加上 d 出现的概率为 1/8，所以第三个码点值为两者之和，故为 0.011，依此类推。这样形成了最初的符号空间分割。

算术编码的过程实质上是对此单位区间的子分（subdivision）的过程。可以设想有一个编码"指针"，随着所编码的进行，指针就不停地对单位区间进行划分。例如欲对"aabc……"进行算术编码，如图 7-3B 所示，其过程如下：编码前，指针指向码点"0"，指针活动宽度为"1"，即从 0 到 1。

编码"a"，指针指向新码点：0+1+0.011=0.011（前面的码点 + 前面的宽度 × "a"的码点）；指针有效活动宽度为：1×0.1=0.1（前面的单位长度 × "a"的概率）。

编码"a"，指针指向新码点：0.011+0.1×0.011=0.1001（前面的码点 + 前面的宽度 × "a"的码点）；指针有效活动宽度为：0.1×0.1=0.01（前面的单位长度 × "a"的概率）。

编码"b"，指针指向新码点：0.1001+0.01×0.001=0.10011（前面的码点 + 前面的宽度 × "b"的码点）；指针有效活动宽度为：0.01×0.01=0.0001（前面的单位长度 × "b"的概率）。

编码"c"，指针指向新码点：0.10011+0.0001×0.111+0.1010011（前面的码点 + 前面的宽度 × "c"的概率）

最后所得到的码点的值：1010011（忽视小数点）就是对"aabc"进行算术编码的结果。如果所给的码字数目更多，还可以依此类推地持续下去。随着所编的码字的增加，指针的活动范围越来越小，越来

越精确，所编出的二进制码字越来越多。在上述的运算中，尽管含有乘法运算，但它可以用右移来实现，因此在算法中只有加法和移位运算。

**（二）静止图像编码**

静止图像是指从显示屏上观察到的内容不变的图像。从被摄对象来看，静止图像包括本身是静止的图像，以及活动场景在某一刻"凝固"的图像。如果从编码的角度来看，静止图像编码是指对单帧图像的编码。

对于静止图像编码有以下几点要求：

1. 清晰度 由于图像是静止的，人眼易于观察图像中的细节，不能利用人的视觉暂留特性，与活动图像编码传输相比，要求有更高的清晰度。

2. 逐渐浮现的显示方式 在窄带传输的场合，如果采用逐行顺序传输方式，需要较长时间才能传送一幅图像，为了使观察者不至于等待过长时间，或者出于传输效率等其他方面的考虑，往往要求编码能提供逐渐浮现的显示方式，即先传一幅模糊的整幅图像，然后随着传输的进行图像再逐渐清晰。

3. 抗干扰 由于一幅画面的传输间隔较长，各种干扰噪声的影响在接收端显示屏上的保留时间就较长，对人眼观察极为不利，因此要求编码与调制方式都具有较强的抗干扰能力。

静止图像编码传输系统一般结构如图 5-4 所示。

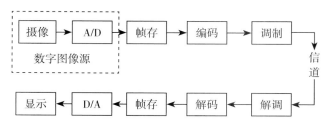

**图 5-4 静止图像编码传输系统一般结构**

摄像机摄下一幅图像，经过 A/D 数字化后送至帧存储器，这一过程就是通常所说的图像数据采集；另一种是利用数字摄像机直接得到数字图像。编码器对帧存储器（FM）中存放的数字图像进行压缩编码，再经调制后送到信道中传输。接收的过程是相反的过程，被接收的信号经调节、解码后送至帧存储器，然后以一定的方式读出，经 D/A 变换后显示屏上显示。

在这一系统中，存储器是连接图像采集和编码传输，以及接收解码与显示的桥梁。它一方面调整了采集与传输的速率，同时又为编码处理提供了数据存储空间。

静止图像编码的方法多种多样,下面介绍几种常见的方法。

1. 方块编码(block truncation coding,BTC)　是把一幅图像分为大小为 N×N 的子像块(简称子块),由于小块内各相邻像素间具有亮度相近似的相关性,于是只选用两个适当亮度来近似代表小块内各像素原来的亮度,然后指出子块内的各像素分别属于哪个亮度。在方块编码中,子块越大,编码后每个像素的平均比特数越小,即压缩比越高。此时图像质量有所下降。因为方块尺寸越大,子块内像素的相关性越好,只用两个灰度作近似逼真度当然就越差。

2. 比特面编码(bit plane coding)　是一种非常简单的编码方法,它把灰度图像的编码转换为对各比特面的二值编码。假如灰度图像为 8bit/像素,将每个像素的第 j 个比特抽取出来,就得到一个称为比特平面的二值图像,于是图像完全可以用一组共 8 个比特平面来表示,对灰度图像的编码转为对比特平面的编码。通常将每个比特面分为不重叠的 m×n 个元素的子块,然后再进行二值编码。由于在进行比特面转换过程进行了数据按重要性进行分割,可以实现逐渐显示的编码,因此比特面编码应用很广泛。

3. TPEG 基本系统　TPEG 是 ISO/IEC 和 ITU-T 的联合图片专家小组(joint photographic eXpents group)的缩写,该小组的任务是选择一种高性能的通用连续色调静止图像压缩编码技术。JPEG 标准根据不同的应用对图像的压缩提出几种不同的编码和解码方法,可分为基本系统、扩展系统和信息保持型系统。所有符合 JPEG 建议的编解码器都必须支持基本系统,而其他系统则作为不同应用目的的选择项。基本系统提供顺序建立方式的高效有失真编码,输入图像的精度为 8bit/像素。图 5-5 为 JPEG 基本系统的编码器的结构图。

首先将整个图像分为不重叠的 8×8 像素子块(共有 y、u、v 三幅数字图像),接着对各个子块进行 DCT 变换,然后对所有的系统进行线性量化。量化过程是对系数值的量化间距划分后的简单的归整运算,量化步长取决于一个"视觉阈值矩阵",它随系数的位置而改变,并且对 y 和 uy 分量也不相同。每个系数的量化步长设置是在通常的视觉距离下"正好可注意到幅值"。利用阈值,在编码率小于 1bit/像素的条件下依然获得非常好的图像质量。当把量化步长乘一个公共系数后,就可以调整比特率,由此可以实现自适应编码。

其次,对 DCT 量化系数进行熵编码,进一步压缩码率。对于当前子块的 DC 系数与上一块的 DC 系数差的值进行 VLC 编码压缩数据,这是由于 DC 分量是子块的平均值,相邻子块间的相关性很强,同时,视觉上要求各子块的平均灰度无明显的跳跃。因此对 DC 的差值作无失真的熵编码是合适的。对于 AC 系数,由于量化后的系数为稀疏的,仅少数 AC 系数不为零,因而采用"之"字形方式(zig-zag)进行扫描,然后将非零系数前面的"0"的游程长度(个数)与该系数值一起作为统计事件进行 VLC 编码。在基本系统中共推荐了两组 Huffman 码表,一组用于亮度信号 Y,另一组用于色度信号 U、V,每一组表又包括两张表,一个用于 DC 分量,一个用于 AC 分量。

JPEG2000 标准:JPEG2000 是 JPEG 工作组制定的最新的静止图像压缩编码的国际标准,标准号为 ISO/IEC15444(ITU-T T.800),并于 2000 年底陆续公布。在 JPEG2000 前的 JPEG 标准,主要是它的基本系统被广泛应用,并且取得巨大成功。然而,它的一些缺点也随着它的医学图像、数字图书馆、多媒体、Internet 和移动网络的推广而日益明显,虽然 JPEG 的扩展系统解决了这些问题,但范围非常有限。为了能够用单一的压缩码流提供多种性能、满足广泛的应用性,JPEG 工作组于 1996 年开始探索一种新的静止图像压缩编码标准,将它称为 JPEG2000。

JPEG 主要由 6 部分组成,第一部分为编码的核心部分,具有最小的复杂性,可满足 80% 的应用需要,相当于 JPEG 标准的基本系统,公开并免费使用;第二至第六部分制定了压缩技术和文件格式的扩展部分,包括编码扩展(第二部分),Motion JPEG2000(MJP2,第三部分),一致性测试(第四部分),参考软件(第五部分),混合图像文件格式(第六部分)。

JPEG2000 不仅提供了比 JPEG 基本系统更高的压缩效率,而且提供了一种对图像新的描述方法,可用单一码流提供适应多种应用的性能。特别是

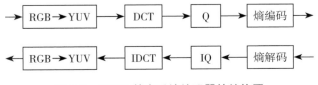

图 5-5　JPEG 基本系统编码器的结构图

第一部分,它与JPEG的基本系统相比具有以下优点:①更高的压缩比;②同时支持有失真和无失真压缩;③支持多分辨率表示;④嵌入式码流(逐渐显示解码和SNR可分级);⑤叠置(tiling);⑥感兴趣区域(region-of-interest)编码;⑦抗误码;⑧码流的随机存取和处理;⑨对多重压缩/解压缩循环的性能改进;⑩更灵活的文件格式。

JPEG2000为了达到以上性能采用了许多新的压缩编码技术。首先,JPEG基本子块的PCT被全祯离散小波变换(DWT)取代。DWT自身具有多分辨率图像表示性能,而且它可以在大范围去除图像的相关性,将图像能量分布更好地集中,使压缩效率得到提高。其次,由于使用整数DWT滤波器,在单一码流中可以同时实现有失真和无失真压缩。第三,通过使用一种带中央"死区"的均匀量化器实现嵌入式编码。对于量化系数各比特面进行基本上下文的自适应算术编码,这些由比特面提供的嵌入式码流同时,又提供了SNR的可级性。进一步每个子带的比特面被限制在独立的矩形块中。通过3次扫描完成编码,由此得到最佳的嵌入式码流,改进抗误码能力,部分空间随机存取能力,简化了某些几何操作,得到了非常灵活的码流语法。

图5-6为JPEG2000的基本模块组成,其中包括预处理、DWT、量化、自适应算术编码以及码流组织等5个模块。原始图像数据→预处理→DWT→均匀量化(节中央死区)→自适应算术编码→码流组织→编码图像数据。

### (三)活动图像编码

所谓活动图像信号,就是通常所说的电视信号或视频信号,经过数字化以后即数字视频信号,也称为数字序列图像。对于活动图像编码有两个基本要求,即实时性和高效性。一方面,在活动图像编码系统中,图像在传输,图像的内容不断发生变化,接收端要解码恢复连续的活动电视图像。另一方面,由于活动图像的内容丰富,信息量大,所需的数码率很高。例如,对于视频信号用ITU-R建议中的的取样频率采集图像(8bit/像素),其数码率也高达216Mbit/s。即使去除了行均消隐时间部分,有效像素的码率也高达160Mbit/s。为了使数字图像能实用化,就必须采用高效的适应活动图像的压缩编码,使数字视频信号能以一定的目标码率进行传输,见图5-7。

摄像(数字视频信号)→A/D→帧存→编码→缓存→调制→信道→解调→缓存→解码→帧存→D/A→显示。此图与静态图像系统的框图相比可以看出,两者之间的主要差别就在于活动图像的编码传输系统中必须要有一个传输缓冲存储器,这是因为有活动图像编码中,随着图像内容的变化,编码输出往往是间歇的不均匀码流,并且其特性与信道的传输特性不相适应,通过缓冲存储器可以对两者的差异进行"中和",在一定范围内维持编码与传输的速率同步。例如,为了能在固定速率的信道上传输,利用缓冲存储器来平滑不均匀的数据流。一方面利用它的容量吸纳一部分码字,保证数据不间断地匀速输出,另一方面用它对编码器进行的反馈控制,使平均输入码率与输出码率相等。图5-8为缓存控制作用示意图。

根据不同的应用场合对图像质量要求也不同,选择相应的压缩编码方法,是数字图像通信中采取的一项重要措施。根据应用的情况,可以把图像编

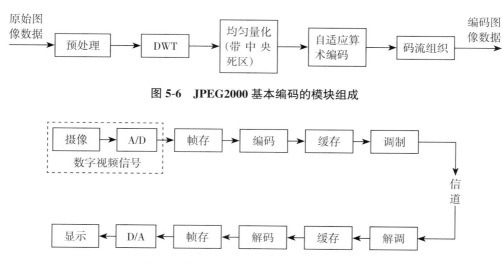

图 5-6　JPEG2000 基本编码的模块组成

图 5-7　活动图像编码传输系统的基本框图

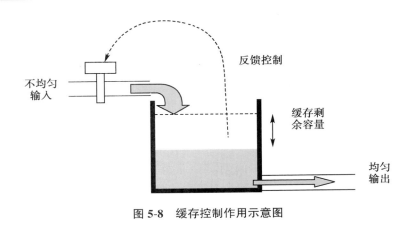

图 5-8　缓存控制作用示意图

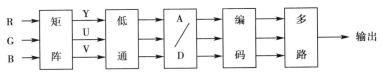

图 5-9　分量编码系统的基本框图

码分为：①标准数字电视，图像分辨率为 720×576，采用 ISO MPEC-2 标准，约 8Mbit/s 的码率就达到演播室级的图像质量要求；②数字影碟机等，图像分辨率为 352×288，国际标准为 MPEG-1，码率为 1.5Mbit/s，其中约 1.2Mbit/s 用于图像，其余与声音同步，可达到 VHS 录像带图像质量；③高清晰度电视，图像分辨率可高达 1920×1080，具有两倍于现有标准的水平和垂直清晰度，采用 ISO MPEG-2 标准建议，码率约为 20Mbit/s。

对彩色视频信号进行压缩编码，有两种不同的编码方案，一种是复合编码，它直接对复合视频信号进行取样和编码传输；另一种是分量编码，它首先把复合视频中的亮度和色度信号分离出来，然后分别进行数字化和编码传输。目前分量编码已经成为视频信号压缩的主流，在系列图像压缩的国际标准中，均采用分量编码方案。在采集过程中充分利用了行场消隐时间，只取有用的图像信号，并利用信号的频谱和人的视觉特性，对亮度信号 Y 使用较高的取样频率。视频编码就是分别对它们进行压缩处理，使总码率降低。图 5-9 是分量编码系统的基本框图。

活动图像的压缩码主要从两方面着手，既考虑利用每幅图像内部的相关性进行所谓的帧内压缩编码，又要考虑利用相邻帧之间的相关性进行所谓帧间压缩编码，这样得到的最终码率才可能达到最佳。帧内编码即对单幅图像进行编码，原则上分为变换编码和预测编码两种基本类型。这两种类型相结合的编码为混合编码。混合编码充分考虑了序列图像在时间和空间上的特性，用变换编码消除帧内（空间）相关性，用帧内编码消除帧间（时间）相关性，可以达到很高的压缩比。

## 第二节　数字图像的基本概念

### 一、模拟与数字

1. 模拟　模拟是某种范畴的表达方式如实地反映另一种范畴。例如地球围绕着太阳不停地旋转，地球与太阳之间的距离随着时间连续地变化。如日常生活中有很多这种现象，如温度与时间、电源的频率、电压或电流的变化等，这些信息量的变化是随时间或距离的改变而呈连续变化。因此，把这种连续变化的信号称为模拟信号或称模拟量，由模拟量构成的图像称模拟图像。

在 X 线成像范围内，荧光屏的记录或显示几乎完全透明（白色）到几乎不透明（黑色）的一个连续的灰阶范围。它是 X 线透过人体内部器官的投影，这种不同的灰度差别即为某一局部所接受的辐射强度的模拟，或从另一个角度讲为相应成像组织结构对射线衰减程度的模拟。由此可知，传统的 X 线透视荧屏影像，普通 X 线照片影像以及影像增强器影像，均属于模拟影像。因为这些影像中的密度（或亮度）在灰阶上是连续函数，影像中的点与点之间是连续的，中间没有间隔，感光密度随着标点的变化呈连续改变。影像中每处亮度呈连续分布，具有不确定的值,只受亮度最大值与最小值的限制。

2. 数字　数字成像方法是采用结构逼近法,影像最大值与最小值之间的系列亮度值是离散的,每个像点都具有确定的数值,这种影像就是数字影像。数字图像是一种规则的数字量的集合来表示的物理图像,数字在这里不仅意味着数码,数字的概念是以某种人为规定的量去定量地反映另一种概念范围。数字图像是不同亮度或颜色组成的二维点阵,当一个点阵含有足够多的点,且点与点之间足够近时,看上去就像一幅完整的图像。数字图像的表达有两个要素,点阵的大小和每个点的灰度值,即表示该点的亮度在给定的亮度或色彩序列中次序的数值。存贮一幅数字图像只要记录点阵的大小和每个点的灰度即可,这些数值可存贮在计算机的各种记录介质上,显示时将这些数值取出,并借助计算机运算在显示器上显示一幅数字图像。数字图像在处理时,是用二元函数 $f(x,y)$ 表示,$(x,y)$ 是图像上某一点阵中的位置坐标,$f(x,y)$ 是该点的灰度值。

若在一个正弦(或非正弦)信号周期内取若干点的值,取点的多少以能恢复原信号为依据,再将每个点的值用若干位二进制数码表示,这就是用数字量表示模拟的方法。将模拟量转换为数字信号的介质称为模/数(A/D)转换器,模/数(A/D)转换器把模拟量(如电压、电流、频率、脉宽、位移、转角等)通过取样转换成离散的数字量,这个过程称为数字化。转化后的数字信号输入计算机图像处理器进行数字逻辑运算,处理后重建出图像,这种由数字量组成的图像就是数字图像。由此可见,数字影像是将模拟影像分解成有限的小区域,每个小区域中刻度的平均值用一个整数表示,即数字图像是由许多不同密度的点组成。

对于同一幅图像可以有两种表现形式,即模拟方法和数字方法,数字方法的优势在于:①对器件参数变化不敏感;②可预先决定精度;③有较大的动态范围;④适合于非线性控制;⑤对环境、温度变化敏感性低;⑥可靠性高;⑦系统依据时间划分进行多路传输时,有较大灵活性;⑧纯数字系统是由大量简单通断开关组成,基本上不随时间和温度改变而产生漂移,系统性能始终一致,抗干扰能力强。

从应用角度分析,数字图像与传统的模拟图像相比,数字图像的优势为:①数字密度分辨率高,屏/片组合系统的密度分辨率只能达到 26 灰阶,而数字图像的密度分辨率可达到 21 012 灰阶。虽然人眼对灰阶的分辨能力有一定的限度,但因数字图像可通过度化窗宽、窗位、转换曲线等技术,使全部灰阶分段得到充分显示,从而扩大了密度分辨率的信息量;②数字图可进行多种后处理,图像后处理是数字图像最大的特点,只要保留原始数据,就可以根据诊断需要,并通过软件功能,有针对性地处理图像,以提高诊断率。处理内容有窗口技术、参数测量、图像计算、特征提取、图像识别、二维或三维重建、灰度变换、数据压缩、图像放大与反转、图像标注等,实现了计算机辅助诊断,从而提高影像诊断水平。③数字图像可以存贮、调阅、传输和数字拷贝,数字图像可以存储于磁盘、磁带、光盘及各种记忆卡中,并随时进行调阅、传输。数字图像的储存和传输(PACS)为联网、远程会诊、远程影像教学实现无胶片化、图像资源共享等奠定了良好基础。数字图像是 RIS、HIS、PASS、信息放射学、信息高速公路必备的条件。

## 二、矩阵与像素

1. 矩阵　原始的射线图像是一幅模拟图像,不仅在空间而且在振幅(衰减值)都是一个连续体,计算机不能识别未经转换的模拟图像,只有将图像分成无数的单元,并赋于数字,才能进行数字逻辑运算。摄影机扫描就是将图像矩阵化,还有计算机 X 线摄影(CR)激光对 IP 潜影的读取,特别是数字化 X 线摄影(DR)的探测器本身就划分为无数个小区域的矩阵(如 2048×2048)。矩阵是由纵横排列的直线相互垂直相交而成,一般纵行线数与横行线条数相等,各直线之间有一定的间隔距离,呈栅格状,这种纵横排列的栅格就叫矩阵。矩阵越大,栅格中所分的线条数越多,图像越清晰,分辨率越强。常见的矩阵有 512×512、1024×1024、2048×2048,每组数字表示纵横的线条数,两者的乘积即为矩阵的像素数,即信息量。

2. 像素　矩阵中被分割的小单元称为像素。图像的数字化是将模拟图像分解为一个矩阵的各个像素,测量每个像素的衰减值(不同的灰度级显示),并把测量到的数值转变为数字,再把每个像点的坐标位置($X$ 轴、$Y$ 轴及 $Z$ 轴)和衰减值输入计算机。每个像素必需产生三个二进制数字,第一个数字相当于线数,第二个数字相当于像素在这条线上的位置,第三个数字为被编码的灰阶信息。所以说,数字化图像是空间坐标上和亮度上都已离散化的图像,如图 5-10。

像素是构成数字图像的最小元素,即图像取样的最小单位,其大小决定图像的空间分辨率,随着

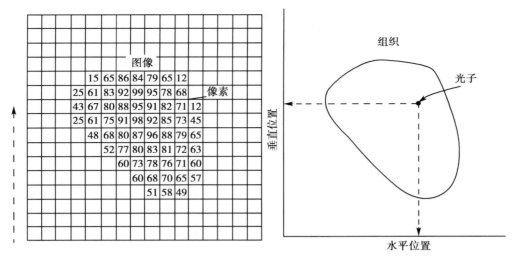

**图 5-10　X 线图像矩阵化和像素化的过程**

图像矩阵的细分,空间分辨率不断提高,但密度分辨率逐渐下降。虽然如此,普通 X 线照片的空间分辨率仍为 10LP/mm,而数字图像的空间分辨率仅有 3~4LP/mm。然而,数字 X 线摄影中探测器的动态范围比 X 线照片的动态范围大得多,X 线照片一般为 1:100,影像增强器为 1:500,晶体半导体探测器为 1:100 000。

数字图像将模拟图像分成许多像素,并对每个像素赋于数字,表现出来的是每个像素的不同亮度。表示像素的浓淡程度的数值有数十至数千级,以 2 的乘方数 bit 表示。一般来讲,一个 N 彼特(bit)的二进制数字可表示 2N 个灰阶水平,例如 8bit 就是 $2^8$=256 级,13bit 为 $2^{13}$=8192 级。人眼无法分辨这样的灰度级,只有通过窗口技术进行转换。正如 CT 的灰度一样,人体组织的 CT 值范围用 Housfied 单位计算,有 -1000~+1000 这 2000 分度,而显示图像的阴极射线管由黑(暗)到白(亮)的灰度是固定的,一般只有 16 个灰阶。(人眼仅能分辨出 16 灰阶)。那么,要用 16 个灰阶来反映 2000 个分度,则能分辨的 CT 值是 2000/16,即为 125H。也就是说,两种组织的 CT 值小于 125H 时,不易分辨。

同理,数字图像的灰度级(灰阶)若为 13bit 时灰阶有 8192 级,窗宽为 +512,那么每一窗宽值就相当于 8192/512,即 16 个灰度级。前者细密的灰度级为计算机运算使用,后者是为了适合人眼的观察。所谓灰阶是指各种组织器官的微小密度差,反映在图像的黑、灰、白等影像层次。像素的数目和灰阶越大,图像越真实。Huang 在 1965 年研究过这个问题,其实验方法是将细节不同的三张照片,依次

为较少,中等和较多,每张照片取相同的像素数目和灰度级进行复制。实验提示:当像素数目和灰度级增加时,图像质量比预期提高;当像素数目固定时图像质量随灰度级的减少而得到改善,形成这种情况的最大可能性是减少灰度级会增加图像对比度。

上面讨论数字图像是由许多像素组成,那么是怎样感受到一幅完整的图像呢?由于人眼具有暂留的特性,一般中等亮度暂留时间为 0.1~0.16s,同时人眼具有比图像系统宽得多的动态范围。如果一幅画面中的第一个像素到最后一个像素传递时间小于 0.1s,人们就会感到一幅完整的图像。而一幅图像有几十万至几百万个像素,每个像素所占的时间还不到 1μs。

为了人眼观察的方便,常把许多微小差别的影像密度总和按比例分成 10~16 个梯度,如何观察到这微小的差别呢?根据心理学规律,人眼的感觉能力与光的刺激强度的对数呈正比,可见视觉对亮度的变化是相当迟钝,亮度增加 10 倍,视觉才增加一倍。

## 三、常 用 术 语

熟悉和掌握数字成像的基本概念,对数字成像原理的理解十分重要。

1. 矩阵(matrix)　矩阵是一个数学概念,它表示一个横行和纵列的数字方阵,目前数字成像的矩阵有 512×512、1024×1024、2048×2048。

2. 采集矩阵与显示矩阵　采集矩阵(acqlitsion matrix)是数字曝光摄影时所选择的矩阵,每幅画

面观察视野所包含的像素数目。显示矩阵（display matrix）是监视器上显示图像的像素数目，显示矩阵一般等于或大于采集矩阵。

3. 像素（pixel）　像素是指组成数字图像矩阵的基本单位，具有一定的数值，是一个二维概念，像素的大小由像素尺寸表征，如 143μm 等。

4. 原始数据与显示数据　原始数据（raw data）是由探测器直接接收的信号，这些信号经放大后再通过模/数转换所得到的数据。显示数据（display data）是指组成图像的数据。

5. 重建（Reconstruction）　用原始数据经计算而得到显示数据的过程被称为重建，重建是一个经过计算机数字处理的复杂过程。重建的能力是计算机功能中一项重要指标，一般采用专用计算机-阵列处理器（array processor，AP）来完成，它受计算机的控制。

6. 采集时间与重建时间　采集时间（acquistion time）系指获取一幅图像所需要的时间。重建时间（reconstruction time）系指阵列处理器用原始数据重建成显示数据矩阵所需要的时间。重建时间与矩阵的大小有关，矩阵越大，重建时间越长，同时也受阵列处理器和内存容量的影响，阵列处理器的运算速度快，重建的时间就短，内存容量大，也可提高重建的时间。

7. 滤波函数（重建算法）　滤波函数是指图像重建时采用的一种数字计算程序。运算方法有多种，如反投影法、傅里叶变换法、滤波反投影法、卷积投影法以及二维傅里叶变换法等。不同的数字成像设备采用的计算程序各不相同，采用的算法不同，所得到的图像效果亦有较大差别。如高分辨率算法实际是一种突出轮廓的算法，它在图像处理重建时扩大对比度，提高空间分辨率，但却要付出图像噪声增加为代价；软组织算法则是采用一种使图像边缘平滑和柔和的算法，使图像的对比度下降，噪声减少，密度分辨率提高，软组织层次清晰；标准算法不必采用平滑和突出轮廓的措施。

8. 噪声（noise）　噪声系指不同频率和不同程度的声音无规律地组合在一起。在电路中，由于电子持续杂乱运动或冲击性的杂乱运动，而在电路中形成频率范围相当宽的杂波称作"噪声"。在 X 线数字成像中噪声的定义是：影像上观察到的亮度水平随机出现的波动。从本质上分析，噪声主要是统计学而不是检测性的。

9. 信噪比（SNR）　信噪比是信号与噪声的比。

在实际的信号中一般都包含有两种成分，即有用信号和噪声，用来表征有用信号强度同噪声强度之比的参数称为"信号噪声比"。这个参数值越大，噪声对信号的影响愈小，信息传递就愈高，信噪比是评价电子设备灵敏的一项技术指标。

10. 灰阶与比特灰阶（gray level）　系指在图像上或显示器上所显现的黑白图像上各点表现出不同深度的灰色。把白色与黑色之间分成若干级，称为"灰阶等级"，表现亮度（灰度）信号的等级差别称为灰阶。为了适应人的视觉的最大等级范围，灰阶一般只有 16 个刻度，但每一个刻度内又有 4 级连续变化的灰度，故共有 64 个连续的不同灰度的过度等级。比特（bit）是信息量的单位。在数字通讯中，使用一些基本符号来表示信息，这种符号称为"码元"或"位"。在二进制中，一位码元所包含的信息量称为比特。

11. 亮度响应与动态范围　亮度响应（brightmess respond）换能器把光能转换为电流，这种亮度-电流转换功能称为该换能器的亮度响应。动态范围（dynamic range），对光电转换器而言，亮度响应并非从零水平开始，也不会持续至无限大的亮度，响应的有用的最大与最小亮度值之比即为动态范围。观察视野（field of view，Fov）指数字成像的区域。

12. 窗宽与窗位　窗宽（window width）表示数字影像的灰阶范围。窗位（window level）又称窗水平，是指图像显示过程中代表图像灰阶的中心位置。窗口技术（window teehnology）系指调节数字图像灰阶亮度的一种技术，即通过选择不同的窗宽窗位来显示成像区域，使之清晰地显示病变部位。

13. 模/数转换与数/模转换　模/数转换（ADC）即把模拟信号转换为数字形式，即把连续的模拟信号分解为彼此分离的信息，并分别赋予相应的数字量级，完成这种转换的元件称模/数转换器。数/模转换（DAC）实际是模/数转换的逆转，它把二进制数字影像转变为模拟影像，即形成视频影像显示在电视屏上，完成这种转换的元件称为数/模转换器。

14. 硬件与软件　硬件（hardware）指设备的机械部件和计算机以及电子部分元器件。软件（softuare）系指用于控制计算机运算过程的程序。程序由计算机语言写成，它是能被计算机识别的系列数字。软件包括管理程序、数据获取程序、数据处理程序以及显示程序等等。

## 第三节 数字图像形成

### 一、数字图像采集

数字图像的像素纵横交叉阵列称为图像矩阵。计算机中的图像是一个实数矩阵,其中每一个单元称为像素。一幅灰度连续变化的模拟图像,通过采样后被转换成数字图像。对二维视频图像来说,采样是根据时间进程将空间连续的图像转变成空间离散的图像。为了尽可能真实地表现出原始模拟图像的各个细小部分,要求一幅空间离散的数字图像的像素点越多越好,以便反映出更多的图像细节。一幅图像中包含的像素数目等于矩阵中阵和列的数目乘积,像素的数目与矩阵的行数或列数的平方呈正比,数字图像的矩阵是一个整数值的二维数组。

图像采样是对连续图像在一个空间点阵上取样,也就是空间位置上的数字化、离散化。图像采样的空间像素点阵,并不是随意确定,它首先得满足采样定理,使得采样后的数字图像不失真地反映原始图像信息,这是确定数字图像空间像素点阵数目下限的依据。另一方面,为了追求图像更多的细节和更高的分辨率,人们希望使用更密集的空间像素点阵。但是,每提高一步像素点阵就会使图像数据成倍增加,数字图像成本也提高。同时,空间采样点阵的增加也受到图像数字化前模拟图像视频制式的限制,如 50Hz 场频的 CCIR 制式的 X-TV 视频要求数字图像的空间点阵为 $512 \times 512$,而高清晰度的 X-TV 每帧图像电视扫描线在 1000 行以上,数字图像的空间采样点阵为 $1024 \times 1024$。目前,数字图像的空间采样点阵已达到 $2048 \times 2048$。

图像矩阵中的行与列的数目一般是 2 的倍数,这是由数学系统的二进制特性决定的。构成图像的像素数量越少,像素的尺寸就越大,可观察到的原始图像细节就少,图像的空间分辨率就低。若像素的数量多,像素的尺寸就小,可观察到的图像细节也就多,图像的空间分辨率也就高。在空间分辨率一定的条件下,大图像比小图像需要的像素多,每个单独像素的大小决定图像的空间分辨率。像素数量与像素大小的乘积决定视野,若图像矩阵大小不变,视野范围扩大,图像的空间分辨率则降低。

### 二、数字图像量化

数字图像的量化就是赋于一幅空间离散后图像中空间像素的数值。在图像的数字化处理中,采样所得到的像素灰度值必须进行量化,即分成有限的灰度级,才能进行编码送入计算机内运算和处理。图像的灰度量化是数字图像的一个重要步骤,由于计算机一般采用二进制,其中每一个电子逻辑单元具有"0"和"1"两种状态,对图像的量化和存储是以这种逻辑单位为基础。数字成像系统的实际量化等级数则由量化过程中实际选用的量化位数所决定。如果采样量化位数为 n,图像量化级别数 m,则可以表示为:$m = 2^n$ 例如,当 n 等于 8 时,m 等于 256 个数量级。

前面讲到图像采样是对连续图像进行空间上的离散,而图像的量化则是把原来连续变化的灰度值变成量值上离散的有限等级。量化后的整数灰度值又称为灰度级(gray level)或灰阶(gray scale),把对应于各个灰度值的黑白程度称为灰标(mark of gray scale)。量化后的灰度级的数量由 $2^N$ 决定,N 是二进制数的位数,常称为位(bit),用来表示每个像素的灰度精度。每个像素的灰度精度范围可从 1 位到 8 位(256 个灰度级),也可从 1 位到 10 位(1024 个灰度级),甚至更多。图像灰度精度的范围为图像的灰度分辨率,也称图像的对比度分辨率或图像密度分辨率。

模拟视频信号一般是连续电平信号,当进行 A/D 转换时,希望尽可能用多的量化级来精确表示原来的电平信号,以保持图像不失真。若设想无限量地去增加灰阶数,是一种不切实际的要求。因为模拟信号电路中存在着电子噪声,X 线影像中存在着 X 线光子的量子噪声,两者加在一起,使模拟视频信号本身包含着一定的随机误差。对于任何已知大小的模拟信号的不准确性(噪声),都必须使最小量化级差保持在相同的量级水平,以便在数字转换后不增加信号总体误差水平。对于不同的数字 X 线成像设备,所能达到的精度水平是不同的,重要的是让成像系统各个部分的参量互相匹配。只有用适当的、有限的灰度级去量化模拟信号,才不会明显增加附加的误差。片面地追求某一参数的高性能,常常是一种浪费,并得不到应有的效果。数字图像与图像矩阵大小密切相关,图像矩阵的大小(像素)一般根据具体的应用和成像系统的容量决定。

### 三、数字图像转换

数字图像的转换包含模/数转换和数/模转换两个过程。数字图像并不像常规 X 线照片那样,胶片曝光后经显、定影液处理而成像,它必须经过一个转换过程才能形成影像。数字图像是把扫描或采集期间所收集的数据利用数学方法重新获得的。这种转换是利用模/数(A/D)转换器的电子装置完成,转换器把视频图像的每条线都分成一行像素,测量每个像素信号的电平或者亮度,然后把这些值转换成数字,输入计算机进行处理。

模/数转换是把模拟信号转换为数字形式的信号量化过程,是进行计算机处理的基本步骤之一。模数转换器是把连续的模拟信号分解为彼此分离的信息,并分别赋于相应的数字量级。从数字成像的转换来看,即是把视频影像从"白"到"黑"的连续灰度分解为不连续的"灰阶",并赋予每个灰阶相应的数字,模/数转换器产生的灰阶水平数目越大,数字化处理导致的误差就越小。然而,在数字影像的形成中,灰阶水平数不是无限的,数字化样本数也不是无限的,数字化处理中可出现量化误差,使有些数字信息丢失。

数/模转换是将数字化处理的数字图像再转换成模拟影像的过程,以便在显示器显示,供医务人员判读。数模转换实际上是模数转换的逆转,它把二进制数字转换变为视频电压水平,形式视频影像。为了使重建的模拟影像失真度尽可能地小,可通过滤过系统将周围许多点的值加权总和,来填补灰阶的间隙。这样复原的影像显得比未经滤过的影像模糊,但能如实地反映原始影像。

## 四、数字化图像获取形式

1. 过渡方式 主要是指 X 线平片影像数字化,常采用的方法有:电视摄像机、扫描仪、固态摄像机、图像采集卡等。电视摄像机是将 X 线平片图像用摄像机进行摄影,像素的大小可通过调节平片至摄像机的距离,调节后的效果可以实时地显示在屏幕上,获取图像的速度快,操作简便,但显示的图像分辨率较低。

扫描仪是用专用设备对 X 线平片影像进行扫描,采集的图像分辨率较高。由于采集速度较慢,扫描一幅完整的胸片通常需要几分钟,目前仅用有价值的教学片和科研资料。

固态摄像机的核心是电子扫描固态传感器阵列,主要类型有电荷耦合器件(CCD)阵列,电荷注入器件(CID)阵列和光电二极管阵列,是目前平片图像数字化是的一种较好形式,数码相机就属于这种类型。

视频采集卡为所有具备视频输出口的影像设备采用。它分动态和静态两种,动态卡是 B 超和内窥镜等的主要采集工具,静态卡则可用于 CT、MRI 等图像的采集。因以插卡形式存在,不占空间,且速度快,能通过软件编程灵活自如地控制,应用较广泛。但所采集的图像比原图像动态范围降低,且图像一经采集,灰度不能调节。

2. 间接方式 间接数字化 X 线图像采集是通过某些媒介(影像增强器、荧光体等),将不可见的 X 线转换成可见光,再通过光电转换器将光信号转换成电信号,经模/数(A/D)转换器把电信号变成数字信号,再送入计算机进行数字化处理。它可分为计算机 X 线摄影(computed radiography,CR),影像增强器—电视(Ⅱ-TV)系统,碘化铯非晶硅探测器(panel semiconductor sensor imaging)系统和 CCD 平面传感器(CCD panel sensor imaging)系统。

CR 是目前一种比较成熟的数字化 X 线摄影技术,它的关键部件是影像板(image plate,IP),它由保护层、成像层、支持层和衬层构成。成像层中含有微量二价铕离子的卤化钡晶体,晶体层内的化合物经 X 线照射后将接受的 X 线能量以潜影的方式储存于晶体内,成为模拟影像。随后用激光束扫描带有潜影成像板时,可以激发储存在晶体内的能量,使之发出荧光,经光电二级管、A/D 转换器变换为数字信号,再反馈入计算机和数字图像处理系统。

影像增强器 - 电视系统(Ⅱ-TV)是最为普及的一种数字荧光成像技术,目前使用的数字减影血管造影(Digital Subtraction Angiography,DSA)、数字化透视、数字化胃肠道检查均属这种数字荧光成像技术。影像增强器由输入屏、光电阴极和输出屏组成。输入屏由量子检测率(DQE)较高的碘化铯构成,它吸收 X 线后产生可见光光子,这些光子撞击输入屏邻近或直接接触光电阴极使之释放光电子。光电子被影像增强器的阳极高压电场加速朝向输出屏高速撞击,其结果被输出屏转换成比输入屏强度大得多的可见光,再用摄像机扫描数字化。

碘化铯非晶硅平板探测器上层是碘化铯闪烁体层,它将 X 线转换为可见光;然后由光电二极管阵列将可见光转换为电信号;再由读出电路读出各个像素产生的信号,并进行量化后送入计算机处理成像。

CCD 平面传感器是一种光敏半导体器件,在光照条件下能够产生电子电荷,并存储其中。这些电荷在序列脉冲驱动下可以按规定方向转移,形成数字图像。

3. 直接方式　直接数字化 X 线图像采集主要有非晶硒平板探测器和多位正比电离室。

非晶硒平板探测器主要是非晶硒层,入射的 X 线光子在非晶硒层激发出电子 - 空穴对(电荷潜影),电子和空穴在偏置电压作用下反向运动并传到下层的薄膜晶体管(TFT),形成电信号,电信号的大小与 X 线投射密度呈正相关。电荷暂存在电容内,将电脉冲(约 13V)加到 TFT 门极,TFT 导通,便把存储于漏极的电荷读出至数据读出线,后被数据放大器(电荷放大器)放大,经 A/D 变换形成对应像素的数字图像信号。

多丝正比电离室是 70 年代初发展起来的一种核物理探测器,它由许多独立的正比计数管组成,对电离电荷有放大作用,各个金属丝上收集的电荷正比于其附近的初始电荷,即正比于该处的 X 线的入射强度。从 X 线管发出的圆锥扇形 X 线束,经水平狭缝形成平面扇形 X 线束,通过人体射入水平放置的多丝正比室窗口。机械扫描系统使 X 线管、水平狭缝及多丝正比室沿垂直方向作均匀的同步运动,到新的位置后再作一次水平检测记录,如此重复进行。从上到下就完成一幅数字 X 线图像的获取。多丝正比电离室扫描 X 线机是直接将电离辐射转换为电信号后进行数字化图像处理。

# 第 六 章

# 数字图像处理

## 第一节 概　　论

### 一、数字图像处理的主要内容

数字图像处理从系统工程角度讲,研究的内容有数字图像的获取、存储和传输,以及数字图像的输出和显示。其中,数字图像的处理具体包括代数和几何运算、图像变换、图像增强、图像复原、图像编码、模式识别和图像配合等内容。

代数运算是指对两幅图像进行点对点的加、减、乘、除运算。加法运算可用于降低图像中加性随机噪声的污染;减法运算则可以检测图像中物体的运动变化;乘法运算可用于标记图像中的感兴趣区域;除法运算则常用于多光谱图像的分析处理,以扩大不同的影像的灰度差。

几何运算用于改变图像中物体的空间位置关系,主要包括图像的平移、缩放、旋转和坐标变换,以及多幅图像的空间配准及镶嵌。

图像变换是将图像从空间域变换为频率域,在变换域对图像处理和分析。图像变换作为图像增强和图像复原的基本工具,或者作为图像特征为图像分析提供基本依据。其主要内容包括离散傅里叶变换、离散余法变换、沃尔什—哈达玛变换、主成分变换和小波变换。

图像增强主要是突出图像中某些"有用"信息,扩大图像中不同物体特征之间的差别,改善图像的视觉效果,增强某些特定的信息。图像增强的主要算法包括直方图增强、空域滤波增强、频域滤波增强和彩色增强。

数字图像的数据量是非常大的,然而数字图像实际上具有很大的压缩潜力。这是因为数字图像中像素与像素之间存在很大的相关性,而且人类的视觉特性对彩色的敏感程度存在着局限性,对图像中颜色的细微变化是观察不到的,图像编码的研究就是利用像素间的相关性及人的视觉特性对图像进行高效编码,即研究数据压缩技术。图像编码主要算法包括哈夫曼编码、行程长度编码、变换编码和MPEG视频压缩中的帧间编码。

图像复原就是根据事先建立起来的系统退化模型,将降质了的图像以最大的保真恢复成真实的图像。图像复原的主要内容包括系统退化模型、线性代数复原法和滤波复原法。

模式识别作为一门学科有其系统的理论基础和技术方法。在数字图像处理中,模式识别是指在图像增强等预处理的基础上,提取图像的有关特征,进而对图像中的物体进行分类,或者找出图像中有哪些物体。模式识别主要算法包括统计模式识别法、模糊模式识别法、人工神经网络模式识别法和句法结构模式识别法。

图像融合是通过一定的算法将两个以上的图像结合在一起生成一个新的图像。新图像与原始图像相比,应有更好的质量和可靠性。数据融合按融合所在的阶段不同,可分为像元级、特征级和决策级三个层次。图像融合所采用的算法与图像间的代数运算有着本质的差别。

### 二、数字图像处理的基本概念

学习一门课程的关键是掌握相关的基本概念,数字图像处理的基本概念包括图像、数字图像、数字图像处理、扫描、采样、量化以及数字图像的基本组成单元——像素。

图像是与之对应物体或目标的一个表示,这个表示可以通过某种技术手段得到。根据图像的产生方法可将图像分为三类:第一类是可见图像,即可以由人眼看见的图像,通常由照相或手工绘制等方法得到;第二类是物理图像,它反映的是物体的电磁波射能,包括可见光和不可见光,一般通过某种光电技术获得;第三类为数字图像,是由连续函数或离散函数生成的抽象图像,如图6-1。

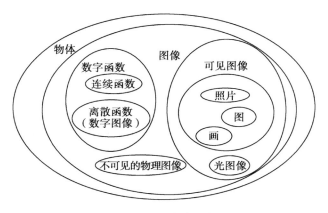

图 6-1　图像的分类

数字图像可定为与之对应的物体的一个数字表示。常用二维矩阵来表示一幅数字图像,也就是说数字图像就是一个二维矩阵。

数字图像是对一个物体的数字表示,即对一个二维矩阵施加一系列的操作,从而得到所期望的结果。数字图像处理的实质是对二维矩阵的处理,是将一幅图像变为另一幅经过修改的图像,是将一个二维矩阵变为另一个二维矩阵的过程。

数字图像的获取可通过下列三种途径,一是将传统的可见光图像经数字化处理转换为数字图像,如将一幅照片通过扫描仪输入到计算机中,扫描的过程实质上就是一个数字化过程;二是应用各种光电转换设备直接得到数字图像,如 IDR 中,X 线经碘化铯变为可见光,可见光经光电二极管变为电信号;三是直接由二维离散数字函数生成数字图像,如 DDR 中,X 线照射到非晶硒探测器上,产生电子—空穴对形成电信号。

用二维矩阵表示一幅数字图像,图像被与其大小完全相等的网络分割成大小相同的小方格(grid),每个方格称为像素(pixel)。像素是构成图像的最小基本单位,每个像素至少具有两个属性,即像素的位置和灰度值。位置由像素所在的行列坐标决定,通常用坐标对(X、Y)表示。像素的灰度值可理解为图像上对应点的亮度值,如图6-2。

将一幅图像进行数字化的过程就是在计算机内生成一个二维矩阵的过程。数字化过程包括三个

| 21 | 24 | 25 | 21 | 19 | 18 | 20 | 28 | 18 | 12 |
|----|----|----|----|----|----|----|----|----|----|
| 21 | 24 | 21 | 28 | 15 | 15 | 19 | 24 | 23 | 21 |
| 17 | 18 | 18 | 15 | 12 | 11 | 15 | 20 | 23 | 23 |
| 17 | 16 | 14 | 11 | 10 | 9 | 10 | 14 | 20 | 22 |
| 15 | 13 | 9 | 8 | 6 | 5 | 4 | 9 | 17 | 20 |
| 14 | 9 | 5 | 6 | 4 | 1 | 3 | 5 | 11 | 14 |
| 12 | 11 | 8 | 6 | 3 | 4 | 5 | 3 | 7 | 7 |
| 11 | 11 | 10 | 7 | 6 | 3 | 5 | 6 | 6 | 9 |
| 10 | 9 | 10 | 7 | 4 | 4 | 5 | 5 | 6 | 9 |
| 12 | 11 | 9 | 5 | 4 | 5 | 6 | 7 | 7 | 8 |

图 6-2　数字图像的矩阵表示

步骤:扫描、采样、量化。扫描是按照一定的先后顺序对图像进行遍历的过程,像素是遍历过程中最小寻址单元;采样是指遍历过程中,在图像的每个最小寻址单元即像素位置上测量的灰度值,采样的结果是得到每一像素的灰度值,采样通常由光电传感器件完成;量化则是将采样得到的灰度值通过模数转换器器件转化为离散的整数值。

综上所述,对一幅图像依照矩阵扫描网络(raster)进行扫描,结果是生成一个与图像相对应的二维整数矩阵,矩阵中每一个像素的位置由扫描的顺序决定,每一个像素的灰度值由采样生成,经过量化得到每一像素灰度值的整数。因此,对一幅图像数字化所得到的最终结果是一个二维整数矩阵,即数字图像。

## 三、数字图像处理的基本类型

在计算机处理中,按照颜色和灰度的多少可以将图像分为二值图像、灰度图像、索引图像和真彩色 RGB 图像四种基本类型。目前,大多数图像处理软件都支持这四种类型的图像。

1. 二值图像　二值图像是一幅黑白图像,其二维矩阵仅由0、1两个值构成,"0"代表黑色,"1"代表白色。由于每一像素取值仅有0、1两种可能,所以计算机中二值图像的数据类型通常为1个二进制。二值图像通常用于文字、线条图的扫描识别(OCR)和掩膜图像的存储。

2. 灰度图像　灰度图像的矩阵元素取值范围通常为[0,255]。因此,它的数据类型一般为8位无符号整数(uint8),这就是人们经常提到的256级灰度图像。"0"表示纯黑色,"255"表示纯白色,中间的数字从小到大表示由黑到白的过渡色。在某些软件中,灰度图像也可用双精度数据类型(double)

表示,像素的值域为[0、1],"0"代表黑色,"1"代表白色,0~1之间的小数表示灰度等级。二值图像可以看成是灰度图像的一个特例。

3. 索引图像 索引图像的文件结构比较复杂,除了存放图像数据的二维矩阵外,还包括颜色索引矩阵(COLORMAP)的二维数级。COLORMAP的大小由存放图像的矩阵元素的值域决定,如矩阵元素值域为[0,255],则COLORMAP矩阵的大小为256×3Byte,用COLORMAP=[RGB]表示。COLORMAP中每一行的3个元素分别指定表示该行颜色的RGB组合的红、绿、蓝单色值。COLORMAP中每一行对应图像矩阵中的一个灰度值。如某一像素的灰度值为2,则该像素在屏幕上的实际颜色由第2行的RGB组合决定。由于[255 0 255]组合为紫色,所以凡是灰度值为2的像素均显示为紫色。

换言之,图像在屏幕上显示时,每一像素的颜色由存放在矩阵中该像素的灰度值作为索引通过检索颜色索引矩阵COLORMAP得到。索引图像的图像矩阵数据类型一般为8位无符号整型(Uint8),相应索引矩阵COLORMAP的大小为256×3Byte,因此一般索引图像只能同时显示256种颜色,但通过改变索引矩阵颜色的类型可以调整。索引图像一般用于存放色彩比较简单的图像,若图像色彩比较复杂就要用RGB真彩色图像。

4. RGB彩色图像 RGB图像与索引图像一样都可以用来表示彩色图像,与索引图像一样,它分别用红(R)、绿(G)、蓝(B)三原色的组合来表示每个像素的颜色。但与索引图像不同的是,RGB图像每一个像素的颜色值直接存放在图像矩阵中。由于每一像素的颜色需由R、G、B三个分量来表示,因此RGB图像矩阵与其他类型不同,是一个三维矩阵,可用M×N×3表示。M、N分别表示图像的行列数,3个M×N的二维矩阵分别表示各个像素的R、G、B三个颜色分量。RGB图像的数据类型一般为8位无符号整型,通常用于表示和存放真彩色图像,当然也可存放灰度图像。存放灰度图像时,3个二维矩阵同一位置处的元素的取值完全相同。RGB图像将每一像素的颜色(R、G、B三个分量)直接存放在一个三维的图像矩阵中,它表示的颜色理论上可多达$2^{24}$种颜色,所以RGB图像的显示速度很快。

## 四、数字图像处理的内容

数字图像处理可以研究数字图像的获取、存储和传输,以及数字图像的显示。具体包括代数和几何运算、图像变换、图像增强、图像复原、图像编码、模式识别和图像融合等内容。

1. 图像变换 由于图像阵列很大,直接在空间域中进行处理涉及计算量很大。因此,往往采用各种图像变换的方法,如傅里叶变换、沃尔什变换、离散余弦变换等间接处理技术,将空间域的处理转换为变换域处理,不仅可减少计算量,而且可获得更有效的处理(如傅里叶变换可在频域中进行数字滤波处理)。目前研究的小波变换在时域和频域中都具有良好的局部化特性,它在图像处理中也有着广泛而有效的应用。

2. 图像编码压缩 图像编码压缩技术可减少描述图像的数据量(即比特数),以便节省图像传输、处理时间和减少所占用的存储器容量。压缩可以在不失真的前提下获得,也可以在允许的失真条件下进行。编码是压缩技术中最重要的方法,它在图像处理技术中是发展最早且比较成熟的技术。

3. 图像增强和复原 图像增强和复原的目的是为了提高图像的质量,如去除噪声,提高图像的清晰度等。图像增强不考虑图像降质的原因,突出图像中所感兴趣的部分。如强化图像高频分量,可使图像中物体轮廓清晰,细节明显;如强化低频分量可减少图像中噪声影响。图像复原要求对图像降质的原因有一定的了解,一般讲应根据降质过程建立"降质模型",再采用某种滤波方法,恢复或重建原来的图像。

4. 图像分割 图像分割是数字图像处理中的关键技术之一。图像分割是将图像中有意义的特征部分提取出来,有意义的特征有图像中的边缘、区域等,这是进一步对图像识别、分析和理解的基础。虽然目前已研究出不少边缘提取、区域分割的方法,但还没有一种普遍适用于各种图像的有效方法。因此,对图像分割的研究还在不断深入之中,是目前图像处理中研究的热点之一。

5. 图像描述 图像描述是图像识别和理解的必要前提。作为最简单的二值图像可采用其几何特性描述物体的特性,一般图像的描述方法采用二维形状描述,它有边界描述和区域描述两类方法,对于特殊的纹理图像可采用二维纹理特征描述。随着图像处理研究的深入发展,已经开始进行三维物体描述的研究,提出了体积描述、表面描述、广义圆柱体描述等方法。

6. 图像分类(识别) 图像分类(识别)属于模

式识别的范畴,其主要内容是图像经过某些预处理(增强、复原、压缩)后,进行图像分割和特征提取,从而进行判决分类。图像分类常采用经典的模式识别方法,有统计模式分类和句法(结构)模式分类,近年来新发展起来的模糊模式识别和人工神经网络模式分类在图像识别中也越来越受到重视。

## 五、数字图像处理的基本特点

1. 数字图像处理的信息大多是二维信息,处理信息量很大。如一幅 256×256 低分辨率黑白图像,要求约 64kbit 的数据量;对高分辨率彩色 512×512 图像,则要求 768kbit 数据量;如果要处理 30 帧 / 秒的电视图像序列,则每秒要求 500kbit~22.5Mbit 数据量。因此对计算机的计算速度、存储容量等要求较高。

2. 数字图像处理占用的频带较宽,与语言信息相比,占用的频带要大几个数量级。如电视图像的带宽约 5.6MHz,而语音带宽仅为 4kHz 左右。所以在成像、传输、存储、处理、显示等各个环节的实现上,技术难度较大,成本亦高,这就对频带压缩技术提出了更高的要求。

3. 数字图像中各个像素是不独立的,其相关性大。在图像画面上,经常有很多像素有相同或接近的灰度。就电视画面而言,同一行中相邻两个像素或相邻两行间的像素,其相关系数可达 0.9 以上,而相邻两帧之间的相关性比帧内相关性一般来说还要大些。因此,图像处理中信息压缩的潜力很大。

4. 由于图像是三维景物的二维投影,一幅图像本身不具备复现三维景物的全部几何信息的能力,很显然三维景物背后部分信息在二维图像画面上是反映不出来的。因此,要分析和理解三维景物必须作合适的假定或附加新的测量,例如双目图像或多视点图像。在理解三维景物时需要知识导引,这也是人工智能中正在致力解决的知识工程问题。

5. 数字图像处理后的图像一般是给人观察和评价,因此受人的因素影响较大。由于人的视觉系统很复杂,受环境条件、视觉性能、人的情绪爱好以及知识状况影响很大,作为图像质量的评价还有待进一步深入的研究。另一方面,计算机视觉是模仿人的视觉,人的感知机制必然影响着计算机视觉的研究。例如,什么是感知的初始基元,基元是如何组成的,局部与全局感知的关系,优先敏感的结构、属性和时间特征等,这些都是心理学和神经心理学正在着力研究的课题。

## 六、数字图像处理的优点

1. 再现性好 数字图像处理与模拟图像处理的根本不同在于,它不会因图像的存储、传输或复制等一系列变换操作而导致图像的质量退化。只要图像在数字化时准确地表现了原稿,则数字图像处理过程始终能保持图像的再现。

2. 处理精度高 按目前的技术,几乎可将一幅模拟图像数字化为任意大小的二维数组,这主要取决于图像数字化设备的能力。现代扫描仪可以把每个像素的灰度等级量化为 16 位甚至更高,这意味着图像的数字化精度可以达到满足任一应用需求。对计算机而言,不论数组大小,也不论每个像素的位数多少,其处理程序几乎是一样的。换言之,从原理上讲不论图像的精度有多高,处理总是能实现的,只要在处理时改变程序中的数组参数就可以了。为了把处理精度提高一个数量级,大幅度地改进处理装置,这是经济的。

3. 适用面宽 图像可以来自多种信息源,它们可以是可见光图像,也可以是不可见的波谱图像(例如 X 射线图像、超声波图像或红外图像等)。从图像反映的客观实体尺度看,可以小到电子显微镜图像,大到航空照片、遥感图像甚至天文望远镜图像。这些来自不同信息源的图像只要被变换为数字编码形式后,均是用二维数组表示的灰度图像(彩色图像也是由灰度图像组合成的,例如 RGB 图像由红、绿、蓝三个灰度图像)组合而成,因而均可用计算机来处理。即只要针对不同的图像信息源,采取相应的图像信息采集措施,图像的数字处理方法适用于任何一种图像。

4. 灵活性高 图像处理大体上可分为图像的像质改善、图像分析和图像重建三大部分,每一部分均包含丰富的内容。由于图像的光学处理从原理上讲只能进行线性运算,这极大地限制了光学图像处理能实现的目标。而数字图像处理不仅能完成线性运算,而且能实现非线性处理,即凡是可以用数学公式或逻辑关系来表达的一切运算均可用数字图像处理实现。

## 七、数字图像处理的应用

图像是人类获取和交换信息的主要来源,因此,图像处理的应用领域必然涉及人类生活和工作的方面。随着人类活动范围的不断扩大,图像处理的应用领域也将随之不断扩大。

1. 航天和航空技术方面的应用　数字图像处理技术在航天和航空技术方面的应用,除了上面介绍的 JPL 对月球、火星照片的处理之外,另一方面的应用是在飞机遥感和卫星遥感技术中。许多国家每天派出很多侦察飞机对地球上有兴趣的地区进行大量的空中摄影,对由此得来的照片进行处理分析,以前需要雇用几千人,而现在改用配备有高级计算机的图像处理系统来判读分析,既节省人力,又加快了速度,还可以从照片中提取人工所不能发现的大量有用信息。

从 60 年代末以来,美国及一些国际组织发射了资源遥感卫星(如 LANDSAT 系列)和天空实验室(如 SKYLAB),由于成像条件受飞行器位置、姿态、环境条件等影响,图像质量总不是很高。因此,以如此昂贵的代价进行简单直观的判读来获取图像是不合算的,而必须采用数字图像处理技术。如 LANDSAT 系列陆地卫星,采用多波段扫描器(MSS),在 900km 高空对地球每一个地区以 18 天为一周期进行扫描成像,其图像分辨率大致相当于地面上十几米或 100 米左右(如 1983 年发射的 LANDSAT-4,分辨率为 30m)。这些图像在空中先处理(数字化,编码)成数字信号存入磁带中,在卫星经过地面站上空时,再高速传送下来,然后由处理中心分析判读。这些图像无论是在成像、存储、传输过程中,还是在判读分析中,都必须采用很多数字图像处理方法。

现在世界各国都在利用陆地卫星所获取的图像进行资源调查(如森林调查、海洋泥沙和渔业调查、水资源调查等),灾害检测(如病虫害检测、水火检测、环境污染检测等),资源勘察(如石油勘察、矿产量探测、大型工程地理位置勘探分析等),农业规划(如土壤营养、水分和农作物生长、产量的估算等),城市规划(如地质结构、水源及环境分析等)。我国也陆续开展了以上诸方面的一些实际应用,并获得了良好的效果。在气象预报和对太空其他星球研究方面,数字图像处理技术也发挥了相当大的作用。

2. 生物医学工程方面的应用　数字图像处理在生物医学工程方面的应用十分广泛,而且很有成效。除了上面介绍的 CT 技术之外,还有一类是对医用显微图像的处理分析,如红细胞、白细胞分类,染色体分析,癌细胞识别等。此外,在 X 光肺部图像增晰、超声波图像处理、心电图分析、立体定向放射治疗等医学诊断方面都广泛地应用图像处理技术。

3. 通信工程方面的应用　当前通信的主要发展方向是声音、文字、图像和数据结合的多媒体通信。具体地讲是将电话、电视和计算机以三网合一的方式在数字通信网上传输。其中以图像通信最为复杂和困难,因图像的数据量十分巨大,如传送彩色电视信号的速率达 100Mbit/s 以上。要将这样高速率的数据实时传送出去,必须采用编码技术来压缩信息的比特量。在一定意义上讲,编码压缩是这些技术成败的关键。除了已应用较广泛的熵编码、DPCM 编码、变换编码外,目前国内外正在大力开发研究新的编码方法,如分行编码、自适应网络编码、小波变换图像压缩编码等。

4. 工业和工程方面的应用　在工业和工程领域中图像处理技术有着广泛的应用,如自动装配线中检测零件的质量,并对零件进行分类,印刷电路板疵病检查,弹性力学照片的应力分析,流体力学图片的阻力和升力分析,邮政信件的自动分拣,在一些有毒或放射性环境内识别工件及物体的形状和排列状态,先进的设计和制造技术中采用工业视觉等等。其中值得一提的是研制具备视觉、听觉和触觉功能的智能机器人,将会给工农业生产带来新的激励,目前已在工业生产中的喷漆、焊接、装配中得到有效的利用。

5. 军事公安方面的应用　在军事方面图像处理和识别主要用于导弹的精确制导,各种侦察照片的判读,具有图像传输、存储和显示的军事自动化指挥系统,飞机、坦克和军舰模拟训练系统等;公安业务图片的判读分析,指纹识别,人脸鉴别,不完整图片的复原,以及交通监控、事故分析等。目前已投入运行的高速公路不停车自动收费系统中的车辆和车牌的自动识别都是图像处理技术成功应用的例子。

6. 文化艺术方面的应用　目前这类应用有电视画面的数字编辑,动画的制作,电子图像游戏,纺织工艺品设计,服装设计与制作,发型设计,文物资料照片的复制和修复,运动员动作分析和评分等等,现在已逐渐形成一门新的艺术 - 计算机美术。

## 第二节　图像识别与图像增强

### 一、图 像 识 别

图形作用于感觉器官,经过对某一图形过程的辨认,称为图像识别,也叫图像再认。在图像识别中,既要有进入感官的信息,也要有记忆中存储的信息。

77

只有通过存储的信息与当前的信息进行比较的加工过程，才能实现对图像的再认识。

人的图像识别能力是很强的，图像距离的改变或图像在感觉器官上作用位置的改变，都会造成图像在视网膜上的大小和形状的改变。即使在这种情况下，人们仍然可以认出他们过去知觉过的图像，甚至图像识别可以不受感觉通道的限制，即人可以不用眼来识别字，例如，当别人在他背上写字时，他也可认出这个字来。

图像识别是以图像的主要特征为基础，每个图像都有它的特征，如字母 A 有个尖，P 有个圈、而 Y 的中心有个锐角等。对图像识别，视线总是集中在图像的主要特征上，也就是集中在图像轮廓曲度最大或轮廓方向突然改变的地方，这些地方的信息量最大而且眼睛的扫描路线也总是依次从一个特征转到另一个特征上。由此可见，在图像识别过程中，知觉机制必须排除输入的多余信息，抽出关键的信息。同时，在大脑里必定有一个负责整合信息的机制，它能把分阶段获得的信息整理成一个完整的知觉映象。

在人类图像识别系统中，对复杂图像的识别往往要通过不同层次的信息加工才能实现。对于熟悉的图形，由于掌握了它的主要特征，就会把它当作一个单元来识别，而不再注意它的细节了。这种由孤立的单元材料组成的整体单位叫做组块，每一个组块是同时被感知的。在文字材料的识别中，人们不仅可以把一个汉字的笔画或偏旁等单元组成一个组块，而且能把经常在一起出现的字或词组成组块单位来加以识别。

图像识别是人工智能的一个重要领域。为了编制模拟人类图像识别活动的计算机程序，人们提出了不同的图像识别模型。例如模板匹配模型，这种模型认为，识别某个图像，必须在过去的经验中有这个图像的记忆模式，又叫模板。当前的刺激如果能与大脑中的模板相匹配，这个图像也就被识别了。例如有一个字母 A，如果在脑中有个 A 模板，字母 A 的大小、方位、形状都与这个 A 模板完全一致，字母 A 就被识别了。这个模型简单明了，也容易得到实际应用。但这种模型强调图像必须与脑中的模板完全符合才能加以识别，而事实上人不仅能识别与脑中的模板完全一致的图像，也能识别与模板不完全一致的图像。例如，人们不仅能识别某一个具体的字母 A，也能识别印刷体的、手写体的、方向不正、大小不同的各种字母 A。同时，人能识别的图像是大量的，如果所识别的每一个图像在脑中都有一个相应的模板，也是不可能的。

为了解决模板匹配模型存在的问题，心理学家又提出了一个原型匹配模型。这种模型认为，在长时记忆中存储的并不是所要识别的无数个模板，而是图像的某些"相似性"。从图像中抽象出来的"相似性"就可作为原型，拿它来检验所要识别的图像。如果能找到一个相似的原型，这个图像也就被识别了。这种模型从神经上和记忆探寻的过程上来看，都比模板匹配模型更适宜，而且还能说明对一些不规则的，但某些方面与原型相似的图像的识别。但是，这种模型没有说明人是怎样对相似的刺激进行辨别和加工的，它也难以在计算机程序中得到实现。因此，又有人提出了一个更复杂的模型，即"泛魔"识别模型。

图像识别是对处理后的图像进行分类，确定类别名称，它可在分割的基础上选择需要提取的特征，并对某些参数进行测量，最后根据测量结果作分类。为了更好地识别图像，还要对整个图像作结构上的分析，对图像进行描述，以便对图像的主要信息得到一个解释和理解，并通过许多对象相互间的结构关系对图像加深理解，以便更好地帮助识别。所以，图像识别是在上述分割后的每个部分中找出它的形状及纹理等特征，即特征抽取（有时也包括图像分割），以便对图像进行分类，并对整个图像作结构上的分析。因而对图像识别环节来说，输入是图像（一般是经过上述处理过的图像），输出是类别和图像的结构分析，见图6-3。结构分析的结果则是对图像作描述，以便对图像的重要信息得到一种理解和解释。

图像识别的四个主要步骤：

1. 图像预处理 滤去干扰、噪声等。如图像信息微弱，还要进行增强处理、几何调整、着色校正等。

2. 图像分割 从图像中定位，分离出不同的待识别物体，这一过程输入的是整幅图像，输出是像元图像。

3. 图像特征抽取 提取需要的特征并对某些参数进行计算、测量，根据结果进行分类。

4. 图像分类 根据特征值，利用模式识别方法进行分类，确定相关信息。

## 二、图 像 增 强

在图像的形成、传输或变换过程中，由于受多种因素的影响，如光学系统失真、系统噪声、曝光不足或过量、相对运动等，往往使图像与原始景物之间

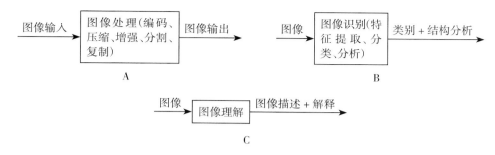

图 6-3 图像识别的过程

或图像之间产生某种差异,这种差异称为降质或退化。降质或退化的图像通常模糊不清,使人观察起来不满意,或者使机器从中提取的信息减小甚至造成错误。因此,必须对降质的图像进行改善。改善的方法有两类:一类是不考虑图像降质的原因,只将图像中感兴趣的部分加以处理或突出有用的图像特征,故改善后的图像并不一定要去逼近原图像。如提取图像中目标物体的轮廓、衰减各类噪声,将黑白图像转变为彩色图像等,这类图像改善方法称为图像增强。从图像质量评价观点来看,图像增强的主要目的是提高图像的可见度;另一类改善方法是针对图像降质的具体原因,设法补偿降质因素,从而使改善后的图像尽可能逼近原始图像。这类改善方法称为图像恢复或图像复原技术。

图像增强处理的方法基本上可分为空间域法和频率域法两大类。前者是在原图像上直接进行数据运算,对像素的灰度进行处理。它又分为两类,一类是对图像作逐点运算,称为点运算;另一类是在与处理点邻域有关的空间域上进行运算,称为局部运算。频域法是在图像的变换域上进行处理,增强感兴趣的频率分量,然后进行反变换,便得到增强了的图像。

**(一)灰度变换增强**

灰度级变换是对图像在空间域进行增强的一种简单而有效的方法,根据对图像不同的要求而采用不同的修正方法。灰度级修正也叫点运算,它不改变像素点的位置,只改变像素的灰度值。通过选择不同的映射变换,达到对比度增强的效果。

1. 灰度变换法 一般成像系统只具有一定的亮度响应范围,亮度的最大值与最小值之比称为对比度。由于成像系统的限制,常出现对比度不足的现象,可用灰度变换法加以改善。灰度变换法又可分为线性、分段线性以及非线性变换。线性灰度变换是指将图像的低灰度值和高灰度值像素的灰度值进行适当的归并,一般线性拉伸是将原始输入图像中的灰度值不加区别地扩展,限幅线性拉伸也只能压缩高低两端的灰度级,拉伸中间部分。

分段线性灰度变换是突出感兴趣区的灰度区间,相对抑制不感兴趣的灰度区域,即对不同范围的灰度值进行不同的灰度处理。非线性灰度变换可以扩展低灰度范围,而对高灰度进行压缩,使得图像的灰度分布与人的视觉特性相匹配。

2. 直方图修正法 灰度直方图是灰度级的函数,是描述图像中具有该灰度级的像素数。一幅图像的直方图基本上可以描述一幅图像的概貌,图像的明暗状况和对比度等特征都可以通过直方图反映出来。既然一幅图像的概貌可以通过直方图反映出来,那么也可以通过修改直方图的方法来调整图像的灰度的分布情况。

直方图具有下列性质:①直方图是一幅图像中各像素灰度值出现次数或频率的统计结果,它只反映该图像中不同灰度值出现的频率,而不反映某一灰度值像素所在的位置。也就是它只包含了该图像中某一灰度值的像素出现的概率,而丢失了其所在位置的信息。②任何一幅图像,都能惟一地算出一幅与它对应的直方图,也就是图像与直方图之间是一种多对一的映射关系。③由于直方图是对具有相同灰度值的像素统计数得到的,因此一幅图像各子区的直方图之和就等于图像的直方图。

直方图反映的是一个图像的灰度值的概率统计特征,直方图的图像增强技术是以概率统计学理论为基础的,常用的方法有直方图均衡化技术和直方图规定化(匹配)技术。直方图修改技术的基础是通过变换函数来控制图像灰度级的概率密度函数,从而改善图像的灰度层次。

直方图均衡处理是以累积分布函数(cumulative distribution function,CDF)为基础的直方图修改法。直方图均衡化的目的是将原始图像的直方图变为均衡分布的形式,即将已知灰度概率密度分布的图像,经过某种变换,变成一幅具有均匀灰度概率密度分布的新图像。由于原始图像的灰度值分布在较窄的区间,而且亮度偏低,所以图像显得非常模糊,其相应的直方图则表现为动态范围小且靠近坐标轴原点。经过均衡化增强后,图像的灰度值动态范围明显增加,图像的亮度也得到提升,图像从整体上给人一种清晰的感觉。

原始图像与均衡化处理后图像的直方图如图6-4所示。

均衡化后的直方图如图6-7C所示,可以看出在离散情况下,直方图仅能接近于均匀概率密度函数,图6-7C的结果虽然不是理想的均衡化结果,但与原始图像相比已有很大改善,原始图像灰度偏低,图像整体上偏暗,直方图均衡化后,其亮度得到了较大的提升,灰度值分布比较均衡。

需要指出,直方图均衡化一般会使原始图像的灰度等级减少,这是由于均衡化过程中要进行近似舍入所造成的。在图6-4中由8个灰度级缩减到5个,被舍入合并的灰度级是原始图像上出现频率较低的灰度级。若这些灰度级构成的图像细节比较重要,则可以采用局部自适应的直方图均衡化技术,也可以采用增加像素位数的方法来减少由于灰度级简并所造成的灰度层次的损失。直方图均衡化的优点是能增强整个图像的对比度,提升图像的亮度,所得到的直方图在整个灰度级动态范围内近似均匀分布的直方图。

直方图规定化就是有目的地增强某个灰度级

分布范围内的图像,人为地改变直方图的形状,使之成为某个特定的形状。在数字图像处理中,经常用到直方图规定化的增强处理方法,其目的并不是为了直接去增强一幅图像,而为了使一幅图像与另一幅(相邻)图像的色调尽可能保持一致,一般称之为直方图匹配。即使用目标(参考)图像的直方图为参照对象,调整另一幅图像的直方图,使之尽可能与目标图像保持一致。例如,在进行两幅图像的镶嵌(拼接)时,由于两幅图像的时相不同会引起图像间色调的差异,这就需要在镶嵌前进行直方图匹配,以使两幅图像的色调尽可能保持一致,做到无缝拼接。

**(二)空间域滤波增强**

一幅图像基本上包括光谱、空间、时间三类基本信息。对于一幅灰度图像,其光谱信息是以像元的灰度值来体现,对光谱信息的增强可通过各种增强方法实现,如直方图均衡化和直方图规定化可通过改变像素的灰度值以达到信息增强的目的。应用差值运算(代数运算的一种)则可以提取图像的动态信息(即时间信息),对图像的空间纹理信息的提取则可通过空间域滤波技术和频率域滤波技术。

图像的空间纹理信息可以反映图像中物体的位置、形状、大小等特征,而这些特征可以通过一定的物理模式来描述。例如,物体的边缘轮廓由于灰度值变化剧烈一般呈现高频率特征,而一个比较平滑的物体内部由于灰度值比较均一则呈现低频率特征。因此,根据需要可以分别增强图像的高频和低

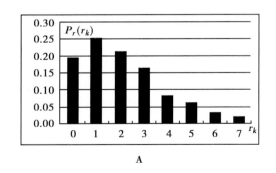

A

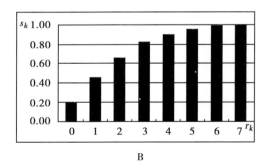

B

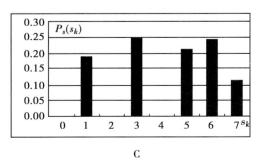

C

图6-4 直方图均衡化

频特征。

对于图像的高频增强称为高通滤波,它可以突出物体的边缘轮廓,从而起锐化图像的作用,即锐化滤波。从频率域角度讲,它能减弱甚至消除图像的低频分量,保留高频分量,故称高通滤波。相应地,低通滤波则是指对图像的低频部分进行增强,它可以对图像进行平滑处理,一般用于消除图像的噪声,也称平滑滤波。锐化滤波和平滑滤波一般在空间域进行,高通滤波和低通滤波则一般在频率域进行。

均值滤波法是平滑滤波的一种,一般用于消除图像中的随机噪声。均值滤波法是将一个像素及其邻域中的所有像素的平均值赋给输出图像中相应的像素,从而达到平滑图像的作用。图像的平滑效果与所用的邻域半径有关,半径愈大,则图像的模糊程度越大。这种方法的主要缺点是在降低噪声的同时,使图像产生模糊,特别在边沿和细节处,邻域越大,模糊越厉害。

另一种常用的平滑滤波器是中值滤波,它是一种非线性滤波,它将邻域内所有像素值从小到大排,取中间值作为中心像素的输出值。中值滤波器就是一个含有奇数点的滑动窗口,将窗口正中那点值用窗口内各点灰度的中值代替。假设窗口有 5 点,其灰度值分别为 80、90、200、110、120,那么此窗口内 5 个点的中间值为 110,中值滤波器的结果就是将中间的灰度值由原来的 200 换为 110。中值滤波与均值滤波不同,它不是通过对邻域内的所有像素求平均值来消除噪声,而是让与周围像素灰度值的差比较大的像素改取近似于周围像素灰度值的值,从而达到消除噪声的目的。同时它还能保持图像中的细节部分,防止边缘模糊,使图像轮廓比较清晰。

此外,还有多幅图像平均法,它利用对同一物体的多幅图像取平均来消除噪声。这种处理常用于摄影机的视频图像,用以以减少电视摄像机、光电摄像管或 CCD 器件所引起的噪声。这时对同一物体连续摄取多幅图像并数字化,再对多幅图像平均。一般选用 8 幅图像取平均,这种方法的应用难点在于如何把多幅图像配准起来,以便使相应的像素能正确地对应排列。

### (三)频域滤波增强

频域滤波增强技术是在图像的频率空间对图像进行处理,因此需要将图像从空间域变换到频率域,傅里叶变换和卷积理论是频域滤波技术的基础。频域滤波的好处在于将空间域中的复杂抽象的卷积运算转换为频率域中的直观易懂的乘法运算。

频率域低通滤波是一种频域处理法,对于一幅图像它的边缘、细节、跳跃部分以及噪声都代表图像的高频分量,而大面积的背景区和缓慢变化部分则代表图像的低频分量,用频域低通滤波法除去其高频分量就能去掉噪声,从而使图像得到平滑。

频率域高通滤波减弱了(抑制)位于幅值图像中心的低频部分,保留四周的高频部分。图像频率域的高频分量表征了图像的边缘及其他灰度化较快的区域,高通滤波增强图像的边缘,起到锐化图像的作用,图像锐化处理的目的是模糊图像变得清晰。图像模糊实质上就是受到平均或积分运算,因此对其进行逆运算如微分运算、梯度运算,就可以使图像清晰。从频谱角度来分析,图像模糊的实质是其高频分量被衰减,因而可以用高频加重滤波来使图像清晰。但是,能进行锐化处理的图像应该有较高的信噪比,否则图像锐化后,信噪比更低,因为锐化将使噪声受到比信号还强的增强。一般是先去除或减轻干扰噪声后,才能进行锐化处理。微分运算是求信号的变化率,有加强高频分量的作用,从而使图像轮廓清晰。图像中的边缘或线条等细节部分与图像频谱的高频分量相对应,因此采用高通滤波让高频分量顺利通过,使图像的边缘或线条等细节变得清楚,实现图像的锐化。

低通滤波和高通滤波可以分别增强图像的低频和高频分量。在实际应用中,图像中的某些有用信息可能出现在图像频谱的某一个频率范围内,或者某些需要去除的信息出现在某一频率范围内。这种情况下,能够允许特定频率范围内的频率分量通过的传递函数就很有用,带通和带阻滤波器就是这样的传递函数。带通滤波器允许一定频率范围内的信号通过,而阻止其他频率范围内的信号通过,带阻滤波器则正好相反。

### (四)彩色增强

彩色增强技术处理的对象虽然也是灰度图像,但生成的结果却是彩色图像。人的视觉系统对色彩非常敏感,人的眼睛可以分辨几千种不同的颜色,但却只能分辨几十种不同的灰度线,因此如果能将一幅灰度图像变成彩色图像,就可以达到图像增强的视觉效果。

常用的彩色增强方法有真彩色增强技术、假彩色增强技术和伪彩色增强技术三种。前两种方法着眼于对多幅灰度图像的合成处理。在计算机中,任何一种颜色都可以用红、绿、蓝三基色通过合成得到,因此这两种技术一般是将三幅图像分别作为红、绿、蓝三个通道进行合成。

伪彩色增强技术与前两者不同,它是一幅灰度图像的处理,通过将每个灰度级匹配到彩色空间上的一点,将灰色图像映射为一幅彩色图像的一种变换,从而将人眼难以区分的灰度差异变换为极易区分的色彩差异。因为原始图像并没有颜色,将其变为彩色的过程实际上是一种人为控制的着色过程,所以称为伪彩色增强。常用的方法有密度分割、伪彩色变换和频域滤波法三种。

密度分割是伪彩色处理技术中最简单的一种,它是将一幅黑白灰度图像切割成不同的灰度级,对切割平面以下的像素分配一种颜色(如蓝色),相应地对切割平面以上的像素分配给另一种颜色(如红色),这种切割的结果就可以将黑白图像变为只有两个颜色的伪彩色图像。若用多个密度切割平面对图像函数进行分割,就可以将图像的灰度值动态范围切割成多个区间,每一个区间赋予某一种颜色,则原来的一幅灰度图像就变成了一幅彩色图像。密度分割法实质上是通过一个分段性函数实现从灰度到彩色的变换,每个像素只经过一个变换对应到某一种颜色。

伪彩色变换是将每一个像素的灰度值通过三个独立变换分别产生红、绿、蓝三个分量图像,然后将其合成为一幅彩色图像。其变换方法是先将黑白的灰度图像送入具有不同变换特性的红、绿、蓝3个变换器,然后再将3个变换器的不同输出分别送到彩色显像管的红、绿、蓝电子枪。同一灰度由于3个变换器对其实施不同变换,而使3个变换器输出不同,从而在彩色显像管里合成某一种彩色。

伪彩色变换和密度分割是直接在空间域对灰度进行变换,而频域滤波技术则是在图像的频率域对频率分量进行处理,然后将其反变换到空间域。频域滤波首先将灰度图像从空间域经傅里叶变换到频率域,然后用三个不同传递特性的滤波器(如高通、带电/带阻、低通)将图像分离成三个独立分量,对每个范围内的频率分量分别进行反变换,再进行一定的后处理(如调节对比度或亮度),最后将其合成为一幅彩色图像。伪彩色变换和密度切割是将每一灰度值经过一定变换与某一种颜色相对应,而频域波则是在不同的频率分量与颜色之间经过一定的变换建立了一种对应关系。

**(五)图像的掩膜处理**

一般的图像增强处理都是对整幅图像进行操作,而且在确定变换或转移函数时也是基于整个图像的统计量(如直方图统计),但在实际应用中,往往需要仅对图像的某一局部区域进行增强,从而突出某一具体的目标。这些局部区域所包含的像素量相对于整幅图像来讲非常小,在计算整幅图像的统计量时其影响几乎可以忽略不计。因此,以整幅图像的变换或转移函数为基础的增强方法对这些局部区域的影响也非常小,难以达到理想的增强效果。

然而,如果能够仅对感兴趣的区域进行局部增强的话,情况就会发生改变,要进行局部增强的前提是能够将某一个(或几个)局部区域从整个图像上剥离,然后单独对其进行处理,常用的剥离方法一般是掩膜技术(Mask)。

掩膜增强的具体步骤为:①新建一个与原始图像大小相同的图层(Layer),一般是一个二值图像。②在新建图层上,由用户在屏幕上人工勾绘出要进行增强处理的局部区域,这个区域可以是点、线、面或三者的组合。区域的确也可由其他二值图像文件导入或计算机图形文件(矢量)经转换生成。③在确定局部区域后,将整个图层保存为二值图像,选定区域内的像素值为1(白色),而区域外的像素值为0(黑色)。④将待处理的原始图像与③中的二值图像进行乘法操作,即可将原始图像选定区域像素的灰度值为0,而区域内像素的灰度值保持不变,得到与原始图像分离的局部图像,即掩膜图像。⑤对掩膜图像进行增强处理,生成最终的结果图像。

图像增强技术根据处理的空间不同,可分为直接在图像所在的空间进行处理,或者对图像的处理是通过在图像的变换域间接进行。直接在图像所在的空间处理,是对单个像素或者是对小的子图像进行。对单个像素处理中,增强像素是针对每个像素的处理与其他像素无关,而模板处理则是每次处理操作都是基于图像中的某个小区域进行。

在图像处理中,空域是指由像素组成的空间,空域增强方法指的是直接作用于像素的增强方法。一般情况下像素的领域比这个像素大,或者说这个像素的领域除了本身外还有其他的像素。为在邻域内实现增强操作可利用模板与图像卷积来进行,这种模板操作也称作空间滤波。

为了有效和快速对图像进行处理和分析,常常需要将原来定义在图像空间的图像以某种形式转换到其他空间,进行一定的加工,最后在转换到图像空间得到所需的效果。常用的变换空间是频域空间,实际操作中有时需要增强图像中的某一个部分,这个时候其处理策略分为全局的和局部。

## （六）空间变化增强

1. 直接灰度变换　图像反转、增强对比度、动态压缩和灰度切分等都属于直接灰度变化。图像反转简单来说就是黑白变换，增强图像对比度是增强图像各部分的反差，实际中往往是通过增加原图中某两个灰度值间的动态范围来实现的，但过分追求对比度容易丢失图像细节。动态压缩方法的目标与增强对比度目标是相反的，有时原图的动态显示范围超出了显示设备的动态范围，这时原图一部分细节可能丢失，解决办法是对原图进行灰度压缩。灰度切分目的与增强对比度相仿，它要将某个灰度值范围变得比较突出。

2. 直方图处理　图像的灰度统计直方图是一个一维的离散函数，提供了原图的灰度值分布情况，常用的方法有直方图均衡化和直方图规定化，直方图的基本思想是把原始的直方图变化为均匀分布的形式，增加了像素灰度值的动态范围，从而达到增强图像整体效果。直方图均衡化在增强反差的同时也增加了图像的可视粒度。直方图规定化处理结果是得到全局均衡化的直方图，其优点是能自动增强图像的对比度，但它的具体增强效果不易控制。

# 第三节　图像复原与图像分割

## 一、图　像　复　原

在图像的获取、传输过程中，由于成像系统、传输介质等方面的原因，不可避免地造成图像质量的下降（退化）。图像复原就是在研究图像退化原因的基础上，以退化图像为依据，运用某些先验知识，建立系统退化的数学模型，从而将降质了的图像以最大的保真度恢复成图像的"真实"面目。换句话说，图像复原就是将图像退化的过程模型化，并据此采取相反的过程以得到原始的真实图像。造成图像退化的原因很多，大致可分为以下几个方面：

1. 成像系统的像差、畸变、有限带宽等造成的图像失真。

2. 射线辐射、大气湍流等造成的照片畸变。

3. 携带遥感仪器的飞机或卫星运动的不稳定，以及地球自转等因素引起的照片几何失真。

4. 模拟图像在数字化的过程中，由于会损失掉部分细节，造成图像质量下降。

5. 拍摄时，相机与景物之间的相对运动产生的运动模糊。

6. 镜头聚焦不准产生的散焦模糊。

7. 底片感光、图像显示时会造成记录显示失真。

8. 成像系统中始终存在的噪声干扰。

图像复原的过程是沿着图像退化的逆向过程进行的，首先根据先验知识分析退化原因，了解图像变质的机制，在此基础上建立一个退化模型，然后用相反的过程对图像进行处理，使图像质量得到改善。图像复原结果的好坏通常是根据一些规定的客观准则来评价的，如最小均方准则、加权均方准则等。

图像复原技术有多种分类方法，在给定模型的条件下，图像复原技术可分为无约束复原和有约束复原两大类。根据图像复原处理所在的域不同，图像复原则可分为空间域复原和频率域复原两大类。

此外，根据是否需要外来干预，图像复原技术还可分为自动方式和交互方式。图像复原与图像增强技术一样，也是一种改善图像质量的技术。虽然两者都是为了改善图像的质量，但它们之间是有区别的。图像增强技术是通过某些技术来突出图像中感兴趣的特征，在对图像进行处理的过程中，不考虑图像退化的真实物理过程。因此，增强后的图像可能与原始图像有一定的差异。图像的复原则是针对图像的退化原因做出补偿，使恢复后的图像尽可能地接近原始图像。实际应用中，一般先进行图像复原处理，再进行图像增强处理。

## 二、图　像　分　割

在对图像的研究和应用中，人们往往对各幅图像中的某些部分感兴趣。为辨别和分析目标，需要将这些有关区域分离提取出来，在此基础上对目标进一步利用。图像分割就是把图像分成各具特性的区域，并提取出感兴趣的目标的技术过程。也有人将图像分割定义为将数字图像划分成互不相交的区域的过程，主要体现为像元的灰度值的变化。一般认为，经过图像增强及各种变换就可以使图像的光谱特征，得到增强或与其他信息分离，从而达到特征提取的目的。因此，特征提取主要是指图像几何空间特征的提取。

几何空间特征包括物体的纹理、大小、形状、面积等特征，其中纹理特征是识别不同物体的重要特征之一。此外，模式识别中经常需要将图像中的某些物体与背景或其他物体分离，这就需要对图像进行分割，图像分割也是特征提取的基础。

在对图像的研究分析中，多数情况下人们只对其中的某些部分感兴趣。例如一幅遥感图像，从军事的角度看,可能只对机场、导弹基地、兵工厂等军事目标比较关心;而环境生态方面考虑,则只对森林、湿地、草场等目标感兴趣。这些目标在图像中一般形成具有独特性质的区域,为了对其进行识别和分析,需要将这些区域分离出来,然后提取区域所具有的特征,进而对其进行识别分类。因此,图像分割是模式识别的首要工作,图像分割的过程也是一个标记过程,将属于同一区域的像元赋予相同的编号。

由于图像的复杂性和应用的多样性,图像分割并没有一个统一的标准和方法,一般可以依据如下两个原则对图像进行分割。一是依据像元灰度值的不连续性进行分割,它假定不同区域的像元的灰度值具有不连续性,因而可以对其进行分割;另一原则是依据同一区域内部像元的灰度值具有相似性进行分割,这种方法一般从一个点出发,将其邻域中满足相似性测量准则的像元进行合并从而达到分割的目的。依据像元的不连续性进行分割的方法主要有灰度阈值法和边缘检测法两种。依据像元的相似性准则进行分割的方法主要是区域生长法。

应用灰度阈值法分割图像,灰度阈值法的基本思想是首先确定一个灰度阈值,然后将灰度值大于给定阈值的像元判归为某一个物体,赋予同一个编号,将灰度值小于给定阈值的像元统一判归为另一类物体,赋予另外一个相同的编号。如果被分割的物体内部灰度值比较均一,并且它周围的背景的灰度值也比较均一,使用阈值法可以取得比较理想的效果。

下面通过图像灰度直方图具体介绍阈值法的执行过程。如果图像中部分像元的灰度值比较低,其余像元较均匀地分布在其他灰度级上,由此可以推断这幅图像是由灰度值比较均匀的物体叠加在一个比较暗的背景上形成的。如果要将该图像从背景中分离出来,就需要设定一个阈值,阈值确定后,就可以应用特定公式对图像逐点进行处理得到分割图像。灰度阈值法是一种最简单实用的分割方法,适用于要分割的物体与图像的背景有较强对比度的图像。阈值法的关键是阈值的选取,一般可以通过直方图分析法、曲线拟合法和边缘增强法进行选取。

## 第四节　图　像　融　合

图像融合是通过一定的算法将两个以上的图像数据结合在一起生成一个新的图像,新图像能够兼取多个原始图像的信息优势,具有描述所研究对象的较优化的信息特征。融合的目的在于提高图像的信息可用程度,同时增加对研究对象解译(辨识)的可靠性。

### 一、融合的基本概念

融合的概念开始出现于20世纪70年代初期,当时称之为多源相关、多探测器融合和数据融合。图像融合是数据融合的一个分支,如CT图像与PET图像的融合,MR形态图像与功能图像的融合等。

数据融合的概念最早出现于军事领域,美国国防部指出数据融合是一个对多源数据(信息)进行多层次、多方面自动检测、联合、相关、估计和结合的过程。现在对数据融合定义为:数据融合是一个公共的规范框架(formal framework),框架包含用于联合(alliance)源于不同传感器的数据的方法和工具,融合的目的是得到更高质量的信息,对信息质量的评价随着应用的不同而不同。

图像融合是指将不同类型的传感器获取的同一物体的图像数据进行几何配准,然后采用一定的算法将各图像数据中所含的信息优势,或互补性有机结合起来产生新图像数据的技术。这种新数据具有描述所研究对象的较优化的信息特征,同单一信息源相比,能减少或抑制对被感知对象或环境解释中可能存在的多义性、不完全性、不确定性和误差,最大限度地利用各种信息源提供的信息。

图像融合按融合所在的阶段不同,可分为像素级(pixel level)、特征级(feature level)和决策级(decision level)三个层次,如图6-5所示,像素级融合是最低层次的融合,它将经过几何配准的不同图像按照一定的算法进行处理获得一幅新的图像。许多软件(如Pclworks和ERDAS)提供该层次的融合技术,融合结果可用于目视解译、模式识别与分类,或为特征层融合提供高质量的数据。特征层融合则需要首先从原始图像中提取与研究对象相关的特征,如光谱特征和空间特征,然后将获取的特征图像通过统计模型或人工神经网络模型进行融合,融合的结果一般是分类图像。决策层融合则首先从待处理的图像(原始图像、像素层或特征层融合图像)分别进行信息提取(分类),再将得到的增值信息(Value-added Data),或分类结果通过一定的决策规则进行融合来解决不同数据所产生的结果的不一致性,从而提高对研究对象的辨识程度。

数据融合是通过高级图像处理技术来利用多源图像数据的一个工具,它的目的在于集成或整合优势互补的数据来提高图像的信息可用程度,同时

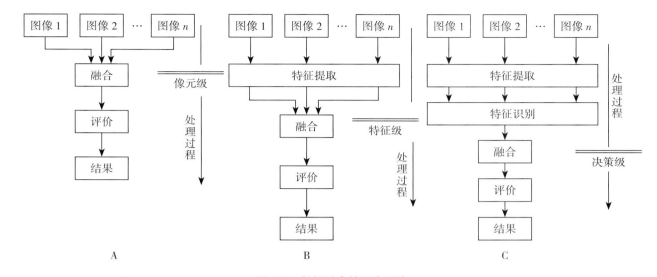

图 6-5 数据融合的三个层次
A. 原始图像；B. 转换图像；C. 均衡化结果

增加对研究对象解译（辨识）的可靠性。融合会产生更可靠的数据并增加可用性，即数据可信度的增加，不确定性减少以及可靠性、分类精度的提高。对数字图像进行融合的目的体现在以下四方面。

1. 提高空间分辨 图像融合可以提高数据的空间分辨率，如用高分辨率黑白图像与低分辨率多光谱彩色图像进行融合，在保留多光谱信息的同时，图像的空间分辨率得到了提高，这意味着更多的图像细节可以显示。

2. 增强特征 将微波与光学两种物理性质不同的传感器数据进行融合，许多原来不可见或不清楚的特征得以凸现或增强。如果将同一类型传感器数据进行融合，则特征增强的效果更明显。多传感器数据融合可以增强图像的解译能力，并可以得到从单一传感器难以得到或不能得到的信息。

3. 提高分类识别精度 多源数据的参与可以显著提高图像分类识别的精度。随着计算机软、硬件技术的进步，多源数据分类受到越来越多的重视，在分类模型上，由于多源数据难以满足传统的概率统计模型的数据分布条件，人工神经网络模型和证据推理理论在这一领域有着巨大的潜力。

4. 信息互补 任何传感器都有自己的不足，将不同类型的传感器数据进行针对性的融合可以弥补各自的不足。

## 二、融合技术

### （一）彩色变换

彩色变换也称 HIS 变换或蒙塞尔（Munsell）变

换，是图像融合领域最常用方法之一。在图像处理中通常应用的有两种彩色坐标系（或称彩色空间）：一是由红 R、绿 G、蓝 B 三原色构成的 RGB 彩色空间；另一种是由色调 H、饱和度 S 及亮度 I 三个变量构成的 HIS 彩色空间。一种颜色既可以用 RGB 空间内的 R、G、B 来描述，也可以用 HIS 空间内的 I、H、S 来描述。HIS 变换就是 RGB 空间与 HIS 空间之间的变换。HIS 变换融合的一般过程如图 6-6 所示。

第一步是将三个波段数据（通常是低分辨率、多光谱图像）进行插值放大，使其分辨率与高分辨率图像保持一致；第二步是将三个波段数据应用指

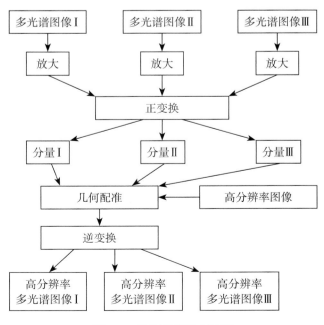

图 6-6 IHS 变换融合过程

定的变换公式从 RGB 空间变换到 HIS 空间;第三步是将原 I 分量用另一高分辨率图像 I¹ 替换;第四步是将 I¹、H、S 应用逆变换公式从 HIS 空间逆变换到 RGB 空间,生成融合图像。

HIS 变换适用于分辨率不同的两个图像的融合,两个图像之间的分辨率差异为 2~3 倍时得到的融合图像的效果最佳。若相差太大,则应将高分辨率图像的分辨率通过插值方法降低。参与融合的图像一个为多光谱、低分辨率图像,另一个为高分辨率灰度图像,两者的融合可以兼取前者的多光谱和后者的高分辨率的优点,使融合图像成为一幅多光谱、高分辨率的图像。HIS 变换的本质是原图像与替代图像的波段的加权结合。

### (二) 小波变换

小波变换(wavelet transform)属于时频分析的一种。传统的信号(图像也可以看作信号)分析是建立在傅里叶变换基础之上,由于傅里叶分析是一种全局的变换,因此无法同时表述信号在时频两个域的性质,而这种性质恰恰是非平稳信号(尤其是图像)最根本和最关键的性质。为了分析和处理非平稳信号,人们对傅里叶分析进行了推广,提出了一系列新的信号分析理论,如,加窗傅里叶变换、Gabor 变换和小波变换等。对于图像融合,小波变换可以将图像分解成为一系列具有不同分辨率特征、频率特征和方向特征的子带信号,并且将图像的光谱特征和空间特征完全分离,从而为不同分辨率图像融合提供有力条件。

小波变换作为一种新的数学工具被誉为是泛函分析、傅里叶分析、样条分析、调和分析和数值分析的最完美结晶。小波变换的核心是多分辨率分解,其理论体系源于 20 世纪 60 年代人类对视觉系统和心理学的研究,之后 Mallat 学者巧妙地将计算机和视觉领域的尺度分析思想引入小波分析,研究了小波变换的离散化情况,并提出了相应算法。同傅里叶变换一样,小波变换也存在三种形式,即连续小波、小波级数展开和离散小波变换。图像融合中,一般采用离散小波变换。

离散小波变换除用于图像融合外,还广泛用于图像压缩、边缘检测和图像增强。离散小波变换的最终实现是通过与小波相应的高(低)通滤波器来完成。对于图像来讲,通过对图像的高低滤波可以将图像的高频部分(空间特征)和低频部分(光谱特征)进行分离。小波变换是沿着多分辨率这条线发展过来的,与时频域分析一样,一个信号用一个二维

空间表示,不过这里的纵轴是尺度而不是频度,变尺度是通过对基本小波膨胀和压缩而构成的一组基函数来实现的。

融合图像中的光谱质量与空间(纹理)质量是一对矛盾,要使融合图像光谱特征与原始多光谱图像保持一致,就要牺牲源自高分辨率图像的空间特征,反之亦然。对于小波变换而言,分解层数越多,融合图像所含的来自于高分辨率图像的空间特征,相应地光谱信息则减少,与原始多光图像的差距加大;与之相反,分解层数越少,则融合图像与原始多光谱图像的一致性增加,光谱质量改善,空间特征减弱。

### (三) 决策层融合

决策层融合是将经过初分类的每一图像的信息进行融合的过程。对决策层融合的研究集中表现在采用何种方式融合和选择图像的何种信息进行融合。除了分类图像,图像数据源的可靠性、每一类别的可靠性、图像的上下文信息等诸多信息都可以参与决策层融合。融合的策略包括概率统计方法和基于不确定证据推理理论的方法。

常规的概率统计方法一般假定数据服从一定的概率分布,但是在多源数据情况下,这种假定很难满足,主要原因是不同图像的成像机制和所反映的信息在性质上是不同的,而且概率方法一般未顾及数据的不确定性。人工智能技术在数据融合特别是决策融合中的应用逐渐受到重视。证据理论是一种决策理论,与概率决策理论相比,它不但能够处理由于知识不准确引起的不确定性,而且能够处理由于不知道引起的不确定性,它能满足比概率论更弱的公理系统,当概率值已知时,证据理论就变成了概率论。

图像融合技术出现在 70 年代末期,当时称之为多源相关,多传感器融合和数据融合。20 世纪 80 年代以来,数据融合技术得到迅速发展,对它的称谓亦渐趋统一,称之为数据融合或信息融合。图像融合是数据融合的一个分支,已经成功应用于医学领域的各方面,图像融合的目的是将许多源信息在空间或时间上冗余或互补的数据,根据需要进行处理,将数据协同应用,获得研究对象的一致性描述,以进一步发现多元信息有机组合所蕴含的新信息。通过一定的算法将两个以上的图像数据结合在一起生成一个新的图像。新图像能够兼取多个原始图像的信息优势,具有描述所研究对象的较优化的信息特征。融合的目的在于提高图像的信息可用程度,同时增

加对研究对象解译(辨识)的可靠性。在图像融合领域,遥感图像的融合是应用最为广泛的一个分支,而且已基本达到实用化的程度,许多商品化的软件都提供融合的定义。

数据融合的概念,最早出现于军事领域,美国国防部指出数据融合是一个对多源数据(信息)进行多层次、多方面自动检测、联合、相关、估计和结合的过程。这个定义是数据融合的广泛定义,它强调了融合的多元性和过程性。Mangolini(1996)则将融合定义为"一种方法、工具和手段的集合",这个集合可以利用来自不同传感器的图像来增加所需信息的质量。这些定义虽然在一定程度上意识到了信息质量的重要性,但是过分强调融合的技术方法。Li(1993)将融合定义为"将一组图像数据结合(combination)并生成单一图像",该数据与原始数据相比应有更好的质量和可靠性(greater luality and reliability)。在这一定义中,首次引入了"质量和可靠性指标"来衡量融合的效果。

目前所有的数据融合定义过分强调融合的方法,但随着融合技术的发展,应该从学科和概念框架的高度给出一个融合的定义:数据融合是一个公共的规范框架(formal framework),框架包含用于联合(alliance)源于不同传感器的数据的方法和工具,融合的目的是得到更高质量的信息,对信息质量的评价随应用的不同而异。

遥感图像融合的定义是指将不同类型传感器获取的同一地区的图像数据进行几何配准,然后采用一定的算法将各图像数据中所含的信息优势或互补性有机地结合起来产生新图像数据的技术。这种新数据具有描述所研究对象的较优化的信息特征,同单一信息源相比,能减少或抑制对被感知对象或环境解释中可能存在的多义性、不完全性、不确定性和误差,最大限度地利用各种信息源提供的信息。这个定义从技术和目标两方面给出了图像融合的定义。

数字图像融合的评价标准:

1. 结果图像被降解到它原来的分辨率时,必须和原来的图像保持一致。

2. 结果图像应当和高分辨率图像的空间分辨率尽可能一样。

3. 结果图像的光谱特性应当和多光谱图像尽可能一样。

定量分析通过比较融合图像和低分辨率多光谱图像的灰度统计特征来实现,包括均值、均方差、平均梯度、偏差指数(光谱扭曲)、熵和相关系数等指标。

信息融合中的关键技术一般用"协同效应"这个术语来描述信息融合在医学图像研究上的作用,实现医学图像的协同,图像数据转换,图像数据相关。

图像数据转换是对来自相同的或不同的采集设备的图像进行格式转换,三维方式调整,尺度变换等,以确保多元图像的像素表达同样大小的实际空间区域,确保多源图像在空间描述上一致性,它是图像融合的基础。

图像融合首先要实现相关图像的对位,图像分辨率越高,图像细节越多,实现一一对应也就越困难。因此,在进行两幅高分辨图像的对位时,要借助于外标记。典型图像数据库的建档和管理及信息提取,它是融合的数据支持。数据理解在于综合处理应用各种成像设备所得信息以获得新的有助于临床诊断的信息。

## 第五节　图像重建

### 一、概　　述

图像重建目的是在常规数字成像的基础上,更好、更全面和多方位地了解病灶的位置、大小、形态以及与周围组织的相邻关系。图像的重建常采取高对比分辨率放大重建、冠状面、矢状面及斜面重建,也可采取低对比分辨率放大重建。高分辨率放大重建的特点是可观察到组织的细微结构和增加了影像边缘的锐利度,但图像的噪声增加。而低对比分辨率放大重建有利于分辨软组织中的病灶,图像边缘平滑柔和,噪声低,但图像对比度下降。两种重建方法的选择主要依据组织的类型和病灶的特点,最大限度地满足临床诊断的需要。在横断面基础上进行重建时,原则上是层厚越薄,重建的效果越好,图像越清晰。重建所采集的数据比较全面,进行图像重建时可采用最薄的重建间隔,并在不增加病人辐射剂量的同时进行任意多次的图像重建。

三维医学影像(three dimensioned imaging in medicine)技术是指运用图形学和图像处理技术,将二维切片图像重建出三维模型在屏幕上显示,并进行交互式处理的技术。三维可视化是其中的关键技术之一,它是一个从二维切片到三维几何数据的处理过程。三维重建的过程通常包括以下两个方面:

①给重建软件输入 N 张二维的切片生成数据,N 越大得到的显示效果越好,其中每张切片可以看成为一幅二维图像,包含了宽×高个灰度值。②三维成像软件输出三维表示的物体形状,这种三维物体形状一般采用网格的形式来表达。

三维重建通常包括以下几个步骤:

1. 三维原始数据的获取　三维原始数据的获取过程实际上是将横断面二维图像的像素转换为三维的体素。允许使用 Z 轴与 X、Y 轴方向采样间隔相同的三维数据。由于两个方向采样间隔不均衡,必须从横断面图像相邻处推断和取得中间状态的数据,这些数据的单位是体素,而非像素。由推断取得的层面数据用内插法来计算,每一推断层面的内插系数与原横断面和推断面的间距呈反比。常用的内插法为双线性内插法。

2. 图像预处理　医学图像存在着模糊性、不均匀性等特点,必须对其进行预处理。常用的预处理技术有滤波和几何变换。滤波包括平滑、去噪和增强等,其目的是消除影像数据的噪声,提高图像的质量,突出感兴趣的生物组织。几何变换包括缩放、旋转、平移等,其目的是方便用户从不同角度多方位地观察图像。

3. 图像分割　是三维重建的基础,分割的效果直接影响三维重建后模型的精确性。分割可以帮助医生将感兴趣的物体(病变组织等)提取出来,并使得医生能够对病变组织进行定性及定量的分析,从而提高医学诊断的准确性和科学性。常用的分割方法有:阈值分割、边缘检测、基于模糊连接度的分割、交互式图像分割、基于活动轮廓或基于水平集的分割等。理想的分割方法是既能自动完成,又正确无误。但实际物体形状千差万别,这两个要求很难同时满足。手动操作,可以充分发挥人的主观能动性。但各种分割方式总是力求使手工操作尽量减少,使用计算机软件,以减少人工误差。

这里以阈值分割和边缘检测为例简要说明。①阈值分割:在分割之前先指定一对阈值上下限,是最常用的自动分割方法。适用于同一物体内灰度较一致,不同物体间灰度差别明显的情况。例如,将骨从软组织中分割出来,通过调节阈值可以实时看到分割的效果。②自动边缘检测:边缘检测是图像分析的基本问题之一,已经有很多比较成熟的算法。利用这一功能,用户只需提供曲线的起点和终点,计算机自动沿着检测到的物体边缘划分。

4. 三维重建　三维重建技术通常包括表面重建和直接体重建。表面重建主要是利用几何图元(例如三角形、四边形、立方体和四面体等)来表示三维模型,表面重建速度快,适合于实时性要求高的工作。

表面重建的方法一般分为两种:基于切片级(slice-based)方法和基于体素级(voxel-based)方法。基于切片级的重建方法首先从切片中提取目标物体的轮廓线,然后对切片间的轮廓线进行表面拟合。基于体素级的表面重建包括移动立方体法(marching cubes)、表面跟踪(surface tracking)、子分立方体(dividing cubes)等。其中移动立方体法由于其原理简单,容易实现,已成为通用的三维表面重建算法。

直接体重建则是通过光照模型,将三维体数据中的体素看成一个半透明物质,并赋予一定的颜色和阻光度,由光线穿过整个数据场,进行颜色合成,得到最终的绘制结果。目前有三类直接体绘制方法:光线投射法,投影成像法和频域变换法。直接体绘制计算量大,耗费时间长,不能实时处理。

5. 三维显示　在三维模型重建后,需要对其向量进行计算,并采用 Open GL 技术进行显示。医学图像数据量比较大(一般的三维表面模型在百万数量级,虚拟人的数据高达数 10G),为了达到实时交互显示是必须考虑的问题。其中层次细节模型技术(level of detail,LOD)可以较好地解决这个问题。LOD 技术主要是针对视点的变化以及物体离视点的远近,动态采用不同的分辨率的模型。

## 二、多平面重建

### (一)原理

多平面重建是指把横断扫描所得的以像素为单位的二维图像,重建成以体素为单位的三维数据,再用冠状面、矢状面、横断面或斜面去截取三维数据,得到重组的二维图像(图 6-7)。在把每一层横断面叠加起来的时候,层与层之间做了插值,形成各向体素间距相同的三维容积数据。重建的多平面的层数、层厚和层间距可以自行规定。这样一来,就好像重新做了一组其他角度的断层扫描。若在冠状面、矢状面或横断面上画任意的曲线,此曲线所确定的柱面所截得的二维图像就是曲面重建(curvedplanar reformation,CPR)。CPR 是在 MPR 基础上改进的一种算法,它是通过人工描述出感兴趣结构的中心线或自动跟踪三维体数据结构的轨迹所形成的曲面重建图像,可用于迂曲、细小解剖结构,如冠状动脉等的重建与显示。

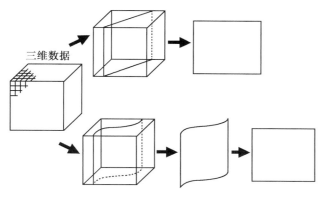

三维数据

图 6-7　多平面重建成像原理

### （二）显示方法

多平面重建的实质是把扫描所得的体素进行重新排列,在二维屏幕上显示任意方向上的断面。其常规操作方法如下:

1. 重建图像的选取　用于 MPR 或 CPR 重组的 CT 图像,必须是一个相同的扫描方向和角度,相同的视野,而且 X 轴、Y 轴上处于同样的位置的序列图像,也就是必须是在同一次扫描定位像内的图像。图像的数量可根据需要而定,一般不能少于 4 幅。

2. MRP 重建　参照图像的选取通常是根据诊断的需要,选取一组图像的中间层面、感兴趣层面或某个器官的中间层面。

3. 多平面图像的获取　以参照图像为基础,可获得冠状位、矢状位或任意方位的重组图像。通过鼠标移动各个平面的位置,可使三幅断面图像平滑地变化。在操作程序中,允许以初次重组结果中的任意图像,作为一个新的参照图像,进行新的 MPR 重组。曲面重组（CPR）可以把横断面、冠状面或矢状面中的一个指定为参照平面,在它上面用鼠标画一曲线,此曲线的投影轨迹就是一个曲面（确切地说,是一个柱面）。

### （三）临床应用

1. 适应证　多平面重建适于人体中任何一个需要从多角度多方位观察的器官,特别适合对病灶的多方位观察,以了解其与邻近组织的空间位置关系。而曲面重建可使弯曲的器官拉直、展开,显示在一个平面上,使观察者能够看到某个器官的全貌,特别适合于迂曲、细小解剖结构,如冠状动脉等的重建与显示。

2. 影响因素　图像质量受很多因素的影响,如原始的横断面图像的层面越薄,所得图像质量越好,并且横断面图像信噪比高,则多平面图像的信噪比也好。曲面重建的图像质量对于所划曲线的准确与

否依赖性很大,有时会造成人为伪影。

3. 应用评价

（1）多层面重建的优点:①断面显示简单快捷,可以达到实时同步的效果。多层面重建的结果仍然是断面图像,弥补了横断面的不足,适合于显示实质器官的内部结构。②能利用横断面扫描所获得的容积数据,产生新的任意断面的图像,不需对病人再次扫描。③新产生的断面图像可以如实地反映原断面图像中各结构的密度值,在新产生的断面图像上可以对各组织结构进行密度、大小等的测量。④曲面重建可以在一幅图像中展开显示弯曲物体的全长,可以测量出弯曲物体的真实长度,有助于显示病变的范围。而其他各种基于投影方法得到的物体长度,只反映物体在垂直方向上的长短。

（2）多层面重建的缺点:①它所产生的新的图像仍然是断面图像,对于结构复杂的器官很难完全表达它的空间结构。②曲面重建用于显示弯曲的血管时,受人为操作的影响很大,如果所画曲面偏离血管的中心线,会造成血管局部狭窄的假象。③曲面重建的操作会产生器官的变形,有时从新产生的断面图像上难以辨认体位。所以一定要附上产生曲面图像的参照图像。

## 三、表面阴影显示

### （一）原理

表面阴影显示（shaded surface display,SSD）又称为表面遮盖重建法,是将三维容积数据中蕴含物体表面加上的明暗阴影进行显示的方法,即通过计算机使被扫描物体表面大于某个确定阈值的所有相关像素连接起来的一种表面数学模式成像。SSD 要求预先设定一个阈值最低的数值,计算机将各像素值与这个阈值进行比较,凡是高于这个阈值的像素就被保留下来,把它确定为白色作为等密度处理,而低于这个阈值的像素则会被舍弃,在图像上定为黑色。这种黑白图像再根据光照模型确定的算法,来给物体表面加上阴影,呈现在二维屏幕上,从而得到从任何角度投影成像的三维表面轮廓影像。SSD 图像人机交互操作迅捷、方便,富有立体感和真实感,极其直观。

表面阴影显示常规操作分两步进行:第一步是表面重建（surface reconstruction）,即从三维灰度数据重建出三维物体表面的几何信息。而成像系统采集到的三维图像是灰度数据,物体表面信息是隐含于其中的。如果数据源是各向采样间隔基本相同的三

维灰度图像,那么表面重建就仅仅是分割。比如,只要指定一对阈值就能分割出三维物体表面,计算法矢量(一种垂直于物体表面方向向外的量),借助光照的作用,投影于人眼。如果数据源是一组层间隔较大的断面图像,那么先在断面图像上分割感兴趣区,再在这些二维感兴趣区之间进行基于形状的插值,重建出的三维物体效果较好。表面阴影显示结果的正确性除了取决于源图像的质量外,很大程度上取决于分割是否正确。如果用阈值分割,则阈值的选择对三维物体的尺寸影响很大。第二步是表面再现(surface rendering),方法是根据光照模型确定的算法给物体表面加上阴影。表面再现把三维物体表面沿着视线投影到二维屏幕上,设想有光源照射在三维物体表面上。根据光照模型计算出物体表面上每一点的光照效果,在屏幕上呈现出立体感很强的图像(图6-8)。

**(二)显示方法**

表面阴影显示采用阈值法成像,图像显示准确性受图像处理中分割参数(阈值)的影响较明显。如阈值选择过低,则图像噪声增加,使靶器官的显示受到影响;如阈值选择过高,则会造成细小管腔的假性狭窄征象。表面阴影显示法常常对管腔的狭窄有夸大效应,这主要是由部分容积效应造成的。为了减少部分容积效应的影响,在采集图像时,要尽可能使用薄层扫描和重建,在进行后处理时,要仔细调节一些参数如阈值、阻光度、窗宽和窗位等等,以便得到尽可能真实的图像结构。

表面阴影显示法的操作步骤如下:

1. 选择图像及其数量　原则同多平面重建法。图像的数量的多少需根据不同的情况和要求而定,而并不是越多越好,这点和多平面重建不一样。如想全面地观察整个脏器的情况,则应选取尽可能多的横断面图像;如欲观察脏器某个局部病灶的情况,则不必选取太多的图像,以免在各个方位观察时受到周围其他结构干扰。

2. 选择兴趣区　一般对于局限性病灶的表面阴影显示都要采用兴趣区成像,以便于病变的更好显示和观察。如果临床需要观察的病变范围较大,则不采用兴趣区法,而按原横断面的大小成像。

3. 选择三维成像的分辨率　分辨率一般有256矩阵和512矩阵两种,如果设备容量允许或选取的横断面图像数量较少,应尽可能选用512矩阵,可获得较好的三维图像质量。

4. 选择三维成像的阈值　这是三维成像图像质量好坏的关键,太高或太低的阈值设置都将影响三维显示的效果。

5. 由SSD三维重组软件完成表面阴影显示的三维成像　SSD成像后的显示观察,常采用前面、后面、左侧面、右侧面、顶面和底面进行观察,也可以沿X、Y、Z轴旋转,选择任意角度进行观察。此外,还可运用平面切割,改变光线的投影角度等观察工具,使三维图像显示效果更佳。如果三维图像显示满意,则可将所重建图像存储起来。

**(三)临床应用**

1. 适应证　表面阴影显示可将蕴含在三维容积数据中的物体的表面信息显示出来,使被显示的结构具有立体感、真实感,特别适合空间结构复杂的器官或外形有显著改变的器官显示。如,对颅底各结构的显示,对全身各骨骼外伤后其形态改变的显示。尤其对骨折患者的手术复位和整形患者的手术指导具有重要意义,特别适合粉碎性骨折和颌面部畸形的患者。

2. 影响因素　表面阴影显示采用阈值法成像,图像处理中分割参数(阈值)对图像的准确性影响最大。如果阈值选择太高,可能会造成小管腔的假性狭窄,一些正常的骨骼表面会出现缺损等征象;而阈值选择太低,则图像的噪声会加大,致使靶器官的显示不很清晰。实际工作中,每种脏器的具体阈值也因机器的差异而不同,可以经过反复体会而逐渐获得最佳图像。

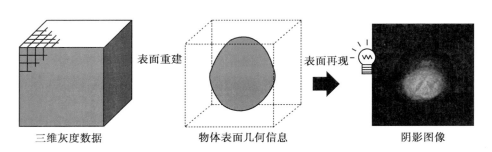

三维灰度数据　　　物体表面几何信息　　　阴影图像

**图6-8　表面阴影显示法成像原理**

　　另外,原始的横断面图像的获取参数也可以直接影响 SSD 的效果。一般地,横断面图像层厚越薄,图像的信噪比越高,所获得的 SSD 图像质量越好。

　　3. 应用评价

　　(1) 表面阴影显示法的优点:①显示的三维图像与实际物体极为相似,符合人的视觉习惯,给人以很强的真实感和立体感。当物体的空间结构复杂时,SSD 具有很大的优点,可以使一些用语言文字难以表达的器官结构,如病变或畸形一目了然。特别是对颅内脑血管瘤的空间位置,SSD 可以提供类似外科手术直视的立体图像。② SSD 只显示物体的表面信息,所需信息量不大,可以在比较普通的工作站上实现实时显示,人机交互操作简单、便捷。可以任意调节光源的方向和亮度以及物体的颜色,进行表面平滑等等。用鼠标就能随意将三维物体进行旋转、放大、平移等操作。③可以沿着物体的三维表面进行长度和角度的测量。在计算机屏幕上可以对三维物体进行模拟手术,仿真切割等操作。

　　(2) 表面阴影显示的缺点:①分割三维物体表面时,分割参数(阈值)的选择对图像结果影响很大,往往需要反复进行,如果阈值选择不当,常常会因部分容积效应的影响,使得图像出现一些类似空洞的假象。②由于只提取了物体的表面信息,故不能测量密度值。③横断面图像中的伪影也会通过 SSD 显示出来,要注意鉴别。

## 四、最大密度投影

### (一)原理

　　最大密度投影(maximum intensity projection,MIP)是利用投影成像原理,将三维数据朝着任意方向进行投影。设想有许多投影线,取每条投影线经过的所有体素中最大的一个体素值,作为投影图像中对应的像素值,这样由所有投影线对应的若干个最大密度的像素所组成的图像就是最大密度投影所产生的图像。图 6-9 示意将一个 3×3×3 的三维图像进行最大密度投影,每条投影线正好穿过一行体素,从这一行体素中取出最大值来显示一个像素。如果在倾斜的方向上投影,投影线就不一定正好从体素中间穿过,这时需要在投影上重新采样,采样点加权累计邻域的体素。

　　实际上,投影是为了把三维信息变成二维图像的方式来表示,最大密度投影就是为了把三维信息中密度最高的结构显示出来 。例如,血管造影中血管的密度高于周围的组织结构,用最大密度投影就

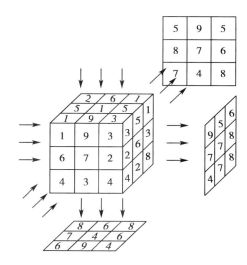

图 6-9　最大密度投影成像原理

可以把密度高的血管勾划出来,低密度的组织结构被去掉,得到类似传统的血管造影的图像效果。在 MIP 重建过程中,可以沿某一轴位作任意旋转、重建,多角度连续观察组织器官的三维解剖结构,了解深层或前后重叠组织的结构关系;同时还可设定一定的旋转角度,使图像自动旋转、重建与保存,然后以电影形式依次再现重建所存储的 MIP 图像,动态观察组织结构的三维解剖关系。如果显示的靶器官为低密度,可以在投影线上取最小值,这样就得到最小密度投影(minimum intensity projection,Min-IP),它多用于显示气管。另外,如果在投影线上取平均值,就称为平均密度投影(average intensity projection,AIP),AIP 的图像类似 X 线平片,分辨率低,应用较少。

　　还有一种局部最大密度投影,其方法是在投影上取其遇到的第一个峰值,作为投影成像的像素值,这样的图像允许物体的低密度边缘能够显示出来,能够区分出前后遮挡关系,对解剖结构内小病灶的显示很有意义。

### (二)显示方法

　　MIP 的显示方法比较简单,通常的显示方位是前后位、上下位和侧位,根据实际需要还可以是任意斜位。通过多角度投影或旋转,可将前后物体影像重叠的 MIP 图像分开显示,也可以在投影前进行分割,去除邻近不需要显示的高密度组织或结构。通常的操作步骤如下:

　　1. 图像及数量的选择　原则上同多平面的重建,一般最少 4 幅图像,最多不超过计算机允许的最多帧数,具体数量的选择需要根据不同的情况和要求而定。

2. 图像预处理　是指通过手工方法或自动、半自动方法将不需要的高密度结构(例如骨骼)去除,也称之为图像编辑。该步骤是 MIP 成像的关键,直接影响结果图像的显示效果。

3. 选择或默认层厚　由 MIP 成像软件自动处理,并进行多方位观察和显示,选择合适的图像存储起来,供摄影所用。

最小密度投影,平均密度投影和局部最大密度投影的操作步骤,与上述最大密度投影类似,不再一一叙述。

(三) 临床应用

1. 适应证　最大密度投影的密度分辨率很高,临床上广泛应用于对高密度组织和结构的显示。

2. 影响因素　最大密度投影的成像质量受很多因素的影响,这其中既有源图像质量的影响因素,也有重建过程中的影响因素。

(1) 源图像质量:所谓源图像,就是指用来作三维重建的原始断面图像,最大密度投影主要是依据投影线上的密度的高低来成像。

(2) 三维重建:有了良好的横断面图像,还需对其进行预处理才能获得良好的 MIP 图像。MIP 图像是投影线上高密度结构的图像,通常用作对血管的显示,但是骨骼也是高密度图像,它会对血管图像产生干扰,必须用预处理方法将其去除。常用的预处理方法有自动编辑和人工编辑,目的是将不需要的高密度结构(例如骨骼和钙化)去掉。

自动编辑的方法很多,如阈值法,兴趣区器官的空间连续法。阈值法是投影前去除钙化和骨骼的方法,设定一个阈值在去除骨和钙化的同时,也会对血管造成影响。如果阈值设置太高,由于部分容积效应,骨结构密度减少,其他的结构也会受影响。降低阈值也可能使血管的显示被压制,有时会表现为血管的假性狭窄甚至完全消失。

兴趣区器官的空间连续法又称扩展阈值法,也用于在 MIP 成像前消除骨和其他高密度的结构。该方法是以空间连续算法和数学形态学为基础,具体是在骨结构层面上,先选择一个“种子点”(seed point),从种子点开始,寻找满足下述两个条件的其他点的容积:①候选点的阈值必须高于预先确定的值;②候选点必须邻近于(三个相同方向中的任何一个)起始点,或者先前被满足的两个条件的一点。通过该算法后“长成”一个包含所需结构的、连接在一起的体素区,这些体素能被“捆绑”(tagged),在 MIP 成像前被设置成一个低值。连续算法的阈值选择很

重要,如果阈值太高,骨的边缘部分不能被捆绑;如果降低阈值,连接受阻,在新阈值以上容积内像素不可能全部被压制。如果连接到这些结构的像素被压制,这种算法可能会较低阈值中的骨结构“泄漏”到邻近的血管,导致骨结构和血管混淆在一起。

有时候用自动编辑的方法难以去除不需要的结构,这时就需要采用人工编辑。人工编辑的方法有包括法和排除法。包括法是通过勾划或其他方法设计一感兴趣区的容积,然后进行 MIP 处理。即这一范围以外的所有体素,在进行 MIP 处理之前设置成一个低值。排除法设计的感兴趣区与 MIP 的处理无关,即该区内的所有体素在进行 MIP 重建前被去除。

包括法或排除法的选择,通常根据实际需要而定。当需要观察的部位较大,欲去的部位较小,则使用排除法较方便。相反,若需要观察的部位较小,则用包括法较方便。这两种方法都需要有解剖学和病理学的相关知识,因为每一幅图像的解剖结构和病理表现不尽相同。

3. 应用评价　最大密度投影的图像主要提供密度信息,是血管造影进行三维重建所采用的主要方法之一。

(1) 最大密度投影的优点:①MIP 图像的像素值可量化,骨结构、钙化、对比剂、软组织和空气,它们的明暗关系显示清楚,且易区别。②最大密度投影的图像较大程度地保留了图像的密度信息,密度的高低在图像上直观地显示了出来。③MIP 的功能实现和操作都较简单,一般工作站都提供这一功能。而且有很多工作站为了进一步简化操作和加快显示速度,还提供一种“移动厚层最大密度投影”(slIDing thick slab MIP,STS—MIP)的功能软件,它的投影方向与观察横断面的方向相同,选出相邻的若干 CT 断层组成一个厚层进行投影,操作者上下移动层面位置,交互式地观察。④可以从不同角度对三维体数据进行旋转 MIP 重建,背景与兴趣组织结构的显示在一定的角度与方位上可以分开,感兴趣的解剖结构显示更为清楚。

(2) 最大密度投影的缺点:①MIP 的血管像在三维图像上似乎有一些阴影的感觉,这主要是由于造影增强血管的边缘受周围软组织部分容积效应的影响,结果血管横断面中心部分是一个高值,边缘部分是一个低值,中心部分的亮度高于边缘部分,产生了阴影的感觉。②血管壁上的钙化是一个较难处理的问题,特别是当钙化围绕血管壁一周时,常常会遮盖

血管的显示。这是因为静脉注射对比剂时,动脉中对比剂的密度比骨和钙化结构的密度要低。③MIP图像虽然可以反映人体结构的密度值,但不能在其图像上测量确定值。因为经过最大密度投影的取值运算,图像中像素值要高于源图像中的像素值。④MIP图像上前后物体的影像互相重叠,高密度的物体会完全遮住低密度的物体,所以有时骨骼会将欲观察的血管遮盖,这时就必须在投影前进行分割,去掉不需要显示的高密度物体。⑤MIP图像前后物体影像的互相重叠,其空间层次不丰富,立体感不强,改进后的局部最大密度投影在一定程度上弥补了这一缺陷。⑥由于MIP图像是取最大值成像,所以不可避免地会丢失一些数据,结果会造成低密度的影像被去掉,而低密度影像往往也包含一些对疾病诊断有用的信息。还可能出现由于采集技术的原因,致使血管周围背景增强大于血管的增强,使血管的远端分支看不见。因此,在评价器官血管的终末分枝或外围血管的狭窄时,应结合多平面重建的图像,方能降低血管狭窄的假阳性率。

## 五、容积再现法

### (一)原理

容积再现法(Volume Rendering Technique,VRT),也称为体积重建法或体绘制法,是近年来可视化图像发展中出现的新的研究热点。它采用一定的体绘制光照模型,直接研究光线通过体数据场时与体素的相互关系,无须构造中间面,体素中的许多细节信息得以保留,能最大限度地再现各体素的空间结构。

容积再现法包括以图像空间为序的体绘制算法和以物体空间为序的体绘制算法两大类。光线跟踪法是最常用的算法,光线跟踪法认为,观察者之所以看到景物是由于光源发出的光照射到物体上的结果,其中一部分到达人眼引起视觉,到达人眼中的光可由物体表面反射而来,也可由表面折射或透射而来。若从光源出发跟踪光线,则只有极少量的光线能到达人的眼中,这样处理的效率很差。因此,可按相反方向跟踪光线,即从人眼到景物方向,当光线到达一个可见的不透明的物体表面时停止跟踪,这种方法能显示可见面,消除隐藏面。若将其与整体光照模型结合起来,考虑其他物体对目标表面的反射、折射、透明和阴影等效果,则可获得极具真实感的图像。

光线跟踪法以显示屏的每个像素作为光源向三维图像发出光线,通过光线和物体的交点来决定所要显示的表面点,并通过一定的光照模型决定像素的灰度。光线跟踪法可以在不构造物体表面几何描述的情况下直接对体数据进行显示,所以容积再现法不需进行表面重建,而直接对体数据所包含的物体进行显示,物体的细微结构和微小变化都可以不同程度地表现出来,而且在计算光线—物体相交时还可以加入一些附加条件,如计算体素的阻光度、颜色和梯度等等。

代表容积再现法特色的是阻光度(opacity),若把体素当作半透明的,阻光度就是体素不透明的程度,取值范围从0到1。0代表完全透明,1代表完全不透明。体素密度值与阻光度之间的映射关系由用户指定,可以是任意的单值曲线。为了便于规范化,常用一个可以调节斜边的梯形(图6-10)来表示。斜边决定了随着体素值的增高,阻光度是渐变的,而不像阈值那么截然的分割,这种调节方法又叫做模糊阈值。体素的颜色也用类似的方法指定。

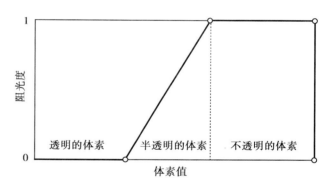

图 6-10　容积再现法显示和阻光度调节方法

梯度是体素值在空间的局部变化率,梯度值大的地方可能存在表面,计算光照时要作反射处理,这时梯度的作用相当于表面阴影显示法中的表面法矢量。体素的密度值有很多级,为了简化数据,在预处理时经常用分类的办法,把体素分成较少的若干类物质(通常是256类),每一类指定了其阻光度和颜色,256类比起分割(相当于2类)来说已经很多了。分类可以出现模糊,容积再现法的这种模糊处理会更加真实地描述物质的空间分布。

光线跟踪法可以简单地描述为:当物体按照指定的方向投影时,假想许多光线从后方穿过半透明的三维数据到达屏幕上,把每一条光线经过的所有体素的阻光度、颜色和梯度进行累计合成,得到最终屏幕上看到的效果。

### (二)显示方法

1. 图像及数量的选择　原则上同MPR法,以符合临床实际需要为准。

2. 兴趣区的选择　若观察局限性病灶,可采用兴趣区成像,以便于更好地观察和显示病变。如果病变范围大或需整体观察,则按原横断面大小成像。

3. 预处理　通过反复调节反映体素值和阻光度之间映射关系的梯形斜边,可以改变体素的阻光度,体素的颜色也可通过类似的方法调节。

4. 显示图像　根据指定的投影方向,VRT 重建处理软件把所有体素的阻光度、颜色和梯度合计成最终的显示图像。

**（三）临床应用**

1. 适应证　VRT 图像可以同时显示人体各结构的空间信息和密度信息,对于肿瘤组织与血管空间关系显示良好。

2. 影响因素　源图像质量的好坏必定会影响 VRT 图像。VRT 对源图像质量的要求与 MIP 类似,同样需要尽可能薄的层厚,良好的信噪比。进行 VRT 成像时,对体素的阻光度、颜色和梯度的调节至关重要。各厂家 VRT 处理软件中都有自带的参考模式,用户也可以将某一个重建好的 VRT 图像存储起来,以便下次对同样器官的重建时可以简化操作,更好地改进图像质量。

3. 应用评价

（1）容积再现法的优点:①VRT 把扫描所得到的三维数据看作是半透明的,这样可以利用全部体素,既可以显示人体的空间结构信息,又可以显示人体的密度信息,相当于吸收了 SSD 和 MIP 两者的长处。密度信息是用阻光度这个参数携带的,在预处理时适当调节阻光度,可以使低密度物体与高密度物体同时显示出来,低密度物体在图像上显示透明,而高密度物体显示不透明。②VRT 图像保留了原图像中的模糊信息,在用其他方法对原图像物体边界难以截然分割时具有很大优势。例如,颅面骨骼中的低密度的薄骨板,在容积再现中会被显示为半透明状态,而不会像表面阴影显示时容易表现为空洞。③VRT 成像无需分割,没有繁琐的手工操作,比其他方法更快做出结果。

（2）容积再现法的缺点:①VRT 图像是直接对体数据进行的显示,没有对物体表面进行任何重建,它不能进行诸如体积和面积等的测量,不能对三维物体进行加工,这是由其模糊性的特性决定的。②光线跟踪法是以体素为操作对象,每个体素都对显示图像产生一定的影响。③运算量非常大,显示速度较慢。

# 六、仿真内镜成像

**（一）原理**

仿真内镜（virtual endoscopy,VE）是随着计算机技术的飞速发展,在医学影像领域出现的新的三维成像方式。内镜是帮助医生观察并检测人体内部器官表面的一种诊断和治疗工具。如胃镜和肠镜等。然而,内镜在使用过程中也存在诸多不便,如给病人带来不适,穿刺损伤以及内镜进入的限制等。医学影像学领域的仿真内镜却克服了上述的一些缺点,以病人无损伤,无不适,内镜进入自由等优点而获得了长足的发展。

仿真内镜用源影像所提供的容积数据,采用仿真技术,模拟三维立体环境,具有强烈的真实感,VE 能够重建出管道器官如胃肠道、呼吸道和大血管等内表面的三维立体图像,并可以模拟纤维内镜的检查方式,所以称为仿真内镜。一般三维重建方法只能重构管腔外表面的解剖结构,如 SSD、VRT 等,而 VE 则可利用以轴位图像为源影像的容积图像,结合特殊的计算机软件功能,即三维表面绘制（surface rendering）和体积绘制（volume rendering）等进行后处理。对空腔器官内表面具有相同像素值范围的部分进行三维重建,再利用计算机的模拟导航技术进行腔内观察,即选择好视点的行进路线,并赋予人工伪色彩和不同的光照强度,由计算机保存一系列的显示结果图像,最后连续回放,即可获得类似纤维内镜行进和转向时,直视观察效果的动态重建图像,见图 6-11。

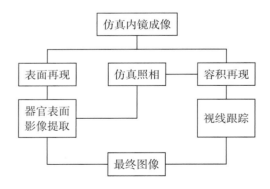

**图 6-11　仿真内镜成像原理**

**（二）显示方法**

VE 成像与其他三维成像方式一样,都是借助以横断面图像为源影像的容积图像来实现的。VE 成像可以分为四步:

1. 数据采集　用于 VE 成像的横断面图像必须

质量良好,选择合适的扫描参数,并对病人的扫描管腔采取一些必要的处理(如做结肠的 VE 成像,须先清洁灌肠和注气)。采集的参数必须预先计划好,如采集的层厚、千伏和毫安秒以及是否采用重叠重建等,都需权衡利弊,既要保证成像的质量,又要不让病人增加额外的射线量。

2. 图像预处理　包括图像分割,确定阈值和调整透明度,赋予人工伪彩,确定管腔行进路线等。①图像分割即选择感兴趣区域(ROI),在每一帧图像上留下 ROI,以用作三维容积再现成像处理,ROI 以外的区域被删除掉。②根据所要观察的结构,给横断面图像上的密度确定一个阈值范围,这样与该阈值相同的体素被标记为同一组织,超出阈值以外的体素则当作等密度物处理。然后调整透明度,使不需要观察的组织的透明度变为 100%,以消除这些影像。而需要观察的组织的透明度变为 0,保留这些图像。

3. 三维再现　用透视投影功能,重建出管道器官内表面的三维图像。让光标进入管腔内后,调整视角和视线方向并逐步深入,可以任意角度观察和在任意部位"漫游"。同时,有横轴位、矢状位和冠状位三个参照图,动态显示光标行进的位置和相应管腔外的解剖结构,以协助定位。

4. VE 显示　利用电影功能将重建出的管道器官内表面的三维图像连续依次回放,获得模拟纤维内镜的观察效果。

(三)临床应用

1. 适应证　仿真内镜可用于观察胃肠道、呼吸道和血管等管道器官的内表面的三维立体结构,对管腔内异物、新生物、钙化及管腔狭窄的显示良好。

2. 影响因素　①采集参数是否合理,直接影响最终的 VE 图像质量。通常采集层厚应尽可能薄,重叠 50% 来重建图像。②采集矩阵越大,则 VE 图像的分辨率越好,对解剖细节的显示越细致,图像质量越好。③图像切割越恰当,图像观察起来越舒适。④阈值和透明度的确定也影响 VE 图像质量。⑤管腔行进路线居中,有利于全景观察管道的内表面。

3. 应用评价　VE 图像第一次实现了以无创方式观察管道器官腔内解剖和病理结构真实图像的愿望,它具有如下优点:①VE 是无创性检查,病人无痛苦;②视点进入不受限制,能从狭窄或梗阻病变的远端观察,甚至可以进入一般内镜无法进入的腔道;③观察时视野开阔,空间方向感强,易于结合三维表面图像定位。

VE 图像也有不足,表现为:①不能观察病灶的真实颜色;②对粘膜病变和扁平病灶不敏感;③图像质量受技术参数和人体运动等多种因素的影响。④不能进行活检。

## 第六节　图像后处理

### 一、降低噪声

噪声(noise)是在成像过程中,微粒子随机产生的空间波动。这些微粒子都是彼此独立的随机分布在被采集的客体中,就像刚下雨时初落在地面上的雨滴是稀疏不均的。信号采集完成后,这些微粒子的信号就不均匀的分布在图像上表现为图像噪声。噪声的大小决定于在一个小区域内不同点之间微粒子的密集程度,噪声从原则上讲是难以消除的。

视频图像中经常会有来自各种电子源的噪声称为电子噪声。组成视频系统的某些电子元件,可能成为电子噪声源,这种噪声处于一种随机电流形式,它的产生通常是设备内热骚动所致。其他的电设备,如电动机和荧光灯,甚至大气中的自然现象,都会产生电子噪声,而被视频系统拾取。当图像信号较弱时,视频系统中呈现的噪声就越显示。大多数视频接收器都有自动增益电路,当出现弱信号时会增大放大倍数,这样就放大了噪声,并使噪声在图像内相当明显。

图像噪声的存在,可使获得的影像不清晰,最重要的是噪声的存在掩盖或降低了图像中的其些特征的可见度。可见度的损失对对比度低的物体尤为明显。如对图像中血管末梢的显示,当噪声增大就降低了客体的可见度。如果成像系统的总对比度传递增强,图像中的噪声就会更为明显。

为了抑制图像噪声,可将图像对比度调低,即低窗位、高窗宽,可使图像的视觉噪声明显降低。另外,可以使用交融单个像素的值与邻近一些像素的值的方法或图像平滑化的方法来减少噪声。再可选择能得到满意图像的成像因素以获得最小的噪声。

图像去噪是一个针对性很强的技术,根据不同应用、不同要求可采取不同的处理方法。采用的方法是综合各学科较先进的成果而成的,如数学、物理学、心理学、生物学、医学、计算机科学、通信理论、信号分析学等等,各学科互相补充、互相渗透使得数字图像去噪技术飞速发展。就目前应用的方法来看,计算机图像去噪处理主要采取两大类方法:一类是空域中的去噪处理,即在图像空间中对图像进行各种去噪处理;另一类是把空域中的图像经过变换,如傅里叶变换、小波变换,变换到频率域,在频率域内进行各种去噪处理,然后再变回图像的空间域,形成去噪处理后的图像。

图像噪声按其来源可分为加性噪声、乘性噪声、量化噪声、椒盐噪声等;按噪声的性质则可分为高斯噪声(白噪声)和脉冲噪声两类。中值滤波是一种非常有效的非线性滤波技术,它能有效地抑制脉冲椒盐噪声,而且对图像边缘也有较好的保护作用,但它对于图像中的高斯噪声的去除效果不佳,并可能对图像的一些尖角、线等细节产生模糊作用。小波理论得到了非常迅速的发展,由于具备良好的时频特性,因而实际应用非常广泛,其中图像的小波阈值去噪方法可以说是众多图像去噪方法的佼佼者。其基本思想是利用图像小波分解后,各个子带图像的不同特性,选取不同的阈值,从而达到较好的去噪目的。

但是,由于小波变换本身是一种线性变换,而国内外的研究大多集中在如何选取一个合适的全局阈值,通过将低于该阈值的小波系数置零同时保持其余的小波系数值不变的方法来降噪,因而大多数方法对于类似于高斯噪声的效果较好,而对于混有脉冲噪声等混合噪声的情形处理效果并不理想,同时,由于线性运算往往还会造成边缘模糊。如果将中值滤波与小波去噪相结合,去除图像中所含的高斯和脉冲噪声的混合噪声,可达到较好的去噪效果。正是在上述的基础上,提出了一种利用中值滤波和小波变换相结合的办法来对混有高斯噪声和脉冲噪声的医学图像进行去噪处理,即首先将含噪图像经过中值滤波波,然后进行小波变换,在小波域内选择中值滤波器和维纳滤波器来滤除噪声,同时根据图像信号和噪声在不同尺度上的统计特性进行阈值选取,并使用软阈值函数对系数进行量化处理实验证明,该方法对于不同噪声都具有较好的降噪性能,并具有较好的视觉效果。

图像降噪是数字图像处理领域的经典问题之一,是信号降噪的一个子类。传统的中值滤波的等降噪方法无法刻划信号的非平稳性和相关性,而这正是图像所必需的。由于小波变换具有良好的时频局部特性,利用小波变换这一数学工具在图像降噪方面得到了广泛的应用。图像噪声可以理解为"妨碍人们感觉器官对所接收的信源信息理解的因素"。目前图像噪声的去除在数字图像处理技术中的重要

性愈加明显,例如,高放大倍数遥感图片的判读,射线图像系统中的噪声去除等都已成为不可缺少的技术。图像噪声其产生的原因可分为外部噪声和内部噪声,根据其统计特性又可分为平稳噪声和非平稳噪声两种。统计特性不随时间变化的噪声称为平稳噪声,统计特性随时间变化的噪声称为非平稳噪声。按噪声和信号之间的关系可分为加性噪声和乘性噪声。

## 二、低通滤波法

对于二维图像,把空间域的图像信号映射到空间频率域上,得到原始图像的傅里叶频谱。图像的高频分量是指图像灰度变化剧烈的部分,图像轮廓是灰度陡然变化的部分,其包含着丰富的空间高频分量,低频分量是指灰度变化平缓的部分。图像经处理后,噪声被含在空间高频分量中,对高频成分加以衰减可以在频域中实现平滑处理。低通滤过即消除高频成分,保留低频成分。平滑技术可以降低噪声,提高图像质量;其缺点是使图像的边缘变得模糊。

## 三、图 像 锐 化

相对灰度变换而言,可有图像锐化角度来改善图像质量,使图像的信息更易于观察。锐化处理可以加强图像轮廓,也是一种常用的图像处理方法。图像边缘滤过是处理像素灰度值变陡的部分,包含着丰富的高频成分,若把此部分突出,使轮廓清晰。高通滤过是利用高通滤过转移函数来衰减图像中低频成分,但不影响高频成分。X散射线,被检者的轻微颤动所致的影像模糊,理论上都可以用高通滤过来改善图像的模糊,其缺点是使噪声成分同时增强。

## 四、窗口技术调节

窗口技术(window technique)是数字图像必须使用的技术,恰当地运用窗口技术对病变性质及范围的判断起着重要的作用。窗口技术通过调节窗宽、窗位完成。人眼检测能力在一幅图像上对暗度的变化约3%,使用了窗口技术后就能使低对比度的病变信号增强,使对比度为5%时也能观察到。

物体对X线吸收衰减不同,形成不同灰阶的图像。窗宽是指显示图像时所选用的灰阶范围,只有在这个范围内的不同数值,才有灰度级变化,超过范围则显示黑色或白色的影像。窗宽的最大范围取决于电子计算机所采用的表示像素浓淡的数值(单位

bit),窗宽的大小直接影响图像的对比度。窗宽小则显示的灰阶范围小,图像对比度强;窗宽较宽时,显示的灰阶范围大,图像对比度差,但影像轮廓光滑,密度均匀,层次丰富。

窗位系指窗宽范围内最大与最小值的平均值,它的数值由这两数值总数除 2 获得。窗位是器官灰度范围的中心,依照目标血管显示的最佳密度值为窗位,再根据对比度的要求,选用适当的窗宽进行图像观察,即可得到比较满意的效果。

## 五、图像兴趣区处理

对图像 ROC 处理常用方法有:

1. 对病灶区进行沟边增强,建立图像轮廓,突出病灶,便于测量及定量诊断。

2. 对病变区进行放大,移位,灰度校准,灰度转换,附加说明。

3. 对病变区域进行加减乘除运算。

4. 对病变区计算,统计如图像密度统计,像素总量,平均密度。标准误差,平均背景密度,比较两个病变区的密度,计算两个 ROI 的密度比率及总像素量的比率,建立病变区的密度,建立病变区直方图和计算直方图密度统计曲线。

5. 建立时间 - 密度曲线。

6. 病变区曲线的处理,可以是单一曲线,也可以是多段曲线,通过四则运算在曲线上不同点赋予相应数值,对曲线进行积分,计算斜率等处理,便于定量分析。

# 第 七 章

# 数字图像显示技术

作为人机对话界面的"显示器"是人们最终获取信息的重要手段,和通过听觉、嗅觉、触觉等感官获取的信息相比,视觉获取的信息占全部信息量的70%以上,而且视觉获取的信息有二维的,还有彩色的。因此,通过视觉获取的信息不仅量大,而且对信息的了解比较深刻和全面,这就是人们常说"眼见为实"、"耳闻不如一见"的道理。现代电子技术的结合,极大地从空间、时间和频段上扩展了人类的视觉能力。

阴极射线管(CRT)是传统的信息显示器件,它显示质量优良、制作和驱动比较简单,有很好的性能价格比,因而50年以来一直在显示领域占有统治地位。但由于它的电压高、有软X线、体积大、笨重、可靠性不高等缺点,现在逐渐被平板显示(flat panel display,FPD)技术取代。平板显示一般是指显示器的厚度小于显示屏对角线尺寸四分之一的显示技术,它使用集成电路,电压低、体积小、信息密度高等特点。

## 第一节 阴极射线管显示器

### 一、基本结构

显像管是一个矩形玻璃屏的真空器件,其构造如图7-1所示,它由电子枪、矩形玻璃屏及管壳组成。电子枪是显像管的重要组成部分,它包括阴极(K)、控制栅极(G)、第一阳极A1、第二阳极A2、第三阳极A3、第四阳极A4以及灯丝,各电极均由相应的管脚引出管外。在矩形玻璃屏上涂有荧光层。管壳外部涂有石墨导电层,它和内导电层之间形成一个500~1000pf的电容,用作高压整流电路的滤波电容,阳极高压插座与内导电层相连接,如图7-1。

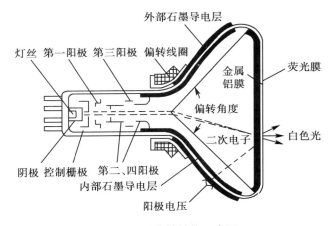

图 7-1 显像管结构示意图

## 二、成像原理

阴极射线管(CRT)显示器是采用电子束扫描的方法,电子枪发出的电子束轰击荧光屏时其能量转换成可见光,偏转电子束在整个荧光屏上扫描形成图像,由电光转换的方式将输出端送来的全电视信号重新还原成一幅显示在荧光屏上的,与被检体密度分布相对应的光学图像供临床诊断或治疗使用。在矩形玻璃屏上涂有荧光层,当从阴极发出的电子束经聚焦和阳极加速后,高速轰击荧光层,荧光粉发光并激发出二次电子,二次电子由涂在管内壁的内导电层吸收,并通过外回路将其释放,它被称为电子束电流。改变阳极电压和电子束电流大小,都会影响屏幕的发光亮度。

荧光粉膜内侧还蒸发一层很薄的铝膜,使荧光粉激发的光只向管外反射,另外铝膜还可保护荧光粉膜不受负离子的冲击而受到损伤。显像管重现图像,是将负极性的视频图像信号加在显像管的阴极上(相当于把正极性的视频图像信号加到控制栅上),视频图像信号大小变化时,电子枪射出的电子束流大小也变化,视频信号小时,电子枪射出的电子束流小;视频信号幅度大时,电子枪射出电子束流大。此电子束流经电子枪系统电子透镜聚焦和加速,再经第四阳极高压的进一步加速,电子束强力轰击荧光屏,这样就可以在荧光屏上得到随着视频图像信号内容而变化的明暗不同的亮暗点。中套是显像管颈上的偏转线圈组件,在同步同相扫描偏转电流的作用下,受图像信号调制的电子束流,在水平和垂直偏转磁场的作用下,从左到右,从上到下做有规律的扫描运动,于是在荧光屏上就可以重现图像。完成这些工作是在同步和扫描控制电路的严格控制下实现的。CRT 显示器在图像层次、清晰度分辨力、几何失真、惰性、图像稳定性等指标是良好的。

## 第二节　液晶显示器

### 一、概　　述

液晶显示(LCD)是利用液态晶体的光学向异性的的特性,在电场作用下,对外照光进行调制而实现信息显示的一种显示技术。液晶是液态晶体的简称,最早报告发现液晶的是奥地利植物学家 F.Reinitzer,1888 年他在研究植物生理作用时,加热一种有机化合物晶体,晶体溶化了,但得到的是一种浑浊不透明的液体,它具有流动性,和像晶体那样的各向异性。继续升高温度,这种液体变透明了,各向异性的特征也消失了,变成了普通的液体。人们把一种既有液体的流动性,又有晶体的各向异性特征的物质状态称为液态晶体。液晶可分为两大类:溶致液晶和热致液晶。前者要溶解在一定的溶剂中才呈液晶性,后者则要在一定温度范围内才呈液晶性。人体内就存在多种溶致液晶,作为显示应用的则是热致液晶。

显示用的液晶都是一些有机化合物,分子量一般在 200~500 范围内。液晶分子的形状呈棒状,宽约十分之几纳米,长约数纳米,分子长度约为宽度的 4~8 倍。棒状分子的基本结构如图 7-2 所示。

图中的 X,包括两个苯环在内,称为中央基团,Y 和 $Y^1$ 称为末端基团。液晶的各种物理、化学性质完全由这些基团所决定。因此,可以通过改变分子

$$Y - \bigcirc - X - \bigcirc - Y'$$

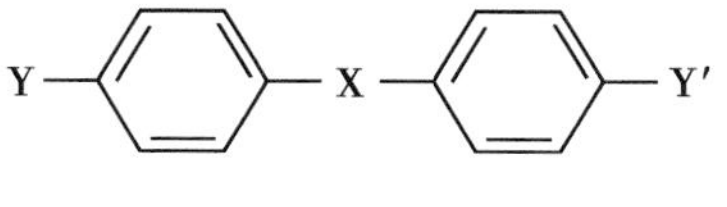

**图 7-2　液晶分子的基本结构**

中某个基团的种类来改善液晶的性质。作为显示应用的液晶,单一的液晶材料,即单质液晶,无法满足显示器在阈值电压、响应速度、多路驱动能力和工作温度范围等方面的要求。显示器件实际使用的液晶材料都是多种单质液晶的混合体,有计算机终端显示的液晶材料达 20 种以上的单质液晶混合而成,如图 7-3。

液晶分子由于含有极性基因,分子间相互吸引并按一定的规律有序排列。按照液晶分子排列的不同,可分为 3 种类型,如图 7-3 所示。①近晶相,棒状分子按分子长轴方向互相平行,分层排列,分子只能在层内转动或滑动,不能在层间移动。②向列相,棒状分子按分子长轴方向互相平行交错排列,分子可以转动,上下滑动,流动性较好,是显示器的主要类型。③胆甾相,棒状分子分层排列,但长轴与层的平面平行,且二层分子的取向旋转一定角度。旋转 360° 的层间距离称为螺距,胆甾相液晶的反射光波长与它的螺矩有关,温度改变时螺距发生变化,它的颜色就发生变化。

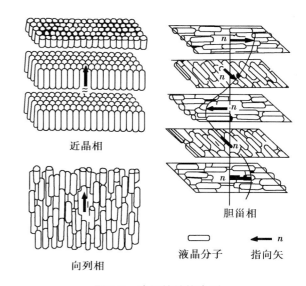

近晶相

向列相

胆甾相

液晶分子　　指向矢　$n$

**图 7-3　液晶的结构类型**

值得注意的是,用作显示应用的热致液晶仅在一定的温度下到 $T_2$ 范围内呈现液晶特性,此时为浑浊不透明状态。低于温度 $T_1$ 就变成固态(晶态),称 $T_1$ 为液晶的熔点;高于温度 $T_2$ 就变成清澈透明各向同性的液态,称 $T_2$ 为液晶的清亮点,如图 7-4 所示。LCD 能工作的极限温度范围基本上由 $T_1$ 和 $T_2$ 确定。

液晶分子棒状结构的特性使得沿分子长轴方向光的折射率和长轴垂直方向的折射率并不相等,它的误差就是液晶折射率的各向异性。折射率的各

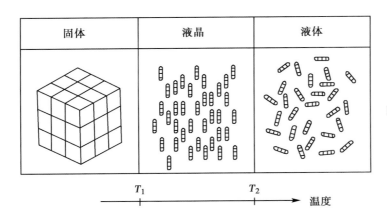

图7-4 热致液晶的温度范围

向异性产生入射光的双折射,导致入射偏振光的偏振状态和偏振方向发生变化。从电的角度讲,液晶分子中含有极性基团,使分子具有极性。如果分子的偶极矩方向与分子长轴平行,这种液晶称为正性液晶;如果偶极矩方向与分子长轴垂直,称为负性液晶。在电场的作用下,偶极矩要按电场的方向取向,使分子原有的排列方式受到破坏,从而使液晶的光学性能变化,如原来是透光的变成不透光或相反,人们把这种因外加电场的作用导致液晶光学性能发生变化的现象称为液晶的电光效应。

为了利用液晶分子的光学各向异性来实现信息显示,人们往往设计各种液晶分子的排列模式。为了使这些排列模式均匀和长期稳定地予以保持,液晶分子在边界处,也就是在玻璃基板表面的稳定排列具有重要意义。一般对液晶盒基板内表面进行特定的处理,使基板表面形成一个约束液晶分子取向的值阱。

液晶显示器有如下特点:①显示器件仅2mm的薄形器件,还可以制作在塑料基板上,做成可弯曲、不怕撞击的器件。②工作电压仅数伏,可直接用CMOS电距驱动,电子线路小形化。③微功耗,显示板本身每平方厘米功耗仅数十微瓦,采用背光源也仅10mW/cm²左右,可用干电池供电。④由于LCD依靠调制外照光工作,越是明亮的场合越清楚,甚至在阳光直射下都能清晰阅读。⑤采用彩色滤色器,LCD易于实现彩色显示。⑥采用有源矩阵液晶显示(AM-LCD),可实现对比度高、灰度等极丰富的高质量显示。现有的AM-LCD的显示质量已经赶上,甚至超过CRT(阴极射线管)的显示质量。但是,液晶显示视角较小,工艺较复杂、低温时响应速度较慢。

## 二、扭曲向列型液晶显示器

### (一)扭曲向列型液晶盒和扭曲效应

在两块带有氧化铟锡(ITO)透明导电电极的玻璃基板上涂上称为取向层的聚酰亚胺聚合物薄膜,用摩擦的方法在表面形成方向一致的微细沟槽,在保证两块基板上沟槽方向正交的条件下,将两块基板密封成间隙为几个微米的液晶盒,用真空压注法灌入正性向列相液晶并加以密封,在液晶盒玻璃基板表面粘贴上线偏振片,使起偏振片的偏振轴与该其片的摩擦方向一致或垂直,并使减振片与起偏振片的偏振轴相互正交或平行,这就构成最简单的向列型液晶盒,如图7-5所示。

与取向表面接触的液晶分子在物理力的作用下沿沟槽排列,由于上下基板上取向层沟槽方向正

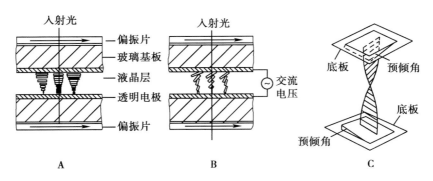

图7-5 TN-LCD的结构和扭曲效应的分子排列
A. 无电场状态;B. 有电场状态;C. 无电场状态下扭曲效应的分子排列

交,无电场作用时使液晶分子以上到下扭曲 90°,如图 7-5A 所示。入射光通过起偏振片变成线偏振光,在通过整个液晶层时,偏振方向也随着液晶分子长轴旋转了 90°,这就是 TN 液晶的旋光特性。此时,如果出射处的检偏振片的方向与起偏片平行粘贴,旋转过 90°的偏振光被阻挡,因而无光输出呈暗态,如图 7-5B 所示。在有电场作用时,如果电场大于阈值场强,除了与内表面接触的液晶分子仍沿基板表面平行排列外,液晶盒内各层的液晶分子都沿电场取向成垂直排列状态,此时通过液晶层的偏振光偏振方向不变,检偏振片呈亮态,如图 7-5B 所示,这样就实现了黑底白字显示,称为负显示。同样,如果将起偏振片和检偏振片的偏振轴相互正交粘贴,则可实现白底黑字,称为正显示。TN 液晶分子从原来平行于基板扭曲 90°的排列方式,在电场作用下转变成垂直于基板的排列方式,从而对线偏振光调制而实现显示的现象,称为 TN 液晶的扭曲效应。

**(二) TN-LCD 的特性**

电光特性是 TLCD 的重要特性曲线,如图 7-6 所示。

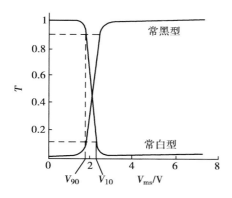

图 7-6　TN-LCD 的电光特性

纵坐标表示透射率,横坐标 $V_{ms}$ 表示加在液晶盒上的电压均方根值,即有效值。电光曲线在阈值电压以上的陡度是一个重要特性,它将决定器件的多路驱动能力和灰度性能。陡度越大,多路驱动能力越强,但灰度性能下降,反之亦然。

1. 阈值电压　阈值电压 $V_{th}$ 定义为透射率为器件最大透射率的 90%(对常白型)或 10%(对常黑型)所相应的电压有效值,一般用 $V_{90}$ 和 $V_{10}$ 表示。$V_{th}$ 是个和液晶材料有关的参数,对于 TN-LCD,大约在 1~2V 之间。

2. 对比度和视角　LCD 的对比度是在恒定环境照明条件下显示部分亮态与暗态的亮度之比。由于偏离显示板法线方向不同角入射到液晶盒的光

遇到不同的液晶分子排列形态,造成有效光学延迟量的不同,因此不同视角下对比度就不同,这是 LCD 的一个特点。在严重的情况下甚至可能出现暗态的透射率超过亮态透射率的情况,即对比度反转。早期的 TN-LCD 视角范围较小,一般对比度大于 3 的视角范围垂直方向仅 –10°~+30°,水平方向仅 –40°~+40°。近期产品的视角有较大改善,两个方向都可做到 ±70° 左右,可以与 CRT 的视角相当。

3. 响应速度　LCD 的响应时间通常用它的上升时间 $t_r$ 和下降时间 $t_f$ 和 $(t_r+t_f)$ 来衡量,如图 7-7 所示。

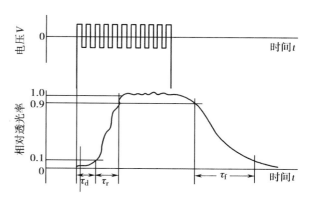

图 7-7　TN-LCD 的响应速度

一般情况,下降时间要大于上升时间,随着温度的下降,液晶变得更黏稠,低温时响应速度明显下降,普通 TN-LCD 的响应时间在 80ms 左右。

**(三) TN-LCD 的驱动**

LCD 驱动有以下特点:①直流电压会使液晶材料发生不可逆的电化学反应,缩短使用寿命,因此必须用交流驱动,同时防止交流波形的不对称产生直流分量。②频率低于数千赫时,LCD 的透射率只与驱动电压的方均根值有关,与电压波形和和峰值无关。③驱动时 LCD 像素是一个无极性的容性负载。

矩阵式电极一般用矩阵寻址驱动,它可显示数字、字母、中文图表、曲线和图像。把 TN-LCD 上的 ITO 电极做成条状图像,并互相正交,就构成简单矩阵(或称无源矩阵)型 TN-LCD。行、列电极交叉点为显示单元,称为像素。这种排列成矩阵的像素通常采用矩阵寻址方法,即按时间顺序逐一给各行电极施加选通电压,即扫描电压,选到某一行时各列电极同时施加相应于该信号电压,行电极选通一遍,就显示出一帧信息,设行电极数为 N,每一行通过的时间只有一帧时间的 1/N,即为该矩阵寻址的占空比。占位比越小,每行在一帧时间内实际显示的时间所

占的比例越小。

矩阵寻址法给实现大信息容量的显示找到了方便、经济的路径,但同时也带来了不可忽视的串扰问题。以 2×2 简单的矩阵为例,如图 7-8 所示。

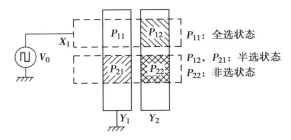

图 7-8　2×2 矩阵串扰产生示意图

设行电极 X,选通加上电压 $V_0$,列电极 $Y_1$ 加上信号电压 $V_0$(接地),其他电极如 $X_2Y_2$ 未加电压,呈悬浮状态。此像素 $P_{11}$ 上的电压 $V_0$,若 $V_0>V_{th}$,$P_{11}$ 处亮态,$P_{12}$ 和 $P_{21}$ 上虽未选,也仍有电压,称为半选状态,$P_{22}$ 上未加电压,为非选态。$P_{12}$-$P_{22}$-$P_{21}$ 可考虑为串联回路,其上加有电压 $V_0$。若 $V_0$ 足够高,$P_{12}$、$P_{21}$ 上的分压也可大于 $V_{th}$,这些半选像素也会发亮,这种现象称为串扰。产生串扰的原因是液晶像素的双向导通特性,外加电压只根据阻抗大小分配电压,这样即使只在一个像素加上电压,矩阵上所有像素都会由于矩阵网络的交叉耦合而分摊到一定数值的电压,因此串扰也称交叉效应。

采用偏压法可以在一定程度上减少串扰的影响,方法是不让非选的行电极悬浮,而是让它加上 $V_0/b$ 的电压,其中 $V_0$ 是被选电极所加电压,b 是偏压比。经过计算可以得知最佳偏压比的数值和矩阵的行数 N 有关,若 $b=N^{1/2}+1$,则相应的串扰最小,称此时的 b 为最佳偏压比。

## 三、超扭曲向列型液晶显示器

### (一) 超扭曲向列型液晶显示(STN-LCD)液晶盒

TN-LCD 的电光特性不陡,因串扰引起的被选点和非选点电压之差减小,产生的透射率之差不大,因此对比度高,在扫描行数增加时更甚。如果提高电光特性的陡度,同样的电压差可产生更大的透射率变化,或者维持透射率差不变,仅要求较小的电压差就可实现,则允许的扫描行数就可以增大,如图 7-9 所示。

实验发现,把液晶分子的扭曲从 90° 增加到 180°~270°,可大大提高电光特性的陡度,如图 7-10 所示。

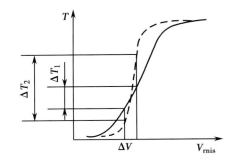

图 7-9　电光特性的陡度增加的透射率变化

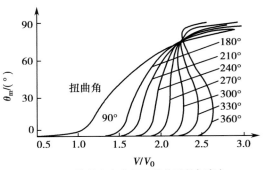

($\theta_m$:液晶盒中央的液晶分子的倾角)
(V:施加电压,$V_0$:弗雷德利克变形的阈值)

图 7-10　不同扭角下晶分子的倾角与所加电压的关系

图 7-10 显示一组不同扭曲角下液晶盒中央平面上液晶分子的倾角和电压的关系曲线,它的形状就是电光曲线的形状。可以看出,曲线的陡峭程度随扭曲角的增加而增加,当扭曲角为 270° 时斜率达到无穷大。扭曲角在 180°~240° 范围内的液晶显示称为超扭曲向列型液晶显示。

### (二) STN-LCD 的工作原理

STN-LCD 的工作利用了超扭曲和双折射两个效应,其简单的工作原理如图 7-11 所示。

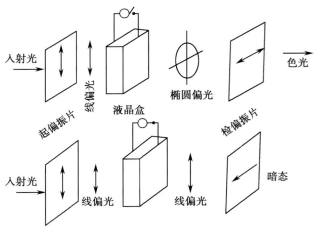

图 7-11　STN-LCD 工作原理图

加上电压时通过液晶盒输出的是线偏振光,如果它和检偏振片的方向垂直,则显示暗态。不加电压时液晶盒输出的是椭圆偏振光,经过检偏振后呈现一定的色光。扭曲角增大以后,STN-LCD 的多路驱动能力大大增强,最大驱动行数可达 480 行,若采用双重矩阵可达 960 行,完全实现了计算机大容量信息显示。

## 四、二端有源矩阵液晶显示器

### (一)有源矩阵

STN-LCD 在增大扭曲角后,电光特性的陡度提高,多路驱动能力也随之增强,但是它仍是一个简单矩阵,没有从根本上摆脱因液晶像素双向导电引起的串扰,也没有解决因扫描行数增加,占空间下降所带来的显示质量劣化。解决这个问题的方法是在每个像素上串接一个有源矩阵(AM),串接有源器件后,液晶像素不再具有双向导电的特性,从而使电压在矩阵阻抗电路上的分配引起的串扰得以克服。依靠存储电容的帮助,液晶像素二端的电压可在一帧时间内保持不变,从而使占空比提高到接近 1,这就从原理上消除了扫描行数增加时对比度降低的矛盾,从而可获得较好的显示质量。

从像素上所加的有源器件的类型,有源矩阵可分为二端型和三端型,前者是二极管阵列,后者以薄膜晶体管(TFT)阵列为主。

### (二)二端有源矩阵

二端有源矩阵液晶显示的结构、等效电路如图 7-12 所示。

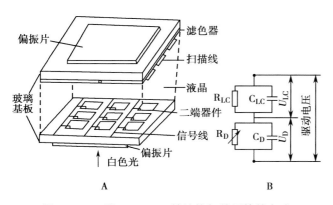

**图 7-12　二端 AM-LCD 的结构与单元等效电路**

它在每个像素回路中串入了一个二端器件,$C_D$ 和 $R_D$ 分别是它的等效电容和等效电阻,要求二端器件有正反向对称的非线性伏安特性,且 $C_D$ 比液晶单元的等效电容 $C_{LC}$ 小很多。当扫描电压和信号同时

作用到像素单元时,由于二端器件处于断态(OFF),其等效电阻 $R_D$ 很大,且 $C_D \ll C_{LC}$,电压主要降在 $C_D$ 上。当此电压大于二端器件的阈值电压时,二端器件进入通态(ON),$R_D$ 迅速减小,大的通态电流对 $C_{LS}$ 充电,一旦 $C_{LS}$ 上充电电压的均方根值 $V_{ms}$ 大于液晶的阈值电压 $V_{th}$ 时,该单元显示。当扫描移到下一行时,原来单元上的外加电压消失,二端器件恢复到断态,$R_D$ 很大,接近开路,这时 $C_{LS}$ 上充的信号电荷只能通过 $R_{LC}$ 缓慢放电。如果设计得当,可使此放电在此后一帧时间内还维持 $V_{ms} \geq V_{th}$,因而该液晶单元不光在选址期内,而且在以后的一帧时间内都保持显示状态,这就消除了简单矩阵随着占空比的下降而引起对比度下降的弊病。

## 五、三端有源矩阵液晶显示器

### (一)三端有源矩阵的结构和工作原理

三端 AM-LCD 的结构和等效电路如图 7-13 所示。

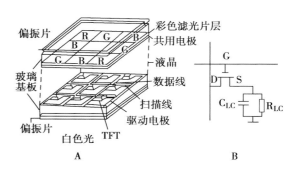

**图 7-13　三端 AM-LCD 的结构与单元等效电路**
A. 三端器件 AM-LCD;B. 单元等效电路

每个像素上都串入一个三端器件,这个三端器件是 MOS 场效应管或 TFT。它的栅极 G 接扫描电压,漏极 D 接信号电压,源极 S 接 ITO(像素电极),与液晶像素串联。液晶像素可以等效为一个电阻 $R_{LC}$ 和一个电容 $C_{LC}$ 的并联。当扫描脉冲加到 G 上时,使 D-S 导通,器件导通电阻很小,信号电压产生大的通态电流 Ion 并对 $C_{LS}$ 充电,很快充到信号电压数值。一旦 $C_{LC}$ 上的充电电压 $V_{ms}$ 值大于液晶像素的阈值电压 $V_{th}$ 时,该像素产生显示。当扫描电压移到下一行时,单元上的栅压消失,D-S 断开,器件断态电阻很大,$C_{LS}$ 的电压只能通过 $R_{LC}$ 缓慢放电。只要选择电阻率很高的液晶材料,可维持此后的一帧时间内 $C_{LC}$ 上的电压始终大于 $V_{th}$,使该单元像素在一帧时间内都在显示,这就是所谓的存储效应。存储效应使 TFT-LCD 的占空比为 1:1,不管扫描行数增加多少,都可以得到对比度很高的显示质量。由此可

见,三端 AM-LCD 的工作原理与二端 AM-LCD 基本相同,只是由于 TFT 这类三端器件性能更加优越,它的通态电流 $I_{on}$ 更大,断态电流 $I_{off}$ 更小,开关特性的非线性更陡,因而其显示性能也更好,现在用非晶硅(a-si)TFT 制作的液晶显示器图像质量可与 CRT 媲美。

以 TFT 本身结构而言,可分为底栅式和顶栅式两种,如图 7-14 所示。

顶栅结构中 a-si 层易受玻璃基片中 Na+ 的沾污,且 I-S 界面态度较大。而底栅结构由于隔了一个 I 层,a-si 层的 Na+ 沾污较少,因而在 a-si、TFT-LCD 中被广泛采用。顶栅结构在多晶硅,即 p-si、TFT-LCD 中经常被采用。

### (二) 几种不同材料的 TFT

A-si,p-si,单晶硅(X-si)和 Cdse 都可以用作制作 TFT 的材料,但它们的性能各不相同。如表 7-1 所示。

Cdse 低温成膜容易,迁移率高,驱动电路可与 TFT 矩阵一体化,但由于稳定性和可靠性难解决,至今仍未获得实际应用;X-siTFT 的制作先在单晶硅片上用标准集成电路加工技术制作 TFT 矩阵和驱动电路,然后除去硅衬底,在玻璃基板上制作 LCD。此法制作的 TFT 矩阵面积不易做大,目前缺陷率还较高;p-siTFT 的迁移率比较高,TFT 矩阵和驱动电路可一起集成,由于 p-si TFT 的几何尺寸可以做得很小,矩阵的开口较大,所以它首先用来制作尺寸较小的要求透射率较大的投影用 TFT-LCD,目前已有较多的产品问世;a-si TFT 是目前技术最成熟,生产规模最大的薄膜晶体管类型,由于它可以用低温工艺制作,因此可以用廉价的玻璃作为基板。它具有适中的迁移率,保证 TFT 可以在视频下工作。加上对 a-si 的研究较有基础,a-si 的工艺也相对成熟,因此在很短时间内就达到了实用阶段,成了彩色液晶显示的主流技术。

### (三) a-si TFT-LCD 的工艺流程和生产技术

一种底栅结构 a-si TFT 简化的工艺流程如图 7-15 所示。

其液晶盒和 TN LCD 类似,只是面积大,精度高,环境要求严,因此设备体系与 TN-LCD 完全不同,自动化程度要高几个量级。从图上可以看到 TFT 矩阵的制作工艺是在玻璃基板上大面积成膜技术,类似于制造大规模集成电路的微米级光刻技术的结合。它的特点是:①有源层为 a-si,而不是单晶 si。②基板为非晶的玻璃,而不是单晶 si 片。③微细加工精度只需 $2\sim3\mu m$。④基板尺寸大,对角线要达到几十到几百毫米。⑤要求整个显示面积

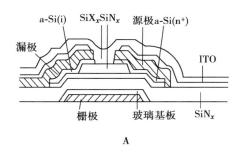
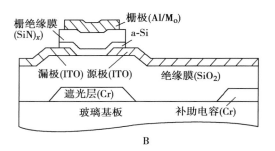

图 7-14　TFT 结构

A. TFT 的底栅结构;B. 顶栅结构

表 7-1　几种不同材料 TFT 的比较

| | a-si | p-si | Cdse |
| --- | --- | --- | --- |
| 迁移率/(cm$^2$v.s) | 0.5~1.0 | 25~100 | 100~450 |
| TFTON 电流(A) | $10^{12}\sim10^{15}$ | 10~11 | $10^{12}\sim10^{14}$ |
| TFTON 电流(A) | $10^{-8}$ | $10^{-7}\sim10^{-6}$ | $10^{-5}$ |
| 工艺温度(℃) | 300 | >450 | 300 |
| 光敏性 | 受光照影响大 | 受光照影响小 | 受光照影响小 |
| 工艺稳定性 | 好 | 好 | 差 |
| 集成性 | 不适于驱动全集成 | 可驱动全集成 | 可驱动全集成 |

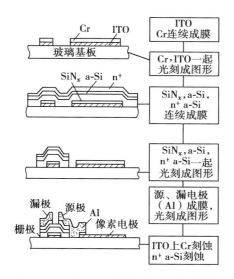

图 7-15 a-Si TFT 矩阵简化的工艺流程

上只存在几个孤立的缺陷,大面积上均匀一致,从而导致了一个新的技术概念,即巨微电子学(giant microelectronics)。为了适应 a-si TFT-LCD 的技术特点,已经开发了整套精度自动化加工设备,配以自动化在线检测设备和激光修复技术以及高洁净度的工作环境,TFT-LCD 的规模生产已经获得了很大的成功。目前 TFT 矩阵板的成品率已可大于 90%,TFT-LCD 的成品率可以大于 85%。

## 第三节　等离子体显示器

### 一、概　述

等离子体显示板(plasma display panel,PDP)是利用惰性气体在一定电压的作用下产生气体放电,形成等离子体,直接发射可见光,或者发射真空紫外线,进而激发光致发光荧光粉而发射可见光的一种主动发光型平板显示器件。20 世纪 60 年代美国伊利诺伊大学的 D.L.Bitzer 教授发明了交流等离子体显示板,进入 90 年代 PDP 技术迅速发展,实现了彩色 PDP 的批量生产,其主要性能指标达到 CRT 水平。

PDP 按驱动电压分,有交流等离子体显示板(AC-PDP)和直流等离子体显示板(DC-PDP)二种。AC-PDP 因其光电和环境性能优异,是 PDP 技术的主流。

PDP 具有以下特点:①主动发光,彩色 PDP 可实现全色显示。②伏安特性非线性强,单色 PDP 产品已实现选址 2048 行,彩色 PDP 已实现选址 1024 行。③具有固有的存储特性,显示占空比为 1,可实现高亮度显示。④视角大,可达 160°,与 CRT 相当。⑤响应快,单色 PDP 达微秒量级。⑥寿命长,单色 PDP 达数十万小时,彩色 PDP 也达 3 万小时。

### 二、气体放电机制

如图 7-16 所示,一个装有平板电极的充气二极管内充入惰性气体。(如氖 Ne+0.1% 氩 Ar)后把二电极接入电路,从零开始增加电源电压,然后减小限流电阻,就得到如图 7-16 的伏安特性曲线。

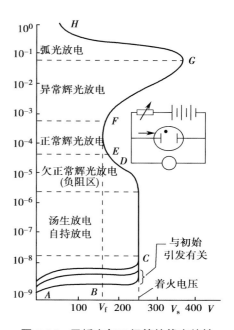

图 7-16 平板充气二极管的伏安特性

按放电形式的不同其曲线可划分为不同的部分,电压从零开始增加时,由于宇宙射线、放射性等外界因素的催离作用,电流随之增加并趋于饱和,达到 C 点后气体被击穿,变成不稳定的自持发电,并开始发光,称此时的电压为着火电压 $v_f$。与此同时电压迅速下降,经负阻区 DE 迅速到达稳定的自持放电 EF,称 EF 段为正常辉光放电区,EF 段相应的电压为维持电压 Vs。进一步增高电压,放电就进入异常辉光放电和弧光放电区域,这些区域放电流较大,产生强烈的阴极溅射,且不易控制,因此实用的 PDP 都工作在正常辉光放电区。此区域内放电稳定,放电电流较小、功率小,并且有足够的亮度。伏安特性表明,平板充气二极管具有极强的非线性。

气体放电是气体中带电粒子不断增殖的过程。在电场的作用下由外界催离作用产生或前一次放电残留下来的原始电子在向阳极飞行的过程中,以外电场得到能量而加速,以至功能超过气体分子的电离能(对 Ne 原子,其电离能为 21.5ev)。碰撞中性的气体原子,使其电离并使自由电子增殖,如此反复,形成雪崩,即着火放电。整个过程中自由电子是必不可少的,为了产生稳定可靠的放电,在实际器件常设有专门的结构提供稳定的初电子来源,称为引火装置。

气体的发光过程是处于激发态的气体分子的电子跃迁回基态所产生的辐射。对于 Ne 原子而言,是从 $2P_1$ 能级向 $1S_2$ 能级的跃迁,发射 582nm 的橙红色光线。对于 Xe 原子而言,是 6S 能级向 5P 能级的跃迁,发射出 147nm 的真空紫外线。

气体的着火电压是气压 P 和电极间距 d 乘积的函数,特定的气体都有一相应的 P·d 值,对应的着火电压最低。实验表明,在给定的气体中掺入少量杂质气体,如果杂质气体的电离能小于给定气体的亚稳能级,就会使混合气体的着火电压低于单一气体的着火电压,这种现象称为潘宁(Penning)效应。在等离子显示板中,常用潘宁效应来降低着火电压,如在 Ne 中掺 Ar,在 He 气中掺 Xe 等。

影响单元着火电压的因素还有电极材料和它们的表面状况,如果电极表面的二次发射系数较高,有利于繁流的产生和维持,因而着火电压可以降低。初始电子的引火效应对于电压也有明显影响,引火装置的采用可导入浓度较高的初始电子,从而降低着火电压。放电单元发光区域和发光强度随空间的分布如图 7-17 所示。

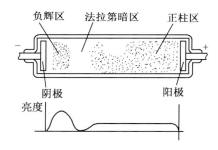

**图 7-17　放电单元的发光区和光强的空间分布**

负辉区的发光紧靠阴极,而且发光较强。PDP 由于放电间隙小,正是利用负辉区的发光来实现显示的。

## 三、单色等离子显示器

### (一)基本结构

单色 PDP 是利用 Ne-Ar 混合气体在一定电压作用下产生气体放电,直接发射出 582nm 橙色光而制作的平板显示器。可分为直流(DC)和交流(AC)

两种。AC-PDP 用电容限流,其电极通过介质薄层以电容的形式耦合到气隙上,因只能在交流状态工作,无电极溅射,寿命长。具有存储特性,亮度高,是目前等离子体显示技术的主要发展方向。单色 AC-PDP 典型结构如图 7-18 所示。

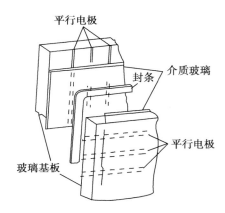

**图 7-18　单色 AC-PDP 的典型结构**

AC-PDP 是由上下两块平板玻璃封接而成。基板内表面分别用溅射法制作金属薄膜,然后用光刻制作一组相互平行的金属电极,如 Cr-Cu-Cr 或 A 等,再用厚膜印刷或真空蒸发法在电极上覆盖一层透明介质层,如玻璃介质或 Sio,然后在其表面再制一层很薄的 Mgo 保护层。该薄层具有较高的二次发射系数,既可降低器件的工作电压,又可耐离子的轰击,提高器件的工作寿命。将两块基板以电极呈空间正交相对而置,中间填以隔子形成约 $100\mu m$ 左右的均匀间隔,四周用低熔点玻璃封接。排气后充入一定压强的 Ne-Ar 混合气体,即成显示器件。

### (二)AC-PDP 工作原理

AC-PDP 工作时,所有行、列电极之间都加上交变的维持电压脉冲,其幅值不足引燃单元放电,但能维持已有的放电,此时各行、列电极交点形成的像素均未放电发光。如果在被选单元相对应的一对电极间叠加一个中等脉冲,如图 7-19 所示。

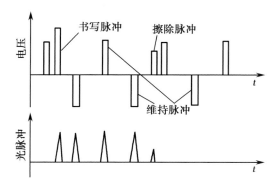

**图 7-19　AC-PDP 的维持书写和擦除脉冲工作方式**

若幅度超过着火电压,则该单元产生放电而发光。放电所产生的电子和正离子在电场的作用下分别向瞬时阳极和瞬时阴极运动,并积累于各自的介质表面成为壁电荷,壁电荷产生的电场与外加电场方向相反,经几百纳秒后其合成电场已不足以维持放电,放电终止,发光呈一光脉冲。维持电压转至下半周期时极性相反,外加电场与上次壁电荷所产生的电场变为同向迭加,不必再加书写等脉冲,靠维持电压脉冲就可引起再次放电,亦即只要加入一个中等脉冲,就可使单元从熄灭转入放电,并继续维持下去。如要停止已放电单元放电,可在维持脉冲前加入一个擦除脉冲,它产生一个弱放电,抵消原来存在介质表面的电荷,却不产生足够的新的壁电荷,维持电压倒向后没有足够的壁电荷电场与之相加,放电就不能继续发生,转入熄火状态。所以,AC-PDP的像素在书写脉冲和擦除脉冲的作用下分别进入放电和熄灭状态以后,仅在维持脉冲作用下就能保持原有的放电和熄灭状态,直到下次改写的脉冲到来为止,不必像CRT那样每帧必须予以刷新,这就是AC-PDP固有"记忆"或"存储"特性。

一个单元着火电压与熄火电压之差,表示该单元的存储范围,显然它与介质上积累的壁电荷的量直接有关。存储容限越大,性能越好,工作越稳定。

### (三)AC-PDP的驱动原理

单色AC-PDP驱动原理如图7-20所示。

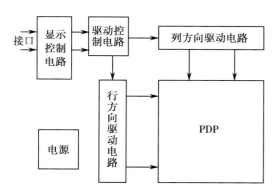

**图7-20 单色AC-PDP驱动电路原理框图**

它由驱动电路、显示控制电路和电源三部分组成。X、Y方向驱动电路可采用专用集成块,在控制电路的控制下产生PDP所需要的维持、书写和擦除脉冲。利用AC-PDP固有存储性可以不采用映象存储器,以简化电路。显示控制电路以单片微处理器为核心,在系统软件的协调下,提供驱动控制电路所需要的各种信号。电源部分提供整个终端所需的多组电压,并根据驱动控制电路提供的信号产生一个合适的复合波形作为显示屏的浮地信号。

## 四、彩色等离子体显示器

用He-Xe混合气体放电时产生不可见的147nm真空紫外线(VUV),再使VUV激发相应的三基激发相应的三基色光致发荧光粉发出可见光而达到显示的目的。这种方法的发光效率取决于VUV的发光效率、荧光粉及它们之间的耦合。现在批量生产的彩色PDP就是采用这种方式。

目前处于实用的彩色PDP主要有,表面放电式、对向放电式以及脉冲存储式。前两种类型的原理结构如图7-21所示。

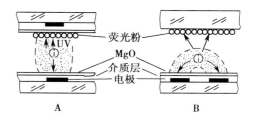

**图7-21 两种实用的彩色PDP原理性单元结构示意图**
A. 对向放电式AC-PDP;B. 表面放电式AC-PDP

对向放电式AC-PDP也称双基板结构AC-PDP,其结构和单色AC-PDP基本相同,如图10-22(a)所示。两个电极分别制作在上下块基板上呈空间正交,电极上覆盖介质层和Mgo保护层后,在一块板上涂覆盖荧光粉。这种器件的工作方式也和单色AC-PDP相似,选址和维持都用同一对电极。这种结构的主要据点是荧光粉处在放电的等离子区内,它受到正离子的轰击,容易受到损伤,甚至分解而导致发光亮度下降,因此寿命相对较短。但可在荧光颗粒外层包一层耐离子轰击的薄膜,这层包膜必须对VUV有良好的透射率,以不降低器件的发光效率。对向放电式彩色AC-PDP实用化结构如图7-22所示,它沿用了单色AC-PDP的基本结构。

不同之处是在前基板上增加了黑矩阵,以提高对比度。为了避免单元放电产生的VUV照射到相

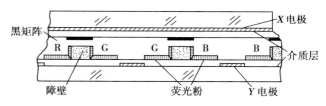

**图7-22 对向放电式彩色AC-PDP的实用化结构**

邻单元的荧光粉上而产生光的串扰,后基板上每个单元周围都要筑起一定高度的障壁来切断 VUV 向附近单元的传播。障壁除了有一定高度外,还要尽量薄,以不影响单元的显示面积。

表面放电式彩色 AC-PDP 又叫单基板结构 AC-PDP,其单元的原理结构如图 7-21B 所示。单元的选址电极和荧光粉层制作在一块基板上,两个维持电极在另一块基板上。这种结构的器件工作时,选址的瞬间在上下两块基板之间放电,而在占一帧工作时间大部分的维持工作状态期间,放电仅在制作有两条维持电极的一块基板表面进行。在这种工作模式下,荧光粉层大多数时间不接触气体放电的等离子体区域,因而受到正离子轰击的程度大大减轻,从而在结构上回避了前面谈到的对向放电器件荧光粉颗粒包膜材料和工艺上的难度,使器件的寿命大大延长。此外,表面放电式结构的发光效率比对向放电式高,因此器件的亮度也较高。表面放电式彩色 AC-PDP 的实际结构有多种,目前获得成功的实用结构如图 7-23 所示。

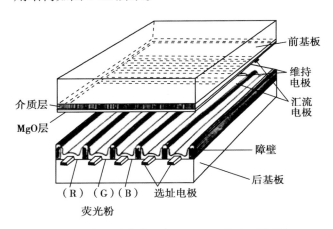

**图 7-23　表面放电式彩色 AC-PDP 的实用化结构**

它的前基板用透明导电层制作一对维持电极。为降低透明电极的电阻,在其上再制作细的由金属 Cr-Cu-Cr 组成的汇流电极,电极上覆盖透明介质层和 Mgo 保护层,如同单色 AC-PDP 一样,后基板上先制作与上基板电极呈空间正交的选址电极,其上覆盖一层白色介质层,作隔离和反射之用。白色介质层上再制作与选址电极平行的条状障壁阵列,既作控制两基板间隙的隔子,又作防止光串扰之用。之后在障壁二边和白色介质层上依次涂覆红、绿、蓝荧光粉。板子四周用低熔点玻璃粉封接,排气后充入 He-Xe 混合气体即成显示器件。

## 第四节　电致发光显示器

### 一、概　　述

电致发光(electroluminescence display,ECO)是一种直接把电能转化为光能的物理现象。从发光物理的角度来讨论,可分低场型电致发光和高场型电致发光两种。低场型电致发光一般是指在 Ⅲ-Ⅴ 族化合物的 PN 结上注入少数载流子,产生复合而引起的发光,这就是通常的发光二极管(light emitting diode,LED)。高场型电致发光是一种高场非结型器件的发光,其材料是 Ⅱ-Ⅵ 族化合物。高场型电致发光从器件结构可分为薄膜型和粉末型两种,交流薄膜型可用作矩阵显示,是目前电致发光(electroluminescenes,EL)技术发展的主要方向。交流粉末型用作 LCD 等的平面光源。

交流薄膜电致发光显示是目前唯一的全固体化平板显示器件,具有一系列固定器件所有的性能。①亮度高,ECD 在 1KHZ 下驱动,亮度达 3440cd/m$^2$,配以圆振片可在阳光下阅读。②对比度大,可达 100∶1。③响应速度快,达几十微秒。④视角大,达 ±80°,可多人同时观看。⑤工作温度宽,为 -55~+125℃,超一般集成块所能承受的极端工作温度。⑥轻薄牢固,有效器本身没有腔体和封接的结构,可以承受玻璃板能承受的各种震动冲击条件。缺点是工作电压较高,负载容抗较大,需专用驱动集成块。

### 二、交流薄膜电致发光显示器

#### (一)基本结构和工作原理

典型的交流薄膜电致发光显示(ACTFELD)结构如图 7-24 所示。

在低碱硼硅玻璃基板上制作 ITO 透明导电膜

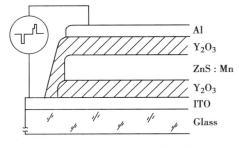

**图 7-24　ACTFELD 结构示意图**

列电极,在其上依次制作介质层(I)、发光层(S)、介质层(I)夹心结构薄膜,顶部是与列电极正交的铝行电极。器件的等效电路如图7-25所示。

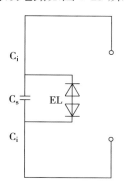

图7-25 ACTFELD的等效电路

在上下行列电极间加以交流脉冲电压时,所加电压通过介质层电容$C_i$分压加到发光层电容$C_s$上。当发光层上的场强超过阀值场强时,大约$(2\sim3)\times10^6$/cm(此时所相应的外加电压称为阈值电压),处于负极一边I-S界面的电子通过隧道效应进入导带,在强电场下很快加速。对橙黄色单色器而言,当电子的能量达到2.5eV以上,发光层里的发光中心$Mn^{2+}$被激发电子跃迁回基态时,器件就发出相应于发光中心特征能级的光。与此同时,高能电子还同时碰撞发光层基质的缺陷能级,使之雪崩电离,形成雪崩电流并在靠阳极一边的I-S界面积累,产生空间电荷极化场。极化场的方向和外加电场方向相反,使发光过程迅速停止。当外加脉冲电压反向时,极化场的方向和外加场相同,上述过程又重新开始。

**(二)工作特性**

ELD最重要的工作特性是它的亮度和发光效率与工作电压的关系,分别称为B-U特性和$\eta$-U特性。典型的曲线如图7-26所示。

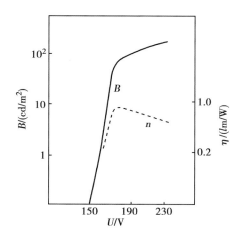

图7-26 ACTFELD的B-U,$\eta$-U特性

从B-U特性的形状看,它可以分为起始的急速上升段和随后的亮度饱和段。一般定义器件的亮度为$3.4cd/m^2$时所相应的工作电压为阈值电压Vth。器件正常使用时一般工作在阈值电压以上30V处,即Vth+30V。从图可以看出,在B-V曲线的拐点处发光效率最高。使器件工作在Vth+30V处是考虑到器件亮度和发光效率的折中选择。

**(三)彩色化技术**

彩色化技术TFELD可以用3基色光的空间混合成宽谱,"白色"光通过了基色滤波器的分光来实现。TFELD的发光颜色由掺杂的发光中心的特征能级决定,从这个意义上讲,人们不难找到红、绿、蓝基色的发光材料。为了使发光的亮度和效率达到实用要求,要考虑发光中心离子和基质材料阳离子尺寸匹配的问题,否则发光中心不能进入晶格的正常位置,晶场发生畸变,发光效率下降。还要考虑它的碰撞激发截面较大,在基质中溶解度也比较高等,以获得高亮度,能同时满足这些要求的材料不多。

目前,红色和绿色材料的亮度已经达到实用要求,但蓝色材料还有一定距离,主要原因是蓝光的能量较高,要求激发电子的能量较大,基质材料相应的平均自由程较长,实现这些要求有一定难度。除了II-VI族材料中SrS、CaS系列外,人们扩大范围进行三元系材料的研究,其中$CaCa_2S_4$系列取得了良好的结果。

彩色TFDLD也采用单色的夹心形式,在结构上可分为发光层结构和宽谱激发光加滤色器结构二种。图案型结构中发光层要光刻成一个个像素,工艺比较复杂。为了解决不同基色像素阈值电压不同的问题和方便调整电场平衡,有人把红、绿色像素做在一块基板上,把蓝色单独做在另一声基板上,然后两声基板上下对准封在一起,较好地解决了这个问题。如图7-27所示。

宽谱发光器中发光层不需要光刻,但需要3基色滤色器,为了防止在工艺过程中滤色器的劣化,可做成倒置式结构,如图7-28所示。

# 三、发光二极管

发光二极管(light emitting diode,LED)是一种低场型电致发光器件,它的工作原理是在III-V族化合物的PN结上加上正向偏压,使势垒高度降低并产生小数载流子的注入。注入的少数载流子和该区的多数载流子复合,将多余的能量以光的形式辐射出来。LED包括可见光、红外光和半导体激光器3种,

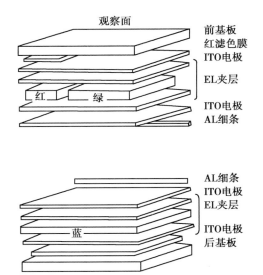

图 7-27　图案结构双基板型彩色 TFELD 结构示意图

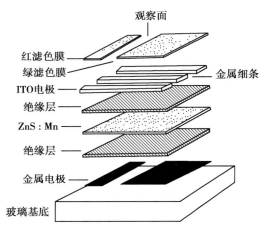

图 7-28　宽谱型倒置结构多色 ELD 结构示意图

但用于电子显示的仅限于可见光 LED。由于 LED 从本质上讲是一种半导体二极管，它具有如下特点：①工作电压低，一般在 2V 左右，能直接用 CMOS 电路驱动；②发光效率高，可大于 101m/W；③速应速度快，可达 1ns 量级；④可靠性高。

LED 构造的核心是用半导体发光材料制作的 PN 结，芯片大小约 0.3mm×0.3mm×0.2mm，芯片外用高透明度和高折射率的材料封装，封装材料可减小芯片材料和大气在折射率上的失配，提高光的出射率。不同外形的封装，可调节出射光的角向分布。有时在一个底座上安装发不同颜色光的几枚芯片，使 LED 显示不同的光色。

LED 的伏安特性与半导体二极管大致相同，它的发光亮度与电流呈正比。在光纤通信中用作调制光源，在光电耦合器中用作电光转换等。

# 第五节　平板型阴极射线管与场发射显示器

## 一、平板型阴极射线管

阴影射线管（CRT）显示性能优良，制作工艺简单，有良好的性能价格比。因此，人们希望既能保持这些优点，又能把 CRT 变成薄形，这就是平板型阴极射线管（FCRT）。

FCRT 根据阴影和寻址方式的不同，其内部结构差别很大，它由阴极、束寻址和调制部件以及带荧光屏的玻璃壳组成。一种带多灯丝阴极的 FCRT 结构如图 7-29 所示。

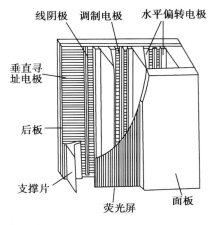

图 7-29　一种多灯丝阴极 FCRT 的结构

FCRT 的阴极有点阴极和面阴极之分，用于单束偏转方式的单阴极对全像素阴极，用于多束偏转方式的单阴极对单像素或像素组阴极是点阴极技术，这种阴极比较成熟，性能也较好。面阴级中只有多灯丝阴极比较实用。多数 FCRT 的束调制和束寻址功能包含在一个单元之内，寻址有静电偏转、磁偏转或它们的组合，或借用真空荧光管（VFD）的束寻址技术。调制大多用控制栅的方式进行，阴极发射的电子要在很薄的空间内完成调制，并选址预定的位置，电子光学和电极结构十分复杂。荧光屏的结构和彩色 CRT 类似，玻壳因采用平板结构需要良好的支撑才能低御大气的压力。

## 二、场发射阴极

场发射阴极（FEC）中场发射又叫场致发射。场发射是在强电场的作用下表面势垒降低、变薄，电子通过隧道效应穿过势垒发射到真空中的物理现象。

材料的功函数越低,电子就越容易发射。许多金属、非金属和化合物可以作场发射阴极的材料,在平板显示技术中用得较多的有钼、硅和金刚石薄膜等。

大多数材料的功函数在 4~5eV 范围内,对这些材料实现场发射需要在阴极表面有大于 $10^7$V/cm 的强电场。利用尖锥表面电场集中和尖锥处因镜像力减少而功函数降低的原理,可以在较低的电压下在尖锥处(曲率半径≤10nm)产生场发射。实用的场发射阴极均组成阵列状,阴极的节距在微米量级,如图 7-30 所示。

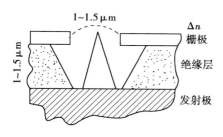

图 7-30　微尖阴极的尺寸范围

单个阴极的发射电流为 1~10UA,按阴极密度为 $10^6$/cm$^2$ 计算,发射电流的面密度可达 10A/cm$^2$,比热阴极大几个数量级。

场发射阴极应用的最大问题是强电场和大电流密度引起的发射电流的不稳定性和不均匀性。电子显微镜研究发现,椎体表面的发射是不均匀的,存在所谓的发射中心,工作过程中会出现发射突然增大,产生"跳火",随后发射下降,发射中心位置发生转移。可以用一些工艺处理来稳定阴极的发射,但根本的方法是在材料和结构上,如增加发射点密度、降低材料的功函数等。在尖锥底部加入一层电阻层限流,也可以使不均匀性得到明显地改善。

## 三、场发射显示器

场发射显示(FED)是以带有有控制栅极的场发射阴极阵列的基板为后基板,以制作有透明导电电极和三基色荧光粉阵列的基板为前基板,其间设有隔离柱以抵挡外界大气的压力,并使二块基板的间距保持在 200μm 左右范围内。上下基板对准后四周以低熔点玻璃粉密封,经烘烤、排气、激活、封离等标准的电真空工艺制成场发射显示器件。其结构如图 7-31 所示。

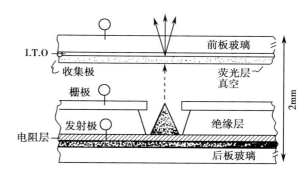

图 7-31　FED 结构示意图

内部真空度为 $10^{-5}$pa 量级,阴极发射的电子经过栅极的控制直接打在荧光粉上,使其激发发光。由于阴极和荧光粉之间的距离很近,发射的电子不会散焦,是一种近贴聚焦的工作方式。根据分辨率的不同,一个荧光粉点所对应的阴极微尖数目多达几百个至上千个,因此个别微尖的失效不影响相应的荧光粉的工作。FED 所采用的荧光粉大多为 ZnO 系列低压荧光粉,数百伏阳极电压就可以有满意的亮度和发光效率。从 FED 的结构和工作方式来看,它实际上是一种以微尖发射阵列为阴极的平板CRT。

FED 是 20 世纪 90 年代发展起来的一种新型平板显示技术,与 TFT-LCD 的性能相比,它本身主动发光,亮度高、视角大、响应速度快、功耗低、工作温度范围极宽,兼有主动发光和低功耗的优点,可能是唯一能与彩色 TFT-LCD 全面较量的平板显示技术。

# 第 八 章

# 数字 X 线图像的评价

图像的表达方式在由传统的模拟向数字化发展,图像的数字化在民用摄影、工业、航天、资源探查,以及地质水源分析等方面都得到了极大的发展,同时也带动了医学图像的数字化,人们将 X 线穿过人体衰减后连续变化的密度转换为离散的灰度等级的 X 线影像的过程叫图像数字化,用数字方式表达的图像称为数字图像。

早在 1972 年英国的 housnfield 发明了 CT,使 X 线成像最早步入数字化。随后在 1981 年的布鲁塞尔国际放射年会上,提出了数字 X 线成像的观点,并公布了临床应用结果,医学数字影像引起了普遍关注。1983 年日本富士公司(Fuji Film)首先推出了 CR,标志着传统的 X 线检查技术进入了数字化时代。20 世纪 90 年代初,研究人员将平板探测器(FPD)从实验室引入临床应用,使数字 X 摄影(digital radiography,DR)成功地应用于临床,1995 年北美放射年会(RSNA)上面报道了 Se 静态 FPD。

数字图像质量评价方法(digital radiography image quality assessment)可从三方面着手,一是主观评价,通常医生肉眼观察,是一种以医学基础知识和临床经验应用来对图像质量评定的方法,20 世纪 60 年代 Lusted 在放射诊断上面首先提出用 ROC 曲线来评价影像质量;二是客观评价,噪声水平为评价数字 X 线图像的重要指标,20 世纪 50 年代 Bureger 提出的对比度清晰度曲线法,清晰度是通过分辨率和锐利度的测定来判断的客观评价法。数字图像评价指标还有信噪比、调制传递函数(modulation transfer function,MTF),它是将与图像质量相关重要因素分解,对各个因素分别判断后,再综合评价图像的质量。影响数字图像质量的因素如图 8-1 所示。三是综合评价法,它是 1995 年欧洲联盟共同体(CEC,简称欧共体)发布的《放射诊断影像的质量标准》中提

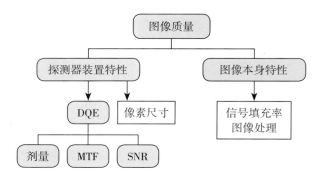

图 8-1　构成数字质量图像的因素

出的概念:①以诊断学要求为依据;②以物理参数为客观评价手段;③以满足诊断要求所需的摄影技术条件为保证;④同时充分考虑减少辐射剂量。

X 线数字影像质量评价在客观评价法中有 MTF 和 WS,主观评价法中有 ROC 曲线,综合评价有的 NEQ 和 DQE。

## 第一节　调制传递函数

### 一、MTF 概念

医学影像学上借助通信工程学,将 X 线图像上灰度影像分解为各种空间频率的波谱,把 X 线图像上亮度分布相邻的黑线或白线的距离定义为空间周期,用单位长度上的线对数(LP/mm),即空间分辨力来表示空间频率,它描述成像单元对物体几何尺寸的鉴别能力。调制是指改变一个信号的幅度或强度,传递是指接受介质将输入信息存储和转换以及输出的过程,对同一个系统而言,调制和传递存在相关性,信息接受介质在某一频率下响应用特定的定量来表示,即频率响应函数。调制度与分辨率的关系可以用调制传递函数 MTF 曲线来表示,把在不同空

间频率下的响应函数称为调制传递函数（modulation transfer function, MTF）。

## 二、MTF 原理

### （一）MTF 的机制

从概念中知道，频率响应就是对于接受介质在某一频率下响应特性的定量表示，其理论基础是傅里叶变换，它广泛应用于通讯工程和光学领域，MTF 是对线性影像系统或其环节的空间频率传输特性的描述，用来评价各种成像系统或成像元件传递影像信息能力及细节分辨能力。传统的影像评价普遍沿用影像密度、对比度、分辨率及失真度等，显然这些评价方法处于对成像质量的定性描述阶段，不够严谨。1962 年国际放射学界就将光学传递函数（optical transfer function, OTF）引入 X 线成像系统，并借用通讯技术中"调制"的概念，采用 MTF 来评价影像质量，现在国际放射技术界已把 MTF 作为评价影像质量的主要方法之一。为了更好地理解 MTF，先引入几个概念：

1. 信号与系统　信号是用来传递信息的机械动作、光、电、声或其他物质运动的形式，也可以简单地认为是携带有信息的某种物理量。例如，电话线中传递的电流、一张黑白照片上各点的灰度（即黑白程度）等都是信号。信号的数学形式通常是时间的一维函数，但也可以是时间和空间的多维函数，甚至也可以是非时间变量的函数（例如照片上各点的灰度）。一些物理量（例如速度、温度或压力）的传感器常将它们转换成电压，而这些电压信号又常被转换成数字形式，以便在计算机中进行处理。信号比图像更为抽象，信号可以是声音、数学函数，而对常规数字医学图像（X 线、MRI、CT）它主要是二维的平面图像，在三维动态超声、螺旋 CT 动态扫描就是三维图像。图像是一种信号，图像处理是将图像信号进行分解成为有用的医疗信息，利用这种分解来研究一幅图像清晰或模糊的真正原因，从而寻找如何使图像更清晰或更模糊的方法，来评价成像系统的优劣。系统是相互依赖、相互作用的若干事物组成的具有特定功能的整体，例如，CR 成像系统就是由 X 线管部分、成像板（IP）、激光读出及影像处理部分等组成的 CR 系统。数字成像系统单元示意图如图 8-2。

医学影像之所以可以反映机体的相关信息，是因为成像系统建立在比较规范化的数学模型下，这类数学模型通常建立在具有一定可信度的处理与运算的基础上，以便保证它还原信息的能力，利用这种保留的真实性来获得系统设计的可信度。可信度主要从线性成立和位移不变来考虑，所谓位移不变就是成像系统输入和输出系统位置只是平移，没有其他的改变，而数字化成像系统的信号由模拟的连续值变为抽样的离散值。

2. 空间频率（spatial frequency）　一般意义上讲，周期和频率都是相对于时间而言，比如地球自旋一周的时间是 24 小时，即周期 T=24h，频率就是它的倒数。频率指单位时间内完成周期性变化的次数。如果信号 [ 设为函数 f(X)] 不是随时间变化的，而是随空间位置的不同变化的，则信号 f(X) 完成一次周期性变化所需要的空间距离即为空间周期，那么单位空间距离内完成周期性变化的次数就是空间频率。空间频率单位是 Lp/mm，即单位距离所包含的线对数（line pairs, Lp）。矩形波测试卡（也称线对卡）采用均匀等宽等间隔的铅线条组成，这里用黑白线条表示，调整不同的宽度 d 就可获得不同的空间频率。一个线对就是一个黑线条和一个白线条，即 1Lp=2d。当 d 取一系列不同的离散值时，就组成了一组不同空间频率的矩形波测试卡，如图 8-3 不同空间频率的矩形波测试卡。

3. 调制度　调制度表示像的明暗对比与物的明暗对比，若引用调制度 M 来定义，是图像中最大灰度与最小灰度之差和最大灰度与最小灰度之和的比值（图 8-4）。

$$M = \frac{\frac{1}{2}(I_{max} - I_{min})}{\frac{1}{2}(I_{max} + I_{min})} \qquad 公式（8-1）$$

在一个成像系统特定的空间频率下，成像调制值 H(ω) 为：

$$H(\omega) = \frac{M_i}{M_o} \qquad 公式（8-2）$$

Mi/Mo 表示实际像的调制度，Mi 表示输出像的调制度。MTF 是将以时间频率为自变量的时间响应函数，换成以空间频率 ω 为变量的频率响应函数，

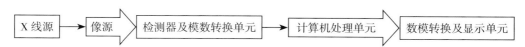

图 8-2　数字成像系统单元示意图

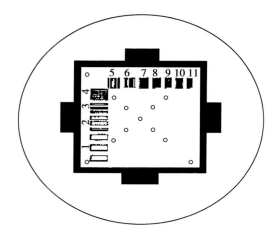

图 8-3　矩形波测试卡

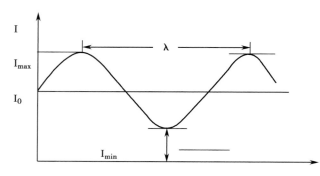

图 8-4　对比度与空间距离的调制度

它不仅对信号有调制作用,同时也对成像系统的噪声进行调制。

4. 点扩散函数(point spread function,PSF)　点扩散函数是描写成像器件特性的函数,是成像系统对点光源成像所得的像斑。在铅板上制作一个很小的孔,并置于 X 线管和探测器之间,那么穿过小孔的 X 线,就可认为是点光源,在胶片上的成像就是点光源像斑。对一个理想的成像系统来说,点光源成像后是一个点像,它的亮度(强度)是集中的。但实际成像系统并非如此,成像光斑是散开的,就像墨水滴在纸上,越松软的纸,洇开的越严重。点扩散就是点光源成像后的光能散开的意思,人们用 $x$、$y$ 表示像面上的位置坐标,$P(x,y)$ 表示点扩散函数,它描述了系统成像后点像的弥散程度。

5. 线扩散函数(line spread function,LSF)　线扩散函数的概念与点扩散函数的概念相似。如果在铅板上制作一条很细的线,置于 X 线管与探测器之间,通过狭缝的像是往两侧散开的,其散开的程度取决于成像系统点扩散程度。因为这一条线(缝)可以看作是由无数个点组成的,这样无数个点扩散就堆积成了线扩散。如果把像面上的线像长度方向叫做

Y 方向,那么线像沿 X 方向的分布 L(X)就叫线扩散函数,它描述了系统成像后线像的弥散程度。

$$L(x) = \int_{-\infty}^{\infty} P(x,y)\,dy \qquad 公式(8\text{-}3)$$

6. 光学传递函数(optical transfer function,OTF)　光学传递函数是以空间频率为变量的函数。对成像系统而言,理想像和实际像的像质是有差别的,实际像对比度降低,像质变差,其降低的程度由成像系统的好坏来决定。对于同一个成像系统,又因空间频率不同而不同,不妨假定输入的调制度就是物体本身的调制度($M_入$),而输出的调制度即为输出图像的调制度($M_出$),那么 $M_出$ 是随空间频率 $\omega$ 不同而异,所以 $M_出$ 是空间频率 $\omega$ 的函数。调制度的降低程度用 $M_出$ 与 $M_入$ 来比较,且定义为某一空间频率的调制传递值 H($\omega$):

$$H(w) = \frac{M_出(w)}{M_入(w)} \qquad 公式(8\text{-}4)$$

把包含各个空间频率的 H($\omega$)就叫 MTF,它的含义就是描述系统再现成像物体空间频率范围的能力,理想的成像系统要求 100% 再现成像物体细节,但现实中肯定存在着不同程度的衰减,所以 0<H($\omega$)<1,即 MTF 始终小于 1。它说明成像系统在某一个 $\omega$ 值上不能把输入的影像全部再现出来,换句话说,凡是经过成像系统所获得的图像都不同程度损失了影像的对比度。

$$OTF = H(w) = \int_{-\infty}^{\infty} L(x)e^{-i2\pi\omega c}\,dx \qquad 公式(8\text{-}5)$$

则 |H($\omega$)| 就是所说的 MTF,如图 8-5。

**(二)MTF 理论计算方法**

计算 MTF 可以利用几种扩展函数,如点扩展函数、线扩展函数和边缘响应函数(edge response function,ERF)。由于这些函数分别描述系统成像后点、线和边的弥散程度,因此反映了系统的分辨率特性。利用 LSF 计算 MTF 的定义式为:

$$MTF(f) = \frac{|FT\{LSF(x)\}|}{|FT\{LSF(x)\}|\,\big|_{f=0}} \qquad 公式(8\text{-}6)$$

此处 FT 表示傅里叶变换,‖ 表示取模,$x$ 代表空间位置,$f$ 代表空间频率,LSF($x$)是线扩展函数。

如果利用 ERF($x$)得到 MTF,则利用公式:

$$LSF(x) = \frac{d}{dx}ERF(x) \qquad 公式(8\text{-}7)$$

由于需要利用计算机对实验结果进行处理,而

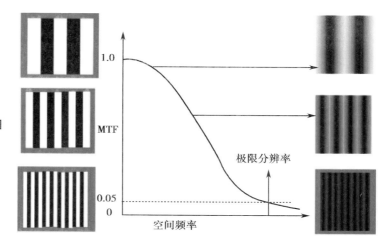

图 8-5 MTF 与空间分辨率的关系图

且对于数字化影像设备得到的数据均是离散的。因此对离散数据有：

$$LSF(x_j) = \frac{\left[ ERF(x_j) - ERF(x_j - 1) \right]}{\left[ (x_j - x_{j-1}) \right]} \qquad 公式(8-8)$$

在测试成像元件分辨率的器件中，常用的有两种测试卡：一是矩形波测试卡(或者称线对测试卡)，由均匀等宽等间隔的铅线条组成的，测试频率一般在 0.5~20.0Lp/mm 左右；另一种是正弦波测试卡，它是把分布相邻的两个黑线条(或白线条)的距离称为一个波长，用 λ 表示，即空间周期，单位一般用毫米表示。那么可以用相邻的一根黑线条和一根白线条叫做一个"线对(line pairs)"，所以空间频率的单位就是线对/毫米(Lp/mm)，即每毫米所包含的线对数。

## 三、MTF 的测试方法

在实验中，MTF 是通过采用高对比度的各种重金属测试卡，高剂量而将散射辐射减少到最小而得到的，这并不是在临床工作情况下的真实表现，可靠性不高。MTF 是以胶片为对象研究的，对后处理依赖性不高的系统可靠性高，而数字化系统的后处理对 MTF 的影响只要是在给定 SNR 前提下，通过后处理几乎都可以得到自己需要的 MTF。

MTF 的理论依据为傅里叶级数、傅里叶变换、拉普拉斯变换及一般调和解析等数学理论。这种评价图像质量的方法比以往的方法更科学。首先 MTF 的值可以直接测量和计算机处理；其次它反映系统的成像质量，不受被观察物类型的影响；再次对于复杂系统的总调制函数可由它的各个分系统 MTF 的乘积来确定；最后还可以从 MTF 曲线和阈值反差函数曲线来确定影像的分辨率。

1. 通过系统的线扩散函数(line spread function, LSF)来计算 根据所用材料方法的不同可分为狭缝(slit)方法和刀刃(edge)方法，也称刀口方法，这两种方法已被国际放射学界所公认为较好的方法，尤其是第二种，已被 IEC(国际电工学委员会)定为测量 MTF 的标准方法。这两种方法都要求在实验中体模摆放的角度的测算要相当精确，实验精度要求高，对于高分辨系统的评价使用刀刃法可使结果更准确。

(1) 狭缝(slit)方法：采用的狭缝宽度一般要小于系统像素尺寸的 1/10。1988 年 Fujita 等使用狭缝倾斜小角度放置的方法测量了 FCR101 成像系统的两种 IP 板的 MTF、预采样 MTF 及激光照相机的 MTF。1989 年 Fujita 等对以上方法进行了改进，数据处理上在中心校正 LSF 和位移校正 LSF 之间选择多个 LSF，移相后叠加组成一个复合的 LSF，然后对其进行指数外推，得到一个校正的 LSF，进行傅氏变换，计算预采样 MTF，提出了有效采样间隔的概念。有效采样间隔为：

$$X = \Delta X \cdot tg(\theta) \qquad 公式(8-9)$$

ΔX 为原采样间隔，θ 为倾斜的小角度。

1992 年，Fujita 等又进行了进一步研究，并对指数外推的效应、不同的采样间隔和 IP 不同方向的影响进行了讨论，提出了改进的狭缝法测量预采样 MTF，被人们所接受并得到了广泛的应用，日本工业标准规定 X 线摄影系统的 MTF 的测定使用狭缝。

具体方法是：测量 X 线狭缝从垂直或水平方向上稍微倾斜，X 线信号穿过狭缝来估计 LSF，经傅里叶变换得到 MTF，利用狭缝相机来测量 LSF，相机宽 10μm，长 8mm，倾角 4°，钽(金属元素，符号 Ta，原子量序号 83)1.5mm，相机贴近探测器，狭缝斜 2°放于探测器的中心，分别用 200mAs 和 50mAs，在

70kV 和 120kV 曝光,小焦点,束光器尽可能小,减小散射,防止过度曝光,避免重影信号。图像数据校正后,由于暗电流噪声、X 线转换、X 线散射出现的噪声使 LSF 出现一个波峰,为消除散射影响将低于峰值 1% 的消掉,利用公式:

$$MTF(f) = \frac{|FT\{LSF(x)\}|}{\sin(\pi \cdot f \cdot w)} \qquad \text{公式 (8-10)}$$

w 是狭缝宽、X、f 单位是 mm,计算出的 MTF 值非常精确

(2) 刀刃(edge)方法:利用成像物体的边缘图像获得系统边缘响应函数( Edge Response Function,ERF)得到 MTF。对边缘锐利的铅等金属模块成像可以得到系统边缘响应函数,边缘响应函数的微分即为与边缘垂直的线扩散函数,线扩散函数的傅里叶变换即为 MTF。

2000 年 P.R. Granfors 采用的刀刃技术获得边缘响应函数(edge spread function,ESF),以此计算 MTF。测试装置是一块 23cm×11.5cm×3mm 大小的铅板,沿 23cm 一边中间插入一块 6.4cm×10.2cm×1mm 的钨板,放置于探测器表面,倾斜角度视探测器像素矩阵的轴的角度而定,一般在 1.5°~3° 之间。取钨边界左右各 5cm,面积 5cm×10cm 区域来计算 ESF。用钨板的目的是消除入射 X 线的二次散射对 MTF 的影响。感兴趣区(region of interest,ROI)为沿着刀刃方向 50mm,垂直刀刃方向 100mm 的区域,之所以选择在垂直刀刃方向相对较长的原因,是充分考虑长范围的扩散效应造成 MTF 低频部分的衰减,这种低频衰减是造成影像损失细节对比和细节信噪比的主要因素,也称为真实再现效应(real world effect)。采集获取 ESF,微分变换得到 LSF,经傅里叶变换得到 MTF。

利用测量装置的四边可以同时测量出水平和垂直两个方向上的 MTF,其算法包括 6 个步骤:对刀刃图像进行边缘提取;确定倾斜角度;校正;计算 LST;快速傅里叶变换;sinc 校正。其精确性是与成熟的狭缝方法的对照,同时考虑了剂量依赖性和试验的可重复性,测量结果与狭缝方法符合,Nyquist 频率相差 0.02 以内,重复性误差在 0.02 内,结果排除了 X 线轴的准直误差(alignment error)。

2004 年 日本 Tatsuya Yamazaki 等采用一种新颖的刀刃方法测量 DR 的预采样 MTF,它比以前的方法更为准确可行。它采用的材料是大小 100mm×100mm×1mm 的钨片,外加丙烯酸做成的校准支撑体。在数字影像上利用边缘提取技术提取刀刃并确定刀刃的范围和方向,对刀刃进行重采样并滤过。对刀刃亮度曲线求微分得到线扩散函数,然后进行傅里叶变换得到 MTF。IEC 在 2003 年制定了 62220-1 文件,对的数字摄影系统推荐一个标准的方法测量 DQE,这也是国际放射学界第一个测量 DQE 的规范性标准。

2. 通过系统的方波响应或矩形波测试卡来测量　利用线对卡得到系统方波响应函数,但由于线对卡包含有比正弦波测试卡更丰富的频率成分,所以用线对卡做出的 MTF 比用正弦波测试卡测出的系统真实 MTF 要高,所以还要用 Coltman 公式进行校正,将其转换为真正的 MTF。

$$MTF(f) = \frac{4}{\pi} \left[ \frac{SWRF(f)}{f} + \frac{SWRF(3f)}{3f} + \frac{SWRF(5f)}{5f} + \cdots \right]$$

公式(8-11)

其中 SWRF($\omega$)为从线对卡得到的调制传递函数,R($\omega$)为系统 MTF。但是在实际中由于图像噪声和显示精度的影响很难正确确定线对卡图像的对比度,而且也较难满足校正公式计算所需的空间频率下的 SWRF($\omega$)值,所以一般不采用这种方法计算 MTF,采用边缘响应的方法测量系统的 MTF。利用自动曝光条件采集图像,FOV 为 20cm,SID 为 90cm。

空间分辨率另一测量方法,即线对卡方法是比较直观的测量方法,它观察图像中可分辨目标物的线对数。当 MTF=1 时,系统能完全准确地重建目标物,即 MTF 值越高目标物重建就越完全;当 MTF=0 时,图像得不到任何原始目标物的信息。当 0<MTF<1 时,图像部分重建目标物。

MTF 计算程序的实现是在 VC 平台上实现的,MTF 计算框图如图 8-6。

MTF 计算程序中的一个重要步骤是傅里叶变换。由于傅里叶变换的处理数据必须为 2 的整数幂,因此程序中需要对数据进行 2 的整数幂次处理。利用 PSF、LSF 的数据应具有的对称性,以及 ERF 对原始数据进行求导后的数据也具有对称性的特性。MTF 计算程序需要对实验数据进行填补或截尾等方法进行对称化处理,使极值点处于数据的中心位置。为了得到视觉效果较好的 MTF 曲线,需要对结果数据进行插值、拟合、横纵坐标标记等处理,最后得到 MTF 曲线。

利用 MTF 评价空间分辨率有时可能出现与线对卡检测结果较大偏差的情况,原因主要有以下几点:

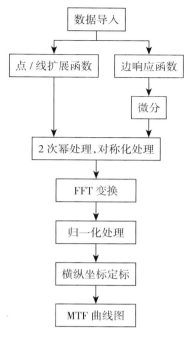

图 8-6　MTF 计算框图

（1）噪声：噪声不可避免地使数据具有一定的缺陷，如外围数据的振荡、数据的非对称性（虽然程序在数据的对称性方面作了一些处理，但很难彻底消除数据的非对称性）均影响了 MTF 曲线。对于噪声处理的较好方法是对多次实验进行平均，抑制噪声减小误差。

（2）非均匀性：非均匀性使得数据出现不应有的突变，数据经傅里叶变换后产生较大的振荡导致误差。这可以通过实验前对设备进行匀场或校正等方法提高图像的均匀性，从而减小 MTF 曲线的误差。

（3）数据的离散性：由于不可能获得完全连续的数据，计算中将不可避免地产生误差，快速离散傅里叶变换将无法获得原始数据的完整频谱，结果产生一定数据误差。

（4）算法的局限性：由于所选的离散快速傅里叶变换算法、插值算法、求导算法等算法自身的局限性，不可避免地引入一定的误差。

对二维 MTF 的测量，美国的 Fetterly 等进行了二维预采样 MTF 测量，用得出的二维 MTF 轴位的值与使用刀刃法测量的 MTF 比较，结果一致，并得出对于主副扫描方向同性的数字 X 线摄影设备可使用一个方向的一维 MTF 来评价（如 DR），但对于两方向不同性的数字影像设备就必须分别进行两个方向的测量（如 CR）。

综上所述，测量预采样 MTF 的方法中，狭缝方法由于它需要一个很窄的狭缝≤10μm，即使 1/250 的准直误差也会使整个试验失败，倾斜角度也要非常精确，而且狭缝制造精度高，不易加工，在实际过程中很难操作，较难推广应用。刀刃方法建立在狭缝法的基础之上，在低频响应有较高 SNR，试验器材简便，试验步骤方便，得到了广泛的应用，但其精确性尚不及狭缝方法，算法的校准需要较长时间，测量方法还需进一步改进。使用 MTF 对数字成像系统的性能进行评价，要注意选择适当的 MTF 进行测试评价，对于系统总的 MTF 的测量评价，可用来进行整体系统间的比较，以及作为系统各个部分优化的参考，但要注意混叠带来的影响。在方法的选取上，传统上使用狭缝法，也可以选择刃边法或矩形波测试卡法，但要注意各方法误差的校正，对于系统固有分辨力性能的评价要进行预采样 MTF 的计算评价。使用 NEQ 和 DQE 进行评价时，也要进行预采样 MTF 的计算，现多使用 MTF、NPS、DQE 多个参数结合起来共同评价。

## 四、临 床 意 义

对一幅图像来说，并不是对比度越大越好，黑白分明的图像并不是好的影像。因为黑白越分明、对比度越强就意味着图像的信息越少，中间的影像细节层次丢失了，空间分辨率低了，分辨率提高的同时，增加了噪声，使得每个像素捕获较少的 X 线信号，要达到同样的分辨率，就需要较高的 X 线剂量。因此，对影像质量的评价必须把对比度和空间分辨率两者结合起来，MTF 反映的就是对比度和空间分辨率的关系。对于胸片而言，高千伏电压摄影就是很好的例子，高千伏摄影影像对比度虽然有所下降，但是它的信息量却大大增加了，为临床提供更多可用诊断信息。

而对于数字成像系统，直接转换硒探测器的 MTF 优于屏片和间接转换探测器的 MTF。当间接转换探测器的 MTF 在较高空间频率上显著降低时，直接转换硒探测器的 MTF 可在一个更大的空间频率范围内保持高水平。利用硒材料，通过光导元件的电荷不会有横向运动，而且其 MTF 与硒的厚度无关。因此，硒探测器在采集 X 线并转换为电信号方面效率颇高。探测器的调制传递函数作为表征平板探测器的空间对比度空间响应的系统函数，它受成像链的影响。FPD 的 MTF 由组成像链的每一个单元的传递函数决定，理想的探测器 MTF 应该是与空间频率无关的水平直线，MTF 越高，探测器越能真实的获得图像信息。例如,一个探测器具有闪烁晶体 X 线转换层,它的转换调制函数为 MTF 由转换层的本身属性决定,MTF 综合反映了影像对比度和空间分辨率情况,表示探测器对图像细节的分辨能力。可以选择几个特征频率 f(1.0、2.0、3.0),得出系统的 MTF 值,特征频率的 MTF 越高,则系统的传输性能越好,特征频率的第一个极小值较准确地反映了系统的综合解像能力,即极限分辨率。

调制传递函数是在一个空间频率范围内信号传递的度量标准,并且对空间分辨率进行量化,空间分辨率通常用线耦体模进行测量,任何系统的极限分辨率都是通过其像素尺寸加以确定的。例如,一个 100 微米像素的系统不能充分解析 5Lp/mm 以上的空间频率。间接转换法可以使光散射到数个像素,这进一步降低了系统的有效分辨率。在图像传输过程,图像信息经过了各处不同的变换和介质,因而受到不同程度的损失。要控制整个图像质量,其评价方法应具有以下特征:①评定标准必须是客观地,并经得起验证。②能够全面地反映所表示的图像质量而不仅仅限于某个方面。③便于测定,即能直接从图像中获取。④能够传递,即在已知系统和各个组分对图像质量的表达,可以通过简单的叠加来获取系统的像质。而 MTF 则具备了上述特性,并能通过客观的数值全面反映图像的质量水平。

实际工作中主要是针对图像获取过程的 MTF 评价,探测器的 MTF 由成像过程的每个环节来决定。从理论上讲,探测器的 MTF 越高,就越能真实地反映图像信息。一个成像系统的光学传递函数等于各个单元传递函数的乘积。其数学表达式为:

$$H(\omega) = H(\omega)_1 H(\omega)_2 H(\omega)_3 \cdots\cdots H(\omega)_n$$
公式(8-12)

因为 MTF 总是小于 1,所以要小于每一个单元的 MTF 值,要使成像系统的调制传递函数值较高,则系统设备的配置应尽可能选用高 MTF 的子系统,且各子系统 MTF 应尽可能互相匹配。如果有一个子系统 MTF 较低,则会影响整个系统的分辨率(可谓是"木桶效应"),并尽可能减少子系统的数量,尽可能选用集成器件。数字成像系统的 MTF 包括预采样 MTF、量化 MTF、滤过 MTF、激光相机的 MTF、显示 MTF 等。

由于数字成像系统是离散的点阵化采样,将空间上、密度上连续的模拟 X 线图像信号离散为数字化信息,会出现采样不足或位移产生变化,使输出信号产生位移。将探测器的采样频率 $\omega_s$ 定义为像素间距的倒数对应的空间频率,它可以决定数字图像的分辨力,由采样定律可知:

$$\omega_s/2 = \omega_n$$
公式(8-13)

这里的 $\omega_n$ 表示探测器的 Nyquist 频率,在数字图像中表示系统的极限分辨力。由于有探测器采样伪影的存在,MTF 并非越高越好,尤其在采样频率大于极限分辨力 $\omega_n$ 的区域内。所以,在探测器分析中选择适当的 MTF 分布是相当有意义的。屏 - 片系统 MTF 测试是把星形测试卡的 X 射线照片用显微密度计分别沿黑、白楔条的角平分线方向进行扫描,将得到的数据用计算机处理,可以获得随空间频率连续变化的屏 - 片系统的 MTF 曲线。随着空间频率的增加而逐渐减小的屏 - 片系统的 MTF 曲线,随着空间频率的变化而呈连续变化。

# 第二节　威纳频谱

## 一、概　念

噪声在声学中是指干扰信号的无规则的、紊乱的、断续的一种无调声;无线电通讯中出现的传输信号以外的干扰也称噪声;在数字信号处理中,把所需要的、可以预测的信号称为确定性信号,把不需要的、无确定性的、不可预测的干扰信号称为随机信号。在 X 线照片上淹没微小信号的无规则的微小密度差称之为斑点,上述的噪声、斑点、随机信号,从物理本性上讲都是一致的,即是无规则的、随机的无用信号。成像系统的噪声评价是像质评价的主要内容之一,人们都希望经过暗室冲洗或激光相机处理后的 X 线照片的影像密度均匀,但是激光胶片上的随机变化的噪声和颗粒,对影像细节和低对比度情况下观察图像影响较大。

对模拟照片斑点的评价和测量的方法,人们用均方根值(rootmean square,RMS)粒状度、自相关函数(auto-correlation function,ACF)和威纳频谱(wienerspectrum,WS)来定量地测定 X 线照片的粒状性。这些参数中最能表达噪声大小和内涵的莫过于 WS,WS 是从通讯技术中功率谱(powerspectrum,PS)借用过来的。PS 是以时间为变量的函数,而应用到医学影像学中,却是以空间的长度为变量,它是客观评价影像质量的重要参数之一,是对影像噪声更复杂的描述,与简单的测量密度或像素涨落的均方根值相比,它给出了噪声在空间频率上分布的信息。

## 二、威纳频谱的内容

影像的噪声来源于许多方面,如视频摄像机噪声、系统噪声、电子元件形成的噪声、存储器噪声、量子噪声等。其中量子噪声最为多见,量子噪声系指X线作为光源时,X线可以看作是以微小的、离散的粒子形成的发射。当X线通过物体且与物质相互作用时,被辐射的接受器/如检测元件、胶片、影像增强器等在能量吸收的过程中,X线量子的数量都会有单位面积密度的统计涨落而引起的小幅度变化形成细小颗粒,这就是量子噪声。噪声量与X线接收器检测的X线量呈正比,与入射X线量呈反比,即是说入射X线量愈大,X线量子噪声愈小。噪声量通常以均值平方根来标示。

降低噪声,提高影像分辨率,这是每个成像系统追求的目标。在人们要求降低被检者剂量的愿望下,系统成像所需的线量也要减小,这样就需要较高的降噪技术。控制噪声有利于改善成像系统性能,提高影像清晰度,使诊断医师更容易和更有效地发现病变。

对于屏胶系统来说,影响成像系统噪声的因素有很多,如图8-7所示,但主要的有三种:一是X线量子噪声(斑点),当X线光子撞击某种介质表面时,会发生多种反应,吸收、散射、衍射等,使介质表面形成雨点状的随机图案,尤其是X线量子数少到一定程度时,单位面积上的光量子数因位置的不同而不等,这种量子密度的波动(涨落)遵循着统计学规律,故称为X线量子的"统计学涨落"。通过对X线照片噪声的WS频谱分析,日本田土井得出的结论是:不论哪种屏胶系统,X线量子斑点所占比例最大,一般认为大约92%左右。二是增感屏的结构噪声,由于入射到增感屏的X线量子被增感屏吸收是随机的,荧光物质将X线量子能量转换成可见光的效率相当高,再加上增感屏荧光颗粒分布不均,大小不等,因而形成了增感屏的结构斑点。三是X线胶片感光颗粒大小分布不均,形成了X线胶片的粒状性。

对于数字成像系统,影响噪声因素更加复杂,CR系统的噪声组成总结为以下几个方面:①X线量子噪声;②IP的结构噪声;③读取时的电子噪声;④A/D转换时的量化噪声;⑤显示噪声(CRT或激光打印机形成的);⑥CR胶片的粒状性。

影响CR图像噪声的因素还有图像后处理的参数,频率等级和频率增强是影响图像边缘锐利度的

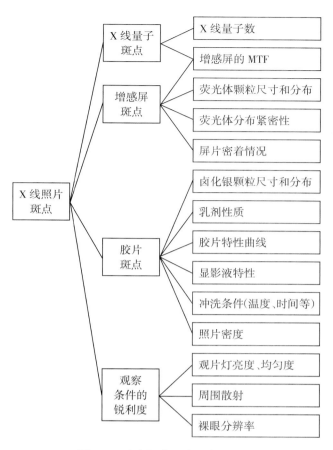

**图8-7　影响屏胶系统噪声的因素**

频率处理参数。由于DR系统具有强大的后处理功能和探测器越来越高的灵敏性,导致成像所需的X线量越来越少,使在影像上出现的噪声中,量子统计"涨落"引起的噪声成分越来越大。

## 三、威纳频谱的物理意义

威纳频谱是以空间长度为变量的函数,它表示医学影像上单位长度(mm)上的噪声"能量"随空间频率(Lp/mm)的变化而分布的状况,其数值等于噪声的自相关函数的傅里叶变换。"能量"是指影像的微小密度差,噪声功率谱反映了在不同图像频率成分下图像强度的波动(噪声)。对于一个连续系统,NPS表示为:

$$NPS(u,v) = \lim_{x,y \to \infty} \frac{1}{2x \cdot 2y}$$

$$\left| \int_{-x}^{x} \int_{-y}^{y} [I(x,y) - \bar{I}] e^{-2\pi(ux+uv)} dxdy \right|^2$$

公式(8-14)

其中I为图像背景平均强度。NPS也称维纳频谱WS,根据信号与系统理论,WS即为噪声自相关函数的傅里叶变换,NPS测量使用与MTF测量相同

的 X 线谱。

20 世纪 70 年代初至 90 年代，随着计算机和微电子技术的飞速发展，信息技术进入医学影像领域，如，CR、DR、CT、DSA、MRI 和超声等相继出现，实现了诊断影像信息的数字化，同时对这些设备噪声性能的研究也随之而起。1984 年，Arnold 等在分析 DSA 的噪声特性时，并给出了计算噪声均方根值的简洁公式。同年 K.Faulkner 等人对 CT 扫描架的 ACF 和 WS 进行测试探讨，并考察了基本的扫描参数如管电流、曝光时间、层厚、探测器个数对噪声的影响，在 1987 年 Kijewski 等又通过实验研究了各种算法对 CT 噪声的影响。20 世纪 80 年代初期，Kodak 公司首先研制出了 IP，后 Fuji 公司将其专利买来实现了商品化。在数字放射影像中，影像的对比度可通过后处理功能来实现，信噪比就成了对物体检测能力的根本限制。

由于数字信号处理技术的发展，各国学者开始将其中的一些理论用于噪声分析上。1996 年国际放射线设备和测量委员会在其 54 号文件中也提到了噪声的建模形式，并补充指出在处理系统响应之前的噪声时，应用下式计算系统后的噪声：n′=H′n，其中 H′ 为系统对噪声的传递函数。作为纲领性文件，此报告还把特性曲线（γ 值）、调制传递函数（MTF）、及 WS 确定为评价像质的最基本的参数。与此同时，对数字成像系统的噪声来源的研究也在进行。由于 DR 系统强大的后处理功能和探测器越来越高的灵敏性，导致成像所需的 X 线量越来越少，这时在 X 线诊断影像上出现的噪声中，量子统计"涨落"引起的噪声成分越来越大。Neitzel 等人的研究进一步表明，FPD 的量子噪声主要集中在低、中频段。

降低量子噪声的办法，一是提高影像接收器件的灵敏度，改进电子元件的性能，开发理想的功能软件；二是提高 X 线的照射剂量，前者属于数字 X 线设备整体性能质量，后者属于操作者采取的降噪措施，如在应用时，提高 X 线照射剂量，可以达到降噪的目的。当照射剂量增加四倍时，噪声水平减小 2 倍。但照射剂量的提高，不仅病人将接受更多的 X 线辐射危害，而且对 X 线管、高压发生器等设备的负荷也随之增加。故在实际工作中，选择曝光条件时，在噪声与照射剂量之间找到一个平衡点，在不影响诊断的情况下，选择尽可能小的照射剂量。此外，在数字 X 线设备中，利用计算机图像的后处理功能，如抑制图像的噪声，可用窗宽和窗位技术，将图像对比度降低，使图像的视觉噪声明显减少，或用平滑技术来获得较为满意的图像，这些都是以 W S 理论做基础的。

## 第三节　量子检出效率与噪声等价量子数

### 一、概　念

数字设备的后处理功能可使成像系统的调制传递函数（MTF）和影像的对比度增强，使影像上显示出更多的共诊断医师观测的信息，同时影像上的噪声也增加，使更多的微小诊断信号被噪声所淹没。因此降低噪声，提高影像分辨率，成为每个成像系统追求的目标。国际放射技术界从 20 世纪 90 年代起不再单用 MTF 特性曲线的斜率 r 值和噪声的 W S 其中一个量评价，而是用信噪比（SNR）为基础的噪声等价量子数（NEQ）和量子检出效率（DQE）两个物理量来评价。

量子检出效率（detective quantum efficiency，DQE）是指探测器检测到入射 X 线光子的概率，是一种对成像系统的信号和噪声从输入到输出的传输能力的表达，它是不同空间分辨率下衡量图像信噪比的一种量化指标，可以解释为成像系统中有效量子的利用率，可以精确的测量数字成像系统的性能。

噪声等价量子数（noise equivalent quanta，NEQ）的物理意义可解释为量子数在理想的成像系统中产生的噪声，与实际输入信号在实际成像系统中产生的噪声一样。一般定义为成像系统中输出侧的信噪比的平方，即：

$$NEQ = (SNR_{out})^2 = (\sqrt{q_{out}})^2 = q_{out}$$

公式 (8-15)

NEQ 是指成像系统中输出侧的信号，NEQ 越大，成像系统的 SNR 就越大，影像提供的信息就越多。

### 二、原　理

NEQ 和 DQE 两个物理量在 20 世纪 60 年代应用于天体物理摄影系统的像质评价，国际放射学界于 20 世纪 80 年代引入放射成像系统中，并测定了屏胶系统 NEQ 和 DQE 的数值。在数字 X 线摄影系统较传统 X 线摄影系统组成复杂，对系统的分辨力 MTF 反映了系统的解像特性，描述了在给定频率下一个系统的信号响应。WS 是对影像噪声更复杂的描述(与简单的测量密度或像素涨落的 RMS 相比),它给出了噪声在空间频率上分布的信息。这两个量联同特性曲线的 $\gamma$ 值一起,经过适当结合就给出最大可利用的信噪比随空间频率的变化。此时 NEQ(u) 定义为:

$$NEQ(u) = \frac{\gamma^2 \cdot (\lg e)^2 \cdot MTF^2(u)}{WS(u)}$$

公式(8-16)

DQE 是 NEQ 与形成图像的曝光量子实际数目的比值。$\gamma$、$(u)$ 和 $WS(u)$ 由 MTF 实验测量得到。显然 NEQ(u) 是对 X 线成像系统的影像性能重要的评价参量。将输入的信号完全探测和包含在影像中信息的损失造成的在放射成像系统中,DQE(u) 定义为:

$$DQE(u) = \frac{\gamma^2 \cdot (\lg e)^2 \cdot MTF^2(u)}{q WS(u)}$$

公式(8-17)

由公式(8-16)和公式(8-17)可知:NEQ 与入射剂量和探测器的性能之间有如下的关系:

$$NEQ=q \times DQE \qquad 公式(8-18)$$

公式(8-18)的物理意义是:NEQ 与入射剂量呈正比;另一方面对于 X 线量子探测而言,它还表示了入射的量子数仅有一部分转换成影像信息,这一部分就是探测器的 DQE 值。NEQ 和 DQE 的物理意义可通过简单的成像系统来说明,如图 8-8 所示。

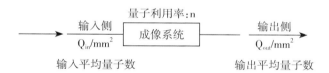

图 8-8　成像系统的平均输入输出量子数

# 三、测 试 方 法

数字 X 线摄影成像设备中 DQE 的测量是代表数字化图像的质量及目标的可探测性,影响它的因素有:X 线吸收量、信号曲线(由 MTF 测量)的幅度或强度以及噪声,它可以衡量放射剂量效率。国际 IEC 组织在 IECSC62B WG33 建立了一种在国际上认可的数字 X 线成像系统的 DQE 方法,即 IEC 62220—1。它明确定义了 DQE 的测试步骤和确定的测试条件,可以用这些测量法去确定系统在一个空间频率范围内获取信息的好坏程度。该标准适用于常规放射学中的二维探测器,例如 CR 系统,平板探测器系统,包括闪烁晶体或直接转换的平板探测

器,CCD 探测器和数字 X 线影像增强器系统。MTF 可测量空间分辨率,而 DQE 则是信噪比、对比分辨率和剂量效率的测量单位。

## (一)DQE 的测量方法

采用图 8-9 所示的装置,用电离剂量表测量探测器表面的辐射剂量,每次曝光都要在不受干扰的辐射中进行,它是随着 X 线管电流的变化而变化。它需要进行 3 次曝光:一次是作为正常应用的曝光,二次是高于正常应用的曝光,三次是低于正常应用的曝光。曝光面积要足够大以允许噪声功率谱的确定。通过探测器系统来确定传递信号时,需把光栅放置在探测器的前面。在确定与像素行平行的轴的信号传递时,光栅的定位是让光栅条纹与像素列成 $\alpha$ 角倾斜,且 $tg\alpha$ 最大允许值是列像素的距离除以 12.5μm 或 tg5°。为了确定与像素列平行的信号传递,光栅对"行位置"旋转 90°,需对光栅进行均一的曝光。适当选择曝光时间和剂量并与图像探测器正常应用时的条件相一致。

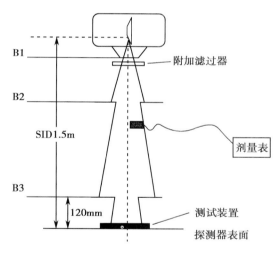

图 8-9　DQE 的测量装置

DQE 测量的结果是依赖于测量所用的曝光条件和参数设置,因此在 IEC 标准中必须对其测试条件进行严格规定。要获得其中规定的射线品质要使用一定厚度的铝板对 X 线进行滤过,并调整管电压使半价层接近表中的规定值。可以使用其中的一种或几种 X 线能量谱进行测量,如果只使用一种谱线则必须选择 RQAS。另一个重要条件是 X 射线照射野的几何尺寸。在测量探测器表面空气比释动能率、转换函数、调整传递函数 MTF 和噪声功率谱 NPS 时,必须采用相同的 X 线照射野几何尺寸。测量时要使散射效应降到最小,同时将焦点到探测器距离

SID 设定为 1.5m,在探测器表面 X 线照射野的大小为 16cm×16cm。

### (二) DQE 的定义和 NEQ 计算的公式

DQE 定义为输入信号的噪声功率谱 (NPS) 与输出信号 NPS 之比。其中,输入 NPS 是数字 X 线探测器表面的信号噪声功率谱,由系统的传递函数确定。输出 NPS 则为实际测得的初始数据的 NPS。

$$DQE(u,v) = G^2 MTF(u,v)^2 \frac{W_{in}(u,v)}{W_{out}(u,v)}$$

公式 (8-19)

其中 $MTF(u,v)$ 是数字 X 线成像设备采样前的调制传递函数,可以通过测量边缘响应函数的方法得到;$G$ 为探测器在空间频率为 0 时的增益;$W_{in}(u,v)$ 是探测器表面辐射野的噪声功率谱;$W_{out}(u,v)$ 是数字 X 线成像设备输出的噪声功率谱。在 IEC 标准中,NPS、MTF 都是由线性数据计算得到的,这些数据已经被转换为单位面积的曝光量子数。这些线性数据已经包括增益 $G$,因此,不需要单独确定 $G$。为计算 DQE,首先要确定输入单位空气比释动能的噪声功率谱 (NPS)。输入的 NPS 等价于输入的光子通量。

$$W_{in}(u,v) = Q$$

公式 (8-20)

这里,$Q$ 为单位面积 (1/m 时) 的曝光量子数,$Q$ 与 X 谱线和空气比释动能水平有关。

$$NEQ = q \times DQE$$

公式 (8-21)

利用公式 (8-21) 可以得到 NEQ,NEQ 与入射剂量呈正比。转换函数是数字 X 线成像设备的输出 (图像数据,如图像灰度值) 与输入曝光量之间的关系曲线。通过测量转换函数可以建立图像数据与探测器表面单位面积量子数之间的对应关系,将探测器的响应线性化为输入量子数的形式。测量转换函数时,X 线的最小曝光水平不应该大于正常曝光条件的 1/5,最大曝光量应为正常值的 4 倍。确定转换函数后,在计算 MTF 与 NPS 时,首先据此将图像数据进行线性化,将其转为单位面积上量子数目表达的形式。

## 四、临 床 意 义

### (一) 成像系统方面

DQE 是对数字 X 摄影平板探测器图像质量和病灶检测效率的体现,它涵盖了 MTF、噪声和对比度性能,它也是探测器剂量效能的体现。

直接平板探测器用非晶硒作为光转换器,非晶硒排列成 TFT 阵列,将 X 射线直接转成电荷,由于没有可见光的产生,不发生散射,空间分辨率取决于单位面积内薄膜晶体管矩阵大小。矩阵越大薄膜晶体管的个数越多,空间分辨率越高。随着工艺的提高,可以做到很高的空间分辨率,有很好的 MTF。在低空间分辨率时,非晶硒的直接探测板的 DQE 比碘化铯的 DQE 要低,但随着空间分辨率越高,非晶硒的直接探测板 DQE 实际上大于碘化铯,非晶硒的直接探测板在检测细节方面较强。

间接转换的平板探测器中,影响 DQE 的因素主要有两个方面:闪烁体的涂层和将可见光转换成电信号的晶体管。闪烁体涂层的材料和工艺影响了 X 线转换成可见光的能力,因此对 DQE 会产生影响,在低空间分辨率上 DQE 比非晶硒直接式高。在间接转换的平板探测器中,由于可见光的产生,存在散射现象,空间分辨率不仅仅取决于单位面积内薄膜晶体管矩阵大小,而且还取决于对散射光的控制技术。总的说来,间接转换平板探测器的空间分辨率不如直接转换平板探测器的空间分辨率高。

两种探测器性能的比较中,间接转换平板探测器的极限 DQE 比较高,但是随着空间分辨率的提高,其 DQE 下降得较多;而直接转换平板探测器的极限 DQE 不如间接转换平板探测器的极限 DQE 高,但是随着空间分辨率的提高,其 DQE 下降比较平缓,在高空间分辨率时,DQE 反而超过了间接转换的平板探测器。这种特性说明间接平板探测器在区分组织密度差异的能力较强;而直接转换的平板探测器在区分细微结构差异的能力较高。

DR 与传统胶片相比较中,在高空间频率时,与间接平板探测器相比,胶片的 MTF 值较高。在高空间频率下,胶片颗粒的噪声限制了它不能达到高的 DQE,这也是胶片的分辨率达不到其理论分辨率的原因之一。在低空间频率时,间接平板探测器的 DQE 比胶片高,但在高空频率时,其 DQE 值陡然下落,这也是间接平板探测器产生光的散射造成图像质量下降的原因。

### (二) 临床应用方面

成像系统的噪声大小是影响图像质量的主要因素,这样控制噪声和降噪技术就显得尤为重要,它有利于改善成像系统的性能,提高影像清晰度。具有高 DQE 的成像系统可以在敏感度和特异性方面提供更好的诊断影像,降低假阳性率。X 线系统的数字化曝光一般具有较宽的动态范围,可以使得成像区域在传统的胶片上可能曝光不足或曝光过度的组织得到显示,可以捕获从极低到极高范围的信号强度。它们还具有较高的对比分辨率,即能够捕获成千上万个灰度阴影,远远高出人眼所能分辨的范围。较高 DQE 的数字成像系统使得影像诊断的空间频率范围内(2-4LP/mm)对小目标信息的探测成为可能,直接探测器可以获得较高的空间分辨率。DQE 决定了平板探测器对不同组织密度差异的分辨能力,空间分辨率决定了对组织细微结构的分辨能力,系统中信号增强和噪声减弱可增强细微结构的可见度。减少随机噪声,可以观察低对比组织,比如胸部纵隔软组织和淋巴管,要求有较高的空间分辨率,使细节显露出来,如图 8-10。

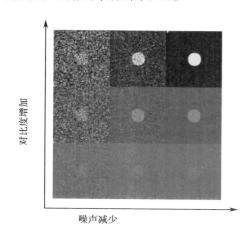

图 8-10 图像分辨率与噪声的关系

由于 DQE 影响图像的对比度,空间分辨率影响图像对细节的分辨能力。在摄片中应根据不同的检查部位来选择不同类型的平板探测器。对于胸部的检查,重点在于观察和区分不同组织的密度,对密度分辨率的要求比较高。在这种情况下,宜使用间接转换平板探测器的 DR,这样 DQE 比较高,容易获得较高对比度的图像,更有利于诊断。而对四肢关节、乳腺这些部位的检查,需要对细节要有较高的显示,对空间分辨率的要求很高,宜采用直接转换平板探测器的 DR,以获得高空间分辨率的图像。目前绝大多数厂家的数字乳腺机都采用了直接转换平板探测器,正是由于乳腺影像对空间分辨率要求很高,而只有直接转换的平板探测器才可能达到相应的要求。DQE 影响了对组织密度差异的分辨能力,而空间分辨率影响了对细微结构的分辨能力。所以在购买和使用 DR 时,应该根据 DR 的主要用途和具体的检查部位去选择和使用不同类型的平板探测器,只有这样才能使拍摄出的影像有利于图像的诊断。

有学者用探测器对人体仿真模型研究表明,小目标的对比可探测性在 0.2~0.3mm 范围内,与胶片

相比可改善程度高达 40%。在高空间分辨率下,数字成像系统保持高的 MTF 值是不能真正得到优质的图像,因为一些细小的组织会因图像噪声的影响而显示不清,提高图像的信噪比可以提高细小组织结构的显示率。DQE 是不同空间分辨率下衡量图像信噪比的一种量化指标,可以解释为成像系统中有效量子的利用率,理想的 DQE 为 100%,量子被完全利用。

CR 的 DQE 一般为 20%~30%,而 DR 具有 DQE 可达 74%,有效量子利用率高,输出信息也就越高,可以用较低的 X 射线剂量获得相似的数字图像质量,对低剂量探测器临床应用有很大指导意义。在低剂量区间下,电子噪声所占比重较大,DQE 随剂量增加而增加,当达到一定剂量后,量子噪声处于主导地位,DQE 趋于恒定。在工程学上,描述 DQE 的曲线是在特定射线质量下进行的,噪声和对比度,加上人视觉系统对高空间频率较弱的反应,都是受成像系统的限制。数字化系统增加了图像处理功能,如窗口/对比度水平及变焦功能等,这些功能使得能够检测到更小的目标。在较高的空间频率下,胶片显示出较低的对比度和较高的噪声,即是很低的 DQE。

数字化系统的噪声较低,动态范围较宽而对比分辨率较高,低对比度目标的探测性可通过图像后处理得到改善。例如,通过设置对比度水平接近于背景水平,并通过缩小窗口来调整对比度在刚刚高于或低于目标信号的水平。在高空间频率条件下,即使有较高的 MTF,小物体也会消失在系统的噪声中。系统中信号增强和噪声减弱可增强细微结构的可见度。探测量子效率(DQE)度量与空间频率成函数关系。DQE 受几个因素的影响,包括 X 线吸收量、信号曲线(由 MTF 测量)的幅度或强度以及噪声大小。间接转换系统具有比屏片更高的 DQE,特别是在低空间频率条件下更是如此。然而,在高空间频率条件下 DQE 会降低,这是闪烁体诱发的光模糊所致。

多数影像的相关信息都存留在低到中度频率范围内,如果考虑到影像尺寸细节,要高对比、良好的骨细节,非晶硒平板探测板有优势。在信号无扩散情况下,DQE(及 MTF)主要取决于像素大小。按照设计原理,探测器大小应小于被检查最小物质直径的一半,如图 8-11。

**(三)NEQ 的临床意义**

NEQ 的计算公式是:

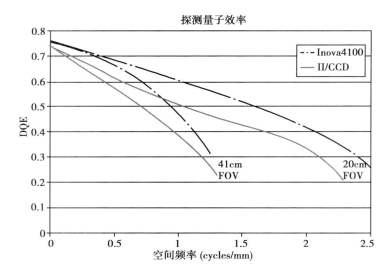

**图 8-11　DQE 与空间频率的关系**

$$NEQ(u) = \frac{\gamma^2 \cdot (lge)^2 \cdot MTF^2(u)}{WS(u)}$$

公式(8-22)

　　上式中 u 代表空间频率,单位为 LP/mm;e 为自然对数底,e=2.718;lge=0.43;r 表示屏 - 片组合体系或数字成像系统的特性曲线的斜率;MTF(u)表示屏 - 片系统或数字成像系统的调制传递函数;WS(u)表示被测成像系统的噪声的威纳频谱(wiener spectum)。

　　由 NEQ(u)的计算公式可以看出:r 值为空间频率响应特性,当它乘以具有空间频率响应特性的 MTF 后,就可以认为 r 使 NEQ(u)具有了频率响应因素,MTF(u)是成像系统线扩散函数付氏变换的空间频率响应,而且随着 u 值的增大,MTF(u)值变小了,其平方值就更小了。但 r 和 MTF(u)都是平方值,故两者成积的结果,总体上看是使影像对比度增加了,信号容易识别了。若 WS 增大,NEQ(u)减小;反之,WS 减小,NEQ(u)值就增大。其临床意义是:噪声减小,表示在不同 u 值上噪声淹没的影像上的信号少了,影像上能识别的信号就多了,即 NEQ 值就大了;若噪声大,表示不同 u 值上噪声淹没影像上的信号多了,影像上能识别的信号就少了,即 NEQ 值就小了。

　　需要指出的是,数字成像上形成的噪声比模拟成像的原因要复杂的多,如由于 A/D 转换时形成的量子噪声、激光扫描造成的读取时的噪声、激光打印设备和 CRT 等形成的噪声,还有数字成像抽样间隔、抽样孔径的 MTF 等对噪声的影响。另外,数字成像系统的 MTF、总特性曲线 r 值的测定等都比模拟成像系统复杂。

# 第四节　ROC 曲线

## 一、概　　述

　　受试者特性曲线(receiver operating characteristic curves,ROC)源于信号检测理论(signal detection theory),ROC 曲线最早用于描述信号和噪声之间的关系,并用来比较不同的雷达之间的性能差异,后来在气象学、材料检验、心理物理学等应用较广。1960 年 Lusted 在放射诊断范畴内首先提出,随后日益受到广大放射工作者的重视。ROC 分析于 20 世纪 50 年代起源于统计决策理,后来应用于雷达信号接收能力的评价。自从 20 世纪 80 年代起,该方法广泛应用于医学诊断试验性能的评价,特别是影像像质的评价,属于主观评价法。通过改变诊断界点,获得多对 TPR 与 FPR 值,以 FPR 为横坐标,TPR 为纵坐标描绘 ROC 曲线,计算与比较 ROC 曲线下面积,以此反映诊断试验的诊断价值。

　　理想的成像系统是能 100% 再现输入的影像信息,而且没有一点伪影噪声,理想的诊断是 100% 地正确诊断。但实际从影像的获取到诊断结果的给出,包含很多复杂因素,如成像参数的选择、病人衣服的伪影、散射线、胶片质量等等,这些因素又不同程度的影响诊断医师的判断,当然也包括医师自身水平的因素。加上在临床工作中,不同的疾病在影像上的表现又有类似之处,所以诊断结果出现错误是不可避免的,而评价这种成像系统及其诊断效能就成为必须,于是 ROC 曲线应运而生。

　　为了更好地理解 ROC 曲线的含义,先引入概率论的几个概念：

1. 概率　指在相同条件下进行 n 次试验,条件 A 出现了 m 次,当 n 充分大时,条件 A 出现的频率 m/n 具有稳定性,此时条件 A 发生的概率就是：

$$P(A) = \frac{m}{n} \qquad 公式(8\text{-}23)$$

2. 条件概率　条件 B 发生时,条件 A 发生的概率称为条件概率：

$$P(A \mid B) = \frac{P(AB)}{P(B)} \qquad 公式(8\text{-}24)$$

## 二、ROC 曲线基本原理

传统测试诊断精确的定量方法是灵敏度和误诊率,用这些参数描述病人(有病与没病)的百分数。统计学假设方面的问题,对于诊断试验(diagnostic test)的评价,首先应知道受试者(人、动物或影像等)的真实类别,即哪些属于对照组(或无病组,正常组,噪声组等),哪些属于病例组(或有病组,异常组,信号组等)。划分病例与对照这两个组的标准就是金标准(gold standard)。医学研究中常见的金标准有：活组织检查、尸体解剖、手术探查和跟踪随访结果等,它们比评价的诊断试验更加可靠,且与评价的诊断试验无关。例如,冠脉造影是诊断冠心病的"金标准",实际患病且被诊断为阳性的概率就是灵敏度(sensitivity,Sen),也称为真阳性率(true positive rate,TPR),图像对病灶的真实显示,是信号 S,图像对无病灶的显示 N,误诊率也就是假阳性率(false positive rate,FPR)。TPR 描述有疾病的病人的百分数被正确地判断为阳性结果,FPR 描述在没有疾病的个体中被判断为阳性结果的概率。灵敏度和误诊率描述在二分法中判断的结果是：一种判断结果不是阳性,就是阴性。

### (一)ROC 工作点的计算

ROC 分析资料可大致分为连续型资料与有序分类资料两种形式,连续型资料常见于某些定检验,有序分类资料多见于医学影像诊断或心理学评价。ROC 解析是信号 s 和噪声 n 同时存在时,信号是在有背景噪声的情况下分析的,ROC 曲线不仅是对成像系统的探测器信号检测能力的检验,也是诊断者对信号判断能力的检验。阈值的选择影响敏感性和特异性。对于一个理想的诊断结果的概率分布表明疾病的存在或不存在并不重叠,所选择阈值是在两个分布之间,这种结果的敏感性和特异性都是100%。对于大多数诊断来说,疾病的概率分布和正

常分布是重叠的。任何阈值都将导致一些具有疾病的病人错分为正常,或一些没有疾病的个体错分为病人,或两种情况都有。应用低的阈值降低假阴性结果的数量(高敏感性),但假阳性的数量增加(低特异性);另一方面,增加阈值会增加假阴性(低敏感性),且降低假阳性的数量(高特异性)。这样,在敏感性和特异性之间成互交的关系,一个高的敏感性伴随着低特异性,而一个低的敏感性伴有高特异性。

对所有可能的阈值作 ROC 曲线显示敏感性和特异性之间相互关系,图的纵轴表示敏感性或真阳性率,水平轴表示假阳性率。在 ROC 曲线上各个作业点表示在给定的一个阈值下敏感性和特异性的组合。在不实际的高阈值下,所有病人都被当作正常分类,导致 TPF 为 0,FPF 为 0(特异性 =1),这与 ROC 曲线左下角的作业点是一致的。降低阈值既增加 TPF 又增加 FPF(低特异性)。对于可能最低的阈值,TPF 和 FPF 都是 1(特异性 =0),与 ROC 曲线右上角相一致。

### (二)ROC 曲线统计学判定理论

有的学者认为,在一幅影像上,给观测者相互等间隔的两组信息：一组是没有信号的信息,即正常图像,只有成像系统的噪声(noise),用符号 n 表示,通过观测者分析得到的噪声概率分布函数设为 f(X|n);一组是有信号的信息(signal),即异常图像,用符号 s 表示,通过观测者分析所得的概率分布函数为 f(X|s);用 S 表示观测者肯定回答"有"(阳性),N 表示做出回答"没有"(阴性);那么观测者对含有信号的图像判断为阳性"有",称为真阳性(true positive,TP),真阳性图像占被观测有信号图像总数的比值,称为真阳性率(true positive fraction,TPF),记作 P(S|s);对含有信号的图像判断为阴性"没有",称为假阴性(false negative,FN),同样它占被观测有信号图像总数的比率即为假阴性率(false negative fraction,FNF),记作 P(N|s)。观测者对不含信号的图像判断阴性"没有",称为真阴性(true negative,FN),用 P(N|n)表示真阴性率(true negative fraction,FNF);观测者对不含信号的图像判断为阳性"有"时,称为假阳性(false positive),用 P(S|n)表示假阳性率(false positive fraction,FPF)。如图 8-12、图 8-13 所示(T=Total,是所有观测图像总数)。

以上就是所谓的"金标准",实际测试结果总会和它有偏差。其中：TNF+FPF=1,TPF+FNF=1。为了区分正常(只有噪声)和异常(有信号)的影像或检查方法的可信赖程度,一般用敏感度和特异度来

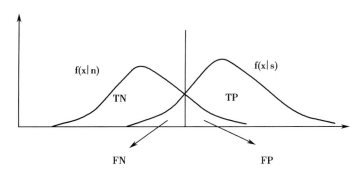

图 8-12 ROC 曲线的真阴性与真阳性

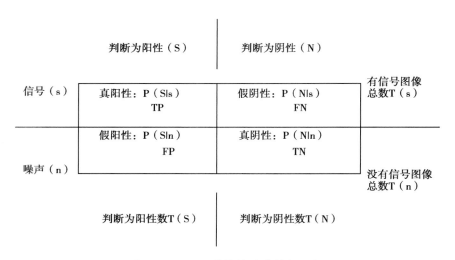

图 8-13 ROC 曲线统计学判定理论

表示：

$$敏感度 = \frac{P(S|s)}{T(s)} = \frac{TP}{TP+FN} \qquad 公式(8-25)$$

$$特异度 = \frac{P(N|n)}{T(n)} = \frac{TN}{FP+TN} \qquad 公式(8-26)$$

敏感度又称感度、敏感性、真阳性率或疾病正确诊断率，特异度又称非疾病状态正确诊断率。在对信号的有无进行识别时，敏感度和特异度可以表现为观测者固有能力，也可以表现为影像异常与正常的差异大小。与敏感度和特异度相类似的两个概念是：

$$阳性预测率 = \frac{TP}{TP+FP} \qquad 公式(8-27)$$

$$阴性预测率 = \frac{TN}{TN+FN} \qquad 公式(8-28)$$

所有以上观测数据记录好以后，就可以绘制 ROC 曲线了，以假阳性率 P(S|n) 为横轴，以真阳性率 P(S|s) 为纵轴，用平面直角坐标系作图就可以得到 ROC 曲线了。

## 三、ROC 曲线

对每个诊断系统来说，出现假阳性和假阴性结果都是不希望的，但实际上诊断系统的阳性和阴性结果的分布是有重叠的，其重叠的程度取决于干扰因素的总体效应，效应越大，重叠越多。传统评价诊断系统效果的指标是准确率，即(TP+TN)/T(图 8-14)，它只说明诊断结果正确的百分比，并没有考虑假阳性和假阴性，无法客观反映诊断系统本身的效能。而 ROC 曲线就完全能够客观反映诊断系统的好坏，特别是敏感度和特异度两个指标是很重要的。有学者认为，从本质上讲，ROC 曲线是反映随诊断界值(threshold)，即诊断标准，改变而动态变化的敏感性—特异性曲线。

图 8-14 所示，Xc1、Xc2、Xc3、Xc4、Xc5 分别是不同的诊断界值，即 X≥Xc 观测者判断为阳性，只要不越过 Xc 任何点都判断为阳性，此时在 f(X|s) 下的面积为真阳性概率 P(S|s)，而在 f(X|n) 分布下的面积为假阳性概率 P(S|n)。这样，在 Xc 左侧的意义就不大，所以观测者所有信息都可用 P(S|s) 和 P(S|n)

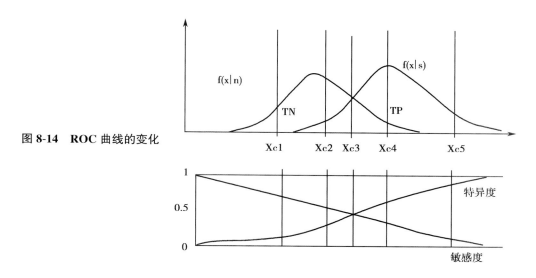

图 8-14　ROC 曲线的变化

来表示。

由上图还可看出：①当诊断界值变化时，敏感性和特异性也随之改变，那么单纯用某一点的敏感性和特异性指标比较 2 种或 2 种以上诊断系统的效能往往是不全面的，甚至会出现错误。②敏感性与特异性成相反方向变化，随着 Xc 沿着 Xc1、Xc2、Xc3、Xc4、Xc5 变化时，敏感度降低，特异度升高，二者在 Xc3 出交叉，说明只有适当选择 Xc 才能达到理想的敏感度和特异度，在 2 个端点都没有什么意义。③传统的敏感度和特异度比较，忽略了诊断医师自身专业水平及认识能力的差异，所得到的结论往往存在较大的偏差。④只有在不同诊断界值下的敏感性特异性曲线相比较，才能全面反映诊断系统的效能。由上面的分析可以看出，ROC 曲线分析的本质就是动态分析、比较不同诊断试验在多个诊断界值条件下，其相对应的敏感性—特异性曲线的差异。由图 11-14 转化即得到直观的 ROC 曲线，如图 8-15。

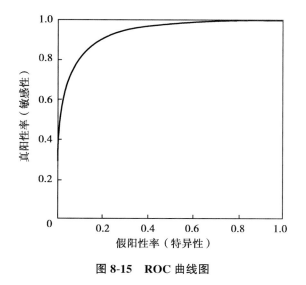

图 8-15　ROC 曲线图

## 四、ROC 曲线的种类和评价

### （一）传统的 ROC 分析方法

1. 二等级法或二分类法　它解决是或否的问题，即要求诊断者必须做出两者择其一的明确诊断，如病灶的存在或不存在、良性或恶性等，不允许有第 3 种诊断，这种 ROC 曲线的描记采用二分法，即由一位或几位诊断医师分别以不同的诊断界值对所观察的每一幅影像做出两者择其一的诊断，然后与金标准相对照，分别计算各自的敏感性和特异性。这样，每次都会得到一对敏感性与特异性数值，每一对数值都可以在图上描出 1 个点，把所有的点和 2 个角连接起来就可构成一条 ROC 曲线，M 个点就要求对所有图像进行 M 次诊断。

2. 多等级法　实际上，放射医师在诊断时所面临的往往是多种可能，而并非简单的"是与否"。因此，目前影像学文献中常用多等级法，如四级法、五级法、六级法等。以五等级法为例，对每幅影像中病灶的判断，放射医师要在下列 5 种可能中选择其中 1 种：①肯定阳性；②可能阳性；③不清楚；④可能阴性；⑤肯定阴性。然后分别把以下的集合①、①＋②、①＋②＋③、①＋②＋③＋④算做阳性诊断，各自的剩余诊断算做阴性诊断，依照金标准分别计算出真阳性率和假阳性率。诊断医师对所有的影像只进行 1 次诊断就可得到 4 对敏感性和特异性数值，再加上横、纵轴上的两个点（敏感性 =1，特异性 =0；特异性 =1，敏感性 =0），即可描记出一条曲线。四级法和六级法实际上是五级法中 2 项的合并或 1 项的再分割，它们之间无本质差别。与二等级法相比，它们能反映出更多的信息量，ROC 曲线的估计更为稳定和精确，且效率更高。

3. 百分法　Roclette 等学者用 1%~100% 可能阳性来分类，较前者而言，这种方法可反映更多的信息量，结果与五分法相近，但应用起来比较复杂。

4. 改良 ROC 法　传统的 ROC 方法解决是否的问题，即病灶存在或不存在、良性或恶性的问题等，常用于病灶位置明确或可以忽略病灶位置的情况。实际应用中，往往要考虑病灶所在的位置，因为观测者观察到的可能是伪影，而忽略真正病灶的存在。在记分时，传统 ROC 方法不能对此种情况加以区分。另一种方法 LROC（location response operating characteristic）曲线则考虑到这个因素，对传统 ROC 曲线的"真阳性率"作了进一步分析，其横坐标为假阳性率，纵坐标为定位正确的真阳性率。对于可能存在单发或多发病灶的诊断，Metz 等学者用变通的 ROC 方法进行分析，这种方法仅仅限于理论，但临床实用性不强，没有考虑各个病灶的位置。当临床上要求对 1 幅影像上存在的多个病灶进行定性、定量、定位诊断时，则需应用 FROC（free response operating characteristic）方法（纵坐标表示定位正确的真阳性率，横坐标表示所有影像平均的假阳性病灶数）或 AFROC（alternative FROC）方法（纵坐标表示定位正确的真阳性率，横坐标表示所有含有假阳性影像的百分率）。其计算方法有参数法与非参数法。

**（二）ROC 曲线评价指标**

1. 对应每一个 FPF 所得到的 TPF，即传统的敏感性和特异性指标。

2. ROC 曲线下的面积（$A_z$）　是最常用的评价 ROC 曲线特性的参数，每个诊断系统对疾病的诊断效能都可以用一条 ROC 曲线表示，曲线下的面积 $A_z$ 表示诊断系统的阳性和阴性诊断结果分布的重叠程度。曲线越靠近左上角，$A_z$ 值就越大，诊断效果越可靠。应用这个参数可以作为比较几种诊断系统的客观指标，它不受诊断界值变化的影响。当 $A_z$=10 时，表明诊断效能是完美的，没有假阳性和假阴性错误，也就是说，这个诊断系统可以作为金标准。如利用 DSA 诊断血管狭窄就是如此。当 $A_z$=0~5 时，表明诊断结果毫无意义，无法区分有病和无病。临床绝大多数的诊断是 $A_z$ 值位于 05~10 之间。

3. ROC 曲线下的部分面积　用 $A_z$ 评价 ROC 曲线的特性有一定的限度，由于 $A_z$ 表示的是从 0 到 1 整个 FPF 数值范围内敏感性的平均值，因此当两个诊断试验的 ROC 曲线相互交叉时，$A_z$ 不能反映

某一范围内 ROC 曲线的敏感性与特异性的优劣，甚至可能得出相反的结论。在这种情况下应用 ROC 曲线下的部分面积，即某一 FPF 数值范围内的敏感性的平均值来比较 ROC 曲线的特性，才能反映真实的情况。

**（三）ROC 方法的临床应用**

1. 不同影像方法效能的比较　①绝对效果的评价，即某种影像系统对某种疾病诊断的绝对性评价，并且在 ROC 曲线上，诊断者能选择最佳的诊断界值，使敏感性和特异性都达到最佳。如筛选检查时，诊断者可根据描记的 ROC 曲线，选择严格的诊断界值以增加敏感性，减少漏诊率。②相对效果的评价，影像医学中，每一种成像方法、显示技术都有各自的优点和缺点，不能笼统地说哪一种方法更好，只能说对某种疾病的检查有优势。ROC 曲线有客观性指标 $A_z$ 等作参照，可以对 2 种或 2 种以上影像系统对某种疾病的诊断作出相对性评价。

2. 不同试验者运用同一影像方法的技能比较　在影像诊断工作中，诊断医师如能正确运用所有与影像相关的信息，其诊断效能必定高于他人。ROC 曲线分析可以比较不同诊断医师的诊断效能。

3. ROC 应用的一般步骤　实验设计对每种统计方法的应用都是至关重要的，运用 ROC 分析方法时，病例的选择以及对诸多可能的干扰因素进行控制，是得到客观而真实结论的前提。

# 五、临　床　意　义

对于检测诊断利用 ROC 分析法既提供连续资料，又可提供等级尺度资料。如果采用 5 种等级种类对于置信度等级判别通常将产生一个有意义的曲线。许多计算机程序能通过观察的作业点计算出一个平滑的 ROC 曲线，广泛应用的计算机软件包是 Metz 等开发的，这些计算机程序计算出一个副法线 ROC 曲线。在构成 ROC 曲线实验设计中应避免病例样本的选择偏倚，它有 2 种来源：一是偏倚的范围，二是疾病证实的偏倚。即使所有病人利用参考标准评价，如果影像学家进行检测不是盲法则仍然有诊断偏倚的概率。

ROC 分析法根据它们的性质，许多影像学检查不用二分法判断，而是提供下列 3 种资料中的一种：①连续定量的资料，病灶的大小用厘米或病灶的 CT 值用 Hu，在某些情况下，能显示病灶的病理组织学本质，在一个特定的范围内这些数据具有可靠的价值。②标准率的资料，标准率用有限的分类数目在

顺序方式中表达一些检测的信息。如肾动脉狭窄的程度有：狭窄 <50%，狭窄 50%~74%，狭窄 75%~99% 和闭塞。③定性资料，通常不提供定量资料，许多应用于影像学的标准是形态学，评价病灶的边缘、位置、钙化均能有助于明确诊断。

将诊断信息转化成是或不是 2 种回答时，需要确定标准或阈值，以告知正常、异常，这种阈值的选择依赖于观察者之间和观察者自身的变化，诊断测试的精确度仅用一组敏感性和特异性的值来描述是不合适的。

有病和没病的检测结果，其概率分布重叠的数量决定检测的识别能力，这种重叠决定 ROC 曲线的形态及位置。如果有病与没病的概率分布是相同的，即它们完全重叠，TPF 和 FPF 在任何阈值下都相等，这种检测没有识别能力也就没有价值，这种检测的 ROC 曲线从图的左下角到右上角是直对角线，此"曲线"下的区域是 0.5（整体区域的 50%）。一个理想的检测在分布上没有重叠，ROC 曲线有最佳作业点（即 TPF=1 和 FPF=0），相当于 ROC 曲线图的左上角，在这 ROC 曲线下的区域为 1.0（全部区域为 100%）。

ROC 曲线下的区域是检测诊断精确性的量度，常用于诊断检测之间和观察者们之间的比较。运用适当的计算机软件，能够计算出 ROC 曲线下的区域，并对显著性差异用单一的 Z-score 检验作检测。但曲线下区域的非参数计算，对于比较 ROC 曲线下的区域非参数方法比 Z-score 检验更合适。因此，ROC 曲线下区域差异的意义可随分析方法的改变而改变。

依据 ROC 曲线下区域的比较检测的主要优势是不依赖于诊断标准，这样在敏感性和特异性评价上消除了阈值的影响。但这样做会出现另一个问题，ROC 曲线的部分是由临床不相关的 TPF 和 FPF 组成。ROC 曲线的末端角落表示高的敏感性和低的特异性组合，反之亦然。在 ROC 曲线相交时，如比较检测的诊断精确性，则曲线下的区域的用处有限。

ROC 曲线另一个潜在的作用是检测最佳阈值，ROC 曲线包含在所有可能的阈值上的敏感性和特异性的组合，这为临床实践提供了估价最佳阈值的机会。概括地说，ROC 分析法对于比较影像学检测和观察者的诊断精确性是一种有用的技术。由于阈值的影响被排除，曲线下的区域提供一种检测的诊断精确性的客观参数，优于单纯比较敏感性和特异性。

# 第 九 章

# CR 系统的组成及其特性

## 第一节　CR 系统的基本构成

### 一、概　述

自 X 线摄影诞生以来，多种医学影像成像系统得到发展，其特性随诊断信息的提高和剂量的降低而不断取得进展。近 100 多年来，人们一直使用摄影胶片记录 X 线影像。其中的 60 多年中，则一直使用增感屏配合 X 线胶片来提供高品质的影像。曝光后的胶片经过化学处理，产生可视影像后，在观片灯箱上显示出来以供诊断。用现代术语来说，X 线胶片 - 增感屏系统可使放射技师实现影像数据的采集、显示、传输和存储。由于这种方法产生的图像质量优异、剂量效率合理、功能效用全面，因此成为近代医学成像的标准模式。

20 世纪 70 年代，数字成像医学设备，如计算机 X 线体层成像（CT）、超声波和核医学，得到了广泛的接受和临床应用。在 80 年代，磁共振成像（MRI）、计算机 X 线摄影（CR）及数字减影血管造影（DSA）进一步推动了数字化成像的趋势。尽管如此，据估计使用胶片 - 增感屏技术的 X 线摄影仍然占了全部诊断 X 线检查的 65%。

最近几年，数字成像技术挑战传统的 X 线成像方式在技术上成为可能，在经济上亦可行。这归功于某些设备的技术进步，例如高亮度和高分辨力显示器，以及高性能的计算机 / 工作站，尽管价格仍然很昂贵，但却很容易得到。可以高效存储和检索 X 线摄影技术所产生的巨量影像数据，电子影像档案的成本也越来越低，而效率却越来越高。在医疗保健机构，具有足够的带宽，能够随时随地传输影像文件的高速电子网络，现在已成为必须的基础结构。

到目前为止，基于存储荧光体（storage phosphor, SP）的计算机 X 线摄影成像技术已成为获取数字放射影像的最佳替代方案。计算机 X 线摄影（computed radiography, CR）的优势在于能够完全兼容现有的利用屏 - 片的 X 线成像系统。但它有一个缺点，就是读出数据和处理步骤需要与传统胶片差不多的时间，才能获得有用的诊断影像。在过去几年中，具有集成薄膜晶体管数据读出装置的大面积平板式固态探测器（FPD），作为一种完全不同的摄影技术进入了医疗成像市场，为数字影像的采集提供了新的方法。伴随着数字显示、存档和通讯技术的进步，数字影像采集技术将进一步提高质量和工作效率。

计算机 X 线摄影，即光激励荧光体 X 线摄影，是一种 X 线投照影像的数字采集技术。尽管人们习惯上把称为计算机 X 线摄影（CR）的技术与称为数字 X 线摄影（DR）的成像技术区分开来，但实际上，CR 是 DR 的一种形式，而且是最早的形式。CR 自身也有许多不同的称谓，就更增加了迷惑性，在放射学文献中，这种技术被称作存储荧光体数字 X 线摄影（digital radiography with storage phosphors）、数字发光 X 线摄影（digital luminescence radiography）、光激励发光 X 线摄影（photostimulable luminescence radiography, PSL）。不管使用何种名称，指的都是一种采集和记录高能电磁辐射比如 X 线的投射影像的技术，此技术采用含有特殊存储荧光体材料的可重复使用的探测器。CR 利用成像板（imaging plate, IP）取代传统的屏 - 片体系，进行病人影像的高敏感性记录，尽管看上去与传统的增感屏很相似，但其功能有很大的差异，它在光激励荧光体中记录 X 线影像，并使影像信息以电信号方式提取出来。CR 是与计算机、数学、电子学完整结合的 X 线成像系统。在常规 X 线系统中，屏 - 片体系实现了三个功能：影像的记录、显示和存储。而 CR 通过使用不同的更加先进的介质和设备,将这些功能分开,以计算机为核心把它们联成一个系统。

大多数人都熟悉过去 20 年 CR 的快速发展,在这 20 年里,扫描装置的安装数量增加了 20 000 倍,而系统价格和体积都减小了 10 倍以上,扫描速度增加了 2 到 3 倍。

从发展历史上看,SP 技术比 CR 的历史长很多。PSL 效应就是把存储的高能射线通过光激励后以可见光的形式释放,它早在 19 世纪中期就开始使用,通过全野或局域激励的方法把不可见(如紫外线)空间影像转换为可见状态。1895 年伦琴发现 X 线后不久,就有了使用 PSL 为媒介的全野 X 线成像的实验。正如前面提到的,这些应用实例都是进行转换的操作模式,原因是高能量图像(紫外线,X 线)被转换成可见图像了。

二战期间,红外激励存储荧光体被用在夜视照相机上,红外情景(光激励发光源)在相机里成像在预先存储能量的 SP 探测器上,使其以可见光的形式释放能量,再现了输入的不可见场景。这是一个进行转换的例子,因为红外图像被存储荧光体转换成了可见图像。

现代 CR 系统的先驱是在 20 世纪 70 年代发展起来的,当时研究者在寻找一种新的途径,以改善全野激励法的可见光收集效率低下和图像质量不佳的状况。他们试图开发一种存储荧光体扫描系统,聚焦的可见光束逐点地激励 SP 探测器,尽可能靠近激励发光点放置一光电探测器来收集尽可能多的局部激发光。这些努力随着 1981 年首台商品化 CR 系统(Fuji Photo Film 公司)的推出达到了顶点。此后,许多制造商都研发出使用 PSL 效应的商品化 CR 系统,而且不仅仅局限在医学成像方面。

1974 年,富士胶片公司(Fuji)开始构架 CR 的原理,并进行基础研究工作。

1981 年,IP 成功研制,并推向市场。成像板是高新技术产品,是 X 线成像性能的巨大飞跃,从而使 CR 成为现实。

1981 年 6 月,在比利时首都布鲁塞尔召开的国际放射学会(ICR)年会上,曾因 CR 系统和数字减影血管造影系统的问世而被誉为“放射学新的起步年”。

1986 年,在布鲁塞尔召开的第 15 届国际放射学术会议上,首次提出了数字化 X 线摄影(digital radiography,DR)的物理学概念及临床应用情况报告,并以 DR 简称之。

1995 年,北美放射年会上报道了硒材料直接转换静态影像平板 X 线探测器,是 DR 技术研发的一次突破。

DR 非常适合主 X 线摄影室,而 CR 具有更多的灵活性,它可以用于几个 X 线摄影室,而 DR 只能用于一个。对于主 X 线摄影室而言,DR 是一个很好的解决办法,但 CR 可以适用于主 X 线室、多用途 X 线室、急救室、病房和手术室。虽然在将来 DR 的价格可能会降低,但目前 DR 确实要昂贵的多。CR 和 DR 在某些方面各有所长,两者会在一定程度上竞争,但这两种技术将会共存共生,优势互补。

## 二、成 像 板

CR 系统中,成像板取代了屏 - 片体系中的胶片成为影像记录的载体,因此是影像记录的关键。成像板的核心是用来记录影像的荧光涂层,根据能否弯曲分为刚性板和柔性板两种类型。柔性板使用弹性荧光涂层,成像板也变得轻巧柔软,可随意弯曲。柔性成像板简化了成像板阅读器的传输系统,结构较为简单,使得扫描速度较快,设备体积较小。刚性板不能弯曲,阅读仪的传输结构和工作原理不同于前者,但其损坏概率小,寿命长,由于成像板引起的伪影少。

随着对影像质量需求的不断提高,荧光涂层的开发更加深入,技术更加复杂。目前的成像板使用寿命普遍超过 10 000 次,但也会因不良的工作环境和操作习惯而引起寿命缩短。同时,出厂后的成像板,即使没经过临床曝光的使用过程,也会因为搁置时间的延长而使荧光体颗粒的活性老化,从而导致 X 线存储性能下降。用户不断提高的要求刺激了技术更新速度的加快,反过来不断的技术更新也将会更新用户的观念,今后对使用质量和效率的要求将超过对耐用性的要求。

## 三、成像板阅读仪

成像板阅读仪是读出成像板所记录影像的设备,它的技术指标将直接影响所输出影像的质量。衡量成像板阅读仪的参数一般有四个:描述影像清晰度指标的空间分辨力、描述影像层次指标的灰度等级、描述处理能力的激光扫描速度和缓冲平台容量。

不论成像板的大小,当前 CR 系统的空间分辨力普遍能够达到 10 像素 / 毫米的水平。较早的 CR

系统,由于当时计算机的处理能力不够,往往仅对小尺寸的成像板以 9~10 像素 / 毫米采集数据,而对大尺寸的成像板(14″×14″以上),只能达到 5~6 像素 / 毫米,因此给人以 CR 大片粗糙的感觉。新型的 CR 系统,一般对大片采取 6 或 10 像素 / 毫米两档可调的设置,由用户自己设置,以适应不同场合对扫描速度和扫描影像质量的不同需要。

CR 系统的灰度等级指标一般都要求达到 4096 级灰阶,也就是使用 12 位(bit)处理器。一些高指标的成像板阅读器,使用了更高的 14 位处理器,力求更佳的影像效果。

另外两个指标扫描速度和缓冲平台容量描述的是成像板阅读仪的处理能力。新型的大型成像板阅读仪的扫描能力可以达到每小时 100 板,同时装备有大容量的成像板缓冲平台。等待扫描的 IP 先放在缓冲平台上,由设备自动顺序导入扫描,扫描完毕后 IP 也自动输送到另一个缓冲平台上,等待下一次使用。目前最大的缓冲平台的容量可达 20 块成像板。显然,缓冲器容量大、扫描速度快的阅读仪效率更高,更节省人力资源和投资。

## 四、信息记录系统和影像预视系统

信息记录系统就是将与影像相关的文字信息记录下来。屏 - 片系统使用的信息记录工具是"贴铅字"或光学打号机,CR 系统使用的是计算机。新兴的信息记录系统不仅可以通过计算机键盘输入相关信息,还可以通过计算机网络从医院信息库中调入相关信息。而所记录的信息也从简单的检查日期和病历号扩大到病人姓名、性别、年龄、医院、科室名称等等,利于不同方面的归档、检索需要。

另外,新兴的信息记录系统还增加了患者摄影体位的输入。不同体位的不同后处理模式和参数已经都预设在工作站中。只要技师在摄影时"顺便"输入投照的体位名称,系统会自动选择相应的软件包对影像实施处理。

硬件方面,信息记录系统计算机也不再是专用设备,而是普通电脑,可以兼做他用。比如,书写报告、上网或兼做预视系统。

预视系统是让技师在摄影完毕后,查看投照的结果是否满意,是否需要重拍。以往的 CR 预视工作站都与影像阅读仪固定在一起,且画面显示不超过 10 幅。这样技师就必须及时跑到阅读仪跟前才能看到影像,间隔时间稍长影像就可能在阅读仪里被删除掉。

新型的预视软件可以安装在任何一台普通电脑上,通过网络接收阅读仪送出的预视影像。同时,还增加了影像后处理功能,目的是让医师或技师都可以在最方便的时间、地点,以自己最喜欢的方式阅读影像。

## 五、影像后处理工作站

影像后处理工作站的功能是根据不同体位的影像特点和要求,对影像实施不同方式和程度的后处理,从而达到最佳的显示效果。

随着医学诊断对影像质量要求的不断提高,CR 影像处理的体位划分也越来越细,目前已超过 100 种,这也对影像后处理软件提出了更高的要求。以 Agfa 公司的 MUSICA 软件为代表的精细影像处理软件得到普遍的应用,它把通常对影像所实施的整体处理更改为分层处理,将影像分成 12 个层面,分别实施不同的处理后再重新组合显示。这样不仅极大地扩展了影像的处理范围,也使获得的影像更加细腻,层次更加丰富,更能够体现不同体位影像间的细微区别,同时减少了伪影和失真。

另外,还出现了一批有针对性的专科影像后处理软件,如全腿 / 全脊柱软件。针对腿部和脊柱肢体过长,无法一次成像的特点,通过多幅成像,然后实行自动无缝拼接的技术,巧妙地在屏幕上显示出完整的全腿和全脊柱影像,满足了骨科诊断的需要。

新型后处理工作站的人机界面也变得更加友好。辅助功能也从简单的测量、翻转、放大等扩展到放大镜功能、失真警示、直方图显示、文字注释等。仅打印功能就从单幅打印扩展到多幅打印和智能打印。智能打印可以让用户摆脱以往只能打印一幅、两幅或等分多幅的限制,自由选择打印的幅面格式,各幅影像的大小,甚至只打印影像的某一局部。为了满足操作的需要,不少厂家开始提供中文操作界面。

## 六、影像的阅读与打印设备

CR 的影像可以通过 PACS 网络传输到任意阅读和打印终端,但 CR 的原始数据输出指标高,要求阅读终端和打印设备的指标也相应较高。CR 的影像显示器一般选用高分辨力、高亮度的黑白诊断监视器,以保证影像细节的显示和诊断的准确。

目前一般的医用打印机(无论激光还是干式)的分辨力指标均在 320dpi(12.6 像素 / 毫米)上下,灰度也只有 4096 级,这对于 1024 级以下的 CT、MR

等尚且够用,但对于本身影像分辨力已达10像素/毫米、灰度级4096级的CR系统来说,打印1:1的影像时,保证不丢失信息就已经很勉强了。打印多幅影像时,由于影像被缩小,如果打印机的分辨力不够高,也就是像素不足够小,就难免丢失信息。因此,为保证所打印的影像质量,CR系统需要选配高指标的打印机。

## 第二节　成像板的组成及其特性

### 一、CR系统与屏-片体系的对比

#### (一)能量转换方式

常规的屏-片系统使用传统的增感屏,增感屏吸收X线并立即将吸收的能量转变成可见光。暗盒里装有的胶片与增感屏紧密接触,增感屏发出的可见光被胶片记录,放射医师根据胶片上的影像进行评估和诊断。

CR系统使用光激励(或存储)荧光板(成像板)来完成成像过程,成像板吸收X线并存储吸收的能量。只有使用一种"可控制的"能量(激光束)来激发时,存储的能量才以可见光的方式被释放出来。在擦除过程完成后,就没有"能量记忆"存留在成像板中了。

尽管我们希望从荧光屏中激励出尽可能多的存储潜影,但实际的提取信号量取决于荧光屏所接收的激励激光的总体能量,换句话说,也就是激励光源的总体能量积存。这首先取决于激励光强和激励时间(也叫做延迟时间)。然而,这种关系是非线性的,提取最初的50%的潜影信号要比提取后50%容易得多,这种荧光屏特性对扫描装置的设计具有极大的影响。阅读器的运行设置(比如激光束能量和直径、扫描速度)要全面考虑尽可能多的提取信号,和尽可能快的扫描速度,以满足用户工作流的需要,同时还要兼顾降低元器件成本。

#### (二)成像板的结构

成像板主要由基板(polyethylene terephthalates,PET)的聚对苯二甲酸乙二醇酯和覆盖的光激励存储荧光体(BaSrFBr:Eu)层组成,成像板的结构类似于常规的增感屏。存储荧光体的成像特性取决于许多因素,荧光体的固有特性主要由添加到基本荧光体配方中的搀杂剂来决定,能量吸收和转化的效率由存储荧光体自身的特性所决定。

成像板的结构也受荧光体涂层的特性的影响

(密度、分布特性),如果增加单面成像板(与常规双面增感屏相对应)的厚度,影像的固有分辨力就受到局限。通常来说,现代存储式荧光屏都是将有效层涂抹在硬质或软质的基板上构成的,有效层吸收X线,产生和存储潜影,而基板(如铝、玻璃、或者聚乙烯酯等)为感光荧光体层提供光滑而坚硬的表面,并使得荧光屏被用户和CR阅读器进行操作和传送。有效层的黏合材料中含有许多不规则的细小荧光体悬浮颗粒,此层的厚度通常取决于所需要的临床应用。

事实上,现代的荧光屏包含许多能优化临床使用性能的附加层(不同公司有所不同)。从机械角度说,荧光屏必须结实利于用户和机器操作,所以通常需要用背衬层和外涂层来保护。从电子角度来说,荧光屏必须对静电不敏感,通过荧光屏表面的传导层来实现。

从光学上说,荧光屏需要经过优化处理,使得尽可能多的发射光逃逸到荧光屏表面被探测到,同时要控制激励激光的扩散程度以保持必要的锐利度。为达到这两个明显矛盾的目标,产生了许多解决方案。一种方案是在活化层和支持层之间设置一个黑色背衬层来吸收可见光,它同时减少了激励光的扩散和发射光的逃逸。另一种方案是设置反射层来辅助发射光的逃逸,但同时也会使得激励光的扩散加剧。还有一种解决方案,就是在活化层和支持层之间的界面添加染色层,这在一些新型的荧光屏中采用,染色层既吸收激励光也反射发射光。也有些厂商在活化层内加入一定量的染料,使它优先吸收激励光线而不至于散射的太厉害。

为了保证较高的图像质量,荧光屏还必须对透过射线、周围散射线和背面物体的后散射线不敏感。这就要求在暗盒或荧光屏本身(仅对刚性板而言)添加一层薄铅箔。于是,原本简单的两层式荧光屏逐步发展成综合各种设计理念并适应扫描系统特性的复合式多层结构。

虽然许多荧光材料都有存储特性,在目前商品化系统中应用最广泛的还是氟卤化钡家族BaFX:$Eu^{2+}$(X代表Cl、Br、I或它们的组合)。化学方程式中的Eu是活化剂,它是在荧光体生产过程中加入的微量杂质,能显著影响它的存储性能和发光光谱。另有一些材料如$RbBr:Tl^+$和$CsBr:Eu^{2+}$等,已经或正要被用作CR系统的存储荧光体材料,而且仍有许多积极的研究在寻找新的更优化的材料。尽管在最近几十年有关荧光存储材料和PSL过程的研究

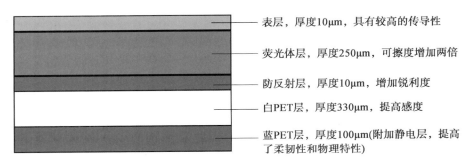

图 9-1　新型成像板的结构

表层，厚度10μm，具有较高的传导性

荧光体层，厚度250μm，可擦度增加两倍

防反射层，厚度10μm，增加锐利度

白PET层，厚度330μm，提高感度

蓝PET层，厚度100μm(附加静电层，提高了柔韧性和物理特性)

一直进行，但是，许多微观水平的作用原理和机制依旧存有争议。

新的成像板改善了敏感度、清晰度和坚韧性(图9-1)，同时与旧的成像板兼容。外涂层用于保护成像板免于机械磨损和化学清洁剂的损伤。在正常条件下，成像板的使用寿命约为 1 万 ~2 万次。

## 二、成像板的特性与影像质量

1. 基础　CR 影像的质量主要取决于固有的荧光体质量和扫描存储荧光体的光学器件。成像板的固有图像质量取决于以下特性的最优化：X 线的吸收、锐利度、噪声 / 斑点水平、转换效率。这些特性通过下列参数调节：荧光体特性(颗粒尺寸、分布、吸收、发光特性…)、基板的反射、散射和吸收、色素 / 黏合剂的组合、光导特性、染料、涂层的种类和厚度。

2. 固有模糊度　由于荧光体层的结构和厚度，介质自身产生了模糊度，这也将影响所产生图像的分辨力(图 9-2)。这一效果与民用相纸颗粒的效果一样，较大颗粒的相纸产生的图像不如较小颗粒产生的图像清晰。再者，由于成像板的典型结构(固有模糊度)，当 X 线转换成可见影像时，产生一定的模糊。

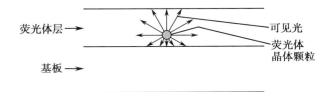

荧光体层 →　　　　　　　　→ 可见光
　　　　　　　　　　　　→ 荧光体晶体颗粒
基板 →

图 9-2　荧光体的固有特性产生的模糊

荧光层越厚，对 X 线的吸收能力就越强(期望的特性)，但同时激励光束的扩散程度增加而造成最终图像的更大模糊。通常的解决方案是至少生产两种类型的荧光屏，较薄荧光屏应用于需要较高分辨力的部位(比如乳腺摄影、四肢摄影)，较厚荧光屏用

于对 X 线吸收和剂量要求比分辨力高的部位(比如胸部和腹部成像)。

3. 残影　当一块成像板长时间不用时就会出现残影，它由旧图像的残存部分能量形成(图 9-3)。这些部分从荧光体层的更深层处提升出来，称之为"回弹"。

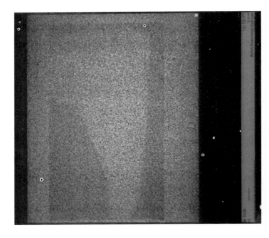

图 9-3　足侧位影像残影

残影也可能由以下射线曝光引起：宇宙射线、周围的放射线(在墙中的氡…)、荧光体中的固有放射性元素。

成像板的擦除步骤不是百分之百有效的，存储信号永远不可能被完全消除。然而，只要在擦除后荧光屏中存留的信号低于允许值，那么剩余的残像造成的污染就不再重要了。有时，环境造成的背景辐射会造成不需要的本底信号的增加，表现为图像中的噪声背景，这就是为什么厂商推荐经常擦除荧光屏的原因，尤其是当长时间不用时。

建议使用者在每个星期在临床工作前对所有的成像板进行擦除处理，同时也建议使用者轮流使用每一块成像板。在有标识符的架子中成像板应该顺序排列，并将擦除处理后的成像板放在排列的末端,使用时从排列的起始部取走成像板,以保证对每一成像板进行相同频率的使用,避免残影的出现。

**4. 成像板的特性**　相对于常规屏 - 片系统而言,成像板是一种具有更宽动态范围的线性探测器(可达 1∶10 000)(图 9-4)。线性意味着在一个大的剂量范围内具有更有效地探测能力,意味着在剂量优化选择和(或)在大的患者曝光范围的情况下,用户都可获得更多的信息,意味着在图像的高密度和低密度区都没有失真。

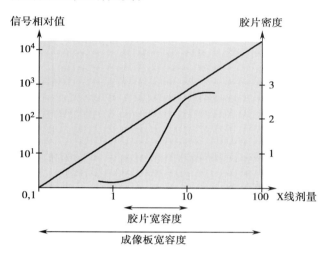

图 9-4　成像板和胶片的宽容度

成像板的这种特性可以有效降低重拍片率,进而降低公众的受照剂量。欧洲的重拍率平均为5%~8%,北美洲为 8%~12%。成像板的线性和动态范围使得系统可以容许一定程度的过度曝光和曝光不足,这种情况下,就不需要像常规摄影技术中那样严格区分系统的“增感屏感度”,同样的成像板,可以使用 200 或 400 感度时的不同曝光量。这一点对没有自动曝光控制系统的 X 线装置(如便携式胸部X 线机等)来讲,显得尤为重要,其摄影条件选择的宽容度将大幅提高。

放射技师可以自由决定来降低检查剂量,一般来讲,在较低剂量下的曝光是可行的。但是,辐射剂量的大量降低势必引起量子噪声的增加,从而影响最终影像的信噪比。因此,剂量的降低必须充分考虑所进行的检查类型与所要求诊断信息之间的关系。指导原则应该是在保证影像的诊断价值不被削弱的前提下,寻找某种特定检查与量子噪声之间的平衡点。

有些情况下,例如骨盆、脊柱侧凸或小儿科的检查,只要能观察到所需的信息,可以以增加噪声为代价而大幅降低曝光剂量。在其他情况下,如果对

信息内容有很高的要求,则仅能稍微降低或不降低曝光剂量。

**5. 信噪比(SNR)**　信噪比依赖于从球管中发出的作用于曝光量和探测率的 X 线光子的流量或数量(图 9-5)。按照泊松分布的数学规律,噪声等于光子数的平方根。这就意味着,如果使用 100 个光子来曝光,那么其中有 10 个光子是噪声(偏差),信噪比将是 100/10=10。

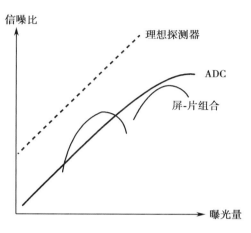

图 9-5　CR 系统与屏 - 片组合的信噪比

在一个数字系统中,必须经历两个步骤产生影像,第一步是激励存储,第二步是激发过程,从成像板中释放存储的能量并将其转换成可见光,这两步都影响到影像的信噪比。信噪比用 dB 来表示,使用的公式通常是:$SNR=10\log\dfrac{信号}{噪声}$,因子 10 和 log用来将结果转换成 dB。

**6. 擦除能力**　在扫描完成以后,成像板的荧光体层中仍然保留着许多俘获电子,所以成像板的擦除操作是非常必要的。在成像板中的潜影可通过附加能量来擦除掉,这一能量通过可见光来传送,可见光将释放所有的俘获电子使其恢复到基础能量水平。擦除已曝光成像板所需的能量依赖于曝光时所使用的 X 线剂量,所使用的擦除能量一定要与所进行的检查相适应。

新成像板开始使用期间的擦除处理可能会存在一些问题。有些情况下,不可能完全擦除一块新的成像板,会在成像板上残余一些曝光点,这些点在影像上作为附加噪声是可见的。如果在交货以后成像板很快地投入使用,那么一个擦除周期应该就足够了。如果时间长了,例如在交货以后 2 个月,成像板上的信号就会很难擦除。这种情况下,使用连续的擦除周期是没有意义的。一般来讲,成像板投入

使用后一个星期,随着擦除周期的重复,成像板的噪声将减少到正常的水平。

7. 成像板和暗盒的清洁　成像板必须要定期清洁以避免产生静电和影像上出现尘粒伪影。清洁步骤如下:

(1) 用一块软棉布将成像板清洁剂充分并且匀称地涂抹在成像板的背面,涂抹以后,在成像板上应该可以看见清洁剂。值得注意的是:如果清洁剂涂到了荧光屏侧,应立即将它涂抹到整个屏的表面,否则屏上可能会有黄色污迹出现。在曝光时,这种污迹就会像不同浓度的"云"状伪影显示出来,这时的 IP 由于影响到诊断影像,就不能再使用了。

(2) 一直等到清洁剂蒸发干净。

(3) 在荧光屏侧使用清洁剂并让它蒸发大约需要 15 分钟。

(4) 如果是第一次清洁成像板,则重复以上全部步骤。

(5) 也可使用此清洁剂清洁暗盒的内表面。

为了保证成像板的长寿命,推荐每隔三星期清洁一次成像板和暗盒(视使用单位和具体条件而定)。

8. 成像板和暗盒　暗盒用于保护 IP 免于暴露可见光和机械损伤,暗盒一般与现有国际标准的 X 线设备兼容(ICE60406,DIN6832,ANSI PH 1.49),客户不需要额外的投资即可对 X 线摄影室进行数字化转变。暗盒一般有标签和颜色,可逐一区别,当与病人接触时,暗盒的塑料表面应让人感到温暖并且柔软,边缘应为圆形,以免划伤病人。

每一块成像板放置在固定的暗盒中,不能进行暗盒间的交换。如果用户在 X 线影像上看到一些伪影,就可通过暗盒上的标识名找到对应的成像板。成像板的白色荧光面必须朝向靠近 X 线球管的暗盒面。此外,有些暗盒的背面有一层薄的铅箔以避免后散射线。在这种暗盒应用期间,如果是自动曝光程序模式,则必须检查此装置的探测单元是否位于暗盒的前面。探测装置通常位于暗盒的前面,但有时也存在例外,当位于暗盒后方时就必须改变曝光程序以保证病人不会接受更高的剂量,这个过程很烦琐,但十分必要。

## 三、成像板的特性曲线响应

图 9-6 显示一般成像板和感度 400 屏 - 片系统的特性曲线响应。成像板随入射曝光量的变化呈线性、大宽容度响应特性,而胶片对限定的曝光范围是最为敏感的。对于屏 - 片探测器来说,既是采集又

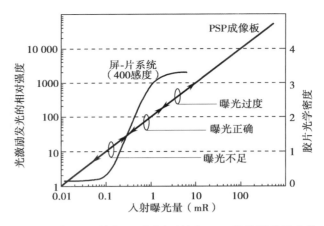

图 9-6　稀土屏 - 片(400 感度)系统和 PSP 接收器特性曲线的比较

是显示媒介,必须将探测器(胶片)对比度和摄影感度调节到一个很窄的曝光范围内,以获得最优化对比度和最小化噪声特性的影像。成像板则不受相同要求的约束,原因是采集和显示过程不同时发生,所以用于数字化数据的数学算法可以对曝光过度或不足进行补偿。然而,在输出影像的自动信号范围探测和对比增强之前,必须对有用输出信号进行识别。此外,由于曝光不足或过度的影像可以被系统"掩饰"起来,这就需要一种根据影像的原始信息来追踪曝光量的方法,以识别超出曝光量范围的各种状况。

在传统屏 - 片 X 线摄影中,摄影技师调整曝光技术以使得想要的影像信号范围位于 H&D 曲线的直线部。位于被照体范围外但在探测器范围内的 X 线,形成的影像信号落在曲线的肩部(高曝光区),超出准直边缘的影像信号落入趾部(低曝光区)。CR 系统必须对有用的影像信号进行编码,通过数字值的查询表调整以提供最大对比敏感度。正如特定解剖部位选择特殊摄影技术和影像探测器一样,PSP 读出算法也根据特定的解剖部位对数字影像进行调整。

## 第三节　CR 系统的阅读器

当前的 CR 阅读器都使用逐点读取技术,激光束按照一定的模式扫描整个荧光屏表面,测量屏上每一点的发射光并将其转换为数字信号,然后采样和量化成数字图像。在最早的 CR 系统中,完成此任务的部件体积巨大要装满整个房间。今天,它们只需安装在一张桌面上。阅读器的组成部件如图 9-7 所示。

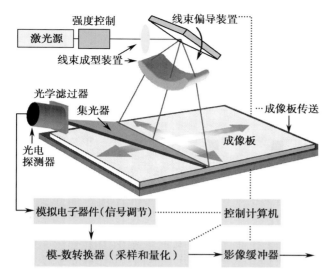

图9-7　逐点阅读 CR 扫描仪的主要部件

## 一、激光源与强度控制

早期的 CR 系统采用气体激光器(比如氦氖激光波长633纳米)来激励荧光屏中的俘获电子,现代的 CR 系统大多采用红光固态激光二极管(波长670~690纳米)作为光源。红光的波长与常规使用的氟卤化钡荧光屏的激励光谱相匹配,同时又与发射光波长(蓝光)容易区分不会影响它的探测。固态激光源更紧凑、有效、可靠,而且持续时间也比气体激光源更长。现在扫描装置激光束的延迟时间在1~6毫秒每像素。

CR 阅读器的激光不仅要功率足够高,还要保持功率恒定。激光功率的波动会直接导致输出信号的波动。换句话说,激光强度的波动可以使一致的潜影信号(均匀野)看上去含有组织结构。CR 阅读器设有特殊的强度控制装置,它可以实时监控激光的功率并校正波动,但这种容许范围很小。在激励曲线的直线部分,波动即使小于百分之十也会产生问题,因此必须把强度波动控制在这个水平以下。激励曲线越高,允许波动并不随之加大,因为需要更大的曝光量变化以使得输出信号产生相同的变化。

## 二、线束成型光学装置

激光器发出的线束必须经过最优化处理后对荧光屏曝光,这一点对于固态激光器尤为重要,它产生椭圆形线束而不像气体激光器的圆形线束。此外,即使是产生圆形激光束,线束也会在穿过荧光屏时改变形状和速度。可以用手电筒的光来模拟激光束,用它来沿着面前的墙移动,当它垂直于墙面时,光束

差不多是圆形的,当左右移动手电会发现光束的形状和速度将随着位置的变化而变化,光束离开垂直位置越远,线束椭圆形越明显,且移动的更快。

在 CR 阅读器中,这种效果导致尺寸不同的荧光屏由于线束位置的不同,激励过程的线束延迟时间(扫描速度)也就不同,即使整个荧光屏的曝光量一致,在它的边缘与中央部的信号输出和空间分辨力也不同。CR 阅读器含有专用的束形控制装置(包括一种所谓的 f-θ 透镜),它保证线束的形状,其尺寸和速度与光束所处的位置无关。

## 三、线束偏导装置

线束偏导装置使得激光束快速向前向后沿一条扫描线顺序激励荧光屏上的每一点,这个方向被称为快速扫描方向或者线扫描方向。根据所需要的扫描速度,可以使用不同规格的偏导装置。对于较低的扫描速度,可使用的是旋转的转筒和固定激光束(也就是没有偏转器,所有的移动都由转筒来控制)。对于较高的速度来说,通常的解决办法是在电流计上安装一反光镜,电流计前后摆动,使得线束沿荧光屏运动,在折回时,激光束会被挡住。而在最高速的装置中,采用旋转的多边形棱镜,每一面反光镜扫过荧光屏的一条线,然后将下一条线移交给下一面反光镜,依此类推。这里,非常重要的一点是每一面反光镜要具有相同的反射率和相同的角度。

在所有情况中,光束配置的精确度是非常关键的;阅读器必须能够精确安置以保证光线在相同点、相同行、相同扫描面都可以精确重复。线束偏转装置也必须能够将线束精确定位在亚像素范围内,以避免出现光学条带和锯齿状伪影(一种使得直线边界有波纹或抖动的伪像)。

## 四、传　输　环　节

传输环节能够在与快速扫描方向垂直的方向上传送成像板,这个方向通常被称为慢速扫描方向、页面扫描或者交叉线扫描方向。在整个线束偏导装置和传输环节的作用下,整个荧光屏表面都能够被激光束"接触"到(也就是采样)。由于使用线束偏导装置,在不同的扫描速度要求下,有不同传输环节的选择。在低速扫描装置中可以使用一个转筒,然而目前所有的 CR 阅读器都采用直线传输方式,荧光屏被夹住或放在可移动的平板上,沿着一定轨迹进行移动。在具有整合成像板(无需移出)的无暗盒 CR 系统中,荧光屏被绑定在一条传送带上,被移

动到各个处理环节的相应位置(曝光、读取、擦除)。

在这里,速度的稳定性是十分重要的,以避免条带状伪影。由于读取过程是破坏性的,也就是说潜影会在读取之后消失,因此在慢速扫描方向激光扫描线必须进行恒定的交叠,传输速率哪怕是百分之几的波动都会导致可见的带状伪影。

## 五、集 光 器

集光器用以尽可能多的收集荧光屏的发射光线并且以最小的损失把它们传送到光电探测器,将光信号转化为电信号,图像的质量(信噪比)主要受这一环节的控制。尽管入射的激光束具有高度定向性,而荧光屏混杂特性使得发出的光线散射到各个方向。因此,集光器必须靠近荧光屏表面从而尽量多的截取散射的光子。制造商煞费苦心的设计可以最大化光子采集效率的系统,目前有些CR系统利用丙烯酸光导管来解决这个问题。这些导管在靠近荧光屏的末端很宽很扁(覆盖整个荧光屏的宽度),另一端逐渐变窄以适合光电探测器的输入孔。另一种设计是在荧光屏上方安装高反射集成腔,将光线传导至安置在腔上或末端的光电探测器上,也有人提出用光纤解决方法方面的问题。

## 六、滤 光 器

滤光器在阻止激励光进入光电探测器方面起着关键作用,以防止所需要的图像信号被淹没。如果没有这个部件,CR将不能工作。由于荧光屏的发射光与激励光的波长不同,从CR荧光屏中提取有用的信号还是有可能的,这种光谱的分离极其严格的(图9-8)。粗略的计算典型存储荧光屏中发射光,大致比激励光的强度弱八个数量级。从激励光子中探测发射光子就好像在一堆干草中寻找一根针一样(事实上探测难度大致等价于在一个一米高的半球

状干草堆中找一根普通的缝衣针的难度)。然而,允许发射光进入光电探测器是严格的,因为这个装置有相当宽的敏感光谱。

## 七、光电探测器

光电探测器将发射光光子转换为电信号,进一步加工成数字图像。由于CR系统的低发光率,现今大多数商用系统都采用一个或多个光电倍增管(PMT)。PMT具有高的信号增益、合理的量子转换率(约为25%),且内部噪声和暗电流低。此外,其检测的动态范围与常规临床应用SP屏产生的信号范围能够很好地匹配。PMT对光谱中的红色区段很不敏感,因此就像一个附加的滤过器,能有效地将激光从探测信号中剔除。

由于电荷耦合器件(CCD)比PMT廉价,而且将光子转化为电流的效率也是PMT二倍,CCD也开始被引入CR系统。光学上,CCD具有比PMT更宽的光谱敏感性,因此它们也对激光的波长敏感。这就加重了光学滤过器设计的负担,以剔除不想要的激励光源。电子学上,CCD的动态范围通常比PMT窄,而内部噪声和暗电流水平稍微高些,因此必须通过精细的电路设计和优质的电子器件来弥补。尽管有这些额外的设计约束,但CCD的低廉价格、小巧的体积,以及灵活性方面的特征将使它们逐渐融入CR系统的主流。

## 八、模拟电子器件

光电探测器上呈现的信号是模拟信号,它反映了荧光屏上潜影和X线曝光量的变化。遗憾的是,要扫描的任何医学图像的曝光量事先都不知道。早期的CR系统通过光学预扫描解决这个问题,也就是应用低能量的发散激光点扫描荧光屏,以了解随后的高能量激光扫描时能探测到信号范围。现代

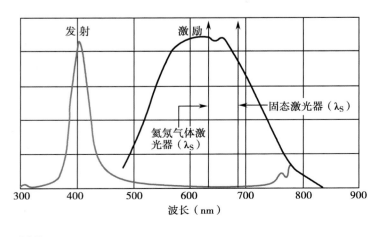

图9-8　荧光屏的激励和发射光谱,发射光波长与激励光波长分离

CR系统用电子的方法解决这个问题。

降低电子成像链设计要求的一种方法是,在数字化之前先对模拟图像数据进行压缩。这就意味着输入信号(也就是离开光电探测器的信号)被非线性的映射为一个新的量,该量的变化比输入信号小,最常见的是模拟对数变换压缩。光电探测器的信号在被送往模数转换器(ADC)之前先通过对数放大器增强。另一种压缩技术是平方根放大器,优势在于压缩过程中可均衡曝光中的固有量子噪声。有一些制造商采用的方法是,先将输入信号作线性处理(即不压缩),然后通过选择最终图像的数字化灰度等级的一个子集来实现对数字化数据的压缩。所有这些方法都能得到可利用的结果,但是如果用户想把数字值反变换回到原始的X线曝光量值(比如为了图像分析),那么图像压缩方案的选择就非常重要了。

模拟电子器件在光电探测器之后的另一项操作就是为采样过程作准备。采样的基本法则(尼奎斯特定理)规定,为了模拟输入信号的无畸变数字化,采样频率(即沿着扫描线多久测量一次信号)必须至少是输入信号中最高频率的两倍。光电探测器探测到的信号有很宽的频率范围(包括噪声),但有一些是对诊断无用的或者与数字化仪不兼容的。因此,制造商将所谓的防混叠滤过器纳入到模拟链中,目的是在ADC前除去这些高频信号(混叠就是指不满足尼奎斯特定理时产生的畸变现象)。

## 九、模数转换器

ADC包括采样和量化两个步骤,ADC在控制电路的作用下产生与源模拟图像等价的数字化图像。激光束横跨荧光屏的移动将荧光屏表面的空间变化转换成光电探测器的时间变化信号,这种时间变化信号必须以足够高的频率采样才能保留足够的空间分辨力以满足临床应用。

同样,光电探测器信号的强度变化也必须要进行足够精细地采样或量化,在覆盖整个可能曝光动态范围的前提下,保留所需要的信号变更幅度(对比度)满足临床应用。例如,使用典型的平方根或对数压缩器对数据进行压缩,得到每像素量化为8~12位的数据。对于没有压缩的数据(也就是线性的),一般来说每个像素要12~16位。数字化标准的选择依赖于这些数据的用途,比如,乳腺摄影的数字化需求与腹部成像就不相同。

## 十、影像缓冲器

扫描装置得到的数字影像在发送到最终目的地(工作站,存档室)之前,需要暂存在某处。通常可将硬盘驱动器用作本地存储器。驱动器的容量应当与扫描装置的流通量相匹配,并具有在网络连接发生中断时也能保持扫描装置正常运转的能力。

## 十一、擦除装置

擦除装置用于清除荧光屏上的所有残留信号,初始化荧光屏以备下一次曝光。这个组件的典型组成是一排高强度的灯管,其发光强度一般比激励光源高出几个数量级,可以驱除荧光屏上残留信号强度,使之大大低于曝光所产生的信号,以免影响下次曝光成像。(事实上,要想完全清除所有的残留信号是不可能的)。擦除周期所需时间取决于所希望的擦除等级、灯管的强度和发射光谱、以及存储荧光体材料本身的可擦除性。值得注意的是,自然背景辐射也可在荧光屏上产生噪声(存储潜影),因此,闲置已久的荧光屏在使用之前也要先进行擦除操作。

## 第四节　CR技术的新进展

CR从实验室研究到成为主流成像方式已经经历了20年,CR的飞点扫描装置与粉状颗粒荧光板的结合已证实是可靠的,但在诸如成像质量和扫描速度等因素方面,正接近它的理论物理极限。对CR现状的改善必须引入新的方法,目前已经有些方法存在了,其中一些正在或即将进入市场,未来CR系统在成像质量和速度上的提高仍有相当的潜力。

## 一、双面阅读技术

从SP屏正反两面探测发射光从而提取更多信号(并提高信噪比)的想法已经有好多年了,但使用此阅读技术的商品是在市场上还是相对新兴。这种技术将SP屏的基板做成透明的,在屏的反面添加一套采光光学装置、光电探测器和电路。

这样的配置有如下好处。首先,可以在不改变各像素停留时间前提下采集更多的发光信号。其次,相同空间频率采集的两路信号相结合,可以得到比单侧采集更优的信号和噪声特性,来生成总体输出信号。但要注意,当激励线束到达有效层的后面或底部时,其宽度已经明显增加,因此底部发出的光信号要比顶部采集的光信号模糊,结果是两路信号组合所得到的图像质量受益于较低空间频率的程度（两路信号均起作用）高于较高空间频率（底部信号的作用相对减弱）。一个意外收获是，人们可以稍增加 SP 屏厚度在没有明显降低锐利度的同时来提高 X 线吸收率，这可以通过信号组合参量来加以控制。

## 二、结构化存贮荧光体

结构化荧光体（针状成像板），也就是各向异性物理结构，已经存在很久，且已得到广泛应用，比如在影像增强管中吸收 X 线，并将射线激励的可见光导入成像链的后续步骤中。这种"方向性"荧光体还用于新的间接平板 DR 系统中。与涂在基板的常规荧光体和当前粉末状存贮荧光体不同，结构化荧光体是在严格控制温度、压力和机械条件下，形成的大致垂直于基板的长条晶体棒或针状物。

针状结构有许多优势，最明显的是，针状阵列能够保持自身产生的发光沿针形传播，从而有助于保持影像锐利度。另外，因为针状物是从基板生长出来的，不需要任何黏合剂。这意味着有效层内几乎都是荧光体，因此在同等厚度的荧光层时，针状结构可以显著增加（约两倍）X 线吸收。荧光层还可以制作得更厚些，轻微降低影像锐利度再次换来 X 线吸收率的显著增加，这种吸收率和分辨力之间的折中给系统设计带来新的灵活性。最后，结构化荧光体的有效层比粉状荧光体具有更好的空间一致性，由此可以降低屏的结构噪声。

尽管结构化荧光体在影像增强器中应用已有数十年，但至今仍未发现适当的材料来显示 PSL 的效果。$RbBr:Tl^+$ 在许多年前曾在专用胸部系统中使用，但是这种材料的一系列特性（比 $BaFX:Eu^{2+}$ 低的 X 线吸收、潜影的迅速衰减、吸湿性）限制了它的临床应用。近来，人们发现 $CsBr:Eu^{2+}$ 具有很好的存贮性能，且可以呈针状生长。研究显示，这种材料还有许多其他的有利特性（更高的 X 线吸收、转换效率、可激励性，以及比 $BaFX:Eu^{2+}$ 更佳的擦除性），在未来的存贮荧光体系统中将非常适合临床应用。

通过对基于 $CsBr:Eu^{2+}$ 的针状 IP 的初步评估显示，可获得的客观图像成像质量远高于传统的存贮荧光体屏。事实上，测得的影像质量可以与现代使用 CsI 闪烁体和非晶硅 TFT 探测器列阵的间接平板 DR 系统相媲美。针状 IP 和传统 IP 的观察者性能比较同样显示出，结构化屏在低对比度物体的探测上具有优势。但就目前而言，CsBr 屏的 CR 仍未达到商业化水平。

## 三、线　扫　描

尽管 CR 阅读器的体积在过去的 20 年间已经缩小到原来的 10 倍，但现在的飞点扫描装置仍然由离散的部件组成，从而导致相当低的集成度。此外，飞点扫描装置还受制于 IP 发光衰减时间引起的速度极限，据此来设定像素的最小驻留时间同时又避免图像模糊。有一种叫做线扫描的新型读取方法，可以弥补这两个缺陷。该方法中，使用一套诸如一排固体激光二极管的激励源使得整条线发光，整条线（或多条线）的输出信号被一个光电探测器阵列（诸如 CCD）读取。激励源、线束塑形装置、集光器、滤过器和光电探测器都包含在与屏等宽的扫描头内，整个屏表面通过扫描头和屏之间的相对线性运动完成扫描（比如在静止成像板上移动扫描头或反之）。

多个分离元件在一个紧凑扫描头内的整合，可以得到一个更小的 CR 系统。更重要的是，由于没有快速扫描方向的运动，发光衰减时间将不再是个问题。对于线扫描装置，每像素的停留时间可以是毫秒级而不是微秒，并且可以实现更加快速的扫描。例如，典型扫描装置的像素停留时间为 2ms（比当前的飞点系统高三个数量级），对成像板的 2500 条线扫描只需要 5 秒（比当前最快的飞点 CR 扫描装置都快）。

另一个优点是，光采集光电探测器子系统距离发光区域更近，提高了整体采集效率。最后，所使用的光电探测器（如 CCD）比大多数飞点扫描装置的 PMT 效率更高，从而能够增加检测信号。但是，制造线扫描系统是很困难的，包括大块组件的微型化、高强度的机械耐力，以及复杂的光学和电子设计。典型线扫描装置的成像质量相当于或稍好于当前使用粉末 IP 的飞点扫描装置。当这种典型线扫描装置与针状 IP 结合时，其结果可相当于间接平板 DR 系统。

## 四、其他新发展

在临床应用中还有一些值得注意的新进展，其中之一是双能量成像。双能量成像已经存在许多年了，但是其曝光和成像板处理程序（也就是不同能量下两次曝光和对插有金属滤过板的两探测器进行一次曝光）还不是最优的。市场上现有的 CR 系统使得图像采集变得更加容易，这些单次激发 CR 系统具有自动化成像板操作系统，内置金属滤过板，具有合理流通量（大约每小时 40 次曝光）的图像记录软件,工作流程大为简化。

专门用于乳腺摄影的新型高分辨屏结合新型高分辨力(但仍然是飞点)扫描装置,包括双面阅读技术,使得乳腺摄影的临床应用有了长足的进展。与专用的图像处理算法相结合,CR乳腺摄影进入了一个新的时代。

在过去20余年间,CR已经从一个无法与屏-片系统相提并论的新技术,发展成能够取代屏-片系统的商业化非常成功的诊断产品。一些应用领域需要暗盒式操作(如床边摄影),CR将仍具优势。多摄影室或与中心CR阅读器联网的能力,同样能够带来工作流程和流通量上的灵活性。

# 第 十 章

# CR 的成像原理

## 第一节　CR 的基本原理

### 一、CR 的原理

CR 采用 IP 板 X 线摄影,IP 板的光激励荧光体中记录 X 线的摄影部位影像,形成了潜影。再将 IP 板放入影像读取(imaging reader)装置中,通过激光扫描使存储信号转换成光信号,再用光电倍增管或 CCD 转换成电信号,再经过 A/D 转换后,输入计算机处理,最后获取到高质量的数字 X 线影像。随着图像质量的确认,IP 板将被强光照射,清除 IP 板全部信息,IP 板为下一次循环使用做准备。

### 二、CR 的流程

1. 影像成像板是信息采集部分,代替胶片接收并记忆 X 线摄影信息,形成潜影。

2. 影像读取器用光电倍增管接收 IP 板发出的荧光,实现光电转换,再经 A/D 转换器变换为数字信号。

3. 影像读取器还具有登记患者姓名、性别、年龄等基本信息,选择检查部位、图像扫描方式、图像预览、图像预处理、打印等功能。

4. 影像处理工作站由计算机来完成,对数字化的 X 线影像作各种相关的后处理,如大小测量、放大、灰阶处理、空间频率处理、减影处理等,最后完成最佳图像的显示。影像存储系统主要用来保存影像信息,可采用硬盘、磁带、CD 或 DVD 等,如图 10-1。

### 三、柜式机工作流程

1. 操作控制面板　主要负责操纵本机的运行、信息交流、图像处理参数及各项工作自动化调整与控制及人机对话等。

2. 影像板插入弹出单元　负责接受 IP 板盒,使未扫描 IP 板进入下一步,对已扫描板 IP 板将被弹出。

3. 影像板鉴别单元　进一步确定影像板位置是否正确、是否已被扫描、是否是与本机配套。

4. 影像板传送单元　主要是负责 IP 板的传输,对已扫描板需送至影像板鉴别单元,对未扫描板,则送至影像板接收单元。

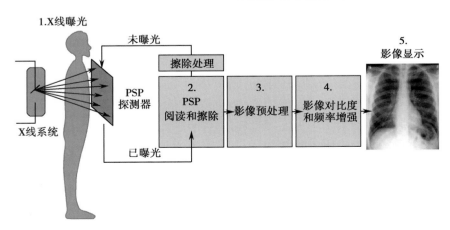

图 10-1　CR 工作流程示意图

5. 影像板接收单元　主要负责打开与关闭影像板暗盒,对于未扫描板,则负责打开影像板并转至影像板吸附单元。对已扫描影像板负责关闭影像板并送至传输单元。

6. 影像板吸附单元　主要负责吸附影像板内的荧光板并送至副扫描单元,进入扫描位准备位,进行扫描。

7. 副扫描单元　也称为荧光板扫描准备位,此时与激光扫描成像单元同步协调运动,对荧光板进行激光扫描、影像读取。待读取完毕,将荧光板送至擦除单元。

8. 擦除单元　主要是负责对已扫描的荧光板用强光照射消除荧光板上的所有储留信息,然后送到影像板接收单元、影像板传送单元、影像板鉴别单元、影像板插入弹出单元,最后弹出影像板,待下一次循环使用。

## 四、台式机工作流程

台式机与柜式机比较缺少复杂的机械运动部分,所有的系统控制与调整所有数据信息输入等均由外部工作站完成。荧光板读取则采用旋转扫描的方式进行,除此之外与柜式机类同。

## 第二节　存贮荧光体的原理

成像板由包埋在聚合物黏合剂内的光激励荧光晶体组成,它们涂布在对苯二酸盐基板上,其作用是探测信息 X 线。当 X 线被这些晶体吸收时,电子被激发使电势能增加。一些电子被俘获保持在一种半稳定的高能态,而另一些电子则很快地回落并以自发发射的形式释放能量(图 10-2)。俘获电子在成像板中以"存储能量"的形式产生了潜影,当俘获电子增加能量时可使其释放存储的能量,通常使用一个激光束以像素激发的形式来实现这一过程。俘获电子接受增加的能量并且能从势阱中逃出,回落到它们的平衡态,回落的过程中,电子以发光的形式来释放能量,发出可见光的强度与原始的 X 线强度呈正比。

约 1 小时以后,成像板中初始的可见光输出值存留大约 70%~80%,这会导致 2%~3% 信噪比和 20%~30% 的信息含量损失,所以延迟一小时不会造成明显的信息变化。

## 一、PSP 影像采集

光激励存储荧光体(photostimulable storage phosphor,PSP)的晶体结构"陷阱"中存储的是吸收的 X 线能量,所以有时称作"存储"荧光体。在光激励发光(photostimulated luminescence,PSL)过程中,在适当波长的可见光能量的激励下,这种俘获的能量能够被释放出来。PSP 影像的采集和显示可以归纳为 5 个步骤:①图像采集过程,包括对患者使用特殊的 X 线技术进行曝光,然后用 PSP 探测器记录穿越人体的 X 线流。②利用激光激励并记录 PSL 的强度,所形成的潜影可被阅读器读取。③图像预处理,包括纠正读取信息中的系统差异,并对相关信息的数值进行调节使其与标称的输出范围一致。④图像后处理,将原始数据图像的数值进行转换,使其灰阶和频率增强有利于显示解剖结构以达到检查目的。⑤输出图像在经过校准的图像显示器上显示。

未曝光的 PSP 探测器(即成像板)装在有铅背衬的暗盒内(与屏/片暗盒形式和外观相似,其 X 线几何学和图像采集与屏/片系统也相差无几),使用与屏-片成像相同的 X 线成像技术对其曝光。在曝光过程中,穿过患者的 X 线能量被 IP 所吸收。PSP 材料中储存的能量可将局部电子从均衡能级(基态)升级成一种稳定的"势阱",即所谓的"F 中心"。这是一种不可直接观测的电子潜影,被俘获的电子数量与投照到 IP 上的 X 线光子是呈正比的。在图的步骤第 1 步中,曝光后的 IP 被读出以产生 X 线图像。第 2 步将暗盒放在阅读器上采用低能(约 2eV)高聚

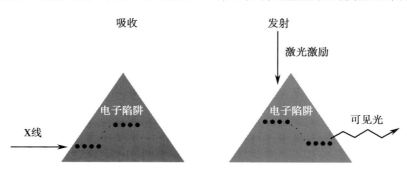

图 10-2　荧光体的能量吸收和发射

焦强激光对 IP 进行光栅式扫描以获取其图像。在 PSP 矩阵中被俘获的电子被激光能量激发后很大部分回到荧光体内的低能级水平，同时释放出较高能量(约 3eV)的 PSL。PSL 的强度与所释放电子的数量呈正比，它先经过光学滤过与激光分离，然后被紧靠 IP 的光导装置捕获。在光导管输出端，光电倍增管(PML)将 PSL 转换并放大成相应的输出电压。

随后的数字化过程中，应用模数转换器(ADC)在数字图像矩阵中的特定位置产生相应的数值，而该矩阵是由激光束和 IP 位置同步所形成的。剩余潜影信息被强光擦除(该强光可将陷阱内的电子移除而不是产生更多的电子陷阱)，然后将 IP 插入暗盒中重复利用。图像预处理发生在第 3 步，它校正静态光导敏感差异和固定噪声模式，使被照体如实的被复制并与"原始"图像数据在预定范围内标度。PSP 探测器的宽动态范围响应，需要对图像进行识别、标度和对比度增强，以优化第 4 步中"已处理"图像数据的图像特性和信噪比(SNR)。第 5 步中，数字图像的显示使用对照表(LUT)，将数字图像编码值转换成适于软拷贝监视器的灰阶亮度差异和适于硬拷贝胶片的光学密度(OD)。在信息采集中，PSP 系统严格效仿常规屏 - 片探测器的典型范例。

## 二、成像板的特性

CR 设备基于光激励发光的原理，当一个 X 线光子在 PSP 材料中积存能量时，有三种不同的物理过程在能量转换中发生。能量首先以可见光的形式释放荧光，这个过程是传统 X 线摄影中增感屏成像的基础。PSP 材料在晶体结构"陷阱"中存储绝大部分积存的能量，因而得名存储荧光体。这种存储的能量形成潜影，随着时间推移，潜影会由于磷光的产生而自然消退。如果用适当波长的可见光进行激励，就可以立即释放出部分俘获的能量，发出的可见光产生数字化影像的信号。

许多化合物具有 PSL 的特性，但具有 X 线摄影所需要特性的却为数不多。符合 X 线摄影所需特

性的化合物应具有如下特征：普通激光可使其产生与激励 - 吸收波峰相匹配的波长；激励发射波峰容易被普通光电倍增管的输入荧光体所吸收；潜影稳定，不会因荧光产生而引起信号明显损失。最接近这些要求的化合物是碱土卤化物，商品名为 RbCl，$BaFBr:Eu^{2+}$，$BaF(BrI):Eu^{2+}$，$BaSrFBr:Eu^{2+}$。如图 10-3A 所示，一个典型的 PSP 探测器在一不透射线的基板上有分层结构。如图 10-3B 所示，拥有透光基板的 PSP 探测器可以在临床激励时从双侧吸收 PSL 光。由 CsBr 组成的结构化荧光体正在研制当中，其原理如图 10-3C 所示。后两种材料的研制有望提高探测效率和图像信息转换，这源于设备探测效率和转换效率的提高。总之，PSP 化合物的特殊组成成分和结构特性倾向于特定生产商(来生产)，只有在特定的阅读器下才能发挥最佳功能，成像板通常不能在阅读器之间互换。

## 三、稀土的添加和吸收过程

将微量的 $Eu^{2+}$ 混杂物加在 PSP 中，以改变它的结构和物理特性。微量的混杂物，也叫作活化剂，替代了晶体中的碱土，形成了发光中心。由于 X 线吸收而发生的电离，在 PSP 晶体中产生电子 - 空穴对。一个电子 - 空穴对将一个 $Eu^{2+}$ 跃迁到激发态 $Eu^{3+}$，以俘获电子的形式使得存储的能量形成潜影，当 $Eu^{3+}$ 返回到基态 $Eu^{2+}$ 时会产生可见光。$Eu^{2+}$ 以俘获电子的形式存储的能量形成潜影。

当前，有两种主要的理论来解释 PSP 的能量吸收过程和随后发光中心的形成。如图 10-4 所示，它们是双分子重组模型和光激励发光复合物(photostimulated luminescence complex，PSLC)模型。使用后种模型在 $BaFBr:Eu^{2+}$ 中发生的物理过程，看上去与实验发现十分近似。此模型中，PSLC 是一个亲近 $Eu^{3+}$-$Eu^{2+}$ 重组中心的较高能量(F 中心)的亚稳态复合物。PSP 中 X 线的吸收引起了"空穴"和"电子"的形成，从而激发一个"非活化 PSLC"被一个 F 中心俘获来形成一个活化的 PSLC。无论哪种情况

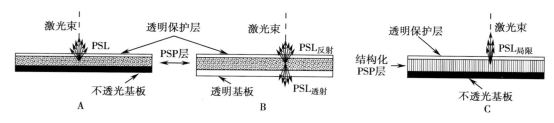

**图 10-3　不同 PSP 探测器的断面示意图**
A. 典型 PSP 探测器；B. 双面阅读 PSP 探测器；C. 结构化 PSP 探测器

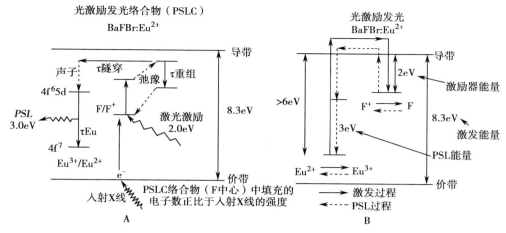

图 10-4　BaFBr:Eu²⁺ 荧光体中激发和光激励发光过程的能量图解
A. 粒子间的相互作用；B. 能量简图

下，形成的活化 PSLC 的数量（亚稳态部位俘获电子的数量）都正比于对荧光体曝光的 X 线剂量。

典型涂层厚度的 BaFBr:Eu 和稀土屏 $Gd_2O_2S$:Tb 两者的 X 线吸收效率相对比，如图 10-5 中的衰减曲线所示。在 35~50keV 之间，由于 BaFBr 荧光体中钡具有较低的 K 边缘吸收，故而它具有较好的 X 线衰减。然而，一旦低于或高于这个范围，稀土钆荧光体略好一些。与感度 400 的稀土增感屏相比，用典型能谱的 X 线对 PSP 荧光体照射时，需要更高的曝光量才能获得相同的量子统计。

此外，成像板对低于 50keV（会产生大量低能散射线）X 线的高吸收能力，使得相对于稀土吸收材料来说对散射线更加敏感。因此，经常把 PSP 探测器叫做"散射线海绵"。

## 四、消　退

随着时间的推移，俘获的信号会通过自发荧光呈指数规律消退。一次曝光后，典型的成像板会在 10 分钟到 8 小时之间损失 25% 的存储信号，这个时间段之后逐渐变慢。信号消退给输出信号带来不确定性，可通过在曝光和读出之间引入固定延迟时间来控制存储信号的衰退，从而消除这种不确定性。大约 10 分钟后，潜影的消退减缓。

## 五、激励和发射

积存在已曝光 BaFBr:Eu 荧光体中的"电子"潜影与激活的 PLSC（F 中心）相对应，局部的电子数量与大曝光范围的入射 X 线量直接呈正比，一般超过 10 000∶1（是曝光量的 4 个数量级）。$Eu^{3+}$-F 中心复合物的激励和存储电子的释放至少需要 2eV 的能量，给定波长的高度聚焦激光源最容易完成此任务，最常用的是 HeNe（λ=633nm）和"二极管"（λ≅680nm）产生的激光。入射激光的能量激发荧光体中位于局部 F 中心的电子。按照 vonSeggern 的理论，在荧光体矩阵中可能出现两种能量轨迹，一种是无逸脱返回 F 中心位置，或者是"开隧道"到邻近的 $Eu^{3+}$ 复合物。后者更有可能发生，这时电子进入中间能态并释放出非可见光的辐射"声子"。电子

图 10-5　PSP 和稀土 X 线荧光体的光子吸收率与能量的对应关系曲线

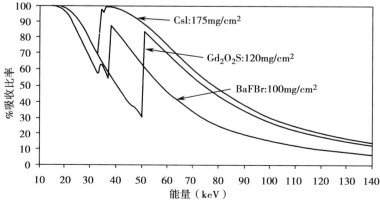

经过 $Eu^{3+}$ 复合物的电子轨道落入更稳定的 $Eu^{2+}$ 能级时会释放一个 3eV 能量的可见光光子。图 10-6 显示了激光诱导的电子激励和随后的可见光发射的能谱。为了达到最优的成像性能，最好使用为特定 PSP 阅读仪系统设计的成像板。

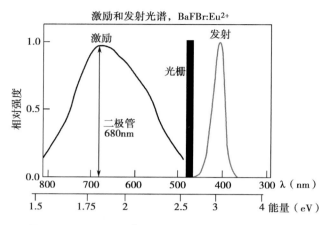

图 10-6　$BaFBr:Eu^{2+}$ 存贮荧光体激励和发射的光谱

　　不同的荧光体成分相对于特定的激光能量都有最佳的激励能量，为了达到最佳的成像性能，最好应用为特定 PSP 阅读系统专门设计的荧光体。

　　转换效率表示激光激励发光过程中提取的能量大小，激发光被部分捕获并转换成有用的输出信号。这取决于以下几个因素：入射激光束的滞留时间、激光点的大小、激光束穿过荧光体的深度、PSL 光子的散射量、光导装置的捕获效率、光电转换装置的转换效率（典型的有光电倍增管 PMT，当然也包括一些系统中的 CCD 光电二极管阵列）和信号数字化的精确性 / 效率。像双面阅读和针状结构 PSP 荧光体的采集 / 读出技术，极大地提高了转换效率，进而加强了全面统计的整体性并减少了捕获信号的噪声。

## 第三节　影像读取原理

### 一、激 光 扫 描

　　由 HeNe 或二极管发出的激光束，经由几个光学组件后对成像板进行扫描，首先激光束分割器利用激光输出的一部分通过参照探测器来监测入射激光的强度，进而补偿因入射功率波动所致的输出 PSL 信号的强度。成像板储存能量一定的情况下，被激励可见光的强度取决于激励激光源的强度。

#### （一）点扫描阅读

　　激光束的大部分能量被扫描设备（旋转多棱镜

或震荡平面反射镜）反射，然后通过光学滤过片、遮光器和透镜装置。为了保持恒定的聚焦和在 PSP 板上的线性扫描速度，激光束经过了一个 f-θ 透镜到达一个静止镜面（一般是圆柱状和平面镜面的组合）。假定激光束呈高斯分布，激光束的强度随着与中心的距离大小 $r$ 而不同，表达式为 $I(r)=I_0\exp(-2r^2/r_1^2)$。这里的 $I_0$ 是激光束中心的最大强度值，$r_1$ 为激光强度降低至中心强度 $I_0$ 的 $1/e^2$（e=2.71828…）倍时的距离，这是一种测量有效激光束直径的方法。一般激光"点直径"从 50μm 到 200μm 不等，其大小在 IP 表面测量时取决于不同的制造商和阅读器。PSP 阅读器（点扫描或激光飞点）的主要部件包括激励激光源、光束分离器、线束震荡偏导装置、f-θ 透镜、圆柱状反射镜、光导装置、光电倍增管（PMT）和强光擦除装置。IP 在夹送滚轮的带动下持续运动，经历激光束的扫描。所有部件功能在数字计算机的控制下同时运行。在一些阅读器中，使用多个光电倍增管来采集信号。残留信号被擦除装置清除后，IP 被重新装回到暗盒。PSP 阅读仪组件的基本系统结构如图 10-7 所示。

　　为维持空间分辨力大小，激光束横越荧光体板的速度要根据激励后发光信号的衰减时间常数来确定（$BaFBr:Eu^{2+}$ 约为 0.7 到 0.8μs）。激光束能量决定着 F 中心释放电子以及荧光滞后和残余信号的量。较高的激光能量可以释放更多的俘获电子，但后果是由于在荧光体层中激光束深度的增加和被激发可见光的扩散而引起空间分辨力降低。信号衰减滞后在扫描方向上引起模糊，并导致尼奎斯特频率附近高频响应的丢失。在扫描线的末端，激光束折回到起始位置并重复下一扫描行。

　　不同品牌、不同规格的 CR 扫描装置，在扫描成像板时会沿着不同的方向进行。扫描方向有的平行于成像板的长边，有的平行于短边。到达扫描线的终点时，激光束折回起点。成像板同步移动，传输速度经过调整使得激光束的下次扫描从另一行扫描线开始。成像板的移动距离等于沿快速扫描方向的有效采样间隔，从而确保采样尺寸在 X 和 Y 方向上相等，成像板的扫描和传送继续以光栅的样子覆盖屏的整个区域。激光束由一系列镜面和透镜导引，一行一行的打在成像板上，这种运动被称为快速扫描运动。扫描方向、激光扫描方向、或者快速扫描方向都是指沿激光束偏转路径的方向。当成像板正在被快速扫描时，成像板在扫描束下面缓慢向前移动，故而每次快速扫描都是激发成像板的下一行。这种运

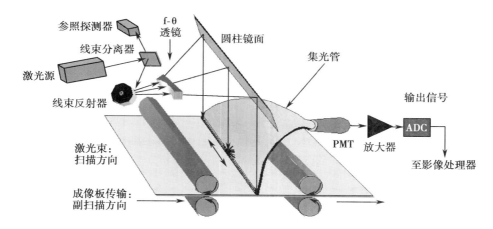

图 10-7 PSP 阅读仪组件的基本系统结构图

动被称为慢速扫描运动。慢扫描、屏扫描、或者副扫描方向指得是成像板传送方向。

成像板的传送速度根据给定的尺寸来选择，使扫描和副扫描方向上的有效采样尺寸相同。激光点在成像板表面的直径是 $1/e^2$，这个尺寸在目前市场销售的 CR 系统中都是固定的，从而给两个方向上的空间分辨力强加了上限。激光扫描运动和荧光体板的传送，最终以光栅的形式覆盖整个荧光体区域。扫描方向、激光扫描方向、或者快速扫描方向都是指激光束的方向。扫描时间一般主要由激光扫描速率决定，对一 35cm×43cm 的成像板来说，扫描时间因制造商、阅读器类型、激光分辨力的不同而不同，总的来说，大多数厂家的扫描时间一般在 30~60s 之间。新型荧光体的构成成分具有较小的信号衰减滞后（例如，$BaFI:Eu$ 为 0.6μs），可以在不损失激光扫描方向分辨力的情况下获得较快的扫描速度。成像板读出的几何特性如图 10-8 所示。

（二）双面激光阅读

2001 年"双面" IP 问世，它在探测器的两面置有两个光导装置，使用一个点激励激光源，来同时采集反射和透过基板的 PSL 信号（图 10-9）。这种配置可捕获更多的激励可见光，并对反射和透过信号进行最优化的频率加权，从而获得比常规单面阅读更高的 SNR 和空间分辨力。在量子探测效率方面可高出 40% 到 50%，从而在根本上提高了剂量效率和相应的摄影感度。双面阅读技术最初应用于数字乳腺摄影探测器，但如今已应用到常规 PSP 中，配有两套光导装置并与透明基板 IP 结合。

（三）线扫描激光阅读

2003 年线激光源与 CCD 光电探测器阵列相结合的 PSP 系统被首次引入临床，这些系统在大 FOV（34cm×53cm）探测器上可在 5~10s 内读出 PSP 板上的潜影。图 10-9 示意图描述了线扫描 PSP 系统的常规配置。IP 的线性激励和阅读与点扫描系统

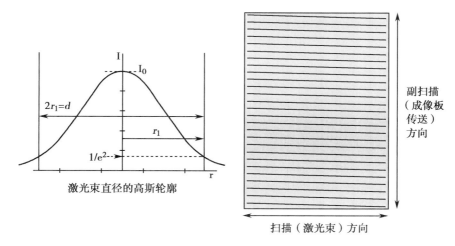

图 10-8 成像板读出的几何特性

A. 直径是 d 的激光束高斯分布图；B. 快速扫描（激光扫描）方向和副扫描（板平移）方向的荧光体光栅扫描示意图

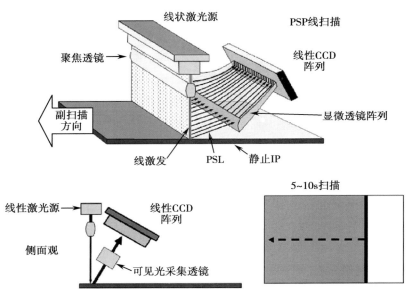

图 10-9　"线扫描"PSP 系统示意图

相比明显缩短了阅读时间,而且不受信号衰减(磷光)滞后的限制。排列紧密的二极管线激光源和纤维透镜将 PSL 光量子聚焦在 CCD 光电二极管阵列上,使得成像区域小且包含整个探测器宽度范围,线扫描 PSP 系统的图像质量与点扫描 PSP 系统相似。

### (四) 残余信号擦除

在信号读出后,荧光板中仍残余潜影信号,这种残余信号可被高强度白光或多色光擦除,这些可见光可以清除陷阱而不会向基础能级再引入电子。一般来说所有残余捕获电子可在擦除阶段被移除,除非有极度过量曝光发生。对于大多数系统来说,成像板的擦除是总体曝光量的函数,因为较高的入射曝光量(例如在探测器的未准直区域)需要较长的擦除周期来消除幻影,已备成像板的下次使用。在没有"流水线"处理(在读取当前 IP 的同时擦除前一块 IP)的阅读器中,较高曝光量成像板的擦除时间可能是阅读时间的 2~3 倍,从而形成循环周期和流通量的潜在瓶颈。成像板的读取过程如图10-10 所示。未曝光的成像板由基板上覆盖的光激励发光材料组成,外面涂布一层薄薄的透明保护层。X 线曝光后,在晶体结构中形成半稳态势阱的电子潜影中心。潜影的处理由低能量激光束(例如 20 毫瓦 633nm 的氦氖激光)的栅条状扫描来实现。俘获电子从发光中心释放出来形成可见光,然后由光导装置采集引至光电倍增管。残余俘获电子被高强度可见光源清除,成像板又可以再次使用。

## 二、信号的读取和转换

在扫描激光束的激励之下,成像板中存储的能量以可见光的形式被释放出来,发出的可见光与成像板对原始入射 X 线的吸收呈正比。PSL 从成像板的各个方向发射出来,光学采集系统(沿扫描方向上位于激光 - 荧光体界面的镜槽或丙烯酸可见光采集导向体)捕获部分发射的可见光,并将其引入一个或多个光电倍增管(PMT)的光电阴极。总体上,发出的可见光有 15%~20% 被光导管收集到,光电阴极材料的探测敏感度与 PSL 的波长(例如 400nm)相匹配。从光电阴极发射出的光电子经过一系列 PMT 倍增电极的加速和放大,增益(也就是探测器的感度)的改变可通过调整倍增电极的电压来实现,使输出电流适应满足影像质量的曝光量。PMT 输出信号的动态范围比成像板高的多,可在整个宽曝光范围上获得高信号增益。

可见,光强度相对于入射曝光量的改变在 1~10 000 或"四个数量级放大"的范围内呈线性。输出信号的数字化需要最小和最大信号范围的确认,因为大多数临床使用曝光量在 100~400 动态范围内改变。在一些 PSP 阅读装置中,用一束低能量的激光粗略的预扫描已曝光的成像板进行采样,确定有用的曝光范围。然后调整 PMT 的增益(增加或降低),在高能量扫描时对 PSL 进行数字化。绝大多数系统中,PMT 放大器预调整为对 $2.58 \times 10^{-9}$ C/kg(0.01mR) 至 $2.58 \times 10^{-5}$ C/kg(100mR) 曝光范围产生的 PSL 敏感。

大多数 CR 系统的阅读装置用模拟对数放大器或"平方根"放大器对 PMT 输出信号进行放大。对数转换为入射 X 线曝光量和输出信号幅度之间提供一种线性关系，平方根放大为量子噪声与曝光量提供线性关系。无论哪种情况，信号的总体动态范围被压缩以保护在整个有限离散灰阶数量上的数字化精度。

**（一）光电倍增管**

光电倍增管（PMT）将采集的可见光转换成模拟电信号，需要附加的高压电源，PMT 的输出信号依赖于输入的可见光和所使用的高压。为了使光电倍增管中输出的信号保持在模拟电子和模／数转换器的动态范围内，光电倍增管的高电压（HT）要作相应的变化。

适当的高压要依赖于 5 个因素（图 10-10）：MFA 为机械因子 A，与给定 HT 值时的感度呈正比，这一因素依赖于光电阴极的敏感度；MFB 为机械因子 B，一斜率值，与 HT 电压时的感度变化呈正比；IPF 为成像板因子；SR 为感度率，相同曝光量时，感度 100 的系统比 200 的系统需要更高的 HT；IP 宽度为成像板宽度，较小尺寸的 IP 中每像素的能量较低，因此得提高 HT 以获得同样的输出信号。

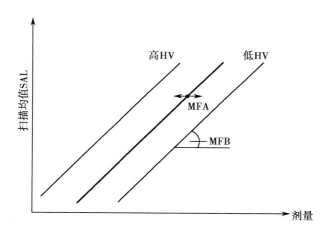

图 10-10　影响光电倍增管高压的机械因子及其相互关系

**（二）均方根压缩**

成像板的荧光体对 X 线的吸收服从泊松统计涨落分布，这就意味着从 IP 中得到的信噪比随着 X 线剂量的均方根值发生变化，同时意味着一种特定的剂量对应一定量的光子数和一定量的附加噪声量子数（表 10-1）。

平方根压缩（square root compression）是为了确保在一幅图像中对所有的剂量水平都能有好的影像质量。主要存在 3 种效应：

表 10-1　成像板的照射量和输出的组成

| X 线剂量 | 输出 | 信号（X 线剂量） | 噪声 |
| --- | --- | --- | --- |
| 低 | 110 | 100 | 10 |
| 高 | 10 100 | 10 000 | 100 |

噪声 = 信号的平方根（标准差）　输出 = 信号 + 噪声

1. 通过一个平方根响应电路从光电倍增管获取信号，在系统的整个动态范围上噪声保持恒定，在数字化以后，确保标准差的比特数在系统的整个动态范围上保持不变。为此，可以采用一种最优化的方式使用 A/D 转换器的分辨力，因为信号采样所需要的比特数在整个动态范围上可能是常量（表 10-2）。

表 10-2　成像板的照射量和输出的方根值

| X 线剂量 | 方根（输出） | 输出 | 信号（X 线剂量） | 噪声 |
| --- | --- | --- | --- | --- |
| 低 | 10.5 | 110 | 100 | 10 |
| 高 | 100.5 | 10 100 | 10 000 | 100 |

在剂量较高时，SNR 也会较高，在影像上噪声不容易看到，因而使得系统的效率也提高。

2. 较低的强度被增强并扩展到一个较宽的数字范围，随着低密度区的增强，改善了这个区域的对比度分辨力，放射医师想要观察的信息绝大多数位于这个对比度范围。

3. 输入信号的动态范围将被压缩，使得在成像板上探测一个较宽信号范围成为可能，可以允许系统在一个较宽的范围内扫描过度曝光或曝光不足的影像。CR 系统表达的信号，其最小值和最大值可以相差 500 倍，在传统的影像中只有 100 倍。

**（三）模拟低通滤过**

依据 Shannons 采样定理，一个包含最大空间频率 f 的函数应该至少用 2f 的采样比率来采样，这一频率 f 被称为尼奎斯特频率。有些情况下，由于输入信号包含一个太高的频率，无法达到 2f 的采样率。这就产生一个假的周期性信号，称其为"混叠"，在采样之前它并不在原始信号中，混叠的频率等于采样率与信号频率之差。在模-数转换之前，模拟信号都要经过滤过器的滤过。

快速扫描方向：低通过滤器的 3db 点位于水平采样频率（+/−200kHz）一半的位置，因此在进入模／数转换器前，在一条快速扫描线内将不会有任何干扰信号。

慢速扫描方向：慢速扫描速率由成像板的机械传输速度确定，这一速度依赖于每毫米 2 到 4 个线对的成像板幅度。如果所使用滤线栅的栅条平行于慢扫描方向,必须密切注意滤线栅的线对数以避免混叠。如果使用一个4lp/mm的固定滤线栅,且慢扫描速率调整到2.7lp/mm,将得到一个1.3lp/mm的混叠图案。这一混叠被看作1.3lp/mm这一空间频率的波动。

如果线对数7lp/mm足够高,系统的带宽就不会存在调制。结果是系统将会检测不到7lp/mm的频率。解决方法是使用一个活动滤线栅,使栅条平行于暗盒长边,或建议使用7lp/mm的滤线栅。这基于由Nyquist所建立的规律,最高信号频率必须低于采样过程中采样频率的一半。

**(四)模/数转换**

数字化是将模拟信号转换成离散数字值的一个两步过程,即信号必须被采样和量化。采样确定了成像板上特定区域中PSL信号的位置和尺寸,量化则确定了在采样区域内信号幅度的平均值。PMT的输出在特定的时间频率和激光扫描速率下测量,然后根据信号的幅度和可能数值的总量,将其量化为离散整数。模数转换器转换PMT信号的速率远大于激光的快速扫描速率(大约快出2000倍,与扫描方向的像素数相对应)。特定信号在扫描线上某一物理位置的编码时间与像素时钟相匹配,因此,在扫描方向上,ADC采样速率与快速扫描(线)速率间的比率决定着像素大小。副扫描方向上,成像板的传输速度与快速扫描像素尺寸相匹配,以使得扫描线的宽度等同于像素的长度(也就是说,像素是"正方形"的)。像素尺寸一般在100~200μm,据探测器的尺寸而定。

由于来自PMT的模拟输出在最小和最大电压之间具有无限范围的可能值,所以ADC要将此信号分解成一系列离散的整数值(模拟到数字单位)以完成信号幅度的编码。用于使模拟信号离散的"位"数,或者"像素浓度"决定了整数值的数量。CR系统一般有10、12或16位ADC,故而有$2^{10}=1024$、$2^{12}=4096$、$2^{16}=65\,536$个可能数值来表达模拟信号幅度。Kodak使用16位数字化形式来执行最终12位/像素影像的数字化对数转换,其他生产商在信号的预数字化时使用模拟对数放大器(Fuji)或平方根放大器(Agfa)。当ADC的位数(量化等级)受限时,模拟放大可以在信号估算时避免量化误差。

模数转换器将一个模拟信号转变成数字信号,数字化的影像数据可以被存储或处理。转换的类型决定了对比度甚至空间分辨力,但是转换的结果永

远不可能与扫描装置的输入信号一样好。在对信号进行取样之后,就得到了信号的一个轮廓(图10-11)。

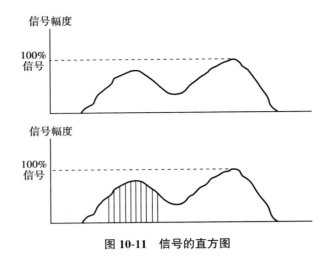

图10-11　信号的直方图

如果我们使用一个线性特性,那么在1和2之间对比度将有100%的增量,在9和10之间只能有10%的增量。

由于想要在较低的密度区域增加对比差异,我们选择使用方根压缩,并且主要在那些区域使用它。由于信号已经很高了,我们可以在密度较高的区域使用较低的比特。

**(五)空间分辨力**

一个系统的空间分辨力是一个系统探测微小细节的能力。它包括成像板中的潜影形成的误差(模糊)和采样系统的空间分辨力。不同类型的暗盒具有不同的空间分辨力(表10-3)。空间分辨力由3个基本因素决定:激光束的直径、采样频率、成像板。

**(六)方波响应**

一个系统在空间频率上的性能借助于方波响应(square wave response,SWR)来表现(图10-12)。它是系统对方形图形和增加频率的自然响应,可使用一个金属栅格的模体来测量。系统将尽可能快地追踪信号的边缘,但系统组件带有固有的特定延迟。

随着频率的增加,由于信号边缘之间的时间短,系统将不能到达它的振幅峰值,因此不能显示出低信号和高信号之间的全部差别。这意味着对于十分高的频率系统仅仅显示一个灰度域。

使用在0频率上100%对比度至10%对比度值的范围来比较不同的SWR。图中可以看出,图像处理也可影响SWR,可使图像的对比度得以增强。要比较两个系统,必须使用在一个线对和三个线对时的幅值。图10-13给出了在不同应用中需要并且使用的分辨力。

表 10-3 不同类型成像板的极限空间分辨力和有效扫描区域(以 **Agfa** 为例)

| CR 型号 | 暗盒类型 | 像素矩阵(标称) | 扫描宽度扫描长度 |
|---|---|---|---|
| ADC70 | 18cm×24cm | 1536×2048 | |
| | 18cm×43cm | 1408×3419 | |
| | 20cm×40cm | 1536×3328 | |
| | 24cm×30cm | 2048×2560 | |
| | 35cm×35cm | 2048×2048 | |
| | 35cm×43cm | 2048×2496 | |
| ADCCompact ADCSOLO | 24cm×18cm | 2048×1508 | 232cm×172mm |
| | 30cm×15cm | 2578×1254 | 292cm×142mm |
| | 30cm×24cm | 2578×2048 | 292cm×232mm |
| | 35cm×35cm(标准分辨力) | 2048×2048 | 348cm×348mm |
| | 35cm×35cm(高分辨力) | 3072×3072 | 348cm×348mm |
| | 35cm×43cm(标准分辨力) | 2048×2495 | 348cm×424mm |
| | 35cm×43cm(高分辨力) | 3072×3743 | 348cm×424mm |
| | 35cm×43cm(高分辨力) | 1783×3743 | 348cm×424mm |
| | 21cm×43cm | 1748×3743 | 202cm×424mm |
| | 12cm×10cm | 2621×2172 | 297cm×246mm |
| | 10cm×8cm | 2172×1721 | 244cm×195mm |

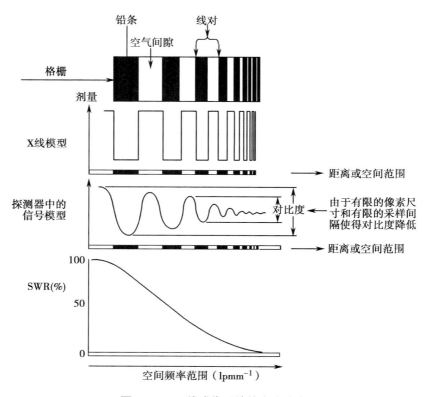

图 10-12 X 线成像系统的方波响应

151

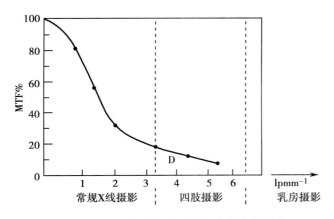

图 10-13　不同摄影部位对空间分辨率的要求

有另一种方法可以用来测量空间分辨力,称为调制传递函数(MTF),其使用一个正弦波作为输入信号。这一方法主要用于模拟电子系统。在 X 线摄影中不采用这种方法,因为生产一个在成像板上产生正弦波的模体几乎是不可能的。

**(七) 窗宽窗位与感度测量曲线的组合**

CR 的影像直方图中显示出具有相同照射量的像素数目。如何对数字影像的窗宽窗位与感度测量曲线进行组合,大致的步骤如下(图 10-14)。

1. 首先寻找最高峰。在阈值的 40% 处的宽度是否大于 0.2logE,如果不是,则说明此峰值信息为背景噪声,应当丢弃此峰值。如果是,则为诊断信息,在窗位的计算中应该包含此信息。

2. 确定主峰的最大幅度。

3. 选择阈值的 20% 处,并将其投射在 X 轴上。

4. 添加 dlg0 和 dlg1(logE 值)。

5. 将这些点投影在选择的感度测量曲线上,最大 SAL 值对应 255,最小 SAL 值对应 0。

然后,此 8 位深的影像传送至打印机,数值 0 对应 dmin,数值 255 对应 dmax(通常为 0.2~3.0)。

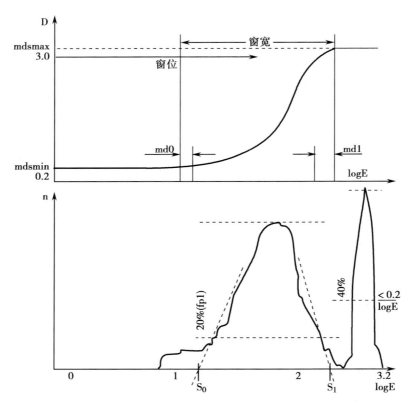

图 10-14　直方图与特性曲线的对应关系

# 第十一章

# CR 的影像处理

目前,绝大多数影像处理功能包括对比度增强、边缘增强、多层次对比均衡、动态范围控制(DRC)或者是宽容度减小、噪声衰减、整体密度和对比度调整,以及灰度映射。在 CR 系统中,影像处理在一定程度上由实际影像数据的内部参数控制,这些参数通过内嵌的分析算法来计算,诸如:自动兴趣区寻找、诊断区域提取、或者是噪声水平的估计。然而,绝大部分影像处理参数由外部提供,特定检查时需要进行调节,有时需要特定用户微调。

## 第一节 CR 影像处理链

### 一、一般功能

当前 CR 系统的影像处理工作流程概括如图 11-1 所示。应用于影像数据的全部操作可以粗略地都称为影像增强(image enhancement)。对影像数据处理的作用是提高 CR 影像在空间分辨力、锐利度、对比度分辨力、动态范围和信噪比等方面的视觉质量。简言之,主要作用就是向观察者传送最大的信息量。

影像处理操作由相关参数控制,这些参数被赋予与检查类型相关的数值。预置的参数值存储于列表中,分别对应着不同的检查部位和类型。

在当前的 CR 系统中,一些影像处理功能由内在参数控制,而这些参数源自实际的影像数据,它们由启发式数学算法进行估计。通过这种方法,增强的种类和程度就会适合于影像的特性如:密度等级、动态范围、噪声水平、校准边缘等。尽管在不同品牌 CR 系统中分析工作的最终效果非常类似,但绝大多数算法都有专利权。

从探测器的整个动态范围($10^3 \sim 10^4$)中提取有用的被照体信号范围,这在 CR 系统的影像处理过程中是至关重要的。所提取的范围应该包含所有的相关影像数据,并与视觉范围相匹配,这称为信号的规格化。影像质量深受信号范围提取算法的影响,如果提取范围过大,将削弱影像的对比度分辨力。另一方面,如果不能涵盖整个的诊断范围,将会造成一些相关的影像区域一致变白或变黑。原因是超出提取范围的所有信号会分别映射为最小或最大光学密度,这些异常的映射情况将会发生在影像处理过程的起始或结束阶段。

## 二、常规结构

当前应用的大多数系统有一个如图 11-2 所示的典型处理流程。用一幅原始影像的缩减影像来确定感兴趣区域,以及提取相关的信号范围。感兴趣区域指的是准直边界包绕的影像区域或是无准直情况下的实际影像边界。如果在同一 IP 上影像被几次曝光分成几个部分,那么就可以存在多个感兴趣区。在目前的 CR 系统中,可以从全尺寸数字影像立即得到缩减的影像,而在早期的系统中,缩减影像只有在成像板的预读取过程中才可获得,得到的兴

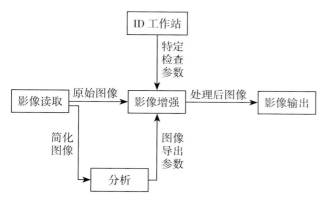

图 11-1 常规 CR 影像处理流程图

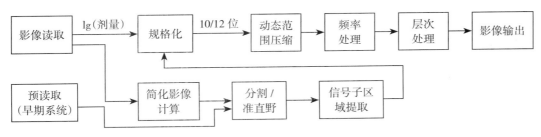

**图 11-2　常规 CR 影像处理结构的流程图**

趣范围参数然后被用来调节最终读出过程的增益和动态范围。应用这个观念，有可能将读出装置的动态范围限制在最大期望范围内，但另一方面，如果读出参数被错误地设定，就会出现无法挽回影像损失。当前没有预读取功能的 CR 系统中，可通过工作站的再处理功能对原始影像的范围提取进行恢复。

特定的信号范围从原始影像的兴趣区提取，再继续量化成一个 10 或 12 比特的固定数值范围，这就是影像的规格化表示，在后面的增强阶段会得到使用，包括动态范围压缩、频率处理及灰度处理。

## 三、多灰阶结构

在传统的处理链中，像素值指的是经过数据通道的照射量对数值或密度水平。经过几何和灰度影像处理后，就会有最自然的影像表现。

然而，许多先进的影像处理功能有一种或多种方式来实现对比度分辨力的处理，如边缘增强、动态范围压缩、对比度均衡和噪声减少等算法就是这种情况。这些操作会对任一像素或影像区域及它的周边区域之间的强度差异产生直接的影响，而对像素强度自身却并非如此。这些算法之间的差别在于所处理区域及周边的空间范围或直径，还在于用来确定影像中每一位置上强度差异的修正标准。在边缘增强时，对小区域进行操作，而在动态范围压缩时要涉及大的区域。噪声减少将主要影响小尺寸的区域，但对比度下降的程度依赖于对影像的局部统计。对比度均衡主要是为了提高微细强度差异的可察觉性，同时也降低了较大差异的幅度。对比度均衡可用于具有任何尺寸大小的区域，并无统一的标准，因此，最适合于上述增强技术的影像表现应该提供多个空间尺度的局部强度变化，例如：小波变换或是拉普拉斯变换，这些变换是 Agfa ADC 系统 MUSICA 处理的基础。

图 11-3 显示出了 ADC 影像处理软件的多灰阶结构。12 比特的数字化像素值与 X 线照射量的平方根呈正比，原始影像立即转换为拉普拉斯椎体多灰阶表现形式。用于定位感兴趣区的压缩原始影像在椎体分解过程中作为一种临时结果自动获得，它等价于原始影像的高斯低通滤过，在两个方向上的衰减系数都是 $2^4$。

对噪声衰减、对比度均衡、边缘增强和宽容度减小所进行的操作可立即应用到多灰阶变换数据中去。在接下来的重建阶段中，通过应用拉普拉斯锥变换的逆变换来增强多灰阶表示以建立增强影像。最后的步骤包含对数转换、提取信号范围的标准化及层次调节。

不像常规结构那样，这里的信号范围提取和规格化位于影像处理链的最后，因为多灰阶对比度均衡和宽容度减小都对影像直方图的形状有显著影响，所以在这些运算操作之后进行的规格化是必不

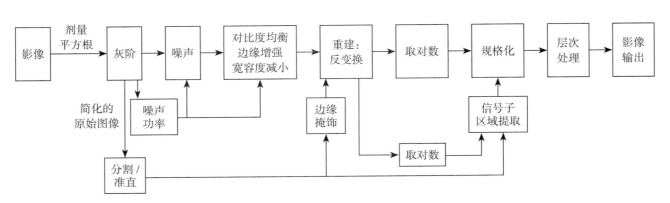

**图 11-3　Agfa ADC 多灰阶结构的流程图**

可少的。

第二级分支提供了利用内部参数的主要处理链和简化的掩模影像。平均噪声功率用于控制噪声衰减和对比度均衡算法，噪声功率在多个灰阶上由拉普拉斯椎体变换数据直接进行估计而得。

在一些中间处理阶段应用拉普拉斯椎体逆变换，是为了获取一幅低空间分辨力结果影像的初步影像。分为两阶段来执行重建的原因有两个：首先，这幅简化的预知影像的直方图与全分辨力结果非常接近，它用来决定多灰阶对比度增强以后的有效信号范围；其次，在椎体变换的中间层建立准直边界的掩模。逆变换以正常的方式继续进行直到形成具有完整分辨力的最终重建结果，这种机制被用来保持解剖轮廓的同时掩盖明亮的准直边界。

## 第二节　影像处理因子

采集过程中，影像的衰减通常使用量子检出效率（DQE）来衡量，它是输出信号与输入信号的信噪比比值的平方，解释了由模糊和有限的对比度分辨力所造成的信号衰减，以及噪声源的负面效应。DQE 偏离理想值越多，则系统将信息真实反映在 X 线影像上的能力就越差。采集过程中由于低 DQE 所造成的任何信息的丢失，即使经过影像处理过程也不能恢复。然而，如果要考虑整个成像链的信息传递效率的话，包括影像阅读过程，影像处理的优点就会明显表现出来。

在通常照度的环境中，CR 探测器的动态范围比观片灯或显示屏上的可利用密度范围大得多。如果没有影像处理，这种不匹配会在 CR 成像链中造成影像信息的额外丢失。在后面的讨论中除了调节整体密度、对比度之外，还介绍一些特殊的增强技术以助于向观察者传递最大量的影像信息。

## 一、边缘增强

组织结构的边缘和微小特征的可察觉性可以通过提高影像中高频成分的振幅得到改善，比如使用二维的高通滤过器。模糊掩模是 CR 系统中采用最早和最广为人知的方法。它的基本公式如下：

$$Y=X+\alpha \cdot (X-\overline{X}) \qquad 公式（11-1）$$

X 代表原始图像的像素值，Y 表示生成的结果图像，$\overline{X}$ 表示通过一个动态平均运算所获得的原始图像的平滑处理影像，差分影像 $(X-\overline{X})$ 表示影像的高空间频率含量，增强因子 $\alpha$ 决定着这一频率成分

在最终影像中的添加程度。在商品化的 CR 装置中，增强因子被定义为数据依赖型的参数可以更直观地控制，正如在 Fuji FCR 和 AC 系统中。

$$Y=X+\alpha \cdot \beta (X) \cdot (X-\overline{X}) \qquad 公式（11-2）$$

在这里，因子 $\alpha$（称作"RE"）决定着增强的程度，函数 $\beta(X)$（或"RT"）使增强程度与局部影像密度相适应。为了满足特定检查的需要，可自由选择函数的类型。通过此方法，在胸部摄影中可以抑制射线低穿透区域的增强程度（如纵隔），以避免此处噪声的放大。

需要指出的是，空间频率带宽是由滤过核的尺寸决定的。如果选定了一个小的核尺寸，那么相对于中、低频影像成分来说，所有的高频信号成分就会得到强调。如果核尺寸比较大，中等频率的成分将会被增强。这一点从图 14-4 的曲线中可以清楚显示，此图反映了几种不同尺寸 m（用像素数目表示）滤过核的基础模糊蒙片滤过的频率响应，公式如下：

$$Fy(f)=1+\alpha -\alpha \cdot \sin (\pi \cdot m \cdot f)/\pi \cdot m \cdot f$$
$$公式（11-3）$$

这里的空间频率 f 表示为周期数／像素。高频信号的渐进放大系数为 $1+\alpha$，与响应相对应的最低频率为：$f_c=1/m$。通常情况下，模糊蒙片会强调任何小于滤过核尺寸的细节特征。所以，如果仅仅是为了锐化边缘，应选择稍大于边缘过渡范围的滤过核。一个细节特征可认为是由一个左边缘与一个右边缘紧邻而组成，因此，对两个边缘强调的合成效应就是对特征的增强。

假定一种典型的采样频率为 0.15 毫米／像素，滤过核尺寸≤7 个像素将会锐化骨折线的边缘，强调一些诸如肺野隔膜线或骨小梁等微小细节。如果选择中等尺寸的滤过核，就会增强血管和小结节等一些较大的影像结构。为了压缩与其他影像成分相关的大范围密度变化，可选择大于 100 像素的大尺寸滤过核。

尽管这些滤过器在频域范围内容易被赋予一些特性，但要确定不同检查类型都最为合适的核尺寸值却是很困难的。据报道，小的核尺寸将适用于提高影像的锐利度和微细线性细节的可视度，但同时也激发了噪声谱的高频部分，形成一种典型的细密纹理的外观。中等滤过核增强的缺点是掩盖没有强化轮廓的病理损伤，如肺结节。在核尺寸较大的情况下，只有较大的低对比物体才有可能被抑制。基于此，最好是用生产商制定的标准处理参数来替代大尺寸滤过核参数。建议适度应用增强处理，原

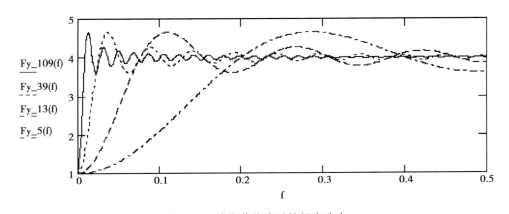

**图 11-4　模糊蒙片滤过的频率响应**

α=3,核尺寸分别为 109 像素、39 像素、13 像素和 5 像素

因是边界不明确的大范围低对比结构,如胸部摄影中叶间渗出,即使应用最大的核尺寸也可能被抑制。

低频带内由噪声放大造成的细节纹理征象,可应用密度依赖型模糊掩模技术加以弥补,但必须慎重使用边缘增强,一旦强化过度将会造成伪影。大幅度的阶梯状灰度边缘高频成分的放大会造成所谓的"回弹"或"超调"伪影,此时的过度增强使得沿实际边缘形成一道白线或黑线。在具有假体材料的影像中,这种征象可能被误认为松动,在胸部影像中可能被误认为气胸或纵隔气肿或横膈膜钙化。此外,这种纹理还会使高对比边缘邻近的低对比度病灶变得模糊不清。

## 二、动态范围压缩

骨盆或肩部影像的照射量范围可能太大,以致无法用足够的对比度分辨力来显示所有的影像区域。大滤过核尺寸的模糊掩模可以用来改善所有相关影像特征的对比,降低影像中超低频成分的影响。通常所说的动态范围压缩(dynamic range compression,DRC),可以作为软件应用于许多 CR 设备中。动态范围可依据下列公式压缩:

$$Y=X+f(\overline{X})　　　\text{公式(11-4)}$$

这里的模糊影像 $\overline{X}$ 是通过一个具有超大滤过核(达 255 像素)的滑动平均算子而获得、$f(X)$ 为一个负值,单调函数,通过变化斜率来完成所选密度范围的压缩。基本机制的阐明可使用公式(11-4)的变形:

$$Y=(X-\overline{X})+g(\overline{X})　　　\text{公式(11-5)}$$
$$g(\overline{X})=\overline{X}+f(\overline{X})　　　\text{公式(11-6)}$$

表达式(11-5)表示的是低频成分(也就是背景)已被消除,第二项表示背景所造成的影响。第一个

表达式对应于中到高频频带响应,它包含着所有相关的影像特征,没有任何修正直接通过。而背景却使用一个单调函数 $g(\overline{X})$ 进行了压缩,具体压缩程度取决于检查类型。

这些曲线作为常规的灰度函数都具有相似的作用,但在这里它们只适用于缓慢变化的影像成分。使用这种方法,在没有降低高频影像数据的对比度情况下减小了动态范围。在这个例子中,实线表示通过减少低密度背景成分的范围获得了 25% 的压缩效果。得到的结果是,低密度范围内的中和高频成分的相对强度就增加了。这样,可以提高胸部影像中纵隔区域结构的可视性,同时并没有过度强化肺野。另一方面,虚线表示通过单纯减少高密度成分来压缩动态范围,这种曲线最适用于提高软组织的对比度或是有助于显示胃肠检查中的空腔脏器。

## 三、多灰阶对比增强

迄今为止,已开发了许多用于边缘增强和动态范围压缩的方法。这些技术具有一定的共性,即它们都依赖于空间邻域运算,大多数情况下使用滑动的平均滤波器。正如前面所提到的,在医学影像领域对于滤过核直径大小的选取存在着一定的争议。这个问题不是能够简单回答的,在许多情况下,所谓最优化的选择其实是一种妥协。在上面的方法中,依据空间频率将影像数据分成两个不同的通道,在每一通道中对比度按照不同的机制进行修正。由于大多数影像中的特征都包含频域中很大范围的频率成分,因此这并不是最佳方案。微小的影像特征如边缘和微结节,都属于频域的高端。中等和较大尺寸的特征如大结节和解剖结构,覆盖了中到高频的

范围。由不同身体部位和背景区域之间的变换所造成的总体密度的改变,形成了频率范围的低端。

多灰阶方法不再采用物体尺寸或空间频率作为控制增强程度的标准,但仍然重视影像特征的对比度。一部分影像细节可容易的观察到,而其他一些细节由于对比度很低而容易被忽略。这种方法适用于任何尺寸和灰度的特征,如边缘、纤维结构、致密细节、大的结构或低透明度等。通常通过增强微小影像特征的对比度来提高影像的可视度,与此同时,在不丢失信息的情况下,削弱了影像的强信号成分。上述过程没有考虑影像特征的尺寸,因此称为多灰阶方法。这是一种比较典型的多灰阶对比度均衡(multi scale image contrast amplification,MUSICA)。

### (一)多灰阶表示

多灰阶增强的基本思想是将影像分解成若干部分,每一部分代表各自的细节,为了提高对比度,可直接调节各个部分而不是原始影像。应用一个线性转换,将影像 $X(i,j)$ 分解为二维基本函数 $A(i,j)$ 的加权和,每一个转换系数 $b(k,l)$ 代表着相应基本函数对原始影像的影响程度:

$$X(i,j) = \sum_{k,l} b_{k,l} A(i,j) \qquad 公式(11\text{-}7)$$

对周期性基本函数所做的线性变换如傅里叶变换,不适用于对比度增强的目的,原因是基本函数的延伸超出了整个影像平面。为了与各自的特征相匹配,基本函数必须紧凑地位于空间域内。此外,

为了表现不同尺寸的细节,它们必须包含所有的标度。同时还必须是连续的,否则的话,变换系数的任何变化都会使得最终影像产生不连续性。小波变换(wavelet transform)满足了上述标准,但不包括哈尔变换,因为它不满足连续性的要求。在 MUSICA 中,影像是依据拉普拉斯锥体变换而进行分解的。

分解和反变换的描述如图 11-5,原始图像经过 5×5 高斯核的低通滤过和二次抽样。

在一幅 2k×2k 的影像中,锥体由十一层组成。在分解过程中,原始影像的的任何分辨力拷贝都可以用作一幅高斯平滑处理的影像。在 MUSICA 处理中,兴趣区定位算法所需的衰减影像 $g_4$ 就是通过这一方法获得的。在接下来的锥体层分解的每一过程中,细节的数量都在减少。连续模糊运算之间的差异存贮在拉普拉斯锥体的相应层,这些差分影像分别代表着与特定尺寸相对应的影像细节。

基本函数在有限的空间范围内有一个高斯函数的轮廓,有部分重叠,整体包含所有灰阶的所有空间领域,如图 11-6 所示。这些性质在了解分解过程的基本目的方面有着决定性的意义,例如,为了在一个独立的个体和局部范围基础上增强影像特征的对比度,可将影像分成若干部分然后进行分析。

### (二)对比度均衡

通过调整拉普拉斯锥体的系数可提高对比度。小的系数代表敏感的细节,为了提高相应细节的可视度可放大这些微小细节。另一方面明显的密度差异有助于改善动态范围,这可通过数值较大的系数

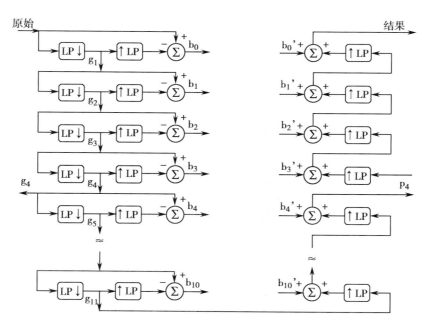

**图 11-5 拉普拉斯椎体分解和反变换**

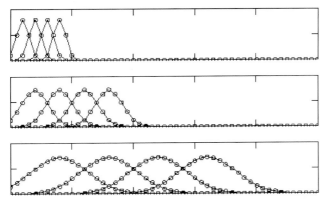

图 11-6　拉普拉斯锥变换第 2 到 4 层的高斯基本函数

体现出来,同时还可防止信息的丢失。压缩动态范围,则整个的对比度分辨力将提高,图 11-7 显示了多灰阶分解,对比度均衡以及重建的整个过程。左上:原始影像。左下:拉普拉斯锥体解压缩的 4 个层面。右下:对比度均衡后的锥体。右上:将反变换应用于均衡化锥体系数得到的结果影像。

通过应用非线性放大技术放大锥体层面的变换系数可实现对比度的均衡:

$$Y(x) = a \frac{x}{|x|} |x|^p \qquad 公式 (11-8)$$

系数 x 经过标准化处理后范围从 –1 到 1,系数 a 用来重新调整生成的影像,以使之与原始动态范围相一致。指数 p 控制着放大曲线的斜率,因此当应用逆变换来调节锥体系数的时候可控制对比度增强的程度。如果指数 p 小于 1,可获得 S 形的均衡效果,这保证了对较小数值的放大,p 在 0.7~0.85 范围内时可获得最佳效果,这与 2~5 的 MUSI 对比度参数相对应。一幅髋部检查的重建影像如图 11-8 所示。最左边的影像对应原始影像,它将指数 p 设置为 1。

原始髋部影像(p=1);中间和右侧:多灰阶对比均衡影像(p=0.7, 0.5)。多灰阶对比度均衡的最明显效果是提高了影像中微细特征的可见度,同时又不脱离影像的原始征象。不但锐利度提高了,而且低对比的黑化度也得到了改善。在通透性很差的部位,如纵隔区域增强效果是很明显的,在肺部效果也同样明显,即便在骨骼系统的检查中,软组织也可较清楚地看到。与其他对比度增强技术一样,在影像细节增强的同时噪声也被放大了。然而,多灰阶对比度增强并不受边缘增强所形成的微细颗粒征象的影响。

基于滑行邻域算子的增强技术,如模糊掩模,显示出在密度变化显著带的特殊作用,变化带的宽度即是滤过核的半径,这种外观可能就是形成明显回弹伪影的原因。另一方面,多灰阶对比度均衡的所有频带都使用相同的方法进行处理,所以能够有

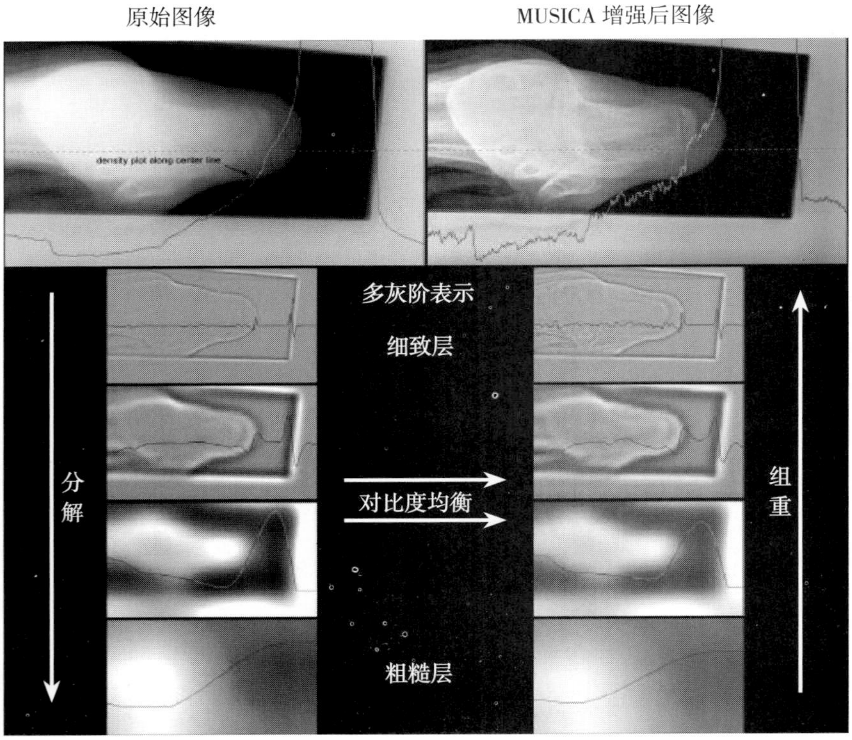

原始图像　　　　　　　　　　MUSICA 增强后图像

图 11-7　多灰阶对比均衡

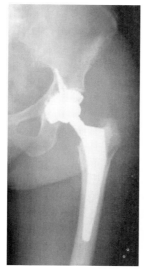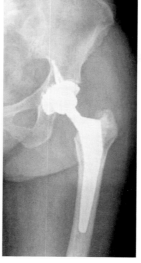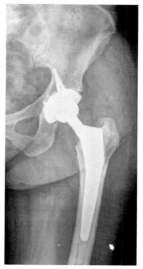

图 11-8　左侧髋关节图像

效防止这种阶梯状响应。既然处理过程涉及所有的灰阶,那么就不存在显著变化带。临床使用表明,MUSICA 并不受金属植入物边缘或骨与软组织交界处形成的回弹伪影的影响。在 ADC 系统中,多灰阶对比度均衡适用于所有类型的检查,因为它不但提高了自然对比度,还减少了伪影。

### (三) 频率处理

多灰阶表示法非常适合于执行常规的滤过处理,比如边缘增强或低频衰减。后者可用于减小动态范围,进一步说是宽容度的减小。事实上,由于每一层面都与倍频程的空间频率波谱相关联,可通过适当的拉普拉斯锥体加权系数按照它们的所属层面,将任何频率响应比较容易地综合起来。

在 MUSICA 中,对比度均衡是基本的增强模式,而且在大多数检查过程中是唯一的模式。如果需要额外的边缘增强或宽容度,可通过串联来实现。从拉普拉斯锥体系数开始,对比度均衡适用于所有层面。接下来,每一层都乘上灰阶依赖因子 $ae_k$ 和 $al_k$,

就可分别实现边缘增强的衰减和范围的缩小。几层联合的多灰阶增强处理的工作流程如图 11-9 所示。

可通过将小灰阶层面的锥体系数与灰阶依赖因子 $ae_k$ 相乘实现边缘增强:

$$ae_k = f_e^{(1-k/n_e)}, \quad 0 \leq k < n_e$$
$$ae_k = 1, \qquad\qquad k \geq n_e$$

公式(11-9)

式中,$f_e$ 是控制最佳灰阶处,如灰阶指数 k 为零处的边缘增强程度,$n_e$ 是接受增强处理的锥体层面数(倍频程)。这意味着每一次倍频程的增强都以 $^{n_e}\!\sqrt{f_e}$ 的增长幅度增加,并且均匀地分布在频谱高频端的 $n_e$ 个倍频程中。因为具有这种逐步的滤过特性,所以有可能最小化陡峭密度传递区域的回弹噪声。

用类似方法,为了实现范围的缩小,可将大灰阶层面的锥体系数乘上灰阶依赖因子 $al_k$:

$$al_k = 1, \qquad\qquad k < L - n_l$$
$$al_k = f_l^{(L-k-n_l-1)/n_l}, \quad L - n_l \leq k < L$$

公式(11-10)

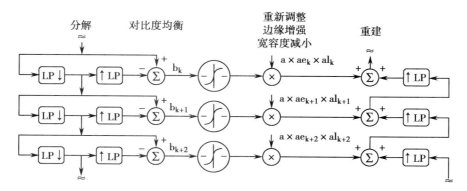

图 11-9　联合多灰阶增强处理的工作流程

式中,$n_l$ 是所有的层面数,在相应的空间频率域中,对比度按每倍频程 $^{nl}\sqrt{f_l}$ 的幅度降低。范围减小的程度受参数 $f_l>=1$ 的控制。

在 MUSICA 中,参予边缘增强的层面数 $n_e$ 是 3 层,参予范围缩小的层面数是 5 层。将对比度均衡(MUSI 对比度)作为基本的增强模式,则边缘增强的附加值会受到影响。事实上,在一幅影像中大部分边缘很微弱,因此可通过对比度均衡来增强。一些额外的锐化处理技术可应用于若干检查中如:四肢的检查,这起到了适度增强的效果(边缘对比度参数为 3,相当于 $f_e$ 等于 1.7)。大多数情况下并不需要明显的边缘增强,因为这将会增加不必要的噪声水平。

范围缩小可应用于多项检查,如:肩部检查,在这里存在明显的密度变化。由于对比度均衡本身降低了动态范围,故应尽可能选择合适的衰减因子,通常取衰减因子 $f_l=1.4$,这种密度变化形成了动态范围。空间频率域的边缘增强和宽容度缩小的效果如图 11-10 所示。图中边缘增强(实线)和宽容度减小

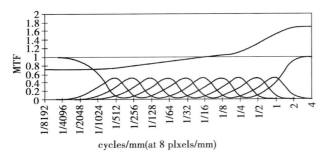

cycles/mm(at 8 plxels/mm)

图 11-10 空间频率域的边缘增强和宽容度缩小的效果图

(点划线)的空间频率响应。下面的点划曲线表达了拉普拉斯锥体层面的频率响应,从 DC(左侧)到最微细灰阶(右侧)。

底部的虚线表示拉普拉斯锥体层面从 DC 开始贯穿最微细灰阶范围的频率响应,将这些响应汇总起来,即可对应于从未调整的锥体开始的理想的影像重建处理。上部的实线代系系数为 1.7 的边缘增强的频率响应,虚线代表系数为 1.4 的范围缩小。这些响应等于各个层面响应的加权和,加权系数由公式(11-9)和公式(11-10)给出,在这里并没有考虑对比度均衡的效果。对比度均衡的效果并不适合在频率域范围内显示,这是因为前者是一项在每一频带范围内非线性化的操作,而边缘增强和范围缩小是线性操作。

图 11-11 所示的脚部影像显示了对比度均衡,边缘增强以及范围缩小如何以一种特殊的方式影响影像质量。使用过大的参数设置是为了能够清楚地看到存在的差异,用这种方法可以调节增强系数、增益和补偿,由此处理的影像具有相对好的对比度,在感兴趣区内具有同样的信号范围,在密度范围内也可作如此调整。接受边缘增强处理的影像(右上方)显示出了良好的细节,但没有考虑峰值信号,以至于密度范围与原始影像相差不多。在准直区边缘可清楚地看到由回弹效果所造成的边缘假相。对比度均衡影像(左下方)显示出改善的细节对比度,以及任何尺寸的骨与软组织区域的征象,这也可以用密度范围的改变来作一说明,它强调了原始曲线所有短、中、长范围细节的变化,尽管

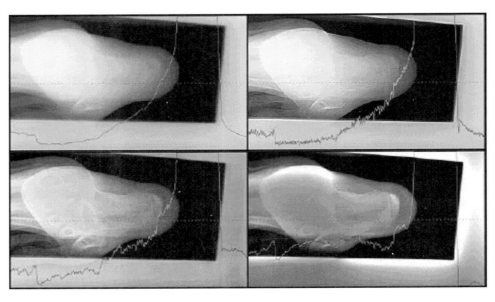

图 11-11 增强模式的比较

增强效果很明显,却没有形成回弹伪影。图中,左上:原始足跟影像;右上:边缘增强;左下:对比均衡;右下:宽容度减小。横跨中心线的密度轮廓曲线在每一影像的顶部绘出。

相同的效果可在接受范围缩小处理的影像上看到(右下方)中、小细节征象,其对比度就改善了,但却没有在整幅影像中达到对比度均衡的同样效果。在踝关节区效果最好,但上方的脚趾仅能看到一半。通过从左到右压缩长范围的密度增大可使对比度相对提高,这相当于减小了密度曲线的斜率,同时在整个范围内放大了密度差异。与对比度均衡不同,范围缩小处理倾向于"展平"影像,这是因为通过"展平"可消除邻近宏观区域的密度差别。

## 四、噪　　声

对比度增强处理在增强影像细节的同时也放大了噪声的效果。下面将介绍如何改进用增强方法以抵消噪声放大的副作用,除此之外,还将论述基于多灰阶呈现的降低噪声水平的技术。上述两项技术都需要一些噪声统计方面的知识。

### (一)影像噪声模型

为了抵消噪声对影像质量所造成的负面影响,至少需要一个粗略的噪声统计模型。CR 影像上的噪声主要包括:X 线量子斑点、光激励发光噪声、成像板结构噪声、电子噪声、激光功率噪声以及量化噪声。在低剂量曝光条件下,最显著的噪声源是 X 线量子噪声和光激励发光噪声。后者主要是由影像读出处理过程中的激励发光量子的统计涨落造成的。上述两种显著噪声源呈泊松分布,噪声功率为:

$$NPS_e(f_x,f_y)=(G\cdot MTF^2(f_x,f_y)+1)N_e$$

公式(11-11)

噪声功率表示为由 CR 阅读器的光电倍增管所释放的光电子数 $N_e$,扫描区域的一个小单元对应于一个像素。G 是系统的增益,定义为成像板每吸收一个 X 线量子所激发的光电子数。X 线量子斑点的噪声经过 CR 系统的调制传递函数(MTF)的衰减,此函数为空间频率($f_x,f_y$)的函数。然而,光激励发光噪声却不是如此。

在当前的 CR 系统中,来自光电倍增管(PMT)的信号在进行 A/D 转换前被非线性放大,或者是对数放大,或者是均方根,参照公式如下:

$$l=C\cdot \ln(N_e)+B \qquad 公式(11-12)$$
或 $$r=\sqrt{A\cdot N_e} \qquad 公式(11-13)$$

后者对应于 ADC 系统的放大特征,A、B、C 是系统依赖参数。上述两个公式均是系统的一级模型,在原始数字影像中从光电倍增管(PMT)开始变换到像素值 l 或 r。

暂不考虑诸如成像板结构噪声、激光功率涨落、电子噪声及量化噪声等噪声源,则相应的数字影像的噪声功率谱可由下式近似给出:

$$NPS_l(f_x,f_y)\cong \left(\frac{dl}{dN_e}\right)^2\cdot NPS_e(f_x,f_y)$$
$$=\frac{1}{N_e}\cdot C^2\cdot (G\cdot MTF(f_x,f_y)^2+1)$$

公式(11-14)

或者是:

$$NPS_r(f_x,f_y)\cong \left(\frac{dr}{dN_e}\right)^2\cdot NPS_e(f_x,f_y)$$
$$=A\cdot (G\cdot MTF(f_x,f_y)^2+1)$$

公式(11-15)

上述两种转换特征对最后的影像表现并没有直接的影响,这是因为在所有系统中,像素值主要受位于处理链末端的灰度调节的影响。同时在这种方式中,曝光量加倍时对应着沿坐标轴作简单的移动,并没有改变直方图的形状。另一方面,均方根转换其简单程度和技术上没有优势。

首先,A/D 转换前非线性放大的种类决定了量子斑点和量化噪声间的均衡。在对数转换模式下,量子噪声功率[公式(11-14)]与信号 $N_e$ 呈反比,而在均方根转换模式下,噪声功率与信号无关[公式(11-15)]。如果系统被设计成量子限制型,那么,量化误差不能超出量子斑点的一个特定范围。在动态范围为 10 000∶1,且量化噪误差与量子噪声的比值为固定最大值时,对数转换模式下量化水平的最小值是均方根转换模式下的 9.2 倍。这意味着,均方根模式转换所处理的数据比对数转换模式所处理的数据少 3 位。

其次,如果要实施降噪处理,均方根放大模式有一个显著的优势。当诊断信息中的噪声需要压缩的时候,必须有一个精确且在数学上能够实现的噪声模型。在均方根转换模式下,噪声的数量在整幅影像中是一致的,这是因为它与局部密度无关。在均方根放大时,原始的泊松分布已经被转换成了高斯分布。由于大多数噪声压缩技术基于这个简单的附加噪声模型,故而这一转换在技术上具有明显的优势。由于噪声水平与密度无关,所以考虑一幅影像的噪声水平是很有意义的。故为了控制对比度增强或噪声降低的程度,可提前确定影像的噪声水平。此外,还可从实际的影像数据中对噪声水平进行估计。

**(二)噪声降低**

对比度可以提高图像的适宜水平,这是数字影像处理的一个最显著特点,同时噪声也被放大了同样的程度。基于上述原因,引入第二项控制机制来降低某些不需要强烈对比增强区域的增强的程度。如改善的模糊掩模提供了一个密度函数来控制边缘增强程度的机制,不必要密度区域的增强就被降低了。在 MUSICA 中,一个具有更小的斜率的复合函数替代了原先的基本功率函数。在拉普拉斯锥体中,噪声成分具有较低的振幅,聚拢在零周围。降低均衡曲线的斜率,就可能避免不必要噪声成分的放大。然而,为了避免细微结构的抑制,对低斜率部分与功率曲线间转换点的精确控制是非常重要的。因此,转换点确定为与噪声的标准差呈正比,这可以自动确定。这种控制机制在实施对比度均衡处理的每一项检查方式中都是很有效的。

在曝光量低的情况下,噪声困扰着图像,因此希望实行有效的降噪滤过处理。降噪滤过的一个最基本的规范就是它必须保留边缘和微小的诊断结构,如骨小梁和微结节。保留边缘的降噪滤过基于对影像的局部平滑处理,均匀影像区域的平滑效果非常显著。而在边缘、肺纹理、或是其他影像特征等影像细节的区域,禁止使用平滑处理。对"细节内容"的数量的估计是基于在影像每一区域内的对局部密度的统计学分析,上述原则是 Lee 所开发的降噪滤过处理的基础。

Lee 滤过器所计算出的结果影像 Y,是原始影像 X 和通过局部平均所获平滑影像 $\overline{X}$ 的空间适配线性组合:

$$Y = s \cdot X + t \cdot \overline{X} \qquad 公式(11-16)$$

如果每一个像素局部的 s 和 t 都与局部方差 v(在像素周围的邻近区域测得)相匹配,则可获得 X 噪声自由值的统计近似值,如下式所示:

$$s = 1 - \frac{vn}{v} \quad 和 \quad t = 1 - s \qquad 公式(11-17)$$

在这里,vn 是影像噪声方差的估计值。因此,平滑处理的程度与邻近区域的局部"活度"相匹配,而这一"活度"是以局部方差的形式测得的。如果测得的局部方差明显大于噪声方差,这就意味着在那里有较多的局部细节,其平滑处理的程度降低。

另外,如果局部方差接近噪声功率,则未经平滑处理的细节也会消失,相当于应用了最大的平滑处理。在这种情况下,假定仅有噪声存在,可在不压缩相关细节情况下进行平滑处理。

Lee 的平滑处理方法使用一个固定尺寸的滑行平均滤过器,这个小滤过核仅能够衰减高频成分。正如公式(11-14)和公式(11-15)所示,X 线影像的量子噪声是宽频带的,因此需要选择一个相对比较大的滤过核来抑制中频噪声成分。然而,较大尺寸的滤过核不可能精确适配于微小细节区域的局部统计。这个难题的解决方法就是在多个灰阶上同时进行滤过处理,也就是在每一独立的灰阶上使用局部统计计算,进而推算每一特定灰阶中的影像噪声水平。在 MUSICA 中,已经将 Lee 噪声滤过的方法与多灰阶处理的方法结合起来。得到的边缘保留噪声滤过器,不但与局部影像统计相匹配,而且还与较大或较小的局部特征尺寸相匹配。多灰阶噪声滤过基于由下式表示的滤过器:

$$Y = \overline{X} + s \cdot (X - \overline{X}) \qquad 公式(11-18)$$

上式适用于拉普拉斯椎体的三个较小灰阶层面,而并非原始影像。在每一个像素上可立即获得局部均值 $\overline{X}$,并作为下一个较大灰阶层面的基础像素,表达式 $(X - \overline{X})$ 明确地表示了当前的椎体值。降噪处理的影像重建计划的细节如图 11-13 所示。

假定影像重建处理过程已经到达这样一个阶段,即获得的低分辨力影像的尺寸为最终影像的八分之一。接下来,通过调整上面三个重建阶段,噪声滤过处理就非常自然了。部分重建影像首先通过一个内插滤过器实现两倍放大,接下来,把像素累加到对应的拉普拉斯椎体层面上而获得影像细节。在叠加之前,将椎体层通过系数 s 进行衰减。参考公式(11-18),部分重建影像对应着 $\overline{X}$,这是因为它可看作是下一个精细重建阶段的平滑处理版本,此时后者对应于 X。表达式 $(X - \overline{X})$ 表示接下来的重建阶段所存在的差异,定义为与椎体层面相等。正如多灰阶对比度均衡、边缘增强和宽容度减小,通过空间变化系数 s 所进行的衰减可看做是椎体数据的简单处理。然而,两者的差异在于,衰减系数的计算包含一个对每一像素的附加邻域操作,以推算出局部方差,而另外的增强操作仅仅需要通过直接查询表而对椎体数据做出修正。所以,多灰阶降噪处理往往需要花费更多的计算时间。

小灰阶层面 k=0,1,2 时,衰减系数 Sk 可按下式计算:

$$S_k(v) = 0 \qquad v \leqslant f_{nr} \cdot vn_k$$

$$S_k(v) = 1 - f_{nr} \cdot \frac{vn_k}{v} \qquad \text{公式（11-19）}$$

降噪的程度由参数 $f_{nr}$ 控制,它位于从 0 到 1 的范围内。局部方差函数的衰减过程如图 11-12 所示。

如果 $f_{nr}$ 等于 1,可获得最大的降噪效果。这种情况下,各个均匀区域中的 $S_k$ 将会消失,它们的邻近区域中测量不到额外的噪声活度。结果是,在当前的重建阶段没有影像细节的叠加,这就相当于进行了 100% 的平滑处理。另一方面,实际影像特征的存在可通过一个较大的局部方差 v 值来反映,这一数值使得衰减系数增加。如果方差值足够大,就不会存在衰减了（$S_k$=0）,因此重建处理像往常一样 100% 地使用了椎体细节数据。

由于方根转换,噪声模型相对于影像信号而言是附加的,这一点并没有因为拉普拉斯椎体分解（线性变换）而有所改变。在每一个高频波段,采用的噪声压缩程度与此波段内的估计噪声水平有关。这项机制使得多灰阶噪声衰减算法非常适用于影像的实际噪声功率谱。

局部方差 v 和噪声方差 $vn_k$ 各自代表着局部功率和影像噪声功率。两种情况下,功率的测量受限于相应椎体层面的频率响应曲线 $B_k$。因此,对三个较高波段 $vn_k$ 的噪声方差的测量就是对波段限制噪声功率的估计:

$$\iint \| B_k(f_x, f_y) \|^2 \cdot A \cdot [ G \cdot MTF(f_x, f_y)^2 + 1 ] df_x f_y$$
$$\text{公式（11-20）}$$

局部方差 v 是通过一个正方形像素邻域内椎体值 b 的平方的均值而得到的。正如椎体层都有零均值一样,局部方差按下式计算:

$$v = \frac{1}{n^2} \cdot \sum b^2 \qquad \text{公式（11-21）}$$

计算涉及 n×n 的邻域,n 通常取为 15。

对上部椎体层噪声方差的估计基于相同的局部方差的测量。局部方差由两种噪声方差构成,一是实际的噪声方差,它固定地贯穿整幅影像,二是变化的成分,它是由影像的有效信号形成的。通过计算贯穿整幅影像平面的局部方差,可以删掉有效的信号成分。由于数千个样本形成若干冗余,因此可以从有效信号中分离出噪声成分。事实上,任何一幅诊断影像都存在着大量的均匀区域,当局部方差样本是直方图时,这一点变得更为明显。起源于均匀区域的样本产生了非常高的直方图峰值并靠近原点,如图 11-14 所示,而其他样本沿整个直方图的区域分布。在 MUSICA 中,峰值的定位就是通过噪声方差的测量所得。

如果影像数据表现为"正常"偏差,那么噪声的估计方法会非常困难,这意味着噪声的估计水平对身体部位和导管等物体的是否存在并不十分敏感。另一方面,低频滤线栅将会严重干扰测量结果,因此建议使用 70 线 / 厘米的滤线栅。同时,可根据如公式 11-20 所示的噪声模型来计算噪声功率,系统参数 $B_k$、A、G 和 MTF 需提前确定。

上面提到的降噪算法衰减了局部影像的对比度,因此降低了所有平滑区域的噪声水平。此操作的结果就是在某种程度上降低了微细边缘、微结节、纹理、以及低对比病灶的对比度,这是由于衰减特性

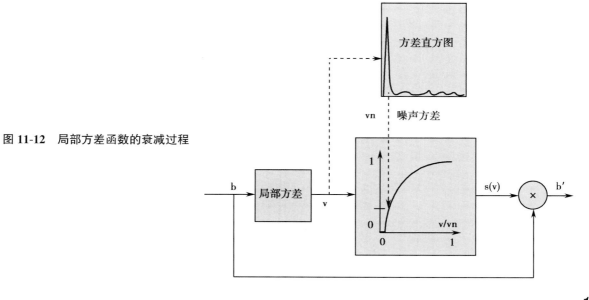

图 11-12　局部方差函数的衰减过程

的逐级传递所造成的。由于这些特征的衰减程度小于周围的噪声成分,因此并没有削弱它们的可视度。尽管如此,总体的影像外观看上去缺乏锐利度,因此,在 MUSICA 中,对比度的系统衰减可通过一个依赖于平均减弱系数 $\overline{S_k}$ 的因子,放大每一椎体层面来达到部分补偿。衰减函数(11-19)改为下式:

$$S_k(v) = 0 \qquad v \leqslant f_{nr} \cdot vn_k$$

$$S_k(v) = \left(1 - f_{nr} \cdot \frac{vn_k}{v}\right) \cdot \left(1 + c_{nr} \cdot (\overline{s}_k^{-1} - 1)\right)$$

公式(11-22)

锐利度损失 $C_{nr}$ 的补偿程度可设置为 0(没有补偿)到 1(完全补偿)。在 ADC 中,$C_{nr}$ 的缺省设置为 0.5,平均衰减系数 $\overline{S_k}$ 可作为式 11-19 的平均值计算而得。

多灰阶降噪处理改善信噪比(SNR)是由于每一处局部的噪声都被降低了,同时信号也会有同样程度的衰减,就好像是对信噪比(SNR)没产生任何影响。然而,如果将信噪比(SNR)视为一种贯穿影像的整体测量,那么它必然伴随着噪声的降低而升高,这是因为衰减主要影响低信噪比(SNR)的区域。信号的衰减等效于本来就具有良好信噪比(SNR)的像素的相对放大。因此,总的平均信噪比(SNR)将有所升高,可通过下面的简单分析来显示此过程。假设有一半像素具有 150 的信号功率,另一半具有 1500 的信号功率,整幅影像的噪声功率为 100。根据公式(11-19),$f_{nr}$ 为 1 时,衰减系数分别为 0.60 和 0.94。降噪前的信噪比为 8.25,降噪处理之后,信噪比变为:

$$\frac{0.5 \cdot (150 \cdot 0.6^2 + 1500 \cdot 0.94^2)}{0.5 \cdot (100 \cdot 0.6^2 + 100 \cdot 0.94^2)} = 11.1$$

在 CR 系统中,降噪处理在影像质量方面的主要贡献在于优化了视觉舒适度。通过对均匀区域中噪声掩模效果的削弱,应用边缘保留的降噪处理可以加强微小征象的探测。如果一个较大的噪声区域被清除了,那么阅片者的精力将会更加集中。

图 11-13 显示了降噪处理的效果,左侧:右膝微细结构的正常曝光(曝光感度 100,60kV,25mAs,滤线栅);中间:左膝在 1/8 剂量下的曝光不足影像(感度 800,60kV,3mAs,滤线栅),应用降噪功能;右侧:与中间影像相同,只是未使用降噪功能。一幅感度 100 正常曝光剂量的右膝影像,对应左膝影像的曝光剂量为右膝的八分之一,并进行了降噪处理(PS5000 降噪参数为 1)。降噪结果如中间一幅影像所示,并与右边没有接受降噪处理的曝光不足影像的细节相比较。与左侧正常曝光的右膝影像相比,降噪处理后影像的锐利度略微降低,而降噪处理的积极效果表现在膝盖凹陷部位软组织的可视性上。

在 ADC 系统中,降噪处理用于头颅和肩部,最经常使用中等噪声衰减因子 $f_{nr}$ 的范围为从 0.25~0.5。

## 五、兴 趣 区

在大多数检查中,通常在患者和 X 线源之间放置一些特殊的射线不能穿透的物质,以保护脆弱的部位免受不必要的照射,并降低散射线。有些情况下,X 线照片被分割成几部分,因此允许在同一成像板上进行多次曝光。兴趣区就定义为影像中的不同照射区域。

有些 CR 系统的首要任务是,确认已曝光的接受器上原始数据中图像的数量和方位,然后再分别对每一幅图像进行分析。在传统 X 线摄影中,在一个暗盒上产生多幅图像比较容易,但在 CR 中可能是很复杂的。在一个曝光野内,CR 阅读仪识别影像有用区域的重要依据是准直器的边缘定位。一些

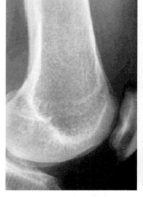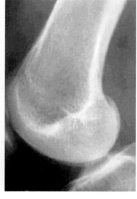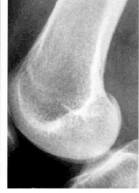

图 11-13 噪声降低的效果

CR 系统通过确定解剖区域的边缘来分割影像。有用影像一旦正确定位，CR 系统在执行进一步的影像分析时，就可以忽略超出准直器边缘的影像信息。

对兴趣区的探测和描绘的动机有两个方面，一是不相关的准直边界参与构成了动态范围，因此在下一阶段中提取有效信号子区域时，必须摒弃这些的准直边界，否则就不能达到最佳密度和（或）对比度。整幅影像密度和对比度的调节因此可以根据诊断区域的像素来进行。第二，准直野以外的区域会产生照片影像显示的额外问题。准直野以外区域相对较亮，如果未经调整直接显示，就会让人感到耀眼从而干扰诊断效果，特别是未曝光区域相对较大时，这种情况更加明显。可通过削弱诊断区域之外的平均亮度水平（比如遮蔽）来降低这种风险。

### （一）兴趣区的确定

由于多方面的原因，兴趣区的自动检测已经证明是一个非常困难的问题，如图 11-14 所示，图中从左到右：①散射线；②过度曝光；③曝光不足；④固定钢钉；⑤准直边缘上的标记。数字影像处理中的用于描述兴趣区的基本分割方法是以边缘或区域为基础的，基于区域的方法依赖于影像区域中灰度值的一致性或提取的一些特征值，这些方法试图通过一个合并过程收集一个区域中具有相似特征值的所有像素。基于边缘的方法依赖于准直区域和所有其他邻域的灰度值差别，这些方法对不明确的准直边缘进行处理，诊断结构中有相当数量的边缘也额外增加了难度。

散射线会使诊断区域和准直环带之间的过渡变得模糊，从而影响图像的可探测度。尽管准直物质完全不透过 X 线，但来自 X 线束范围内的骨和组织的散射线可在准直区域产生明显的曝光，从而造成准直野外未曝光区域的不一致。因此，基于区域的分割方法难以产生具有直线边界的连续区域。

准直和诊断区域的过渡难以区分，一方面由于曝光过度和探测器动态范围限制，另一方面由于缺少穿透性而引起的曝光不足。后者的效果可发生在下胸部，由于下部诊断区域缺乏对比且与准直边缘难以区分，有时候在影像中难以观察。基于边缘的分割方法面临着灰度的幅度会沿着边界的延伸而不断变化，导致诊断区和未曝光区之间的过渡非常模糊。如果算法不能解决此难题的话，轮廓线会被分割成几部分。

如果存在金属植入物，比如整形钢钉也会造成严重的问题，它产生完全径直的边缘，易与直线准直边缘相混淆。有些时候，"左""右"金属标记在曝光过程中与准直边缘重叠，也会打断影像中边缘像素的连续性。

准直和分割的应用进一步显示出几何外形不断变化的特征。临床试验显示，技师在患者周围放置准直材料的操作，可能有许多固有的规则。尽管很简单，但这些规则仍旧需要一定量的可能的准直边缘外形，图 11-15 给出了一个实际的例子，图中阴影区域表示辐射野。多数的情况归结为对一个矩形（可能是倾斜的）的探测，矩形的顶点可能位于影像之外，因此产生一个具有径直边界的多边形照射野。

### （二）设备制造特定设计

Kodak KESPR 系统的兴趣区定位应用一种 5 步分割处理方法，步骤包括：边缘探测、区域产生、区域分类、区域精化和位图产生。在第一步边缘探测中，产生了一幅边缘增强图，接着影像被分割成几个互

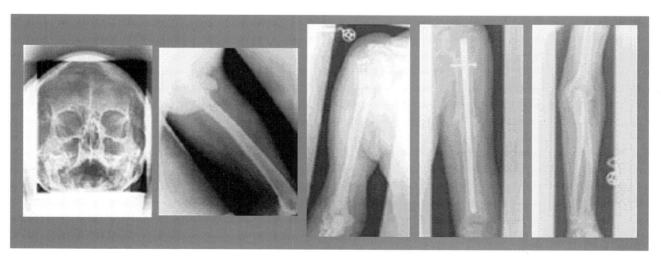

图 11-14 兴趣区自动检测现象

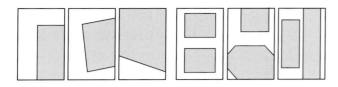

**图 11-15　准直和分割外形的实例**

不重叠、连续的像素区域，这就是区域产生的过程。下一步是影像对像素区域进行分类，分为前景（准直区域）、背景（直接曝光区域）和目标（诊断区域）。通过使用一系列的临床和经验规律，对区域的边缘内容以及与邻域的关系进行分析，来实现这一步骤。对于目标周围的区域（也就是目标和前景／背景像素的混合），区域精化步骤估计了每个区域内的微细结构，对所鉴别的部分如前景、背景或目标进行重新分类。在最后一个步骤中，区域分类用于生成一幅二值影像，作为进一步影像处理的模板。

　　在 Fuji FCR 和 AC 系统中，分割模式识别及照射野识别功能被称为（pattern recognizer for irradiated exposure field，PRIEF），并嵌入数据流的自动模式（exposure data recognizer，EDR）分支中。分割曝光模式识别处理，通过使用两种方法的组合，可产生四种配置中的任一种（无分割，水平分割，垂直分割，四分割）。第一种方法在十字形区域中探测分割线的边缘，第二种方法将二值影像与四种外形的二进制模体相匹配。曝光野的识别应用三步处理来识别曝光野的形状。首先，计算影像的矩心以确定曝光野的大致中心。第二步，从曝光野的中心开始，沿着某一半径方向作微分处理。灰度超过某一阈值的那一点作为曝光野边缘的基准点。最后，将曝光野的八个边缘点连接起来形成一个八边形，这个凸多边形就认为是准直区域。

　　在 Agfa ADC 系统中，使用四阶算法来探测和描绘由影像分割和准直所形成的照射野，工作流程如图 11-16 所示。最低阶段执行边缘检测的功能，将边缘点标记为端点、线点、拐点、T 形交叉点、X 形交叉点，并存储像素连接链，非直线部分被丢弃。中间阶段将剩余的部分按照共线性条件串起来，成为更长的直线。接下来，在高级阶段形成的延长直线分别受支配于两个识别网络，即用于确定分割边界和照射野的轮廓。在第四阶段，通过所探测的照射野边界生成一个精确到像素的掩模。网络由 350 个节点构成，这意味着与每一个节点相关联的阈值可相互修正。因此在检测过程中，所假设的分割或准直边界的特定外形会在应该失败的节点失败，在应该

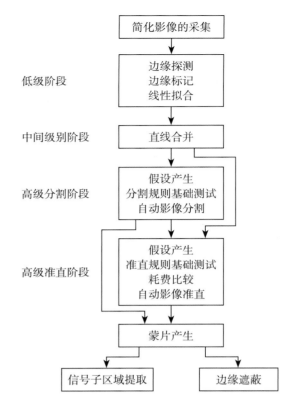

**图 11-16　ADC　ROI 寻找流程图**

流程图节点：简化影像的采集 → 边缘探测 边缘标记 线性拟合（低级阶段）→ 直线合并（中间级别阶段）→ 假设产生 分割规则基础测试 自动影像分割（高级分割阶段）→ 假设产生 准直规则基础测试 耗费比较 自动影像准直（高级准直阶段）→ 蒙片产生 → 信号子区域提取　边缘遮蔽

通过的节点通过。

**（三）兴趣区寻找的成功率**

　　应用兴趣区定位算法对每一幅影像进行分析时，结果可能是正确的，也可能是错误的。不过，完全将错误的发生归咎于软件存在缺陷是不合理的，这是因为模式识别软件必须依赖于现实世界的简单化模型，而后者的变化又是多样的。因此，只有统计学测量方法才适于兴趣区定位软件性能的定量分析。

　　兴趣区寻找的成功率应该取决于前面所描述的目的。对比度最优化要求密度直方图能够代表诊断相关的影像部分，因此，应该足够准确地确定照射野的轮廓，从而保证获得一个可信赖的直方图。以下所列举的错误是比较明显的。

　　首先，如果与所描绘兴趣区相对应的直方图不同于实际的兴趣区直方图，可能会产生所谓的水平错误。丢弃准直边界所有像素对影像直方图的影响如图 11-17 所示。灰色直方图和相应的子区域（竖条所示）表示兴趣区定位失败时的情况，结果是在直方图的计算中没有删除边界像素。另一方面，一旦兴趣区定位成功，则不再考虑准直边界的像素，从而获得黑色直方图和分隔的子区域。在肋骨影像中，实际的子区域错误将在对数刻度上达到 0.5，在腹部

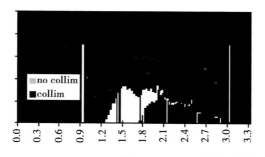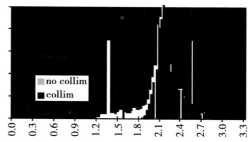

图 11-17 ROI 寻找对直方图形状和子区域提取的影响

影像中是 0.25，这是图像所不能接受的。很明显，子区域错误的幅度依赖于相对密度和准直边界的范围。然而，由于在确定子区域时使用复杂的启发式方法，所以这种依赖性根本就不是线性的。在许多情况下，一旦兴趣区定位失败，将会产生明显的子区域错误。

如果使用边界掩模，意味着删除了准直野，这时就需要应用更为严格的判断标准。发生的错误可根据统计学术语分为两类，一类错误表示兴趣区随着准直区域放大了，很显然这些放大的区域不属于真正的兴趣区；二类错误恰恰相反，即兴趣区被缩小了，从而将准直区域延伸至属于身体诊断部位的影像部分。由此可见，二类错误较一类错误更为严重，它掩盖了一些诊断信息。

ADC 系统的大量临床试验表明，在超过 130 000 次的曝光过程中，准直错误的发生率为 0.23%。这个比率不仅代表兴趣区识别的错误率，也说明了具有无法接受对比度或亮度而需要再处理的影像的百分数。通过 2100 幅影像数据的定量分析，分别利用兴趣区手工分割法和自动确定法，表明二类错误的发生率不超过 1%。

**（四）影像边界掩模**

一些 CR 系统提供了多个可供选择的影像处理过程，用于对明亮的准直边界进行掩模处理，它的目的就是要通过降低周围区域的亮度来提高观察效果。然而，临床经验告诉我们，仅通过相对大的密度值来"染色"边界区域有以下两个缺点。首先，如果兴趣区定位算法发生了二类错误，则有可能掩盖一个关键的影像诊断部分。必须充分考虑到这类错误的危害，大多数系统都有一个辅助工作站，可调出原始影像，并描绘出正确的兴趣区。即便没有发生兴趣区的定位错误，也存在第二个缺点，即边界着色过于统一。尽管周围区域并不具有自己的相关信息，但这些区域通常显示整体解剖轮廓和导管的连续性。如果边界被掩盖，则整个框架背景将被隐藏。

如果在没有影响影像细节的前提下提高影像的平均密度，就可消除上述第二个缺点。

MUSICA 多灰阶体系机构中，将准直边界和不损失整体框架背景的机制结合起来。如图 11-20，重建过程在某一中间阶段发生中断，绝大多数在原始尺寸十六分之一的时候，部分重建影像 P 是最终结果影像的低分辨力的近似值。表示兴趣区定位结果的相同尺寸的掩模影像 C，与先前的低分辨力影像融合，以产生一幅具有半透明边界的影像。

$$\widehat{P}=P+C\cdot(1-a_c)\cdot(P_{\max}-P) \qquad 公式（11-23）$$

掩模影像 C 在兴趣区内为 0，在准直边界像素处为 1，在过渡区域的较窄范围内的数值居中，以产生视觉上的平滑边界。

中间灰度值区域发生影像融合之后，重建过程像往常一样进行，也就是通过累积锥体上方层面以叠加影像细节。这些细节数据混合起来，相对于融合影像的像素值来说没有发生衰减。这就是准直区域保持轮廓可见的原因，如图 11-18 中所示，图中颅骨（左）和导管（右）的重要轮廓保持可见。

## 六、整体密度和对比度调节

常规 X 线摄影中，在曝光过程中对相关因素进行最优化，是通过选择具有合适感度和特性曲线的屏 - 片系统而实现的，但还必须精确地控制曝光参数。在 CR 技术中，由于探测器宽容度大，影像捕获转到观察方面。在照片观察过程中，可辨别的密度层次远少于捕获影像的层次，对软拷贝的影像而言，这种失配现象更严重。

就密度和对比度的最优化而言，早期的 CR 系统就提供了两种基本的机制，直到今天仍然对影像质量有着重要的影响。首先，取代了将原始影像值的整个范围全部映射到软硬拷贝或软拷贝密度范围上，仅仅使用有用影像数据的子区域。子域的宽度和中心就分别称为"窗宽"和"窗位"。第二点，有效使用的子域按照一个可供选择的单调函数映射到最

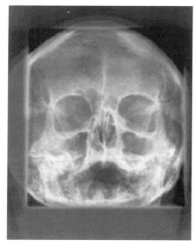
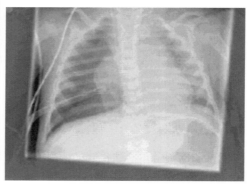

图 11-18 半透明准直边缘掩模

终密度范围上,就称为灰度曲线。这种附加的灵活性满足了多种检查类型对对比度的特定要求。在常规摄影中,很容易理解为什么要提供合适的灰度曲线,十多年来特性曲线已得到广泛应用和精心调整。然而,随着数字化摄影系统的出现,"数字"灰度曲线易于操作,从而激发了人们规定新型灰度曲线的兴趣。

影像分析技术(比如子域提取)的精确性和稳定性在影像增强的正确控制中是至关重要的。总的来说,它们仅以间接方式影响影像质量,且数值通常无法估计,因此对于这些因素的评估是很困难的。然而,这些算法的性能可通过一系列的模体影像来评价。通过对整体密度和对比度调节算法的评价研究表明,精确控制曝光条件以及深入了解所影像处理机制是很关键的。如果考虑原始影像的一个像素值如何通过对比度增强、整体密度和对比度调节及灰度等级的联合作用转化为照片上的密度水平,这些操作之间的相互作用是相当复杂的。另外,自动密度/对比度调节机制,依赖于确定兴趣区的影像分析程序的结果。对比度增强可能依赖于影像中的噪声水平。因此,很有必要通过关闭特殊处理如对比度增强,通过选择固定的灰度曲线(如线性),和通过控制或关闭兴趣区寻找的操作,来消除复杂的相互影响。

**(一)确定有效的信号子域**

在当前的 CR 系统中,数字化影像通过一个很大的动态范围进行采集,对应于相关影像数据的信号子域随后被提取出来。

大多数方法都是基于影像直方图来自动分析的。如果像素值坐标轴与曝光量成对数关系,那么直方图的形状就不会随曝光量的改变而变化。人们可以根据各种不同的检查类型来识别典型的直方图形状,图 11-19 显示出几个例子,图中左边为胸部直方图:从左向右为纵隔、肺、软组织、直接曝光区。其他影像中从左向右为:骨、软组织、直接曝光区。横轴代表像素对数值,纵轴表示每一独立影像所确定的子域边界。很显然,对应于不同组织类型和影像区域的典型信号值被掩盖了。事实上,在这些直方图的子域之间存在相当大的重叠。

直方图的形状受检查类型、病人体型和体位、高压发生器类型及 kV 的影响。正如上述部分所提及的,准直效果可通过感兴趣区的定位来平衡。子域的自动提取表明,在随后应用标准化和灰度映射之后,尽管存在患者个体差异和曝光条件的不同,但

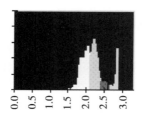
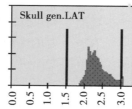
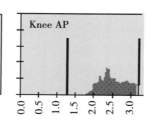
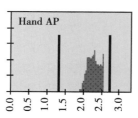

图 11-19 显示子域边界(黑线)和组织区域的直方图

仍可以获得稳定对比度和密度水平的影像。另外，与直方图相关的子域定位需要针对不同的检查类型进行单独调节，原因是后者对平均密度和对比度有不同的要求。复杂的启发式推断法用来使直方图的特征点如局部最小值、最大值、或是组织类型过渡的拐点发生相互关联。

在 Fuji FCR 和 AC 系统中，提供了子域标准化的三个独特模式，它们都称为 EDR 模式。在自动模式中，子域的标准化依赖于子域的自动确定。在这种模式中，通过不断调整来适应特定范围内直方图宽度的变化，避免了大宽容度检查的饱和效果。另一方面，当宽容度增加时，对比度在减小。在半自动模式下，子域的定位根据直方图进行调节以适应 X 线剂量的变化，但（对数值）宽度保持不变，从而确保获得固定的对比度。在固定模式中，直方图宽度和子域位置都提前设定。

自动模式的操作以直方图水平轴上的两个特征信号值 $S_1$ 和 $S_2$ 为基础，它们与特定的解剖结构有关，如在胸部影像中纵隔区为最小信号，肺野为最大信号。在其他检查中，它们可能对应其他的组织类型，如最小信号为骨组织和最大信号为皮肤。特征信号值映射（规格化）为密度值 $Q_1$ 和 $Q_2$，这些参数根据当前的检查类型来设置。这两组数 $(S_1, Q_1)$ 和 $(S_2, Q_2)$ 确定了一个线性函数，这个函数将原始的像素值的子域映射成规格化的密度。特征点 $(S_1, Q_1)$ 和 $(S_2, Q_2)$ 通常与中间密度水平有关，因此子域的有效映射通常要比特征值 $[S_1, S_2]$ 所跨越的范围宽。子域的对数中间值被叫做灵敏度 S，显示了成像板上的平均入射剂量。

在当前的 FCR 系统中，提供了两个附加的 EDR 模式，可以通过一个神经网络来提取有效的子域。在第一个模式中，直方图向量作为一个三层反向传输网络的输入，这个网络具有两个输出，也就是规格化的中心点和范围。在第二种模式中，一幅很低分辨力的影像拷贝取代了直方图作为神经网络的操作对象。这种操作模式向网络提供了影像密度的空间分布的许多附加信息，更加适于处理一些检查类型中摆位的可变性。与传统的 Fuji FCR 和 AC 系统相比，神经网络的应用使得 EDR 的错误率降至常规 EDR 模式的 1/19~1/16。

在 Kodak KESPR 系统中，子域的检测和灰度处理形成了一个综合的方法。首先，直方图被分割成几段，每一段与一个特定的组织类型、解剖区域或是背景相关联。通过平均信息量（熵）阈值与累积直方图斜率的分析相结合，就可计算出分割边界，接下来以分割直方图为基础构建出灰度曲线。以此为目的，可以使用分段线性函数，然后再进行平滑处理，也可使用基于特定检查的非线性曲线。与基于一条特性曲线的传统方法相比，分段方法提供了与实际直方图形状的适用性。

在 Agfa ADC 系统中，子域的定位基于对直方图的分析，将对应于直接曝光区域的直方图峰值与主要的直方图模型分割开来。主要直方图的边界确定了有效的子域，以直观推断规则为基础，提取出直接曝光峰值和主直方图模式。

参照 ADC 体系的流程，可注意到多灰阶对比度增强处理发生在子域定位之前。直方图形状由多灰阶对比度增强，且主要由对比度均衡和宽容度缩小来进行修正，这一事实证明了以上处理顺序的正确性。如果将处理顺序颠倒，这将对规格化处理的效果产生负面影响。边缘增强和降噪处理仅作用于小灰度等级的影像成分，而这些成分又对整个动态范围没有什么影响，因此它们对直方图的影响是很有限的。

前面已经叙述，多灰阶对比度增强提高了与大幅密度变化有关的所有微细影像成分的对比度。这意味着，对于一个给定的密度范围，所有细微征象的可视度都会提高。因此，即使参数设置为产生一个相对较宽的子域，仍有可能获得对比度良好的影像，这样就可将影像超出最终密度范围的风险保持在最低水平。这就是为什么如果影像预先进行了多灰阶对比度增强处理，整体对比度和密度的微细调节就变得不再重要了。

### （二）灰度等级

信号规格化之后，最后的重建阶段是根据一个非线性灰度函数将相应的子域映射成密度值。理论上，这个处理过程在概念上等同于屏 - 片系统中根据 H&D 胶片特性曲线，将 X 线照射量转换成光学照片密度。为了使影像重建精确地适配于特定检查类型所需的对比度要求，CR 设备厂家在系统中已经提供了许多种类型的灰度曲线。CR 灰度曲线的使用与屏 - 片系统 H&D 曲线相类似，只是这里所设计的曲线强调特定的密度范围，如骨小梁或肺野。

灰度曲线是在一个标准的框架内定义的，可根据厂家所推荐的机制将每一幅独立影像的灰度曲线调整至规格化的信号范围。在这个阶段，要涉及一些额外的参数，它们控制着密度和对比度的整体调节。

在 Fuji FCR 和 AC 系统中，通过参数"GT"来选择灰度曲线，通过旋转量"GA"绕着固定光学密度点"GC"进行旋转，用这种方法在保持某一特定密度水平不变的同时调整了对比度，接下来是沿着对数信号轴通过水平位移量"GS"来移动对比度调节曲线。这种水平移动等价于传统摄影中的胶片感度的改变，最终形成的曲线用于将规格化的子域映射成代表光学密度的输出像素值。

在 Agfa ADC 系统中，子域 H 通过偏移量 dlg0 和 dlg1 进行了扩大，以满足当前的检查需要。紧接着对所确定的对数子域宽度进行核实，看它是否位于特定的界限内（缺省值为 0.5~2.5）。如果这些限定范围设定为同一值，那么就会使用一个固定的子域宽度，这是一些质量保证检查类型所要求的。选择一条灰度曲线，并对它的水平轴进行线性调节以适应调整后子域。

调整的子域内的像素值被映射为［0.2，3.0］的固定光学密度范围，子域之外的像素值就省略为密度范围边界值的一种。

## 第三节　影像处理参数

当前的 CR 系统的影像处理通过参数的控制，针对不同检查类型的需要进行调整，在 CR 系统内部存储了参数查寻表。CR 系统在交货时具有不全的参数表，用户可根据不同需要进行调整。

### 一、影像处理参数的作用

就对比度优化而言，Agfa CR 系统的参数就有 6 个，而 FujCR 系统的参数为 10 个，其中包括边缘增强、多灰阶对比度均衡、宽容度缩小或 DRC、灰度曲线的选择及相关的调整。考虑检查类型的数目较大，有时会达到数百个，所设定参数值的数目更是会达到几千个。每一个参数的调整试验至少对十幅影像进行初步评估，参数设定已经通过大量的，甚至是数百次的临床曝光得以验证。这一过程要在 CR 系统所涉及的所有检查类型中进行重复。因此，获取一整套充分利用影像处理潜能的有价值的参数设置需要大量的投资，这其中包括数以万次的曝光，高度熟练技术人员数以千计的工时。

这些花费只用于建立最初的参数设置，随着同一研究的不断深入，花费还将不断增加以适应新的应用、新的趋向（如剂量降低）、以及影像捕获和处理水平的不断改善。所有这些都需要对原先的处理参数进行修正。很明显，影像参数调整的代价是非常巨大的。以下的设计原则作为建议来减少日后的 CR 系统可能会出现的问题。

1. 减少参数的数量，以消除冗余。当前系统中，有多种方法可以控制全局密度和对比度。

2. 降低影像处理参数之间的相互依赖性，以便于更快的对参数进行调节。比如在当前的系统中，微小细节的对比度依赖于差不多所有的影像增强参数，包括用于 DRC 或宽容度缩小的参数。

3. 将影像数据作为影像处理控制的最终标准，通过开发更适合于当前影像处理所需要的机制，可减少指定参数的数量。在当前的 CR 系统中，已经将兴趣区确定的分析算法、子域的提取和噪声水平的评估结合起来，从而尽可能减少参数的数量，这是未来 CR 系统的影像处理自主性发展趋势的开始。

### 二、参数的影响

如果暗盒读取时错误的选择了检查类型，这时的影像质量还是可以接受的，但有些情况下它需要进行再处理，这一点可由下面的头颅摄影的例子来说明。图 11-20 所示的左侧影像经过"Skull General LAT"检查分类符进行了处理，如果暗盒被错误的识别为"Skull Sinus LAT"就会生成右边的影像。

据报道，由于检查分类符的错误匹配所造成的再处理率为 0.18%，这个数字的获得基于 130 000 次以上的曝光。

然而，在 CR 系统中错误辨识也可能意味着要进行重拍，原因是此错误使得影像向规格化子域映射过程中丢弃了一些必要的像素。研究表明，对一千多次重拍影像的分析得出，由分类符的错误选择所造成的重拍率为 5.2%。

### 三、参数用户化

一些 CR 系统专门向医学物理师提供参数设定的修正功能，以利于根据所在单位的喜好针对特定的检查对参数进行调整。正如前面提到的，对新的参数值的设定并不是一项简单的工作，先决条件是要深入了解影像处理的机制和它们的相互影响。这种了解也有助于最合适参数的确定，从而避免了选择不适宜参数。此外，验证一个新的参数设置时需要大量次数的曝光，确保修正后的参数在多个而不是单一实例中产生了预期的效果。当选择不合适的参数值组合时，或许可以改善一幅特定的影像，但却使得类似的影像变得更糟，这是因为许多影像处理

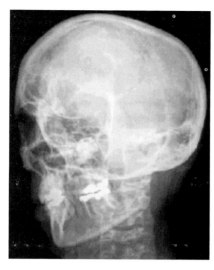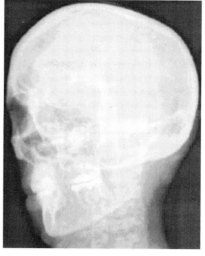

图 11-20　错误的检查分类符对影像质量的影响

参数彼此之间是相互独立的。

在 ADC 系统中提供了两个等级的用户化功能。在安装 ADC 系统之前，用户有机会按照自己的喜好在参数库中选择参数设置，这些设置是由多种检查类型组成。接着应用专家根据用户偏爱精心设定出一套完整的参数设置，相应的参数表在 ADC 和 PS5000 辅助工作站下载。当用户逐渐熟悉了系统并有一些额外需要时，可根据用户的要求进行进一步的调节。

在 PS5000 工作站中提供了一个二级的用户化处理程序，在这里可应用不同的参数值对影像进行再处理。可试着交互式调整新的参数设置，并打印出来以供评估。可将试验设置存储起来作进一步的验证，新菜单的准备工作严格地限制在工作站内，以确保试验参数设置不会影响 CR 系统的常规操作。在有资格人员的帮助下，每隔一定间隔在 ADC 系统中就可安装一些自己设计的参数菜单。

Agfa 开发了一种基于 PC 的用户化和配置工具（customization and configuration，CCM），它通过可靠的参数设置保证了用户化的合理控制。如上所述，参数设置已经接受了多次核实，经整理后存放在所谓的"参考参数文件"（reference parameter files，RPF）中。迄今为止，超过二百个不同检查类型的标准设置已经制订出来。RPF 包含所有与影像处理和默认照片版面有关的参考参数设置，并支持不同的语言。在 CCM 工具的帮助下，应用专家可以选择用户喜欢的菜单并使用 RPF 来创建一个用户参数文件（customer parameter file，CPF）。在 ADC 系统中，可通过下载一个简明的 CPF 来建立实际的用户化，这个

过程非常保险，因为保证只有经过核实的不同于参考设置的参数设置才能够被安装。Kodak CR 系统中的图像处理程序库（image processing library，IPL），也是一个专有的图像处理规则算法的面向用户程序库。

如果安装自己制订的菜单，可要应用相同的用户化程序，应用专家将用户化处理的检查种类和已经存储在工作站中用户设置的参数值供操作者应用。新的用户登记表取代了原先的基于 RPF 的菜单，并标记为非标准型，CCM 工具的高级编辑功能有助于创建最新型的参数菜单。

CR 系统配备了复杂的影像处理功能，各个厂家的方法都有所不同。尽管已经做了许多工作来提高影像处理的自动化程度，但为了实现影像质量的最优化处理，当前的系统仍然需要一些基于特定检查的调节。医学物理师面临着这样一个任务，即要与厂家的应用专家协作来满足用户的实际要求。影像处理的用户化过程十分困难，它需要了解操作流程，以及每一处理阶段对影像质量的影响。只有这样，才可能将放射诊断医师的特殊偏爱转化为适当的参数改变，物理师参与影像质量改善的过程也非常有助于为厂家提供最新的指导原则。

## 第四节　CR 四象限理论

计算机 X 线摄影系统应用数字成像处理技术把从 IP 上阅读到的 X 线影像数据变换为能进行诊断的数字图像，这些数据能够在 CRT 上显示，也可以通过胶片进行记录。当 X 线采集条件在不理想

的情况下,导致过度曝光或曝光不足,但 CR 系统又能把它们变成具有理想密度和对比度的影像,实行这种功能的装置就是曝光数据识别器(exposure data recognizer,EDR)。EDR 结合了先进的图像识别技术,诸如:分割曝光识别、曝光野识别和直方图分析。

## 一、曝光数据识别器的基本原理

EDR 是利用在每种成像采集菜单(成像部位和摄影技术)中 X 线影像的密度和对比度具有自己独特的性质实现的,EDR 数据来自于 IP 和成像菜单,在成像分割模式和曝光野的范围被识别后,就得出了每一幅图像的密度直方图。对于不同的成像区域和采集菜单,直方图都有不同的类型相对应。由于这种特性,运用有效成像数据的最小值 S1 和最大值 S2 的探测来决定阅读条件,从而获得与原图像一致的密度和对比度。阅读条件由两个参数来决定,阅读的灵敏度与宽容度,具体地说是光电倍增管的灵敏度和放大器的增益。调整以后,将得到有利于处理和储存的理想成像数据。EDR 的功能和 CR 系统运作原理将归纳为四个象限来进行描述。如图 11-21 CR 系统的四象限。

1. 第一象限显示入射的 X 线剂量与 IP 的光激励发光强度的关系。它是 IP 的一个固有特征,即光激励发光强度与入射的 X 线曝光量动态范围成线性比例关系,二者之间超过 $1:10^4$ 的范围,此线性关系使 CR 系统具有很高的敏感性和宽的动态范围。

2. 第二象限显示 EDR 的功能,即描述了输入到影像阅读装置(image reader,IRD)的光激励发光强度(信号)与通过 EDR 决定的阅读条件所获得的数字输出信号之间的关系。IRD 有一个自动设定每幅影像敏感性范围的机制,根据记录在 IP 上的成像信息(X 线剂量和动态范围)来决定影像的阅读条件。不同的曲线表示不同的 X 线剂量和动态范围,CR 系统的特征曲线根据 X 线曝光量的大小和影像的宽容度可以随意的改变,以保证稳固的密度和对比度。由于在第一象限中 IP 性质的固有性和在第二象限的自动设定机制,最优化的数字影像信息被输送到第三象限的影像处理装置中。

3. 第三象限显示了影像的增强处理功能(谐调处理、空间频率处理和减影处理),它使影像能够达到最佳的显示,以求最大程度的满足放射和临床的诊断需求。

4. 第四象限显示输出影像的特征曲线。横坐标代表了入射的 X 线剂量,纵坐标(向下)代表图像的密度,这种曲线类似于增感屏/胶片系统的 X 线胶片特性曲线,其特征曲线是自动实施补偿的,以使

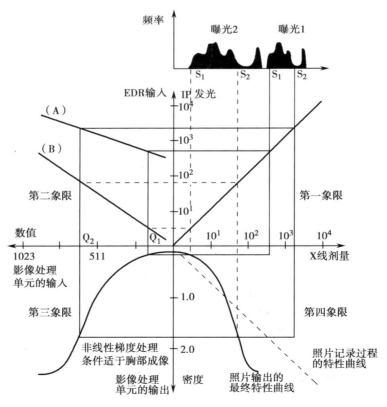

图 11-21　CR 系统的四象限

相对曝光曲线的影像密度是线性的。这样,输入到第四象限的影像信号被重新转换为光学信号以获得特征性的 X 线照片。

从曝光后的 IP 上采集到的影像数据,通过分割曝光模式识别、曝光野识别和直方图分析,最后来确定影像的最佳阅读条件,此机制就称为曝光数据识别(EDR)。就是说,最佳阅读条件的决定有赖于分割曝光模式识别、曝光野识别和直方图分析(X 线影像密度的直方图根据摄影部位和摄影技术所不同,分别具有不同特色的形状)。

## 二、分割曝光模式识别

IP 在 X 线摄影中,经常以采集单幅图像的形式来使用。但根据摄影的需要,有时也被分割成肌肤的现象,被分割进行摄影的各个部分都有各自的影像采集菜单。如果对分割图像而未加分割识别,综合的直方图不可能具有适合的形状,S1 和 S2 也不可能被准确地获取,也不能得到理想的阅读条件。因此,直方图分析必须根据各个分割区域的曝光情况独立进行,以获得图像的最佳密度和对比度。在 CR 系统中分割模式有四种类型,即无分割、垂直分割、水平分割和四分割。完成分割模式识别的算法大略的分为两个步骤。

1. 无准直分割模式识别　分割图像是由锐利的直线边缘来划定各个影像区域的界限所获得的。因此,首先要确定锐利边缘的存在,其过程如下:

(1)在整个分割曝光的区域内,以影像的中心为中心向影像边缘进行垂直方向和水平方向的扫描;

(2)把超过某一临界值的绝对值点作为暂时的边缘点;

(3)如果有大量的扫描线上的暂时边缘点超过了某比例长度,那么,这些排列的点被判定为分割的边缘。

2. 有准直的分割模式识别　假使分割区域的曝光野被准直得很窄,那么就不存在着分割边缘。若分割模式不能由上述程序所识别,IP 的分割曝光就要匹配以下技术来识别。

(1)以总的影像直方图所获得的特征值(characteristic values)来转换为二进制数据,并作为阈值,超过某一阈值的强度的数据用数字"1"来表示,低于这个阈值的强度用"0"来表示;

(2)二进制影像数据用分割模式的八个模体作比较,许多是"1"的二进制数被计算在分割模体的区域内;

(3)如此计算的数字被曝光区内的像素数目所整除,以计算出相匹配的程度;

(4)每一个模体区域如果匹配程度很高,都被判定为"符合";如果符合的程度超过了预先所描绘的值,就被判定为"不符合"。根据这样的判断,分割曝光模式识别被确定。

3. 曝光野　识别在整个 IP 和 IP 的分割区域内进行影像采集时,曝光野之外的散射线将会改变直方图的形状。那么,直方图的特征值 S1 和 S2 将不能被准确地探测。有效图像信号的最小强度 S1 被错误的探测,理想的阅读条件就不能被确定下来。而带有准直曝光野的影像采集,影像数据的直方图分析都能够准确的执行,且这个区域能自动识别。整个 IP 和分割区域是否被准直决定着曝光野的识别算法,也影响到曝光区域内信息的自动获取。对于各个曝光野形态的运算共分三个步骤:第一,影像分割模式识别;第二,曝光野识别(决定中心点、曝光野边缘点探测和确定曝光野形态);第三,直方图分析。

(1)曝光野边缘的探测:首先确定成像内的一个点,即中心点,以提供向曝光野外部方向进行连续的微分处理,曝光野边缘点的微分值是最大的,这个最大值作为探测边缘点的阈值。然后来实现整个曝光野边缘的探测,曝光野边缘点的探测分为以下步骤:①从成像体中心点向影像的空白方向进行一维微分处理;②以 3 度的间隔角度进行 120 个方向的微分处理来决定最大的密度差异;③根据最大的密度差数,求得影像边缘点的阈值;④在每次求微分过程中,超过阈值并接近影像的空白处的这些点都被定为边缘点,一共获得 120 个边缘点。

(2)曝光野的形状调整:对 120 个边缘点的大多数给以矫正,以便描述真实的曝光野边缘。这些探测到的数据也包括边缘点的散射线引起的噪声,这些边缘点的噪声影响必须清除掉,已产生高度可靠的曝光野形状。曝光野的边缘点被连接成八个直线段,从中心点到直线段以外的边缘点被清除掉,最终获得了一个凸面多边形,这样分割曝光区域的识别和处理取得了与曝光野的一致性。

4. 直方图分析　直方图分析是 EDR 运算的基础,利用曝光野区域内的影像数据来产生一个直方图。然后利用各个直方图分析参数(阈值探测有效范围),对每一幅图像的采集菜单进行调整。有效图像信号的最小和最大强度 S1 和 S2 被确定,即阅读条件被决定下来,以便 S1 和 S2 能转换为影像的数字输出值 Q1 和 Q2(每一幅图像采集菜单都是单独调整),即使 X 线曝光剂量和 X 线能量发生了变化,灵敏度和成像的宽容度也可以自动调整。所以,阅读的影像信号总是在数字值的标准范围内,最终能获得最佳的密度和对比度。

对于大多数 CR 系统来说,确定有用信号范围的方法需要影像灰阶直方图的构建,一种以 X 轴为像素值,以 Y 轴为发生频率的图形(也就是像素值频谱)。

直方图的大体形状取决于解剖部位和用于影像采集的摄影技术。所有 PSP 阅读仪都利用一种分析算法来识别和分类直方图的各个组成部分,它们对应于骨、软组织、皮肤、对比剂、准直、未衰减 X 线和其他信号。这有助于影像的有用和不重要区域的辨别,从而正确地重建影像的灰阶范围。

直方图分析的结果使得原始影像数据的标准化成为可能,而感度、对比度和宽容度的标准化条件是由数字化数值分析决定的。对于特定患者的检查,适宜影像灰阶特性的重建是通过灰阶数改变和对比增强来实现的。每一生产商都使用一种特殊的方法

完成这个影像的重新变换过程。在一些系统中,潜影信息在一个较小的数值范围内被识别和预采样,目的是使量化误差最小化。这种情况下,曝光范围识别中的任何错误都是不可逆转的,都需要影像的重新采集。另一种情况是,由于直方图的形状和信息内容影响影像的处理,因此荧光板的相关影像信息必须为后来的灰阶和(或)频率处理打基础。在每种情况下,都能获得数值的适当输出范围。

### 三、EDR 的方式

1. 自动方式　自动调整阅读宽度(L)和敏感度(S)。S 值是描述阅读灵敏度的一个指标,它与 IP 的光激励发光强度(Sk)有着密切的关系。若 X 线曝光量增加,Sk 增加,相应地 S 值减小,那么阅读灵敏度降低。L 值是一个描述最终显示在胶片上的影像宽容度指标,它表示 IP 上光激励发光数值的对数范围。

2. 半自动方式　阅读宽度固定,敏感度自动调整。

3. 固定方式　阅读宽度和敏感度均固定,如同屏 - 片体系中的 X 线摄影。

# 第十二章

# CR 的图像质量控制

## 第一节　CR 图像质量的评价

### 一、空间分辨力

成像板的高对比(极限)分辨力取决于几个因素,物理因素方面的局限性包括荧光板的结构和厚度、激光点的尺寸、荧光体内由于调制而引起的可见光散射、"预采样"信号的损失。照在荧光体层上的激光点的有限直径以及 PSL 的扩散,尤其是在深度上的扩散,增加了模糊度,如图 12-1 所示。

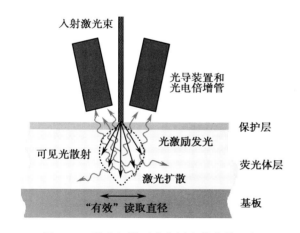

图 12-1　激光扫描时成像板上的有效面积

激光激励的荧光体有效面积取决于入射激光的直径、激光在荧光体中的扩散、光导装置采集光激励发光的分布。可见光的扩散减小了高频信号的调制度。数字影像像素尺寸在 $100\sim200\mu m$ 之间,达到了成像板成分和激光点尺寸的物理极限,从而决定了系统的最大空间分辨力。数字采样精确地将输出影像的最大空间频率限定在由尼奎斯特频率所决定的最大值内,尼奎斯特频率等于 2 倍像素尺寸的倒

数。与传统屏 - 片暗盒不同,CR 的较小荧光板通常比较大的能提供较高极限分辨力,原因是像素尺寸与成像板的尺寸有关。使用高分辨成像板时,较薄荧光体层可以增加分辨力(锐利度),如图 12-2 所示,图中左边的两条曲线是标准分辨力(厚荧光体)成像板,右边的是高分辨力(薄荧光体)成像板,实线和虚线分别为扫描和副扫描方向的 MTF 曲线。然而,探测效率需要较高的辐射剂量,尽管人们期望在电子 - 光学运动方向要比机械运动方向更加精密,但由于荧光滞后,使得快速扫描方向上的分辨力稍低于次扫描方向分辨力,如图 12-2 的 MTF 曲线所示。

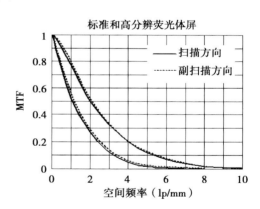

图 12-2　CR 成像板的预采样 MTF 曲线

混叠效应(尼奎斯特频率以上的预采样高频信号反射回到较低空间频率的影像中)会对成像板影像产生副作用,这种人为的信号由采样不足引起,分别受像素尺寸和数字影像矩阵的限制。例如,如果荧光板的固有分辨力极限为 5lp/mm,像素采样率是 5 像素 /mm 或 2.5lp/mm,那么在信号频谱上超过 2.5lp/mm 的空间频率将会反射回低于 2.5lp/mm 的影像中。在快速扫描方向上用低通滤过可以减少或

消除这些高频信号,从而降低混叠效应。频率响应得以改善的较小和(或)高分辨力成像板,将会受混叠信号的影响更严重。混叠的影响增加了影像噪声,降低了成像板的量子检出效能(DQE)。值得注意的是,铅条频率超出尼奎斯特频率的滤线栅产生的混叠信号,如图 12-3 所示。投射在影像上的解剖信号通常为低对比和低频率的,因此没有混叠。

常规 CR 的最大分辨力为 5lp/mm,实际的空间分辨力也会受到所使用的荧光板类型的影响(表12-1)。"伪分辨力"的识别很重要,矩形波测试卡照片中较低频率的铅条组已经模糊,而较高频率的铅条却看的见,这是由于频率混叠造成的。如果将分辨力模体放置在 X-Y 矩阵的对角线上,测得的分辨力可能超出理论的采样分辨力极限。这时,分辨力模体的"有效"采样间隔由于夹角的正弦值(例如,45°角时为 0.707)而变得较小,过高估计了实际垂直和水平的极限分辨力,如图 12-4 所示。

$$b = a/\sqrt{2}$$
$$f_{Nyquist} = 1/(2a)$$
$$R_{45} = 1/(2b) = \sqrt{2}/(2a) = \sqrt{2} f_{Nyquist}$$

这里的 a 为极限分辨力时采样所得的最小像

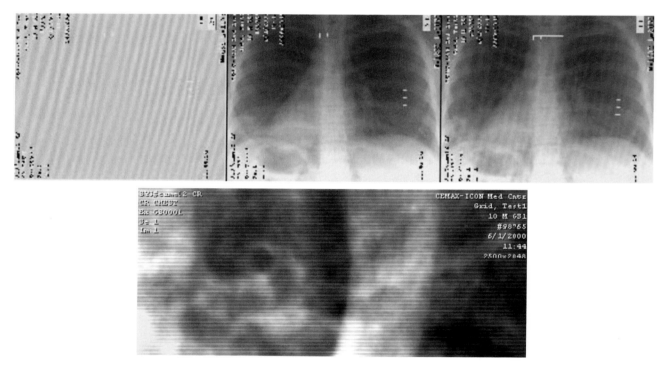

图 12-3　低频滤线栅造成的混叠伪影

表 12-1　常规几种品牌的成像板及其性能参数

| 公司名称 | IP尺寸/类型 | 矩阵大小 | 读取采样率 pixels/mm | 极限分辨力 LP/mm | 像素尺寸 mm |
|---|---|---|---|---|---|
| Fuji | 8″×10″ST | 2000×2510 | 10 | 5 | 100 |
| | 10″×12″ST | 1760×2010 | 6.7 | 3.4 | 149 |
| | 14″×17″ST | 1760×2140 | 5 | 2.5 | 200 |
| Kodak | 8″×10″GP | 1792×2392 | 10 | 5 | 100 |
| | 10″×12″GP | 2048×2500 | 8.3 | 4.2 | 120 |
| | 14″×17″GP | 2048×2500 | 5.8 | 2.9 | 172 |
| Agfa | 8″×10″ | 1721×2172 | 9 | 4.5 | 111 |
| | 10″×12″ | 2024×2458 | 8 | 4 | 125 |
| | 14″×17″ | 2048×2537 | 6 | 3 | 166 |

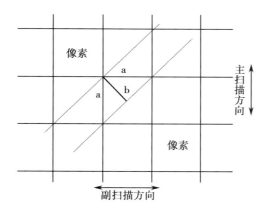

图 12-4　混叠伪影的产生原理图

素尺寸,b 为与像素边缘呈 45° 角时被采样的最小宽度。$f_{Nyquist}$ 是尼奎斯特频率,$R_{45}$ 是沿正方形像素对角线方向的极限分辨力。

## 二、对比度分辨力

影像中数字像素间所表现出的"无噪声"信号的最小差异,依赖于编码值的总量(量化水平),还有相对于背景的目标信号幅度。在大多数 CR 系统中,像素值随着光激励发光的对数值改变,或等于成像板的辐射剂量对数值,因此像素值之间的数量差异就是对比度。CR 系统的对比感度(contrast sensitivity)或探测能力(detectability),不仅依赖于用于表达每一像素的位数,而且依赖于系统增益(例如每个 X 线光子对应的电子数,每个模数转换单元的 X 线光子数)和相对于对比差异的整体噪声幅度。在影像中区分一个信号的能力,主要依赖于固有的物体对比度(kVp、散射线接收)、噪声量(X 线、亮度、电子、固有噪声源)、影像观察条件、观察者辨别小尺寸低对比区域的局限性。

通常情况下,成像板影像提供的对比探测能力等同于屏 - 片影像。作为一个数字化探测器,CR 设备允许潜影采集和显示处理步骤分离开来。X 线影像对比度的获得通过检查中使用特定灰度等级、色调、或其他影像操作得以实现。由于大的曝光宽容度,没有数字增强的情况下,最终结果影像的视觉对比度会十分低。屏 - 片探测器的对比度受限于特定的摄影感度(传统探测器宽容度和胶片对比度的权衡),与之不同的是,CR 影像对比度受噪声限制。有几种噪声源作用于影像的整体噪声,成像板中所吸收 X 线的随机变化决定了量子噪声(quantization noise)成分,在读出过程中激励发光的变化会引起输出信号的明显改变。

在确定离散数字信号幅度值(这有赖于 ADC 的位深,当前系统的典型系统位深为 10~12)的过程中,量子噪声增加了不精确性,电子噪声(electronic noise)源引起输出信号的进一步改变。为了接近感度 400 胶片的典型影像噪声(因此可以得到等同的对比度探测能力),成像板(标准分辨力)需要大约为 2 倍的较高 X 线量子数(例如一个感度为 200 的系统)。由影像处理所决定的显示锐利度可能会影响噪声的显示。成像板相对于典型稀土双屏暗盒较低的探测效率,是噪声增加的一个主要原因。

## 三、量子检出效率

量子检出效率(detective quantum efficiency,DQE)描述了与空间频率相关的信息探测效率,它依赖于荧光屏的量子检出效率和形成最终影像中每一步骤的噪声。这包含每吸收一个 X 线光子所俘获的电子数、潜影激励和发射过程的噪声、电子信号的转换噪声、与数字化相关的噪声、最终输出影像显示时的噪声。存储荧光体的大区域、零频率 DQE 描述为:

$$DQE_{PSP} = \frac{X_{abs}}{[1+CV(E)][1+CV(el)][1+CV(S)]+<g>^{-1}}$$

公式(12-1)

这里的 $X_{abs}$ 是荧光层中吸收的入射 X 线量子数;$CV(E)$ 是荧光层中吸收的 X 线能量的变化系数;

$CV(el)$ 是对于给定吸收能量的俘获电子数量的变化系数;$CV(S)$ 是对于给定俘获电子数量,从荧光体中形成的可见光信号的变化系数;$<g>$ 是每吸收一个 X 线光子时在光电倍增管中探测到的光电子的平均数量(大区域响应函数)。

$CV(E)$ 依赖于钡的 K 边缘与频谱的交迭以及 X 线的 K 特性逸脱。对于穿过患者的 80kVp 的 X 线束,估计值约为 0.15,近似于影像增强器的 CsI 荧光体。每吸收一个 X 线光子,荧光体 F 中心都会俘获数以百计的电子,使得 $CV(el)$ 相对较小(<0.05)。另一方面,荧光体中某一深度处激励激光的变化以及发射可见光的相应变化会使得亮度噪声值 $CV(S)$ 很高,估计值在 0.8。荧光体中的大范围增益 $<g>$ 约为 10,导致 DQE 表达式中分母值约等于 2,故而 $DQE(0)$ 可以近似估计为 $1/2X_{abs}$。穿过患者的典型 X 线能谱在 80kVp 时,标准分辨力荧光板的 $DQE(0)$ 约等于 0.25,高分辨力荧光板的 $DQE(0)$ 约为 0.13。荧光板技术的发展和作为空间频率函数的探测效率,两者的稳步改善已得到证实。最新一代成像板与屏 - 片探测器的比较,人们都喜欢从整体响应和影像质量方面入手。

## 四、影像显示

激光胶片打印机将数字影像模仿传统屏 - 片摄影的模式转换成照片影像,通过透射方式进行观察。在一些 CR 系统中,影像的尺寸必须按照荧光板尺寸和输出胶片的格式,缩小到限定的大小范围。CR 影像的硬拷贝方式向用户提供了一幅单一的照片影像,从而丢失了便利显示处理的主要优势。为了提供两幅不同的灰阶 / 边缘增强的影像,影像尺寸要进一步缩小以便在一张胶片中容纳两幅影像。这种二合一格式在小尺寸 CR 照片(约为 26cm×36cm)上,需要将 35cm×43cm(14 英寸 ×17 英寸)的观察野减小 50%。尺寸的减小使得照片上的直接测量复杂化,不同尺寸照片之间的对比更加困难。在 35cm×43cm 胶片上可以进行全视野打印,采样矩阵可达到约为 4000 像素 ×4000 像素(有一家生产商为 3500×4300),也就是说在整个视野内可以提供 5lp/mm 的高空间分辨力。对于网络激光打印机,大胶片打印模式可适用于数字影像数据内插和外插而得到的数字矩阵大小的范围。在此大格式胶片下,许多激光打印机稍微减小 5% 的尺寸。

CRT 监视器应用于"软拷贝"显示。来自 CR 阅读仪的数字影像,出于不同的目的显示在 CRT 监视器上,包括患者正确摆位的确认、质量控制检查和影像修正、最初诊断、临床参考。监视器性能、相关工作站中影像操作工具包、以及显示特性都根据显示功能的不同而改变。通常情况下,用于放射初步诊断的高分辨力、高亮度、多幅显示监视器,临床医师查阅影像所用的中等分辨力显示终端,以及常规彩色显示器 / 个人电脑系统,代表着监视器质量的三个等级。CRT 监视器在全院内提供影像的同时观察以及观察者对影像外观的实时改变。监视器具有一系列的特性,包括比标准灯箱低的发光水平、荧光发射产生影像而不同于照片的光线透射、固有的非线性显示传递函数、亮度消退、几何失真、散焦。如果将监视器与硬拷贝影像的产生连接起来,一定要充分重视监视器和照片影像外观的匹配。由于 CRT 较低的发光特性,高亮度周围可见光对影像外观的不利影响在 CRT 上要比透射照片明显的多。此外,CRT 荧光体会产生不同的颜色,在变换影像时会有不同的荧光滞后现象。在显示监视器和观片

条件的验收检测和质量控制时,一定要提高重视程度,以确保最优化的影像展示。

## 第二节 CR 系统的伪影

X 线摄影影像中的伪影比较普遍,会影响到诊断的准确性。尽管出现在常规摄影中的绝大多数伪影大家都很熟悉,但在 CR 系统中产生的伪影不同于常规摄影中出现的伪影。尽管 CR 成像是利用常规成像几何装置、滤线器和滤线栅,以及 X 线摄影床和球管,但这种技术的某些特定方面会产生与常规摄影表现不同的伪影。这些伪影的起因可以追踪到 CR 成像系统的各种组成部分。在一个典型的影像科的实际工作中,成像板、阅读器、影像处理和操作者错误可能是产生伪影的全部原因。在成像过程中,成生这些伪影的诸因素的相关知识将会有助于问题的解决。

医学影像中的伪影是指来自人体之外的任何附加的影像,它的出现会干扰医师对影像的观察与分析,妨碍诊断水平的发挥,有时会导致假阳性、假阴性的发生。CR 影像上的伪影可以产生于硬件(如 X 线系统、滤线栅、阅读装置、成像板)、软件(比如假信号、算法)、成像体(比如摆位、运动等)诸多因素。如何正确地识别产生伪影的原因,将有助于尽快地发现问题,及时排除,为放射诊断提供高质量的影像。

## 一、硬件伪影

硬件伪影主要产生于成像板、影像阅读仪、硬拷贝打印机或冲洗机。最普遍的是 IP 的暂时性缺陷,诸如灰尘、污物和幻影(擦除不完全),这些伪影可以通过对成像板的清洁和(或)擦除而容易校正。持久的 IP 伪影可以考虑刮擦痕或使用寿命,有必要进行更换。影像阅读仪故障可以导致扫描线缺损和(或)影像畸变。同时,激光功率也会随时间的推移而逐渐减弱至校正范围外(估计寿命为几年,据使用情况而定),这时就需要更换激光子系统。存留在柱状反光镜或激光装置的尘粒可以表现为影像的衰减伪影。

通常,CR 系统分为信息采集部分、信息转换部分、信息处理部分及影像记录部分,因此,其硬件方面的伪影就要从 CR 系统信息采集部分的伪影、信息转换部分的伪影、信息处理部分的伪影以及影像记录部分的伪影加以考虑。CR 系统因硬件原因所

产生的伪影在找到原因后能彻底消除。

**（一）CR 信息采集的伪影**

CR 信息采集通常包括 X 线球管和 IP,而作为 CR 系统区别于常规 X 线摄影的伪影,就在于 IP 与胶片的不同。CR 系统解决的关键问题之一就是开发了一种既可接受模拟信息,又可实现模拟信息数字化的信息载体,即成像板。这样,采集的信息则可应用数字图像信息处理技术进一步处理,实现数字化处理、贮存与传输。IP 由保护层、成像层、支持层和背衬层构成,其关键的成像层为一层含微量二价铕离子的氟卤化钡晶体,且它不像常规胶片一样属于一次性产品,而是作为影像采集的媒介被多次地使用,理论上可重复上万次。因此,合理地使用与保养 IP,是放射技师为减少伪影所采取的重要手段。

1. IP 污物沾染造成的伪影　图 12-5 为暗盒外部固定铅号码的胶带,与 IP 接触时产生的残余所造成的伪影(箭头)。图 12-6 为静电造成头发与 IP 黏附而产生伪影的头颅影像。只要将 IP 上的灰尘擦干净即可解决。要减少此类现象的发生,IP 必须定期或出现这些问题时进行清洁处理。清洁频率据 IP 存贮和使用的环境而定。使用生产商推荐的清洁方法,通常使用脱脂棉纱和镜头清洁器。

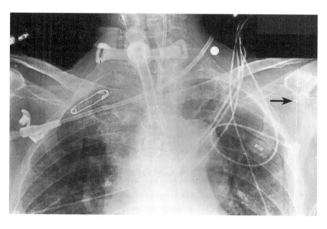

图 12-5　暗盒污染造成的伪影

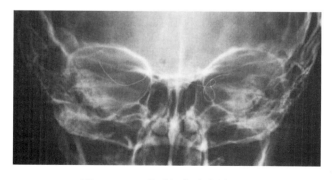

图 12-6　IP 黏附污物造成的伪影

2. IP 保养不当造成的伪影　图 12-7 为一膝关节置换术后的 CR 照片,表现有散在斑点状伪影,形似霉斑。这是由于 IP 清洁保养时用纱布蘸 75% 的酒精擦洗半年后所致,考虑为酒精作用 IP,以及 IP 擦洗后未待干燥便放入暗盒所致,这种对 IP 的不良影响是可逆的。因此,在清洁 IP 时建议使用专门的 IP 清洁液,且待清洁剂干燥后方可放入暗盒。

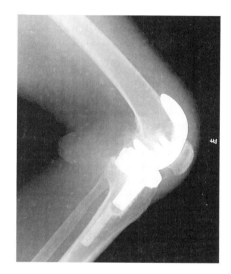

图 12-7　斑点状伪影的膝关节侧位影像

3. IP 裂隙造成的伪影　通常 IP 分刚性板与柔性板两种。柔性 IP 因其在扫描过程中要被动弯曲,久而久之形成线性裂隙,但人们往往不易察觉。图 12-8 中拇指 X 线影像显示有 IP 裂缝(白箭头),通常最先出现在 IP 边缘,随着恶化的加剧,裂缝出现在靠近有临床价值的影像区域(黑箭头)。有时,早期的裂缝不是沿着 IP 的边缘出现。图中接近桡骨的透亮裂缝可能会与体外异物相混淆。当成像板在阅

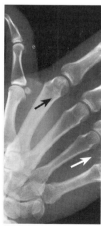 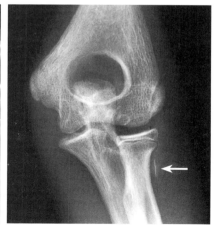

图 12-8　IP 线性裂隙造成的伪影

读器中被激光扫描时,任何碎片都会阻碍 IP 的可见光的发出,结果导致普通灰度显示出白色伪影,这些裂隙一旦产生对于此 IP 来讲将是不可逆转。在照片上将是线性透明影,或梭形透明影,原因是裂隙部无微量二价铕离子的氟卤化钡晶体。因此,在购买 IP 时仔细检查,选择柔性好、质量高的 IP。刚性板可避免此类伪影的出现。

4. 阅读器机械故障造成的伪影　成像板在阅读器中读取时,一个方面激光束沿横轴扫描,另一方面成像板沿长轴方向匀速运动。由于成像板中激发的荧光非常微弱,采集装置需要距离成像板表面很近,当设备震动或采集部件故障时,就有可能造成成像板表层和荧光体层的划伤,从而产生伪影(如图 12-9)。这种损伤无法恢复,只能淘汰成像板。图 12-10 中手正位影像中拇指内侧有一白色针状影像,疑似软组织异物,不加被照体直接对成像板曝光后仍存在此影像。抽出成像板检查时发现成像板表面

有一个被机械结构挤压形成的压痕。

5. IP 边角分层所致伪影　对于 CR 读出装置可分为暗盒型(cassette type)与无暗盒型(non-cassette type),对于暗盒型会出现此类伪影。图 12-11 为一胸椎 CR 照片,见一水平、相互平行、粗细均匀、密度增高的白色线条状伪影。产生此现象的原因在于,平时 IP 放入对应大小的暗盒内,如 10 英寸 ×12 英寸,因暗盒内径与 IP 尺寸等大,致使每次取出 IP 时困难。摄影技师在对 IP 清洗时借用指甲取出,久而久之,致使 IP 四个角出现分层现象,增加了 IP 的厚度。而阅读器内 IP 与其通道间的距离不变,所以在扫描过程中出现停滞现象,然后再调一头进行扫描,就会出现图 12-11 中的影像。因此,在取 IP 时一定要小心谨慎,不要以为边缘损坏无关紧要,同样会影响整幅图像的扫描。

6. 摄影条件偏低所致伪影　CR 系统中,X 线量子噪声是 X 线被 IP 吸收过程产生的噪声,如同

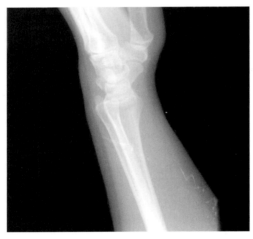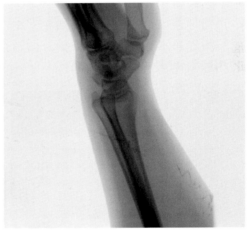

**图 12-9**　腕关节侧位有从左上到右下方向有一条迂曲的白线伪影。右侧图像为反转像

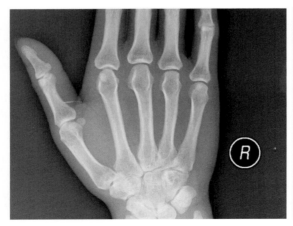

**图 12-10**　手正位影像中拇指内侧软组织内有一白色针刺状伪影

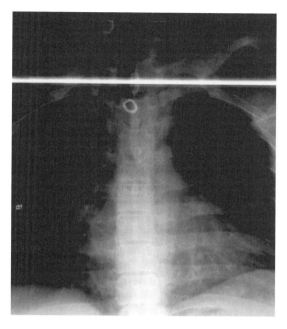

图 12-11　IP 边角分层所致扫描停滞伪影

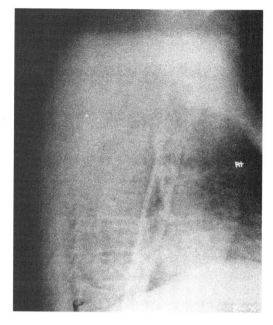

图 12-12　摄影条件偏低所致噪声增大

物理学定义中规定的,X 线量子噪声是指 X 线量子泊松(Poisson)分布的统计学法则随机产生的空间波动。噪声量与 X 线检测器(IP)检测到的 X 线量呈反比。因此,相应地与入射的 X 线量呈反比。即入射的(检测到的)X 线剂量越大,X 线量子噪声越小。在低剂量区,均值平方根(RMS)值对 X 线辐射剂量响应的变化近于一直线样递减,提示该区域的噪声主要是由于 X 线量子的波动(量子噪声)引起;在高剂量区,RMS 值大致接近一恒定值,几乎不依赖于 X 线辐射剂量,提示在此区域,非 X 线量依赖性噪声是决定性因素。另外,光量子噪声与入射 X 线剂量也呈反比,如果曝光条件不足则产生大量的 X 量子噪声和光量子噪声,使得所打印的照片产生大量均匀斑点。若入射的 X 线剂量在允许的剂量下限之上且恒定时,CR 影像噪声的量则由 IP 的吸收性能来决定。因此,在摄影实践中曝光条件不能太低,否则经处理过的图像可见斑点状噪声伪影(图 12-12)。解决的方法就是加大 X 线摄影条件,一般认为使用感蓝屏 / 感蓝片的摄影条件或稍大较妥。

7. 摄影条件偏高所致伪影　由于存贮荧光体对散射线的高敏感性,后散射可造成伪影。暗盒后面物体的散射线可以对 IP 曝光,产生暗盒后物体的影像。在暗盒后背部加一层铅箔可以消除这些伪影,当然有些情况下背衬也不能完全避免伪影的产生。图 12-13 中沿上腹部一侧的黑线是由透过暗盒背部

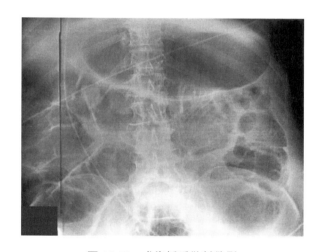

图 12-13　成像板后散射伪影

的后散射造成的。黑线对应于暗盒合页位置,这里的铅箔较薄或有裂缝。图 12-14 为一骨盆 CR 照片,两上角可见暗盒背面的暗扣影,原因是 X 线摄影条件过高致使散射线将暗夹扣反射在 IP 上。

因此,摄影技师应该在可能的情况下校准曝光野,要尽可能地使用最佳摄影条件以减少后散射。由于在任何情况下后散射都不能消除,故而有必要对暗盒后部产生伪影的知识有所了解。另外,当 X 线摄影条件过高而擦除能量或时间不够时,在接下来的第二次摄影时 X 线剂量偏低时,会同时读出 IP 上原有储存较强的信息而显示为重叠影像,有时把它称为"记忆伪影"。图 12-15 为胸部 CR 照片,其

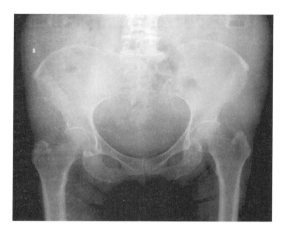

图 12-14　摄影条件偏高所致伪影

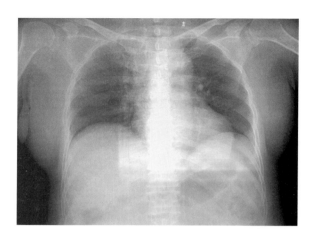

图 12-16　散射线照射所致大面积片状阴影

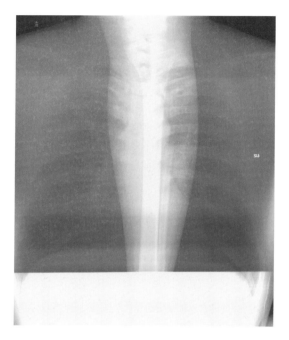

图 12-15　X 线摄影条件偏高产生的记忆伪影

固定物、天然放射元素、宇宙放射线和 IP 自身所含有的微量放射元素的影响。

事实上,一个擦除完全的 IP,若存放很久时间,也将会积蓄外来射线的能量,并以影像的形式被 CR 系统所阅读,只不过表现为一种黑斑点阴影。这些斑点的数量受时间因素的影响较大,从这一点看,若长期存放的 IP,尽量给予屏蔽,在使用前最好进行一次强光擦除。图 12-17 为胸部 CR 床边照片,是抗击 SARS 期间因紫外线对 IP 消毒所致影像质量降低,图 12-18 为同一患者第二次拍摄后的影像,可清晰显示病灶。

图 12-19 中为泪囊造影正侧位影像,与右侧相比,左侧上颌窦区域对比度差。两幅图像中间的间隙以及侧位影像前方照射野周围也呈现晕状影像。

中有股骨重叠影,原因是在摄取股骨时 X 线摄影条件偏高,而胸片摄影条件又偏低所致,这就要求技师摄影条件的规范化。实际上,降低记忆伪影的产生,就要控制数字影像系统两次曝光的时间延迟、以及前后两次曝光量的差异,还要着重考虑用高强度和长时间的可见光来擦除过度曝光的 IP。

8. 紫外线、X 线的散射线所致伪影　图 12-16 胸部 CR 照片中可见一大面积片状阴影,是由于暗盒在 X 线机房内受散射线照射所致。这就要求摄影技师一定要规范作业,机房内不得放置任何暗盒,谨防散射线的负面作用。IP 不仅对 X 线敏感,对其他形式的电磁波如:紫外线、γ 射线、α 射线、β 射线以及电子射线也敏感,也可受到来自建筑物墙壁和

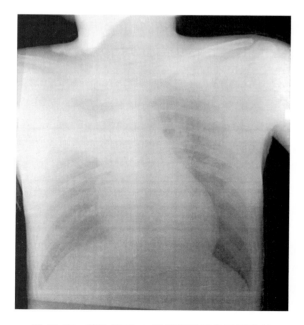

图 12-17　紫外线对 IP 消毒所致影像质量降低

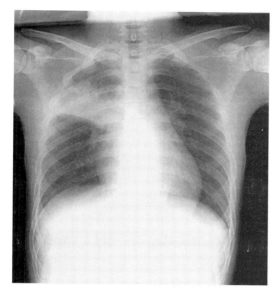

图 12-18　同一患者第二次拍摄后的影像,可清晰显示病灶

分析其原因发现,侧位影像的前半部分是 X 线直接照射区域,没有被照体的衰减,射线量相对很大。这部分射线穿过摄影床面和成像板后,成像板后方的机械结构产生反散射,从而形成明显的散射线晕影。

9. 成像板老化造成的伪影　随着时间的延长,化学物质都有其老化和衰减的过程。成像板中的荧光体颗粒随着曝光次数和激光激励次数的增多,其 X 线探测效率和转换效率逐步下降,逐渐出现老化现象。如图 12-20 所示,左侧为儿童正位胸部影像,在胸部组织内可见大范围斑片状、棉絮状阴影。但在组织周围的 X 线直接照射区域显示均匀的黑色,看不到以上伪影。右图为同一块成像板不加被照体时得到的影像,可见大量絮状白色影像,分析其原因为荧光体老化造成 X 线转换效率降低所致。由于被照体周围没有组织对射线的衰减,所以在这些区

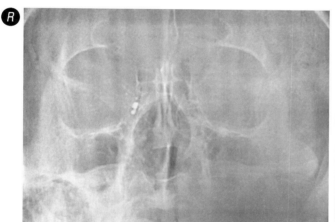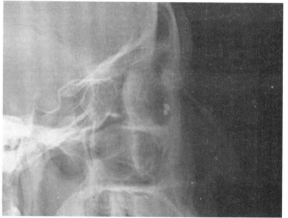

图 12-19　泪囊侧位像前方高射线量引起的散射线伪影

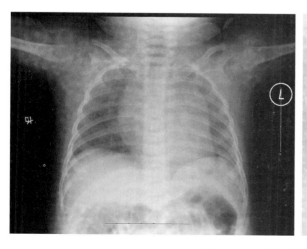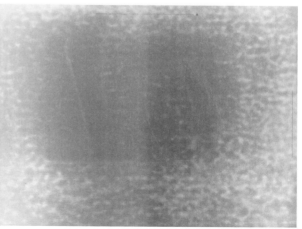

图 12-20　成像板老化所致的棉絮状伪影

域到达成像板的射线量较多,因此掩盖了由于荧光体老化而造成的探测效率的差异。图 12-21 为该成像板的表面,四周区域已经变黄。

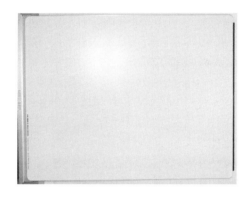

图 12-21　老化的成像板的表面

刚性板的制作过程中要使用黏合剂将荧光体层粘贴在金属板上,随着使用时间的延长,荧光体有效成分的活性降低,再加上黏合剂与荧光体层之间可能发生某些化学反应,致使出现伪影(图 12-22)。

**(二) CR 信息转换的伪影**

CR 信息转换(transformation of information)部分主要由激光扫描器、光电倍增管和 A/D 转换器组成。

1. 激光扫描操作不当产生的伪影　图 12-23 是胸部 CR 照片,见影像中部有一矩形片状影,产生的原因是在 IP 扫描过程中,无意触碰了阅读器的前进 / 暂停 / 反向键,致使 IP 在扫描过程中出现暂停,然后再继续扫描的结果。图 12-24 是胸部 CR 照片,只

见一小部分影像,且两端锐利、平滑、整齐。此影像产生的原因是在前一张 IP 还未扫描完毕便将后一张 IP 放入阅读器中,待发现后立即按前进 / 暂停 / 反向键,这样一来保住了后一幅图像,却导致前一幅影像的失误。这两类影像一旦产生将无法挽回。因此,要求在工作中严谨、踏实,无关人员不要进入计算机房,建立计算机操作室的规章制度。

2. 激光扫描灰层产生的伪影　图 12-25 是头颅正位 CR 照片,见下颌骨有多股水平方向、粗细均匀、密度增高的白色线条影。其产生的原因是由于灰尘进入阅读器内使 IP 在扫描过程阻力增大,出现 IP 的短暂停滞。解决的办法用纱布蘸取 75% 的酒精擦阅读器内部的辊轴,消除灰尘。为预防此类现象的发生,要建立阅读器定期保养制度。

3. 辊轴紧密度不适造成的伪影　图 12-26 为胸部 CR 照片,见一粗细均匀、水平方向密度增高的白色线条状伪影。其产生的原因是由于阅读器辊轴过于紧密,造成 IP 扫描出现停滞,因此,应调节 IP 扫描时其通过的辊轴之间的紧密度。

4. 阅读器擦洗未干造成的伪影　图 12-27 为胸部 CR 照片,所见图像变形。它是由于在擦洗灰尘后未待其干燥后即刻进行扫描,造成阻力降低,行进速度加快所致。处理方法,待其干燥后再进行扫描,不要操之过急。

5. 激光模块使图像缩小　图 12-28 为腕关节 CR 照片,与图 12-29 腹部泌尿系造影片相比在于前者图像向一边压缩,而后者是由于缩光器未打开所

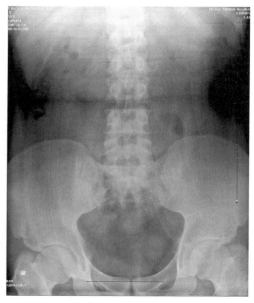
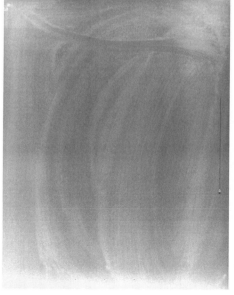

图 12-22　成像板荧光体层与黏合剂相互作用产生的伪影

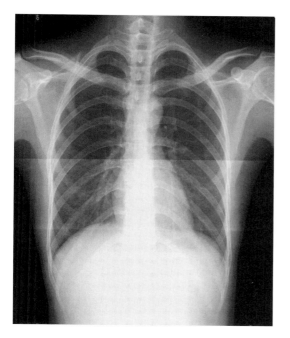

图 12-23　IP 在扫描过程中出现暂停引起的伪影

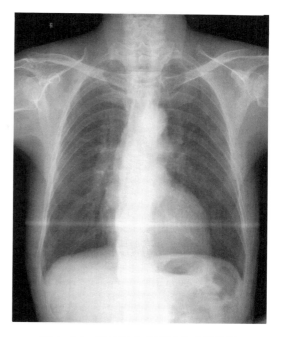

图 12-26　辊轴紧密度不适造成的伪影

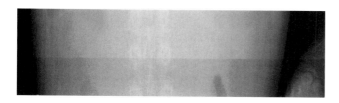

图 12-24　扫描过程中被中止产生的伪影

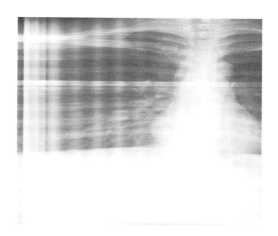

图 12-27　扫描仪擦洗未干造成的伪影

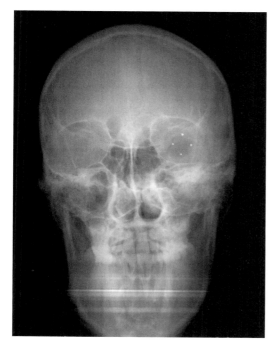

图 12-25　激光扫描灰层引起 IP 短暂停滞的伪影

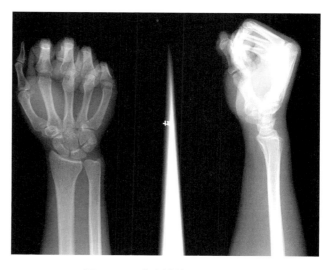

图 12-28　激光模块使图像缩小

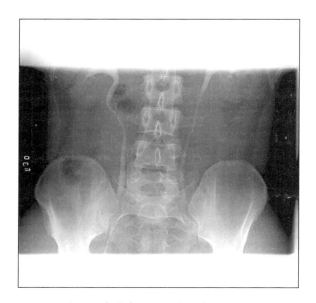

**图 12-29　由于准直器未打开导致图像呈两边同时"压缩"**

致,呈两边同时"压缩";前者无图像上的残缺,只是图像在整体范围内的缩小,而后者由于缩光器未打开,有影像上的残缺,但大小未变。解决措施更换激光模块。

6. 光电倍增管匹配伪影　CR 阅读器中光电探测器将发射荧光光子转换为电信号,临床上使用的 CR 系统多采用一个或多个光电倍增管(PMT)。图 12-30 是由 5 个 PMT 的 CR 阅读器产生的,可见图像的中央有一条信号不同于其他区域的亮带。可能原因是,5 个 PMT 分别将各部分荧光放大后再整合在一起形成一幅图像,由于 PMT 机械设置上的匹配

不当,产生了这样的条状伪影。此伪影属于机械结构设计原因,无法人为消除。

7. 影像读取(image reader)伪影　图 12-31 所示为成像板阅读器造成的伪影,髋关节斜位影像中可以看到有线条影断续出现,这是由成像板阅读器的电子装置造成的,解决办法是更换控制光电倍增管的电子板。

当成像板扫描时,集光装置采集到的荧光要在 PMT 进行放大处理,而 PMT 对信号的放大程度则由主控制板发送指令。当连接控制板和 PMT 的排线接触不良时,由于机械装置的轻微震动会引起放大指令信号传输的不稳,最终在图像中产生信号跃迁的断续伪影(图 12-32)。

8. 扫描装置灰尘　阅读器中光导管的作用是收集成像板被激光扫描时发出的可见光,如果此部件的表面被灰尘污染,输入信号就会被阻挡减弱。因此,应定期对读取装置进行保养,清理读取器内灰尘、异物以及激光器部件,确保机器正常运转。图 12-33 中出现在影像中的水平白线,是由于阅读器中光导管上存在较大的灰尘颗粒阻挡荧光的采集所造成的。图 12-34 中右肺野的组织密度明显高于左肺野,容易给人一种双肺功能不一致的判断。工作人员查证后发现,此种状况存在于每一幅在此 CR 阅读器中处理的胸部影像中。因为光导装置的宽度一般为 14 英寸,随着使用时间的延长,IP 插槽处进入内部而覆盖在光导管荧光采集端的灰尘逐渐增多。

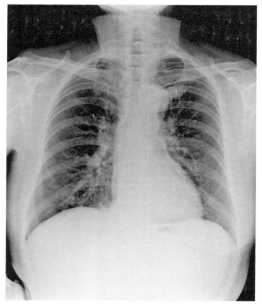

**图 12-30　PMT 匹配不当造成的伪影**

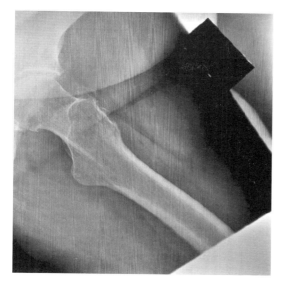

图 12-31　成像板阅读器的电子噪声伪影

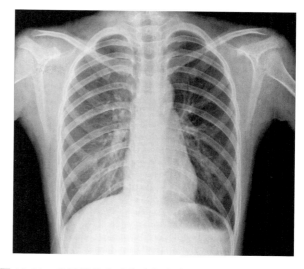

图 12-34　光导管荧光采集端灰尘造成右肺野的组织密度明显高于左肺野

由于机械结构的阻挡,灰尘在采集端的分布由一端向另一端逐渐增多,从而对荧光的阻挡程度也不相同。灰尘多的一侧,在最终的影像中表现为偏白。维护人员对其清洁后,即可修正。

## 二、软件伪影

处理菜单的不适当选择会导致直方图标准化、动态范围定标和输出照片密度的偏差,这些是软件伪影的主要原因。直方图分析功能可能会错误的识别影像中的像素兴趣值。原因包括被照体的摆位不正确、高散射状况下准直边界的探测错误、不常见解剖的体位变化,都会使得接受器上有用影像信息的识别算法产生混淆。由于 CR 系统软件造成的伪影很难彻底消除,只能依靠软件的更新换代和厂家提供不同的操作模式加以弥补。

**(一)影像处理伪影**

源于影像处理过程的一些伪影可以通过使用标准化处理参数来消除和控制,同时要密切注意应用于特定解剖部位的空间频率处理的等级。当使用模糊掩模处理来增强影像锐利度时,处理过后的影像外观会依据所选择的核大小和频率增强因子的不同而改变。不当的参数选择会产生干扰诊断的伪影(图 12-35 左侧图像当选择太大的核尺寸进行影像增强时,假体周围晕轮状伪影会产生植入假体松动的假象。右侧是经过较小核尺寸处理后的影像。)尤其在两种衰减程度显著不同的结构交界处更为明显。图 12-36 上方为缺省等级边缘增强的儿科胸部影像。注意肺部纹理的显示得到显著提高,显示出

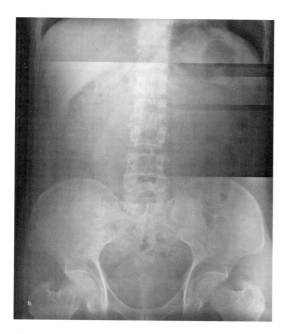

图 12-32　光电倍增管控制信号传输不稳造成的伪影

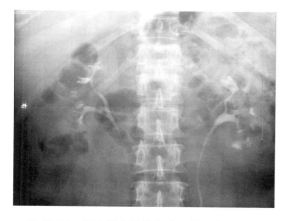

图 12-33　阅读器光导管灰尘颗粒引起的伪影

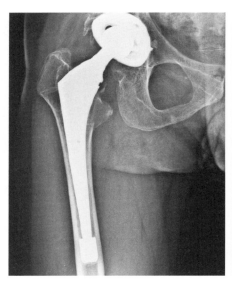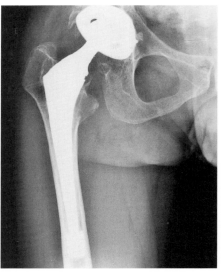

图 12-35　滤过核选择不当产生的影像处理伪影

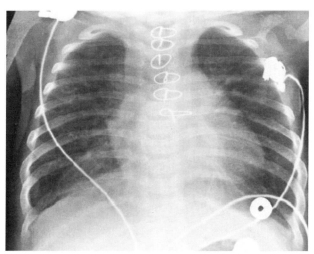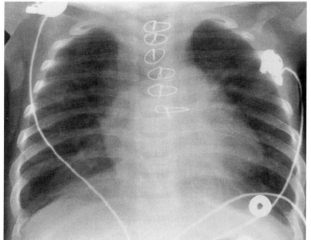

图 12-36　边缘增强选择不当引起的影像处理伪影

可能存在间质性渗出，下方为普通边缘增强处理后的同一影像。

　　因此，选择一套标准的影像处理参数，尤其是频率和边缘增强，对于使用人员是很有帮助的。一旦选定一套标准处理参数后，就不应该频繁的进行后处理的变化。

　　以上提及的含有各种伪影的影像可以进行后处理，不用重拍。然而，有些影像处理错误是由于灰度直方图的错误选择所造成的。图 12-37 中腰椎侧位影像整体偏白，原因是选错了后处理参数。此后处理伪影将当前参数改为正确的参数即可解决。当成像板扫描前选择固定扫描模式时，如果设定感度很低，而曝光条件按照高感度选择，则亦可能出现此类伪影，且此时无法用改变后处理参数的方法加以

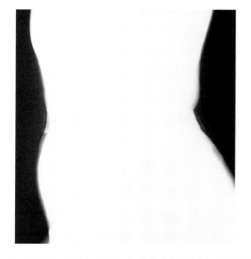

图 12-37　后处理菜单选择不当或感度值设定错误引起的影像处理伪影

弥补,只能重拍。如图 12-38 中膝部的假体对影像的直方图添加了许多额外末端像素值,这导致影像内假体和胶合剂之间,或胶合剂与骨之间的区别不能很好地显示。

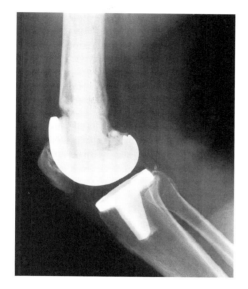

图 12-38　假体影响产生的影像处理伪影

在 CR 系统中提供了多种不同的运算模式,用不同的影像处理模式可以减轻此问题。例如,半自动或固定模式会使得影像直方图的分析不同于全自动模式,从而产生较易接受的影像。以上影像在采集后通常不能再处理,必须重拍。

**(二)病毒产生的伪影**

图 12-39 为胸部侧位 CR 照片,所见图像为分段出现,此符合病毒的条件。所谓"病毒"为各组成片断的重新组合,具有潜伏性、破坏性、等特征。因此,要加强医学影像网络的管理,凡要打开的软盘/光盘都必须查毒。

## 三、物体伪影

这些伪影的产生通常是由于被照体摆位错误、扫描线与滤线栅形成的明显干涉图、偶然信息丢失、或高通频率处理引起的。如果调整不正确,模糊遮盖技术会使得被照体边缘出现"晕影"效果。暗盒后存在散射体时,后散射会导致明显的对比度下降,可能形成幻影。外来物所致伪影同常规 X 线摄影所产生的伪影一样,图 12-40 为常规柯氏位照片,右额部有一乒乓球大小的密度增高的伪影,是由于头发束成一股所致;图 12-41 为手的 CR 照片,见一戒指影。这里强调摄影的规范作业,除掉摄影部位的

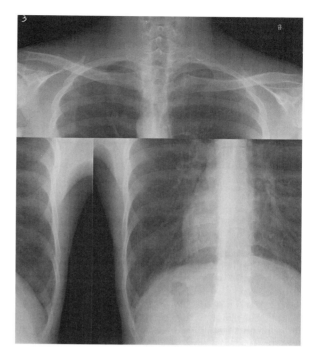

图 12-39　计算机病毒引起的伪影

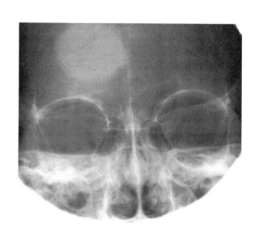

图 12-40　发束产生的伪影

图像影响因素。

## 四、照片伪影

影像记录伪影对于 CR 来讲就是激光胶片,CR 照片减少了常规 X 线摄影因漏光所产生的伪影,以及胶片本身所产生的伪影。灰雾、压痕、静电、由于化学药液或显/定影温度不合适造成的不正确冲洗、在激光打印机中胶片上下颠倒放置、以及类似的失误,会导致照片伪影的形成。激光硬拷贝打印机失调和(或)胶片传送装置故障可以引起扫描线不均匀分布、影像畸变或阴影等可能问题。胶片冲洗

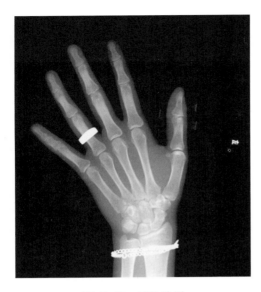

图 12-41　异物伪影

伪影也应同时充分重视。

## 五、其他伪影

1. 激光打印机伪影　经过一段时间的使用,激光打印机要进行保养,否则会出现伪影,且此类伪影在 CR 的软拷贝上没有,大都为竖条状伪影。尽管与激光打印机相关的伪影不只是涉及 CR,但在打印照片的科室中会看到由打印机造成的伪影。打印机中的多棱镜引导激光横向扫描胶片,常见的伪影通常是由多棱镜上的灰尘引起的。这种伪影表现在照片上是垂直于打印机激光扫描线的一条白线。

如图 12-42 中一幅足斜位影像显示了两种不同的伪影。平行于胶片长轴的细白线(黑箭头)是来自激光打印机的伪影。垂直于胶片长轴的线(白箭头)是由于成像板阅读器中光电倍增管的光导管上

的灰尘造成的。它的表现与由于成像板阅读器光导管上有灰尘时形成的白线相似。维护人员可以用骆驼毛透镜刷对镜面进行清洁。要确定伪影是由打印机的激光还是成像板阅读器的激光形成的,就要考虑与激光扫描方向相关的白线的方位。两者选其一,如果伪影是由激光打印机造成的,它将不会在影像的软拷贝版本中出现。

2. 洗片机产生的伪影　同常规 X 线摄影洗片机所产生的伪影一样。

3. 重照伪影　CR 影像重照与常规 X 线摄影所照重的照片一样,图 12-43 为肩关节 CR 与肩关节 CR 拍重的照片,这类影像与前所述的"记忆伪影"相似,且无法加以鉴别。

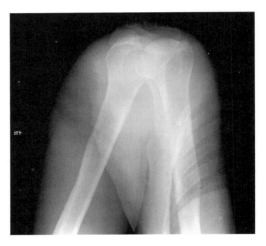

图 12-43　重复曝光产生的重叠伪影

4. 移动模糊伪影　这类伪影与常规 X 线摄影因移动产生的伪影相似,图 12-44 为幼儿胸部 CR 照片,因移动 / 呼吸导致移动式伪影的产生。

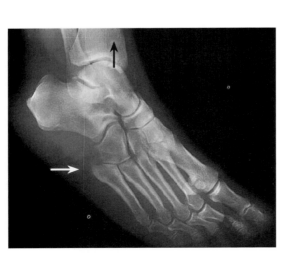

图 12-42　激光打印机伪影

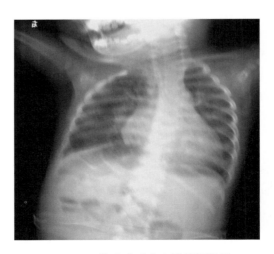

图 12-44　幼儿移动产生的模糊伪影

5. 操作者错误引起的伪影　与其他成像方式一样,操作者错误会造成一部分伪影。CR 暗盒必须正确存放。图 12-45 中伪影产生的原因是一辆装载未曝光 IP 的铁丝网格推车放在离散射线源太近的位置。这种情况在常规屏 / 片影像中可能很少看到,但由于荧光体对散射线的高敏感性,此床边 CR 影像中可清晰显示,因此要使 IP 避开散射源。对不知使用周期的 IP 在用前要进行擦除操作,有的厂商推荐超过 8 小时不用的 IP 再使用前要进行擦除操作,一般以一周作为界限。同时 IP 必须加以保护,避开热、低湿度和包括散射线在内的任何电离辐射源。由于 IP 对散射线很敏感,故而在 CR 成像中应该使用防散射滤线栅,至少应该像屏 / 片成像那样经常使用。

图 12-46 为腹部 CR 照片,见密度增高的大片状阴影,是由于未使用滤线器的缘故,因此在进行 CR 摄影时要依据常规 X 线摄影的基本要领,该用滤线

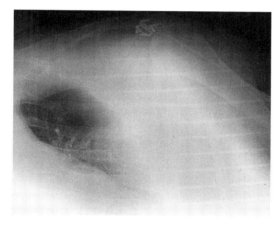

图 12-45　散射线引起的伪影

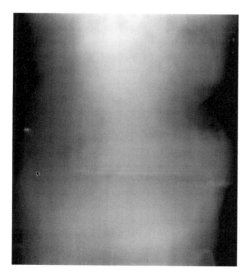

图 12-46　未使用滤线栅造成的大片状阴影

的必须使用。栅频率的选择是一个重要的考虑方面。当栅条平行于阅读器扫描线时,较低频率的滤线栅会在影像中出现线条影。图 12-47 膝关节影像中看到的很多条状影是由于使用频率为 33 线 /cm 的滤线栅造成的,扫描时栅条的方向平行于成像板阅读器的扫描线。应该使用不低于 60 线 /cm 的滤线栅。此外,滤线栅条应与阅读器的激光扫描线垂直。

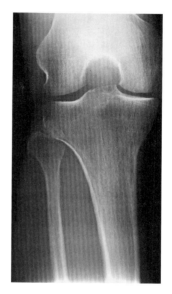

图 12-47　栅频率过低造成的伪影

当新用户使用 CR 设备时,操作者往往会容易出现错误。暗盒的方向对任何接受器来说都是很重要的细节问题,各种暗盒的设计和结构都不同,如果正反面颠倒使用,每种版本的暗盒会产生不同于其他种类的伪影。图 12-48 的上臂影像是由于对暗盒

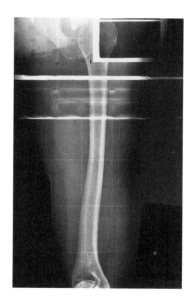

图 12-48　暗盒置反后曝光产生的伪影

背部曝光造成的(暗盒置反)。

　　尽管在早期几代 CR 系统中发现的一些伪影的原因已得以确定,比如由于准直器与暗盒边缘不平行造成的伪影,但 CR 成像会继续出现它自己的一系列伪影。与较传统的成像方式相比,CR 影像中的这些伪影会有不同的表现。如果 CR 用户注意到伪影产生的可能原因,将会更便于伪影的有效消除。

# 第十三章

# CR 的临床应用

## 第一节　CR 在头颈部的应用

头颈部的骨骼以及软组织结构都较为复杂，在显示各种重叠的、密度差异较大的组织结构时对图像的显示条件要求很高，即在清晰显示骨组织结构的同时也要兼顾软组织的显示，相反在显示软组织的同时也要兼顾骨组织的显示，因此要合理选择显示参数。在模拟系统中，图像的高频成分对比减小，而 CR 系统可以通过空间频率响应的调节，提高图像中高频成分的响应，从而增加高频部分的对比度而得以显示。

正因为头颈部结构复杂和 CR 宽容度大的特点，在调节头颈部 CR 照片时则更需要根据病情及解剖结构来进行。CR 系统常用的图像处理功能有：①谐调处理，通过改变非线性转换曲线来改变影像的对比度；②空间频率处理，通过增加空间频率响应，产生边缘增强的效果，增加图像边缘的锐利度，利于显示骨骼边缘影像；③谐调处理与空间频率处理结合，可使图像内兴趣点处结构达到最佳显示；④低对比处理和强的空间频率处理结合使用，可提供较宽的处理范围和实现边缘强化，利于软组织影像显示。高对比处理和空间频率处理结合，可提供与传统 X 线照片相似的图像，使骨骼结构显示清晰。因此，头颈部 CR 可通过一次性 X 线摄影，经过窗宽、窗位的调节可同时得到多种不同诊断要求的照片，这在一定程度上减少了 X 线的辐射，避免了球管的老化。

### 一、颅　骨　摄　影

进行（骨骼、软组织）头颅摄影检查的患者外伤和颅骨本身改变占多数，因此，要求颅骨图像在骨质结构清晰显示的同时也要兼顾显示软组织，以便于观察软组织的外伤、肿胀程度以及是否有异物存在，对外伤患者尤为重要。在灰度和对比度的调节满足图像显示要求时再进一步调节空间频率处理，选择频率等级时首先要选择高频等级，因在保证其他显示参数不变的前提下高频等级用于增强微细的骨结构，而低频等级用于增强大结构、软组织等的显示。

### 二、副鼻窦摄影

观察鼻窦的病变时，要求清晰显示鼻窦腔黏膜和窦壁骨组织。副鼻窦内经常被炎性渗出物或肿块所充填，影响了黏膜以及窦壁骨质的显示，但是判断副鼻窦良、恶性病变的关键就在于有无窦壁的破坏，利用 CR 的空间频率增强处理技术可以增强图像显示的清晰度，在选择显示副鼻窦黏膜时要选用高频增强处理，而选择低频增强时则显示副鼻窦的骨性轮廓。低频显示软组织以及鼻窦骨壁轮廓，而高频显示窦壁的骨质结构。如果选择的低频增强过度则会出现骨骼部分过度强化现象。

### 三、鼻骨侧位摄影

正常鼻骨上部厚而窄，下部薄而宽。常规 X 线照片鼻骨下部薄骨质处往往骨质密度太低，显示欠清晰，只见上部较厚骨质部分如骨棘伸向前方，致使鼻外伤时常规 X 线检查仅能看清鼻骨线性骨折、塌陷、移位。然而，对于这类外伤病人不仅是观察这些，它还有鼻骨的鼻中隔粉碎性骨折，以及有上颌骨、额骨、眶内侧壁骨折等复合性损伤和常有的软组织肿胀，加之其骨结构单薄，摄影条件稍有偏差，诊断医生就会借助强光灯来进行观察。而 CR 一次成像后能显示起自鼻额缝的细长三角形致密影，下部薄骨质处的骨结构可清晰显示，克服了常规 X 线照片较难发现鼻骨下部薄骨质处的骨折线,而且对骨折片变形、移位及周围其他方面的骨情况观察更明确,尤其是能够看清其软组织肿胀的程度。这样则更能全面、有效地评价鼻外伤。因此,用 CR 来诊断鼻外伤其敏感性及综合性信息量要远远高于常规 X 线照片。

## 四、眼眶异物定位

眼外伤的异物定位对于眼外伤的及时治疗起着至关重要的作用,而常规 X 线照片对于异物的显示取决于异物的性质、大小,以及 X 线摄影条件,其间如果达不到最佳匹配,则对于异物的显示成为困难,极易造成漏诊。而 CR 可通过影像的后处理,对一次曝光可作任意的调试,可让异物显示最佳的视觉效果。异物定位的正、侧位 CR 照片,清晰显示定位的金属环和异物的存在。

## 五、颈椎摄影

对于颈部外伤的患者而言,在椎体显示清晰的同时也要求棘突和颈部软组织得以充分的显示,以便观察骨折与否或软组织内是否存在异物和软组织的损伤程度等。由于颈椎椎体和附件结构的组织结构密度和厚度差异较大,常规显示状态下很难将椎体、附件以及软组织同时清晰显示。在进行灰度和对比度处理时应选择 O 线进行后处理,而后再行空间频率的处理。因为 O 线在低频清晰显示椎体的同时也能显示椎体附件以及颈部软组织,高频显示椎体的细微结构更加清晰。

## 六、鼻咽部摄影

近几年来鼻咽部的肿瘤(包括良性、恶性)的发病率在逐年增高,而且小儿患者的发病率明显增加。X 线图像的清晰度对肿瘤的定性以及术前精确判断病变的大小和范围,对是否进行手术或手术方案的选择都非常重要。由于鼻咽部主要由软组织构成,在进行摄影检查时为增加鼻咽部空气的含量,增强其与周围组织的对比度,要求患者最大程度地吸气,尔后在保证口、鼻不漏气的前提下尽量将空气逼入鼻咽部后屏气曝光。在保证其他显示条件不变的前提下进行图像后处理时低频等级增强显示鼻咽部图像质量优于高频增强。

## 七、岩乳部摄影

根据一组对 CR 耳部梅氏位和(或)斯氏位图像进行的研究显示,连续选中 222 例耳部梅氏位和(或)斯氏位的常规 X 线图像和 CR 图像,其中平片 126 例,CR 片 96 例。评价标准根据梅氏位和(或)斯氏位图像中听小骨的显示发现,梅氏位 CR 片听小骨的显示较常规 X 线平片显著提高($P<0.005$)。CR 片可以较为清晰地显示听小骨,斯氏位上对半规管、前庭和耳蜗的显示也明显提高($P<0.005$)。

由于岩乳部的结构属于高频信息的组织,因此在进行空间频率处理时尽量选用高频增强后处理(通常大于 6),乳突的气房结构得到清晰显示。

# 第二节　CR 在胸部中的应用

## 一、CR 胸部的基础

X 线胸部摄影检查正逐步替代 X 线胸部透视检查,使客观的诊疗结果更加准确、可靠,有利于病人治疗前后效果的比较,同时为医患双方提供真实资料的佐证。

X 线胸部摄影约占日常 X 线摄影检查的 40%~50% 左右,由于传统的模拟屏 - 片成像系统是在一个固定的摄影条件下,将胸部组织间的密度结构从极低的气体到极高的肋骨和纵隔同时显示于一张 X 线照片上,不利于对同一病人不同组织结构的同时显示观察。

临床胸部 X 线摄影的目的、要求、病理因素各不相同所需要的摄影条件也不尽一致,例如,显示肺大疱需要较低的曝光条件、显示肋骨和纵隔肿瘤则需要较高的曝光条件。若两者同时存在,在一张模拟 X 线照片上一次曝光是不可能同时满足诊断要求的,只能靠改变不同的曝光条件来满足临床医师的要求。然而,计算机 X 线摄影(CR)因具有强大的后处理功能和较宽的动态范围,一次曝光后再通过后处理技术,可以实现和满足临床医师的多种影像显示要求,无须多次摄影从而大大提高了工作效率和影像信息的利用效率。

CR 摄影对各个部位的摄影条件有一个较宽的动态范围,而不是一个固定的点,通过协调技术和空间频率技术处理后,可显示胸部不同组织结构、层次丰富的密度影像,得到满意的、适合诊断要求的 CR 胸部照片。

## 二、胸部摄影的 CR 后处理技术

### (一)协调处理(分等级过程)或层次处理

协调处理主要是用来改变影像的整体密度和

对比度,在 CR 系统中有 16 种谐调曲线类型(分等级类型,GT)作为基础,以旋转量(分等级数量,GA)、旋转中心(分等级中心,GC)和移动量(分等级移动,GS)作为调节参数,来实现影像对比度和光学密度的调节,从而达到影像显示质量的最优化。

1. 曲线类型(分等级类型,GT) 谐调曲线(A~Z)是一组非线性的转换曲线,它的选择类似选择 X 线胶片不同的 r 值,针对不同的部位有不同的配制。其中的 A 线是产生大宽容度的线性层次;B-J 线是系统线性变化的非线性层次曲线,类似于屏 - 片系统,肩部是高密度区而足部是低密度区;M 线是线性黑白反转;O 线是用于优化骨骼的非线性曲线;P 线是用于优化胸部肺野区域产生的微小密度变化的影像。在实际应用中,针对不同的影像密度和对比度差异,在 CR 系统中就相应地匹配不同的转换曲线,以获得最佳的影像效果。

2. 旋转中心(分等级中心,GC) 为谐调曲线的中心密度,其值依照医学影像的诊断要求在 CR 系统中设定为 0.3~2.64。实际应用中,诊断医生总是追求兴趣区显示清晰,因此要将 GC 置于兴趣区中心位置,若兴趣区在激光阅读完后已经达到了诊断要求,就没有必要再调整 GC 值。

3. 旋转量(分等级数量,GA)(类似于屏 - 胶系统的斜率,即 r 值) 主要用来改变影像的对比度。有一定的数值范围,在 CR 系统中 GA 的值是 –9.9~9.9(有的 CR 系统是 +4~–4),GA 的大小决定了影像对比度大小。GA 越大,对比度越大;GA 越小,对比度越小。在实际应用中,GA 总是围绕者 GC 进行调节。

4. 移动量(分等级移动,GS) GS(+1.44~–1.44)用于改变整幅影像的密度,降低 GS 值,即曲线向右移就减少影像密度,增加 GS 值,即曲线向左移就增加影像密度。

谐调处理技术的四个参数,在进行影像处理时,一般 GT 不做改变,其他三个参数以兴趣区的密度、对比度特征再做调整或不做调整,在调整过程中,先确定 GC,再调整 GA 和 GS。

**(二)空间频率处理(空间的频率过程,SFP)**

空间频率响应处理影响影像的锐利度,CR 通过空间频率调节可提高影像中高对比成分的响应而增加局部和特定尺寸结构的对比度。频率响应方式受三个参数控制:频率等级(RN)、频率类型(RT)、频率增强(RE)。

1. 频率等级(RN) 即对空间频率范围的分级,分别是:低频等级(0~3)(适用于增强大结构,软组织,肾脏和其他内部器官的轮廓);中频等级(4~5)(适用于增强普通结构,肺部脉管和骨骼轮廓线);高频等级(6~9)(适用于增强小结构,如:微细骨结构、肾小区等)。

2. 频率增强(RE) 用于控制频率的增强程度,在 CR 中 RE 值为 0~16。

3. 频率类型(RT) 用于调整增强系数,控制每一种组织密度的增强程度。在 CR 系统中,共设有 F、P、Q、R、S、T、U、V、W、X、Y 和 Z 等 12 个类型。

在某些影像处理中,为了充分显示正常组织或病变结构,往往是谐调处理和空间频率处理结合起来应用。如较低的 GA 与较大的空间频率增强结合产生的影像可覆盖较宽的信息范围,并使组织器官的边缘增强,用于显示软组织;若较大的 GA 与较小的 RE 结合使用,就可产生类似于屏 - 胶系统的影像。

对于胸部不同性质的病变可做不同的 CR 后处理,以利于发现、显示病变并对病变的性质做出准确地诊断。

**(三)CR 后处理技术的临床应用**

胸部结构复杂,组织密度变化大,从低密度的气体到高密度的纵隔、骨骼等。在传统 X 线屏 - 胶系统成像时,若要显示不同的解剖部位或不同的组织病理改变时需要不同的曝光条件才能分别进行显示。若摄影条件选择不当则不能清晰显示欲诊断组织或器官,只能重新进行摄影,不但增加了摄影技术人员的工作量,同时也增加了医患双方的辐射剂量。由此可见,传统的 X 线屏 - 胶组合摄影方式的影像质量很大程度上依赖于曝光条件的选择,不可能使用一次曝光同时清晰显示多种组织结构,但 CR 系统摄影方式由于其摄影动态范围大,通过 CR 的后处理技术(协调处理、空间频率处理等)的调节,使用一次曝光多种显示特性来清晰显示不同解剖部位、不同组织密度的结构影像。这一特性尤其适用于密度变化范围大的胸部摄影,大大提高了胸部摄影的成功率和胸部一次摄影的利用率,同时也提高了工作效率。

1. 胸廓骨骼 胸廓骨骼的病理性改变可分为骨折、肿瘤、肿瘤样变、炎症等,表现为不同形式的骨质结构的改变或破坏,如果影像显示欠佳就很难对疾病进行准确的诊断。观察骨骼肿瘤病变时需要观察骨骼骨皮质是否连续、是否有骨膜反应、骨小梁是否完整和有无破坏等。利用空间频率处理显示骨骼的细微结构,利用边缘增强效应使骨皮质显示的更加锐利,结合使用放大显示功能有利于发现骨折、骨质破坏等。某患者外伤,肩疼伴有后上背部疼痛,普通的 CR 胸片摄影显示骨折欠佳,使用边缘增强效应、空间频率调节和放大摄影处理技术后可清晰显示骨折以及错位情况(右侧第三前肋骨折)。正常显示肋骨状态和边缘强化。

在边缘增强显示时,如果提高值较小,即使增强频率到达最大值(9)时强化效果也很差;如果值较大(接近 16)而频率较小时,会出现过度强化反而不利于影像的观察,因此在使用时要合理搭配二者的使用值。一般情况下,在二者的中间值附近调节使用时,影像边缘强化显示较为理想,根据临床要求和影像显示情况合理选择参数。(注:放大显示时,胶片实际显示的放大率要比在后处理工作站屏幕显示的放大率小。同时由于 CR 的空间分辨力相对较低,在放大率过大时会出现放大失真而不利于病变的观察、显示,根据病变显示要求合理选择放大倍数。)

2. 气管、支气管病变　主要表现为气管狭窄、扩张、移位、支气管壁增厚;肺纹理增多、增粗;条索状或网状肺纹理;肺野内有多个斑点状或絮状阴影等。传统屏 - 胶系统摄影对气管、支气管壁的显示较为模糊,而 CR 通过边缘增强效应,使气管的边缘组织结构影像得以增强,通过 CS(contrast shift)和 SS(sensitivity shift)调节清晰显示气管、支气管影像以及位置的改变和气管内外肿块对气管壁的压迫和侵犯情况,特别是应用在体层摄影时,效果更为明显。

GT=E 时,其处理效果与屏 - 片系统成像近似,在肺野内显示高对比影像,其重点是显示病灶组织影像密度变化,如肺野内的肿瘤。而 GT=A 或 GT=P 时,显示肺野内大范围的状况:从肺纹理到与心脏、与纵隔重叠的肺组织。重点增强了点状、线状结构、心影内的钙化、纵隔肿瘤对气管壁的压迫等。

3. 软组织病变　如,胸膜病变、软组织异物、皮下气肿等,传统的屏 - 胶系统所形成的胸部 X 线影像不能很好地显示软组织像,通过低对比处理和强空间频率处理使得软组织影像得以清晰显示。例如,胸部软组织异物、钙化、皮下气肿、软组织内肿物、胸部肿瘤对胸部软组织的侵犯以及纵隔软组织的显示。

4. 肺部肿瘤　肺内肿块主要表现为圆形或类圆形肿块,有的边界光滑锐利、清晰、无分叶;有的表现为轮廓较模糊、边界不清晰的结节状或球形阴影,

呈分叶状;也可表现为小片状密度浅淡阴影,密度不均匀,边界不清。尤其是肺内转移瘤和原发瘤的鉴别诊断对影像显示要求非常高,否则无法做出正确的诊断。肺内转移性瘤的边缘较为光滑而原发瘤的边缘不整、分叶状。通过增加 CS 可清晰显示肿块的外形和内部结构,还可以使用线性黑白反转技术清晰显示肿块的边缘、内部结构密度的均匀度以及与肺内血管的关系,反转后应适当增大 CS,降低 SS 值,增加病灶与周围肺组织的对比而得以清晰显示。

5. 纵隔肿瘤　一男性,14 岁纵隔淋巴瘤的患者。由于肿瘤的作用使得纵隔密度明显增大,若想显示纵隔情况除了增大摄影千伏值外,在影像后处理时还要增大 SS 和 CS 值,尤其是增大 CS,使影像的显示层次和对比度均增加,由此显示纵隔肿瘤的结构。

6. 肺野和胸膜病变　采用协调处理技术、线性黑白反转技术得到不同的影像密度对比,改善对积液平面、叶间胸膜受累情况的观察,有利于肺内肿瘤与肺内炎性病变的鉴别和辨认病变与纵隔大血管的关系等。使用协调处理中的高对比处理,有利于清晰显示肺野影像,以便充分暴露肺野的病变,特别是较小的病灶。

7. 肺结核　男性,40 岁肺结核的患者,且空洞已经形成。使用传统 X 线屏 - 胶系统摄影时需要加拍胸部前弓位才能暴露病变。而 CR 使用边缘增强效应、较高的 SS 值和 CS 值以及线性黑白反转技术,可清晰显示结核的外形以及空洞的边缘与正常肺组织的侵犯关系。

8. 床旁摄影　由于需要床旁摄影的病人病情危机、活动不便或意识不清。因此在拍片过程中不能给予很好的配合,而且有的患者病情不允许重复摄影或来不及重复摄影,增加了摄影的难度,摄影条件难以掌握,很难保证摄影的一次性成功率。CR 系统由于具有很宽的摄影条件动态范围,即使摄影条件不理想也可通过后处理技术使胸部影像清晰显示,通过边缘强化和对比度增强处理可使传统的屏 - 胶系统成像不能显示的病理改变得以清晰显示,减少重照率,同时也减少了因重照而给病人增加的辐射剂量,而且也有利于对危重病人病情进行及时、准确的诊断和治疗。

## 第三节　CR 在腹部的应用

腹部不同组织结构的密度差异较小难以进行

辨认,常规 X 线屏 - 胶系统所形成的模拟影像信息不能进行后处理,很难在这样的一个复合影像中单独强化显示某种组织的影像而进行观察,CR 系统具有很高的密度分辨力(低对比分辨力达到 $2^{12}$~$2^{14}$),明显高于传统 X 线照片的低对比分辨力。通过协调处理、空间频率和线性反转等处理技术可以清晰显示肠管积气、气腹、结石、气液平面等,扩大了 X 线摄影在腹部检查中的应用范围。CR 系统显示胃小区、微小病变、黏膜皱襞以及结肠无名沟等结构明显优于传统的 X 线造影系统。

## 一、CR 在胃肠系统检查中的应用

在胃肠系统解剖结构与病变的显示中,通过调整协调处理参数可实现影像的灰度翻转,对于一些小的,在常规的负像显示方式中易被忽略的病变,以及突出某些兴趣结构方面有时可以提供较大的帮助。

CR 系统的空间频率处理功能可选择性地调节系统的频率响应,提高影像中的高频率成分的频率响应,增加局部的对比度和锐利度。空间频率处理在胃肠道检查中尤为重要,利用该功能产生的边缘增强效果,可使胃肠道双对比检查中胃壁的边缘、病灶等的轮廓显示更加清晰,产生较强的对比效果。常规 X 线摄影胶片的动态范围很小,不可能同时显示阴性和阳性两种对比剂的造影效果。由于 CR 系统具有很宽的动态范围,可对高密度区实施动态范围压缩,从而提高高密度区结构的分辨能力,也可使低密度区的结构(如充气丰富的部分)清晰显示。

## 二、腹　部　结　石

在常规 X 线的 KUB 检查中,小的、密度低的结石诊断很困难,极易造成漏诊和误诊。利用 CR 的协调处理和空间频率处理改变影像的密度和对比度,以及影像灰度翻转技术便可显示其影像,从而大大提高了对结石或钙化的检出能力。对于阳性结石,在显示时要采用较高的 CS 和较低的 SS;而对于阴性结石而言要采用较低的 CS 和较高的 SS 显示,同时使用低频增强处理。

## 三、胃　肠　道　穿　孔

由于胃肠道穿孔的部位不同而具有不同的 X 线表现,穿孔进入腹腔时,可出现游离气腹、液腹、腹脂线异常和麻痹性肠胀气等 X 线表现。在上述表现中以游离气腹最为重要,穿孔部位不同可出现不同形式的气腹,如:膈下游离型气腹、网膜囊上隐窝充气和腹膜后间隙积气征象等。通过协调处理和空间频率处理清晰显示双侧膈下新月形的游离气体。通过线性黑白反转技术可以更加清晰地显示膈下游离气体的量以及局部积气的形态。

## 四、肠　梗　阻

利用 CR 系统的协调处理和空间频率处理以及线性黑白反转技术,可清晰显示梗阻平面和梗阻区肠道黏膜皱襞。

# 第四节　　CR 在骨骼肌肉系统的应用

使用 CR 系统时,在适当的曝光范围内只需一次曝光再通过 CR 的后处理技术处理,即可分别得到清晰的骨骼和肌肉软组织的图像。因此在骨骼、肌肉系统的检查中,由于曝光次数减少,从而明显降低了医患双方的辐射剂量。

## 一、CR 在骨骼摄影检查中的应用

四肢外伤是急诊外伤以及日常 X 线摄影检查工作中遇到最多的,多为骨骼与软组织同时损伤或单纯软组织损伤。因此在进行图像的后处理时尽量做到骨组织和软组织同时显示,或者采用多幅、多显示特性的图像打印输出,提高 X 线信息的利用率,同时也提高了 X 线图像的诊断阳性率,更为重要的是由此而降低了医患双方由于重复摄影造成的辐射剂量(使用传统的屏胶系统为患者进行检查时,如果需要在骨骼清晰显示的同时又要显示软组织的情况,只能选择降低摄影条件而进行重复摄影),也减少了患者的搬动次数。在要求骨小梁等细微结构显示清晰时,选用 O 线的同时应选用高频空间频率处理,要求显示骨皮质以及软组织结构时应选用低频增强处理,当遇到软组织外伤者需要显示软组织的外伤程度或软组织异物时也可单独显示。

## 二、脊　柱　摄　影

1. 摄影部位和体位的正确选择　由于 CR 系统在阅读器对 IP 的信息进行阅读采集以前,系统会根据造作者选择的指令进行预采样,而后再进行实际信息的采集。因此指令选择应符合 X 线摄影检查的申请要求,否则将会由此而导致该次检查失败。

2. 利用处理参数来显示椎体和棘突,显示椎体以及附件时应选择高频处理,显示椎体骨质细微结构更为清晰。

3. 全脊柱摄影由于胸腰椎的组织结构的密度和厚度差异较大,利用传统的屏胶系统难以将胸腰椎同时显示在一张图像上,所以对于脊柱侧弯的患者进行全脊柱摄影时很难得到一张胸腰椎同时清晰显示的图像。对于脊柱侧弯的患者可以通过后处理参数的选择得到全脊柱(始于第一胸椎到骶椎)的图像,通过 CR 图像测得的 Coob 角度更加准确。

# 第五节　CR 系统在其他部位的应用

## 一、乳腺摄影

乳腺 X 线检查简便、易行,是经济有效的方法。随着数字乳腺机的应用,图像质量得到了明显的改善,提高了乳腺疾病诊断的敏感性以及准确率,足以能发现无症状患者或临床触诊阴性的肿瘤。美国癌症协会以及美国国家癌症研究所共同研究的结果表明,乳腺摄片检查能比最具有临床经验的医师早 2 年发现早期乳腺癌,且乳腺摄影发现的乳腺癌是体检发现乳腺癌的 2 倍;拍片与体检相结合几乎能发现所有的乳腺癌。对于体积较小的乳腺癌,X 线摄影更具有优越性,它可以发现 59% 的直径为 1.0cm 的非浸润性癌肿以及 53% 的浸润性癌肿。

### (一) 摄影技术

1. 摄影前的准备　患者月经过后 7~10 天为最佳拍片时间;嘱患者脱去上衣、饰物,并向患者解释清楚,以便取得患者配合;做好各种标记,如患者的 ID、拍片日期、拍片的体位等。

2. 摄影体位　包括头尾位(CC 位);内外斜位(MLO 位);侧位(L 位)等。

3. 乳腺的压迫以及摆放　乳腺组织的厚薄直接决定了图像的清晰度,乳腺组织越薄,图像越清晰,相反则不清晰,因此加压时力求把乳腺组织压紧,但应以患者无明显痛苦为宜。若疑为恶性肿瘤或肿块较大时,不应为了片面追求图像质量而过度

加压,也不应该强调双侧厚度一致。在摆放乳腺体位时,乳头与乳腺中央部位的连线应该与胸壁垂直。而且乳腺与胸壁之间的脂肪间隙清晰可见,部分胸大肌、腋前淋巴结也应包括在图像的显示范围内,避免边缘或靠近胸壁的病变被遗漏。

### (二) 图像的显示技术

乳腺结构复杂,包括皮肤、乳头、乳晕、乳腺导管、腺体、血管、脂肪和结缔组织等多种结构,均属于软组织范畴,其组织密度极其相似,对 X 线的衰减系数差异很小,以致所得影像缺少层次,对比度差,诊断价值不高。而数字图像的灰度处理和空间频率处理等后处理功能恰好能够弥补该缺陷,大大提高了乳腺图像的质量,明显提高了乳腺病变的检出效率。

由于乳腺的整体厚度从乳头到乳腺的基底部差异很大,很难同时将乳腺的全部在一张图像上非常理想地显示出来,此时可以利用数字图像的多幅显示特性,在一张胶片上同时打印几种不同显示特性的图像,以便将乳腺的各个部位显现出来,在提高显示信息的同时并没有增加医患双方的辐射剂量。

## 二、静脉肾盂造影检查

利用模拟 X 线摄影系统进行静脉肾盂造影检查时,由于着重突出阳性对比剂的影像,因此不能清晰显示软组织或密度不高的结构,如低密度结石。CR 系统可以压缩泌尿系统中高密度的影像,而且使用协调处理和空间频率处理功能来改善软组织或低密度结构的显示层次和锐利度,从而有效改善了软组织和低密度结构的分辨力。利用模拟 X 线影像形成的 KUB,对小的、不易分辨的高密度物质影像进行定性判断时,具有很大的困难,甚至会造成误诊和漏诊。CR 可以通过协调处理改变影像的密度和对比度,必要时还可以进行影像灰度反转处理。使用空间频率处理可以增加影像的锐利度,可提高对小结石或钙化影像的鉴别能力。

# 第 十 四 章

# DR 系统组成及其特性

随着电子技术、材料技术、制造工艺以及高清晰度显示技术的发展,采用电荷耦合器件(charge coupled device,CCD)探测器技术和平板探测器技术的全数字化 X 射线摄影系统(digital radiography,DR)投入临床使用。数字化 X 线摄影(digital radiography,DR)是一个广义的名词,涵盖了医学数字 X 线成像的全部,如:CR,数字乳腺摄影、数字胃肠道造影等,狭义的概念是指普通的数字化 X 线摄影。

DR 是在传统 X 线机的基础上发展起来的一种数字化 X 线摄影技术。X 线透过人体后,经过 X 线探测器采集和计算机系统处理,可在数秒内快速地再现出 X 线摄影图像。DR 的成像过程是数字化成像过程,X 线探测器将透过人体的 X 线能量转换和数字化,包括 X 线信息的采集、转换、量化、传输、处理和显示等环节。

## 第一节 DR 的基本构成与分类

### 一、DR 的基本构成

DR 是一种高度集成化的数字化 X 线成像设备,配套组件主要包括 5 个相对独立的单元,即 X 线发生单元、X 线采集单元、检查台/床单元、信息处理单元、图像显示单元。

**（一）X 线发生单元**

DR 的 X 线发生单元是传统 X 线机的延续,主要特点是:

1. X 线发生器的绝大多数已采用中频或高频逆变式发生器,使输出 X 线的品质和平均功率大幅度提高。由于 X 线探测器提高了 X 线利用率,DR 所采用的 X 线发生器的功率可以适当降低。

2. 在电子线路方面运用了先进的数字电路设计理念,大量采用集成化电路板,使得设备更加小型化,系统功能更加稳定。

3. 操作台面趋于程序化、多功能化和集成式,控制操作台面包括:①人性化的方便实用的操作界面。②患者基本信息的计算机登录(包括 RIS 系统、IC 卡、条纹码、键盘录入等)。③主要摄影参数的可视化和自动化。④按摄影部位的自动调节滤过板和照射野选择。⑤常见器官程序自动控制曝光。⑥故障报警并用代码显示,一般的故障通过关机后开机自检得到恢复。

**（二）X 线采集单元**

1. X 线探测器是数字化 X 线机的核心部件。在目前临床使用的 DR 设备中,不同类型的 X 线探测器有不同的工作原理,负责完成 X 线信息采集、能量转换、量化,信息传输等过程。

2. 不同的探测器所产生的摄影功能和图像质量有一定的差异。X 线探测器的物理特性基本决定了信息量的采集,X 线探测器的采集数据量越大,图像还原能力就越强。由于探测器的技术参数可以预置,因而数字化成像质量也可以预先确定。X 线探测器物理参数并不能代表图像质量的优劣,最终形成的图像涉及数字成像链的各个环节,符合诊断要求的图像才是成像质量评价的标准。

3. X 线探测器安装在摄影床下或竖立,一般与滤线栅和自动曝光控制装置组合在一起使用。即第一层是不同比率的滤线栅(铝基、碳基),第二层是自动曝光控制装置(automatic exposure control,AEC),第三层是 X 线探测器组件。

4. 采集工作站的组件有一套带内置硬盘单元的计算机装置,用于存储系统软件及图像;一个监视器;一个数字字母键盘、鼠标以及鼠标垫;一个带有内置式 3.5 英寸驱动器及 CD（DVD）—ROM 驱动器。

5. 多叶片准直器作用是校正滤过 X 线管发出的 X 线能量，去掉吸收低能无效的 X 线，减少散射线，有利于获得高质量的图像，降低患者受照剂量，它能将 X 线曝光信息显示在准直器的读出器上；调节 SID 距离（仅用于手动模式）；可以调节横向、垂直视野尺寸。

### （三）检查台/床单元

数字诊断床包括数字平板探测器、可移动滤光栅、脚踏板以及紧急停止按钮。脚踏板可使诊断床上升或下降，紧急停止按钮可在紧急情况下切断诊断床电源。DR 摄影床/检查台逐步向专用化和多功能化方向两方面发展，机械结构设计更加有利于临床的 X 线摄影检查。主要临床类型有：

1. DR 的机械结构类型有岛屿式、天吊（悬吊）式、U 形臂式、C 形臂式、移动式等，每一种类型都赋予了设备有特定的空间运动自由度。

2. 根据临床使用特点和用途，DR 摄影设备的组合模式有立柱式，X 线管组件支架＋立柱式 Bucky；悬吊式，X 线管组件支架十立柱式 Bucky；悬吊 X 线管组件支架＋可升降浮动平床＋柱式 Bueky；组合可旋转 U 形臂，单悬吊 X 线管组件支架＋可移动支撑立柱＋专用可升降浮动平床；双悬吊支架＋专用可升降的浮动平床等等。

3. DR 检查台/床的主要功能有：①X 线管组件支架和探测器同步跟踪，自动校正摄影距离；②X 线组件窗口的自动光栅和不同材质滤片自动切换；③检查床能大范围升降和四向浮动；④有较高的电器安全性和机械运动安全性；⑤遥控操作功能；⑥具备自动化故障诊断能力。

4. 数字胸片架主要用于对立位患者进行成像，如胸部 X 线成像、肩部成像、颈椎成像、立位腹部成像等，它使用一个三单元离子室来自动控制摄影的曝光条件。它的结构特点是：垂直的平板探测器可进行高度的调节，以适应正确的定位需要；可将探测器在 0° 至 +90° 的范围内进行倾斜，以进行四肢或其他特别体位的成像检查；倾斜角度为 0° 时，可在 1 米或 1.8 米的射线源—图像距离（SID）位置，使用正向光束限制，超过此范围需采取手动准直模式；探测器倾斜在任何角度时都可以进行曝光；在任意的 SID 或探头倾斜模式下都可以使用自动曝光控制（AEC）。

### （四）信息处理单元

DR 设备具备强大的计算机信息处理能力，数字化 X 线图像均可通过医学图像软件处理，例如，窗宽/窗位调节，图像缩放、移动、镜像、反像、旋转、长度、角度和面积测量，以及标注、注释功能等，可以满足影像诊断和临床科室对 DR 图像的各种需求。另外，许多 DR 设备还依托专有的硬软件的支持，实现对图像的特殊处理功能，例如，双能量减影、时间减影、图像拼接、融合体层等。

### （五）图像显示单元

DR 图像的显示有两种模式，一是直接由符合 DICCM3.0 标准的医用显示器显示，按照图像诊断的要求，普通 DR 图像采用 2~3M 医用显示器，乳房的数字图像采用 5M 医用显示器；二是通过打印机打印出 X 线照片，再通过观片灯的形式阅读 X 线图像。

### （六）球管支架系统

1. 显示器的用户界面曝光成像参数和摄影部位均在显示器显示，通过触摸键进行选择。

2. 系统联锁可在系统出现故障时使用，将曝光抑制联锁功能激活，即可进行曝光。

3. 光顶导轨系统包括有固定导轨（安装在天花板上或墙上），以及一个可沿着导轨纵向移动的天轨或地轨，导向轴承可将导轨与诊断床保持对准，位于用户界面上的纵向锁定解除按钮将控制导轨的运动。

4. 伸缩柱和托架伸缩柱可使球管单元进行垂直行进，垂直负载由托架内的弹簧平衡系统进行平衡，它可以防止在弹簧或主电缆发生故障时球管单元坠落，垂直锁定解除按钮控制其垂直运动，托架横向锁定解除按钮控制托架的横向运动。

5. 球管支持单元它包括球管的轴旋转和球管的成角旋转，以适应不同部位的 X 线摄影。

### （七）DICOM 标准的遵从

DICOM 标准是医学图像存储和传输的国际标准，完整的 DICOM 协议有若干项条目，与 DR 摄影直接相关的项目有：①DICOM Send；②COM Print；③DICOM Modality Worklist；④DICOM Receive；⑤DICoM Query；⑥COM Retrieve；⑦DICOM Storage；⑧DICOM MPPS（modality performed procedure step）等。DR 图像的传输、存储和打印等各种临床功能的实施，必须遵从 DICOM 标准。具体遵从条目应根据 DR 设备的功能和医院的实际需要确定。

## 二、DR 的基本分类

DR 系统有两种基本分类方法。

### （一）按 X 线曝光方式分类

DR 系统按曝光方式分为面曝光成像技术和线扫描成像技术,这两种技术的主要差别是在探测器采集方式上不相同。

1. 面曝光成像方式 面曝光成像技术的主要特点是探测器的设计采用大面积的面阵探测器,也称为平板探测器(flat plane detector,FPD)。探测器对 X 线的有效采集面积沿用了屏 / 片系统,使用的最大成像面积(35cm×43cm 或 43cm×43cm),能在检查时包全人体被检查的区域;面成像技术的另一个特点是在 X 线曝光的瞬间,一次性地采集到被检人体成像区域的基本信息。

目前,使用面曝光方式的探测器包括的非晶硅、非晶硒和 CCD 等平板探测器。

2. 线曝光成像方式 线扫描成像技术采用线阵的成像方法。X 线曝光时,X 线照射野呈扇面方式垂直于人体,并沿人体长轴方向,以匀速的速度扫描人体的检查区域。线阵探测器与 X 线管同步移动,透过人体的 X 线按照时间顺序连续不断地被线阵探测器采集,然后经过数字转换和处理,传送到计算机进行数据重建,形成数字化 X 线图像。

目前,使用线曝光方式的探测器主要有以下三种类型:①多丝正比电离室气体探测器。②闪烁晶体 / 光电二极管线阵探测器。③固态半导体 /CMOS 线阵探测器。

### （二）按能量转换方式分类

DR 最常用的分类法依照 X 线探测器能量转换方式进行分类,X 线探测器能量转换的方式有两种,即直接转换方式和间接转换方式,图 14-1 是 X 线探测器的两种基本类型比较。

1. 直接转换方式 直接数字 X 线摄影(direct digital radiograph,DDR)的基本原理是,X 线投射到 X 线探测器上,光导半导体材料采集到 X 线光子后,直接将 X 线强度分布转换为电信号。

目前常用的光导半导体材料为非晶硒(amorphous selenium a—se)、碘化铅($PbI_2$)、碘化汞(HgI)、碲砷镉(CdAsTe),溴化铊(TlBr),碲化镉(CdTe)和碲锌镉(CdZnTe 或 CZT)。已经使用在 DR 设备上的 X 线探测器主要为非晶硒平板探测器和碲化镉 / 碲锌镉线阵探测器。

2. 间接转换方式 间接数字 X 线摄影(indirect digital radiography,IDR)是相对于直接转换方式而言,X 线投射到 X 线探测器上,先照射到某种闪烁发光晶体物质,该晶体吸收了 X 线量后,以可见荧光的形式将能量释放出来,经过空间光路传递,由光电二极管采集并转换成电信号。

用于间接转换的发光晶体物质主要有碘化铯(cesium iodide,Csl)和氧化钆($Gd_2O_2S$:Tb 或 GOS)。已经在临床使用的 X 线探测器上主要有非晶硅(amorphous silicon,a—Si)平板探测器,电荷件(Chargecoupled device,CCD)探测器,互补型金属氧化物(complementary metal oxide semiconductor,CMOS)半导体探测器等。

值得注意的是,无论是直接转换方式还是间接转换方式,它们都是在 X 线探测器内进行 X 线的能量转换过程。经过 X 线探测器输出的数字化信号,代表该探测器采集到的 X 线图像信息,最大限度地获取人体 X 线信息是探测器成像质量评价的基本标准。

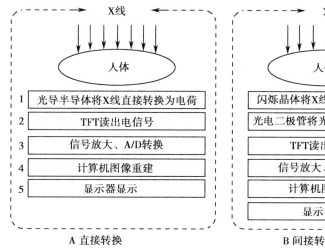
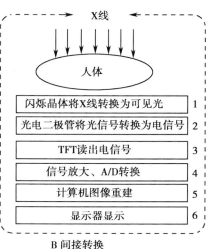

**图 14-1 直接和间接 FPDX 线成像模式的比较**

## 第二节 DR 的基本特点与技术参数

### 一、DR 的基本特点

DR 是传统 X 线机基础上发展起来,高度集成化和数字化 X 线摄影设备,目前已广泛应用于临床各种 X 线摄影检查;X 线探测器是 DR 的核心组件,它的作用是采集 X 线信息,将透过人体的 X 线转换为相应的数字信号;DR 的计算机系统对数字化 X 线图像信息进行重建和各种后处理;最终形成的数字 X 线图像由显示器显示。

1. 大大提高了图像质量,降低了曝光剂量 CsI 非拼接数字拍片系统的 DQE 高达 60% 以上,而传统胶片和 CR 系统的 DQE 只有 20% 左右,对低对比结构的观察能力提高了 45%,图像的动态范围提高了 10 倍以上。胸片正位摄影的辐射剂量只需要 3mAs,曝光时间多数小于 10ms,甚至在病人咳嗽时都可以捕捉到清晰的图像。有多种图像重建的计算方法,使医生可以根据不同的解剖结构选择观察肺,骨,软组织。

2. 成像速度快,工作流程短 与 CR 或传统的 X 线摄影方式比较,DR 的成像速度快,从 X 线曝光到图像的显示一般仅需要数秒时间,成像的环节少,按下曝光按钮即可显示图像,选择打印照片的尺寸打印,几秒后即可出照片,这样就极大地缩短了 X 线检查时间,大大地提高了工作效率,使病人的流通率更快,也加快了出诊断报告的时间。

3. 图像动态范围大 图像动态范围由两个主要因素决定,即探测器信号采集的动态范围和图像显示的动态范围。

(1) 探测器信号采集的动态范围:DR 探测器由大面积的像素点矩阵构成,每个像素点在信号采集时均由 A/D 转换器按电压水平进行多级量化处理,目前的各类 DR 分别具有 12bit 或 16bit 的图像灰阶和 A/D 转换能力。这种能力决定了 DR 的动态响应范围很大,在影像上表现为曝光条件的宽容度大,和线性响应能力强,即可记录到 X 线强度的微小改变。

(2) 图像显示的动态范围:DR 图像具有 4096~165 536 级连续灰度级变换范围,能适应医用专业级显示器的表现能力,DR 图像丰富的灰度表现能力能够有效地反映出人体组织细微的密度变化。

4. 图像后处理功能强 DR 图像最重要的特征之一是具备图像后处理功能,后处理能力决定了数字图像的软阅读能力,后处理功能的实现关系到硬、软件的恰当配置。图像后处理大致包括以下方面。

(1) 图像放大、测量、缩放、移动、镜像、旋转、滤波、锐化、伪彩、播放、窗宽窗位调节,图像的长度、角度、面积测量以及标注、注释功能等。

(2) 显示器功能菜单设置的实用性,如图像、文字一体化显示,多级菜单模块化设置。

(3) 符合医保和医疗法律相关条例,保证所处理后的信息真实性和可靠性。例如,原始信息不可修改性,极小的测量误差,极小的图像畸变,原始图像的 100% 显示等。

(4) 能满足不同诊断要求的数字化处理能力。例如:①自动处理能力,能运用 DR 预设的特性曲线,自动获得符合诊断需要的图像。②提取特征性信息的能力,能通过诊断工作站显示出规定的图像效果。

(5) 某些图像后处理高级软件往往作为 DR 选件。例如,能量减影、时间减影、图像组织均衡、骨密度测量、融合体层、计算机辅助检测等。这些软件所赋予的临床功能具有特定的诊断意义。

(6) DR 的图像属性由图像文件格式确定,DR 设备一般具有"厂家专有"和"DICOM 标准格式,图像格式可以通过软件进行单向转换。例如,专有格式转换为 DICOM 格式;DICOI 格式转换为普通图像格式(bmp、JPEG2000 等),图像后处理软件应具备这种转换能力。

(7) DR 图像基本信息的提取,通过后处理软件指令可显示数字化图像信息。例如,各项摄影参数、曝光剂量的文字描述,图像主要属性的文字描述,图像信息量的统计和直方图显示等。

5. PACS 能力 DR 图像在本质上属于数字化信息,从计算机信息管理的角度,可以进行图像压缩,图像格式变换,各种网络通信方式传输、发布,多种存储介质存储等。

DR 图像通过 PACS 系统可以实现信息共享。因为医学图像的专业特殊性,DR 图像必须符合相关国际通用标准和我国关于医学信息管理的相关标准。目前我国采用的是 DICOM3.0 标准和 HL-7 国际标准。

### 二、DR 的技术参数

下面列举非晶硅碘化铯平板探测器的一般技

术参数：

1. 总体要求　采用数字平板探测器进行全身摄影的通用数字机型，能立位或卧位床上摄片，有诊断工作站。

2. 结构　带天轨的悬吊式球管，有自动跟踪功能。专用摄影床，电动调节床面高度，床面可水平方向四面平移，带活动滤线器。

3. 探测器　材料为非晶硅碘化铯平板，冷却方式：风冷，最大摄片野：17″×17″英寸，像素尺寸≤143μ；像素灰阶≥14bit，像素矩阵≥3000×3000；有效像素 9 百万，刷新速度：≤200 毫秒，空间分辨率≥35 线对/mm，DQE 值：≥60%。从曝光至获得预示图像≤5S。

4. 采集工作站　SUN Uitra SPARC 专用图像工作站，UNIX/WINDOWS 操作系统，18 英寸液晶显示器，硬盘存储≥36G，内存≥1G。

5. 标准 DICOM 3.0 协议：包括图像的输出、传输、存储、打印（自动和手动方式）。存储确认和联网确认功能，打印图像组合，高级自动图像打印软件包，用户自动自定义打印格式配备动态范围扩展软件，配备自动图像范围探测和修整功能，配备专用胸部、脊柱和四肢等软件。具备解剖部位程式检查编辑功能、图像标注功能、自动影像处理软件、影像质量控制功能、图像调整功能、病人数据输入功能、Modality Worklist，曝光至图像预示时间≤3 秒，曝光至图像最终显示时间≤8 秒，具备曝光参数自动选择功能，具备自动曝光控制功能（AEC），可编程解剖部位。

6. X 线球管　悬吊式球管，球管旋转水平 90°、垂直 360°，旋转阳极双焦点，0.6/1.0mm，球管与平板探测器垂直自动跟踪定位功能，碰撞保护功能，应急保护功能，自动对中心和球管跟踪功能，自动保持焦片距，纵向移动≥300cm，横向移动≥140cm，上下移动≥140cm，焦点≤0.6/1.2mm，额定功率≥33/100kW，阳极热容量≥300kHU，阳极散热率≥105kHU/分，能显示：SID、球管角度、kVp、mAs。

7. 缩光器　手动和自动调节 FOV，阳极旋转速度：≥8000 转/分。

8. 高压发生器　输出功率≥65kW，最大毫安≥900mA，最短曝光时间≤1ms，千伏范围 40~150kVp。具备电离室自动曝光系统。

9. 摄影床　床面材料为低吸收、高硬度、经久耐用材料，床面最大负重≥210kg，床面尺寸：2400mm×750mm，可插拔式活动滤线器，栅比 12-14∶1，栅密度 36LP/cm，床面移动范围：纵向≥1200cm，横向≥2400cm，床面高度调整范围：515~915mm，床面运动刹车方式：电磁式。

10. 影像后处理工作站　可配 BARCO 的 Nio2MP1H 单竖屏液晶显示器，2K×2.5K，1×BarcoMed E-2MP2 显示卡，内存容量≥1G，硬盘容量≥100G。系统操作平台：WINDOWS2000，10~100 兆网卡，光驱，内置光盘刻录，标准键盘、鼠标、和声卡；专用测量：感兴趣测量、水平和垂直灰阶值测量、角度测量、距离测量、面积测量；信息登录：病人档案信息录入，多种快速输入方式，设信息字典，快速查询，用户自定义。

11. DICOM 存储服务　图像无损传输，图像从采集工作站到后处理工作站能往返传输。

12. 图像处理功能　提供检查、比较、堆栈和序列四种显示方式，系列图像能正反连续播放，可图像缩放、冻结、局部放大、漫游、黑白反转、索引、剪切；窗宽窗位自定义及选择；自定义显示格式及选择；图像边缘增强、分段、检测、降噪处理、旋转；图像均衡、图像平滑；图像文字注标、文字修改。

13. 图文报告内容/格式　报告模板预置，点击鼠标完成报告书写；自定义报告界面，建立新报告模板；多病人、多设备的检查图像在同一报告中显示，图文报告输出；病人信息、检查记录、诊断结论可同屏显示；图文一体打印；图像格式自定义；报告打印可所见所得。

图像存储格式/存储容量/传输方式/光盘刻录格式：DICOM（无损，有损，多种压缩比选择）；自动和手动传输。

14. 数据库管理　管理图像及相关信息；支持多种查询检索；具有分级管理和权限管理功能；数据库建立病人号与影像内容及存储位置对照表，电子病历化管理；自动统计工作量和相关信息。

15. 售后服务　省内有维修点，专职维修工程师，国内有配件仓库，维修响应 24 小时内到达医院，国内有 800 免费电话维修系统。免费负责临床实地培训 1~2 周，直至学会机器操作。设备安装调试并正常使用后计算保修期，整机免费保修一年，设备开机率达到 95%，设备停产后备件保证 20 年。备件送达国内不超过 3 天，国外不超过 14 天，有启动软件的备份光盘，具备中英文使用手册及维修手册。

## 第三节　DR 成像介质的图像质量与性能评价

### 一、DR 成像介质的图像质量比较

**（一）平板探测器和影像增强器 CCD 的成像比较**

20 世纪 70 年代后期开始，出现影像增强器（image Intensifier,I.I)+CCD 摄像头 +A/D 转换技术，它推动了数字化成像的进程。20 世纪 90 年代末出现的平板探测器（flat panel detector.FPD）技术从根本上改变了 X 射线的成像方式，随着平板探测取得飞跃性的发展，平板探测器具有的高灵敏性、宽动态范围及低畸变等优点。

平板探测器技术与 I.I-CCD 技术相比，具有以下六个方面的优势：

1. 无畸变、图像均匀度好　由于影像增强器是真空结构，其成像面为曲面，由此可以造成图像的几何畸变；由于系统中光学镜头组的像差和 CCD 成像的特性，I.I 图像的空间分辨率和密度分辨率从图像中心向边缘迅速降低。与之相比，平板探测器采用大面积非晶硅阵列成像，不存在图像畸变，图像失真度小。FPD 图像视场均匀度高，图像边缘分辨率下降幅度很小。由于 FPD 的像素之间不会相互影响，因此光晕现象较少。相同条件下，FPD 的矩形视野比 I.I 的圆形视野更加宽阔，可观察到更多的信息。

2. MTF 高　成像系统的 MTF 是各个环节 MTF 的乘积，每个 MTF 曲线均小于 1。I.I-CCD 系统需要经过较长的信息传输过程，包括两次 X 光子—可见光—电子的转换过程，信息在这个成像链的传递中或多或少会产生噪声和畸变。I.I-CCD 系统的 MTF 由输入屏、增强器、镜头、CCD 等环节的 MTF 相乘得到，成像转换环节越多，整个成像系统的 MTF 必然会越低。

平板探测器直接将 X 线转换成数字图像，信息经过的环节越少，信息的保真度越高。避免了信号的延迟和损失，所以具有高的 MTF。因此，相同条件下 FPD 系统具有更高的细节和密度分辨率，能提供更好的图像质量。

3. 动态范围宽　平板探测器输出的数字信号可达 14bit，固有动态范围达 2000∶1，对此可以显示不同体厚背景下的影像细节，使厚的骨骼部分与薄的身体边缘部分均能清晰成像，FPD 在动态范围内具有很好的剂量线型度。

4. 高 DQE　由于自动漂移校正技术的采用，FPD 系统可以在较低剂量下仍保持很好的信噪比，其 DQE 值远高于传统方式，所需 X 射线剂量更低。由于平板测器的高灵敏度、高性能管球和准直滤波装置。在相同图像质量下，FPD 系统所需的射线剂量仅为传统 I.I-CCD 系统的 60% 左右。

5. 体积小巧利于操作和与其他设备集成　平板探测器尺寸小、重量轻的特点有利于减轻机架负荷，机架运动范围更大，运动更稳定。40cm×30cm 的平板探测器所需体积仅为 12 英寸影像增强器的 25% 或 16 英寸影像增强器的 15%，这些还没有包括 TV 系统所必需的 CCD、光学镜头等部件。平板探测器的重量也仅为增强器系统的 60%。

6. 曝光寿命长　在相同使用条件下，平板探测器的曝光寿命比影像增强器更长。

总之，与 I.I-CCD 技术相比，平板探测器具有影像质量高、动态范围大、低畸变、体积小巧、利于集成等优势，特别采用平板探测器后，可以在较低剂量下仍保持良好的信噪比，获得高质量影像。

**（二）非晶硅平板探测器与非晶硒平板探测器的成像比较**

平板探测器基于薄膜晶体管阵列（thin film transistor,TFT 或 flat panel detector,FPD）可以很好地解决 CCD 不能直接用于形成实际大小影像的缺陷。TFT 采用多层真空溅射技术在玻璃基底形成半导体层阵列，即薄膜晶体管阵列，为平板探测器的像素单元。按照结构和能量转换方式的不同，基于 TFT 的平板探测器又可以分为两类：非晶硅平板探测器和非晶硒平板探测器。

非晶硒平板探测器主要由 TFT 及其顶层的非晶硒层（amorphousselenium,a-Se）和电极层构成构成。曝光前，在无定形硒层产生的电场内通过一个偏极电极，当 X 线被探测器接受后，入射的 X 射线使硒层产生电子空穴对，在外加偏压电场作用下，电子和空穴对向相反的方向移动形成电流，电流在薄膜晶体管中形成储存电荷。每一个晶体管的储存电荷量对应于入射 X 射线的剂量，通过读出电路可以知道每一点的电荷量，进而知道每点的 X 线剂量。由于非晶硒不产生可见光，没有散射线的影响，可以获得比较高的空间分辨率，早其应用的平板探测器均属此类。尽管随着工艺的提高，非晶硒 TFT 探测器理论上可以做到很高的空间分辨率，但数字化 X 射线成像系统对低对比度微细结构组织的成像性能不仅仅取决于空间分辨率，还和系统信噪比

大小密切相关。实践中常用量子检测效率（Detective Quantum Efficiency，DQE）来综合评价平板探测器的成像质量。

非晶硅平板探测器是由 TFT，以及顶部涂有闪烁晶体（碘化铯或硫氧化钆）涂层的非晶硅光电二极管阵列组成。当 X 线撞击闪烁体，X 线光能很快就会按比例的转变成可见光。可见光在光电二极管阵列转变成电子电荷，然后每个光电二极管将收集的电荷通过读出电路转变为数字信号。非晶硅探测器使用的闪烁体可分为定形的和无定形的。无形闪烁体，如传统荧光屏，可见光在其内被发散后而传播到邻近的像素内，这样就降低了空间分辨率。对于这个问题，一些制造商现在使用的是高度定形的闪烁体，即已经发展成熟的碘化铯构成的探测器。这种晶状结构是由每个大约 $5\sim10\mu m$ 宽的连续而又相互平行的"针"状结构组成，大部分的信号直接堆积到光电二极管上。由于定形闪烁体上的散射线被大大减小，这种厚层材料才能用于探测器上，增加了大量的 X 线光子的相互作用，增加量子检测效能和 X 线吸收转化性能。

研究表明，由于非晶硅平板探测器系统中承担 X 射线能量转换的碘化铯晶体的有效原子序数高于非晶硒平板探测器中的硒，因此决定了前者对 X 射线具有更高的检测效率（更大的信噪比输出），使得非晶硅平板探测器的 DQE 优于非晶硒平板探测器系统。有的学者以非晶硅平板探测器系统和非晶硒平板探测器系统分别摄取对比度 - 细节体模 CDRAD2.0，在相近曝光剂量条件下获取 X 射线影像，由 4 位独立观察者分别阅读影像，并计算所对应的曝光剂量下图像质量因子（imaging quality factor，IQF），应用 ANOVA 分析两成像系统对比度及细节检测能力。使用 X 射线摄影统计学体模（TRG）测量两系统在不同光剂量条件下操作者特性曲线（receive operating characteristics，ROC），应用 WilcoXon 检验分析，比较两种成像技术的影像信息检测能力的差别。结果发现，当曝光剂量较高时（高于 $76\mu Gy$），两系统成像质量并无明显差异，而当曝光剂量较低时（$40\mu Gy$ 左右），非晶硅平板探测器系统具有更好的对比度和细节检测能力。并且在获得相同的影像质量前提下，与非晶硒平板 X 射线摄影系统比较，使用非晶硅平板探测器 X 射线摄影系统可以有效降低被检者受照剂量。

随着技术的进步，将闪烁体加工成柱状结构，与探测器表面垂直排列，转换光在柱状闪烁体中形

成全反射，大大降低了闪烁体对光的扩散，这样提高了非晶硅平板探测器的空间分辨率，使其完全满足临床使用要求，同时也使得较厚的闪烁体层的使用成为可能，从而进一步提高了探测器系统的 DQE。非晶硅平板探测器的种种优势，尤其是高 DQE、高对比度分辨率、高信噪比、高稳定性的特点，使得它逐渐成为市场主流。由于硫氧化钆将 X 线转换成可见光的能力不如碘化铯，因而使用碘化铯作为闪烁体的非晶硅平板探测器在临床上使用广泛。

## 二、平板探测器性能的评价

1. 空间分辨率　图像的空间分辨率通常是用 MTF 表示的，MTF 能够充分反映探测器的特性。无定硒和碘化铯的空间分辨率是非常高的，数字化图像可以被处理，从而改变表观的图像清晰度，然而过分的处理也会导致视觉噪声的增加。因此，用 MTF 表示整个系统的空间频率的功能已经不像 DQE 那么常用了。

2. 图像质量　DQE 就是检测图像质量最客观的评价指标，DQE 结合空间分辨率和图像噪声，是用来测量各种频率部分的信噪比的一种测量标准，用频率来估算图像质量的优劣。

3. 像素的尺寸及其最大尺寸　一幅图像的最大的空间分辨率是由像素及其间距所决定的，多的像素不一定就意味着高的空间分辨率。图像模糊度的产生是由散射线和可见光在探测器内的弥散所造成的。经研究在胸部 X 线摄影系统里，0.2mm 像素间距就可以符合诊断的要求，在一个硒鼓里数字 X 线胸部摄影 2K 图像就可以显示优质的解剖图像，其图像质量优于传统的 X 线屏胶系统。对于乳腺摄影方面，要求较小的像素尺寸可能接近于 $50\sim100\mu m$ 的范围内。

4. 单块集成电路板与平板矩阵　因 TFT 探测器板在制造工艺上具有挑战性和其相对低的产量，许多制造商试图寻找降低成本来制造由两个或更小的平板拼接而成的探测器。在这些探测器里，数字图像处理被用于"缝合"的图像部分，以便消除瓦片联合处的露面。虽然拼接板做过数字化处理，但很难做到天衣无缝的，由于物理和热应力长期的作用，使得平板探测器的结构完整性的问题至今尚未解决。

5. 采集时间　电子探测器的图像质量是由电子收集器的电路结构、电子检测技术、A/D 转化率和探测器里电容充电与其曝光时间所决定的。通常情

况下,电子噪声是这些探测器里和其影响图像质量的噪声中最突出的一个。特别是在低剂量转换率的荧光透视里,这个因素尤为突出。不论荧光透视法或静态放射线摄影系统里,其像素值的精确性都关系到读出时间。一般来说,较长的读出时间可以获得较精确的图像质量,因为影像读出器读取的是来自于每个像素单元里电流的活性流量,所以不完整的电荷转换所获得的像素值也不准确。这样就使曝光后残留的电子就不能计算在内,结果就导致电子储存的假象。同样的,由于感生电子的俘获,快速的图像采集也可产生图像假象,所以无论如何都要在电子探测器里设计补偿装置。由于这些原因,不是所有的 TFT 系统的设计都是精密的,完美的 TFT 阵列的制作是非常困难的,每个设备的制造商都会存在一定的缺陷,如个别坏的像素和整个纵行或列的不足像素。当个别像素或整个像素的行或列出现问题时,平板探测器就会出现问题。

6. 动态范围　数字平板探测器有着较广的动态范围和对 X 线曝光成线性反应,然而,人们应该了解探测器的 A/D 转换器的深度、灵敏度的范围以及与对比分辨率之间的关系。一些制造商将探测器动态范围的取数规定在数字图像灰数值数目的最大值上,如果用自动曝光控制机制,即使探测器系统的范围有限,但它仍然可以解决临床操作者因曝光条件差异而出现的图像质问题,因为平板探测器的曝光范围比较大。

## 第四节　DR 的 X 线准直器与刻录

### 一、DR 的 X 线准直器

X 线准直器是指安装在 X 线管窗口的约束初始 X 线束照射野的设备。X 线准直器射野有很多名称,如称为线束器、遮光器、缩光器、阻光器和限制器(collimator)等,现在多用 X 线准直器。X 线准直器的作用是将 X 线原发线束限制在成像区域内,减少初始线束的散射,降低被检者不必要的辐射剂量,也减少了 X 线辐射对周围的污染,有助于 X 线的防护。

早期所使用的 X 线准直器是圆柱形和圆锥形,还有伸缩性圆柱形的,现在基本上都用矩形多铅叶式的 X 线准直器。常规应用的 X 线准直器是一个可以移动的两副铅叶片(约 0.32cm 厚),能形成方形或矩形口径,限制初始线束的装置,有点类似生活摄像机的快门,铅叶片就成为 X 线准直器的快门,其结构由一套铅叶片(8 片,左右上下各 2 片)、铅叶片调节系统、光束指示器(照射灯和反光镜)、限时器、外罩(用钢板制成,能防 150kVp 的散射线)和射野指示器以及 X 线管组件窗口连接件等组成。

X 线准直器近叶片位于最靠近 X 线管的焦点,用于截止焦点外产生的射线,远叶片在 X 线准直器的下部,手动调节 X 线准直器是通过用两个手动旋钮分别调节并由内部联动驱动装置带动上下铅叶片前后左右移动,由光野指示间接表示 X 线射野实际照射大小,实现 X 线射野的限制。

光束指示器是由反光镜和提供高强度光束的石英碘钨灯泡构成。反光镜与投射至被检者摄影部位的光束成角。光束必须与 X 线束恰当的准直,重要的是光束指示的范围一定是 X 线束射出范围,才不至于使被检者接受不必要的 X 射线。

大多数用按钮开关启动集成电路限时器控制光束照明时间,限时固定时间一般为 30~60s,这个时间一到就自动的关掉光束。线束定位器是一块透明塑料板,板上有相互交叉成 90°的两条线,交叉点标记 X 线中心线束的位置,这个交叉点用于定位检查部位的中心点。

现代的 X 线准直器都有 X 线射野范围指示表(或数字显示),射野范围的值,就是调节叶片大小的值,是初始线束曝光至被检者摄影部位上的面积值。射野范围的调节与几个参数有关,如 X 线源至探测器的距离,检查时用的探测器尺寸,X 线管焦点至 X 线射野限制器孔径的距离等。

自动 X 线准直器主要用在各种诊视床和心血管 X 线成像设备中,但普通 X 线摄影在自动探测器尺寸跟踪中也应用,特别是现在数字化 X 线摄影系统应用更广泛。这套系统是由探测器尺寸识别或摄影部位预设置选择(如平板探测器数字 X 线摄影系统)、焦点—探测器距离跟踪、X 线准直器自动跟踪控制等组成。

1. 逻辑单元　这个单元由两个电路组成,一是照射野大小信号设定电路,此设定信号的大小受距离补偿器发出的源至影像距离信号、照射野尺寸探测器检测到照射野尺寸信号和由遥控手柄输出的照射野大小信号的影响;二是给准直器传送照射野大小信号电路,这个信号是照射野大小设定信号与铅叶片张开度信号比较后得到。

2. 距离补偿器　当 X 线管焦点与探测器的距离改变时,铅叶片的张开度必须做相应改变,才能保持设定的照射野大小不变,因此设置了距离补偿器。它实际上是一个随焦点—探测器距变化的电位器,把距离信号转换成电阻值信号,并送入逻辑单元。如距离加大,则电阻值也随之增大,使射野设定信号值降低,铅叶片张开度缩小,保持射野的原先设定大小。对于距离固定的设备,就不需要设距离补偿器了。

3. 探测器尺寸检测器　这时将探测器尺寸信号传送给逻辑单元,探测器尺寸检测器有多种,如按下选择探测器尺寸相对应的按钮开关,装入探测器触动引导开关,自检出探测器尺寸,装入探测器改变电位器的阻值,自检出暗合尺寸等,这些都要按 X 线机要求进行恰当的选择。

4. 遥控手柄　透视时,用两个手柄操作两个电位器调节透视野的大小,一个调节铅叶片的水平方向开闭,一个调节铅叶片的垂直方向开闭。手柄从一端移动至另一端,就是铅叶片从全闭至全开或从全开至全闭,全开的射野大小受探测器输出屏大小和分格面积制约。

X 线准直器不但改善了图像对比度,而且还可以改善图像的清晰度。因为由于准直散射线达到探测器上的量减少,从而减少了散射线产生的半影效应。X 线准直器对初始线束提供一些滤过,这是由 X 线准直器结构造成的。如反光镜对通过它的射线有一些滤过,还有其他物质在初始线束通路中也吸收一部分初始线。整个 X 线射野限制器总的增加滤过等于 1~1.5mm。

## 二、刻录设备

### (一)磁带记录器

在医学上,磁记录的方式也应用得相当广泛,影像设备也不例外。近年来,计算机外围存储设备种类很多,品质也较高,但万一碰到无法避免的意外,就可能使千千万万的数据毁于一旦,而且永远也找不回来。所以,使用磁记录装置可将数据做成完整的备份以防意外,必要时又可以把备份的数据重新还原到计算机上,使用起来既安全又方便。

磁带记录器可分为模拟式和数字式两大类。模拟式的频率响应范围较宽,可记录的模拟信号频率从直流至 10MHz;数字式记录二进制编码的信息可直接与计算机联用。磁记录装置根据不同的结构外形还可分为磁带、磁盘、磁鼓等记录器,但它们的记录原理都是相同的,本节介绍磁带记录的基本原理以及模拟式和数字式磁带记录器。

1. 磁带记录特性　磁带记录装置包括磁头、磁带、运带系统和放大电路等部分,磁带是一种铁磁材料,它在磁场中会产生磁化现象。磁带在磁化过程中磁场强度与磁感应强度的关系曲线称为磁化曲线,它们之间存在着非线性关系。在曲线起始段区域内,当磁场强度增加时,磁感应强度不能立即上升,这是由于磁场的惯性所致。此时如果去掉磁场,则铁磁材料所获得的磁性自行消失。在曲线的上升段,因大部分磁场在外磁场作用下,都趋于磁场强度方向,所以磁感应强度增加很快,曲线较陡,显线性关系。在曲线的尾段,由于大部分磁场方向已转向磁场强度方向,随着磁场强度的增加,只有少数磁场才能继续转向磁场强度,故磁感应强度增加变慢,曲线缓慢上升。

2. 磁记录原理　磁带记录装置中的磁头由一个有空隙的环形铁芯和绕在铁芯上的线圈构成。记录时,磁带的磁性表面和磁头的空隙相接触,实际上是让铁磁性材料填充磁头的空隙,磁带并以一定的速度移动。磁带由塑料带基和均匀涂在带基上面的微粒磁性材料制成。如果磁头的线圈通以电流,空隙处就产生与电流呈正比的磁场,于是和空隙相接触部分的磁带上的磁性体就被磁化。如果被记录的信号电流随时间变化,则移动的磁带上的磁性体通过空隙时就会随着电流的变化而被磁化。被磁化的磁带离开空隙后,其磁性层内就留下与信号电流变化相对应的剩磁,因此,只要磁带上不产生饱和磁化,剩磁的大小基本上可反映信号电流的大小,信号就被记录下来。

使磁带上已记录的磁信号转换成原来信号的过程称为重放。通常记录和重放用同一个磁头来兼任。存有磁信号的磁带在重放磁头前匀速通过时,磁带上反映磁通量大小的磁力线会通过磁头进入铁芯的内部,穿过线圈,使线圈感应出与磁通量变化率呈正比的感应电动势。这种感应电动势经放大电路放大后就可以将被记录的原信号"重现"。磁重放过程是磁记录过程的逆过程,它是磁电转换过程。

3. 消磁原理　在进行记录信号之前,必须对磁带进行消磁,目的是除去磁带上可能存在的剩磁。如果磁带在记录前不消磁处理或者消磁质量不高,就会产生噪声,影响信号的记录和重放效果。消磁包括音频消磁、直流消磁、交流消磁,消磁的基本原理是在消磁头的线圈内分别通高频、直流、交流电流。磁带经过时,将磁带上的剩磁全部磁化到饱和点,于是以前的剩磁全部被抹掉。其中高频消磁是在消磁头的线圈中加入一个频率为 40~200Hz 的电流,当磁带经过消磁头时,在这种变化极快的磁场作用下将达到消磁的目的。

4. 模拟式磁带记录装置　模拟式磁带记录器是按信号的原有频率、幅度来进行磁记录的装置。模拟记录原始信号与重现信号之间要有良好的线性关系,其中有直接记录方式和频率调制记录方式等。

(1) 直接记录方式:直接模拟式磁带记录装置主要用于音频信号的记录,其特点是结构简单、成本低。由于在磁头上的感应电动势与磁通量的变化率呈正比,因而在磁带记录或重放时,记录器的低频响应特性较差,其工作频率范围一般为几十至十几千赫。由此可见,这种记录装置不能记录超低频或直流信号。

(2) 频率调制记录方式:频率调制模拟式记录装置的工作频率可以从直流到几十千赫范围。生物信号几乎都包括在这一频率范围内,因此,这种记录装置在医学上常被采用。在调频磁带记录器内的调制电路中,有一个载波发生电路,其载波中心频率一般选择在记录器的正常带速下重放输出最大点的附近。输入信号电压的变化控制着载波发生电路的振荡频率偏离中心频率的程度,最大相对频偏可达40%。频偏的大小反映了被记录信号的频率及幅度,这种过程其实质是调制过程,把被调制的信号还原为模拟信号的过程称为解调。频率调制使重放磁头输出的波形失真大为减少,也改善了直接记录方式的信号跌落现象。但是,如果磁带运动速度不稳定,将造成与调制频率偏移相似的频偏,会使重放造成误差,这种现象称抖动。在这种情况下,可以采用调幅式记录方式。

5. 数字式磁带记录装置　数字式磁带记录装置从结构原理上来看,它和模拟式磁带记录装置并无多大的区别,只不过这种仪器首先要对输入信号进行高速电子取样,经模数(A/D)转换器将取样的模拟量转换成二进制的数字量,然后进行记录。当重放时,又要把记录在磁带上的数字量经数模(D/A)转换器转换为模拟量。

由于数字记录法的精度高,不受重放电压变化和磁带抖动的影响,所以在数据采集和数字计算机中广泛应用数字记录法。在数字记录法中,记录在磁带上的信号是一系列的二进制编码。因为二进制编码只有"1"和"0"两种状态,故在数字记录法中记录和重放的电子线路可以设计得比较简单。数字记录法是一种简单可靠的磁记录方法,较先进的数

据采集系统和数字计算机中大都采用这种方法。

为了增加记录密度和提高记录数据的可行性,在磁带上记录脉冲的方法中,比较普遍的有归零制记录法和不归零制记录法两种。又因不归零制记录法记录密度更高,重放磁头的输出幅度大,所以,目前大都采用不归零制记录法。所谓不归零制记录法是指在记录信息时,磁头线圈中的电流(称写入电流)如果不是正向磁化电流,就是反向磁化电流,它在记录信息的过程中总是回不到零的。具体来讲,不归零制一般有以下两种记录格式。

(1) 当前后编码不同(在 0 与 1 之间变化)时,写入电流的极性或方向才变化;前后编码相同时,写入电流方向不变。这种记录方法习惯上称为不归零制,这种记录法的特点是"见变就翻"。当编码为 1 时,写入电流是正向饱和磁化电流;在 1 和 0 转换的交界处,磁化电流改变方向。在编码状态下记录给定的信息时,磁带上的磁性体的磁通量发生变化情况,磁带移过磁头时,在磁头线圈中产生的感应电动势。由于在所记录的相邻两个信息不同时,剩磁方向改变,故在磁头线圈中产生相应变化的感应电动势;而在所记录的相邻两个信息相同时,剩磁方向不变,故在磁头线圈中无感应电动势产生。

(2) 当编码为 1 时,写入电流方向改变;而编码为 0 时,写入电流方向不变。这种记录方法习惯上称为改进型不归零制,这种记录法的特点是逢"1"就翻。当编码为 1 时,写入电流改变原来方向;当编码为 0 时,写入电流的方向不变。因此,读出编码为 1 的信息时,有感应电动势产生;读出编码为 0 时,没有感应电动势产生。虽然感应电动势的极性有正有负,但经过整流和整形后便可获得相应的输出。

数字式磁带记录器是随着计算机技术的发展而出现的一种新型记录器,它可以与计算机连接,并能对大量数据进行快速记录与处理,在影像设备中广泛使用数字式磁带记录器。综上所述,磁带记录有很多优点:①记录频带很宽;②能长期保存信息,并在需要的时候重放,便于分析处理。一旦所录的信息不需要时,又可随时抹去,再记录新的信息,既方便又经济;③可同时记录多个医学参数,适合于长时间连续记录和大量资料的存储;④磁带记录的信号失真度小,适合于精确测量;⑤可以在一些较恶劣的环境下记录。

(二)光盘记录装置

光盘存储技术是 20 世纪 70 年代的重大成果,也是 80 年代世界电子科技的重大开发项目,到了

90 年代它已经成为世界上广泛应用的高新技术产品之一。光盘存储器的问世,在相当广的范围内较好地解决了多媒体计算机需要大容量存储设备的问题。由于影像设备都已经引入了计算机技术,所以光盘存储器对记录数据、文字信息、图像信号等提供了极大的方便。本节介绍一些在影像设备中常见的光盘记录装置。

1. 只读式光盘存储装置　只读式光盘是只能一次写入多次读出的光盘。CD-ROM 是指盘片和读取驱动器的组合,是一个数据光存储系统。人们谈到的 CD-ROM 通常是指 CD-ROM 盘片或 CD-ROM 驱动器,它又可称为只读式紧凑光盘,这是因为 CD-ROM 驱动器是用激光束来读出盘上二进制的信息,另一方面是因为激光光斑极微细,使光盘信息记录的密度很高。数据是以螺旋道的方式按最大位密度紧凑存放在一张精致、小巧并且价格很低廉的盘片上。CD-ROM 的存储与读取采用光学方式来实现,光源用激光光源。在信息存储时,激光照射到光敏介质上,经过用信号调制的激光,在光敏层记录下需要存储的信息。通过一系列光学处理就可以制成 CD-ROM 的盘片。

阅读信息时,将 CD-ROM 盘片装入 CD-ROM 驱动器中,激光光束从 CD-ROM 盘片下面入射,经过反射层,将光束反射到光电接受器上产生电信号。将电信号进行一系列的处理,最后将数字信息输入到计算机系统。由于 CD-ROM 信息的存储和读取都是采用光学方法完成,因此把 CD-ROM 称为光盘。

CD-ROM 存储设备的一般特性如下:①容量大,最高可达 680M 字节,相当于近 500 张高密度软盘的总容量。例如一张 CD-ROM 光盘就可以容纳一整套中国大百科全书(约 12 568 万字,共 74 卷,图表 49 765 幅);②数据读出速度慢(相对于高速硬盘),数据读出速度是指 CD-ROM 驱动器开始阅读一个文件所需要的时间,较快的时间约 80ms,而较慢的可为 120ms。就以最快的速度与硬磁盘相比,两者约为 6:1。所以,光盘驱动器的数据读出时间远大于硬盘;③有可变的误码率,可适应对音频及图像的误码率要求较低和对计算机程序及数据误码率的要求较高的不同场合;④可靠性高、存储成本低,激光非接触式读取不会对存储介质产生损伤,信息记录不会受外界磁场、工作环境及病毒的干扰。超强的纠错能力不会因微小的划伤、灰尘、污染等降低其数据的正确读取。廉价的存储介质和简便的读取方式极大地降低了存储成本;⑤兼容性好,能读取多种

格式的数据,包括音频、多媒体图文数据及 VCD 的视频数据,都可记录在一张光盘上并由同一台 CD-ROM 驱动器正确读取。

光学拾取头是 CD-ROM 驱动器实现光学存储的核心部件,它由激光器、光学回路、光敏检测器、聚焦伺服和光道循迹跟踪伺服的执行机构等部分组成,具有光学拾取头零位检测等功能。CD-ROM 驱动器内均设置有光强度自动控制电路(auto power control),简称 APC 电路,它的作用是为了保证半导体激光二极管保持恒定功率的激光输出,使反射光的光强度稳定,以保证前置处理电路有较平稳的信号输入。

光强度自动控制电路的工作原理是:在激光半导体二极管内靠近激光发射部位安置一支激光强度监测二极管,当激光二极管通电发射激光时,激光强度监测二极管导通。照射的激光越强,监测二极管的导通越深,在 PN 结上的导通压降越小;照射激光的强度越小,监测二极管的导通深度也就越浅,导通压降也就越大。将代表激光强度的监测二极管的导通压降信号取出,以负反馈的方式作用于激光二极管的供电回路,控制激光二极管的供电电压变化,使其发射的激光强度保持在一个稳定的范围内。通常该电路设置有可调电位器,用于人工改变负反馈的深度,从而调节激光二极管发射激光的强度。人工调整后,激光的强度就被控制电路保持在一个稳定的范围内。当光学拾取头使用较长时间后,半导体激光器或光敏检测二极管的性能参数有所改变。影响了发射激光的强度,从而使光电拾取信号变小。通常表现为驱动器开始认盘,即对有些盘片能正常读取,对有些盘片不能正常读取。

此时应当调节光学拾取头上的激光电流调整电位器,加大激光二极管的供电电流,以增强激光的强度。显然,激光电流调得越大,发射的激光就越强,反射回来的光也越强,光学拾取头光敏检测器拾取的光电信号也就越强。但激光二极管的电流不能调得过大,否则会使过强的激光束产生的聚焦点过于明亮,从而导致因反射光强过强而使聚焦误差信号变得模糊,而且还会影响激光二极管的使用寿命。

激光二极管发射稳定的激光光束,在聚焦伺服和循迹伺服机构的推动下,激光光束精确聚焦并准确跟踪转动盘片的螺旋光道,螺旋光道上信息坑点的反射光经光敏检测器接收转换成电信号送往前置信号处理电路。每当开始一次新的读取操作时,零点检测电路引导光学拾取头回到零位,使激光光束

对准盘片内圈的引导区,建立起正确的拾取时序并从引导区内读取 TOC 表(即光盘存储信息内容表)数据,实现对盘上存储信息的快速检索。

零位检测是通过安装在主轴电机附近固定位置上的触点开关来实现的。固定的位置保证光学拾取头在主轴电机端(盘片中心)运动过程中,在碰到触点开关时光头的物镜中心对准盘片内圈的导入区。零位检测电路非常简单,实际上是一个典型的开关电路。

2. 一次性可写入光盘记录装置 一次性可写入光存储装置的存储介质为一次写入 WORM(write once read many)光盘,称为 CD-WORM。这类光盘可联机进行数据的一次性写入,当盘上的某一信息轨迹写入数据后就发生了不可逆的物理或化学变化,不能再一次进行数据写入,但写入的数据可由存储装置多次读取。一次写入光存储装置是通过可调制的激光光束在 CD-WORM 光盘存储介质的光束焦点微区产生不可逆的物理或化学变化来进行信息记录的。根据光盘存储介质的不同,一次写入光存储装置的记录方式和读取原理有所不同,以下分别介绍。

(1)记录方式:①烧蚀型,存储介质可以是金属、半导体合金、金属氧化物或有机染料,利用激光的热效应,使介质在激光焦点照射微区熔化、蒸发以形成信息坑孔。用坑孔的形状和排列来实现"0""1"数字信息的记录;②起泡型,存储介质由聚合物—高熔点金属两层薄膜组成,激光焦点的照射使聚合物分解、排出气体,在两层之间形成气泡使上层薄膜隆起,与周围形成反差(光反射率有差异)而实现数字信息的记录;③熔绒型,存储介质是用离子刻蚀过的硅,表面呈现绒面结构,激光焦点使照射部分的绒面熔化成镜面,与周围未熔化的绒面形成反射率的差异来实现数字信息的记录;④合金化型,存储介质是用 Pt.Si、Rh.Si 或 Au、Si 等材料制成的双层结构,被激光焦点加热的介质微区熔成合金,与未熔化的区域形成反差来实现数字信息的记录;⑤相变型,存储介质多用硫属化合物或金属合金制成薄膜,利用激光的热效应和光效应使被照射微区发生相变,记录介质从非晶相转变为晶相,通过记录介质的非晶相和晶相两种状态来实现信号的记录。在上述各类一次写入光盘的记录方式中,以烧蚀型记录方式的技术最为成熟,应用最广泛。

(2)存储原理一次性写入光存储装置 利用快速可调制的大功率激光器(相对于 CD-ROM 驱动器的读取激光器而言)的聚焦光束对一次性写入光盘进行扫描,使激光焦点照射的介质微区与未受照射的区域形成反差来实现数字信息的写入。在数据读取时,则利用连续的小功率激光束扫描记录介质的信息轨道,通过检测反差介质微区的不同反射光强来拾取盘上记录的数字信息。下面以烧蚀型一次性写入存储介质为例,说明一次性写入光存储设备的数据写入和读取原理。

光盘驱动器驱动 CD-ROM 光盘旋转,光学写入头以小功率的激光扫描并读取空白盘片上预先格式化的信息,实现聚焦、循迹和主轴恒线速伺服控制。当要写入数据时,驱动器驱动光学写入头移动到指定的位置,根据要写入的数据内容调制激光发生器。使激光发生器发出激光功率随写入的格式化数据在大功率和小功率间快速切换,当大功率的激光发出时,光束焦点落在光盘指定的信息轨道的存储介质薄膜上,把介质微区熔化、蒸发形成信息坑孔。由于小功率激光束的焦点温度不足以使记录介质熔化,所以当功率可调的激光束扫过记录介质时,便在光盘的信息处轨迹上生成了与调制数据相对应的凹槽和凸槽,这些凹凸坑点便代表了已写入的信息数据。利用小功率的激光束对这些坑点进行扫描并检测其不同的反射光强,就可实现对光盘上记录信息的正确拾取。

3. 可重写式光盘记录装置 可重写式光盘存储装置是一种不仅能在光盘介质上用激光束进行数据读取,同时也能把光盘介质上已存储的数据擦除并用激光束重新写入新的数据的记录装置。实际上,可重写式光盘存储设备是对一次性写入光存储装置在数据随机存取方面的扩展。

光盘数据的擦除是光盘数据写入的逆过程。数据写入是改变光盘记录介质的物理、化学性质,而擦除是恢复光盘记录介质原来的物理、化学性质。对于可重写的光盘驱动器,用于盘上记录信息读取的激光束能量比较小,但用于盘上已记录信息擦除及新数据写入的激光束的功率一般比读出的激光束的功率大很多。磁光型(magnetic optical)可重写光存储是可重写式光盘存储装置中的一种,下面介绍它的基本原理。

传统的磁记录技术,无论是记录密度较低的水平磁记录,还是记录密度较高的垂直记录,都是采用电磁转换原理。但磁光记录原理与磁记录原理有很大的差别,在磁光记录中,对记录信息的擦除是将激光照射到磁光记录介质上,使其局部温度升高,在外加磁场作用下使记录介质磁畴取向一致。信息的记录是将激光照射到磁光记录介质上,在极性与擦除时相反的外加磁场作用下,使记录介质磁畴取向改变。数据"1"和"0"的记录是通过控制激光电源,实现激光束的"有"和"无"来达到。

磁场方向的改变所需磁场强弱与温度有很大关系。磁光记录介质在常温下需要强大的磁场才能改变其磁场的方向,但在激光的照射下,温度升高到一定程度时,它的矫顽力几乎变成零,在外加偏磁场作用下很容易改变磁场的方向。磁光记录信息的读出是由激光检测记录信息位置的磁化方向。利用磁光相互作用的磁光效应,将磁化方向的不同变成偏振光旋转方向的不同,再由检偏器转换为输出强弱的变化,最后由光电探测器检出写入"1"和"0"的信息。

(1)信息记录:磁光记录信息是利用聚焦激光束加热和磁场的相互作用来完成的,在信息记录之前,预先擦除原信息。信息的擦除是由半导体激光器发出激光,通过光路,由物镜聚焦到磁光记录介质膜上,在外加偏磁场作用下,把作为记录介质的磁性薄膜面进行取向一致的垂直磁化。信息记录是利用写入信息调制激光,控制激光通断。激光照射在记录信息的介质上,当激光在与擦除时极性相反的外加偏磁场作用下时,该介质记录位置的磁场方向发生翻转,记录下代表信息的磁畴;当激光关掉后,该区域立即冷却,磁畴方向亦固定。关掉激光时,该记录位置磁畴不发生翻转。磁光记录过程是磁性状态的变化,并不需要因介质蒸发或升华这类结构变化所要求的潜热,故称其为热式记录,具有很高的灵敏度。磁光记录是用磁和光来记录信息,除用信号去调制激光记录信息外,也可用连续激光照射介质,而用信号去调制磁场实现重写。

(2)信息读出:磁光盘的信息读出是利用克尔效应检测记录单元的磁化方向来实现记录信息的正确拾取的。1877年克尔发现,若用直线偏振光照射已垂直磁化的介质表面时,光束射向磁化方向向上的微区,则该微区反射光线的偏振方向会绕反射线右旋一个角度。反之,若直线偏振光照射到磁化方向向下的微区,反射光的偏振方向则左旋一个角度。在进行反射光检测时,将光头检偏器的主截面调到对应偏振方向相垂直的方位,则来自向下磁化微区的反射光将不能通过检偏器到达光电检测器,而从向上磁化微区反射的光束则可通过分量。这样通过光电检测器对反射光信号有无的检测即可

判别介质微区的磁化方向,从而实现写入信息的有效读出。

(3)信息擦除:擦除磁光盘上已记录的数据时,只需用写入激光束连续扫描信息轨迹,同时对记录介质施加与初始磁化方向相同的强偏磁场,则记录单元的磁化方向将恢复成初始的磁化方向。

(4)信息直接重写:由于磁光介质磁畴磁化方向翻转的速率有限,故早期的磁光光盘一般需要两次动作来实现信息的写入,即光头在扫描介质上信息记录轨迹的第一圈,只完成擦除信息轨迹上已记录的信息,使其介质的磁化方向一致,恢复为原状;扫描的第二圈再用调制的激光束和反向的偏转磁场来将特定微区的介质反向磁化,以写入新的信息。随着新型磁畴可快速翻转磁光介质的开发和应用,以及新型可调制偏转磁场方式的采用,目前可直接重写的磁光存储设备已经被采用。

直接可重写式磁光存储设备在数据写入时,用连续大功率的激光束扫描磁光盘上的信息轨迹,同时对激光束照射的介质微区施加可调制的偏转磁场,直接将该微区介质的磁化方向转到调制数字对应的方向,以实现数据信息的一次性直接重写。可直接重写的磁光存储系统以其极高的存储密度、快速的重写特性以及极高的可靠性等优势,已广泛地应用于图形、图像、数据文档以及大容量数据联机随机存取等各个领域。

4. 可刻录光盘记录装置　前面已经介绍过一次性可写入光盘(CD-WORM)记录装置,但由于CD-WORM盘片和读写设备存在着价格高、性能低、且不同品牌的产品可能互不兼容等缺点,使得CD-WORM系统只能为一些特殊的用途使用(如档案管理和文献检索等)。近年来,由于CD-ROM已普遍使用,与CD-ROM兼容的一次性写入记录装置的技术也不断发展,其中可刻录光盘记录装置CD-R(CD Recordable Derives)最具代表性,它的广泛应用极大地改变了传统只读式CD-ROM的应用范围。CD-R的发展前景是相当乐观的,它比可擦写光盘机CD-MO经济,盘片价格也便宜,加上已有CD-ROM的使用者众多,因此,CD-R已成为了CD-MO的强劲竞争对手。

CD-R光盘是一种将数据一次写入,可多次读出型光盘,除光盘片的结构和制作方法外,与CD-ROM并无本质的区别。CD-R光盘片的构造与普通CD光盘的最大区别是塑料衬盘与反射层之间有一层很薄的有机染料聚合物,当大功率激光照射时,有机染

料所吸收的能量将转化为热量,使受照的染料微区发生烧蚀气化形成一微小的坑孔。CD-R 光盘就是利用这些微小的坑孔来实现数据写入的;CD-R 驱动器也与 CD-ROM 驱动器类似,都包括机械结构、光学形式和电路控制等部分。

如果使用者要制作 CD-ROM 光盘片,必须先做压模,通常制作时间也较长,并且制造盘片的数量足够多才经济。当盘片用量不需要太多时,使用 CD-R 就显得十分方便。另外,现在的 CD-R 刻录机大都是 CD-RW 型的,CD-RW 除了拥有 CD-R 的全部刻录功能外,还能够在 CD-RW 盘片上反复擦写数据。CD-RW 的价格与 CD-R 相差不大,加上越来越多的普通 CD-ROM 都开始支持读取 CD-RW 盘片,使得 CD-RW 的前景光明。

# 第十五章

# 非晶硒平板探测器成像技术

## 第一节 非晶硒成像的物理特性

### 一、静电放射成像的基本原理

静电放射成像是利用非晶硒（a-Se）的光电导特性——即在黑暗的条件下非晶硒的电阻率非常大，近似于绝缘体；在光照条件下，非晶硒的电阻率又非常小，近似导体。这种物理成像方法的过程是：

1. 将带有非晶硒的导电平板，置于高压静电场中，利用放电使原非晶硒膜均匀地带上"+"电荷。

2. 将均匀带上"+"电荷的导电平板置于暗盒内。

3. 将暗盒放在 X 射线球管下，放上铅字，进行曝光。

4. 经 X 射线感光后，本来带电均匀的非晶硒膜上的静电荷发生了变化：完全感光部分，非晶硒膜上的静电荷全部消失；部分感光部分，非晶硒膜上的静电荷失去一部分，留下一部分，静电荷失散的多少与光照强度呈正比；未被感光部分，非晶硒膜上的静电荷全部留下。

5. 这样在非晶硒膜上，就形成了一个肉眼看不见，但又非常完整的静电电位"潜影"图像，这个图像的每个像素都是用静电电位来表示，所以是一个完全数字化的电位图像。

6. 如把非晶硒膜做在导电平板上，用静电吸附原理，将带同一种电荷显影粉粒喷洒到静电"潜影"图像上，使肉眼看不见的"潜影"变成可见图像。根据同性相斥的静电原理，得到的是负像即射线片。

7. 若将带相反电荷的显影粉粒喷洒到"潜影"图像上，根据异性相吸原理得到的是正像，再经过转印、热定影就完成全过程，如图 15-1。

## 二、直接放射成像原理

如把非晶硒膜做在薄膜晶体管矩阵（TFT）上，用静电感应原理提取"潜影"图像上的电位信号，通过感应电位传感器 TFT 感应"潜影"图像上的电位信号，然后将感电位信号，经放大电路放，直接进入计算机显示，这就是直放射成像技术的原理和机制。

通过上述静电吸附原理和静电感应原理，提取到的静电"潜影"电位图像是很真实的图像。由于目前显影粉粒（从 0.1~18μm）还比较大，特别是 TFT 晶体管的直径和间距（129μm × 129μm 和 139μm × 139μm）较大，所以它们的图像质量还远没有达到理想的状态，随着"纳米"级粉碎技术和超微电子技术的不断发展，它们的发展有广阔的空间，图像质量会越来越高。

## 三、新型硒同素异晶 PN 型双层结构膜

医学影像数字化技术中的关键技术是非晶硒膜的制造，由于掌控技术不到位，制造难度很大，成功率低，重复性和稳定性很差，从而直接影响 DR 技术的普及发展和提高。为了有效克服上述缺陷，现在研制了一种全新硒同素异晶 PN 型双层结构的感光膜，它完全可以替代原有的单层非晶硒膜。这种新型感光膜结构合理，制膜成功率高，是一种高质量、高稳定性、高重复性、高电位、高灵敏度等物理参数平板探测器。用 PN 型结构的硒膜层做得较厚，该膜层特别适合 TFT 平板探测器。

在硒膜表面结集的静电荷称表面集肤电荷。在 TFT 平板上配制的非晶硒膜厚度一般大于 300μm，也就是说非晶硒膜表面的电位信号和感应电位信号传感器——薄膜晶体管矩阵 TFT 之间的距离有 300μm 以上，这样感应到的电位信号和集肤电荷的

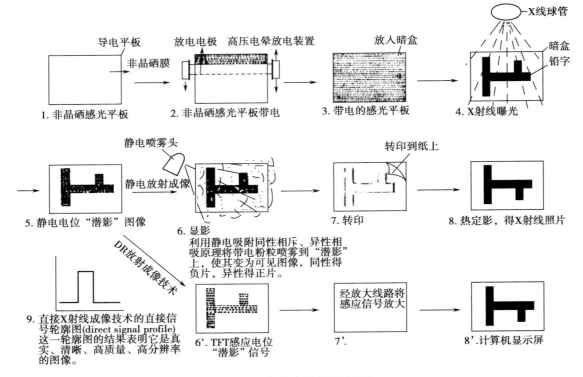

图 15-1　静电放射成像原理图

电位信号相比要低得多,而用同素异晶 PN 型双层、PNP 型三层或多层结构的硒膜,就将感应的电位信号和集肤电荷电位信号之间因连锁感应,即 P 型膜带上"+"电荷后,N 型膜上立即感应带上"-"电,在 N 型膜下面的 P 型膜又迅速感应带上"+"电这样将距离缩得很小。因此,可以减少失真和小信号丢失。例如,原来电位在 5V 以下的小信号电位因 TFT 感应不到而丢失,现在因感应距离缩短也感应到了,同时感应信号的稳定性和灵敏度均得到了提高。例如,原来单层非晶硒膜上带上"+"电荷后在 TFT 上被动感应到的"-"电荷电位信号稳定性也较差,电位衰减亦快,而硒同素异晶 PN 双层或多层感应到的"-"或"+"电荷因互动感应使信号的稳定性提高、电位增强、电位衰减减慢,这样获得的图像会更真实、更清晰。用这种新型结构膜,使 DR 技术中 TFT 平板探测器的质量和成功率大幅度提高,成本下降,具有极高的产业应用价值。

无定硒在工艺上是一种具有良好发展前景的材料,它已在影印机中和 X 线成像技术中被应用长达数十年之久,如干板 X 线照相术。硒的使用是因为它的无定形性,硒板经过蒸发作用,在制造上相对容易和廉价。

## 第二节　非晶硒探测器的类型与结构

直接数字化 X 线摄影是在间接 X 线摄影的基础上发展起来,2001 年由美国 HOLOGIC 公司推出大面积 a-Se 平板探测器(direct ray amorphous selenium-coated TFT direct capturetetector)。该探测器有效成像面积为 35cm×43cm、像素矩阵达到 2560×3072、像素大小为 139μm,能适合人体各系统 X 线摄影检查的要求。紧随其后,国内外许多 X 线机生产厂家纷纷使用该探测器作为数字化 X 线机的换代产品,开发出自身品牌的 DR 设备的产品系列。目前美国 HOLOGIC 公司、中国台湾新医科技(New Medical)、日本岛津公司(SHIMADZU)和韩国公司(DR-Tich)等企业生产大面积非晶硒平板探测器。

### 一、非晶硒平板探测器的类型

目前,直接转换探测器以美国 Hologic 公司和日本岛津公司生产的非晶硒平板探测器为主要代表,这两个厂家在设计数字化 X 线成像设备时,采用了不同的理念并形成不同临床应用功能,美国 Hologic 公司生产的 Direct Ray 探测器主要用于 DR 静态的 X 线摄影检查;日本岛津公司生产的非晶硒平板探测器主要用于动态图像采集,即用于数字化体层融合 X 线摄影和数字化胃肠检查以及心血管造影检查。

1. Hologic 公司的 X 线探测器　目前 Hologic 公司生产的 X 线探测器有 139μm 和 100μm 两种像素矩阵。139μm 像素矩阵构成的大面积非晶硒平板探测器,目前已经广泛用于人体各部 X 线摄影;100μm 像素矩阵构成的小面积非晶硒平板器,专用于数字化乳房的 X 线摄影检查。表 15-1 列出 Direct Ray® 探测器的主要技术指标。

表 15-1　Direct Ray® 探测器的主要技术指标

| 探测器类型 | 非晶晒平板探测器 |
| --- | --- |
| 成像范围 | 35cm × 43cm(14in × 17in) |
| 像素数量 | 786 万像素(2560 × 3072 矩阵) |
| 像素尺寸 | 139μm × 139μm |
| 空间分辨率 | 3.6lp/mm |
| 最短成像时间 | 5~7s |
| 曝光周期 | 30s |
| 像素深度 | 14bit |
| 工作温度范围 | 10~35℃ |
| 工作湿度范围 | 10%~60%RH |
| 动态响应范围 | 最小 X 线剂量响应 0.05mR,X 线饱和剂量 20mR |

2. SHIMADZU 公司的动态平板探测器　直接数字化技术不仅应用于静态摄影检查,它已经发展到动态摄影技术,可实现实时、快速、连续的 X 线数字化图像采集、显示等,实现了 X 线平板探测器的透视摄影功能,目前这种动态平板探测器设备已用于心血管造影检查和胃肠道造影检查。

3. 岛津公司生产的动态平板多功能透视系统 Sonialvision Safire 型　它采用的 43cm × 43cm 非晶硒 FPD 采集系统,能进行人体各部位的 X 线摄影、消化道造影、融合断层检查以及 DSA 检查等。其特点是:

(1)早期的非晶硒探测器仅应用于静态图像采集,通过增加非晶硒涂层厚度和改进电路降噪方法,实现了 30f/s 的动态采集,使非晶体硒探测器开始应用于心血管成像和透视检查。

(2)早期的非晶硒探测器采用约 20μm 的涂层,为了提高非晶硒层对 X 线的吸收转换效率,该非晶体硒探测器采用了 1000μm 的非晶体硒涂层,从而大幅

度提高转换层的转换效率。为了保证电荷信号增益水平,又将外加电压强度提高到 10 000 V 以上的水平。

(3)后期降噪电路模块的改善。探测器的噪声源主要有以下几个方面:由 X 线转换层的漏电流造成的散粒噪声;开启 TFT 的 s 开关后,电荷信号放电时所产生的复位噪声;TFT 的数据线电阻发出的热噪声;读取放大器所发出的热噪声。

(4)除了可以进行常规的摄影外,还可以在一次曝光下直接获得多层的体层图像。

(5)可以进行直立位的断层摄影检查,获得大关节自然负重状态下的功能图像。

(6)X 线曝光剂量较低(胸部检查剂量 1~3mGy,大约是常规 CT 检查的 1/10)。

岛津 Safire 直接转换探测器主要技术指标、岛津 Sonialvision Snfire 主要技术指标和岛津 Sonialvision Snfire 主要功能指标见表 15-2~ 表 15-4。

表 15-2　岛津 Safire 直接转换探测器主要技术指标

| 探测器类型 | 非晶晒平板探测器 | |
| --- | --- | --- |
| 探测器视野 | 9in × 9in | 17in × 17in |
| X 线转换材料 | 非晶晒 a-Se | |
| 像素尺寸 | 150μm | |
| 空间分辩率 | 3.3lp/mm | |
| 像素深度 | 14bit | |
| DQE | 58%(1lp/mm;1μGy) | |
| 成像矩阵 | 1536 × 1536 | 2880 × 2880 |
| 采集速度 | 最大 30fps | |
| 应用范围 | 心血管成像系统 | 周围血管成像、常规摄影、多功能 R/F 系统 |
| 工作温度范围 | 20~27℃ | |
| 工作湿度范围 | 30%~70%RH | |
| 动态响应范围 | 最小 X 线剂量响应 0.05mR.X 线饱和剂量 20mR | |

4. 岛津公司生产的多功能血管成像系统 HleartSpeed Safire 型　它采用的 23cm × 23cm 的非晶硒 FPD 采集系统,可以进行实时的心脏大血管和外周血管的 DSA 检查。其特点是:

(1)与传统的 I.I. 相比,直接转换式 FPD 具有更加宽广的动态范围,这一特性使得原先因光晕现象出现图像过白或过黑的部分,能够清晰的均匀成像。

### 表 15-3　岛津 Sonialvision Snfire 主要技术指标

| 探测器类型 | 非晶晒平板探测器 - 技术参数 |
| --- | --- |
| 成像范围 | 43cm × 43cm（17in × 17in） |
| 像素数量 | 2880 × 2880 矩阵 |
| 像素尺寸 | 150μm × 150μm |
| 空间分辨率 | 3.3lp/mm |
| 快速 R/F 切换 | 0.5s |
| 动态采集速度 | 1024 × 1024 矩阵，最大 30f/s |
| 像素深度 | 14bit |
| DQE | 58%（1lp/mm；1μGy） |
| 工作温度范围 | 20~27℃ |
| 工作湿度范围 | 30%~70%RH |
| 动态响应范围 | 最小 X 线剂量响应 0.05mR，X 线饱和剂量 20mR |

### 表 15-4　岛津 Sonialvision Snfire 主要功能指标

| Tomo Synthesis | 体层功能技术指标 |
| --- | --- |
| 采集矩阵 | 1024 × 1024 矩阵，最大 30f/s |
| 断层角度 | 40°、30°、20°、8° |
| 断层范围 | 任意设定可能（依据不同断层角度限制） |
| 检查时间 | 2.5s 或 5s |
| 图像传输及重建时间 | 曝光后自动传输与自动重建，传输重建时间约 2min。后期可以调整参数（层中心、层厚等）进行人为重建 |
| 重建层厚 | 最小 0.5mm |

（2）为了最大限度地发挥 FPD 所具有的优良特性，通过对光晕现象的有效控制，极大地提高了观察血管细小分支和造影各类导管的清晰度。

（3）RSM 滤波与 RSM-DSA 技术：HeartSpeed Safire 系列的 PCU（panel control unit）的高速运算硬件可对图像进行实时处理。通过二维模板滤波器可以根据原始图像制作出模糊图像（也称 FIlzzy mask 图像），再从原始图像中按照任意的比例减去 FIlzzy mask 图像，最终得到经过层次处理后的精细图像。

（4）通过 RSM 滤波处理，可以使人体厚薄不一和密度不同的成像区域得到清晰的图像，省去了插入补偿滤波器的操作。

（5）利用 RSM-DSA 检查技术，可以得到人体运动部位的清晰的血管减影图像，同时能进行三维图像采集，实现实时的三维血管成像。表 15-5 列出了岛津 HeartSpeed Safire 主要特征指标。

### 表 15-5　岛津 HeartSpeed Safire 主要特征指标

| 探测器类型 | 非晶晒平板探测器 |
| --- | --- |
| 最大视野 | 22.1cm × 22.1cm |
| 4 视野变野 | 22.1cm × 22.1cm；19.2cm × 19.2cm；15.3cm × 15.3cm；11.5cm × 11.5cm |
| 有效像素矩阵 | 1472 × 1472 |
| 像素尺寸 | 150μm |
| 空间分辨率 | 3.3lp/mm |
| 动态范围 | 14bit |
| DQE | 58%（1lp/mm；1μGy） |
| 动态采集速度 | 1024 × 1024 矩阵，最大 30f/s |
| 像素深度 | 14bit |
| 工作温度范围 | 20~27℃ |
| 工作湿度范围 | 30%~70%RH |
| 动态响应范围 | 最小 X 线剂量响应 0.05mR.X 线饱和剂量 20mR |

## 二、非晶硒平板探测器的结构

非晶硒层可以通过人工合成半导体合金膜，采用涂料技术黏合在 TFT 阵列上。非晶硒是一种性能优良的光电导材料，具有较高的 X 线灵敏度和空间分辨率。非晶硒材料的物理性能稳定，介电常数低，电阻率高，暗电流小，光电吸收系数高，可制成大面积均匀的薄膜或厚膜。非晶硒导电特性在处于暗环境或者普通日光照射下是绝缘体，在 X 线或在此波长范围附近的射线照射下会有导电现象，并且导电率随 X 线强度的增加而增加。

非晶硒（也称无定型硒）X 线探测器属于一种实时成像的固体探测器，在成像原理上采用光导半导体材料能量转换原理与大面积 TFT 阵列信号采集原理相结合的方法，构成了直接成像的数字化 X 线探测器。该材料具有对 X 线高敏感性，能在一定的能量范围内大量吸收 X 线，并将捕获到的 X 线光子直接转换成电荷。

非晶硒 X 线平板探测器由非晶硒 X 线转换层、a—SiT'FT 阵列层、电解质连接层，顶部电极、玻璃底板、数模转换电路，数据通讯电路等组成，其中薄膜晶体管（TFT）阵列生长在玻璃底板上，非晶硒半导体材料在薄膜晶体管（TFT）阵列上方通过真空蒸镀生成约 0.5mm 厚、35cm × 43cm 英寸见方的薄膜，这样形成非晶硒平板内部的一块密不可分的核心部件。按照从上到下的结构顺序，顶部为整板的偏置电极板结构,下一层为非晶硒光导半导体体层,接下来是a—Si TFT阵列层(每个像上面为电荷采集层,即集电极,底层为TFT电荷读出电路,包括一个薄膜晶体管、一个信号存储电容)。

非晶硒X线探测器信号读出电路采用TFT阵列信号读出电路,信号读出由门控电路控制,信号线以阵列方式排列在TFT阵列各像素之间,横行是门控线(栅极控制线),纵列线是电荷输出线,每个像素在电学上等效于三个电容串联电路。整个非晶硒探测器采用板层结构,由多层薄膜叠加制成大面积平板像素阵列。整套多层电路结构连同信号传输电缆采用坚固的保护性材料进行封装(图15-2)。

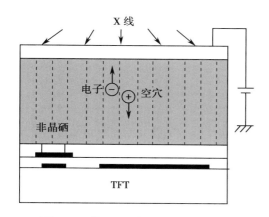

图15-2　非晶硒平板探测器的结构图

## 第三节　非晶硒探测器的成像原理

### 一、成像的基本原理

非晶硒平板探测器(即直接转换数字平板探测器)从根本上消除了可见光的存在,从而避免了由其带来的图像分辨率下降。非晶硒平板内部结构分为非晶硒半导体材料涂层和薄膜晶体管(TFT)阵列两层,后者由光电导材料a-se和a-si TFT阵列构成。阵列板每一单元含一个存储电容和a-si TFT。工作时,a-se光电导层两面的电极板间加有数千伏或更高电压,光电导层吸收照射的X线光量子,在外加电场的作用下,激发出电子和空穴对(ehp),并在所加电场下运动至相应的电极,到达像素电极的电荷给存储电容充电,产生相应的电荷变化。信号电荷通过TFT输出,经放大、处理、变换,形成对应像素的数字化图像信号。在FPD三极管阵列排列中,每一TFT相对应一个像素,TFT多少决定了像素的多少。高集成度保证了相邻像素中心间距(简称像素

间距)小,数据读出时,一行的所有列被同时读出,并逐行扫描,读出所有行。全部单元的信息被读出后,所有信息被处理为一幅完整的数字化图像。

非晶硒探测器的X线图像形成是在X线照射后的极短时间内(3~7s)完成,大致可分为以下4步过程:①每次曝光前,先对非晶硒层两面的偏置电极板间预先施加0~5000V正向电压,使非晶硒层内形成偏置电场,像素矩阵处于预置初始状态;②X线曝光时,非晶硒光电导层吸收X线光子并在层内激发出电子和空穴对(离子对)。在外加偏置电场作用下,电子和空穴做反向运动而产生电流,电流的大小与入射X线光子的数量呈正比,电流信号以垂直方向运动至电荷采集电极,给a-Si、存储电容(极间电容,集电极)充电,这些电荷将被存储在电容上,直至被读出;③TFT存储电容内电荷量的读出,由门控信号控制,每次同时读取一行。电荷读出的过程是:门控电压设高电位时,相应行内所有像素的TFT导通,各像素收集的电荷信号通过数据线同时被读出,经电荷放大器和乘法器放大输出,再经A/D转换后形成对应像素的二进制数字信号,传送到计算机。当像素阵列中所有行的信号被逐行全部读出后,由计算机进行处理,重建出数字化图像在显示器上显示出来;④在像素矩阵中的存储电荷信号全部读出后,控制电路将自动消除各像素的残留信号电荷,恢复到曝光前的初始状态,如图15-3。

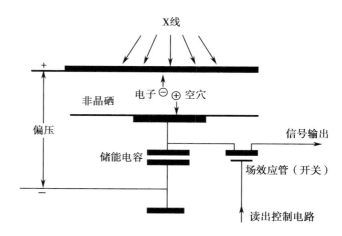

图15-3　非晶硒平板探测器成像原理图

### 二、成像的基本特点

调制传输函数(MTF)表示成像系统维持物体原有对比度的能力,MTF值越高意味着系统对原始信息的还原能力强,得到的图像越接近于原始图像。硒平板探测器具有最优的MTF值,但空间分辨率增

加时,非晶硅平板探测器的 MTF 迅速下降,而非晶硒平板探测器保持较好的 MTF 值。这是与非晶硒平板探测器将入射的不可见 X 光光子直接转化为电信号,不需要能量转换成像的中间过程。对于要求很高的图像对比度和分辨率的成像部位来说,只有高空间频率下的高 MTF 值才能真正有助于临床上观察细小的病变。

量子探测效率(DQE)是测量探测器对入射到探测器表面的 X 光光子的吸收能力(%)。具有较高量子探测效率(DQE)的成像系统能够以更低的剂量获得更优秀的图像质量,随着空间频率的增加,DQE 呈下降趋势。在空间频率较低时,非晶硅平板探测器的 DQE 最高;在空间频率较高时,非晶硒平板探测器的 DQE 最高。

非晶硒平板探测器成像时,由于在非晶硒表面加有电场,使在转换层中产生的电荷只能沿电场方向垂直运动,没有横向偏离,电子—空穴对在漂移过程中严格沿电场线运动,从而避免了信号的扩散,保证了 DR 图像的清晰度。非晶硒平板探测器的光敏电阻特性使自身具有高分辨力,非晶硒厚的光导吸收层可获得更高的 X 线灵敏度。非晶硒动态平板探测器的时间分辨力高、成像速度快,曝光后实时显示图像。曝光宽容度大,容许一定范围内的曝光误差,并可在后处理中调节影像效果。

a-se 晶体是稳定的绝缘体,它的带隙能量均大于 2eV,有利于遏制热载流子及其噪声的产生。a-se 层加有电压,进一步改善照射射线激发出的 ehp(电子 - 空穴对)在其中的输运特性,保证电子 - 空穴到达各自极板前不致损失,并可提高 X 射线光子 -ehp 的转换效率。一般加有电压 10V/$\mu$mm,这时在 60kV X 射线光子照射下,转换成 ehp 所需能量约 42ev/ehp。X 射线光子每千伏能量可以激发出 20 多个 ehp,流向像素电极的电荷可以 100% 地收集到信号电容中。这样,在 a-se 较高 X 射线吸收率和高填充系数(像素电极面积 / 像素面积)基础上,a-se FPD 有着相当高的 X 射线敏感度。如在层厚 1000$\mu$mm、场强 10V/$\mu$m 时,射线源管压 80kV、射线有 20mmA1 滤过情况下,测得射线敏感度高达 3400pC/m R.cm。同时,a-se 的 $10^{15}$Q.cm 高电阻率保证了即使在高场强下暗电流也很小:1000$\mu$m 厚 a-se 在 10V/$\mu$m 下,暗电流仅 50pA/cm,如此小暗电流保证了暗电流散粒噪声很小。

由于非晶硒薄膜通过真空蒸镀的方式生长在玻璃基板上的薄膜晶体管(TFT)阵列上,非晶硒薄膜与玻璃基板的粘接度不高。非晶硒 DR 探测器平板在正常温度内,非晶硒层与玻璃基板稳定地粘接在一起;而在低于其正常温度下限(10℃),非晶硒层可能从边缘开始从玻璃基板上分离(俗称探测器脱膜),温度越低,脱膜的可能性越大。在 X 线摄影时,图像上出现从图像边缘开始,向图像中央突出的半圆形指甲盖形伪影,这种伪影在使用中逐渐扩大。脱膜情况不严重时,伪影位于图像边缘,通过坏点校正、图像裁减,使之对图像的诊断影响较小;脱膜严重时,半圆形伪影面积较大,会影响到正常部位的摄影。脱膜是非晶硒探测器的不可逆的损害,且维修代价高昂。在环境温度变化剧烈(大约每小时 5℃)时,也有可能出现脱膜现象。

探测器在断电状态,更容易出现环境温度过低或变化过快而导致脱膜现象发生;探测器在通电状态下,由于内部电子电路工作时产生热量,探测器板内的温度变化比环境温度高,温度变化比环境温差小,脱膜现象较难出现。环境温度较高时(大于 35℃),如果通风不好,探测器温度会上升过高,将会给非晶硒探测器带来另一种伤害——结晶。硒在常温下有晶体态和非晶态(玻璃态),温度高会导致非晶态向晶体态转变,晶体态的硒薄膜会导致图像不均匀,影响图像诊断。

非晶硒平板探测器在环境湿度过大时会出现探测器的伤害;探测器电路部分温度较低时,探测器内部结露,导致电子电路短路,由于探测器内存在较高的电场,这一损害有可能伤及非晶硒薄膜和 TFT 电路,严重时将导致探测器报废。保持探测器温度高于环境温度,可以避免结露的产生。

基于非晶硒探测器这样的特点,在日常工作时,必须严格按照操作手册要求制订操作规程进行操作,应将摄影机房环境温度控制在探测器正常工作范围(10~35℃)内,同时还要防止室内过于潮湿。目前广泛使用的多数 DR 探测器都对环境有着各自的要求,这与它们各自的材料、结构有关。在使用时,应根据不同机器的特点,采取相应的一些措施,以避免因探测器故障造成不必要的巨大损失。

对于非晶硒探测器而言,采取以下措施有助于保持其工作的稳定。

1. 保证空调每天 24h 正常开机。

2. 及时关闭机房门,尽量减少在机房内的出入次数,在停机时要关闭机房门窗,使室内环境稳定;摄影室门处安装厚的门帘;减少摄影室门窗数量,以免摄影室形成通风道。

3. 避免在环境温度较低的情况下长时间停机；尽可能保持台 DR 经常处于通电状态。

4. 室外环境温度较高、无人值守时应停机。

5. 空调停机时间较长时，不能马上开空调，先给高压部分加电，保持探测器通风，再给探测器通电，稳定后，再开空调。

6. 尽量不用湿拖把拖地，特别是在傍晚拖地，使夜间室内湿度过大。DR 停机状态下出现室内湿度大时，禁止通电，待室内除湿一段时间后再行开机。

7. 做好日常维护保养工作，及时清理探测器周围灰尘，保持良好的散热通道。

8. 在可能出现停电、灾害、不能有效保持摄影机点环境条件时，应及时通知专业工程师，将探测器运到安全的地方。

# 第十六章

# 非晶硅平板探测器成像技术

## 第一节 非晶硅成像的物理特性

### 一、荧光体物质的能量转换和光传导

#### (一)荧光体物质的能量转换

在物理学上,能将在X线照射下激发出可见光的发光晶体物质统称为闪烁晶体(scintillatoz)或荧光晶体(phosphors),这两类晶体的划分主要与荧光消退时间相关。影像设备中常用的发光晶体的主要物理性质见表16-1。间接数字化X线成像利用发光晶体物质作为X线能量转换介质在放射学中使用了多年,普通X线摄影使用的增感屏、X线透视荧光屏,都是采用的发光晶体物质构成X线能量转换介质。现在仍在普通X线摄影中使用的硫氧化钆、溴氧化镧等稀土类增感屏,以及X线电视系统中使用的碘化钠、硫化锌镉荧光屏等都是发光晶体物质。

医学影像设备中使用的发光晶体物质均为人工合成的晶体化合物,这些发光晶体在发光机制上都属于同一物理现象,即能有效地吸收外界施加的能量,并在瞬间以可见光的形式(荧光/磷光)将能量释放出来,从而起到X线能量转换的作用。闪烁晶体在X线的照射下可产生荧光现象和闪烁现象。荧光是指在X线激发停止后,荧光晶体持续发光过程 $<10^{-8}$s 的发光时间;闪烁是指单个高能粒子在闪烁体上瞬时激发的闪光脉冲。

试验证明,不同的发光晶体物质与X线相作用时,其能量转换能力差异极大。优良的发光晶体一般有较高的原子序数和稳定的化学性能,具备对X线的高敏感性,能最大限度地吸收不同频率和不同能量的射线,并高效率地转换为可见荧光。目前非晶硅平板探测器所使用的发光晶体主要为碘化铯晶体(cesium iodide,CsI)和硫化钆晶体($Gd_2O_2S$:Tb)。

#### (二)荧光体物质的光传导

发光晶体的光能传导效率直接关系到光信号的利用率,无论是哪种发光体,当受到X线激发时,所产生的荧光都会无规律地释放出来,只有沿着一定方向播散的光才能被探测器感光元件捕获,成为有用光信号。为了有效地采集到荧光,提高X线利用率,现在所有X线探测器都采用了材料技术或光学传导技术,以便能够使播散的荧光沿着规定的光路传导到感光元件上。例如,荧光反射层反射技术、高光洁度镜面反射技术、空心柱状结构传导技术、多路光纤传导技术等。

表 16-1 发光晶体的主要物理性质

| 名称 | 分子式 | 原子系数 | 密度(g/cm³) | 发光效率(%) | 峰值波长(nm) |
|---|---|---|---|---|---|
| 碘化钠 | NaI:T1 | 53 | 3.67 | 100 | 415 |
| 钨酸钙 | CaWO₄ | 74 | 6.12 | 30~50 | 540 |
| 碘化铯 | CsI:Na | 55 | 4.51 | 85 | 420/430 |
| 碘化铯 | CsI:T1 | 55 | 4.53 | 47 | 540/550 |
| 硫氧化钆 | Gd₂O₂S:Tb | 64 | 7.3 | 13 | 545/550 |
| 钨酸镉 | CbWO₄ | 48 | 7.90 | 38 | 470/540 |

## 二、碘化铯晶体的物理特性

### （一）碘化铯晶体的特性

碘化铯（cesium iodide, CsI）中的铯最高原子序数为 55，K 吸收边缘为 50.2，铯因为是高原子序数，故具有高 X 线接收和可视光子产量，它是 X 线探测器的最佳选择材料，这种金属对于输入的 X 线非常适用，具有较高 X 线吸收能力。

X 线探测器上使用的碘化铯闪烁晶体都采用空心柱状结构，这是一种通过特殊工艺培育出来的类似光纤束的微晶柱结构（也称针状结构）。碘化铯电闪烁体的单根晶体直径为 $6\sim10\mu m$，高度为 $300\sim500\mu m$，呈柱状紧密地排列在一起，针柱晶体外表面由重元素铊包裹以形成可见光波导减少漫射，如图 16-1。

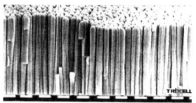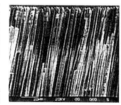

**图 16-1 碘化铯晶体的结构和剖面图**

碘化铯闪烁体的工业化生产有两种方式：一种是采用一种蒸镀工艺，在一个密闭的空间内充满着雾化的碘蒸汽，在严格的物理条件下，碘化铯晶体沉积在非晶硅基板上并随着时间缓慢的生长，形成大面积紧密排列的柱状晶体；另一种是采用类似的晶体生长方法，碘化铯闪烁体经工业化生产出来后，采用黏合方式固定于非晶硅基板上，Trixell 的平板探测器为 4 块拼板的拼合体。探测器所采用的闪烁体材料由连续排列的针状碘化铯晶体构成，出于防潮的需要闪烁体层生长在薄铝板上，应用时铝板位于 X 射线的入射方向同时还可起到光波导反射端面的作用。闪烁体层的厚度为 $500\sim600\mu m$，通常将碘化铯晶体的这种针状结构称作 CsI:T 闪烁体。

碘化铯晶体的 X 射线吸收系数是 X 射线能量的函数，随着 X 射线能量的增高，材料的吸收系数逐渐降低，材料厚度增加吸收系数升高；在常规诊断 X 射线能量范围内，碘化铯材料具有优于非晶硒材料及其他 X 射线荧光体材料的吸收性能。从理论上讲，增加材料的厚度可提高材料的吸收系数，但增加材料的厚度会导致图像分辨率的降低。

线性系统的空间频率响应通常采用系统的调制传递函数（MTF）来表示，在系统应用的空间频率范围内，MTF 值越高则空间频率特性越好，对于影像系统来说可以获得更好的图像对比度，要提高 MTF 应尽量采用薄的 X 射线转换层，但降低转换层的厚度又会带来 X 射线吸收效率的降低，这是在转换材料的选择和设计上需要平衡的一对矛盾。因此，人们通常选用稀有重元素的化合物作为制备 X 射线闪烁体的材料，另一方面人们还从改变晶体结构着手来改善空间频率响应特性。结构化碘化铯晶体 CsI:T1 正是在这一指导思想下提出的一个较好的解决方案。其具体方法是：通过创造适宜的条件使 CsI:T1 材料晶体沿着垂直于基底的方向生长，成为相互独立的直径仅为几微米的柱状晶体，晶体的长度可达毫米量级，从而形成类光纤结构。入射 X 射线激发闪烁晶体产生可见光，其中小于波导全反射角的部分将沿着波导的方向直达探测器表面；大于全反射角的部分，将通过在邻近晶体表面的多次反射，最终进入全反射角而到达探测器表面。因此，与粉末状闪烁体屏相比此种结构对于层厚的依赖性大为降低，具有较好的空间频率响应特性。

当然，结构化碘化铯晶体 CSI:T1 的光波导特性并不意味着可以无限制的增加闪烁体的厚度，其他的限制性因素也需要加以考虑，如视差效应（X 射线入射角应小于由像素大小/转换层厚度决定的角度）等。在碘化铯晶体中掺入其他物质可以调整发光光谱的波长范围，碘化铯掺钠形成 CsI:Na 晶体，主要激发出蓝光（波长范围为 $430\sim750nm$，主波峰在 430nm 的可见光），多用在 X 线影像增强器或核粒子检测器中。碘化铯掺铊形成 CsI:Tl 闪烁晶体，主要激发出蓝绿光，CsI:Tl 因其发光谱与非晶硅接收光谱灵敏度构成良好的光谱响应匹配关系，已经被大量应用于医用 X 线平板探测器。CsI:Tl 晶体具有轻微的吸湿性和易潮性，需要控制使用环境。

### （二）碘化铯晶的光传导

碘化铯闪烁体具有光能转换和光导管的双重功能，即碘化铯晶体既能将 X 线转换为可见光，又能引导荧光沿垂直的方向直接传送到光电探测器。当 X 线穿过人体投射入碘化铯闪烁晶体层，在瞬间激发出与入射线强弱相对应的荧光，荧光在晶体内会沿着碘化柱状导管所构成的光路垂直照射到硅板上的信号检测单元；部分方向向上的荧光在遇到反射界面后会形成全反射/折射，绝大多数荧光沿着光路投射到硅板上的信号探测单元；仅极少数荧光会在晶体之间横向移动，不能形成信号。

研究表明,被吸收的X线光子在CsI:Tl晶体中,以每1kVp能量转换为45个可见光光子的高转换率,加之有光反射层,CsI:Tl可将被射线激发产生的可见光信号的50%以上传输到光电二极管接收面。晶体中产生的可见光波长均在540nm附近,十分接近a-sil光电二极管的最佳响应波长(560nm左右)。碘化铯晶体通过光电效应(photoetectric effect)吸收不同能量的X线量子,当X线量子将能量传送给碘化铯晶体的原子时,每个X线量子都被转化为若干个可见光量子,碘化铯晶体以具有良好的X射线——电荷转换特性,单个X射线光子可产生800~1000个光电子。掺入铯CsI激发出550nm的光,正是非晶硅光谱灵敏度的峰值,因而碘化铯晶体具有高的转化能力。

## 第二节　非晶硅探测器的类型与结构

非晶硅平板探测器有两种基本类型,一种是以碘化铯晶体材料作为X线转换介质的探测器,另一是以硫氧化钆作为X线能量转换介质的探测器。

### 一、碘化铯非晶硅平板探测器

非晶硅平板探测器其基本结构为碘化铯闪烁体层、非晶硅光电二极管阵列、行驱动电路以及图像信号读取电路四部分,如图16-2。

探测器的结构从上到下共有6层。

1. 保护层　以铝板或碳板为上层面板,起到固定和保护作用。

2. 反射层　是一层白色的反光膜,作用是保证可见光在晶体内形成全反射,以减少光能损失,提高X线利用率。

3. 闪烁晶体层　CsI闪烁体层的厚度为400~500μm,其输出开口界面紧密地覆盖在微电极板表面。由于制造工艺的差别,闪烁晶体层有整板结构与多板拼接结构(也称转面结构)的差别,多板拼接所存在的缝隙和图像的背景均匀性由后处理软件技术弥补,CsI闪烁体层的作用是吸收X线并将X线能量转换为荧光。

4. 探测元阵列层　根据使用需要制作成不同面积的非晶硅光电二极管像素矩阵,矩阵上的每个光电二极管与TFT元件作为一个像素单元。探测元阵列的作用是捕获可见荧光并转换为电信号。

5. 信号处理电路层　采集信号读出电路由放大器、多路A/D转换器和相应控制电路等组成。信号处理电路读出每个像素产生的电信号,并量化为数字信号,传送到计算机进行处理。

6. 支撑层　玻璃板基板为支撑层,起支撑和保护作用。

目前临床使用的数字X线摄影系统中,以碘化铯晶体探测器为核心组件的主要机型有:①美国GE公司生产,探测器以GE™命名;②法国Thomson公司、荷兰Philips公司和德国Siemens公司共同研制的探测器,以Trixell 4600/4700/4800命名。

GE™探测器的特点:GE™平板探测器基本结构为CsI:Tl+a+Si+TFT,它采用了独特的碘化铯蒸镀工艺,沿硅板生长的碘化铯柱状结构与探测器信号采集单元紧密地贴合在一起,保证了光传导过程中信号不被丢失或扩散,碘化铯晶体具有优良的X

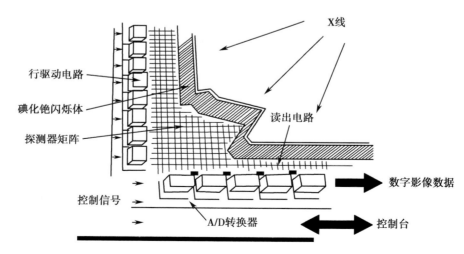

图16-2　非晶硅平板探测器结构图

线吸收能力和转换能力。在医用 X 线摄影能量范围，具有较大的动响应范围（最小 X 线剂量响应为 0.5μR，X 线饱和剂量为 13mR）。同时采用了严格的封装技术，具有对使用环境的兼容性和探测器的稳定性；像素设计采用独立的光电转换层 PIN 结构和开关层，提高了信号填充率（>80%），使单位面积上所采集的信号最大化；信号读出电路 1 对 1 的输出、放大和 A/D 转换方式即采用平行数据线，并行的 A/D 转换，无多路复用器的开关。

Trixell 平板探测器的特点：Trixell 平板探测器分别以 Trixell4600/4700I/4800 命名。其中 Trixell 4600 有效成像面积为 43cm×43cm，像素尺寸 143μm，像素矩阵为 3001×3001，能适合人体各部位的 X 线摄影检查，是目前全世界应用最多的平板探测器；Trilxell 4600 探测器基本结构为 CsI:T1+a-Si+TFT，主要由保护层、闪烁体层（X 线转换层）、光电转换层、读出控制层、支持层等组成。当 X 线入射到 CsI 闪烁发光晶体层时，X 线光子能量转化为可见光光子发射，可见光激发光电二极管产生电流，此电流就在光电二极管自身的电容上积分形成储存电荷。每个像素的储存电荷和与入射 X 线光子能量与数量呈正比。

## 二、硫氧化钆非晶硅平板探测器

佳能公司非晶硅平板探测器以"CXDI-50C"命名，用于普通 DR 摄影设备或移动 X 线摄影设备（mobile），探测器基本结构为 CsI:T1+a-Si+TFT。佳能的平板探测器都是使用一种称为 LANMIT（large area new metal insulator transistor）semiconductor sensor TFT 技术。佳能公司 CXDI-50C 采用 LANMIT7 传感器，应用了大面积 MIS 的金属绝缘体半导体技术。CXDI-50C 探测器的主要工作参数见表 16-2。

目前仅有日本佳能公司生产的间接成像 X 线探测器采用硫氧化钆作为 X 线能量转换介质，探测器的基本结构为 GOS+a-Si+TFT。硫氧化钆晶体是一种高性能感光稀土络合物，早年用于普通 X 线摄影增感屏（3M 公司 Alpha-8，Kodak 公司 Lanex-Regular）和 CT 检测器。硫氧化钆晶体层可达到 14lp/mm 的静态空间分辨率。佳能公司 CXDI-40G 平板探测器的硫氧化钆晶体结构主支架的硫和两个 Gd 原子采用双键结合，保证了硫氧化钆荧光体的耐久性以及稳定性。钆的最高原子序数为 64，K 吸收边缘为 50.2，具有高 X 线吸收率。硫氧化钆掺铽（terbium，Tb）形成 $Gd_2O_2S$:Tb 晶体，$Gd_2O_2S$:Tb

### 表 16-2　CXDI-50C 探测器的主要技术参数表

| 探测器类型 | CXDI -50C LANMIT 7 |
| --- | --- |
| 成像范围 | 36cm×43cm（14in×17in） |
| 闪烁体 | CsI:T1 |
| 像素数量 | 590 万像素（2208×2688） |
| 像素尺寸 | 160μm |
| 空间分辨率 | 3.1lp/mm |
| 预览时间 | <3s |
| 曝光周期 | <15s |
| 像素深度（A/D） | 14bit |
| DQE（O） | 70% |
| 工作温度范围 | 5~35℃ |
| 工作湿度范围 | 30%~75%RH |
| 动态响应范围 | 最小 X 线剂量响应 0.01μGy，X 线饱和剂量 130mGy |
| 探测器校正周期 | 每月一次 |

晶体吸收 X 线后主要激发出蓝绿色荧光，波长范围 350~700nm，主波峰在 545nm。硫氧化钆晶体具有稳定的化学结构，具有宽广的温度、湿度适应范围，对环境条件要求不严格。表 16-3 为 $Gd_2O_2S$ 晶体吸收率与转换率。

### 表 16-3　$Gd_2O_2S$ 晶体吸收率与转换率

| 荧光物质 | X 线吸收率（%） | | | 转换率（%） |
| --- | --- | --- | --- | --- |
| | 50kVp | 80kVp | 100kVp | |
| $Gd_2O_2S$ | 77 | 32 | 21 | 19 |

目前硫氧化钆探测器有两种类型，一种是固定于摄影床 / 台面的 Canon CXDI-40G 探测器；另一种为便携式 Canon CXDI-50G 探测器，这两种探测器的主要技术参数相同，仅在用途上有所区别。表 16-4 为各型号硫氧化钆平板探测器的主要区别。

Canon CXDI-40G 平板探测器的主要技术参数如表 16-5：

硫氧化钆探测器是目前世界上唯一能实现移动的 X 线摄影探测器，便携式的 DR 有两种型号，即 Canon CXDI-50G 和 Canon CXDI-31。Canon CXDI-50G 的成像面积为 36cm×43cm，具有 590 万像素（2208×2688），分辨率为 3.1lp/mm；Canon CXDI-31 的成像面积为 22.5cm×27.5cm，具有 650 万像素（2256×2878），分辨率为 5lp/mm。技术参数如表 16-6：

表 16-4　各型硫氧化钆平板探测器的主要区别

| | CXDI-40G | CXDI-50G | CXDI-31 | CXDI-40EG |
|---|---|---|---|---|
| 传感器 | LANMIT 3 | LANMIT 4 | LANMIT 2 | LANMIT 6 |
| 应用方式 | 固定 | 便携 | 便携 | 固定 |
| 增板重量 | 21kg | 4.8kg | 2.8kg | 21kg |
| 有效成像范围 | 17in × 17in | 14in × 17in | 9in × 11in | 17in × 17in |
| 像素数量 | 720 万 | 590 万 | 650 万 | 720 万 |
| | (2688 × 2688) | (2208 × 22688) | (2256 × 2878) | (2688 × 2688) |
| 像素尺寸 | 160μm | 160μm | 100μm | 160μm |
| 空间分辨率 | 3.1lp/mm | 3.1lp/mm | 5.0lp/mm | 3.1lp/mm |

注:1in=2.54cm

表 16-5　Canon CXDI-40EG 探测器的主要技术参数表

| 探测器类型 | CXDI -40EC LANMIT 6 |
|---|---|
| 成像范围 | 43cm × 43cm(17in × 17in) |
| 闪烁体 | GOS |
| 像素数量 | 720 万像素(2688 × 2688 矩阵) |
| 像素尺寸 | 160μm |
| 空间分辨率 | 3.1lp/mm |
| 最短成像时间 | 3s |
| 曝光周期 | 6s |
| 像素深度（A/D） | 14bit |
| 工作温度范围 | 5~35℃ |
| 工作湿度范围 | 30%~75%RH |
| 动态响应范围 | 最小 X 线剂量响应 0.01μGy，X 线饱和剂量 130mGy |
| 探测器校正周期 | 每年一次 |

表 16-6　Canon CXDI-50G 探测器的主要技术参数表

| 探测器类型 | CXDI-50G LANMIT 4 |
|---|---|
| 闪烁体 | GOS |
| 成像范围 | 36cm × 43cm(14in × 17in) |
| 像素数量 | 590 万像素(2208 × 2688) |
| 像素尺寸 | 160μm |
| 空间分辨率 | 3.1lp/mm |
| 预览时间 | <3s |
| 曝光周期 | <15s |
| 像素深度（A/D） | 14bit |
| DQE（O） | 30% |
| 工作温度范围 | 5~35℃ |
| 工作湿度范围 | 30~75%RH |
| 动态响应范围 | 最小 X 线剂量响应 0.01μGy，X 线饱和剂量 130mGy |
| 探测器校正周期 | 每月一次 |
| 总重量 | 4.8kg(无滤线栅) |

Canon CXDI-50G 平板探测器的主要特点是：探测器为非晶硅无缝拼接的整板，有效成像面积为 36cm × 43cm，探测器设计寿命为 65 万次；整体设计为一个独立的组件，具有相对独立的移动性，探测器与控制台的连接采用 7M 的信号线，可以根据临床要求可以任意摆放位置和角度，适应临床的各种需要；结构上使用高强度的镁合金骨架结构，外壳使用高强度的碳纤维，周边采用橡胶材料，防震层和抗压设计能承重 150kg，能有效吸收移动和撞击过程的能量，从而保护探测器的内部结构；硫氧化钆涂层具有非常稳定的物理、化学性能，环境温度、湿度适应范围广，从而对使用环境要求较低；低能耗、低产热、高密度的集成电路简化散热设计，从而减小了平板探测器的体积，CXDI-50G 重量仅 4.8kg；具有移动性，CanonCXDI-50G 与移动 X 线机组合构成移动 DR；完全支持 DICOM3.0 协议；CanonCXDI-50G 可用于传统 X 线机改建为 DR。

## 三、Varian 平板探测器

平板探测器（flat panel detector，FPD）从 20 世纪 90 年代末问世以来，随着临床应用的不断推广，其设计水平、制造工艺和性能指标也不断改善。尤其是目前占主导地位的非晶硅平板探测器（a-Si FPD），其产品技术水平有了突飞猛进的进步。

**（一）基本结构**

2008 年初，Varian 公司推出两款摄影专用的静态探测器：Paxscan 4343R 和 Paxscan 4336R，如图 16-3 所示。这两款 FPD 应用了电荷势阱像素（charge well pixel，CWP）、保护环（guard ring）和双 TFT 控制等最新技术。

下面以 Paxscan 4343R 为例，重点介绍目前静

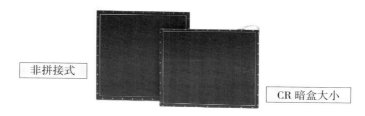

**图 16-3　Varian 公司 2008 年推出的两款摄影平板探测器**

态探测器的最新技术。Paxscan 4343R 探测器的物理结构如图 16-4 所示,主要包括闪烁体(scintillator)、非晶硅阵列(a-Si Array)、专用集成电路板(application specific integrated circuit,ASIC)和信号读出电路等。采用高度为 500μm 的碘化铯(CsI)作为闪烁体,将穿透成像目标物的 X 射线转化为可见光。金属 - 绝缘体 - 硅(metal-insulator-silicon,MIS)结构的非晶硅阵列将可见光信号转化为电信号。ASIC 电路通过逐行驱动的方式读出采集的电信号,经双采样、放大、模数转换等处理后,获得 14bit 的数字图像处理,再通过千兆以太网传送到图像工作站进行图像后处理、储存、显示等。

与 4 块基板拼接而成的 Pixium 4600 探测器相比,Paxscan 4343R 采用非拼接整板的基板,避免了

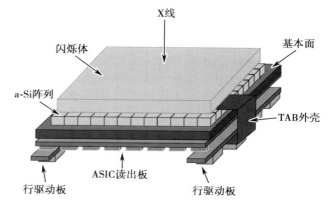

**图 16-4　非晶硅平板探测器(a-Si FPD)的结构图**

拼接伪像(tiling artifact)的校正和 4 块电源模块间的干扰。表 16-7 将 Varian、Trixell 和 Canon 公司的

**表 16-7　静态 DR 的参数对比表**

| | | Varian | | Trixell | | Canon | |
|---|---|---|---|---|---|---|---|
| 平板探测器 | | 4343R | 4336R | Pixium 4600 | Pixium 3543 | CXDI 40EC | CXDI 50C |
| 像素大小(μm) | | 139 | | 143 | 144 | 160 | |
| 拼接伪像 | | 无 | | 十字伪像 | 一字伪像 | 无 | |
| 像素数(百万) | | 9 | 7.5 | 9 | 6.8 | 7.2 | 5.9 |
| 极限分辨率(lp/mm) | | 3.6 | | 3.4 | 3.4 | 3.1 | |
| MTF | 1lp/mm | 0.55~0.60 | | 0.63 | | 0.63 | 0.63 |
| | 2lp/mm | 0.24~0.29 | | 0.35 | | 0.35 | 0.35 |
| | 3lp/mm | 0.12~0.14 | | 0.16 | | 0.20 | 0.20 |
| DQE | 0lp/mm | >0.70 | >0.70 | 0.65 | 0.66 | >0.70 | >0.70 |
| | 1lp/mm | 0.57 | 0.55 | 0.52 | | 0.55 | 0.55 |
| | 2lp/mm | 0.40 | 0.42 | 0.42 | | 0.40 | 0.40 |
| | 3lp/mm | 0.24 | 0.25 | 0.20 | | 0.18 | 0.18 |
| 最小曝光剂量(μGy) | | 0.8 | | 1.25~2.5 | | 35 | |
| 最大线性剂量(μGy) | | 50 | | 30 | 50 | 20 | |
| 预览时间(s) | | <1 | | 2 | 3 | 3 | 3~5 |
| 重量(kg) | | 7.5 | 3.8 | 17.2 | 4.8 | 20~25 | 4.8 |
| 尺寸(mm) | x | 469 | 427 | 535 | 488 | 550 | 491 |
| | y | 460 | 383 | 490 | 466 | 550~554 | 477 |
| | z | 37 | 15 | 46 | 24 | 68~119 | 23 |

6 款摄影 FPD 进行了比较，可以看出 Paxscan 4343R 在分辨率、MTF（modulation transfer function）、DQE（detective quantum efficiency）、曝光剂量范围、重量和尺寸等方面具有明显的优势。

**（二）性能特点**

Paxscan 4343R 探测器的产品性能和图像质量进步非常明显，主要得益于其采用了 FPD 设计制造的最新技术，包括电荷势阱像素技术、双 TFT 控制技术、保护环技术和 Venus 5 ASIC 技术等。

1. 电荷势阱像素（charge well pixel，CWP）技术　传统 FPD 的每个像素单元内，光电二极管（photodiode）、TFT（thin film transistor）单元、门线（gata line）和数据线（data line）等均制作在同一个平面内。如图 16-5 所示。FPD 的填充系数（fill factor）就是光电二极管面积占像素单元总面积的百分比。因此，传统 FPD 的填充系数一般仅为 60%~75%，早期 FPD 的填充系数不足 50%。填充系数的大小代表了有用信息的利用率，直接影响 MTF 和 DQE 等图像质量指标。

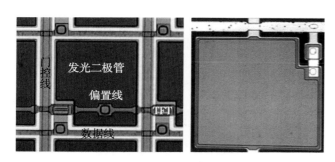

**图 16-5　传统 FPD 的像素单元结构图**

图 16-6 比较了传统像素单元和电荷势阱像素的原理图可以发现，采用 CWP 技术的像素将 TFT 电路转移到非晶硅背面，用上下布局的方式代替传统的平面布局方式，使光电二极管的感光面积布满整个像素单元，填充系数达 100%。因而 Paxscan 4343R 探测器的实际感光尺寸更大，信号转换效率更高。从表 16-7 可以看出，尽管 Paxscan 4343R 的像素尺寸小于 Pixium 4600，但由于 100% 填充系数的优势，4343R 的 DQE 反而更高些。

采用图 16-6B 所示的 CWP 不仅会带来高填充系数的优势，而且制造工艺更加简单，成品率更高。但应用 CWP 技术的 FPD 无法采集高帧率的图像，目前只能应用在 X 射线数字摄影装置，无法进行透视、DSA 等动态图像的采集。

2. 双 TFT 控制技术　传统 FPD 设计中，每个像素采用 1 个 TFT 读出方式，其原理类似于电容充放电过程。每次读出图像数据后，需要对 TFT 进行复位，Trixell 采用背光刷新（back flash）技术进行复位。由于电容式充放电不可能完全复位，所以背光刷新技术存在一定的限制，会降低成像的动态范围。

Paxscan 4343R 采用了图 16-7 所示的双 TFT 控制技术，包括 Reset TFT 和 Readout TFT，将读出电路和复位电路分离（其工作原理如图 16-8 所示），从而可以更加充分地对存储图像电子信号的电荷势阱单元（charge-well photosensor）进行充放电。从表 16-7 可以看出，采用双 TFT 控制技术的 Paxscan 4343R 线性曝光剂量范围更宽，动态范围也有明显的提高。同时由于节省了背光刷新的结构，制造工艺难度明显降低，也减小了探测器的厚度和重量。

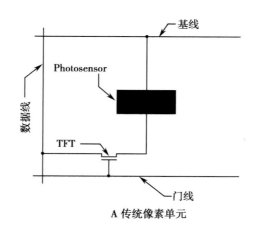

A 传统像素单元

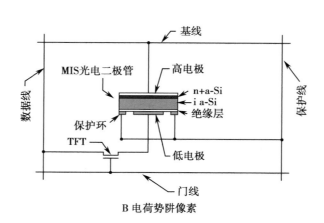

B 电荷势阱像素

**图 16-6　FPD 像素单元的原理图**

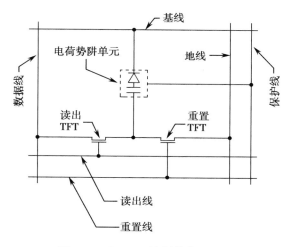

图 16-7　双 TFT 控制技术原理图

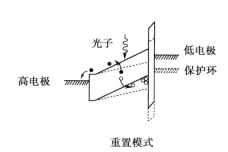

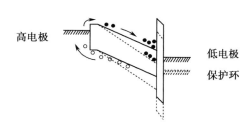

图 16-8　读出 TFT 和复位 TFT 的工作原理图

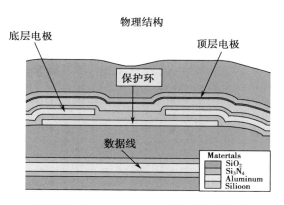

图 16-9　Paxscan 4343R 的物理层结构图

3. 保护环(guard ring)技术　保护技术常用于通信 IT 电子行业等,主要用于模拟和数字电路的隔离。在 X 射线平板探测器的制造工艺中首次引入保护环技术,如图 16-9 所示,可以隔离信号采集噪声,避免相邻像素信号的串扰,有效地提高 X 射线图像的信噪比。

4. Venus 5 ASIC 控制技术　Paxscan 4343R 采用 Varian 公司独有的 Venus-5 ASIC 读出驱动技术,根据曝光剂量的大小,动态调整信号增益的变化,提供 12pf、3.5pf 和 0.5pf 三路增益控制电路(图 16-10)。因而可以有效地提高 FPD 的动态范围。

Varian 公司 2007 年推出的 Paxscan 4030CB 探测器同样采用 Venus-5 ASIC 读出驱动技术,用双增益方式采集信号,可以提供 16bit 的图像数据,对 Cone-Beam CT 等 3D 重建应用非常有用。

此外,Paxscan 4343R 在图像数据的传送方式上也有改进,采用千兆以太网代替传统的光纤,大大提高了产品可靠性和易维护性。

## 四、便携式无线移动平板探测器

### (一)基本结构(以 VIVIX-S Portable 型移动平板为例)

数据传送接口为无线通讯: Wireless LAN & Wi-Fi(2.4GHz/5GHz dual band　双频段)Gigabit Ethernet(1000BASE-T);图像获得时间为预览取得时间 1 秒,高质分辨率图像获得时间 3 秒;X 射线电压范围为 40~150kVp;X 射线发生器通讯接口为自动曝光探测模式(automatic exposure detection,AED)一般是有线出发模式;重量为 2.1~3.3kg。基本结构如下:

1. 加强性碳纤维盖料　采用轻量高强度材质实现产品轻量化,同时会防止由外部冲击或压住造成的影像坏点。以高射线穿透性物质为最少化射线损失而获得低剂量高质图。

2. 橡皮层　极薄厚度,然缓和外部冲击而保护传感器防止影像坏点。采用高射线穿透性物质最少化射线损失,使得到低剂量高质图像。

3. 闪烁体　以厚的闪烁体为实现高灵敏度而在低剂量摄影可取得清晰图像。通过体现精密高清的长针结构,最小化清晰度的降低,克服高灵敏度闪烁体的缺点。

4. TFT 整板传感器层　采用对于外部环境变化稳定的传感器。特别没有被温度变化的坏点,可以取得高质图像。彻底管理坏点而可以体现无缺点画质。

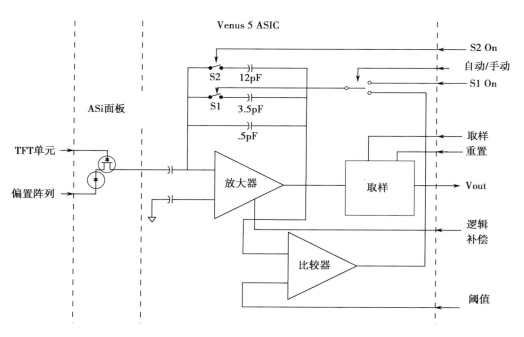

图 16-10　Venus-5 ASIC 原理图

5. 读取电路　低噪声高速的"Read-out IC"系统,并以 ADC 内置型来显示图像质量。可采取高速运行速度而减少影像获得时间,如图 16-11。

（二）基本特性（以 VIVIX-S Portable 型移动平板为例）

1. 采用另外的 AED 触发 Sensor 而确保比在 Panel sensor 面板抽出触发信号的方式具有如下竞争优点。

2. 在 Panel Sensor 面板上没有为了遥感射线曝光分配的像素点或像素线排列,就不需制造人为像素坏点或坏线。

3. 可以体现快速反馈电路而在最短时光内探测射线曝光,则可能执行没有射线信息损失的自动曝光探测功能。真正的 AED 的概念。

4. 自动曝光探测传感器比面板感觉（Panel Sensor）被温度和冲击的变化少,采用很稳定的元件而没有探测错误。

VIVIX-S Portable 型移动平板因平板内置有处理系统,可存储病人 WORKLIST 信息,通过 2.5G/5G 信道,可使用手机或 PAD（如微软 Surface,IPAD 或小米 PAD）方便的登录操作系统,实行摄影病人的 Worklist 选择,摄影完成后,预览图像实时显示在手机或 PAD 上,极大地方便了临床尤其是床边摄片的操作;因为设备内置 AED（自动曝光探测功能）被动

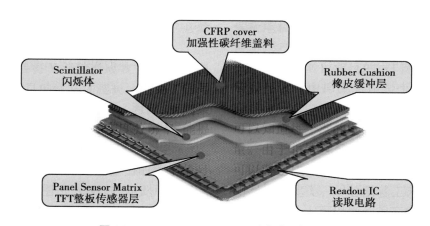

图 16-11　VIVIX-S Portable 型移动平板结构

探测 X 线模式,在接受到 X 线的 10 余毫秒内,即可触发平板成像,此时无须与 X 线高压发生器进行信号控制,亦无须进行接线;AED 功能,是本平板彻底脱离设备的限制,可入暗盒与 IP 板一般随意使用;因为平板、设备、控制 PC 之间极为灵活的对应关系,导致了此平板极为便捷的应用环境和使用模式;内置 X 线检测模式,使得此平板可实时显示曝光条件,作为图像质量判断的标准,而不是采用后处理的评价指标。

### (三)临床应用

通过自动曝光探测功能和 AP 无线通信功能,用户能够摄影之后及时看到采集的医疗图像;通信环境不稳定的时候,以探测器内部的存储器,实现真正的便携式探测器;一种移动式平板探测器和多样的 X 射线摄影系统,能够配合而取得高质量的医疗用诊断影像。

由于新生儿移动不便,且新生儿对于剂量本身的敏感性,使用便携式无线移动平板探测器摄影带来许多便利;在床边摄片中,移动 DR 逐步取代 CR 摄影,也成为临床的主要诉求;在床旁摄影中,为了避免病人发生的重复检查,照片的图像质量尤为重要,便携式无线移动 DR 就能保证床旁摄影的图像质量;在床边摄影过程中,辐射剂量是大家十分关注的问题,这不仅对操作技师和医务辅助人员意义重大,对病人减少辐射风险也尤其重要,尤其是在新生儿的床边摄影,对剂量的要求更是重中之重,便携式无线移动 DR 就实现了这个功能,如图 16-12。

## 第三节　非晶硅探测器的成像原理

### 一、非晶硅平板探测器成像过程

位于探测器顶层的碘化铯闪烁晶体将入射的 X 射线图像转换为可见光图像;位于碘化铯层下的非晶硅光电二极管阵列将可见光图像转换为电荷图像,每一像素电荷量的变化与入射 X 射线的强弱呈正比,同时该阵列还将空间上连续的 X 射线图像转换为一定数量的行和列构成的点阵式图像。点阵的密度决定了图像的空间分辨率;在中央时序控制器的统一控制下,居于行方向的行驱动电路与居于列方向的读取电路将电荷信号逐行取出,转换为串行脉冲序列并量化为数字信号。获取的数字信号经通信接口电路传送至图像处理器从而形成 X 射线数字图像。

以上为较为典型的非晶硅平板 X 射线探测器工作过程,实际应用中还有其他的探测器形式。如用 X 射线荧光体取代闪烁体,以非晶硅薄膜晶体管阵列取代二极管阵列来构造探测器,但其基本结构及成像过程与上述典型探测器是一致的。

### 二、TFT 的工作原理

在发光晶体层的下面紧贴着由非晶硅(amorphous silicon,a-Si)加 TFT 阵列组成的像素矩阵,像素矩阵以非晶硅光电二极管(photodetectors)为基本单位,

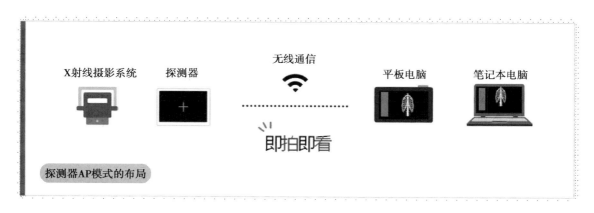

图 16-12　床旁摄影无线通信 AP 模式成像流程图

每个光电管就是一个像素。根据成像分辨率的要求，每个像素从 70~200μm 不等。目前非晶硅光电二极管采用 PIN 结构和 MIS 结构两种方式，PIN 结构是 P 区和 N 区之间夹一层本征半导体(或低浓度杂质的半导体)构造晶体二极管；MIS(metal irisulator semiconductor)结构是用金属 - 绝缘体 - 半导体构造晶体二极管。它们共同的特点是结电容小、响应速度快、探测效率高。能通过光耦合高效地接收可见光，并将可见光信号转换为电荷信号，在光电二极管的电容上形成储存电荷。阵列中的每个像素所储存的电荷量与对应空间位置上的 X 线能量呈线性比例关系。两种结构的比较见表 16-8。

表 16-8　PIN 结构和 MIS 结构的比较

| PIN | MIS |
|---|---|
| 光电二极管和开关位于不同的层 | 光电二极管和开关位于相同的层 |
| 光电二极管和开关独立优化，性能高 | 层数少，与 LCD 工艺兼容，成本低 |
| 光电转换前不需要刷新，成像速度快，光电转换率高，动态范围大，可用于动态成像 | 光电转换前不需要刷新，成像速度快，光电转换率高，动态范围大。主要用于静态成像 |

## 三、TFD 工作基本流程

在像素读出期间被选中的行驱动线产生一个相对与列电位的负脉冲，这时开关二极管 SD 导通将光电二极管电容充电；行驱动脉冲结束后则两只二极管均处于反偏状态，电容将维持在充电状态；当有 X 射线照射时，其产生的光电荷将电容放电；下一次行驱动脉冲到来时将再次对光电二极管电容冲电，充电电荷的数量与光电荷的数量相对应，探测器通过检出每一像元的充电电荷量而获取图像信息。由于光电二极管电容不可能被完全充电的机制会导致惰性和弱信号时线性变差，因此在实际的探测器工作时增加了预置脉冲和背景可见光光复位过程，以改善探测器性能。

探测器的外围电路由时序控制器，行驱动电路，读出电路，A/D 转换电路，通信及控制电路组成。在时序控制器的统一指挥下行驱动将像元的电荷逐行检出，读出电路由专用低功耗 CMOS 模拟集成电路构成。主电路板上包含的 A/D 转换电路将脉冲信号转换为 14bit 数字信号，并通过数字接口发送到图像处理器。

## 四、非晶硅平板探测器成像的基本原理

非晶硅 X 射线平板探测器是一种以非晶硅光电二极管阵列为核心的 X 射线影像探测器。在 X 射线照射下探测器的闪烁体或荧光体层将 X 射线光子转换为可见光，而后由具有光电二极管作用的非晶硅阵列变为图像电信号，通过外围电路检出及 A/D 变换，从而获得数字化图像。由于其经历了 X 射线 - 可见光 - 电荷图像 - 数字图像的成像过程，通常也被称作间接转换型平板探测器。非晶硅平板探测器具有成像速度快，良好的空间及密度分辨率，高信噪比，直接数字输出等优点，从而被广泛地应用于各种数字化 X 射线成像装置。

整个 X 线成像过程可大体上分为两步进行。第一步，入射的信息 X 线光子通过某种发光荧光体物质转换为可见光信息，再定向传送到大面积非晶硅探测器阵列，完成信息 X 线的能量转换和传导过程；第二步，通过大规模集成非晶硅光电二极管(TFT)阵列将可见光信息转换形成信息电荷，然后由读出电路将放大、A/D 转换形成数字信号，传送到计算机运算后形成可显示的数字图像。图 16-13 非晶硅平板探测器成像原理图。

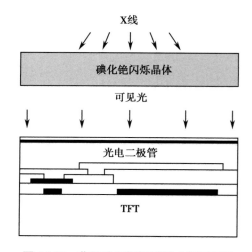

图 16-13　非晶硅平板探测器成像原理图

## 五、硫氧化钆平板探测器的工作原理

X 线透过人体后，经硫氧化钆荧光体转化为可见光，再经过 MIS 型探测器进行光电转换产生电子，经过驱动电路、读出电路，汇集电子流传送到控制系统，经计算机重建处理，得到数字图像。表 16-9 是几种光导半导体材料主要物理性能。

表 16-9　几种光导半导体材料主要物理性能

| 探测器材料 | Cd0.9Zn0.1Te | CdTe | HgI2 | PbI2 | a-Si | a-Se |
|---|---|---|---|---|---|---|
| 平均原子系数（Z） | 49.1 | 50 | 62 | 62.7 | 14 | 64 |
| 密度 $\rho$（g/cm$^3$） | 5.78 | 5.85 | 6.4 | 6.2 | 2.3 | 4.3 |
| 禁带宽度 $E$g（eV） | 1.572 | 1.5 | 2.13 | 2.32 | 1.8 | 2.2 |
| 介电常数 | 10.9 | 11 | 8.8 | | 11.7 | 6.6 |
| 电子对能量 $E$pair（eV） | 4.64 | 4.43 | 4.2 | 4.9 | 4 | 7 |
| 电阻率 P（$\Omega \cdot$cm） | $3 \times 10^{10}$ | $1 \times 10^{9}$ | $1 \times 10^{12}$ | $1 \times 10^{12}$ | $1 \times 10^{12}$ | $1 \times 10^{12}$ |
| 电子漂移迁移率［cm$^2$（Sv）］ | 1000 | 1100 | 100 | 8 | 1 | 0.005 |
| 空穴漂移迁移率［cm$^2$（Sv）］ | 50~80 | 100 | 4 | 2 | 0.005 | 0.14 |

# 第 十 七 章

# CCD 探测器成像技术

CCD 由一系列金属氧化物半导体电容组成，最初于 1969 年由贝尔实验室发明。CCD 成像系统由闪烁体或荧光体加上光学镜头再加上 CCD 构成。X 射线经过闪烁体（碘化铯）产生可见光，可见光经光学系统传输，再由 CCD 经光电转换为电荷。

## 第一节 CCD 探测器成像的物理特性

CCD 是由按照一定规律紧密排列起来的金属氧化物（绝缘体）和半导体（MOS）电容阵列组成。MOS 电容结构是 CCD 的基本组成部分，CCD 的工作原理是建立在 MOS 电容理论之上，依靠在 MOS 电容器上的储存荷电载流子和转动荷电载流子。MOS 电容结构如图 17-1 所示。

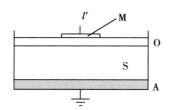

**图 17-1　MOS 结构示意图**

一般以 N 型硅作为半导体衬底（S），在其上生长一层二氧化硅（$SiO_2$），在 $SiO_2$ 上面淀积着具有一定形状的金属层（M），并在硅片底部形成一个欧姆接触点（A），在金属层 M 和硅片底部的欧姆触点 A 之间施加一个外加电压 V。

MOS 电容类似于金属—绝缘体—金属（MIM）平行板电容器，在 MIM 电容器的两个金属极板上施加电压时，充电电荷分布在紧靠绝缘体的金属板的原子层厚度内，其电压全部降落在绝缘体内。对电容器施加电压时，因半导体中的电荷密度远小于金属的电荷密度，所以在半导体一侧，其电荷分布半导体中的电荷密度远小于金属的电荷密度。在半导体一侧，其电荷分布在半导体表面一定厚度的层内，所加的电压一部分降落在绝缘层内，另一部分则将降落在半导体表面的空间电荷层中。同时，在半导体中有两种极性不的同载流子—电子和空穴，其浓度相差很大（在硅中，多子和少子浓度往往相差 $10^{10}$ 倍）。因此，在 MOS 电容器上施加极性相反的电压时，半导体表面电荷层各处的电荷极性、分布和厚度大不相同。

若给 MOS 电容器上施加一正向电压（$V_G$），则金属板上带正电荷，半导体上带负电荷，它们之间的氧化层（绝缘层）上将建立起电场（$E_1$），但是因为半导体中的自由载流子密度远远小于金属的自由电子密度，所以半导体中的面电荷就要扩展到相当厚度的一层，使半导体表面内形成具有相当厚度的空间电荷区，它对电场的屏蔽作用，使电场由界面至内逐渐减小，直到空间电荷区边界，电场基本上被全部屏蔽。如图 17-2 所示。可见光 CCD 是以硅为基本材料的，绝缘体就是硅的氧代物，所以常为 MOS 电容结构。

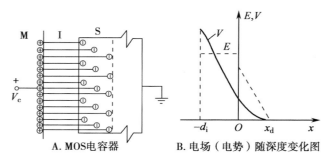

**图 17-2　MOS 电容器及电场（电势）随深度变化图**

## 一、MOS电容的热平衡态特性

图17-3展示了P型半导体表面处能带结构的变化，$E_C$为导带底，$E_V$为价带顶，$E_F$为末能级，$E_i$为半导体在本征导电的情况。如果表面的存在对电子运动没有任何影响的话，水平能量线将一直延伸到表面，并与表面垂直，如图17-3A所示。事实上表面的存在不可能不影响到表面附近的电子运动和表面附近能带结构，表面附近的电子能量也不可能与体内的能量完全一样，表面常常不可避免的有电荷吸附。在MOS结构中，半导体与绝缘体的交界面上也由于晶格结构不连续而出现局域化电子能级，因而带有一定的电荷。在绝缘体内甚至其外表面也可能有电荷存在，所有这些电荷总的效果等于在半导体表面施加了一个电场，使得体内接近界面处的电子能带发生变化，从而使表面层内的电荷重新分布。如果界面上的氧化层内总的有效电荷为负电荷，那么它的电场将排斥电子而吸收空穴，使接近表面的电子能量增大（图17-3C）。

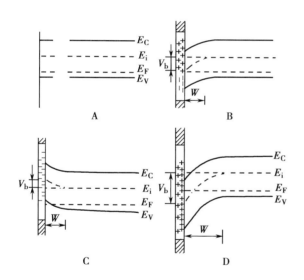

**图17-3　P型半导体表面处能带结构的变化**

表面处能带向上弯曲，近表面处空穴浓度增大，也就是表面层积累了相当数量的空穴和表面上的负电荷，所以表面层称作"积累层"。反之，如果界面上氧化层内总的有效电荷为正电荷，则近表面的电子能量降低，能带将向下弯曲。如图17-3B所示，空穴被电场驱向体内，在表面层内留下带负电的离子浓度（NA）。在这一表面层内，载流子都被电场驱开，通常称为"耗尽层"或"空间电荷层"，能带弯曲部分的深度就是耗尽层厚度（W）。如果表面及氧

化层内的正电荷密度更大（外加电压情况），则能带在表面处的向下弯曲将更为严重，以致在表面形成一反型层，如图17-3D所示。从表面到$E_i$与$E_F$相交点的一薄层内变成N型导电，在n型层与体内P型导电区之间仍是耗尽层，两层总厚为W。

通常以体内的$E_i$为电势的零点，在表面上的$E_{is}$相对于$E_I$的位置称为表面势（$V_b$）。能带向上弯曲表面势为负，能带向下弯曲表面势为正。

## 二、MOS电容的非平衡态特性

以P型半导体为例，若外加电压（$V_p$）的正极接到栅极，负极接到半导体的底板（$V_p$的值足够大），使半导体近界面处的能带下弯到进入反型层，当$V_p$刚加到MOS电容器上的瞬间，在介电弛豫时间（约$10^{-12}$s）内，少子（电子）在介电弛豫时间内没有变化。在近界面层内留下同样数目的N$\bar{A}$，这时的能带结构如图17-4A所示。

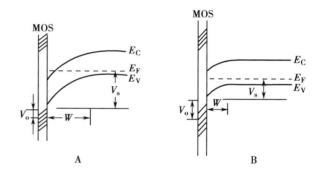

**图17-4　MOS电容在外加电压下表面附近的能带结构**

外加电压（$V_s$）大部分降落在半导体的空间电荷层内，只有一小部分（$V_o$）降落在绝缘层上，这时近界面虽是强反型层，但电子尚没有产生，实质上是空的电子势阱，这是一个非平衡状态。在此之后，快态（即半导体与绝缘层之间的界面态）可能产生电子—空穴对，体内热激发而产生电子—空穴对时，其中电子在电场作用下进入势阱，空穴则被赶入体内，势阱中电子的填入，使此能带抬高，最后恢复到热平衡状态，如图17-4B所示。这时降落在绝缘层的电压增加，而降落在半导体空间电荷层的电压则降低。

从非平衡态的建立到热平衡所需要的时间（即热激发所产生的电子填满势阱所需的时间）称为存储时间。CCD工作主要的基础是非平衡状态（图17-4A），在这个状态下，势阱可用来储留信号电荷，也可以用来使信号电荷从一个势阱转移到相邻的势阱。

## 第二节　CCD 探测器构造与类型

### 一、CCD 的结构

#### （一）CCD 芯片结构

CCD 器件有线阵 CCD 和面阵 CCD 两类。其中线阵 CCD 可分为单沟道线阵 CCD 和双沟道线阵 CCD；面阵 CCD 根据电荷转移和读出方式的不同，分为帧转移型 CCD（FTCCD）和行间转移型 CCD（ILTCCD）。

典型的线阵 CCD 芯片的结构如图 17-5 所示，它是由一列光敏阵列和与之平行的两个移位寄存器组成。该器件的转移栅将光敏面和存储分开，通过转移栅的控制可以将一帧图像所对应的电荷由光敏区转移到存储区。采用两列移位寄存器可以提高电荷的输出速度，进一步减小图像信息的失真。

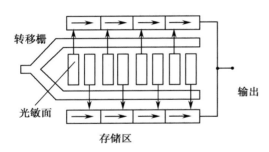

**图 17-5　线阵 CCD 器件芯片结构示意图**

FTCCD 是面阵 CCD 器件研制初期一类固体摄像器，它的光敏区与存储区分开，信号电荷由感光区逐帧转入存储区，然后逐行转入输出寄存器，这种结构可以克服"拖景"造成的图像模糊，并可以降低对输出寄存器转移速度的要求。ILCCD 是把 PN 结光敏二极管作为受光器，采用埋沟工艺，具有灵敏度高、调制传递函数较好，适于低光强等特点，特别对单片彩色照相机比较适用。

#### （二）CCD 的组成

CCD 主要由 3 个部分组成，即信号输入部分、信号电荷转移部分和信号输出部分。

1. 输入部分　输入部分的作用是将信号电荷引入到 CCD 的第一个转移栅下的势阱中，在滤波、延迟线和存储器应用情况下是用电注入的方法将电荷提供给 CCD，在医学摄像应用中是依靠光注入的方式引入。

电注入机构是由一个输入二极管和一个或几个输入栅构成，它可以将信号电压（电流）转换为势阱中等效的电荷包，即给输入栅施加适当的电压，在其下半导体表面形成一个耗尽层。如果这时在紧靠输入栅的第一个转移栅上施以更高的电压，则在它下面便形成一个更深的耗尽层。这时输入栅下的耗尽层就相当于一个"通道"，受输入信号调制的电荷——信号电荷包就会从输入二极管经过"通道"流入第一个转移栅下所形成的耗尽层（势阱）中，于是输入栅电压消失，输入过程完成。也可将信号加在栅上，通过信号调制，控制栅下通道进行注入。CCD 的输入方式有场效应管（MOSFET）输入、注入二极管输入、电势平衡法输入等。

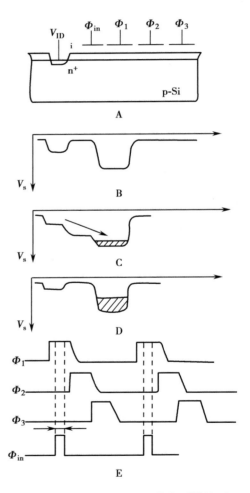

**图 17-6　MOSFET 注入结构与时钟波形**

图 17-6 给出了 MOSFET 注入方式的结构和时钟波形，注入部分是一个高掺杂的 $n^+$ 区，与衬底构成 $n^+p$ 结二极管。输入栅（$\Phi_{in}$）相当于 MOSFET 的控制栅，$\Phi_1$、$\Phi_2$、……分别为转移栅。第一个转移栅（$\Phi_1$）即相当于 MOSFET 的漏。

当 $\Phi_1$ 处于高电位时，其下的表面势（Vs）大，所对应的势阱深(图17-6B),如果这时注入二极管 $n^+p$ 结处于正偏,并在输入栅($\Phi$in)上施加大于开启电压的正栅压、则电子将通过输入栅下的沟道注入到 $\Phi_1$ 下的势阱中(图17-6C)。当输入取样结束(图17-6D),$\Phi$in恢复到低电位,场效应输入管夹断,取样终止。以后每当 $\Phi_1$ 处于高电位和 $\Phi$in也打开的一段时间内,电荷就相应的注入到 $\Phi_1$ 下的势阱中。这种输入方式是非线性的,而且引起的噪声较大,在实际器件中很少采用这种注入方式。目前最多的是电势平衡法的改进形式,它的线性好、噪声低。

注入方式有三种,实用中常采用正面照射方式和背面照射方式。正面照射时,光子从栅极向透明的 $SiO_2$ 绝缘层进入CCD的耗尽区。背面照射时,光从衬底射入。还有一种是在每个单元的中心电极下开一个很小的孔,入射光直接照射到硅片上。光注入是摄像器所必须采取的唯一的注入方法,这时输入二极管由光敏元件代替。固体图像器的光敏元件主要有:光电导体、MOS电容器(MOS二极管)、pn结光电二极管和肖特基势垒光电二极管。摄像时光照射到光敏面上,光子被光敏元吸收,产生电子-空穴对,多数载流子进入耗尽区以外的衬底,然后通过接地消失,少数载流子便被收集到势阱中成为信号电荷。当输入栅开启后,第一个转移栅上加以时钟电压时,这些代表光信号的少数载流子就会进入到转移栅下的势阱中,完成光注过程。在线阵CCD图像探测器中,光敏元常由"S"形沟阻隔离,呈叉指状。在帧转移型面阵CCD图像探测器中,光敏元排列在一起成为成像区,它相当是m个光敏元为n的线阵CCD图像探测器并排组成,即成像区为m×n个光敏元。在内行转移型面阵CCD中,光敏元和移位寄存器各单元之间一一对应,隔行排列。

2. 信号转移部分　信号转移部的作用是存储和转移信号电荷。转移部分是由一串紧密排列的MOS电容器组成,根据电荷总是要向最小位能方向移动的原理工作的,转移时,只要转移前方电极上的电压高,电极下的势阱深,电荷就会不断地向前运动。通常是将重复频率和波形相同,并且彼此之间有固定相位关系的多相时钟脉冲(数字脉冲)分组依次加在CCD转移部分的电极上,使电极上的电压按一定规律变化,从而在半导体表面形成一系列分布不对称的势阱。

图17-7示三相时钟驱动的CCD结构和时钟脉冲。由图可见,在信号电荷包运动的前方总有一个较深的势阱处于等待状态,于是电荷包便可沿着势

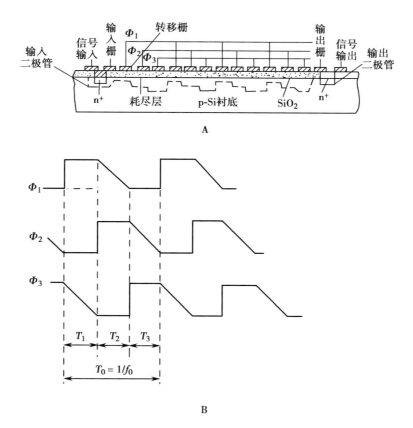

图17-7　CCD结构示意图及三相时钟图

阱的移动方向向前定向作连续运动。此外,还有一种(如两相时钟驱动)是利用电极不对称方法来实现势阱分布不对称,促使电荷包向前运动,势阱中电荷的容量由势阱的深浅决定,电荷在势阱中存储的时间,受限于势阱的热弛豫时间,它必须远小于热弛豫时间,所以 CCD 是在非平衡状态工作的一种功能器件。

3. 输出部分 输出部分由一个输出二极管、输出栅和一个输出耦合电路组成,其作用是将 CCD 最后一个转移栅下势阱中的信号电荷引出,并检测出电荷包所输出的信息。最简单的输出电路是通过二极管检出,输出栅采用直流偏置;输出二极管处于反向偏置状态,到达最后一个转移栅下的电荷包,通过输出栅下"通道",到达反向偏置的二极管并检出,从而产生一个尖峰波形,此波形受偏置电阻(R)、寄生电容(C),以及电荷耦合器件工作频率的影响。图 17-8 示这种输出电路及波形。

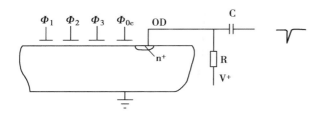

图 17-8 二极管输出电路及输出波形

这种电路简单,但噪声较大,很少采用。现在多采用浮置栅输出技术,它包括两个 MOSFET,并兼有输出检测和前置放大的作用,如图 17-9 所示。

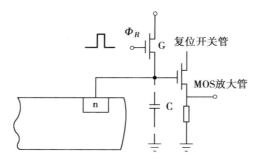

图 17-9 FDA 读出方法的等效电路

浮置扩散放大器(FDA)的读出方法是一种最常用的 CCD 电荷输出方法,它可实现信号电荷与电压之间转换,具有大的信号输出幅度(数百毫伏),以及良好的线性和较低的输出阻抗。

## 二、CCD 探测器的类型

从应用上可将固态图像探测器分为线型和面型两类。根据所用的敏感器件不同,又可分为 CCD、MOS 线型探测器,以及 CCD、CID、MOS 寻址式面型探测器。

### (一) 线型固态图像探测器

1. 线性探测器的构成方式 线型固体图像探测器大致有四种构成方式:① MOS 式(光敏二极管)阵列;②读出信道内光积蓄式;③感光部与读出寄存器分离;④感光部两侧置以寄存器的双读方式。

光积蓄式、分离式、双读出式均为 CCD 固态图像探测器。其中,光积蓄式的构造最简单,是感光部分和电荷转移部分合二为一,但因光生电荷的积蓄时间较转移时间长得多,所以再生图像往往产生"拖影"。另外,这种方式的读出过程必须用机械快门,无疑大大影响探测器的响应速度。

分离式是感光部分与电荷转移部分相互分离。感光部分由 MOS 电容器构成,受光照射产生光生电荷后进行信号电荷积蓄。当转移控制栅极开启时,信号电荷被平行地送入读出寄存器,这就要求感光小单元的像素与读出寄存器的相应小单元一一对应好。当控制栅极关闭时,MOS 电容器阵列立即开始下一行的光电荷积蓄,此时上一行的信号电荷由转移寄存器读出。

双读式的转移寄存器分别配列在感光部分两侧,感光部分的奇、偶数号位的感光像素,分别与两侧转移寄存器的相应小单元对应。这种构成方式与长度相同的分离式相比较,可获得高出两倍的分辨率;同时,又因为 CCD 转移寄存器的级数仅为感光像素的一半,这就可以使 CCD 特有的电荷转移损失大为减少。因此,可以较好地解决因转移损失造成的分辨率降低问题。CCD 本来已是细加工的小型固态器件,双读出式又将其分为两侧,所以在取得同一效果前提下,又可缩短器件尺寸,这些优点使得双读式成为线型固态图像探测器的主要构成方式。

2. CCD 线型探测器图 图 17-10 所示为线型固态图像探测器的结构,其感光部是光敏二极管线阵列,1728 个 PD 作为感光像素位于探测器中央,两侧设置 CCD 转换寄存器。寄存器上面覆盖以遮光物,奇数号位的 PD 信号电荷移往下侧的转换寄存器,偶数号位则移往上侧的转移寄存器。以另外的信号驱动 CCD 转移寄存器,把信号电荷经公共输出端,从光敏二极管 PD 上依次读出。

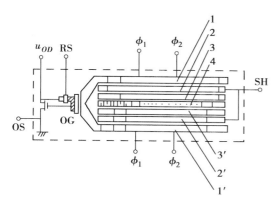

**图 17-10　线型固态图像探测器构造**

通常把感光部分的光敏二极管作成 MOS 形式,电极用多晶 Si,多晶 Si 薄膜虽能透过光像,但是它对蓝色光却有强烈的吸收作用,特别以荧光灯作光源应用时,探测器的蓝光波谱响应将变得极差。为了改善这一情况,可在多晶 Si 电极上开设光窗,如图 17-11 所示。

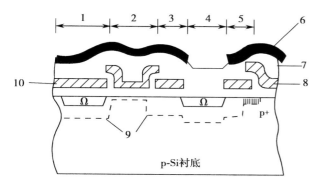

**图 17-11　高灵敏度线型探测器截面构造**

由于这种构造探测器的光生信号电荷是在 MOS 电容内生成、积蓄的,所以容量加大,动态范围也因此也扩展。

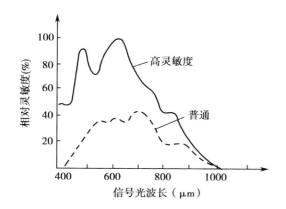

**图 17-12　高灵敏度探测器光谱响应**

图 17-12 是它的光谱响应特性,图中虚线表示只用多晶 Si 电极而未开设光窗的 CCD 特性。显然,后者的蓝色光谱响应特性得到明显的提高和改善,故称后者为高灵敏度线型固态图像探测器。

3. MOS 线型探测器　图 17-13 是 MOS 线型固态图像探测器的构成及原理。它是由扫描电路和光敏二极管阵列集成在一块片子上制成的,扫描电路实际上是移位寄存器。MOS——FET 是其选址扫描开关,以固定延时间隔时钟脉冲,对 PD 阵列逐行扫描。最后,信号电荷经公共图像输出端一行一行地输出。

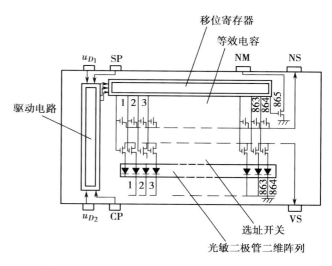

**图 17-13　MOS 线型固态图像探测器构造及原理**

MOS 线型探测器最大缺点是,MOS—FET 的栅漏区之间的耦合电容会把时钟脉冲也耦合而漏入信号,从而造成再生一维图像的"脉冲噪声"。目前,有效的消除方法是再配置一个与选址开关完全对称的等效电容器阵列,将后者输出的纯是噪声的信号与含有噪声的正常输出图像信号,同时输入外置差动放大器消除之。但是,用这种方法难以完全消除脉冲噪声影响,往往还需另外配置一套特别的信号处理电路消除这种干扰。尽管 MOS 线型探测器与 CCD 线型探测器相比存在以上缺点,但因暗电流较 CCD 式的低一个数量级,所以 MOS 探测器用于低速读出和低频工作还是很可取的。

**(二)面型固态图像探测器**

1. 面型图像探测器的构成方式　如图 17-14 所示面型固态图像探测器也有四种基本构成方式。

最早研制的是 X-Y 选址,如图 17-14A 所示。它是用移位寄存器对 PD 阵列进行 X-Y 二维扫描,信号电荷最后经二极管总线读出。X-Y 选址式固态

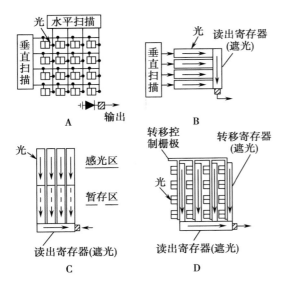

图 17-14　面型固态图像探测器构成方式

图像探测器在日本、美国、德国等国家已商品化。周围像质量不佳,所以正以 CID 为敏感器件代替 PD 阵列,力图提高探测器图像质量。

图 17-14B 是行选址方式,它是将若干个结构简单的线型探测器,平行地排列起来构成的。为切换各个线型探测器的时钟脉冲,必须具备一个选址电路,最初是用 BBD 作选址电路。同时,行选址方式的探测器,垂直方向上还必须设置一个专用读出寄存器,当某一行被 BBD 选址时,就将这一行的信号电荷读至一垂直方向的读出寄存器。这样诸行间就会有不相同的延时时间,为补偿这一延时往往需要非常复杂的电路和相关技术。另外,由于行选址方式的感光部分与电荷转移部分共用,很难避免光学拖影劣化图像画面现象。正是由于以上两个原因,行选址方式未能得到继续发展。

图 17-14C 所示的帧场传输(FT-CCD)式的特点是感光区与电荷暂存区相互分离,但两区构造基本相同,并且都是用 CCD 构成的。感光区的光生信号电荷积蓄到某一定数量之后,用极短的时间迅速送到常有光屏蔽的暂存区,这时感光区又开始本场信号电荷的生成与积蓄过程。此间上述处于暂存区的上一场信号电荷,将一行一行地移位读出寄生器依次读出,当暂存区内的信号电荷全部读出终了以后,时钟控制脉冲又将使之开始下一场信号电荷由感光区向暂存区迅速转移。

图 17-14D 所示的行间传输(IT-CCD)方式的基本特点是感光区与垂直转移寄存器相互邻接,这样可以使帧或场的转移过程合二为一。在垂直转移寄生器中,上一场在每个水平回扫周期内,将沿垂直转

移信道前进一级,此间感光区正在进行光生信号电荷的生成与积蓄过程。若使垂直转移寄存器的每个单元对应两个像素,则可以实现隔行扫描。

帧场传输式及行间传输式是比较可取的,尤其后者能够较好地消除图像上的光学拖影的影响。除上述四种基本构成和 FT、IT 两种信号电荷转移方式外,"蛇行"转移方式比较引起人们兴趣。蛇行转移方式基本属于 IT-CCD 构成方式,其特点是像素交错相间分布。此方式水平分辨率较低,只能用信号处理方式补偿。但蛇行转移方式垂直转移效率高,输出寄存器级数和转移频率减半,并且灵敏度高,信号转移量大。

2. 帧场传输 CCD 面型探测器　帧场传输 CCD 面型固态图像探测器可简称为 FT-CCD,图 17-15 是 FT-CCD 结构,是由感光区与暂存区构成的。

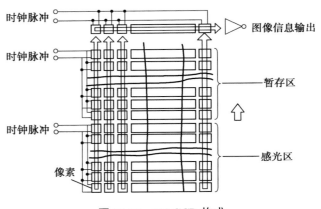

图 17-15　FT-CCD 构成

每个像素中产生和积起来的信号电荷,依图示箭头方向,一行行地转移至读出寄存器,然后在信号输出端依次读出。

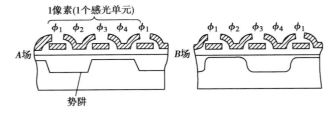

图 17-16　FT-CCD 隔行扫描原理

图 17-16 是感光区在信号电荷垂直方向上的截面图。图中示意出了 A、B 两场信号电荷的积蓄情形,在控制电压作用下,A 场时,$\phi_1$ 和 $\phi_2$ 电极下方形成表面势阱,亦即 $\phi_1$ 和 $\phi_2$ 电极下方的空间位置处于感光灵敏度的峰值,下一场的 B 场时,$\phi_3$ 和 $\phi_4$

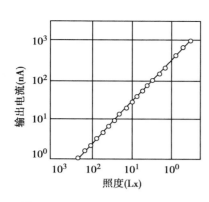

图 17-17　FT-CCD 光电变换线性

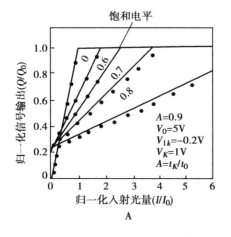

图 17-18　控制光电特性的脉冲波形

两极下方形成表面势阱,峰值也移向那里,这样空间取样频率增加一培。

图 17-17 是 512(V)×340(H) 面型固态图像探测器光电变换特性。不仅 CCD 式图像探测器具有线性的光电变换关系,其他类型大体也具有类似关系,只是当入射光像的光量高达某一固定值时,才出现饱和的电输出。

图 17-18 是用于改变光电特性的控制时钟脉冲波形;图 17-19 是改变后光电特性。只要在光生信号电荷积蓄期间,于积蓄控制电极(此时是 $\phi_1$ 和 $\phi_2$)上加以方波电压,则可达到改变探测器光电特性的目的。改变低电平电压 $U_k$,可获得图 17-19A 所示的特性。就是说低电平电压 $U_k$,能使光电变换特性弯曲,并且可以改变其斜率,如同图 17-19B 所示,只要改变低电平电压 $U_k$ 的作用时间,则可改变特性的弯折起始点。

3. 行间传输 CCD 面型探测器　行间传输 CCD 固态图像探测器可简称为 FT-CCD,图 17-20 是它的

结构。

由图可知,它的感光区与 CCD 转换寄存器(其表面有光屏蔽物)是相互邻接的,信号电荷按图示方向转移。IT-CCD 与 FT-CCD 相比,其信号电荷转移级数(段数)大为减少。

图 17-21 是 IT-CCD 一级(或称一个单元)的平面结构。其中光敏元件的功能是产生并积蓄信号电荷;排泄电荷部分的作用是排泄过量的信号电荷,控制栅级与排泄电荷部分的共同作用是避免过量载流子沿信道从一个势阱溢到另一个势阱,从而造成再生图像的光学拖影与弥漫;光敏元件两侧的沟阻(CS)的作用是将相邻的两个像素隔离开来,合乎要求的正常光生信号电荷,在控制栅(它受时钟脉冲控制)和寄存控制栅双重作用下,进入转移寄存器;其后,在转移栅控制下,沿垂直转移寄存器的体内信道,依次移向水平转移寄存器读出。因为垂直 CCD 转移寄生器的表面有光屏蔽,所以有时称 IF-CCD 为"隐线传输固态图像探测器"。显然,仅仅就利用

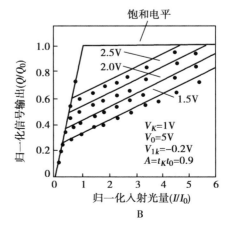

图 17-19　改变后光电特性

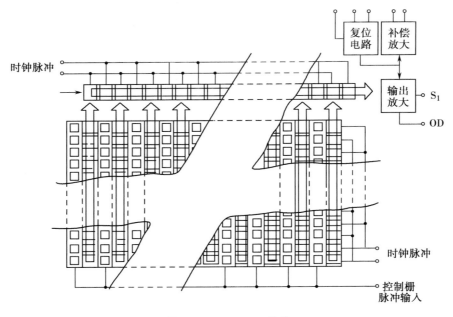

图 17-20　FT-CCD 结构

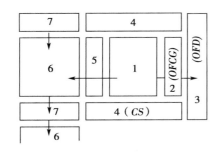

图 17- 21　T-CCD 一级构造及工作原理

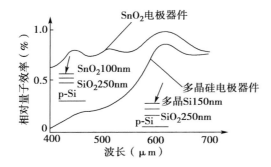

图 17- 22　SnO₂ 电极器件光谱响应

光像的信号光量效率而言,IF-CCD 的"隐线"确实是个浪费。

图 17-22 表明,光敏元件的 MOS 结构的电极若采用透明 SnO₂ 材料,可提高传感器对蓝色光谱响应特性。此外,与线型探测器相似,也有用 PD 作光敏元件,但性能不及 MOS。

4. MOS 面型探测器　MOS 器件没有电荷转

移功能,所以必须有 X-Y 选址电路。探测器是多个像素的二维矩阵,每个像素包括两个元件:一个是 PD,一个是 MOS-FET。PD 是产生并积蓄光生电荷的元件,而 MOS-FET 是读出开关。当水平与垂直扫描电路发出的扫描脉冲电压,分别使 MOS-FET(SWH)以及每个像素里的 MOS-FET(SWV)均处于导通时,矩阵中诸 PD 所积蓄的信号电荷才能依次读出。

扫描电路一般用 MOS 移位寄存器构成,用二相时钟脉冲驱动。MOS 面型图像探测器输出图像信号中,也往往混入脉冲噪声,这种噪声在诸像素间的分散,便会形成再生图上固定形状的"噪声图像",这是影响探测器图像质量的最主要原因。消除这种噪声的方法大体同 MOS 线型探测器,一般是在邻接像素或行间输出同时取出两种信号:一种是含有噪声的图像信号,一种是纯噪声信号。然后将两者同时接外部差动放大器中消除。根据信号出处的相异,消除方法可以是"邻像素相关法",也可以是"邻行相关法"。

MOS 面型探测器另一个缺点来自各像素的MOS-FET,由于 MOS-FET 的漏区与 PD 相邻甚近,一旦信号光像照射到漏区,衬底内也会形成光生电荷并且向各处扩散。必然在再生图像上出现纵线状光学拖影。当信号光像足够强烈时,由于光点的扩散而又会造成再生图像的弥散现象。

上述衬底内光生电荷的扩散可形成漏电流,漏

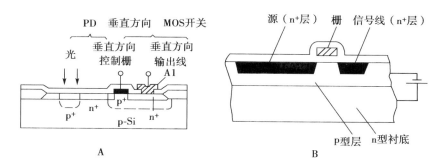

**图 17-23　防止拖影和弥散的两种方法**

电流可归结为两种:一种是 PD 与 $n^+$ 层信道间形成的"测向晶体管"所致漏电流;另一种是栅极与场氧膜下方所流的电流。

　　采用图 17-23 所示的方法,可以有效地防止漏电流蔓延而消除再生图像的拖影与弥漫。图 17-23A 所示的方法是设置一个 $P^+$ 层把 $n^+$ 层包围起来,图 B 所示的方法是再增加一个 n-si 衬底,在原 p-si 衬底上形成 pn 结,后增的 n-si 衬底对原 p-si 衬底而言是反向偏置。前一种方法的图像探测器对红外光谱有某种程度的灵敏度,用于黑白摄像;后者有意识地抑制红外光谱响应,可用于不需要红外光谱响应的彩色摄像。

　　5. CID 面型探测器　由于 CID 不具有电荷转移功能,所以 CID 型探测器必须有 X-Y 选址电路,以读出光生信号电荷,如图 17-24 所示。

　　CID 面型探测器每个像素有两个 MOS 电容器,图 17-24B 表示这两个成对的电容信号电荷积蓄与读出过程。$U_C$,$U_R$ 是水平和垂直扫描电路的扫描电压,成对 MOS 电容器其中之一的电极接于 $U_C$,另一个 MOS 电容器的电极接于 $U_R$,当同时对一个像素加上 $U_C$ 与 $U_R$,并且 $U_R > U_C$ 时,因 $U_R$ 下方势阱较 $U_C$ 下方势阱深,于是光生信号电荷将积蓄于像素右侧(即 $U_R$ 下方势阱内),这种状态称为"非选址状态"。当 $U_R$ 继续增大而 $U_C$ 继续减小至零时,信号电荷全部积蓄于 $U_R$ 电极之下,这种状态称为"积蓄状态"。

　　CID 探测器实际读出过程是:首先把"积蓄状态"的 $U_R$ 减为零,而给 $U_C$ 以某一定值,这时信号电荷积蓄于 $U_C$ 电极下方的势阱内,然后将水平扫描电压 $U_C$ 从左向右依次减为零,于是在诸像素内的信号电荷也就依次注入衬底,这时与这一注入过程相对应的电流即可取作输出信号,显然,注入信号电荷时,$U_R$ 与 $U_C$ 均为零,所以称 $U_R$、$U_C$ 为零时的状态为"注入状态",而注入状态之前应是"行读出的准备状态",简称"行准备"。

　　因为 CID 面型探测器必须选址后才能读出,因此也有信号中混入脉冲噪声的缺点。但是,根据 CID 的具体构造形式,若采用图 17-25 所示"并行注入法"的新技术,则能够比较彻底地消除脉冲噪声。

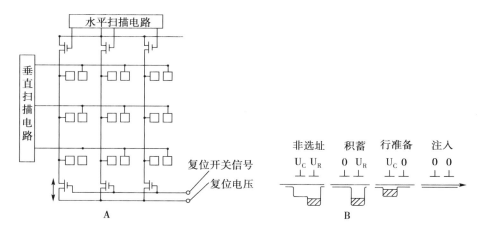

**图 17-24　CID 面型图像探测器**

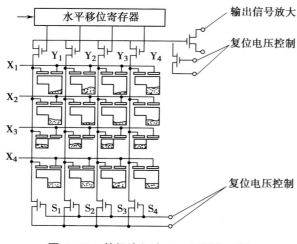

图 17-25　并行注入法 CID 面型探测器

并行注入法的措施是在像素内的某个 MOS 电容器内的信号电荷未注入到衬底之前，就首先检测出它的电位，并以此电压作输出信号。然后，在水平扫描电压 Uc 的作用下，将该 MOS 电容器的信号电荷注入衬底。与此同时，即在水平扫描匿影期间，使相邻的同一像素内的另一 MOS 电容器内所积蓄的信号电荷"并行地"转移入该 MOS 电容器。显而易见，并行注入法可以保证"非破坏性"地读出信号电荷和实现高速扫描；同时，如果信号电荷在同一像素内两个 MOS 电容器之间重复转移而暂不注入衬底，则可以做到同一光像信号电荷的多次重复读出。

此外，CID 面型探测器与相同面积的 FT-CCD 或 IT-CCD 相比，它用在光生信号电荷的硅表面积比例较大，这样可以减小器件的暗电流，因暗电流是影响图像探测器室温性能的最主要因素。由于随时

读取和能反复读取这两大长处，CID 探测器可用于图像处理技术。

**（三）CCD 的光谱分类**

按光谱分类，CCD 可分为可见光 CCD、红外 CCD、X 线 CCD 和紫外光 CCD。

1. 可见光 CCD　可见光 CCD 可分为黑白 CCD、彩色 CCD 和微光 CCD 三大类。

（1）彩色 CCD：CCD 问世不久，美国 RCA 公司用三个帧转移型 512×320 像素 CCD 片制成了第一台彩色摄像机，不过当时像机的灵敏度较低，被摄景物的照度要达数万勒克斯。后经日本几家公司不断改进，使之性能不断提高，功能日益完善，体积逐步缩小，重量越来越轻。如松下公司 574×582 像素 1.82cm 器件的出现，其彩色摄像的水平分辨率达 390TV 线。由于这种摄像机小型轻便，功耗低，启动快，没有残像灼伤，能够拍摄高速运动的物体，基本能满足动态成像的需要，且具有高的清晰度。

按照电视摄像机的类型，彩色 CCD 摄像机可分为三片式、二片式和单片式三种类型。

1）三片式：彩色 CCD 摄像机如图 17-26 所示。

景物经过摄像镜头和分子系统形成红（R）、绿（G）、蓝（B）三个基色，图像分别照射到三片 CCD 上。这三片 CCD 常采用行间转移结构，因为行间转移结构可以把光敏区和转移区分开，能有效防止模糊现象。为了提高蓝光灵敏度，使用透明电极（SnO₂）作为光敏区电极，转移寄存器采用 BCCD。

2）二片式：CCD 彩色摄像机是用一片 CCD 产生绿色信号，另一片 CCD 产生红、蓝信号。利用两个分色棱镜将入射光分离成绿色和红、蓝色两条光

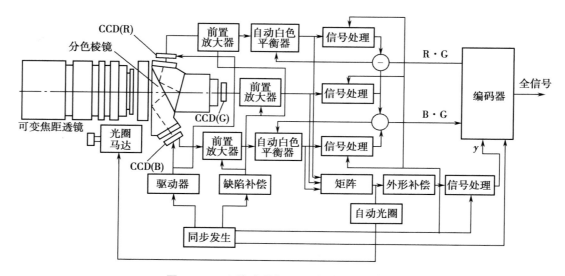

图 17-26　三片式彩色 CCD 摄像机结构框图

| G | R | G | R | G | R |
|---|---|---|---|---|---|
| B | G | B | G | B | G |
| G | R | G | R | G | R |
| B | G | B | G | B | G |
| G | R | G | R | G | R |
| B | G | B | G | B | G |

| G | R | G | B | G | R |
|---|---|---|---|---|---|
| R | G | B | G | R | G |
| G | R | G | B | G | R |
| R | G | B | G | R | G |
| G | R | G | B | G | R |
| R | G | B | G | R | G |

A　　　　　　　　　　　　　B

图 17-27　两种棋盘式滤色器的基本结构

路,分别射到两片 CCD 上,在红、蓝光的成像位置上,设置彩条滤色器,再用中继透镜,使红、蓝光学图像在 CCD 上成像。

3) 单片式:CCD 彩色摄像机是 CCD 片制作滤色膜。其制作方法有两种,一种是 CCD 芯片与彩色膜分别制作,然后再把它们组合在一起。另一种是在 CCD 芯片制好后,再在 CCD 片上制作彩色膜。目前大都采用棋盘格式滤色膜,常见是行间排列(GCFS)和 Bayer 排列,如图 17-27 所示。

在 Bayer 排列中,如图 17-27A 所示,每一行上只有两种滤色单元,或者是 G、B 或 G、R,因而 G 光的采样单元数是 R 光或 B 光的两倍,这是因为人眼对 G 色最敏感,通过 G 色来调节亮度,即 G 色稍增加,亮度就会明显增加。在行间排列中,如图 18-27B 所示,每一行上都有 R、G、B 三种滤色单元,每种色各占一个光敏元。G 单元是隔列重复,R、B 单元是隔三列重复,以上是棋盘排列。还有一种是带式排列,即垂直 CCD 光敏列按 R,G,B,R,G,B……排列。

(2) 微光 CCD:"微光"是泛指夜间或低照度下微弱的,甚至能量低到不能引起人视觉的光,如月光("满月"光照度为 $5 \times 10^{-31}$)、星火(星光照度为 $5 \times 10^{-51}$)、大气辉光、高空云层的散射光等。微光 CCD 是指用于在微光条件下进行摄像的 CCD 器件,微光条件下摄像对 CCD 要求比较苛刻,因为在正常照射条件下,光线较强,信号远大于噪声,易于摄出清晰的图像。但是在微光条件下,景物对比度和清晰度都极差,这就对 CCD 摄像机性能和系统噪声提出了更高的要求,要求微光像机输出的信噪比必须大于某一个定值(如探测黑白线对,这个值 1.2;探测孤立小圆盘则为 5),这是一般 CCD 摄像机难以完成的。

微光摄影技术的实质是微光望远镜和光路分开,在物镜与目镜之间放置一个所谓辐射能变换器(如像增强器、微光摄影器件等)。通过能量转换和信号处理后,在输出端变换成具有适当亮度、对比度和清晰度的可见目标图像。

目前微光 CCD 摄像器件共有两种类型,即增强型 CCD(ICCD)和时间延迟积分型 CCD(TDICCD);3 种工作模式,ICCD 包括像增强器与 CCD 耦合模式,电子轰击(EBCCD)工作模式和 TDICCD 工作模式。

1) 耦合与轰击模式:ICCD 满足微光摄影提高像机信噪比的方法之一是增强信号强度,让到达 CCD 芯片之前的光学图像得到倍增。其途径有两种:一是加置像增强器;二是采用电子轰击的方法来获得倍增,二者都可使器件的灵敏度提高 3~4 个数量级。

2) 像增强器与 CCD 芯片耦合模式:自 50 年代中期 S-20 高灵敏度、低暗电流的多碱光电阴极的出现和 60 年代传光效率高、传像真实的纤维光学的重大突破构成了第一代像增强技术以来,如图 17-28 所示。经历了 70 年代的微通道板,如图 17-29 所示。

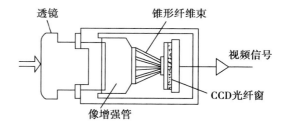

图 17-28　低照度固体微光摄像器结构

第二代像增强技术和 GaAs 等Ⅲ-Ⅴ族负电子亲和势光电阴极第三代像增强技术的发展,灵敏度越来越高,可达 2000μA/lm;光谱响应越来越宽,可达 2.1μm;暗电流大大减小,低达 $10^{-16}$A/cm$^2$;可视距离增加了 1 倍。CCD 器件的引入被认为是第四代像增强技术。

像增强器与 CCD 的耦合是一种混合式结构,通

243

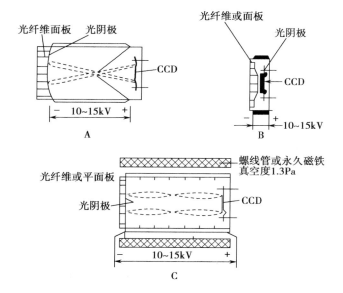

图17-29　三种电子—光学成像系统

常采用两极像增强。第一级采用直径为18mmGaAs光电阴极，其灵敏度为900μA/lm，光谱响应范围0.6~0.9μm，极限分辨率为36lp/mm。第二极采用S-20光电阴极，增强后的光学图像用2.54mm长的光导纤维束耦合到CCD芯片上。这是一种灵巧的微米摄像机，其长为120mm，直径50mm。倍增的图像由直径18mm的P20输出窗输出，经光纤束耦合到CCD输入窗，并将图像缩小到直径为7mm，以便与CCD光敏面匹配，CCD是200×300像素，这种装置的像增强器增益为$10^4$，加之调制传递函数（MTF）较高，噪声较低，能较黑暗光线下工作。

3）电子轰击模式：该装置是将CCD摄像器件直接集成到摄像管的真空之中，作为摄像器的阳极，S-20为光电阴极。其工作原理是，当入射光子打在S-20光电阴极上时，光子变换为光电子，当电子被加速（10~15keV）并聚集在面阵CCD芯片上，在光敏元中产生电荷包，积分结束后电荷包转移到移位寄生器输出。

EBCCD的特点：静电聚集得到倒像，易产生枕形畸变；近帖型得正像，会引起强的背景辐射；磁聚集得正像，易引起螺旋畸变。一般来说，EBCCD每个光电子可以产生大约200~300个电子。加之光电阴极灵敏度可在400μA/lm以上，所以EBCCD可以实现高灵敏度、高增益、低暗电流工作，它作为微光摄像有明显的优势。

EBCCD的缺点是工作寿命短，因为CCD在10~20keV的电子轰击下工作会产生辐射损伤，致使暗电流、漏电流增加，转移效率下降。

4）TDICCD模式：由前所述，ICCD虽已用于微光摄像，但存在许多不足，由于像增强器会引入噪声使S/N下降，加之像增强的动态范围小，有的还进行多次光电转换，使对比度减小，图像质量退化等。

除了上述两种增强工作模式外，还有一种不加增强器而能在微光条件下工作的模式，即TDI模式，系指增强每场光积分时间，也等效于增大了光积分面积，从而提高了S/N比。这种模式工作的CCD常在低温（-40°以下）工作，这样可以大幅降低暗电流。若采用背照式减薄帧转移CCD，摄像性能会更佳。因为背照式减薄（几十微米）克服了正照多晶硅电极及一些不必的吸收，使光照CCD的量子效率从正照的25%提高到背照的90%以上。TDI背照减薄工作模式的灵敏度（可提高100倍），噪声低，适用于目标与摄像机之间存在移动的场合。

2. X线CCD　CCD对X线的敏感度比X线胶片高出200~1000倍，即使是非常微弱的X线图像也能拍摄到。目前X线CCD器件有两类，一类是直接用CCD像机拍摄X线图像（主要是微光CCD像机摄取软X线目标图像）；另一类是用转换材料，即在每个光敏元上装置有带隔离层的碘化铯晶体，碘化铯晶体是一种能把X线转换成可见光的高效转换材料，它几乎能把照射的X线全部吸收，这种结构由于X线不会直接照射到光敏元阵列上，因而可以延长器件使用寿命，同时光隔离技术减少了光干扰，提高信噪比和系统分辨力。

日本大阪大学理学院用19万个像素的面阵CCD制作的X线像机与个人电脑相连，将CCD所捕捉到的X线经个人电脑处理后显示在电视屏幕上。日本现已制作出装有5个CCD的X线像机电视系统；能对摄像机的X线照片进行数字化处理，消除残像，获得最佳密度图像。由于该系统是在电视监视器上显示人体内部器官，拍摄X线前可精确定位，提高了摄影成功率和成像质量。

3. 紫外CCD　近几年来，可见光（微光）和X线CCD都取得了很大进展，唯有用紫外线辐射波段的CCD进展缓慢，其原因是因为紫外辐射与用于半导体工艺技术材料之间相互作用中的许多问题尚待解决，如正面CCD较厚的栅氧化层（50~120nm）强烈地吸收紫外辐射，使直接探测效率极低。

为了提高探测效率，人们采用减薄背照CCD来探测紫外光，但是减薄后的硅表面会形成天然的氧化层，这种氧化层即使很薄（5nm以下）也会影响整个探测器的特性，因为Si-SiO2的界面态对光生载流子复合会使许多有用的信号电荷损失,此时界面态的俘获和释放电荷的过程还会给出不稳定的量子效率特性。解决的办法,一是采用各种背堆积(back-accumlation)技术减小界面态作用;二是涂覆某些荧光物质,如六苯并苯(coroneoe)把紫外光转换成0.5μm附近的荧光,利用硅CCD的吸收,并起抗反射涂层的作用。目前紫外CCD还在开发之中。

### (四)X线成像的CCD类型

目前CCD型DR主要有多块CCD和单块CCD两种探测器。其各自的结构和原理分述如下:

1. 多块CCD型探测器　多块CCD型探测器以瑞典Swissray medical AG公司的ddR为代表,其产品1995年在北美放射年会上推出,CCD探测器Addon-Bucky是世界上第一台间接数字化X光探测器,获得美国和欧洲专利,并获得美国FDA许可和ISO9001/EN 46001 AnneX 11(CE)认证,是最早应用于临床X线摄影的DR系统。

(1)主要结构和成像原理:Swissiray数字探测器系统使用4个2cm²的CCD芯片作为探测器元件。基本成像过程为:①X线曝光时,透过人体的X线投射到大面积CsI平板上,立即转换为可见荧光;②4个位于不同位置上的高质量反射镜将荧光图像分割为4个等分的区域,按反射镜方向所确定的光路,分别形成4幅独立的局部图像;③4个125万像素的CCD镜头(例如,Kodak Blue Plus CCD cameras)分别将采集的光信号传送到镜头后部的CCD芯片;④由CCD产生光生电子,并通过电子学处理转化为数字信号;⑤计算机重建图像,对定焦式光学镜头产生的几何光学畸变进行矫正并完成4幅图像拼接整合,还原为一幅完整的X线图像。图17-30为CCD相机的内部构造。

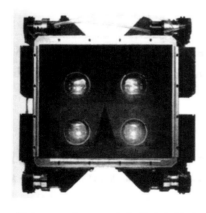

**图17-30　为CCD相机的内部构造**

4个CCD芯片组合成像的难点是由于透镜缺陷引起图像变形问题,和4个CCD图像的拼合问题。为了校正透镜光耦合系统产生的几何变形失真和保证计算机图像拼接位置的可靠性,4个CCD分别采集的原始图像面积都比实际拼合的图像增大10%,4CCD多光路信号采集原理见图17-31。

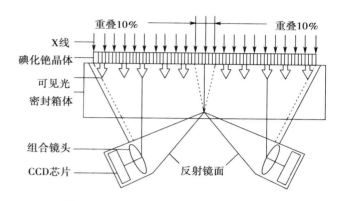

**图17-31　CCD相机多光路信号采集原理**

(2)Swissray ddR主要技术参数见表17-1。

**表17-1　Swissray ddR主要技术指标**

| 探测器类型 | CCD探测器 |
| --- | --- |
| 转换材料 | 大面积CaI:Tl平板 |
| CCD芯片 | 4个2cm²芯片 |
| 成像范围 | 43cm×43mm(17in×17in) |
| 像素数量 | 500万像素 |
| 像素尺寸 | 169μm×169μm |
| 空间分辨率 | 2.94lp/mm |
| 最短成像时间 | 2s |
| 曝光周期 | 5s |
| 像素深度 | 14bit |
| 工作温度范围 | 10~40℃ |
| 工作湿度范围 | 10%~80%RH(<20g/m³) |

2. 单块CCD型探测器　单块CCD型探测器以加拿大IDC公司(imaging dynamics company)为代表,其产品Xplorer于2003年推出,并形成系列化产品,包括ddR Multi-system、移动式C形臂系统,ddR Chest胸部系统,ddR Combi天吊系统等。

(1)Xplorer CCD探测器的主要结构:X线转换层采用大面积CsI:Tl平板;Xplorer CCD镜头结构,Xplorer CCD镜头结构的主要特点是CCD探测器采用了单片CCD芯片技术。作为信息采集的主体,成像单元由单个5cm²的大尺寸VHD CCD芯片和大口径组合镜头(f0.95)组成。因此,单芯片 CCD 在成像原理上没有图像的拼接过程。

(2) Xplorer CCD 探测器的成像原理:Xplorer 基本成像过程为:①透过人体的 X 线投射到大面积 CsI:T1 平板上被转换为可见荧光;②整块反射镜面以 45°折射角将可见光导入 CCD 镜头;③大口径光学组合镜头采集光信号,传送到镜头后部的 1700 万像素的 CCD 芯片;④由 CCD 产生光生电子,通过电子学处理转化为数字信号;⑤计算机重建图像并矫正定焦式光学镜头产生的几何光学畸变,形成 X 线图像。

(3) IDC X 线探测器主要技术指标:IDC X 线探测器主要有两种不同分辨率的机型,商标分别为 Xplorer 和 Xaminer。

1) Xplorer 的主要技术指标见表 17-2。

**表 17-2　Xplorer 主要技术指标**

| 探测器类型 | CCD 探测器 |
| --- | --- |
| 转换材料 | 大面积 CsI:Tl 平板 |
| CCD 芯片 | $5cm^2$VHD 单芯片 |
| 成像范围 | 43cm × 43cm(17in × 17in) |
| 像素数量 | 1700 万像素(4128 × 4128 矩阵) |
| 像素尺寸 | $108\mu m × 108\mu m$ |
| 空间分辨率 | 4.6lp/mm |
| 最短成像时间 | 6s |
| 曝光周期 | 10s |
| 像素深度 | 14bit |
| 工作温度范围 | 10~30℃ |
| 工作湿度范围 | 0~70% |

2) Xaminer 的主要技术指标见表 17-3。

**表 17-3　Xplorer 主要技术指标**

| 探测器类型 | CCD 探测器 |
| --- | --- |
| 转换材料 | 大面积 CsI:Tl 平板 |
| CCD 芯片 | $5cm^2$ VHD 单芯片 |
| 成像范围 | 43cm × 43cm(17in × 17in) |
| 像素数量 | 900 万像素(3072 × 3072 矩阵) |
| 像素尺寸 | $144\mu m × 144\mu m$ |
| 空间分辨率 | 3.4lp/mm |
| 最短成像时间 | 5s |
| 曝光周期 | 10s |
| 像素深度 | 14bit |
| 工作温度范围 | 10~30℃ |
| 工作湿度范围 | 0~70% |

3. 板 CCD 阵列扫描探测器　FUJI 公司于 2005 年开始推出继 CR 之后的 DR 成像系统 VELOCITY 系列产品,这种 DR 的特点是采用大面积平板式探测器结构(与 IP 类似),将平板探测器与激光扫描、光学收集、信号采集、残影擦除等组装为一体。它的基本结构与 CR 基本类似,只不过是将光学收集与信号采集成为一个整体,可以把它称为扫描头,与 AGFA 的线扫描 CR 相类似,每次曝光完后,平板探测器(IP)不动,由扫描头快速移动扭描获取信息,而后用强光擦除探测器中残影,等待下一次曝光。

VELOCITY 系列 DR 成像系统具有使用寿命长、精确度高、接受 X 线能力强和反应灵敏等特点。

(1) VELOCITY 型 CCD 探测器的成像原理:VELOCITY CCD 探测器成像基本过程为:透过人体的 X 线投射到大面积平板探测器(IP)上形成潜影,用激光扫描激发探测器产生与入射取强度相对应的激励光,由扫描头一行一行地采集扫描光信息。采集到的光信号,被传送到 CD 芯片,由 CCD 产生光生电子,通过电子学处理转化为数字信息,然后送到图像处理系统进行处理,形成数字 X 线图像。

(2) VELOCITY 型探测器的主要技术指标:VELOCITY 探测器的主要技术指标如表 17-4 所示。

**表 17-4　VELOCITY 探测器主要技术指标**

| 探测器类型 | CCD 探测器 |
| --- | --- |
| 成像范围 | 43cm × 43cm(17in × 17in) |
| 像素数量 | 1850 万有效像素数 |
| 像素矩阵 | 4300 × 4300 |
| 像素尺寸 | $100\mu m × 100\mu m$ |
| 空间分辨率 | 5.0lp/mm |
| 最短成像时间 | 2s |
| 曝光周期 | 7s |
| 像素深度 | 12bit |
| 工作温度范围 | 15~40℃ |
| 工作湿度范围 | 40%~80%($<20g/m^3$) |

## 第三节　CCD 探测器的成像原理

### 一、CCD 探测器的成像过程

CCD 芯片将可见光信号转换成电信号,经 A/D 转换器转换为数字信号,送入计算机进行处理。CCD 探测器数字化 X 线成像大致分为下面 4 个基本过程:①采用碘化铯或硫氧化钆等发光晶体物质做X线能量转换层,入射X线光子被晶体物质吸收后转换为可见荧光;②采用反射镜/透镜或光纤进行缩微和光传导,将光信号按确定的方向导入CCD;③光生电子产生,光生电子的数目与每个CCD吸收的光子数呈正比,光生电子被检出形成电信号,迅速存入存储装置,存储装置积累的电荷量代表感光单元接受的光照射强度;④存储的电荷按像素矩阵的排列方式被移位于寄存器转移、放大,接着进行A/D转换,将模拟电信号转化为数字信号。

CCD型X线成像属间接X线摄影,它与数字平板X线摄影装置的主要区别是在X线能量转化过程中增加了光学信号传输系统。

## 二、CCD探测器成像的基本原理

### (一)光电子转移与储存

1. MOS电容器　在P型Si的衬底表面用氧化的方法,生成一层厚约100~1500埃的二氧化硅(SiO₂),再在SiO₂表面蒸镀一层金属多晶硅作为电极,在衬底与金属电极间加上一个偏置电压,这样就构成了一个MOS电容器。当光子投射到MOS电容器上,光子穿过透明氧化层,进入P型Si衬底,衬底中处于价带的电子将吸收光子的能量而跃入导带。当光子进入衬底时产生电子跃迁,形成了电子-空穴对。电子-空穴对在外加电场作用下,分别向电极两端移动,形成了光生电荷。这些光生电荷将储存在由电极造成的"势阱"中,形成电荷包。势阱是电极下面的一个低势能区,势阱深浅与电压大小有关,电压越高势阱越深。光生电荷的产生决定于入射光子的能量(波长)和光子的数量(强度)。每个电荷的电量与对应像元的亮度呈正比,这样一幅光的图像就转变成了对应的电荷图像。当光生电荷超过MOS电容的储存器量时,势阱将会发生溢出,即为"过荷开花"现象。

2. 光敏二级管　在P型Si衬底上扩散一个N⁺区域,形成P-N结二极管。通过多晶硅相对二极管反向偏置,在二极管中产生一个定向电荷区,即耗尽区。在定向电荷区内,光生电子与空穴分离,光生电子被收集在空间电荷区形成电荷包。对带负荷的电子而言,这个空间电荷区是一个势能特别低的区域,因而称之为势阱。入射光子产生的光生电荷就储存在这个势阱之中,势阱能够储存的最大电荷量称为势阱容量,它与所加偏置电压近似呈正比。光敏二极管与MOS电容相比,具有灵敏度高、光谱响应宽、蓝光响应好,暗电流小等特点。

### (二)电荷转移

CCD是通过变换电极电位使势阱中的电荷发生移动,在一定时序的驱动脉冲下,完成电荷包从左到右的转移,实质上是一个模拟量的位移寄存器。

### (三)信号读出

当信号电荷传到CCD器件的终端时,由位于器件内部输出多只场效应管组成的电路将该信号读出。图像信号读出的过程可概括为:在一个场的积分周期内,光敏区吸收从目标投射来的光信号,产生光电子。这些光电子储存在各像元对应的势阱中,积分期结束时(一场周期过后),在场消隐期外来场脉冲的作用下,所有像元势阱中的光生电荷同时转移与光敏区对应的存储区势阱中,然后开始一场光积分。与此同时,消隐期间已经转移至储存区的光生电荷在脉冲的控制下,一行行依次进入水平位移寄存器。水平位移寄存器中的像元信号在行正程期间,由水平时钟脉冲控制,逐个向输出端转移,最后在输出端转换为视频信号。以上电荷积累、转移、读出过程的完成,由驱动器产生的场,行驱动脉冲和读出脉冲控制。

## 三、CCD探测器的成像特点

1. 光学缩微技术　由于CCD芯片生产工艺的限制,目前CCD芯片的最大有效面积仅为2.5~5cm。因此,CCD探测器数字X线摄影设备必须采用光学缩微技术(demagnification)。

(1) 2次光学缩微技术　由大面积闪烁屏(scintillation screen)将入射X线转换为可见荧光,利用反射镜系统通过光路传输过程将光野进行第1次缩微,再通过镜头的光学透镜系统第2次缩微,并投射到CCD的有效尺寸上(图17-32A为反射式光学缩微技术原理)。

(2) 1次光学缩微技术　由大面积闪烁屏(scintillation screen)将入射X线转换为可见荧光。再通过镜头的光学透镜系统缩微并投射到CCD的有效尺寸上,图17-32B为直射式光学缩微技术原理。

(3) 采用锥形光纤束系统将大面积可见光野缩微后直接耦合(precision optical coupling)到CCD表面上,如图17-32C为光纤式光学缩微技术原理。

(4) 平面移动采集技术大面积闪烁屏将入射X线转换为可见荧光。此时,置放在闪烁屏下方的CCID采集板从下向上平行移动,采集板上排列的多

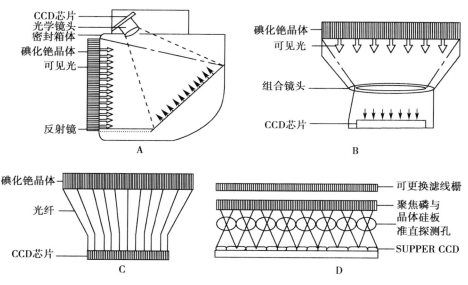

**图 17-32　常见 4 种 CCD 探测器结构及缩微技术原理**
A. 反射式 CCD 探测器结构及缩微技术原理；B. 直射式 CCD 探测器结构及缩微技术原理；
C. 光纤式 CCD 探测器结构及缩微技术原理；D. 平板式 CCD 探测器结构及缩微技术原理

个准直探测孔通过光路传输将荧光投射到 SUPER CCD 上，图 17-32D 为平板式 CCD 技术原理。

2. CCD 芯片降温系统　为了预防大尺寸 CCD 在连续工作时产生的热噪声，IDC 公司的 X 线探测器在 CCD 芯片的位置设置了高稳定性的冷却晶片（半导体冷却系统 -Peltier 固态电子冷却器），它可使温度保持在 −10℃ 而无需另加其他的冷却系统，同时整个光学套件密闭在氩气环境中，进行热交换，保证 CCD 芯片处于低温工作状态（−10℃ 温度，暗电流小于 1e/s），从而有效地提高 CCD 成像系统的信噪比。

3. 恰当的光谱匹配　CCD 所采用的大口径光学镜头具有对可见光范围的高敏感性和微光采集能力，特别是镜头的光敏感区域与碘化铯晶体的发光光谱范围（CsI:TI 最大波长为 540nm）有恰当的光谱匹配；微光采集能力有效地减少了光信号在传递过程中被丢失。

4. 被动触发技术　IDC 公司的 DR 在整个光学线路中增加了红外传输系统和 Tigger 感应器，它能被动感应所有传输来的可见光，同时向探测器发出指令进行采集和后处理，而无需另加光缆传输系统，使整个系统自动完成所有的信号采集和后处理。另外，这一功能方便医院对的常规 X 光系统进行现场升级。

5. 探测器结构特点　Xplorer DR 的 CCD 芯片在设计上被置于感光屏的侧边，这样就不会受到 X 线的直接照射，从而减少辐射损坏的可能性。同时，采用反射镜成像原理，可减少探测器的整体厚度，提高临床检查的操作灵活性。

6. CCD 像素充填系数　CCD 芯片的物理结构不同于 TFT 结构，在 CCD 芯片上的采光平面上，各像素间的均匀性高于大面积 TFT 阵列，每像素的充填系数为 100%，不存在无信号区（dead zone）。这样保证每像素所获取光信号的完整性，从而提高了图像信噪比。

7. 维护和可升级能力　由 CCD 成像原理可知，CCD 采用大规模集成电路的制作工艺，在结构上 IDC DR 的芯片位于感光屏的侧面，不会受到 X 射线光子的直接照射，减少了辐射损坏的可能性，有效延长使用寿命。同时，模块化的设计便于日常维护，并便于将常规 X 光机升级为 DR。

8. CCD 型 X 线成像设备器件体积小、结构简单、寿命长、重量轻、性能稳定、功耗低、可靠性高、寿命长；图像畸变小，尺寸重复性好；有较高的空间分辨率，光敏元间距的几何尺寸精度高；具有较高的光电灵敏度和较大的动态范围。

## 第四节　CCD 探测器的性能评价

CCD 在数字 X 线摄影方面一个最显著的特性是其物理尺寸小，一般只有 2~4cm²，比标准的投射 X 线面积要小很多。因此 CCD 数字 X 线摄影系统必须包括一个光学耦合系统（光导或透镜），把大的X线视野缩小到和CCD一样的尺寸，使图像信息传递到CCD的表面。尽管CCD系统非常敏感，然而光学耦合系统会降低到达CCD的光子数，从而增加系统的噪声，出现图像几何失真、光的散射和降低图像的空间分辨率。另外，由于必须使用光学耦合系统，基于CCD的X线探测器最大的不便在于所需的探测器系统的厚度难以降低，因而该技术难以成为数字化X线摄影技术的主流。

## 一、调制传递函数MTF特性

CCD固态图像探测器由像素矩阵与相应转移部分组成，固态的像素尽管做得很小，且间隔也微小，但这仍是识别微小图像或再现图像细微部分的主要障碍。评价面型图像探测器识别微小光像与再现光像能力的主要指标是其分辨率，一般用探测器的调制传递函数（MTF）表示。

MTF与电子电路的传递函数相当，这里MTF是以空间频率为参变量描述探测器输入光像与输出电信号之比。"空间频率"指是明、暗相间光线条纹在空间出现的频度，其单位是LP/mm，明暗相间两条纹线为一对，线对宽度即两条明（暗）线间的中心距离。

MTF特性曲线可以用一个辉度为正弦分布的图谱在受检测探测器上成像而测得。具体做法是：首先绘制一个黑白相间、幅度渐小的线谱，如图17-33。

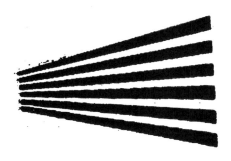

**图17-33　测MTF特性用黑白线谱**

然后使其不同相间幅度处的黑白线对（即不同空间频率值），分别在探测器上成像，并测出各相应的输出电信号的振幅即可。曲线的纵坐标是电量输出，横坐标是空间频率值，如图17-34所示。

CCD固态图像探测器的MTF特性曲线横坐标一般取归一化数值$f/f_0$，f是光像的空间频率，$f_0$表示像素的空间分布频率。例如，某一图像在CCD探测器上所结光像的最大亮度间隔为300μm，该探测器

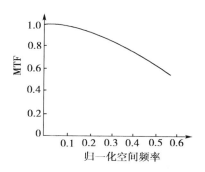

**图17-34　MTF特性**

的像素间距为30μm，则此时的归一化空间频率应为0.1。实际上，MTF特性曲线的纵坐标MTF值本身也是"归一化"数值。它取归一化空间频率为零时的MTF值为100%。显然，MTF特性曲线随归一化空间频率的增加而变低。这一规律的物理意义是：光像空间频率越高而所用面型探测器像素的空间频率越低，则该图像探测器所表现的分辨能力就越差。

影响探测器MTF特性的因素比较多，例如，CCD探测器的MTF中既包括起因于器件几何形状的MTF，还包括起因于转移损失率的$MTF_T$，以及起因于本势阱之外光生信号电荷扩散影响的$MTF_D$等等。较详细的分析和计算表明：

$$MTF = (MTF_1)(MTF_T)(MTF_D)$$

当把固态图像探测器安装于固态CCD照相机上时，总的调制传递函数除以上诸影响因素外，还必须考虑起因于光学系统的MTF。实际上综合的MTF更复杂些，因为还应当加进$SiO_2$，si及多晶Si的透射率影响因素等。

## 二、输出饱和特性

当饱和曝光量以上的强光像照射到图像探测器时，探测器的输出电压将出现饱和，这种现象称为输出饱和特性。图17-35是线型探测器的光电变换特性呈饱和状态的实例。

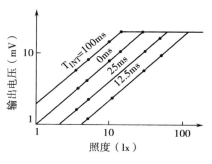

**图17-35　MOS探测器输出饱和特性**

当信号电荷积蓄时间(多为控制脉冲的间隔)与照度乘积,即曝光量达到某一数值时,探测器的输出呈饱和,这时的曝光量称为该探测器的饱和曝光量,这时的输出电压称为探测器的饱和输出电压。

产生输出饱和现象的根本原因是光敏二极管或MOS电容器仅能产生与积蓄一定极限的光生信号电荷所致。CCD探测器的输出饱和特性不象MOS式那样明显,但是处于过饱和状态以上的输出电压信号往往是不可信的,如图17-36的虚线部分。

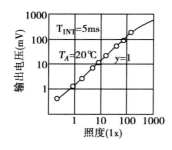

图17-36 CCD图像探测器输出饱和特性

## 三、转 移 效 率

转移效率是指电荷包在进行一次转移中的效率,即电荷包从一个栅下势阱转移到下一个栅下势阱时,有部分电荷转移过去,余下(称失效率)部分没有转移。

造成电荷没有转移过去的因素有:界面态俘获(或体态俘获)、电荷转移速度太慢、电极间隙的影响、表面复合等。位数越多,要求转移效率越高,对于长线阵和大面阵CCD,要求电荷转移大于99.99%。

## 四、暗 电 流

暗电流是指在既无光注入,又无电注入情况下输出的电流。暗电流主要来源于半导体衬底的热产生,由于耗尽区里产生复合中心的热激发,耗尽区边缘的少子热扩散和界面上产生中心的热激发,其中耗尽区内产生复合中心的热激发是主要的。暗电流的存在对CCD性能有很大的影响,限制了器件的信号处理能力,即限制了动态范围。由于暗电流的不均匀性,即CCD各单元的暗电流大小不一致,当信号电荷转移时,暗电流每时每刻地加入到信号电荷包中引起暗电流噪声或干扰。

暗电流不仅会引起附加散粒噪声,还会不断地占据势阱容量。同时,工作时光敏区的暗电流形成一个暗信号图像,叠加到光信号图像上引起固定图像噪声。

## 五、噪 声

CCD的噪声可归为散粒噪声、转移噪声和热噪声。在CCD中,无论是光注入、电注入还是热产生的信号电荷包的电子数总有一定的不确性,也就是围绕平均值上下变化,形成噪声。这种噪声与电子管热电子无规则发射和空间频率所引起的散粒噪声相似,人们常把它称为散粒噪声。这种噪声与频率无关,是一种白噪声。

转移噪声主要是由转移损失及界面态俘获引起的噪声,具有CCD噪声所独有的两个特点,即积累性和相关性。积累性是指转移噪声在转移过程中逐次积累起来的,与转移次数呈正比。相关性是指相邻电荷包的转移噪声是相关的,因为电荷包在转移过程中,每当有一过量电荷转移到下一个势阱时,必然在原来势阱中留下一减量电荷,这份减量电荷叠加到下一个电荷中,所以电荷包每次转移要引进两份噪声。这两份噪声分别与前、后相邻周期的电荷包的转移噪声是相关的。

热噪声上由于固体中载流子的无规则运动引起,所有有温度的半导体,无论其中有无外加电流流过,都有热噪声。这里指的是信号电荷注入及输出时引起的噪声,它相当于电阻热噪声和电容的总宽带噪声之和。

以上三种噪声源是独立的,所以CCD的总噪声功率应是它们的均方和。

## 六、灵 敏 度

灵敏度是指在一定光谱范围内,单位曝光量的输出信号电压(电流)。曝光量是指光强与光照时间之积,也相当于投射于光敏元上的单位辐射功率所产生的电压(电流),其单位为V/W(A/W)。实际上摄像器件在整个波长范围的响应度就是对应的平均量子效率。所以,CCD的光谱响应基本上由光敏元材料决定(包括材料的均匀性),也与光敏元结构尺寸差异、电极材料和器件转移效率不均匀性等因素有关。

固态图像探测器的光谱响应特性,基本上取决于半导体衬底材料的光电性质。现代技术已基本上可以将PD及其阵列的灵敏度,做到接近于理论最高极限。但是,将PD矩阵组成图像探测器接受正面入射光像时,由于CCD复杂电极结构以及多次反射和吸收光子能量损失的影响,使它很难达到单个

PD所具有的灵敏度值。采用多晶Si透明电极,虽然光谱响应和器件灵敏度有所提高和改善,但由于光像信号在Si-SiO₂界面上的多次反射也会造成相关波长间干涉,这就是正面照射式图像探测器光谱响应特性曲线呈现多次峰谷波动的物理原因。如图17-37中的曲线是用绝对灵敏度单位表示光谱响应及平均量子效率的概念图。

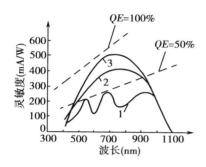

图17-37　光谱响应

实践表明,当光像从背面照射图像探测器时,能够较有效地改善量子效率,并且可以在某种程度上克服正面光照造成的光谱响应的起伏现象。一般背面照光器件的衬底厚度必须加工至$10\mu m$左右,只有这样薄才能保证不会因光生载流子横向扩散而影响其空间分辨率(图17-37中的曲线2)。若将背面照光式探测器加上抗反射性的涂层以增强其光学透射,则可更进一步提高其灵敏度和光谱响应(图17-37中的曲线3)。

## 七、动态范围

CCD的动态范围的上限决定于光敏元满阱信号容量,下限决定于能分辨的最小信号,即等效噪声信号。所以,定义CCD器件的动态范围为光敏元满阱信号/等效噪声信号,其中等效噪声信号是指CCD正常工作条件下,无光信号时的总噪声。等效噪声信号可用峰值,也可用均方根,峰值为均方根值的6倍。通常CCD光敏元满阱容量约为$10^6 \sim 10^7$个电子。均方根总噪声约为$10^3$个电子数量级。所以,动态范围在$10^3 \sim 10^4$数量级。

## 八、其　　他

1. 不均匀性　不均匀性是CCD阵列中各种光敏元的输出性能不均匀程度的量度。测试时需要专门的小光点随动扫描平台部分,对CCD阵列逐元提供标准光照,进行测试并配合计算机等装置按需要作出统计。

2. 晕光系数　晕光是指CCD阵列受到强光照射时,被测光敏元向邻近元泄溢的现象。定义晕光系数为:当以两倍的光照射CCD时,其弥散圆大于三个光敏元,此时在未照射的最相邻光敏元上有晕光输出。那么,晕光输出与两倍光照射之比,即为晕光系数。

3. 填充因子　填充因子也称焦平面占有率,它表征阵列中诸光敏元可能接收辐照的有效面积与阵列(芯片)光敏区总面积之比。一般情况下,填充因子在设计CCD的版图时已经确定而无需测量,但若采用一些措施使系统总体配合得当,可以改善该参数,从而提高灵敏度。

4. 峰值波长与截止波长　峰值波长表示探测器对入射光最灵敏的那个波长,单位为$\mu m$或(nm)。截止波长是指探测器对应于峰值波长处响应值的50%时的响应波长,单位为$\mu m$(或nm)

5. 噪声等效功率　CCD输出的信号中,有一部分是有用信号,也有一小部分是无用的噪声。当CCD输出的信号与输出的噪声相当时,入射辐射的功率定义为噪声等效功率。

6. 等效噪声　曝光量产生与暗输出(电压)等值时的曝光量称为探测器的等效噪声曝光量。

7. 弥散饱和　曝光量以上的过亮光像会在像素内产生与积蓄起过饱和信号电荷,这时过饱和电荷便会从一个像素的势阱经过衬底扩散到相邻像素的势阱。这样,再生图像上不应该呈现某种亮度的地方反而呈现出亮度,于是形成弥散现象。过饱和信号电荷在转移寄存器内的多次转移还能扩大弥散范围。消除弥散的方法是使处于非积蓄状态下的电极下面的Si表面偏置到堆积条件,更有效的方法是在像素之间设置排供渠的构造。

8. 残像　对某像扫描并读出其信号电荷之后,下一次扫描后读出信号仍受上次遗留信号电荷影响的现象叫残像。

9. 分辨率　分辨率是摄像器的最重要参数之一,它是指摄像器对物像中明暗细节的分辨能力,可用专用测试卡,或用MTF来表示。

10. 输出均匀度　输出均匀度表示诸像素之间输出电压均一程度的指标。

# 第 十 八 章

# 线扫描探测器成像技术

## 第一节　线扫描探测器的类型与结构

### 一、线扫描探测器的类型

线扫描数字化 X 线摄影设备是数字化 X 线摄影的一个类别,线扫描数字 X 线摄影所采用的核心组件是线阵 X 线探测器,它与平板探测器的结构不同,线扫描成像采用条形线阵探测器(strip detectorsinear detector),其像素阵列仅有数排,X 线连续曝光时间长,按照时间顺序,分时和逐行扫描并接收 X 线信号。

从本质上讲,任何一种探测器都是一种能量转换器,它可将辐射能量(粒子束)通过与某种物质的相互作用转换为可测量的电信号。线扫描 X 线探测器按照能量转换可分为气体探测器、闪烁体探测器和半导体探测器三种类型。已经用于数字 X 线摄影的有多丝正比室单线阵探测器,闪烁晶体 /CCD 线阵探测器,闪烁体 /CMOS 线阵探测器、半导体化合物的碲化镉 /CMOS 线阵探测器、碲锌镉 /CCD 线阵探测器,非晶硒 /TFT 线阵探测器等。

线扫描 X 线探测器按照 X 线能量转换方式分为:直接成像方式,X 线在探测器内直接转换为电荷,采用计数 X 线粒子数目的办法实现能量转直接转换模式,如,多丝正比室探测器、半导体化合物碲锌镉探测器和非晶硒探测器;间接成像方式,在能量转换过程中增加了中间过程,即 X 线照射发光晶体后转换为可见光,再由半导体线阵进行采集后转换为电荷,如闪烁晶体 /CCD 线阵探测器、闪烁体 /CMOS 线阵探测器、碲锌镉 /CCD 线阵探测器。表 18-1 为线扫描 X 线探测类别。

**表 18-1　线扫描 X 线探测器的类别**

| 物理类别 | 固体探测器 | 气体探测器 |
|---|---|---|
| 直接转换 | 非晶体硒 /TFT | 多丝正比室 |
| | 碲化镉 / 光电二极管 | 微电离室 |
| | 碲锌镉 /CMOS | 静态充电电离室 |
| 间接转化 | 氧化钆 / 光电二极管 | |
| | 氧化铯 /CCD | |
| | 碘化铯 /CMOS | |

线阵 X 线探测器在近代用于数字化 X 线摄影检查,主要是综合利用其对 X 线的敏感性和空间分辨能力。在 X 线人体摄影检查中,属于线扫描 X 线探测器有多丝正比室单线阵探测器,闪烁晶体 / 半导体线阵探测器、碲化镉 / 碲锌镉 /CMOS 线阵探测器等。

### 二、线扫描探测器的基本结构

线阵探测器是线扫描系统的核心组件,外形为长条形全封闭铝合金箱体,其内部主要包括探测敏感元件和相应的数字化电子器件、电路和低压电源等。线阵探测器的有效长度一般为人体检查区域的最大横向距离。以"行"为基本单位,在行内以平行排列着若干探测敏感元件,在高能物理学中常用信号探测通道表示,每个通道单信号将作为图像的一个像素。

X 线信号的探测能力用"行"分辨能力表示,在探测器长度方向上排列有多少探测单元代表像素的分辨能力。例如,胸部摄影所使用的线阵探测器的长度为41cm,其中平行排列着 2048 个探测通道,每个通道占有 0.017cm × 0.017cm 的采集面积(像素面积)。线阵探测器接收 X 线的狭缝窗口宽度为探测器的信号采集宽度,以"列"为基本单位,列内沿着若干排的探测敏感元件。例如,实际"列"宽度为0.2cm探测器内,沿纵向排列了0.016cm的8个探测通道(包括每个探测通道之间必须留出的间隙)。

探测器的扫描"列"数为X线摄影时移动的行程,即"列"数等于移动距离除以每列的宽度,距离越长列数越多。以2048探测器为例,X线曝光时,机械扫描装置每移动0.2mm的距离,2048个探测器就采集一行X线图像数据,若机械扫描装置连续均匀移动40cm的距离,2048探测器就相应采集到2000行X线的图像数据。线扫描形成的二维图像矩阵,用"行"分辨能力与"列"数的乘积表示。例如,胸部X线摄影的检查区域的最大纵向距离为40cm,一共逐行采集了2000列数据,由计算机进行处理则可形成一帧为40cm×40cm矩阵的图像。

## 第二节　多丝正比室线阵探测器的结构及工作原理

多丝正比室(multi wires proportional chamber, MWPC)探测器是放射物理检测常用的一种气体探测器,它是正比计数管基础上发展起来的一种单线阵列探测器,主要是利用射线或粒子束在气体介质中的电离效应进行辐射探测。

多丝正比电离室应用到X线探测装置中,使线扫描直接数字化X线摄影术(简称线扫描成像术)打破了常规X线摄影"面曝光"锥形线束成像的传统方式,于1999年中、俄两国共同研制成功"低剂量直接数字化X线机",2004年南非LODOX(Low Dose X-ray)公司开发研制成功"STATSCAN"数字化X线全身扫描摄影仪,并在同年10月获美国食品药品管理局(FDA)和欧盟的认证许可。这种成像方式是通过对准直器、采样方式以及接收装置的重大改革和优化,采用计算机自动智能毫安控制技术,并依靠强大的计算机图像后处理功能,使低剂量成像不再以牺牲影像质量为代价而获得满意的图像。开创了低剂量、高清晰度、快速成像和操作便捷的全新数字化X线摄影的新模式,为常规X线摄影展示了广阔的发展前景。

### 一、正比计数管的结构和工作原理

经典的正比计数管如盖革—缪勒管(图18-1),一般以1个内径约25mm的金属圆筒作为阴极,圆筒中心有一根拉成直线的钨丝作为阳极,筒内充满0.5~1个大气压的氩气或氙气,并加有10%左右的淬灭气体(一般为$CH_4$、乙醇或$Cl_2$),圆筒的侧壁或一端设有入射X线的"窗"。

在使用正比计数管时,细丝和管壁两电极间需要加上1000~2000V的直流高压。X线照射使管内气体发生电离,初始产生的离子对的数目与X线量子能量成比例,在极间电压所形成电场的作用下,负离子向管心的细丝(阳极)作定向运动。因为在接近细丝的地方电场非常强,电子大大加速,在运动过程中不断碰撞到其他中性气体分子,由此产生二次以至多次电离并伴随着光电效应。此时,电离的数目大量增殖,从而形成放电现象(也称为电子雪崩),直到所有电荷集到相应的电极上,放电才停止。每次放电的时间历程极短,为0.2~0.5μs。正比计数管的工作原理见图18-1。

正比计数管通过对产生的电信号(电脉冲幅度)积分以便记录X线辐射强度,同时给出确定方位上的测量值,因为产生的脉冲电压幅度与入射的量子

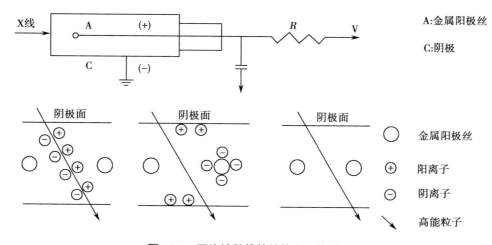

图 18-1　正比计数管的结构和工作原理

的能量呈正比,正比计数—X线探测效率可达30%。

## 二、多丝正比室的基本结构和工作原理

### (一)多丝正比室的基本结构

多丝正比室技术起源于正比计数管。由于正比计数管在丝线方向上具有位置分辨力,采用并排平行的多根金属丝,后来发展成为一维方向上的多丝正比室(图18-2)。多丝正比室探测器也可以看成是许多独立的正比计数管组合而成。

多丝正比室是一种气体探测器,所有的结构都位于一个封闭的铝腔室内(腔内尺寸为45cm×20cm×5cm)。腔体内充满2.5个大气压的混合气体(氙气 Xe 80%)和二氧化碳(20%)气体。腔体内设有阳极、阴极和漂移极3个电极。阳极平面为水平排列的数百条拉紧金属细丝,这些金属丝彼此绝缘,每一根金属丝均作为独立的信号采集通道,方向指向X线焦点,阳极电位为零电位。

常用的阳极金属丝为镀金钨丝、镀金钼丝、钨铼合金和软态不锈钢丝,丝的直径一般为10μm,丝的均匀性要求很高,丝的不均匀将导致气体放入倍数的不均匀,将导致输出脉冲幅度的不均匀(如果某根阳极丝的直径发生变化,则丝上的电荷密度也要发生变化导致气体放大倍数的变化)。丝不能有局部的损伤,以免在空中形成局部的高电场区域而引起放电。阳极丝之间的距离与多丝正比室的空间分辨率有密切的关系,丝距越小,空间定位的精度越高。例如,某型号多丝正比室探测器中,平行排列320条阳极丝,相互间距约为1.2mm,即共有320个独立采集通道。

在阳极丝上下方各有一个垂直于阳极的网状阴极,阴极平面是用细的金属丝平行等距的拉在阴极框架上制成。金属丝与阳极丝相同,直径多数为100μm,丝距多为300~500μm,阴极丝方向与阳极丝相垂直。阴极电位约为3000V,阳极与阴极之间形成加速电场。在阴极上方还有一个板状的漂移电极,阳极和漂移极之间形成漂移电场,它的作用是使粒子产出电子漂移运动,漂移电极电位约为6000V。

### (二)多丝正比室的工作原理

当X线从多丝正比室一侧的金属窗口射入漂移电场,其光子能量将使漂移电场内的惰性气体分子发生电离,电离离子在加速电场作用下运动,负离子奔向相对高电位的阳极金属丝,正离子被吸附在阴极金属板后接地。当负离子进入加速电场时,会与气体分子发生互相碰撞,当两次碰撞间电子从电场获得的能量大于电离能量时,就会引起进一步电离。在每根金属丝附近,电子越接近金属丝,电场越强,在阳极丝表面1μm处导致电荷雪崩式的增加,产生大量的离子云,结果是在金属阳极丝上收集到的电荷比原始电离电荷增加了若干倍,使电位发生变化。此时,每根阳极丝作为信号采集通道。

当前置电路检测到阳极电位达到预设的域值范围,便输出1个脉冲,用计数器将这些脉冲加以计数,就可以得到正比于入射光子的计数值。由于正比室对电离电荷有放大作用,不同能量的射线,特别是较低能量的射线均能探测到。通过直接能量转换和信号大幅度的放大并进行量化计数,入射辐射强

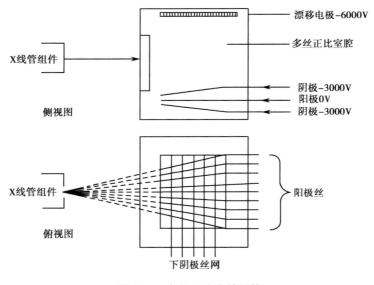

图 18-2　多丝正比室的结构

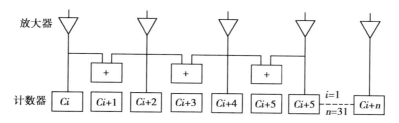

图 18-3 为数据采集器的结构图

度能形成有效数字信号。如果施加的射线强度过大，可能会形成饱和效应。

**（三）多丝正比室探测器的工作流程**

多丝正比室探测器的信号处理系统由多丝正比室、前置放大器、计数器和数据采集器组成，它的工作流程是：

1. 当 X 线曝光时，阳极金属丝收集的信号通过前置放大器将阳极面上的每根阳极的电信号进行放大，进入相应的计数器。

2. 计数器的作用是记录每个前置放大器的脉冲数值，由控制电路板和独立采集计数通道（320 或 640 个）的计数电路板组成，每块计数板与多丝正比室的 16 根信号引出线相连，并用逻辑电路采集两个独立通道之间的中间通道的计数，使每块板输出变为 32 个计数通。这样，每块计数器板的计数值有 32 个 16 位二进制数据（计数值范围为 $2^{16}$），每通道的最高采集率为 2MHz，计数器记录的数值由数据采集器接收。

3. 数据采集器用来采集计数板的计数值，一次共采集 320 或 640 个 16 位采集起来放在 2K 的 RAM 之中，然后再将数据一次性传送给计算机进行数据处理。图 18-3 为数据采集器的结构图。

表 18-2 是 640 和 1024 通道线阵探测器主要技术参数。

**表 18-2 640 和 1024 通道线阵探测器的主要技术指标**

| 探测器主要项目 | 技术指标 | |
| --- | --- | --- |
| 探测器通道数 | 640 | 1024 |
| X 线管组件距探测器距离 | 150cm | 150cm |
| 能量检测范围 | 40~125kVp | 40~125kVp |
| 灵敏度 | 1.20% | 1%~1.2% |
| 动态相应范围 | ≥150 | ≥150 |
| 空间分辨率 | 0.8lp/mm | 1.3lp/mm |
| 扫描速度 | 8cm/s | 16cm/s |
| 扫描最大行程 | 97cm | 97cm |

续表

| 探测器主要项目 | 技术指标 | |
| --- | --- | --- |
| 最大成像尺寸 | 41cm×90cm | 41cm×90cm |
| 成像时间（按扫描长度） | 3~5s | 3~5s |
| 最小病灶 | 0.033cm×0.033cm | 0.033cm×0.033cm |
| 动态范围 | 16bit | 16bit |
| 全视野图像不均匀性 | <3% | <3% |

# 第三节 闪烁晶体 /CMOS 探测器的结构及工作原理

## 一、闪烁晶体 /CMOS 探测器的结构

闪烁晶体 /CMOS 阵列探测器是近几年发展起来的固态半导体探测器，属于一种间接成像数字 X 线探测器。它的主要技术特点是采用闪烁晶体物质作为能量转换介质，利用闪烁体的发光效应进行 X 线探测。由于发光晶体物质的物理特性，闪烁晶体 /CMOS 阵列探测器对 X 线的采集密度和转换效率均高于气体探测器，在图像的分辨率上具有明显优势，因而成为线阵扫描探测器的换代产品，典型代表为 2048 通道线阵探测器。

1. 发光晶体层 X 线 / 荧光转换物质采用 $Gd_2O_2S$ 晶体或 CsI 晶体，$Gd_2O_2S$ 晶体形状为六棱体，以晶体颗粒混悬在乳剂内的形式构成发光晶体层，发光晶体层的作用是将入射的 X 线转换为可见荧光。

由荧光物质与 X 线相互作用的机制证明，$Gd_2O_2S$ 能够将入射的 X 线能量转换为 200~1000nm 波长的光能量，发光光谱的波长主峰值为 545nm。$Gd_2O_2S$ 晶体的荧光转化能力取决于 X 线吸收率和发光效率，即荧光晶体的发光强度等于 X 线吸收率与发光效率的乘积。表 18-3 是 $Gd_2O_2S$ 晶体的 X 线吸收效率与转换效率。

**表 18-3　Gd₂O₂S 晶体吸收率与转换率**

| 荧光物质 | X线吸收率（%） | | | 转换率（%） |
| --- | --- | --- | --- | --- |
| | 50kVp | 80kVp | 100kVp | |
| $Gd_2O_2S$ | 77 | 32 | 21 | 19 |

2. 读出电路层　荧光信号的采集、读出部分由多线阵非晶硅光电二极管阵列层组成，光电二极管阵列紧贴荧光材料层，它的作用是接收光能量并转换为电信号，每个光电二极管单元接收的信号将作为图像的 1 个像素。光电二极管单元阵列的数据采集、输出的时间，由信号采集电路进行调节和控制。例如：对于一副成像矩阵为 40cm × 40cm 的图像，设定扫描时间 2s，一行数据采集时间为 1ms。这样就要求机械扫描速度为 0.02cm ÷ 1ms=20cm/s。由于单个光电二极管单元的积分面积小，每行积分时间仅 1ms，导致探测器的计数值过低。为了弥补这个缺陷，目前使用 8 排并列的 X 线检测阵列，即每点的图像信息由 8 个二极管单元在该点的信号叠加形成，这样就增强了探测器的灵敏度（达到单线阵灵敏度的 8 倍）。

实际使用的 X 线检测阵列由若干段采集阵列模块组装而成，模块的数量可随意扩展，根据线阵的长度进行拼装。每个模块覆盖一层荧光层，荧光层下方由 126 个感光二极管组成，128 条通道的专用集成电路芯片分别处理每个感光半导体发出的信号，16 位的处理器可以生成 16 000 灰度级的高分辨率的图像。

目前，医用 X 线摄影设备所采用闪烁体 /CMOS 阵列探测器为一条宽度为 41cm，由 16 段 128 个光电二极管组成的一条 2048 个检测单元的阵列。每个光电二极管单元的受光面积 0.017cm × 0.017cm，每两个相邻二极管单元中心距离为 0.2mm。图 18-4 是这种线阵探测器的结构示意图。

3. 信号控制电路　信号控制电路由信号模拟处理电路、16 位模数转换器、可编程逻辑控制电路和电源系统组成。①2048 探测器的每段 128 个光电二极管线阵的信号引出线，分别连接到移位放大器上进行信号读取，模拟处理电路在可编程逻辑电路指令的控制下读出积分信号，经信号处理和前置放大器放大，送 / 数变换器；②16 位模 / 数变换器把模拟信号转换为数字代码，写入适配器的行存储器；③可编程的逻辑电路完成以下 5 个功能：a. 使探测器进入工作；b. 可将数字信息写入行存储器中；c. 将接收的信号转换为全双工 E-THERNT 接口传送至计算机；d. 测试探头电路；e. 测试行存储器。另外，控制器部分还设有 16 位行寄存器和行计数器等。

在采集电路上设有 3 个标准接口：低压电源接口、连接低压供电电源；E-THERNT 接口，将图像数据通过网络系统传送计算机；RS485 接口，连接外部控制器。

表 18-4 是 2048 通道探测器的主要技术指标：

**表 18-4　2048 通道探测器主要技术指标**

| 探测器主要项目 | 技术指标 |
| --- | --- |
| 探测器通道数 | 2048 × 8 |
| X 线管组件距探测器距离 | 150cm |
| X 线能量检测范围 | 40~125kVp |
| 像素尺寸 | 0.017cm × 0.017cm |
| 对比灵敏度 | 1.50% |
| 位深 | 1.6bit |
| 空间极限分辨率 | 2.5lp/mm |
| 扫描速度 | 20cm/s |
| 扫描最大行程 | 97cm |
| 最大成像尺寸 | 41cm × 90cm |
| 成像时间 | 2~4s |
| 全视野图像不均匀性 | <2% |

## 二、闪烁晶体 /CMOS 探测器的工作原理

发光晶体 /CMOS 阵列线阵探测器基本成像过程可以概括为 X 线能量转换、信号采集和信号读出

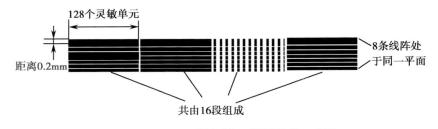

**图 18-4　2048 通道线阵探测器的结构示意图**

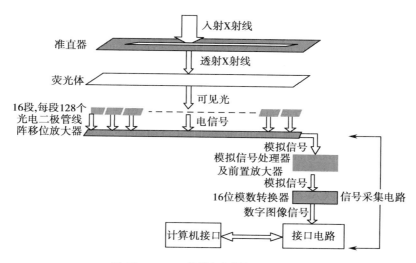

图 18-5 2048 线阵探测器工作流程图

3 个步骤,分别由 X 线/光转换层、采集、读出电路层和信号控制电路 3 部分构成的功能组件按顺序完成。

2048 线阵探测器工作流程是:采集一行 X 线信号的物理过程为,X 线透过患者后投射到探测器平面并首先到达闪烁体层,闪烁体接受 X 线后立即将能量转换为可见荧光,紧贴在闪烁体层下的感光二极管接受到光信号后产生电压信号。该信号经过集成电路的处理(由后端的信号采集电路采集,经 A/D 转换为数字信号,存入缓存),再由通信接口电路把缓存中的图像数据发送给计算机,由计算机系统完成数据重建并存入硬盘(图 18-5)。

## 第四节　碲锌镉固态半导体探测器的结构及工作原理

### 一、碲锌镉固态半导体探测器的结构

半导体探测器是 20 世纪 60 年代以后迅速发展的一种新型辐射探测器,属于一种直接成像方式的射线探测器。主要是利用射线或粒子束在半导体介质中产生的电子对-空穴对,并能在外电场作用下漂移的物理特性来探测辐射能量。目前,属于Ⅱ-Ⅵ族化合物半导体有砷化镓(CdSe)、碲化镉(CdTe)、碲锌镉(CdZnTe 或 CZT)、碘化汞(HgI₂)等,能作为优良的室温半导体材料,它的共同特点是能量分辨率高、探测范围宽、线性响应好、脉冲上升时间短、探测效率高。在 X 线摄影设备方面,由于具备较高的

X 线敏感性,单位体积的探测效率高,能够大幅度提高 X 线探测能力和信号采集等特点。因而,采用 CZT 像素阵列的 X 线探测器已使用于 X 线数字摄影设备。

CZT 是一种人工合成的复合半导体材料,CZT 主要物理学特点是能有效吸收射线(X 线、γ 射线)并转换为电荷信号,CZT 材料的物理学性质见表 18-5。

表 18-5　碲锌镉(Cd1-XZnXTe)晶体材料物理学性质

| 探测器主要项目 | 技术指标 |
| --- | --- |
| 平均原子序数(Z) | ~50 |
| 密度(g/cm³) | 6 |
| 禁带宽度 Eg(eV) | >1.6 |
| 环境温度范围(℃) | -20~40 |
| 电子漂移迁移率[cm²(sV)] | ~1100 |
| 空穴漂移迁移率[cm²(sV)] | 50 |
| 厚度(cm) | 0.2 |
| 电阻率(Ω·cm) | 1×10¹¹ |
| 适合工作范围(keV) | 30~552 |

多线阵 CZT 探测器基本结构:CZT 像素阵列探测器专用于 X 线成像系统,其硅检测基本结构如图 18-6 和图 18-7 所示。阳极由条形电路板上安置的一系列尺寸极小的 CZT 形晶体块构成,每个 CZT 晶体为一个像素,所采集的信号包含入射光子能量信息和二维空位置信息,将所有像素信号通过 CCD+CMOS 集成电路、相关电子器件和计算机处理,可得探测对象的图像。

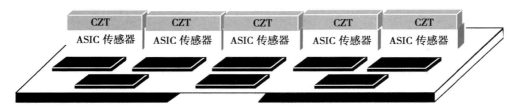

图 18-6　CZT 探测器基本结构图

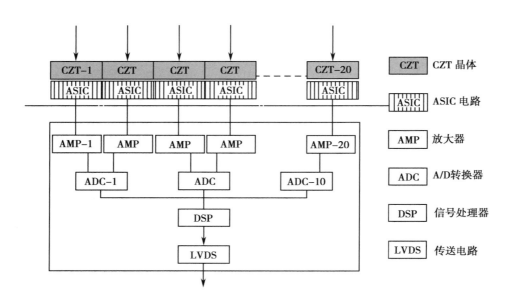

图 18-7　CZT 阵列探测器电路结构图

以胸部 X 线检查 CZT 探测器为例,16 线阵探测器的探测阵列由 20 块芯片组合构成,每头芯片的长度为 2.1cm,像素布局为 138×16 像素点阵,每个 CZT 表面积为 $100\mu m \times 100\mu m$,像素间间隔距离为 $40\mu m$。这样,该探测器在 42cm 长、0.224cm 宽的有效面积内共拥有 $2760 \times 16$ 个 CZT 像素单元,即该探测器拥有 3.4lp/mm 影像分辨率。

在 CZT 阵列下方,以桥联方式连接着 16 线阵 ASIC 专用电路,以及 16 位 A/D 转换器、信号处理器、高速信号传送电路等。

## 二、碲锌镉固态半导体探测器的工作原理

多线阵 CZT 探测器的工作原理图见图 18-8。

CZT 表面是很薄的镀金金属电极,这些电极在偏压作用下在探测器内部产生电场。由于 CZT 晶体的平均原子序数大,密度高,与光子间存在着较强的光电效应。当 X 线进入探测器内的 CZT 晶体,与晶体内的原子发生能量交换,CZT 晶体中的原子吸收射线所消耗的能量后,电子由满带跃迁到导带上去,在导带产生额外的电子,在满带留下空穴,于是

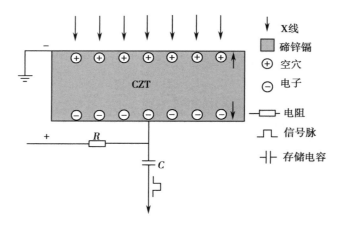

图 18-8　CZT 探测器工作原理图

在晶体内部形成了电子 - 空穴对,并且数量和入射光子的能量呈正比。在外电场作用下,带负电的电子和带正电的空穴向不同的电极漂移,最终被收集起来形成电荷脉冲。在探测器电极上感应出电流,该电流进入前置放大器变成电压脉冲,其脉冲高度和入射光子的能量呈正比,这些信号可以通过计数器计数或者通过 A/D 转换形成数字信号。

CMOS 像素单元由 3 个 MOS 型场效应晶体管

组成,即由一个信号集成 MOSFET(MOS 场效应管)部分,一个置零开关和一个读出开关组成(图 18-9)。对 CZT 检测器而言,读出线路使用电子收集方式(负极性信号),X 线在检测器晶体中感应出正极性的电荷,通过缓冲连接点传输到 CMOS 放大器的输入端。

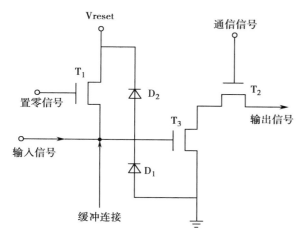

图 18-9 CMOS 像素单元电路图

在电荷信号累积之前,$T_2$ 的门控电压由置零信号 Vreset 置零,置零电压一般为 +15V。当 Vreset 电压上升至 +5.0V 时,置零开关 $T_1$ 关闭,充电信号累积开始(因为置零信号是 +5.0V 并保持常数不变,负信号采集),当开启时,一个正比于积分充电信号的电流经过 $T_2$ 被读出。随着信号读出,$T_2$ 再次置零并立即进行附加电荷累积。当同样的 X 线曝光时,多帧图像信号被收集起来并可以在一个大的动态范围内成像。二极管 $D_1$ 和 $D_2$ 的设置是为了防止像素单元过负荷及静电冲击。

以北京航天中兴医疗公司最新研制的线阵探测器为例,2760 通道探测器主要技术参数如表 18-6 所示。

表 18-6 2760 通道探测器主要技术参数

| 探测器主要项目 | 技术指标 |
| --- | --- |
| X 线管组件距探测器距离 | 150cm |
| X 线能量检测范围 | 40~125kVp |
| 像素尺寸 | 0.014cm × 0.014cm |
| 扫描速度 | 20cm/s |
| 扫描最大行程 | 58cm |
| 最大成像尺寸 | 41cm × 53cm |
| 成像时间(按扫描面长度) | 2~4s |
| 位深 | 16bit |
| 空间分辨率 | 3.4lp/mm |
| 全视野图像不均匀性 | <2% |

# 第五节 线扫描探测器成像系统的构成及工作原理

## 一、线扫描探测器成像系统的构成

线扫描探测器成像系统由扫描机构、控制框和工作站三部分组成。扫描机构由立柱、水平支架、X 线球管、准直器、电动装置和探测器数据采集器组成。控制板由 X 线高频发生器和检测组合、控制组合、高压电源组合及低电源组合组成。技术工作站用于对系统的检测、功能设置、数据传输和图像重建、存储和显示;诊断工作站用于图像处理、数据库建立和实现网络通信功能,如图 18-10 所示。

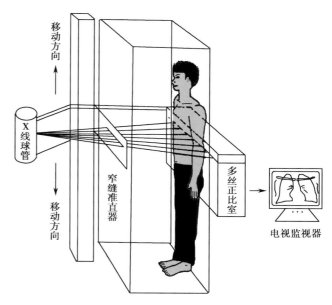

图 18-10 线扫描探测器成像系统的构成图

### (一)扫描主机部分

扫描机构由立柱、水平支架、X 线管、准直器、电动装置和探测器数据采集器组成。线扫描数字 X 线摄影系统的机械结构为一整体装置。包括扫描机架、成像系统及主机罩等。

1. 扫描机架 扫描机架由支撑部分与运动部分组成。立式胸部扫描机架的构成是:

(1)支撑部分:一个底座和垂直安装在底座上的扫描支架。

(2)运动部分:安装在扫描支架上水平安装的弯管,在水平弯管的两端分别装有 X 线管组件和前准直器、后准直器和探测器。立柱上弯管的运动,使 X 线管组件与探测器作同步(往复)移动。

（3）驱动部分：包括三相同步电机、传动装置、减速装置（蜗轮、蜗杆传动）等。采用软启动、软刹车的非线性控制技术，实现机械部分快速启动/停止，保证扫描机构平稳运行。

扫描机构安装在垂直运动机构上的水平支架，同时装有球管、前准置器、后准直器和探测系统，通过微调机构使X线严格保持在同一水平面上。整机只用一个底座和一根立柱，减速机械为蜗轮蜗杆，垂直移动速度约为80nm/s，总行程约1.2m。机架上还装有激光对位器，以方便摆体位时使用，准直器狭缝为1mm。机械扫描运动由计算机程序控制，使输出的X线在扫描过程中一直准确对准探测器的入射窗，实现匀速的线扫描，X线管组件与探测器的移动速度与探测器的工作效率相匹配。由于探测器工作能力的差异，第一代多丝正比室探测器的移动速度为4cm/s，每行采集时间为12ms；闪烁体/CMOS探测器的移动速度为16~20cm/s，每行采集时间为1~2.5ms。半导体探测器的移动速度为16~20cm/s，每行采集时间为1~2.5ms。

2. 成像系统

（1）X线管：线扫描所使用的X线管与普通X线管的曝光模式有一定差别，用于线扫描的X线管连续曝光时间长达2~4s。因此X线管要保证长时间连续曝光后，不因X线管热容量过高而出现过载，长时间曝光的X线输出质量应相对稳定。

（2）准直器：线扫描探测器属于狭缝式X线扫描成像系统。为保证X线束与探测器采集窗口处在同一水平面，设置了两个准直装置，前准直器位于X线射出窗口，以束光器形式将出线口固定成一个10cm×0.1cm水平缝隙，使原发X线的中间部分形成一个水平方向的扇形X线束，后准直器位于检查台后，一个约长41cm，宽0.2cm的后准直器狭缝，仅允许直行的X线行进采集探头平面。

（3）线阵探测器：线阵探测器目前大致有4种：①640通道的线阵探测器，每个信息采集通道的尺寸为0.05cm×0.05cm，每两个相邻二极管单元中心距离为0.02cm，探测器的时间分辨率为1.6lp/mm；②1024通道的线阵探测器，每个信号采集通道的尺寸为0.033cm×0.033cm，每两个相邻二极管单元中心距离为0.02cm，探测器的空间分辨率为1.6lp/mm；③2048通道的线阵探测器，每个信号采集通道的尺寸为0.017cm×0.017cm，每两个相邻二极管单元中心距离为0.02cm，探测器的空间分辨率为2.5lp/mm；④2760、3075通道的线阵探测器，每个

信号采集通道的尺寸为0.010cm×0.010cm，每两个相邻二极管单元中心距离为0.014cm，探测器的空间分辨率为3.4lp/mm。

3. 主机罩 主机罩将整个X线设备全封闭起来，防止患者碰到运动部件，并作为整体X线防护罩，有效地减少了散射线对患者的辐射和对图像的影响。主机罩的X线的出窗口用透X线的PC防弹玻璃做成，并设有激光对位器，指示光束精确地与X线束重合，后面板用透X射线的碳纤维板做成。

（二）机柜部分

机柜由X线高频发生器和检测组合、控制组合、高压电源组合及低电源组合构成。

（三）控制台部分

控制台包括高压发生器控制部分和计算机图像数据处理系统。计算机图像数据处理系统按不同探测器采集数据的特点，分为不同的信号处理系统。计算机操作系统有图像形成、图像处理的各种软件，并控制X线机工作，如曝光条件选择、数据采集、图像重建、机械和电气控制（高压启动、旋转阳极、扫描启动和停止）、图像后处理及缓存、检索和控制打印输出等。此外，还用于系统的工作状态检测和故障报警等。

## 二、线扫描探测器成像系统的工作原理

线扫描数字X线摄影的基本工作原理是：X线管发射的X线首先通过条形狭缝束光器，成为极狭窄的扇形光束，X线束的投射平面与线阵探测器采集窗口保持联动平行关系。曝光时，人体保持静止状态，机械移动装置使X线束与线阵探测器作同步移动，以扫描的方式通过检查部位。透过人体的X线按照时间顺序被探测器逐行采集、转换，形成一维方向上的数字化信号排列，最后读出系统将数据传送到计算机，进行数据重建及图像后处理，完成数字化X线影像。

线扫描数字化成像系统的工作流程与普通数字化X线摄影流程大体一致。在进行X线摄影前，首先在操作台建立患者个人检查资料，录入患者信息，确定摄影体位和曝光条件、决定扫描长度等，然后用模拟激光束确定患者检查部位的起始平面。启动曝光程序，当X线管预热完成，启动扫描机械，当扫描速度达到稳定时开始曝光。曝光时，人体处于静止状态，X线管组件和探测器由机械传动系统控制，一直保持同步、匀速、的运动状态。X线按照扫描时间顺序透过人体检查部位，射入X线探测器。

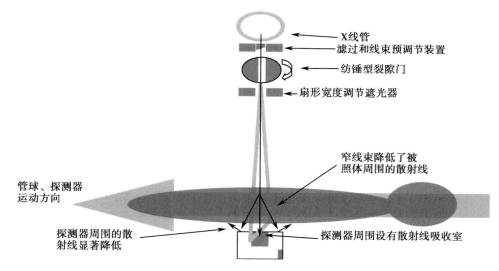

图 18-11  线扫描 X 线成像原理示意图

探测器则以"行"为单位,逐行采集 X 线信号并送至信号处理系统,以计数积累的方式写入行存储器内,直至整像扫描、采集结束。然后传送到计算机进行数据处理。

线扫描机械装置完成预先设置的扫描行程后,停止曝光和机械运动,并自动回复机械运行前所在的位置,准备下次扫描。计算机处理图像数据并将预处理图像显示在显示器上,一旦确认图像质量,则完成检查。图 18-11 为线扫描 X 线成像原理示意图。

## 第六节  线扫描探测器成像的临床应用

### 一、成像的流程

1. 录入病历信息  选择新病历按钮,系统开始进行新病历建立,并对新病历进行初始化操作,自动产生 ID 号和检查时间。在病历录入区快速、准确地录入病例信息和保存病历信息。

2. 采集 X 线图像  摆好体位及调整扫描起始位置,设置扫描条件,根据实际情况设置拍片体位、扫描尺寸,系统自动给出拍片条件(kV、mA、S);选择采集系统弹出对话框,确认后开始扫描,并在几秒钟内显示图像。

3. 采集处理  曝光条件及选择的图像尺寸不一定完全合适,系统提供了剪裁工具、灰度均衡及其它功能使图像处理后达到满意效果,将处理后的图像进行激光打印。

4. 图像后处理  系统提供比较完善的图像处理处理功能,使诊断医生更加准确地对疾病进行

诊断。

5. 编辑报告  打开编辑对话框,可以自行书写报告,也可以利用左键"报告"中的模板和"词库"中提供的诊断词进行快速书写。

6. 打印输出  为了简化系统界面,在"打印报告"中提供了打印文字报告、图文一体化报告、打印胶片三种模式。

7. 病历发送  图像采集和病历输入操作完成后,一般要求发送到病历库中,供诊断医师进行诊断。

8. DICOM 发送  技术工作站采集后的图像可以 DICOM3.0 标准格式发送到与之连接的网络服务。

总之,线扫描探测器成像的流程是:管球发出的 X 线束经窄槽聚焦成一窄束高能量趋于单色的圆锥扇形 X 线束(在人体 Z 轴面射线宽度仅为 0.4~1mm,类似管球小焦点发出的射线),穿透人体后的 X 线束由多丝正比电离室式高灵敏度探测器接收,探测器接收的信号经放大器、模/数转换器以及缓存器等处理完成数据采集,采集的数据经计算机 22~88ms 完成重建,并可将影像"实时再现"和输出。

### 二、成  像  特  性

1. 减少了散射线干扰  线扫描成像由于透过人体的 X 线被后准直器严格地限制在很狭窄的缝隙中,大量的散射线(也称为本底噪声)被遮挡板吸收。散射线减低的结果,使微弱的 X 号也能被探测器有效地检测出来,从而提高了人体影像的密度分

辨率。

2. 减小图像失真　在线扫描的整个过程中，X线束一直与线阵探测器保持同步平行状态。因此，X线始终垂直于人体检查平面，最大限度地避免了人体生理弯曲度产生的X线投影重叠显示，能有效地避免X线锥形束的斜射线使影像变形，避免了X线在垂直方向的几何失真。使用该技术对长脊柱、多关节和大范围的检查，可得到最真实的人体X线解剖结图像。

3. 低剂量　LDRD系列摄影系统应用特殊的成像原理设计，消除了约70%的散射X线，致使X线辐射剂量非常低。线阵探测器具有对X线的高灵敏度探测能力，可明显降低人体辐射剂量［线扫描的胸部正位摄影，人体所受辐射剂量为0.01mGy，明显低于欧共体放射剂量的人的防护标准（≤0.3mGy）］。

4. 大范围扫描　线扫描X线检查的最大行程为97cm，可一次性形成的最大成像面积为43cm×97cm。用一次性曝光就能满足人体大面积X线摄影的需要，对人体的全脊柱、整个肢体作连续X线扫描，取代了X线分段摄影后再拼接的成像方法，避免拼接技术的误差。

5. 几何失真　由于长时间曝光将受X线输出能力和X线管容量的制约，焦点到探测的距离较短（135cm），从而造成焦物距较短，这样势必影响到X线扇形光束在水平方向的成像造成一定的几何失真。

6. 探测器的分辨能力　探测器的分辨能力由探测通道数确定。多丝正比室探测器是由金属丝制成的阳极面和两阴极面构成，金属丝与金属丝排列间有一定的物理极限，所以像素尺寸不可能做得很小，图像极限分辨率只能达到1.6lp/mm；闪烁体／半导体探测器受光电转换能力与光电二极管阵列物理尺寸限制，图像极限分辨2.5lp/mm；CZT探测器的像素单元可能做到很小，目前用于人体X线摄影的图像极限分辨率为4lp/mm，而用于乳腺X线摄影的图像极限分辨率可达5.0lp/mm。

7. 探测器的使用寿命　探测器的使用寿命决定于每个探测单元的光敏器件及其后面的集成电路受X线辐射损坏的程度，由于线阵探测器的电路集成度低于平板面阵探测器，探测单元1：1通过不同的光导结构避开X线照射，这样延长了使用寿命。

8. 线阵探测器的固有限制　线阵探测器采用机械线扫描运动，不能实时采集显示图像，所以不适

合观察类似于心脏的实时成像检查。

9. 低对比度和空间分辨率高　线扫描技术克服了本底噪声的干扰，使原本被本底噪声湮没的微弱信号也可以显示出来。在正常拍片条件下（80kV、20mA、0.1mAs），用低对比度测试卡检测，可以分辨直径1~1.5ms的检测孔，而面曝光方式下（70kV、100mA、3mAs）仅能分辨不小于4ms的检测孔。

10. 动态范围宽　线阵探测器的动态范围为150的物理含义：假设在X光透射下能检测到的最薄铝片为0.1mm厚，叠加150个0.1mm厚铝片后，仍能分辨出第一个铝片。普通X光片的动态范围为60~80，其他数字化X光机为70~100，而LDRD系列的直接数字化X线机为150。

11. 高灵敏度　它采用一种狭缝式线阵列探测器扫描装置，当X射线射入时直接产生正比于X光子数的计数脉冲，无须经过X射线变为可见光转换，探测效率比较高。

## 三、采集图像后处理

1. 图像剪裁　采集图像后或点取图像，系统容许进行图像剪裁。方法是：①勾选"区域选择"，系统处于剪裁状态；②移动鼠标到剪裁起始点，按住鼠标左键，移动鼠标到剪裁结束点，放开鼠标左键，系统表示剪裁区域；③如果剪裁区域不合适，按住鼠标左键，移动鼠标，剪裁区域随之移动，按住鼠标右键，移动鼠标，剪裁区域随之扩大或缩小（横向、纵向）；④确定区域后，点击"剪裁区域"，系统剪裁图像；⑤点击"覆盖原图"，系统将剪裁后的图像替换原图像，或者点击"存为新图"，系统将剪裁后图像存为新的图像，原图像保留。

2. 灰度均衡　采集图像后或点取图像，系统可以对图像的灰度进行均衡调节，以达到更好的观察效果。方法是：①勾选"路径选择"，将鼠标移动到图像需要观察的部分顶端，点左键；②通过画折线的方式，将欲观察区域的路径描绘出来，在观察区域底端，双击鼠标左键；③双击鼠标后，屏幕上会出现蓝、绿两条曲线，点击"灰度均衡"，系统会对所选择部分的灰度进行处理，使医生能够更清晰地观察图像。"灰度均衡"功能解决了整幅图像中脊柱观察效果不佳地弊病，同时也适用于四肢、关节等其他部分的观察。

3. 其他功能　①水平翻转，将图像水平翻转180度（即：左右对调）；②旋转90度，将图像顺时或逆时旋转90°；③L→R、R→L，在图像上标注左右；

④测量,可测量点密度、长度、夹角、心胸比;⑤标记,可在 X 线图像任意地方加上文字、箭头标记;⑥全部/局部图像处理、正/负像显示、全屏显示、放大处理、边缘处理、窗宽/窗位处理、校正、处理效果保存、标记显示、图像移动等。

在 X 线图像处理中,三类操作是互斥的,即:测量时,标记和图像处理功能不能操作;标记时,测量和图像处理功能不能操作;图像处理时,标记和测量功能不能操作。

## 四、性能参数

1. LDRD-01B 型技术性能指标　图像矩阵 1024,曝光成像时间 2~5 秒,灰阶 12Bit,成像尺寸 14″×34″,使用寿命 >10 年,最大行程 97cm,胸片剂量 <0.01mGy,图像格式 DICOM3.0,线曝光毫安秒 <0.15mAs。

2. LDRD-01C 型技术性能指标　图像阵列 2048,曝光成像时间 2~5 秒,灰阶 16Bit,密度分辨 65535,成像尺寸 14″×34″,最大行程 97cm,胸片剂量≤0.02mGy,图像格式 DICOM3.0,电流 10~320mA,电压 40~150kV,高频高压发生器功率 30kW/32kW,X 射线球管焦点 0.6/1.2,最大管电压 150kV,最大管电流 1000mA,阳极最大热容量 400kHU。表 18-7~表 18-9 列出几种常用的线探测器的基本参数和几种常用 X 线探测器的量子探测效应及几种常见的 X 线检测器 MTF 比较。

### 表 18-7　几种常用的线探测器的基本参数

| 厂家 | Canon | GE | Hologic | SwissRay | trixell |
|---|---|---|---|---|---|
| 探测器名称 | CXDI-31 | Revolution | DirectRay | dOd | PiXium 4600 |
| 吸收体材料 | $Cd_2O_2s$ | CsI:Tl | a-Se | CsI | CsI:Tl |
| 材料厚度 μm | 200 | 400 | 500 | 600 | 550 |
| 探测器技术 | a-Si:H/ 光电二极管 /TFT 矩阵 | a-Si:H/ 光电二极管 /TFT 矩阵 | a-Si:H/TFT | CsI 闪烁体 / 镜面 / 镜头 /4CCD | a-Si:H/ 光电二极管 /TFT 矩阵 |
| 图像面积(cm) | 22.6×28.8 | 41×41 | 35.6×42.7 | 35×43 | 43×43 |
| 像素矩阵面积 | 2256×2878 | 2022×2022 | 2560×3072 | 2048×2560 | 3001×3001 |
| 像素点距 | 100 | 200 | 139 | 169 | 143 |
| 几何填充因子(%) | 52 | 82 | 87 | 100 | 68 |

### 表 18-8　几种常用 X 线探测器的量子探测效应(在 70kVp、90kVp、120kVp 条件下)

| | Canon | GE | Hologic | SwissRay | tyixell |
|---|---|---|---|---|---|
| DQE(%) | | | | | |
| X 方向 | 37/37/30 | 61/56/48 | 38/26/22 | 40/36/30 | 63/56/45 |
| Y 方向 | 37/37/31 | 60/58/47 | 39/26/21 | 38/35/29 | 63/57/46 |
| DQE(%) 在 0.01lp/mm | | 奈奎斯特 | 奈奎斯特 | | 奈奎斯特 |
| X 方向 | 3.9/3.7/4.0 | 采集频率 | 采集频率 | 2.1/2.4/2.1 | 采集频率 |
| Y 方向 | 3.9/3.6/3.9 | >5% | >5% | 2.1/2.1/2.1 | >5% |
| DQE(%) 在 1.0lp/mm | | | | | |
| X 方向 | 29/30/24 | 51/49/40 | 33/21/17 | 25/26/21 | 54/52/41 |
| Y 方向 | 28/30/24 | 49/49/39 | 30/21/17 | 23/22/20 | 57/53/42 |
| DQE(%) 在 1.5lp/mm | | | | | |
| X 方向 | 24/25/20 | 43/42/34 | 30/19/15 | 14/14/13 | 50/48/40 |
| Y 方向 | 22/25/21 | 41/40/35 | 28/18/15 | 12/12/11 | 50/50/39 |
| DQE(%) 在 2.0lp/mm | | | | | |
| X 方向 | 19/21/18 | 29/27/23 | 25/17/13.5 | 6.3/6.7/6.4 | 43/42/36 |

续表

| | Canon | GE | Hologic | SwissRay | tyixell |
|---|---|---|---|---|---|
| Y 方向 | 15/16/14 | 27/27/24 | 25/27/13.6 | 5.7/5.7/5.6 | 42/45/35 |
| DQE（%）在 2.5lp/mm | | | | | |
| X 方向 | 15/16/14 | 12/12/10 | 21/14/12 | 2.7/3.0/2.9 | 34/33/26 |
| Y 方向 | 14/16/13 | 12/12/14 | 23/15/11 | 1.9/2/1.9 | 33/35/29 |
| DQE（%）在 3.0lp/mm | | 超过 | | 超过 | |
| X 方向 | 11/13/10.8 | 奈奎斯特 | 16/12/9.5 | 奈奎斯特 | 21/23/18 |
| Y 方向 | 10/12/10.6 | 采集频率 | 19/12/9.2 | 采集频率 | |

表 18-9 几种常见的 X 线检测器 MTF 比较（在 70kVp、90kVp、120kVp 条件下）

| | Canon | GE | Hologic | SwissRay | tyixell |
|---|---|---|---|---|---|
| 奈奎斯特频率（lp/mm） | 5.0 | 2.5 | 3.6 | 2.9 | 3.5 |
| MTF=50% | | | | | |
| X 方向 | 1.5/1.5/1.5 | 1.4/1.5/1.5 | 4.2/4.2/4.1 | 1.4/1.4/1.4 | 1.4/1.4/1.3 |
| Y 方向 | 1.5/1.5/1.5 | 1.4/1.5/1.4 | 4.2/4.3/4.2 | 1.3/1.3/1.3 | 1.4/1.4/1.5 |
| MTF=50% | | | | | |
| X 方向 | 4.0/4.0/4.1 | 2.8/2.9/2.9 | 6.6/6.6/6.5 | 2.5/2.5/2.6 | 3.3/3.4/3.4 |
| Y 方向 | 4.0/4.0/4.0 | 2.9/2.9/2.9 | 6.7/6.7/6.8 | 2.4/2.4/2.5 | 3.3/3.4/3.5 |
| MTF 奈奎斯特 频率（%） | | | | | |
| X 方向 | 4.8/4.8/5.1 | 15/16/16 | 61/61/60 | 4.3/4.9/5.1 | 8.0/8.7/9.2 |
| Y 方向 | 4.8/4.8/5.0 | 15/16/16 | 62/63/62 | 3.3/3.2/3.4 | 8.6/9.3/9.7 |
| Noise Equivalent | 0.16/0.16/ | 0.22/0.21/ | 0.038/0.038/ | 0.25/0.24/ | 0.21/0.19/ |
| Aperture（mm$^2$） | 0.16 | 0.22 | 0.038 | 0.26 | 0.19 |
| 极限分辨率（lp/mm） | 4.5/4.5 | 2.2/2.4 | 3.4/3.7 | 2.9/2.6 | 3.2/3.2 |

# 第十九章

# DR 特殊成像技术

## 第一节 双能量减影技术

### 一、双能成像技术的发展

早在 20 世纪 50 年代,Jacobson 就提出了双能成像技术(Dual Energy Subtraction,DES)的基本概念,直到 20 世纪 80 年代才被用于 CR 胸部影像的临床诊断,它是在两块成像板间放置一块铜板,一次曝光两次成像板,同时记录高、低能图像信息后再进行减影处理。其优点是没有图像错位的误编码问题,但出现不可避免的能量分离不够理想,减影后图像残留现象,图像对比差,信噪比低。

后来使用双能成像技术的两次曝光法,但是它需要在短时间内交替输入高低两种能量的 X 线束,对球管要求很高,损耗也较大。特别是两次曝光间隔时间难以缩短至满意的范围,不能有效地消除两次曝光间被曝物体运动位移(如呼吸、心跳等),导致的两图像间误编码问题,两次曝光法过去一直没有应用于临床。

随着 DR 成像技术的发展,特别是 GE 公司数字化摄影系统 Revolution XQ/I 和 XR/d 的问世,双能成像技术已成熟地应用于临床,它是以不同的 X 线球管输出能量(kVp)对被摄物体进行两次间隔时间很短地独立曝光,得到两幅图像或数据,将其进行图像减影或数据分离整合分别生成软组织密度像、骨密度像和普通 DR 胸片的共三幅图像。这种两次曝光法能很好地解决一次曝光法能量分离不够理想,减影图像信噪比低的缺点。使能量分离充分,图像信噪比高。由于使用了高速数字化平板探测器,两次曝光的时间间隔可缩短到 250ms,患者一次摒气即可轻松完成检查,在很大程度上减少了误编

码;由于其数字化平板可探测量子效率(detectable quantum efficiency,DQE)高,能量分离的效率高,且宽容度大,在不牺牲图像质量的前提下,球管输出能量可相应降低。低能及高能 X 线输出量分别为 60~80kVp 和 110~150kVp。GE 公司数字化摄影系统将采集的信息直接变成可视图像,自动后处理速度快,在几秒内即得出三幅图像——普通数字 DR 胸片、软组织像及骨像。

### 二、双能量减影的原理

#### (一)两次与一次曝光法双能量减影

1. 两次曝光法  两次曝光法指以不同的 X 线球管输出能量(kVp)对被摄物体进行两次独立曝光,得到两幅图像或数据,将其进行图像减影或数据分离整合分别生成软组织密度像、骨密度像和(或)普通胸片的方法。所采用的低能 X 线峰值在 60~85kVp、高能 X 线峰值为 120~140kVp 范围之内。胸部双能量减影摄片的研究最初是从两次曝光法入手的,虽然曾被用于胶片增感屏系统、扫描投影摄片(scanned projection radiography,SPR)系统、胸片计算机 X 线摄影(computed radiography,CR)和胸片数字化 X 线摄影(digital radiography,DR)。但大多只是实验室研究性质的报道,基本上没有用于临床,主要是因为两次曝光间的时间差难以缩短至满意的范围,不能有效地消除两次曝光间被曝物体的运动位移所导致的两图像间的误编码。直到 GE 公司的胸片直接数字化 X 线摄影(direct digital radiography,DDR),即 Revolution XR/d(GE MedicalSystems,USA)问世,因为使用高速数字化单片式平板探测器(digital flat panel detector,DFP),两次曝光间的时间差可缩短到 200ms,病人一次摒气可完成检查,在很大程度上减少了误编码,而且由于 DFP 可探测量子

效率（detectable quantum efficiency，DQE）高，能量分离的效率高，且宽容度大，在不牺牲质量的前提下，球管输出能量可相应降低。低能及高能 X 线输出量分别为 60~80kVp 和 110~150kVp，而且 DFP 将采集的信息直接变成可视图像，自动后处理速度快，在数分钟内即得出三幅图像——普通数字胸片、软组织像及骨像，因而可成为胸部 X 线摄片的常规附加检查。

2. 一次曝光法　一次曝光法是对经被曝物体衰减后所输出的 X 光子进行能量分离，得出两幅能量不同的图像。该方法最初是为了消除两次曝光法的误编码问题，由 Speller 等在 1983 年首次提出的，他们在特制的暗盒内迭放两套胶片增感屏系统，两者之间用铜滤板分隔，较低能量的 X 线在前方的胶片成像，而较高能量的 X 线穿过滤板成像于后方的胶片，从而实现能量分离。Barnes 等和 Ishigaki 等分别将一次曝光法应用于各种 CR 胸部摄片系统，用双层影像板取代双胶片增感屏系统，其信息的后处理功能使图像质量提高。

3. 两次与一次曝光法的比较　两次曝光法的优点是能量差大、所产生的双能量减影的图像上残留的组织对比好、图像信噪比高，但两次曝光之间因呼吸、心跳、移位等导致误编码是其最大的弱点。此外，短时间内交替输出高、低两种能量，X 线线束对球管要求高、损耗也大、病人的辐射量亦有所增加。一次曝光法虽然没有图像错位的误编码问题，但能量分离远不如两次曝光法理想、所获图像的残留组织对比差、信噪比低。虽然在理论上增加曝光条件可提高能量分离的幅度、减少量子斑点噪声，但当曝光量增大至一定程度后，影像板的噪声与曝光量不再相关，而且曝光条件过高还会增加散射所致的杂影。有的研究者推测如果要使一次曝光法的双能减影图像的信噪比与两次曝光法的相当，其 X 线曝光量需提高 16 倍。研究表明，在其他条件基本一致的前提下，140kV 一次曝光法的能量分离幅度只有 70/140kVp，是两次曝光法的 50%（分别为 21.6keV 和 42.6keV），所得减影图像的残留组织对比度只有后者的 50% 左右，图像的信噪比只是后者的 43%。近年来，由于 DR 的探测器能将 X 线信号直接转变为可视信号，且速度快，成像及图像撤除速率迅速，不必在两次曝光间更换或使用前后重迭的影像板，从根本上解决了两次曝光法的曝光间隔过长难以产生两幅完美重合的图像这一致命弱点。

## （二）DR 双能减影的机制

人体不同组织对 X 线的吸收与 X 线的能量有关，它是 X 线能量的函数。诊断性 X 线摄影所使用的是低能 X 线束，它在穿过人体组织的过程中，主要发生光电吸收效应和康普顿散射效应而衰减。光电吸收效应的强度与被曝光物质的原子序数呈正相关，是钙或骨骼等高密度组织产生 X 线衰减的主要因素。康普顿散射与物质与 X 线所经过的组织的电子密度呈函数关系，主要发生于软组织。双能成像是利用骨与软组织对 X 线光子的能量衰减方式不同，以及不同原子量物质的光电吸收效应的差别，将对不同能量的 X 线束的衰减强度的变化反映出来，经过对不同强度的光电吸收和康普顿效应衰减后的 X 线信号进行分离采集处理，从而选择性消除骨或软组织成分，得出能够体现组织化学成分的所谓组织特性图像——即纯粹的软组织像和骨像，从而降低高密度的骨组织和低密度的软组织在图像上的相互干扰，提高了对疾病的临床诊断能力。

物质的线性衰减系数在放射诊断的能量范围内可分为光电效应和康普顿效应，前者主要与物质的原子序数相关，后者主要与物质的电子密度相关。DR 双能减影利用这种原理，用低千伏和高千伏分别作低能量和高能量两次曝光，在间隔很短的时间内使人体不同密度的组织结构在不同能量曝光中形成不同的影像，利用影像间的差别，通过 DR 的能量软件包将人体内的物质分为软组织和骨软组织，然后进行减影处理。由此可见，物质的光电效应和康普顿效应是能量减影的理论基础。

双能量减影摄影只需按一次曝光键，DR 系统则以不同的 X 线球管输出能量（kVp）对所摄部位进行两次独立曝光，得到两幅图像 / 数据，将其进行图像减影或数据分离，选择性去除骨骼或软组织的衰减信息，得到能够体现组织化学成分的组织特性图像，即纯粹的软组织和骨骼像，同时保留标准图像。

## 三、双能减影的临床应用

### （一）双能减影胸部的应用

胸部病变的检查是双能成像技术最早应用的，也是文献报道最多的领域。该区域结构复杂，肋骨和胸部组织器官前后重叠，常规 DR 胸片上软组织影和骨影相互干扰，影响图像的诊断和鉴别诊断。

1. 提高肺内结节的检出率　胸片是早期检出肺结节的基本影像手段，但常规胸片对单发肺结节的假阴性率高达 18%~32%，且近 30 年来无明显改善。而双能成像软组织像能去除骨骼等背景组织的"结构噪声"，提高了图像的密度和空间分辨率，使肺野显示更加清晰，同时又弥补了常规 CT 扫描（层厚 10mm，层距 10mm，螺距 1.0）的盲区，使肺结节特别是直径小于 10mm 或肋骨、锁骨和肩胛骨重叠处的结节的检出率大为提高。有的学者利用 GE Revolution XQ/I DR 系统对 35 例经手术病理检查及临床诊断证实的胸部结节性病变患者进行常规 DR 和双能成像检查，结果发现双能成像软组织图像对胸部结节病变的清晰显示率为 94.3%，明显高于常规 DR 胸片的 45.7%。另外，若双能成像骨组织像显示结节在骨上，而软组织像不显示，则可确定为肋骨病变。因而双能成像技术弥补了常规胸片只能显示肺野内结节的形态、大小，而往往不能判断和肋骨等胸壁骨骼重叠时结节是肋骨病变还是肺内结节的缺憾，有利于胸部结节的定位诊断，减少了误诊及不必要的继续检查，大大减轻了患者的心理和经济负担。

2. 提高胸部钙化的检出率　众所周知，检出钙化是诊断肺良性结节最可靠的影像学征象之一。有的钙化结节在双能减影的骨组织像上成影，而在软组织像上全部或部分消失；不含钙化的结节在软组织像上清楚显示，而在骨组织像上消失。有的学者经人体模型实验表明，钙化的检出与含钙浓度有关，与大小无关，凡钙含量大于 $35mg/cm^3$ 的结节都能在双能成像后骨组织像上辨认，其含钙浓度与减影图像上的光密度呈直线相关，其认为在双能成像图像上的肉眼判断有无钙化非常可靠，不必再行测量。有人使用 GE Revolution XR/d DR 系统双能成像技术对 150 例患者进行检查，结果发现，与普通胸片相比，双能成像技术可增加诊断的信息量，显著增加胸部钙化的检出率，有助于肺内结节病变细节的观察，有利于对肺野边缘、骨性胸廓及大气管影像解剖结构和病变的观察。

3. 提高气胸的检出率　气胸为常见的临床急症之一，依据临床症状和体征可对气胸作出初步诊断，但其确诊要结合影像学检查，其中 X 线检查是首选。随着 DR 胸片质量的提高，常规 DR 胸片对气胸一般都能诊断，但当气胸量较少或气胸线与肋骨、锁骨影重叠时，DR 胸片常常显示不清或不能显示，易漏诊；同时，由于多数气胸患者病情急重，在拍片摆位时难以完全合作，肩胛骨未能完全拉开，部分重叠于肺内，从而影响气胸的显示。双能成像可有效去除肋骨、锁骨及肩胛骨影的遮挡，获得单纯软组织图像，并通过后处理技术能使气胸线清晰的显示出来，提高少量气胸的检出率。有的学者利用 GE Revolution XR/d DR 系统对 60 例经 CT 及临床证实的气胸患者进行双能成像检查，并与患者的常规 DR 胸片对比分析发现，双能成像图像能更好地显示气胸线的情况。对于少量气胸，双能成像图像的显示率为 100%，明显高于常规 DR 胸片的 45.5%。

4. 提高肋骨骨折的检出率　在某些部位（如隔下肋骨，纵隔处，特别是心脏后缘肋骨以及腋中线处骨折线细小、无错位等），由于肺组织及其他器官组织的重叠，普通胸片对肋骨骨折的诊断有其不足之处。双能成像技术使得普通胸片上骨组织和心肺组织分离得以实现，可以得到单纯骨组织像，去除了骨组织以外的胸部组织（如肺组织、心血管组织）对肋骨的重叠和干扰影响，能更好更清晰地显示肋骨病变，显著提高了肋骨病变的特异性和检出率，这是无双能成像技术的数字化 X 线摄影技术和非数字化 X 线摄影技术无法比拟的。特别是对于隐匿部位（重叠或切线位）和细小的肋骨骨折，双能成像骨像的检出率明显高于常规胸片（92.3% vs 73.1%）。此外，对于胸部外伤患者，以往常规都要拍摄胸部正位片，然后改变摄片条件后再拍摄肋骨片，病人需要几次的折腾。有了双能成像技术后，患者一次屏气就能完成所有的检查，大大减轻了患者的痛苦。

5. 提高支气管病变的检出率　气管、主支气管占位性病变的临床症状较不典型，患者常以咳嗽首诊，临床对这一类病变诊断多依赖纤维支气管镜的检查，可以观察病变形态、生长部位，并可获得病理细胞学组织样本，但如进行纤维支气管镜检查前对病变部位、病变基本形态估计不足，检查过程中极易造成刺激性分泌物增多，肿瘤损伤出血等，导致气道阻塞，加重呼吸困难，甚至引起窒息，而影像学检查对纤维支气管镜检查前的准备十分重要。有的学者利用 GE Revolution XR/d DR 系统对 12 例经纤维支气管镜、CT 或临床病理证实的气管、主支气管病变的患者进行双能成像检查，同时行普通胸片对照，发现双能成像对怀疑气管、支气管内占位患者纤维支气管镜检查前的初步筛查明显优于普通胸片。普通传统胸片图像由于受前后方骨骼及纵隔软组织遮挡的影响，对气管、支气管显示较差，多延误诊断。

另有学者利用 DR 设备对 9 例经纤维支气管镜、CT 或临床病理证实的气管、主支气管病变的患者进行双能量减影检查，每例患者均行传统 X 线平片对照。因为气管、主支气管病变由于受周围骨组织及软组织遮挡,临床普通平片初次检查时极易误漏诊,从而延误病情,DR 中双能量减影技术可以有效地去除骨组织的影响,并通过多种 DR 后处理技术使病变更清晰显示,结果表明双能量减影技术对气管、主支气管病变的显示明显优于普通平片。

**（二）双能减影在咽颈部的应用**

甲状腺癌直接侵犯气管,管壁增厚,局部正常组织被肿瘤组织替代,气管外壁与原发甲状腺病灶分界不清。气管、支气管内肿瘤早期临床表现不典型,气管管腔被阻塞 <30% 时,患者仅表现刺激性干咳,在气管管腔被阻塞 50%~60% 时才出现严重通气障碍。活动后出现气短、咳嗽、咳痰、咯血等症状。临床初诊多采用普通胸片检查,由于骨骼及纵隔软组织影响,普通胸片对气管、支气管病变难以显示,加之临床表现与其他疾病相似,多被误诊为哮喘、肺炎、肺结核等。有文献报道,74% 被误诊为支气管哮喘和支气管炎,误诊时间可达 10~15 个月。MRI 和 CT 检查图像清晰度,图像显示效果好,但这两项检查费用较高,不适用于临床初检普查的应用。高千伏摄影效果较普通平片为优,可以部分解决气管、主支气管周围组织重叠的影响,但仍欠清晰。

DR 双能减影被认为是一项便捷、低廉的检查方法,可以清楚地显示管腔内外病变生长情况及管壁情况,对病变部位、大小、管腔狭窄程度、管壁增厚情况作出初步估计,尤其对气管支气管的测量与实际值更接近,比平片更准确,也弥补了 CT 因部分容积效应造成的测量不准确,对最窄内径的测量更有利于金属支架植入前的准备。DR 双能减影可以作为气管、支气管占位病变疑诊者首选检查项目,但对临床以咳嗽、咳痰为症状的初检患者的大范围初筛检查并不适用,尤其一些有严重呼吸困难的患者及不能配合检查的年老及年幼患者,检查过程中操作难度大。

DR 双能减影有望为普通放射学在气管、支气管疾病诊断提供新的思路,作为临床初筛气管、支气管肿瘤患者重要的辅助检查手段,以便降低临床误诊和漏诊率,并可以为纤维支气管镜检查提供肿瘤及气管、支气管初步情况,便于临床医生对纤维支气管镜检查中可能遇到危险情况的估计,并可结合临床情况及患者经济情况省去 CT、MRI 等昂贵设备的检查。

鼻咽部扁桃体肥大是导致儿童鼻鼾的最常见病因,在鼻咽部气道低密度气体影衬托下,肥大的咽扁桃体在 X 线片上得以显示。由于咽扁桃体位于鼻咽腔顶部,间接鼻咽镜和鼻咽部指诊检查时患儿很难合作,所以无创性的 DR 双能减影摄影对临床上咽扁桃体诊断及术前正确估计腺样体大小非常有价值。鼻咽部侧位平片上,气道影常与上颌骨、下颌骨、牙齿等高密度结构重叠,使得鼻咽部气道显示较差。而双能成像软组织像有效去除了上颌骨、下颌骨、牙齿等高密度结构所造成的影响,从而获得满意的鼻咽部气道图像。图像质量明显优于平片,便于对鼻咽部气道周围软组织进行测量,以便正确评价腺样体大小和形态,并对鼻咽部气道狭窄程度进行评估。有的学者利用 GE Revolution XR/d DR 系统分别对 76 例和 48 例儿童鼾症患者进行 DR 双能成像检查,同时做鼻咽部平片和 CT 扫描,并与手术病理结果进行对照。结果均发现双能成像软组织像能有效去除周围骨组织及牙齿等高密度结构的影响,与平片相比能更好地显示增大的扁桃体、腺样体及狭窄的气道,为术前正确评估扁桃体和腺样体的大小和形态提供了一种简便快捷有效的检测方法。另有学者对 50 例经 CT 和病理证实的鼻咽癌患者的双能成像和数字 X 线片进行了回顾性比较分析,证明双能成像软组织像对鼻咽癌的检出率明显高于普通平片。

**（三）双能减影在腹部的应用**

泌尿系统平片及静脉肾盂造影片经常受肠气影的干扰,以致影响对肾脏轮廓或疾病的观察,少量肠气又可重叠于泌尿系脏器区,影响结石的显示造成不必要的漏诊或不必要的 CT 检查。如何消除肠气影响一直是影像学要解决的问题,以往传统 X 线摄影片或 CR 都无法实现,双能成像技术可以在骨像中选择性去除低密度的肠气的衰减信息,尤其是应用于造影检查,造影剂充盈后的影像在所得高密度图像中显示更加清晰,提高了泌尿系统诊断的正确性。

胆道系统的病变常见的有结石、炎症、肿瘤、先天畸形等,临床的影像学检查方法有胆道造影、B超、CT、MRI 及 ERCP。双能成像技术能有效去除腹部脏器及其他软组织影,使胆囊、胆道的形态能充分显示出来。有的学者利用 GE Revolution XR/d DR 系统对 25 例胆道造影患者进行常规 DR 和双能成像检查,结果发现经双能成像后,造影剂和结石与肝区的灰度差明显增大,大大提高了图像的对比度。部分胆囊肝脏功能下降的病例只有在双能成像摄片中才可以显示胆囊胆道的轮廓。由于含钙量不高或与肠气重叠,在普通 DR 摄影中显示不清或者不显示的微小结石,也在双能减影成像上能显示。

肠梗阻病变行碘剂消化道造影时,常伴肠液的增多,碘液被稀释,此时常规的 DR 检查常无法明确显示碘剂影或显影不清楚,影响诊断,而能量减影能将密度分辨力提高 8 倍,同时祛除腹部气体的干扰,以便很好的显示肠道碘剂影。

# 第二节　组织均衡技术

DR 组织均衡技术是将 DR 图像分解成不同密度区域的图像进行数字化处理,然后再将分别处理的图像进行加权整合,得到一幅新的图像,使整个视野内不同密度的组织均能得到良好显示,而无需调整窗宽/窗位。

## 一、组织均衡技术的机制

DR 为数字化的 X 线摄影,具有较大的曝光条件取值范围和较高的量子检测力(DQE),获得的图像层次丰富。但是,人眼所能分辨的影像灰阶有限,在同一曝光区域,若要观察低密度组织,则势必丢失高密度组织间的灰度差异;反之,若要观察高密度组织,则必然损失低密度组织间的灰度差异。对于密度差或和厚度差较大的成像区域,常规的 DR 摄影会出现曝光不足或曝光过度现象。

DR 组织均衡技术可以针对上述现象,利用后处理软件将厚度大密度高区域与薄组织、低密度区域分割开,分别赋予各自的灰阶值,使得厚薄和高低密度组织的部位均形成对比良好的图像,然后叠加在一起,经计算机特殊重建处理,得到新的数据,产生一幅组织均衡图像,使高密度组织与低密度组织在一幅图像上同时显示出来。最后得到的图像层次丰富,在增加图像信息量的同时,不损失图像的对比度。当然,运用组织均衡技术处理图像除了选择恰当的组织均衡技术参数外,还需足够的曝光剂量,以便得到丰富的图像层次。

## 二、组织均衡技术的临床应用

1. 组织均衡技术的参数　飞利浦公司的 DR X 线机的技术参数是:①密度(density),范围在 0.5~2.5,数值大小的变化导致图像从黑到亮的变化;②非线性灰度系数(gamma),范围在 0.5~8.0,数值大小的变化导致图像从层次少到层次丰富的变化;③细节对比增强(detail contrast enhancement),范围在 0~6.0,数值大小的变化导致图像从细节少到细

节多的变化;④噪声抑制(noise compensation),范围在 0~1.0,数值大小的变化导致图像噪声多少的变化;⑤平滑(unsharp masking),范围在 0~6.0,数值大小的变化导致图像从层次少到层次丰富变化;⑥中心平滑(unsharp masking kernel),范围在 3~151,数值大小的变化导致图像从对比度大、噪声大到对比度小、层次多的变化。

GE 公司的 DR X 线机的技术参数是:①边缘锐度(edege),②亮度(brightness),③对比度(contrast),④均衡强度(stength),⑤均衡面积(area)。具体操作是:先在 DR 采集工作站的工具菜单中,选择图像处理指令,再选择摄影的解剖部位和体位,最后选择组织均衡的技术参数。如胸腰椎体侧位摄影的组织均衡技术参数:边缘锐度为 1.5,亮度为 1.2,对比度为 0.4,均衡强度为 0.8,均衡面积为 0.5。一旦相应的摄影部位的组织均衡技术参数设置后,曝光后的图像就均为组织均衡图像。

2. 组织均衡技术在股骨颈侧位摄影的应用　股骨颈侧位的常规 DR 摄影时,由于股骨颈上下区域的组织厚度和密度相差太大,DR 摄影的动态范围难以适应部位间厚度和密度的动态范围,出现了股骨颈下方被它穿透,图像非常黑,而股骨颈上方 X 线穿透不够,图像非常亮,以致股骨颈区域内的组织结构不易区分。DR 组织均衡技术在后处理股骨颈侧位影像时,常将平滑和中心平滑取最小值,噪声抑制取值 0.8 左右,细节对比增强取值 2.0 左右,灰度系数取值 0.6 左右,密度取值 0.8 左右。具体的组织均衡参数调节则根据年龄、体型导致的股骨颈侧位成像的不同作相应处理,使得影像能够显示骨纹理,且清晰度好。确认后选择 Greate 进行影像重建。

有的学者研究表明,在 50 例股骨颈侧位摄影中,常规 DR 成像的质量在标准以下的占 40/50,没有优质图像产生;而应用了 DR 组织均衡技术后,优质图像占 38/50,标准以下的图像质量没有。经统计学分析,DR 股骨颈侧位摄影的两种成像方法具有显著性差异。在股骨颈侧位摄影时,因股骨头和股骨颈处的厚度和组织密度均较股骨上中段大,加之摄影对侧的臀部组织部分重叠在成像区域,加重了成像区域的厚度和密度。即使大动态范围成像的 DR 摄影,以及数字化的窗口技术调节,也难以使成像区域产生良好的对比度。此时,只有应用 DR 的特殊处理的组织均衡技术,才能使这些特殊的成像部位产生满足诊断的优质图像。

DR 组织均衡技术应用实质是其技术参数的调

整及其相互配对,通过 50 例股骨颈侧位的 DR 摄影,作者体会到要想获得满意的符合 X 线诊断的股骨颈侧位图像,组织均衡技术参数的密度范围可在 0.9~1.2;非线性灰阶度系数可在 1.5~2.0;细节对比度增强可在 1.8~2.2;噪声抑制可在 0.8 左右;平滑可置于最小值 0;中心平滑也置于最小值 3。若将密度取较小值或较大值,就会出现图像太亮或太黑,缺乏组织层次;若将灰度系数取较小值或较大值,就会出现图像变灰或对比度过大,缺乏图像细节;若将细节对比增强取较小值或较大值,也会出现图像变灰或对比度过大;噪声抑制若取较小值,则图像的噪声变大;平滑和中心平滑常取最小值,否则图像的对比增大,无影像细节。

实验表明,组织均衡技术参数的密度在 0.6 以下或 2.0 以上;灰度系数在 1.0 以下或 5.0 以上;细节对比度增强 0.5~0.8 或 4.0~5.0;噪声抑制在 0.5~0.6;平滑在 2.0~3.0;中心平滑在 15~30,均得不到可诊断股骨颈侧位图像。而密度在 0.6~0.7 或 1.5~2.0;灰度系数在 1.0~1.3 或 3.0~5.0;细节对比度增强在 0.8~1.6 或 4.0~3.0;噪声抑制在 0.6~0.7;平滑在 1.0~2.0;中心平滑在 10~15,才能得到基本符合诊断的股骨颈侧位图像。可见 DR 组织均衡技术的参数调整对良好地显示股骨颈侧位图像尤为重要。

3. 组织均衡技术在胸腰段椎体侧位摄影的应用 有学者运用 DR 组织均衡技术对 80 的胸腰段摄影进行了研究,由于腰椎区域密度和厚度大,胸椎区域相对来说密度和厚度小,常规 DR 摄影的动态范围难以满足成像区域内密度和厚度的差异,以致出现了胸椎段过度曝光,影像太黑,而腰椎段曝光不足,影像太淡。结果在胸腰椎体侧位常规 DR 摄影时出现胸椎下段的病变难以辨认。在研究中发现,在胸腰段正位摄影中,常规 DR 影像与经 DR 组织均衡技术处理的影像均可获得较好的图像质量,二者比较没有统计学意义。但在胸腰段椎体侧位摄影中,常规 DR 摄影的图像质量的优和平均以上所占的比重少,分别为 2/80(2.5%) 和 6/80(7.5%);而经 DR 组织均衡技术处理后的图像质量优和平均以上所占的比重大,分别为 72/80(90%) 和 7/80(8.7%),二者经统计学分析具有显著性意义。

在胸腰椎体侧位摄影中,胸椎下段与含空气的肺组织相重,且椎体较小;而腰椎上段与组织密度大的肌肉组织相重,且椎体较大,即使是用较大动态范围的 DR 摄影,以及数字化窗口技术进行图像的后处理,也难以使胸椎下段与腰椎上段在同一照片上

均产生优良的对比度。此时,只有应用 DR 的组织均衡技术进行特殊处理,才能使胸腰段侧位椎体的影像产生满足诊断和临床需要的图像。实验中有 37 例胸腰段侧位 DR 摄影病人,第 10、11、12 胸椎影像太黑,在窗宽窗位调节后下段胸椎影像可见,但腰椎影像太亮,骨纹理不可见,后经 DR 组织均衡后处理技术,使得胸腰段椎体均清晰可见。本组有 3 例第 9 胸椎体压缩性骨折的病人,常规 DR 摄制胸腰段侧位像时,第 10 胸椎太黑,第 11 胸椎椎体骨折难以分辨,经组织均衡技术处理后,第 9 胸椎椎体的压缩性骨折清晰可见。

DR 组织均衡技术应用的实质是其技术参数的调整及其相互配对。研究者通过 80 例胸腰段椎体正侧位的 DR 摄影,体会到要想获得满意的符合 X 线诊断的胸腰椎侧位 DR 影像,密度的范围可在 0.9~1.2;非线性灰度系数的范围可在 1.5~2.0;细节对比增强可在 1.8~2.2;噪声抑制可在 0.8 左右;平滑可取最小值 0;中心平滑也取最小值 3。若上述参数设置不当,就会出现影像细节少,对比度过大,或影像太黑太淡,图像不能满足诊断要求。由此可见,DR 组织均衡技术参数的调整对清晰地显示胸腰段椎体侧位影像至关重要。

4. 组织均衡技术在其他摄影体位的应用 在常规的 DR 摄影中,颈椎的下段及胸椎的上段的侧位影像常常难以显示清晰,特别是侧卧位摄影由于肩关节的遮挡颈椎的下段更难显示。有研究者在 GE 公司的 DR X 线机上运用组织均衡技术对 80 例颈胸段椎体的侧位摄影进行了研究,通过常规 DR 影像与组织均衡技术的 DR 影像对比,结果表明使用了组织均衡技术的颈椎下端和胸椎上端的侧位影像的椎体和椎间隙均清晰可见。

组织均衡技术在跟骨轴位摄影中的应用,在常规的 DR 摄影中,跟骨轴位常因跟骨头端与跟距关节端的组织密度相差太大,而摄影时又使用了倾斜 X 线,在成像的区域出现跟骨头端影像太黑,跟距关节太亮,关节显示不清。研究者运用了飞利浦 DR X 线机的组织均衡技术对 50 例病人进行了研究,结果表明,是否运用组织均衡技术摄影对跟骨摄影的图像质量具有统计学意义。

## 第三节　融合断层技术

体层摄影技术经历了普通胶片断层技术、数字线形断层技术和融合断层技术(tomo synthesis)三个

发展时期。融合断层技术也称为三维断层容积成像技术，是 DR 新的成像技术，该功能通过一次扫描可以获得检查区域内任意深度层面的多层面高清晰度的断层图像。目前有 GE 公司、岛津公司和东芝公司具备 DR 融合断层技术。

## 一、融合断层技术的成像原理

融合断层的成像原理(图 19-1)是在传统几何体层摄影的基础上，基于 DR 动态平板与图像后处理软件相结合的一种 DR 体层摄影技术。DR 的融合断层扫描可以实现站立位和卧位的两种摄影方式。首先进行患者成像区域的定位，预选曝光参数[X 线管组件的直线运动角度，曝光条件(kVp、mAs)等]。然后进行第一次曝光，获得初始图像，也称为定位像。若使用岛津公司断层，在曝光时机械运动装置驱动 X 线管组件与探测器在一定成角范围内做同步反向运动，在 X 线管组件运动过程中，X 线管组件自动跟踪技术使中心线始终指向探测器中心，预设的多次脉冲曝光程序在运动过程中按时间顺序依次曝光。由于 DR 探测器对图像信息的快速采集能力，可获取若干幅不同角度的、连续独立的数字化图像数据。

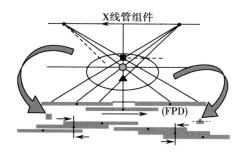

图 19-1　融合断层原理图

若使用 GE 公司断层，在曝光时机械运动装置驱动 X 线管组件成角度的连续曝光，而探测器平板固定在一个位置不随 X 线管组件的移动而移动。预设的连续曝光程序在运动过程中按顺序依次曝光。探测器对图像的快速连续采集，获取上百幅不同角度的、连续的、独立的数字化图像数据。整个曝光过程只需要 10s 就可以全部完成，剂量只有 0.012mSv，只相当于 CT(5mSv)1/420 的剂量(三维断层容积成像原理图 19-2)。

计算机对多幅图像采用位移叠加的算法，将序列的图像分别进行适当的位移后再叠加融合，人为地创建不同体层深度的聚焦层面图像。由于每幅图

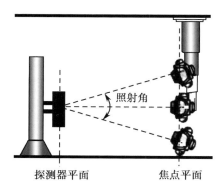

图 19-2　三维断层容积成像原理图

像的厚度可以人为进行调整，选择不同的起始和终末层高度，调整层厚和重叠百分比，同时还可以调整层间距(类似于 CT 容积成像后处理方式)，最终重建出任意深度层面图像。

## 二、融合断层的临床应用

1. 在一次曝光下直接获得多层面体层图像，缩短了患者的检查时间，提高了诊断效率。通过图像后处理重建，可获得丰富的影像信息。辐射剂量低，胸部检查剂量仅 1~3mGy，大约是常规 CT 检查的 1/10。

2. 提高了胸部小结节的检出率，与 CT 胸部结节检查的敏感性相近，更高于普通胸部的 DR 摄影。

3. 提高了胸部血管断面与肺部结节病变的鉴别能力，还能帮助发现肺动脉栓塞等血管疾病。

4. 胸部的容积成像类似于支气管镜检查，使医生能更清楚地观察主支气管，气管隆凸和气管分叉的情况，甚至能清楚地了解支气管环状结构。

5. 脊柱容积成像在外伤和肿瘤转移患者检查中，从前至后层层清晰地显示椎体、椎间隙、椎弓根、上下小关节间隙、棘突，有利于观察该结构地病变。

6. 泌尿系统 IVP 时的融合断层，可以了解双肾包膜的完整性、肾盂肾盏的形态，更清楚地观察到全程输尿管的行径及有无狭窄，观察膀胱区的输尿管开口情况。如放置人工导尿管可以详细观察其导尿管的位置，同时还能很清楚地了解腰大肌及腹主动脉有无硬化。

7. 对于急性肠梗阻患者，能更清楚地了解肠梗阻的区段，对于急性胃肠道穿孔者，更容易发现膈下游离气体，大大提高了少量气腹诊断的敏感性。

8. 骨关节系统检查中，断面图像不受金属植入

物以及石膏绷带的影响,能避开重叠干扰,能观察到骨小梁、骨皮质和骨髓腔的情况,大大提高骨折或骨质破坏的检出率。另外,下肢立位断层可了解膝关节负重的生理状态下的图像信息。

## 第四节 图像拼接与时间减影技术

### 一、图像拼接技术

图像拼接(image pasting)是 DR 在自动控制程序模式下,一次性采集不同位置的多幅图像,然后由计算机进行全景拼接,合成为大幅面 X 线图像。

常规 X 线摄影胶片单张最大成像面积为 37cm×43cm,能显示出绝大多数的人体组织器官,在 CR、DR 的常规 X 线摄影中也延续这种图像模式,所有 X 线探测器的最大采集面积为 43cm×43cm。当影像诊断和临床治疗中需要显示出更大的成像面积时,就必须使用多次摄影和图像拼接技术。

1. GE 公司的图像拼接技术的具体采集过程 图像采集曝光时,X 线管组件固定于一个位置,探测器沿患者身体长轴移动 2~5 次,X 线管组件做连续 2~5 次的曝光。计算机随即将 2~5 次曝光所采集到的多组数据进行重建,做"自动无缝拼接",形成一幅整体图像。该方法的主要特点是为减小 X 线锥形光束产生的图像畸变,X 线管组件在多次曝光时,分别设定了不同的倾斜角,即 X 线管组件与探测器采用的非平行摄影技术,能在图像的拼合过程中有效地消除了视差造成的图像失真以及匹配错位现象。另外,图像整合时采用精确配准技术。其特点为:①准确配准两幅图像的拼接位置,解决了重叠部分的几何畸变;②正确配准图像拼接处像素密度分布,使整幅图像表现出连续均匀的对比度;③自动量化分析数据;④具备组织均衡、降噪、最优窗宽、窗位、对比度亮度一致性、骨科整形计算测量软件等处理功能,保证了高质量的图像输出。全景拼接原理见图 19-3。

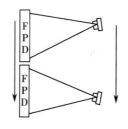

图 19-3 全景拼接原理图

2. 岛津公司(SHIMADZU)的图像拼接技术 该技术采用 X 线管组件垂直上下移动,DR 探测器跟随着 X 线管组件实现同步移动,分次脉冲曝光采集后自动拼合的方法。具体采集过程为:首先确定第 1 幅 X 线摄影区域位置,曝光后,X 线管组件和探测器沿患者身体长轴移动到第 2 幅至域位置,进行第 2 次曝光。接着进行 3 次、4 次……多次曝光,计算机随即将每次曝光所采集到的多组数据进行图像重建和"自动无缝拼接",形成一幅整体图像。该方法的主要特点是:①中心线与探测器在曝光时始终保持垂直,为减小 X 线锥形光束产生的图像畸变,X 线管组件采用长条形视野,摄影长度控制在 5~10cm,这样就减小了斜射线的投影;②根据摄影面积确定摄影次数,该摄影技术可选最大摄影长度为 198cm;③ X 线管组件和探测器同步平移分次曝光,每次图像有轻度重叠,以便计算机定位和图像配准。④具备组织均衡处理,降噪,最优窗宽、对比度亮度一致性等功能,保证了高质量的图像输出。全景拼接原理见图 19-4。

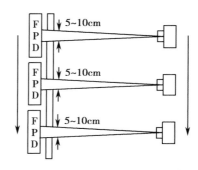

图 19-4 全景拼接原理图

3. 自动无缝拼接技术的临床意义 一次检查能完成大幅面、无重叠、无拼缝、最小几何变形、密度均匀的数字化 X 线图像。例如,骨科、矫形外科等需要对人体的大范围结构作整体性结构显示,精确测量全脊柱、全肢体的解剖结构改变。特别是对脊柱侧弯及前、后凸术前诊断、术后检查、治疗效果分析等方面具有重要的作用。

### 二、时间减影技术

时间减影(temporal subtraction,TS)是一种基于 DR 图像的对比分析软件技术,针对同一患者、同一部位,在不同时间摄影的 DR 图像,采用计算机时间减影进行前、后两幅影像的比较,可观察到病变发展状况。

图像对比性研究对某种疾病的病理学、形态学改变具有重要的意义,DR 图像显示的是人体形态学的 X 线图像特征,定期复查、对照检查、回顾性判读等手段在影像诊断中是最常用的方法。时间减影技术的临床意义在于对新的异常表现,特别是细微的异常变化比人眼更具有敏感性。计算机识别出的图像差异是客观存在的现象,诊断时给予重点关注将有效地提高临床诊断的准确性。时间减影技术适合于静态器官的对比,近期对比的效果较好。

## 第五节　自动曝光控制技术

目前有两种自动曝光控制,即以荧光效应控制的光电管自动曝光控制和以 X 线对空气的电离效应为基础的电离室自动曝光控制。它们的共同特点是:采用对 X 线敏感的检测器,把 X 线剂量转换成电流或电压,它正比于 X 线剂量率,它对时间积分后的电压就正比于所接受的 X 线剂量。当把积分电压与一个正比于图像密度的设定电压进行比较,由一个门限检测器给出剂量到达设定值的曝光终止信号,以切断高压,就形成了自动曝光控制。

### 一、光电管自动曝光系统

光电管自动曝光系统是利用光电倍增管构成的自动剂量控制系统。由影像增强器输出屏发出的可见光经分光采样送至光电倍增管,它的输出信号经放大后变为控制信号。这种控制信号正比于光电倍增管所接受的光强度,因而信号也正比于影像增强器所接收的 X 线剂量率。控制信号经过一个积分器按曝光时间积分后的电压,正比于剂量率对曝光时间的积分 -X 线剂量。当它达到某一定值时,便由门限检测器给出曝光结束信号,切断高压,就形成了自动剂量控制。

这种自动曝光控制(automatic exposure control,

AEC)系统主要利用锑 - 铯光电阴极和二次发射的多级光电倍增管。

### 二、电离室自动曝光系统

电离室(ionization chamber)自动曝光系统是利用电离室内气体电离的物理效应,电离电流正比于 X 线强度,也正比于胶片密度。当 X 线胶片达到理想密度时,通过电离电流的作用,自动切断曝光,它比光电管自动曝光技术应用广泛。

电离室的结构包括两个金属平行极,中间为气体。在两极间加上直流高压,空气作为绝缘介质不导电。当 X 线照射时,气体被 X 线电离成正负离子,在强电场作用下,形成电离电流。利用这一物理特性,将电离室置于人体与检测器之间,在 X 线照射时,穿过人体的那部分 X 线将使电离室产生电离电流,此电流作为信号输入到控制系统。电离室输出的电流正比于所接受的 X 线剂量率,经过多级放大后,在积分器内进行时间积分。这种积分后的电压就正比于电离室接受的 X 线剂量率与时间的乘积,积分电压经放大后送到门限检测器。当积分电压到达预设的门限时,X 线剂量达到设定值,输出信号触动触发器,送出曝光结束信号,立即切断高压。

为了提高电离室控时的准确性和稳定性,制作电离室有许多特殊技术要求。要选用高原子序数的金属作为电极材料,使金属吸收 X 线量子后释放出来的电子再次激发气体电离;电离室的厚度尽量小,表面积稍大。过厚增加病人至检测器之间的距离,造成影像的几何模糊;需要前置放大器,将微弱的电离电流放大;在电离室表面装 2~3 个测量野;测量野用喷雾法将导电物质喷涂在塑料薄片上,夹一些密度低的泡沫塑料之中,周围的保护环与连接线也都喷涂导电物质,以保证在图像上不留任何阴影;整个电离室除测量野外,都用泡沫塑料填充,然后用两块很薄的铜块夹住,以保证电离室的表面机械强度。

# 第 二 十 章

# DR 的操作技术

## 第一节　DR 的操作界面

### 一、DR 的采集控制台

采集控制台(AdvatX)是控制 X 线曝光,预置及显示 X 线曝光技术参数的界面,它包括进行曝光所必需的显示面板和控制键。下面以 GE Revolution XR/d 型 DR 机为例。

**(一)采集控制台的部件**

1. 曝光按钮　手动操作,用于 X 线球管预热及 X 线曝光。

2. 触摸显示屏　通过触摸屏幕上的感应区进行成像参数的选择。

3. X 线曝光指示灯　X 线曝光指示灯指明曝光状态,在 X 线发生时,指示灯变亮。

4. 控制转盘　控制转盘和触摸屏结合使用,旋转控制转盘,进行区域选择或修改某项成像参数值。

5. 复位按钮　用于采集控制台的重启动。

6. 开 / 关按钮　开 / 关按钮用于打开或关闭采集控制台。

**(二)采集控制台触摸屏显示分区**

1. 显示当前控制台屏幕的选项,该组位于屏幕顶端。

2. 显示当前为摄影所选定的 X 线曝光方法。

3. 显示采集的状态。

4. 记录摄影的选项。

**(三)设定 X 线曝光参数**

DR 可以通过计算机编程进行 X 线曝光程序的预置,并将其存贮在计算机内存中。在 X 线检查过程中,可以在计算机内存中恢复任何存储的程序,预置了成像参数的程序可以节约检查时间,加快工作流程。

预置程序可以设定 1~10 个命名部位,如:胸部(chest)、脊柱(Spine)等,每个命名部位可以设置 1~3 个不同体位的曝光参数,如 chest-PA(胸部后前位)、Spine-AP(脊柱前后位)等。设置预置程序包括:

1. 设置命名部位　①轻触 PROCED　程序菜单(MENU);②轻触 EDIT;③轻触希望命名的部位区域;④轻触 NAMECAT(命名部位),此时屏幕上显示提示光标及输入键盘。⑤输入所要命名的部位,如 Abd(腹部);⑥轻触 DONE(完成),退出命名设置,进入下一设置。

2. 设置预置程序　①轻触 PROCEDIJRE MENU(程序菜单);②轻触 EDIT;③轻触预设置程序的命名部位方框;④轻触 NAMECAT(命名部位),此时屏幕上显示提示光标及操作键盘,用键盘输入新的预置程序名称,一次最多可输入包括空格在内的 30 个字符;⑤轻触 DONE(完成),退出命名设置,进入下一设置;⑥轻触 PARAMS(选择参数),进入曝光控制参数技术主屏幕;⑦设置相应的曝光参数,如 kVp、mA、PATIENT SIZE(患者尺寸)等;⑧轻触 SAVE DATA(保存数据),保存设置;⑨轻触 DONE(编辑完成),退出程序编辑功能,返回正常操作状态。

3. 设置控制曝光技术参数　设定预期的剂量(DOSE);选择 AEC(自动曝光控制),结束曝光以生成最佳的图像。使用 AEC 可以自动调节患者的厚度、阻光度以及 kVp、MAS 和 SID(焦距);选择手动曝光模式,FIXED(固定);选择数字诊断床(DIGITAL TABLE),高亮显示时表示当前处于数字诊断床采集模式;选择数字胸片架(DIGITAL WALI~STAND),高亮显示时表示当前处于数字胸片架采集模式;选择床面采集模式,高亮显示时表示当前处于该模式;选择铜滤波器(CUFIIXER),过滤软射线,选项为 0.1mm、0.2mm、0.3mm、无;选择光栅入位(GRID IN),把光栅放到数字探头上方。

选择准直器叶片对准探头,用于数字胸片架应用程序,选项为顶部(TOP)、底部(Bottom)和关闭(Off);如果选择 TOP 或 Bottom,准直器叶片就地分别对准探头的顶部或底部;如果选择了 Off,准直器就会对准探头的中央;选择患者尺寸(PATIENt SIZE),通过此选项可以选择最适合患者的尺寸,有六种可供编辑的尺寸选择,使用控制转盘选择所需的患者尺寸,可以预置一个曝光程序,每一个患者程序都可以预置一个相对应的曝光参数;对对称的解剖组织(如四肢)进行 X 线曝光时,采集图像的患者区域要选择侧面。选项为成对(paired)、不成对(unpaired)、左侧(left)或右侧(right)。双侧肢体使用 Paired,单侧肢体使用 Unpaired。左侧肢体使用 Left、右侧肢体使用 Right;设置患者的解剖体位 POSITON 体位,使用控制转盘来选择;选择解剖视图(ANAOMIC VIEW),使用控制转盘来选择从程序菜单列表中选择所需的视图选择;双能量曝光时生成三幅图像,即骨骼图像、软组织图像和标准图像。只有在机器确有此种软件时才会显示这一选项;选择存储数据(SAVE DATA),把参数保存到预置程序中;选择程序菜单(PROCEDURE MENU),显示应用程序默认值屏幕;选择 kVp,使用控制转盘可选择范围是 40~150kVp;MAS 选择,使用控制转盘在规定的 40~150MAS 范围内进行选择;焦点选择(focal spot)在 1.25mm 和 0.6mm 的焦点尺寸之间转换。

曝光参数的预置:预置 kVp、MAS、focal spot(焦点):轻触 PROCEDURE MENU(程序菜单);轻触 EDIT;预置 DOSE(剂量)、AEC(自动曝光控制);预置患者尺寸,GRID(光栅)、DUALENERGY(双能量曝光)。

4. 保存预置程序　将工具盘插入 X 线发生器软驱;轻触程序菜单(PROCEDURE MENU);轻触 SAVE/RETRIEV(保存 / 恢复);轻触 SAVE BACKUP(保存备份);轻触继续(CONTINUE),确认操作;轻触 DONE(完成);轻触 EDIT DONE(编辑完成),工具盘中所有的数据将会被覆盖。

5. 恢复预置程序　将工具盘插入 X 线发生器软驱;轻触 PROCEDURE MENU(程序菜单);轻触 SAVE/RETR-IEV(保存 / 恢复);轻触恢复备份按键;轻触 CONTINUE(继续),确认操作,这步操作之后预置程序就被传送到系统中;确认程序是否带有星号(*)或问号(?),星号(*)表示该程序参数尚未在预置程序中指定和保存,必须编辑这些参数,以确保其正确性;DONE(编辑完成),返回正常操作状态。

6. 恢复预置 AEC 程序　使用自动曝光控制可

以自动终止某次 X 线曝光及生成质量最好的图像,它可以自动调整特定的参数以补偿患者厚度与阻光度的不同。在使用 AEC 采集图像时,必须详细了解传感器检测区域,以便于正确地定位和校准,使用 AEC 精确控制曝光。AEC 可以自动选择 mAs 和曝光时间。因此,在自动曝光控制模式下不能改变曝光时间和 mAs,这些参数在采集控制台上屏幕上是空白的。

AdvatX 应用软件为自动曝光控制操作设置两个界限,即最大的 mAs 为 512,最大的曝光时间为 2秒(2000ms)。一旦曝光参数达到上述两个界限之一,应用软件就会终止曝光,此时屏幕显示提示信息,必须重新启动屏幕,按屏幕上的 RESET(重启动)按钮才能继续操作。GE Revolution XR/d 探头检测区域的应用配置有 3 个离子室。第 1、3 离子室位于中线两侧,大小为 10 × 12 英寸(254 × 305mm),第 2 离子室位于 X 光束的中央,大小为 8 英寸 × 9 英寸(210mm × 248mm)。

## 二、DR 的界面操作

1. DR 操作前准备　DR 为高精度的计算机拍片设备,其平板探测器要求在整洁恒温环境中,才能显示出其最佳性能。DR 拍片室应清洁防尘,湿度不应超过 70%~80%,温度应保持在 18~22℃。每次开机后,机器应预热 15~30 分钟,然后做球管的预热训练。

2. DR 操作的注意事项　DR 摄影为中心自动跟踪或校准,当平板探测器移动中心后,球管自动跟踪移动,对准平板探测器中心,其技术核心为高精度的电子跟踪仪。因此,在摆设病人体位时,只能移动数字平板来校对中心,避免移动球管,减少工作流程。同时,根据摄片部位的大小,适时调整准直器光栅,以便得到最佳的图像显示。

3. DR 的操作步骤　DR 的操作较传统增感屏 / 胶片摄影操作简便、快捷,摆脱了暗盒、胶片和暗室冲洗。直接在计算机上输入病人姓名、编号、年龄、性别等基本资料,曝光条件根据不同的解剖部位,机器都设定有相对应的曝光参数,由于 DR 成像的感光动态范围大,只要根据设定的参数摄影,都能获得一张理想的图像。

例如:胸部后前位 DR 摄影,患者背向球管站立于摄影板前,双手紧抱摄影板两侧抓手,胸部紧贴板面,脊柱正中对准板面长轴中线,摄影时应去掉身上的金属异物,女性患者应脱去胸罩,换上专用的摄影衣。曝光时,嘱患者深吸气后,屏气曝光;照射视野包括整个肺部;中心线对准第四胸椎,垂直投射。选择摄影参数,轻触部位方框 Chest(胸部),进入肺部拍片预置程序菜单;选择相应的肺部拍片体位,如 chest-PA (肺部后前位);轻触 select(选择),进入控制曝光技术主屏幕;轻触 PATIENT SIZE(患者尺寸),选择患者尺寸,程序默认的为中等尺寸;每一个患者尺寸都预置有相对应的曝光参数;按下手动曝光按钮,进行 X 线曝光。

## 三、DR 的参数设置

支持系统进行工作,必须有各种不同的功能,通过设置各种功能的参数,可以启动数字网络和打印的自动功能,制定系统里的注释级别、图像方向和图像处理。

参数设置包括以下几个方面:浏览器参数、应用程序参数、创建匿名患者、编辑患者、管理过滤器、管理网络、管理工作列表、处理信息等。

1. 通过使用采集工作站主浏览器上的工具包来设置浏览器参数和版面,分类以及过滤器默认值。例如:在浏览器参数选择设置中,在患者、研究、序列和图像列表的窗口下来显示 Delete(删除)、Network'transfers(网络传送)、Interchange Media(交换介质)、Lock(锁定)等图标及各种窗口显示的设置。

2. 应用程序参数　通过参数设置可以实现注释、传送、图像自动打印、图像自动删除、图像处理、图像方向、测试主机及录入操作者姓名等功能。

注释是在浏览器参数设置中有注释功能,即将患者信息、医院信息及采集数据分别放在打印胶片的左上方、右上方、中上方等位置,便于医师阅片时读取信息;传送是采集图像时自动把图像传送到另一个网络;图像自动打印包括打印模式、图像的缩小尺寸放大倍数、拷贝数量、打印机属性、交替打印模式、保存、关闭等;测试主机是测试与工作站相连的各个主机设备,如远程工作站、打印机或 HIS/RIS 系统;图像处理则是把图像的边缘、亮度、对比度从系统的默认值调到理想状态,这个程序的设置有利于远程医疗,HIS 系统和 RIS 系统的管理。

3. 创建匿名患者功能　可以将患者的姓名作为机密而保护其隐私,然后创建一套匿名图像。

4. 编辑患者　每一个来拍片的患者都有一个随机创建的 ID 号码,将患者的资料编入医疗程序卡片,开始列表。列表分为两种:检查级别是以特定的检查描述,放射科医师姓名或顾问医师姓名或日期和 / 或时间列表;序列级别是以序列描述中的特定文本开始列表,这样编辑患者可以为患者资料管理提供良好的服务,便于查询。

5. 管理过滤器分为患者过滤器、检查过滤器和序列过滤器,均表示以何种状态开始接受检查。

6. 管理网络和工作列表　通过网络管理,维修人员是可以通过这个窗口定义医学传送目的地中的数字成像和通讯选项,通过对远程信息系统和医院信息系统的网络进行定义,可以从这些网络向系统中下载患者工作列表。

7. 处理信息　这个功能参数设置便于维修人员用于查看、显示和分析系统的状态信息,及时观察了解系统工作情况,处理系统的各种信息,为系统的良好工作提供安全性。飞利浦公司和 GE 公司的 DR 在人身各部位成像参数的设置见表 20-1 和表 20-2。

**表 20-1　Philips 系统的成像条件**

| 部位 | 手动条件 | | 自动条件 | |
| --- | --- | --- | --- | --- |
| | kV | mAs | mS | kV |
| 胸部正位 | 125 | 3 | 5.76 | 125 |
| 胸部侧位 | 125 | 10 | 19.2 | 125 |
| 肋骨 1~7 | 66 | 20 | 22.2 | 66 |
| 肋骨 8~12 | 77 | 16 | 18.9 | 77 |
| 腹部 | 81 | 16 | 19.9 | 81 |
| 骨盆 | 73 | 20 | 22.4 | 73 |
| 颈椎正位 | 66 | 16 | 42.3 | 66 |
| 颈椎侧位 | 66 | 16 | 42.3 | 66 |
| 胸椎正位 | 77 | 20 | 23.6 | 77 |
| 胸椎侧位 | 81 | 40 | 49.8 | 81 |
| 腰椎正位 | 77 | 25 | 29.6 | 77 |
| 腰椎侧位 | 90 | 32 | 44.3 | 90 |
| 头颅正位 | 77 | 25 | 64.1 | 77 |
| 头颅侧位 | 73 | 16 | 38.9 | 73 |
| 肩关节 | 66 | 16 | 42.3 | 66 |
| 肱骨(包肩) | 66 | 16 | 42.3 | 66 |
| 肱骨(包肘) | 60 | 10 | 28.4 | 60 |
| 肘关节正侧位 | 55 | 3 | 9.49 | 55 |
| 尺桡骨包肘关节侧位 | 55 | 3 | 9.49 | 55 |
| 尺桡骨包腕关节正位 | 52 | 2.5 | 8.54 | 52 |
| 腕关节正侧位 | 48 | 3.2 | 12.2 | 48 |
| 手正斜位 | 46 | 2.5 | 10.1 | 46 |
| 手指正侧位 | 46 | 2 | 8.13 | 46 |
| 髋关节正位 | 77 | 20 | 23.6 | 77 |
| 股骨包髋关节正侧位 | 73 | 20 | 22.4 | 73 |
| 股骨包膝关节正侧位 | 66 | 8 | 21.1 | 66 |
| 膝关节正侧位 | 66 | 6 | 15.8 | 66 |
| 胫腓骨包膝关节正侧位 | 63 | 6 | 16.4 | 63 |
| 胫腓骨包踝关节正侧位 | 60 | 6 | 17 | 60 |
| 踝关节正侧位 | 55 | 3 | 9.49 | 55 |
| 跟骨侧位 | 55 | 3 | 9.49 | 55 |
| 跟骨轴位 | 55 | 6 | 18.9 | 55 |
| 足正斜位 | 50 | 6 | 10.8 | 50 |
| 趾正侧位 | 48 | 3 | 11.4 | 48 |

表 20-2　GE Revolution XR/d-XQ/I 系统的成像条件

| 部位 | 手动条件 | | | | 自动条件 | |
|---|---|---|---|---|---|---|
| | kV | mA | mS | mAs | kV | mA |
| 胸部正位 | 90 | 100 | 16 | 1.6 | 110 | 160 |
| 胸部侧位 | 90 | 200 | 40 | 8 | 125 | 160 |
| 肋骨 | 75 | 320 | 16 | 5 | 70 | 320 |
| 腹部 | 75 | 500 | 25 | 12.5 | 80 | 500 |
| 骨盆 | 80 | 320 | 40 | 12.5 | 80 | 500 |
| 颈椎正位 | 80 | 320 | 16 | 5 | 75 | 320 |
| 颈椎侧位 | 75 | 320 | 10 | 3.2 | 75 | 320 |
| 胸椎正位 | 80 | 200 | 50 | 10 | 80 | 320 |
| 胸椎侧位 | 80 | 800 | 32 | 25 | 80 | 400 |
| 腰椎正位 | 80 | 640 | 20 | 12.5 | 80 | 640 |
| 腰椎侧位 | 90 | 640 | 40 | 25 | 90 | 640 |
| 头颅正位 | 80 | 320 | 40 | 12.5 | 80 | 320 |
| 头颅侧位 | 80 | 250 | 16 | 4 | 80 | 250 |
| 肩关节 | 70 | 320 | 20 | 6.4 | 70 | 320 |
| 肱骨正位 | 65 | 100 | 40 | 4 | | |
| 肱骨 | 65 | 100 | 40 | 4 | | |
| 肘关节正侧位 | 64 | 160 | 40 | 6.4 | | |
| 尺桡骨正位 | 62 | 160 | 40 | 6.4 | | |
| 尺桡骨侧位 | 62 | 200 | 40 | 8 | | |
| 腕关节正位 | 62 | 100 | 32 | 3.2 | | |
| 腕关节侧位 | 62 | 160 | 40 | 6.4 | | |
| 手正位 | 62 | 100 | 32 | 3.2 | | |
| 手斜位 | 62 | 100 | 40 | 4 | | |
| 手侧位 | 62 | 160 | 40 | 6.4 | | |
| 手指 | 60 | 100 | 25 | 2.5 | | |
| 股骨 | 75 | 320 | 32 | 10 | 75 | 320 |
| 膝关节正位 | 70 | 250 | 16 | 4 | 70 | 250 |
| 膝关节侧位 | 70 | 250 | 12.5 | 3.2 | 70 | 250 |
| 胫骨腓骨正侧位 | 70 | 250 | 12.5 | 3.2 | 70 | 250 |
| 踝关节正位 | 65 | 250 | 20 | 5 | 65 | 250 |
| 踝关节侧位 | 65 | 250 | 20 | 4 | 65 | 250 |
| 跟骨侧位 | 65 | 250 | 10 | 2.5 | 65 | 250 |
| 跟骨轴位 | 70 | 250 | 10 | 2.5 | 70 | 250 |
| 足正斜位 | 60 | 100 | 40 | 4 | 60 | 100 |
| 足侧位 | 60 | 100 | 64 | 6.4 | 60 | 100 |
| 趾 | 60 | 100 | 12.5 | 1.25 | 60 | 100 |

## 第二节　DR 图像采集工作站

### 一、采集控制台

采集控制台包括触摸屏和曝光钮。采集控制台可设定曝光技术参数，以确保进行正确的曝光（图 20-1）。

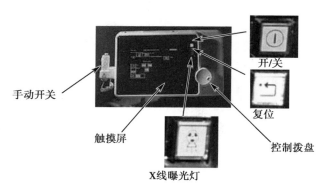

手动开关

触摸屏

X线曝光灯

开/关

复位

控制拨盘

**图 20-1　DR 采集控制台图**

### 二、采集工作站

采集工作站的应用是通过图式、多窗口式以及鼠标驱动的界面来实现的。采集工作站有其专用的计算机和图像数据库，图像、列表、菜单以及控制都将显示在工作站监视器的图形窗口内，可使用按钮、菜单或控制面板来进行各项选择操作。

采集工作站的组件有：一套带内置硬盘单元（用于存储系统软件以及图像）的计算机装置；一个监视器；一个数字字母键盘、鼠标以及鼠标垫；一个带有内置式 3.5 英寸软盘驱动器及 CD-ROM 驱动器的计算机机架。

采集工作站支持多种功能：使用数字探头进行图像采集；图像显示及操作；使用 DICOM 标准将图像传输到其他工作站；图像打印；将图像传输到可记录 CD 盘上。

采集控制台的窗口：系统预备（system ready）窗口，在本窗口可进行曝光前的各项技术参数调整并进行曝光；可用热量单元（heat unit available），显示剩余 X 线管热量单位的百分比。在百分比值低于 100% 时，说明球管处于过热状态，当球管无法曝光时，必须停止工作，等待球管冷却。过热等待信息后面的后缀字母表示过热等待的原因，如表 20-3 所示。

**表 20-3　球管过热的等待原因**

| 过热等待后缀字母 | 可能原因 |
| --- | --- |
| A | 自动曝光 |
| B | X 光管靶电极整体温度过高 |
| C | X 光管外壳温度过高 |
| T | X 光管靶电极轨道温度过高 |

TUBE WARM-UP（球管预热）：在 X 光管低温的情况下进行曝光可能损坏 X 线管靶电极。如果 X 线管已冷却到了这一水平，就会闪现 TUBE WARM-UP（球管预热）的信息。通过 X 线管预热程序可以把 X 线管预热到正常操作温度，必须缓慢地把 X 线管预热到此温度。如果在两小时内没有进行曝光，就必须执行 X 线管预热程序，这可以延长 X 线管的寿命。可以在控制台上执行此程序，在开始诊断检查之前预热 X 线管靶电极。对靶电极进行预热可以延长 X 线管的寿命并防止对 X 线管部件的损坏。如果在两小时内没有进行曝光，就应使用此程序来预热 X 线管。球管预热的具体操作是：轻触记录方法调整屏幕上的 TUBE WARMUP（球管预热）键；把控制台手动开关上的准备/曝光按钮按下至曝光位置并按住，直到没有残余的预热曝光。

通过此屏幕上记录技术调整（record technique adjust），可以为各个记录图像的采集来选择和修改当前的 X 线曝光参数。程序选择（selected procedure）：CHEST-PA 表明当前所选择的程序。kV，mA 区可以在当前区调整曝光 kV、mA 值。如果使用 AEC 曝光，曝光结束后，记录曝光数据。当改变 kV，mA 或 FOCAL SPOT（焦点大小）时这一时间数值会发生变化。

电离室探头选择区：在 AEC 曝光状态下，必需正确选择探头才能保证获得准确的曝光。选择 DIGITAL WALLSTD 时表示当前使用胸片架曝光，曝光距离（SID）180cm，使用滤线器（GRIDIN）。

PATIENT SIZE（患者尺寸）每个预定义程序有六个患者尺寸选项，患者尺寸选项的名称是程序编辑的默认值。SML PED - 儿科小号；MED PED - 儿科中号；LRG PED - 儿科大号 SML ADULT - 成人小号；MED ADULT - 成人中号；LRG ADULT - 成人大号可以重新命名患者尺寸选项。POSITION（位置）选项可改变图像不同方向，LATERALITY（侧重）选项用于确定是否正侧位摄影，可以选择左侧、右侧、双侧或未配对。

悬吊球管支架系统(OTS)是用于支持球管及 OTS 控制台的定位装置,各支架均可支持设备的移动和精确定位。X 线的 OTS 系统包括以下几个主要部件:X 线球管;OTS 用户界面(图 20-2)可使用户在不返回到 AdvantX 控制台的情况下进行立式拍片器(receptor)、视野(FOV)、kV 以及 mAs 值选择。该界面还提供了以多种方向移动 OTS 的功能;头顶导轨系统;伸缩柱和托架;光管支架单元;多叶片准直器。表 20-4 列出 OTS 用户界面功能。

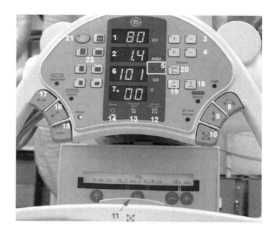

图 20-2　OTS 用户界面

表 20-4　OTS 用户界面功能

| 项目号及型号 | 名称 | 说明 |
| --- | --- | --- |
| 1 | kV 值显示 | 显示曝光 kV 值。 |
| 2 | mAs 值显示 | 显示曝光 mAs 值。如果选择了 AEC 曝光模式,则在曝光完成前该值将显示为空白。 |
| 3 | kV 值递增(+)或递增(−)选择 | 提高或降低曝光 kV 值。选择一次时 kV 值将以 1kV 为步进值进行调整。如果按住该控制器不放,则 kV 值将以 5kV 为步进值进行调整。 |
| 4 | mAs 递增(+)或递增(−)选择 | 提高或降低曝光 mAs 值。该值范围是基于 AdvantX 控制台上选择的焦点而作出的。如果您在 AdvantX 控制台上选择 AEC 曝光模式,则本控制器将失效。 |
| 5 指示器 | 单元显示 | 以公制或英制单位显示距离(SID)刻度。 |
| 6 | SID 显示 | 在应用数字诊断床及胸片架时显示距离(SID)值。如果选择了床面模式或如果光管角度超过拍片器 +/−45° 时,该 SID 值应都显示为空白。 |
| 7 | 角度显示 | 以度为单位显示球管旋转角度值。 |
| 8 | 光管角度锁定解除 | 解除锁定以使球管旋转角度。松开该按钮时锁定功能将激活。按下该按钮时 LED 灯将亮。 |
| 9 | 垂直锁定解除 | 解除锁定以使球管垂直运动。松开该按钮时锁定功能将激活。按下该按钮时 LED 灯将亮。 |
| 10 & 11 | 全部锁定,锁定解除 | 解除锁定以使球管垂直、横向或纵向运动。解除该按钮时锁定功能将激活。按下该按钮时 LED 灯将亮。 |
| 12 | 手动准直器 | 用于表明系统已转换到手动准直器模式。在此模式下,准直器视野将不局限于拍片区域。如果键开关位于 "OVERRIDE" 位置,则手动准直 LED 灯闪动。 |
| 13 | 曝光抑制 | 用于表明曝光联锁处于激活状态,这时将抑制曝光。当曝光抑制功能激活时,可选择准直器上的 M 按钮,以显示联锁状态(SID 范围、光管枢轴等)。 |

| 项目号及型号 | 名称 | 说明 |
| --- | --- | --- |
| 14 | 准备 | 用于表明曝光联锁已准备好。当用户界面上的键开关处于"OVERRIDE"位置时,该指示器将闪动。 |
| 15 | 锁定装置(Detent) | 为实现横向对准(alignment)及确定 SID 值而配备锁定装置(detent)。当用户将光管置于锁定装置位置时,锁定功能将激活。<br>当胸片架位于水平位置时,将显示纵向锁定装置位置。 |
| 16 | 横向锁定解除 | 解除锁定以使球管横向运动。松开该按钮时锁定功能将激活。按下该按钮时 LED 灯将亮。 |
| 17 | 纵向锁定解除 | 解除锁定以进行 OTS 的纵向运动。松开该按钮时锁定功能将激活。按下该按钮时 LED 灯将亮。 |
| 18 | 床面应用选择 | 在 AdvantX 控制台可用时,选择床面应用程序。 |
| 19 | 数字诊断床应用选择 | 在 AdvantX 控制台可用时,选择数字诊断床应用程序。 |
| 20 | 胸片架应用选择 | 在 AdvantX 控制台可用时,选择胸片架应用程序。 |
| 21 | 准直器视野灯 | 可将准直器视野灯打开或关闭。灯打开的时间由系统配置所控制。 |
| 22 | 视野选择 | 根据所选应用程序选择一已定义的准直器视野。<br>当准直器到达该视野时,LED 灯将亮。实际的准直器尺寸将显示在准直器显示器上。全尺寸 =41cm×41cm、35cm×41cm、41cm×35cm、24cm×30cm、30cm×24cm、18cm×24cm,以及 24cm×18cm |

## 三、数字胸片架

数字胸片架是本系统的定位工具,胸片架内置一个平板探测器,它是 DR 系统的核心部件,胸片架可进行移动,以完成人体各部位的摄影检查。胸片架使用一个三单元离子室来控制曝光量,这与常规的放射成像系统很相似。此项功能提供的曝光参数较为准确,避免选择曝光条件失误而出现的图像质量不佳。

数字胸片架包括以下几个主要部件:①立式拍片架;②平板探测器,通用电气公司的平板探测器使用非定形硅技术,把 X 线转换为数字数据,然后将此数据变为高质量的图像。该平板探测器的最大探测范围为 41cm×41cm,每个探头提供 400 万个像素数据,每个像素可转换为 16 比特的数据,所生成的图像可与微粒胶片相媲美;③滤光栅;④三单元离子室。

胸片架使用一个三单元离子室来控制曝光量,使用自动曝光控制功能可以自动终止某次 X 线曝光,以生成质量最好的图像。自动曝光控制功能可以自动补偿患者厚度、阻光度的变化,以及 mA、kVp 和 SID 等技术因素的影响。正确的患者定位非常重要,在未对准的情况下,某些射线会绕过患者出现过早结束曝光,造成曝光不足的图像。相反,把大部分患者区域定位在探测器的检测区域之上会造成过度曝光的图像区域。所以,操作者应当熟悉探测器区域的尺寸和离子室的位置,这样才能对各个解剖区域和每个患者进行正确定位,得到质量均一的图像,而不必考虑患者的厚度或阻光度。这种系统功能(自动曝光控制)可以自动选择 mAs 和曝光时间,不必进行人工选择曝光条件。在自动曝光控制模式下完成曝光后,控制台自动显示曝光时间和 mAs 数值。

自动曝光控制操作应用软件设置两个界限,最大的 mAs 为 512,最大曝光时间为 2 秒(2000 毫秒),一旦达到上述两个界限之一,应用软件就会终止曝光。

使用自动曝光控制功能可以优化患者图像质量并帮助操作进行精确曝光,在自动曝光控制模式下,自动选定曝光时间和 mAs 值,无论患者的厚度或阻光度如何,都将生成质量优良的图像。数字诊断床是系统的放射成像定位器,包括数字探头、活动滤光栅、脚踏板,以及紧急停止按钮。

## 四、启动与关闭采集工作站

按下采集工作站不间断电源面板上 1Test 电源开关钮,采集工作站监视器显示一系列初始化信息,等到出现登录名称(login name)提示后输入小写字母 sdc,按 Enter(输入)把光标移动到下一个提示符。在 password(密码)提示符后面输入小写字母 adw3.1,按 Enter(输入),出现采集工作站成功重置(AWS Reset Successful)窗口后点击 OK。采集工作站监视器上出现主浏览器窗口,采集工作站启动成功。

关闭采集工作站时结束关闭所有运行程序,回到主浏览器窗口,从采集工作站主浏览器中选择工具包(Toolkit)的图标关闭(Shutdown),点击 OK 进行程序关闭。采集工作站监视器上出现一系列关闭信息,自动关闭操作系统软件和不间断电源。

## 五、采集工作站窗口

采集工作站的主要窗口有三个:主浏览器窗口,查看图像窗口,患者工作列表窗口。第一次打开工作站的电源并输入用户注册名和密码之后,显示主浏览器窗口。使用浏览器可以选择和管理工作站上所储存的图像。浏览器用于:设置并使用数字探头启动图像采集;选择工作站数据库中的图像进行查看;管理数据库(特别是删除不再需要的图像);把图像传送到另一个工作站;如果安装了存档选项,即可把图像保存到可擦写光盘中;通过图示方式将主浏览器窗口分为十个功能区。

将患者的数据资料按特定标准进行分类列表,相应的分类由各个列表上面的下拉菜单来进行,以便能够容易查找患者的数据资料。根据需要按姓名(Name)分类患者,患者姓名按字母顺序排列,A 位于列表顶端;按标识符(Identifier)分类患者,以字母顺序按标识符或标识号码来分类患者,时间最久的患者位于列表顶端,最近的患者位于列表的底部;按最后一次检查日期(Last study date)分类患者,按照采集患者图像的日期和时间来分类患者,由于最近的患者位于列表顶端,这种方法最常使用。

检查分类列表时,就可以知道完成了哪些检查。如果想不花费时间来查找想看的检查,就可以对列表进行组织,来帮助您迅速找到所需的信息。列表可以按几种不同的方式进行组织,最常使用的方法是按日期(date)来分类检查。按日期对检查列表进行分类时,最近的日期显示于顶端。按标识符(identifier)分类检查时,此选项按标识号码对检查列表进行分类。按描述(description)分类检查时,此选项以字母顺序按检查描述对检查列表进行分类。按住院医生(performing physician)分类检查,此选项按实际进行检查的医师姓名对检查列表进行分类。按主治医生(referring physician)分类检查,此选项按顾问医师姓名对检查列表进行分类,显示所有带有特定医师姓名的检查。

序列列表分类时,某一个检查中可以包含多个序列。按序列号码分类是最常使用的序列分类方法。按其号码对图像进行分类是最常使用的方法,按号码(number)分类序列,此选项按号码对序列进行分类,最小的号码显示于顶端。按类型(type)分类序列,此选项按特殊类型对序列进行分类,例如胸部或腹部。

按旧 - 新日期(old-new date)分类图像,此选项按图像采集的开始日期和时间,以日期顺序对图像进行分类,最新的图像位于列表的底部。按新 - 旧日期(new-old date)分类图像,此选项按图像采集的开始日期和时间,以相反的日期顺序对图像进行分类,最新的图像位于列表的顶端。

浏览器参数设置:选择浏览器参数选择(browser preferences)选项后,打开浏览器参数选择窗口,通过此窗口可以设置浏览器参数和版面、分类以及过滤器默认值。分三部分对浏览器参数选择窗口:第一部分是菜单选项的参数选择;第二部分是浏览器选项的参数选择;第三部分是浏览器参数选择窗口按钮。浏览器参数设置的功能见表 20-5。

医疗应用程序参数设置(medical application preferences)是通过窗口设置注释、传送、图像打印、图像方向、图像自动删除等参数。全面了解医疗应用程序参数的设置,不仅可以提高工作效率,还能够提高图像质量,见表 20-6。

表 20-5　浏览器参数选择设置

| 参数选择选项 | 描述（选定时） |
| --- | --- |
|  | 仅需把患者、研究、序列和图像拖动到 Delete（删除）（垃圾桶）图标中即可删除它们。 |
|  | 在患者、研究、序列和图像列表下面显示 Delete（删除）（垃圾桶）图标。 |
|  | 在患者、研究、序列和图像列表下面显示 Network Transfer（网络传送）图标，使用这个图标可以通过拖放把图像传送到网络上的其他设备。 |
|  | 在患者、研究、序列和图像列表下面显示 Interchange Media（交换介质）（CD-R）图标，使用这个图标可以通过拖放把图像保存到可擦写光盘中。 |
|  | 在序列列表下面显示 Lock（锁定）图标，使用这个图标可以保护（锁定）选定的序列，以免意外删除。 |
|  | 在主浏览器上只显示两个列表。不能显示研究和序列列表。 |
|  | 在主浏览器上显示全部的四个列表。 |

表 20-6　参数的功能

| 按钮 | 描述 |
| --- | --- |
| Auto Push | 启用此选项后，采集图像时自动把图像传送（推进）到另一个网络设备。 |
| Auto Print | 自动打印所采集的图像。 |
| Annotations | 选择希望在图像上显示或隐藏的注释。 |
| Viewer | 设置默认图像质量检查（QC）功能，以自动或手动接受所采集的图像。还可以通过启用"设为默认值按钮"功能来更改用户设置。 |
| Orientation | 控制所显示的所有图像的水平方向。您可以选择按图像采集时的原始方向进行查看，或者把图像从左向右翻转。 |
| Auto Delete | 系统需要更多的图像磁盘自由空间时，自动删除图像。如果某个研究中包含一幅不使用质量检查的图像，并且您把自动删除功能设置为图像被打印之前不能删除，那么该研究不会被自动删除。该研究必须手动删除。 |
| Test Hosts | 检查另一个工作站，以确认系统是否正在通过网络进行通讯。 |
| Names | 输入操作者、执行医师和顾问医师的姓名列表，以便设置检查时查询。 |
| Image Processing | 修改特定解剖视图的图像处理参数和 / 或配置在 Revolution XR/d 上的 Revolution XQ/i 的外观。 |

选择编辑患者(edit patient)选项,通过编辑可以修改图像采集时医疗程序卡上错误的输入信息,还可添加以前未知的信息。如果系统已启用编辑患者功能,可以在采集完成后使用这项功能来编辑。通过选择主浏览器上的患者,然后从工具包(toolkit)菜单中选择编辑患者选项,在医疗程序卡片窗口中手动输入的患者信息,这步操作打开医疗程序卡片,允许编辑患者信息区域。患者信息编辑完毕后,系统使用更新的信息创建第二个患者。

设置匿名患者(set patient anonymous)选项,有时是为了科研或者其他原因,希望把患者姓名作为机密而保护其隐私。为达到这一目的,可以使用匿名患者功能,创建一套匿名图像。使用 NO NAME(无姓名)的名称来复制和使用患者检查,以创建一个新患者和一个唯一的随机创建的 ID 号码。创建患者文件时,其状态显示于设置匿名患者窗口。

服务桌面(service desktop)选项,通过服务桌面,专业维修人员可以调整系统的基本设置,或者查看系统的使用数据。

复位浏览器(restart browser)选项,打开复位浏览器窗口,有时因为操作失误或者其他原因,采集工作站不能正常工作,此时需要将浏览器进行一次复位操作。

启动质量保证程序(QAP),为了确保本 X 线设备的稳定性能,必须定期使用质量保证程序所需的模型和软件测试进行检查。质量保证程序(QAP)由一系列测试组成,应当每天对系统进行测试,以量化图像质量,此程序都已经自动化了。在质量保证程序中用到两种模型,第一种是平面视野模型,第二种是复合质量保证程序模型,在各个采集屏幕系统会提示选用何种模型。

平面视野模型(图 20-3)用于检查下列因素:亮度不均匀性,整体;亮度不均匀性,局部;信噪比(SNR)不均匀性;劣质像素伪影数量。

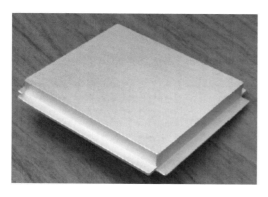

图 20-3　平面视野模型

复合质量保证程序模型(图 20-4)用于检查下列因素:MTF(调制传递函数);分辨率不均匀性;动力学范围水平的线性;动力学范围水平的精确度;强信号对比度;1、2 和 3 级别的对比度噪声比(CNR)。

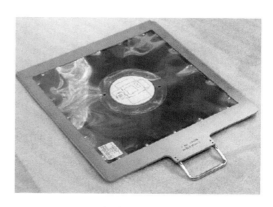

图 20-4　复合质量保证程序模型

应当每天执行数字胸片架的质量保证程序,按以下步骤对数字胸片架执行质量保证程序:点击 QAP(质量保证程序)图标,此图标位于浏览器的右侧,需要时重复按键盘上的 Front(向前)键,直到前面显示浏览器显示质量保证应用程序屏幕;点击 Start 开始;核实采集技术,在 AdvantX 控制台上,从记录技术调整屏幕上把采集技术设置为,FIXED,0.6mm Focal Spot,80kVp,200mA,40mAs,collimator opened to 45cm×45cm(固定,焦距 0.6mm,80kVp,200mA,40mAs,准直器开放为 45cm×45cm。);移走光栅;把铝制的平面视野模型滑动到顶端的准直器轨道中;移走 X 光束路径上的阻挡物;按下然后松开手动开关上的 Prep(准备)和 EXpose(曝光)键,采集第一幅平面视野图像,显示第二个平面视野采集屏幕;按下然后松开手动开关上的 Prep(准备)和 EXpose(曝光)键,采集第二幅平面视野图像;核实采集技术,FIXED,0.6mm Focal Spot,80kVp,200mA,12.5mAs,collimator opened to 45cm×45cm(固定,焦距 0.6mm,80kVp,200mA,12.5mAs,准直器开放为 45cm×45cm),请确认把铝制的平面视野模型从准直器轨道上拿走;把复合质量保证程序模型滑动到光栅支架中;移走 X 光束路径上的阻挡物;按下然后松开手动开关上的 Prep(准备)和 EXpose(曝光)键,采集质量保证程序复合模型的图像;等待暗图像测试完成,系统自动生成暗图像,不需要进行曝光;查看显示结果,系统自动显示质量保证程序测试的结果;核实各个测试的状况,如果质量保证程序测试失败,系统会用一条弹出信息来提示;点击 Back(后退)两次,返回主浏览器。质量保证的程序模型见图 20-5。

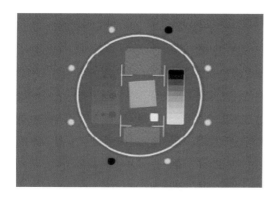

图 20-5　质量保证的程序模型

使用条形码扫描器是一种向系统中输入数据的快速简易的方法,把条形码扫描器对准纸上印刷好的条形码就可以把信息扫描到系统中,印刷好的条形码信息来自网络中的 RIS 或 HIS 系统,扫描器读取条形码信息,然后把信息输入选定的文本框中,系统检测并自动输入信息时发出蜂鸣音。某些条形码扫描器可以把鼠标指针移到下一个文本框中,其他的扫描器则要求把指针手动移到下一个文本框中。

## 第三节　DR 图像处理工作站

随着计算机技术及影像设备的不断更新和发展,特别是螺旋 CT,MRI 技术的应用和数字 X 线摄影系统的普及,90 年代初出现了对影像图像进行综合分析和处理为主的独立诊断工作站(independent diagnostic work-station)。

独立诊断工作站在功能上与独立操作台(independent console)相似,但不能直接采集数字图像。它既可以作为图像处理终端与几乎所有影像设备进行联网,如同时连接 CT、MR、核医学设备、数字式 X 线设备,又可以作为一个初级终端与其他工作站或影像终端全面联网,建立图像存档与传统系统(picture archiving and communication system,PACS)。其功能大大超过独立操作台,具有降低噪声,调整灰阶对比度,放大影像,数字减影等基本功能和多功能三维重建,模拟定位和内镜技术等复杂功能。

DR 诊断工作站与 CT、MR 通用,但其应用范围较小。目前各大医用器械公司均推出自己的代表产品如 Siemens 公司的 Somaris,Elscint 公司的

Ommipro,GE 公司的 GE Advantage windows 等,而今 GE 公司的独立诊断工作台已升级为 Redworks 5.0。

### 一、独立诊断工作站的基本结构

#### (一)硬件

硬件是衡量和决定处理图像能力和速度的重要因素,一般包括计算机、贮存器、硬盘、显示器、键盘和鼠标等。计算机是诊断工作站的核心关键部位,其配置的好坏直接影响图像处理能力和速度,一般要求具有 400MHZ(或更高)的 Pentium Ⅱ 或 Pentium Ⅲ 处理器,GE 公司的 Radworks 5.0 配置为 1133MHZ 的 Pentium Ⅲ 处理器。贮存器是衡量图像处理容量及进行多功能图像处理有力的重要指标之一,一般容量应达到 64~128MB,Radworks 5.0 容量达 1024MB。硬盘容量是决定图像储存能力的指标,两者之间呈正比,硬盘容量越大,图像储存量越大,一般应使用 6~9GB SCSI 硬盘,具有至少 8MB 内存和可显示 256 级灰度的高速图形卡。对于彩色显示,需要具有 16 兆色显示模式,选择 Ultra wide 或 Ultra-2 尤佳,Radworks 5.0 硬盘容量达 35GB。

独立诊断工作站一般选用大屏幕,可分辨率(1024×1280)显示器(或彩色显示器),应该具有至少 70Hz 刷新率和 800×600 像素分辨率的逐行扫描,19~21 英寸的显示器较受欢迎,Radworks 5.0 的分辨率高,达 2048×2048。采用 14×17 英寸的竖式显示屏。如果需要远程诊断,则需要高速模拟调制解调器,ISDN 经端适配器或 ATM 接口板,同时应配备有效的帧接收器板,SCSI 接口卡、特殊图形卡。为便于患者携带资料方便,应配备一台高质量刻录机。

#### (二)软件

在符合系统要求的硬件上,安装支持强大图像处理、传输、查看功能的软件,以保证满足查看分析图像的简单功能和多功能处理(如减影、三维重建)的复杂功能,Radworks 5.0 的 Centricity RA 600 支持存贮分析图像和多功能处理图像的强大功能。下面以 Radworks 系统为例进行阐述。

### 二、DR 医学成像诊断工作站的图像处理系统

DR 诊断工作站(Radworks 系统)是基于个人电脑(PC)的医学图像查看系统,该系统允许在 Microsoft windows NT 下运行,桌面与 windows 98、2000 相同,允许加载、显示并处理任何医学图像或

包含数字化图像的患者病历报告。可通过数字化输出设备或次级获取方式(如数字化图像或帧接收器截取图像)输入 CT、MR、X 线、超声波、CR 和 DR 图像。一套完整的工作站图像处理系统除了用于显示图像以进行诊断和撰写报告之外,还可进行许多其他方面的工作,如图像采集、存档、远程诊断、打印、三维成像和质量控制等。

**(一)查找并加载图像和病历报告**

1. "数据选择器"及"数据选择器" 屏幕 开始启动 Radworks 时,首先会看到"数据选择器(dataselector)"。借助"数据选择器(dataselector)"可以浏览和选择数据库、病历报告和系列图像,运用查询功能来查找感兴趣的病例和病历报告,还可以把数据库组织成文件夹的形式。"数据选择器(data selector)"是通向 Radworks 其他部分如图像采集、打印、存档、三维成像、质量控制、远程诊断以及其他功能的桥梁。

"数据选择器"可进行配置,以便使用诸如 HIS 或 RIS 系统中的工作表。它显示病历报告的可配置列表,这些列表可按不同的标准,如设备、采集日期、病历报告类型等进行分类和过滤。在数据选择器中,可以调用有关患者、病历报告、系列和单个图像等所有可用的 DICOM 3.0 信息,它允许管理单个病历报告,或保存到不同的文件夹中,或删除、发送病历报告到远程存储设备中。

"数据选择器"屏幕:第 1、2 行分别为菜单栏、工具栏,预定义工具栏位于屏幕右侧,它提供了菜单栏的快捷替代方式。屏幕的右下角是"退出(Back)"按钮,可用来关闭 Radworks。屏幕中心的主要区域显示本地数据库的内容(本地视图)和一个或多个可访问的远程数据库(远程视图),单击鼠标可选择病历报告、系列图像、甚至要查看的单个图像。

2. 工作表视图(worklist view) 本地视图和远程视图:启动 Radworks,进入"数据选择器(data selector)",中央区上面的窗口是本地视图,它显示本地数据库,说明存取的图像位于机器的硬盘里。下面的窗口是远程视图,它显示一个远程数据库。说明存取的图像与所用终端相连的其他数据库中(如果所用终端机没有连接网络,则远程视图不显示)。

本地视图(和任何可访问的远程视图)显示病历报告列表或患者列表,它们列出了相关数据库中所有的病历报告或患者,每一行显示一个病历报告或患者。

查看远程视图:打开"归档(filing)"工具栏可以选择并打开远程视图,利用远程视图可以查看其他系统上的病历报告,系统间通过网络相连接。单击"归档"工具栏,查看远程视图(remote views)上部的复选框(若框中没有句号,单击后出现句号)紧邻其下面的窗口,有许多系统配置的远程窗口。激活并连接每个远程视图后,单击"数据选择器(data selector)"工具栏上的"查询(query)"按钮,在"查询参数(query parameters)"框中不输入任何内容,单击"确定(OK)",远程数据库中的所有病历报告在远程视图窗口中被显示出来。

将远程视图中的病历报告输入到本地视图中,为有效快速存取信息,病历报告必须存放在本地硬盘上,不允许通过网络进行传递,因而只能查看本地视图中的病历报告,如需查看远程视图中的病历报告,首先需要将它输入到本地视图中。方法是:在其中一个远程视图中单击一个想要输入的病历报告,单击鼠标右键,在弹出式菜单中选择"输入(import)",在出现的"输入数据(import data)"框中单击"确认(OK)",输入完成后,这个远程视图中的病历报告就出现在本地视图中。

患者和病历报告视图:使用 Radwords 可以在屏幕的中央区域查看患者或病历报告的列表,它们被称作"患者视图(patient view)和病历报告视图(study views)",患者视图的好处在于某个特定患者的病历报告是集中在一起的,被整理成组,它包含某个患者的一个或多个病历报告。而病历报告视图中每个病历报告都带有一个或多个系列图像的病历报告列表,也可能会看到属于同一个患者的多个病历报告。

单击带有"数据选择器(data selector)"图标的标签,出现"数据选择器"工具栏,从"工作表视图(worklist view)"下拉列表中选择本地患者(local patients)或"本地病历报告(local studies)",单击"本地病历报告"后,本地视图将显示病历报告的一个列表。单击"本地患者",本地视图将显示患者的一个列表。

创建工作表视图:工作表视图(worklist views)一般是生产厂商创建的,但也可以创建添加工作表视图项目,仅显示系统上的某些特定病历报告。在"数据选择器(data selector)"工具栏中点击"增加(add)"按钮,打开"描述(description)"栏目,键入所添加的栏目名,从"列表(list)"中选择"本地病历报告(local studies)",并"从复制设置"列表中选择"本地病历报告(local studies)",单击"确定(OK)"键,即创立了一个新的工作表视图。打开属性栏,选择"过滤器(filter)"部分中的"设备(modality)",然后单击"编辑(edit)"按钮,这样确保每次打开这个工作表视图时仅显示某一类病历报告,如 CT、MR、DR 等。删除工作表视图时,先选择该工作表,单击"删除(delete)"按钮,在"删除视图(delete view)"确认框中单击"是(Yes)"即可。

3. 归档和创建文件夹　"归档"工具栏可以查看系统上剩余的磁盘空间,提示什么时候可能需要删除或归档某些病历报告,可以创建和管理保存病历报告的"文件夹(folders)",还可以选择想要查看哪一个远程视图(remote views)。

在"归档"工具栏的"文件夹"部分,单击"新建(new)"按钮,屏幕上即出现一个"新文件夹(new folders)"框,键入文件名,并确认后,即创建了一个新的文件夹。单击鼠标右键弹出菜单,将鼠标指针点击"移至文件夹(movefolders)"会出现一个子菜单,显示新建的文件名;点击该文件名,出现一个"移动数据(move data)"框,"确认(ok)"后,即存入了所要移动的数据(病历报告),对新文件夹进行过滤,在本地视图中仅出现该病历报告,对突出显示的本文件报告,使用右键"移至文件夹→一般(move to folder → general)""确认(ok)"后,可以将案例移回去。欲移去过滤器需单击位于"数据选择器(data selector)"工具栏上"文件夹(folder)"部分底部的"所有(all)"键即可。

4. 查找病历报告和图像　使用键盘快速查找病历报告,这是一个快捷、简便而行之有效的方法,只需键入想要查询内容的头几个字母,可以使用这种方法查找在病历报告或患者列表中显示的任何类型的信息。方法是:单击要查找信息项目的病历报告列表的栏标题,如患者姓名(patient name)标题,键入要查找信息项目的头几个字母。每键入一个字母,radwords 都会搜索数据库,并显示找到的第一个与键入字母最匹配的内容。通常,只需键入几个字母,就能显示要查找的内容。

使用排序和过滤工具查找病历报告,排序适用于当前的病历报告,它包括在病历报告列表中的升序或降序方式排序的行内容(病历报告)。在本地视图和远程视图中,可对病历报告进行更复杂排序,如可选患者姓名为主排序标准,病历报告日期为次排序标准。Radworks 将显示每个患者已整理成组的病历报告。在这些病历报告组中,每一个患者的病历报告将按时间顺序排列。方法是:右键单击要执行主排序的本地或远程视图标题,然后从弹出式

菜单中选择"扩展排序(sort extend)",在该对话框中选择左侧框中所列出的排序标准,在右侧框中选择并单击"》"和"《"按钮,以添加和删除要使用的排序标准,radwords 将根据这些标准进行排序,将主排序标准放置在列表上方。

除了对病历报告进行排序外,可让 radworks 只显示某些类型的病历报告,这时需要根据设备(modalities)、原始机(origins)或文件夹(folders),使用"数据选择器(data selector)"工具栏执行过滤操作。此外,Radworks 允许选择所有与特定患者相关的病历报告,方法是:在工作表视图中找到某个与该患者有关的病历报告,然后单击"数据选择器(data selector)"工具栏中的"选择患者(sel. patient)"按钮,该特定患者在工作表视图中所有的病历报告将被选中而突出显示。

使用查询方法查找数据:除使用排序、过滤功能缩小搜索范围外,借助 radworks 的"查询(query)"功能查看病历报告更方便快捷,可准确地查找到所需的信息。应用该功能必需知道患者的某些资料信息,如姓名,ID 号,出生日期等。方法是:点击"数据选择器(data selector)"工具栏上的"查询",屏幕中间出现"查询参数(query parameters)"框,输入相关信息,点击"确定(OK)",在本地视图中只看到一个患者和病历报告或不同时期的病历报告。如果该患者的病历报告不在 Radworks 系统上,屏幕将显示"查询结果为空(result of query empty)"。退出查询功能需点击"数据选择器(data selector)"工具栏上的"查询"按钮,再点击"清除(clear)"键,"确定(OK)"即可。

删除过滤器和查询:过滤器和查询是跟踪病历报告的强有力的工具,但并不提供数据库的完整视图。当其保持激活状态时,会影响其他人使用。Radworks 提供了简便的方法删除已创建的所有过滤器和查询,方法是:在"数据选择器(data selector)"工具栏中的"查看(view)"部分,单击"重新设置(reset)"按钮即可。这时,工作表视图将恢复到创建过滤器和查询之前的状态。

(二)查看图像

1. 选择并打开要查看的病历报告　选择病历报告和系列图像,要在本地视图中选择病历报告或系列图像,只需单击病历报告图标紧邻的"+",即可显示所需信息,然后单击病历报告或患者列表中相应的行,如需选择多个病历报告,系列图像或图像时,在选择下一项内容时按住"ctrl"键。如需选择

某一范围内的病历报告和系列图像,单击第一项后,在该范围内拖动鼠标至最后一项或按住"shift"键再单击最后一项即可。

打开要查看的病历报告:选定本地视图中的病历报告后,可以用若干方法打开它以便查看。最快最常用方法是双击病历报告。也可利用"查看(viewing)"工具栏,鼠标器右键菜单、或者菜单栏。这时 Radworks 会自动打开包含在该病历报告中的所有系列图像。

查看多个病历报告:radowrks 允许选择多个要查看的病历报告,逐个或同时查看。要逐个查看多个病历报告或系列图像时,首先选择要查看的病历报告和(或)系列图像,然后在菜单栏中选择"查看(viewing)"→"单个视图(single view)"或单击鼠标右键,选择弹出式菜单中的"单个视图(single view)"。看完一个病历报告后在"查看部分(viewing section)"中点击"下一个(next)"按钮,查看下一份病历报告。同时查看多个病历报告时,选择要查看多个病历报告或系列图像,在菜单栏中选择"查看(viewing)"→"多个视图(multi view)"或单击鼠标右键,选择弹出式菜单中"多个视图(multi view)",有利于对它们进行比较。

2."查看部分"屏幕和"图示索引(pictorial index)" "查看部分"屏幕:在"数据选择器(data selector)"的本地视图中双击病历报告,"查看部分(viewing section)"将自动打开,以显示该病历报告中的图像,这时屏幕上显示若干个重要的元素。屏幕左边的"图示索引(pictorial index)"显示所有图像的最小化微缩视图;屏幕中央包含若干个视窗,每一个视图显示一幅图像,视图上、下方分别显示"上移(up)"和"下移(down)"按钮,便于滚动查看图像;屏幕右边是工具栏,利用它们可以检查图像的细节、对图像进行测量和注释、创建胶片回放及许多其他功能;工具栏的正下方是"范围(scope)"选项,用于限定使用单个视图还是使用完整的系列图像。"范围(scope)"下方是"上一个(Prev.)"和"下一个(next)"按钮以及"重新设置(Reset)"按钮,前者便于显示当前病历报告的上一个或下一个病历报告/系列图像;后者使视图中的所有图像恢复到最初打开时的状态,取消所作的任何修改,"返回(back)"按钮便于返回到"数据选择器(data selector)"。视窗下方是"报告(reports)"窗口和一个"数据选择器(data selector)"窗口,前者允许搜索和打开本地数据中的其他病历报告,后者可生成相关报告。"查看部分"

具有高配置性,其屏幕是可调整的。工具栏各部件可四处移动,大小可调整,甚至可以将它们完全隐藏起来。这有利于在较小的显示器上使查看的图像最大化。

图示索引:"图示索引"是一个强大的导航工具,利用它可以快速而准确地查看和选择在视窗中正在显示哪些图像,其图像方式依所选择"布局(layout)"工具栏模式而定,可以为单幅图像,也可以是多幅图像,如果是四个视窗,则这些视窗排成水平的两对,上面的两个视窗中包含在"图示索引"中较高级系列的前两个图像,而下面的两个视窗则显示在"图示索引"中较低级系列的前两个图像,这两对视窗由一条粗线分隔,以表示它们是显示来自不同系列的图像。一般而言,单击"图示索引"中的图像,活动窗将显示该点击的图像,而其余的视窗将显示系列中的后续图像,当然"图示索引"中的图像顺序可以改变。"图示索引"还用环绕缩放图像的红线框来表示哪些图像正在视窗中显示。

"图示索引"可显示正在查看的病历报告或系列图像中所有图像的最小化图像,它可自动调整图像尺寸,使其正好显示于屏幕中的可用空间内。如果同时打开多个系列图像,"图示索引"会显示所有的系列图像,通过灰色粗线将各个系列图像分隔开,如果同时打开多个病历报告,则含有一条更粗的灰色线条将各个病历报告分隔开。

3. 配置视窗并设置更改范围　在查看图像时,可从一个较大的视窗切换到多个大小不等的复杂视窗布局,以显示多个不同系列图像或病历报告中的图像,这样就可轻易比较某个患者在不同时期的系列图像或病历报告。"布局(layout)"工具栏为视窗提供了大量现成的悬挂协助(布局),多个独立区域(由灰线隔开)的选项可以同时查看多个系列图像或病历报告(或在不同窗口"viewports"中查看同一系列图像的不同部分)。

系列图像和视窗区域的布局不是一成不变的,可根据需要更改。一般 radworks 以规则矩阵形式显示,可将四个系列图像以 2×2 布局形式显示,每一区域都包含单个视窗,以显示来自不同系列图像的图像;或以 2×3 的布局形式在六个视窗中显示单个系列图像。创建新的系列图像布局时,只需在每个系列图像区域内单击鼠标右键,选择"更改布局(change layout)",然后选择"视窗区域(viewport areas)"即可。

设置更改范围:radworks 提供了多种可在视窗

中处理图像的功能和工具。允许设置图像窗口、缩放和平移图像。"范围（scope）"选项作为通用工具，可将更改限制为单个视窗、一组视窗、某个系列图像和某个病历报告。单击"范围"中的"视窗（viewport）"单选按钮，便可在屏幕上设置窗口、缩放和平移每个单独的视窗。如要其他所有视窗都遵循该项设置，以同样方式平移和缩放，只需单击"范围"中的"整个系列图像（one series）"单选按钮。第一次进入"查看部分（viewing section）"时，范围"被设置为"整个系列图像（one series）"。

有时需要将"范围（scope）"设置为多个视窗，使之处于活动状态，以便同时对这几个图像的窗口进行调整。首先确认"范围（scope）"设置为"视窗（viewport）"，然后按住"ctrl"键，单击范围内所要选择视窗或按住"shift"键，单击第一个视窗和最后一个视窗，即可选择某一范围内的所有视窗。也可以单击"系列图像（series）"的"病历报告（study）"或"全部（all）"按钮，让所有视窗的"范围（scope）"都处于活动状态。

4. 设置图像窗口　窗口设置是数字医疗图像处理中最常用的任务之一，可根据医生的需要进行设置。

用鼠标设置窗口：在视窗内单击鼠标右键，并一直按住右键，鼠标光标完成一个太阳图标。上下拖动调整窗口的中心位置（窗位），左右拖动调整窗口宽度（窗宽），斜行拖动则同时调整窗宽窗位。鼠标移动的幅度越大，窗口的变化也越大。

用工具栏设置窗口：使用"窗口（windowing）"工具栏可精确控制图像的窗口设置，首先将设置窗口的视窗变为活动窗口，然后单击"窗口（windowing）"工具栏上的滑块任意一端，按住鼠标键向上或向下拖动，调整窗口宽度；如果向滑块中心拖动，整个滑块更短，表明窗口宽度缩小；如从中心向外拖动，滑块会变长，窗口宽度增加；点击滑块中心区，上下拖动则改变窗口中心位置（窗位）。

直接输入级别和宽度精确值：在"中心位置（center）"和"宽度（width）"字段中直接输入级别和宽度的精确值，快速改变窗宽窗位。设数值可通过下拉列表中"自动（auto）"的预定义设置，通过查找图像的最大和最小像素值以及在该范围内选择窗口的中心位置和宽度值，在系列图像的预定义窗口设置中，为所有图像优选出较理想的数值。

使用非线性窗口设置功能："窗口（windowing）"工具栏允许从非线性窗口设置功能中进行选择（如指数窗口设置功能，乙状窗口设置功能），这些功能补偿了不同设备（如底片）的固有非线性。对数功能可使图像色彩更浅，因为像素值朝着窗口设置范围的上端方向变化，在显示时会在很大的范围内显示为灰色调。指数功能正好相反，可使图像颜色变深。除了在窗口设置范围的中间值外，乙状功能对图像的影响效果不变。

使用"关注区域（regions of interest，ROI）"优化图像部分区域：对关注区域，Radworks 可自动调整图像窗口设置，几乎实时地为 ROI 内的图像区域进行优化。单击"窗口（windowing）"工具栏上的"ROI"按钮，在视窗中拖动鼠标以创建 ROI 窗口，单击 ROI 内部并拖动鼠标键，可将 ROI 移动到要优化的区域，拖动 ROI 边缘或四角可以调整其大小。

反转图像："窗口（windowing）"工具栏允许反转（显示负片）图像的灰度级，同时允许调整其窗宽、窗位。

5. 图像锁定及保存关键图像　在浏览多个系列图像时，可将重要的跟踪或参考图像一直保持在屏幕上。这一过程通过视窗中"锁定（pinning）"功能实现。被锁定的图像被真正地"冻结（frozen）"。即使其他视窗中图像发生变化或对其他视窗进行平移、缩放、窗口设置或过滤等操作，该图像仍停留在原位且保持原状。双击视窗即可锁定图像，Radworks 允许锁定任意多个视窗。

在病历报告的许多图像中，往往只有少数几幅图像具有重要的诊断信息，这些即为关键图像。Radworks 允许标记这些关键图像，以便日后可以只查看这些关键图像。退出"查看部分（viewing section）"时，选中"保存数据（save Data）"对该框中的"关键图像（key Image）"复选框所选定的一组关键图像的组成信息将与病历报告一起保存下来。在保存关键图像时，可将关键图像保存为单独的系列图像并重新命名，便于以后查看。

6. 运用缩放功能和使用放大镜仔细检查图像　即使在相当小的显示器上也可以借助放大功能来极其详细地查看图像，还可以翻转及旋转图像。这些需利用"缩放（zooming）"和"翻转／旋转（flop/rotate）"工具栏完成。

按固定比例缩放：单击放大镜图标标签，此时"缩放（zooming）"和"转／旋转（flop/rotate）"工具栏位于上面，单击 1、2、3、4 单选按钮，图像将按不同倍数放大，在视窗中单击左键并拖动，可以水平或上下移动图像。

使用滑块缩放：将要缩放图像的视窗激活，使用"缩放和翻转 / 旋转（zooming and flip/rotate）"工具栏上的缩放滑块，左右拖动，使缩放更加灵活。

相对、绝对和实际尺寸：选择"相对（relative）""绝对（absolute）"或"实际大小（true size）"按钮，将使图像的不同方式显示出来。"相对"的意思是缩放系数为 1 时，radworks 所显示的图像在视窗中刚好完全合适；"绝对"的意思是缩放系数为 1 时，radworks 所显示图像表示显示器上的一个像素代表图像实际需要的一个像素，即图像上的每一个像素点在屏幕上都如实显示出来。而实际大小使图像以与原始胶片同样的大小进行显示。

放大镜：单击"放大镜（magnifying glass）"可在视图中观察图像任何部位的局部情况，再次点击"放大镜"可打开另一个放大镜，同时使用有利于进行图像对比。

翻转和旋转图像：使用"缩放和翻转 / 旋转（zooming and flip/rotate）"工具栏可在活动视窗中水平和垂直翻转图像，而且可以按照顺时针或逆时针方向做 90° 旋转，还可以将翻转或旋转图像与病历报告一起保存下来，以便下一次查看时，图像还会保持翻转或旋转状态。

7. 使用过滤器增强图像　radworks 包括了多个图像处理过滤器，可消除噪声，增强微小结构性能。包括中央过滤器（消除图像噪声，有效地过滤过高或过低的像素值。每个像素点周围都有 3×3 个像素点环绕，过滤器会显示这些像素点的中间值）；最小化过滤器（收缩图像结构—产生"侵蚀（erosion）"效果，每个像素点周围都有 3×3 个像素点环绕，过滤器显示这些像素的最小值）；最大化过滤器（扩展图像结构—产生"膨胀（dilation）"效果，每个像素点周围都有 3×3 个像素点环绕，过滤器显示这些像素的最大值）；平滑过滤器（能有效地平滑图像，可使图像坚硬和粗糙边缘变柔和）；锐化过滤器（提高难于辨认的小线条和裂缝可见度）；核心过滤器；屏蔽过滤器（是一种核心过滤器，它对图像投下阴影，增强小型结构的可见度）；增强边缘的过滤器（增强难于辨认的小线条的可见度）；探测边缘过滤器等。

8. 创建循环播放　自动播放一系列图像，所产生的运动效果在诊断过程中起很大的作用。胶片回放可连续显示视窗中病历报告或系列图像中的所有（或部分）图像，radworks 允许在多个视窗中同时运行胶片回放。在运行胶片回放时，可以调节窗口级别，在视窗中进行平移和缩放操作。

使用"胶片（cine）"工具栏（带有照相机图标）可创建和控制胶片回放，如启动和关闭胶片回放，手动控制胶片回放，选择胶片回放播放方式，设定播放速度以及选择胶片中的图像。

自动胶片回放：激活要显示胶片的视窗（单击该视窗内部），点击"胶片（cine）"工具栏上的"开（on）"，即可创建胶片。Radworks 可使用适当值自动开始播放胶片，可选择向前、向后和弹跳停止等播放方式，根据自己的意愿设定播放速度（每秒播放的图像数目），其最大播放速度取决于硬件设备性能，还可选择并调整图像范围。为节省时间，可以使用标记精确选择要包含在胶片内或排除在胶片外的图像。当 Radworks 播放胶片时，那些已标记的图像可被显示，而没有标记的图像便被跳过。可以将系列图像与标记一起存下来，以后作为胶片显示时，只显示已标记的图像。

手动控制胶片回放：也称为"堆栈模式（stack-mode）"显示，将胶片的视窗设置为活动状态（单击之），然后单击"胶片（cine）"工具栏上的"手动（manual）"单选按钮，这时胶片回路条同样出现在视窗的右侧，然后拖动胶片回放条的指针以"播放"胶片。

使同鼠标右键运行胶片回放：这是一种快速运行胶片回放的方法。在视窗中单击鼠标右键并选择"胶片（cine）"，然后选择"开（on）""手动（Manual）""关（off）"等。

同步运行胶片回放：radworks 允许同时运行多个胶片回放。方法一：允许使用图像编号、索引编号、采集编号或部位连接胶片。在胶片回放间创建链接使其同步播放。在"胶片"工具栏上"链接胶片（link cine）"部分单击"按图像编号（by image No.）""按索引编号（by idea No.）""按采集编号（by acquisition No.）"或"按部位（by slice location）"单选按钮。方法二：选择"主胶片（master cine）"，在单击"链接胶片（link cine）"按钮之前，单击要设置为主胶片的胶片，其他胶片变为"从胶片（slave）"。当改变主胶片的速度、范围和图示索引时，其他所有的胶片都会进行调整以保持同步。Radworks 会主动在"从胶片（slave cine）"内添加空白帧或跳过播放帧，以确保与主胶片同步。然后选择多视窗，开始播放和链接胶片，选择要开始播放胶片的视窗（按住"ctrl"键单击视窗或按住"shift"键，选择一个范围）。或右键单击视窗，选择"胶片链接（cine link）"，然后选择链接方式。

链接方法：Radworks 提供了多种链接方法，这是因为它使用了与图像一起存储的 DICOM 信息以使其同步，但该信息并不总是可用的。例如部位只能应用到 CT 和 MR 病历报告中，而"图像编号（image No.）"或"采集编号（acquisition No.）"在 DICOM 中都不是必需的，因此，它们不一定会和图像一起包含在要链接的胶片中。有时即使包含在胶片中，也会因其他技术原因导致编号在链接胶片时工作不正常。Radworks 可自动判断链接胶片方法的可行性，因而应掌握并合理应用链接胶片的合适方法。通常，如果胶片属于 CT 或 MR 系列，最好使用"按部位链接（link by slice location）"，如果该方法无效，可试用"按图像编号链接（link by image number）"或"按采集编号链接（link by acquisition）"。如上述方法均不可行，应使用"按索引编号链接（link by index number）"，这时需要利用手动模式改变链接胶片间的偏移。

9. 注释图像　使用 Radworks，可给图像添加各种注释，一般注释添加在图像上部，因此，不会影响原始图像数据。所有的注释—文本、标记符、测量工具和 ROI，即使平移或缩放图像，也会保持在图像上的原始相对位置。

患者注释：一般来自于 DICOM 3.0 数据文件或在采集阶段由键盘输入，通常包括患者姓名、出生日期、患者编号、病历报告种类和图像编号。

添加标记符：单击"注释及测量（annotation and measurement）"工具栏上的"标记符（marker）"，在视窗中单击要添加标记符的位置，在一幅视图上放置一个或多个箭头（标记符），以注明关注细节。使用鼠标拖动箭头顶端或尾部，可更改箭头的长度和方向；单击箭头中部，拖动或移动箭头不会改变箭头方向，使用鼠标右键单击文本或箭头，可从选项中选择修改颜色线条样式、字体或文本内容，从弹出式菜单上选择"删除（delete）"可以去掉该标记。

使用文本注释：单击"注释及测量"工具栏上的"文本（text）"，后单击视窗中要添加文本的位置，即可键入文本，使用鼠标右键单击文本，通过选项可更改文本的颜色或字体大小。此外还可剪切、复制、保存、隐藏注释。

创建关注区域（ROI）：radworks 允许根据需要创建关注区域，可供选择的图形有"方框（box）"或"椭圆（ellipse）"，用鼠标拖动"ROI"的中心和边缘，可移动调整其大小，还可根据需要徒手"绘制（draw）"不规则的 ROI 或绘制（draw）"多边形（polygon）图形。

一旦创建了 ROI，"ROI 统计（ROI statistics）"窗口将会自动打开，其中显示了 ROI 中的许多信息。此外，还可使用"遮蔽器（shutter）"隐藏不需要的图像信息，在视窗之间移动和复制注释。

10. 用图像进行测量查看图像时，Radworks 的"注释及测量（annotation and measurement）"工具栏中有许多功能强大的可用工具，用来测量图像。比如使用探测器（probe）测量图像中任意点的值，测量距离和角度，查看并比较像素分布文件以及创建可查看统计数据的注释区域（ROI），以及参见"注释及测量（annotation and measurement）"工具栏图表。

使用探测器：探测器可以在视窗中测量像素点的值，单击"注释及测量（annotation and measurement）"工具栏中的"探测器（probe）"，点击视窗中要探测的位置，即出现一个邻近处带有数字化像素值的彩色探测器。

测量距离：单击"注释及测量（annotation and measurement）"工具栏中的"距离（distance）"，选定开始点和结束点的位置，点击并拖动鼠标，可以非常精确地测量距离，必要时可将图像放大以进行精确测量。

查看分布图（profile）：分布图是指分布在一条给定线段上的像素值的图表。单击"注释及测量（annotation and measurement）"工具栏中的"分布图（profile）"，在视窗内拖动鼠标，在鼠标光标旁出现一个很小的绿色圆形符号，单击起始点向要移动的方向拖动线段，此时屏幕上将出现分布图图表。拉伸或改变线段的方向，图表亦随之变化。单击"锁定（pin）"按钮，可以"锁定（pin）"分布图，这样可以创建并比较多个分布图。再次单击"锁定（pin）"按钮，可解除锁定。

测量角度：单击"注释及测量（annotation and measurement）"工具栏中的"角度（angle）"或"COBB"，然后单击视窗，调整角度大小并拖动它们，即可测量角度。

11. 编写报告　在使用 Radworks 查看图像或在"数据选择器（data selector）"中时，可以使用纯文本格式编写报告，也可使用包含在 radworks 内的其他几种应用程序中的任一种编写报告，如 Microsoft word 或 IBM Medspeak for Radiology，还可以使用 HTML 浏览器，这样任一个基于 HIS/RIS，且带有接口的 web 就可以内嵌于 radworks 中，这样在查看比较图像时不需要在 radworks 和浏览器之间进行切换,直接填写 HTML 表格。

查看报告:在"报告(reports)"窗口可以查看报告,屏幕上的显示内容可能有所不同,这取决于你正在使用"数据选择器"还是在查看图像。

保存报告:在"数据选择器(data selector)"中创建了新的报告或对报告进行了修改,则在关闭"报告(reports)"窗口时,系统会询问保存与否,若要保存,单击"是(yes)"按钮即可。

12. 输出并打印图像　在 Radworks 中查看图像时,可以很方便地将图像导出,最快的方法是将整个屏幕复制出来,并把它放入计算机内存(Windows 剪贴板)中。还可以 TIFF 文件格式导出,以供在其他应用程序中使用。

打印图像:选择所需打印的患者或系列图像,在"查看部分(viewing section)"的"打印"工具栏内,从"目标(destinations)"下拉列表中选择某个打印机。单击布局选项或单击"选择"按钮,滚动寻找所需布局,找到后单击"确定"。双击相应的视窗以快速填充虚拟底片。点击"提交(submit)"按钮,在"病历报告打印到(print study to…)"对话框中,确信所有操作正确无误后,单击"确定(ok)",即可完成图像打印。

## 三、高级查看功能

### (一)比较病历报告和系列图像

Radworks 具有在单台和多台显示器上比较病历报告和系列图像的强大且多用途的工具,它允许比较来自相同或不同患者的多个病历报告或系列图像,还可以比较具有彩色帧接收图像的 CT、MR(例如 $T_1/T_2$ 比较)以及 US 病历报告等等。

1. 选择多个病历报告和系列图像　比较病历报告时,通常需要同时打开同一患者两个或多个病历报告,这些病历报告可以是同一设备在不同时间采集的病历报告,或是不同时期同一患者的病历报告,或者是这些病历报告的组合。打开病历报告之前,需要比较的病历报告和系列图像必须显示在"数据选择器"的患者或病历报告列表中,如病历报告存放在不同的文件夹中,应确保过滤器已设置为包括相应的文件夹。

一旦将要进行比较的病历报告放入病历报告或患者列表中之后,就可以选择它们。单击其中的一个病历报告,按下"ctrl"键,即可添加到选择部分中,然后单击附加的病历报告,就可以在视窗中比较它们。若要选择某一范围的病历报告,按下"shift"键或简单地用鼠标拖过选择的病历报告范围即可,用同样的方法可以选择许多系列图像。若要查看病历报告列表中的系列图像,单击它所在病历报告的病历报告图标旁边的"+",用同样的方法可以打开来自同一病历报告或源于不同病历报告的多个系列图像。

2. 查看所选病历报告和系列图像　一旦选择了要进行比较的病历报告和系列图像,可以从"数据选择器(data selector)"菜单栏中选择"查看(viewing)"→"多视窗(multi view)"或在"查看(viewing)"工具栏中选择预定义的悬挂协议(布局),来查看它们,这种方法可以节省时间。

3. 将图像放入视窗中　以适当布局打开了病历报告进行比较时,视窗中将出现相应的定位图像,如果要更改系列图像区域的内容,应在第一个视窗内部单击。用这种方法可以比较同时显示在两个区域中的同一系列图像的两个版本,或者在双系列图像布局中通过轮流来交替比较三个系列图像。

值得注意的是,范围的设定很重要。如果选择"视窗(viewport)"单选按钮,操作将只影响活动视窗;如果选择"一个系列图像(one series)"单选按钮,操作将只影响活动的系列图像;如果"范围(scope)"设置为"病历报告(study)",操作将以同样方式更改所有显示的系列图像。

4. 锁定组合　双击"锁定(pin)"键,可以锁定所喜欢的图像的任意多个视窗,使之完全精确地显示在查看区域中所需的位置上。

5. 比较胶片回放　创建与"范围(scope)"选项结合的布局,可以比较不同病历报告或系列图像中的胶片回放,让这些胶片回路同步,以使比较更加容易。

### (二)使用多帧图像

多帧图像是 DICOM 图像,该图像的像素数据空间已经扩展为能够包含多个称为帧的"图片(picture)"。图像中的所有帧共享同一 DICOM 图像标题,一般用于 CT、MRI、DSA、ECT 等扫描图像。

Radworks 支持许多领域的多帧图像,例如核医学(包括静态、动态透视窗口,X 线体层照片,透视窗口 X 线体层照片,交换子 X 线体层照片和交换子透视窗口 X 线体层照片),超声波,X 射线血管造影术(包括双平面病历报告)和放射性 X 射线透视检查。

查看多帧图像:欲打开包含多帧图像的病历报告,可采用"图示索引(pictorial index)"的三种方式——折叠、扩展或完全扩展来查看这些图像。①采用"折叠(collapsed)"方式查看图像时,仅在"图示索引(pictorial index)"中显示典型帧;②在"扩展(expanded)"视图中,多帧图像显示为三个帧:第一帧、典型帧和最后一帧;③以"完全扩展(fully expanded)"形式显示时,"图示索引(pictorial index)"中将显示多帧图像中的所有帧。上述三种显示方式可自由选项。

将多帧图像作为胶片查看:将多帧图像设置为胶片,查看时更方便快捷。方法是:首先确保多帧图像在"图示索引(pictorial index)"中以折叠形式描述。选定要显示胶片的视窗,单击"图示索引(pictorial index)"中"折叠",将多帧图像设定为胶片,或用鼠标右键单击视窗中的多帧图像的某一帧,然后从弹出式菜单中选择"胶片(cine)→打开(on)"或"胶片(cine)→手动(manual)"。这样该胶片将在当前视窗中打开,如果是自动胶片,其显示速度将与推荐的显示帧频有关。以手动模式操作胶片时,可以使用放大镜仔细检查单个帧,并可以给单个帧添加注释。

查看多帧图像中的单个帧:当多帧图像以"完全扩展"的形式显示在"图示索引(pictorial index)"中,单击某一帧,该图像以及视窗中所有适合的后继图像均会出现在查看区域中。

打印多帧图像:使用"查看部分(viewing section)"中的虚拟底片进行打印或用鼠标右键单击多帧图像的视窗,选择"输出到 TIFF(export to TIFF)"或"打印→图像(print → image)",则仅打印当前显示的帧。在"数据显示器(data selector)"中打印时,所有图像均以完全扩展的格式打印。

远程诊断:Radworks 允许发送多帧图像,但不能发送多帧图像中的单个帧,因为在 DICOM 中最小实体是图像。

#### (三) 显示说明

一般应用于 CT 或 MR 病历报告中适当的图像。Radworks 自动确定视窗中显示的图像是否可以与同一病历报告中的其他图像交叉。无论是单系列图像病历报告还是多系列图像病历报告,如果交叉,该规定范围内的图像将出现在"说明(cutlines)"子菜单中。当然交叉线应该位于视窗中的图像内部否则将被 radworks 忽略。

查看多套说明:radworks 允许在多个视窗中显示说明,即在每个视窗进行上述操作。如果"说明(cutlines)"子菜单提供了多套说明,则可以在视窗中显示任意数量的说明,说明可能进行打印及保存。

#### (四) 使用及创建悬挂协议

Radworks 的悬挂协议能够提供非常特殊方式,在打开病历报告或图像时自动查看它们。悬挂协议不但可以定义视窗的精确布置,还可以在打开病历报告时让所选的一个或多个视窗以特定的窗口级别显示图像或自动被锁定,或打开系列图像时让一个或多个视窗插放系列图像的胶片回路。

悬挂协议具有高度可配置性,可以根据需要创建特定的悬挂协议,这些悬挂协议仅用于特定设备的病历报告,如 CR、MR、CT 病历报告或特定数量的系列图像,这样 Radworks 将提供此协议自动显示特定设备的图像。

即使使用悬挂协议自动打开了病历报告或系列图像,仍可手动选择悬挂协议,即通过选择"查看部分(viewing section)"中的"布局(layout)"工具栏上的悬挂协议来更改视窗的布局。

默认悬挂协议:查看图像时除了应用上述的自动化悬挂协议来进行排列视窗外,radworks 还安装了一系列标准布局选项或默认悬挂协议,自动对视窗进行布局,当然该默认悬挂协议是可以更改的。

#### (五) 以实际尺寸查看图像

Radworks 允许按照实际尺寸显示图像,便于在屏幕上直接进行测量。方法是单击"查看部分(viewing section)"中"缩放和翻转 / 旋转(zoom flip/rotate)"工具栏的实际尺寸(true size)按钮或用鼠标右键单击视窗,从弹出式菜单中选择"缩放→实际尺寸",考虑到显示器的缩放比率随时间而变化,应该确保 Radworks 经常重新校准,以减少误差。对于大多数单台或多台显示器,应每两周至一个月进行一次重新校准。

#### (六) 三维图像处理 MPR 和 MIP

Radworks 的三维图像处理功能为查看医疗成像数据提供了新的方法,大大提高了图像的空间分辨率和诊断信息。常用的两种方法是多平面重新格式化(multi-planar reformatting,MPR)和最大强度投影(maximum intensity projection,MIP)。这两种方法采用了彼此间均匀分隔图像组成的系列,实质上是形成了一个三维的立体。这些图像序列一般是由 CT 和 MRI 扫描仪生成的。

MPR 可以对这个三维立体沿着不同于原始图像的方向进行切片和观察,例如,将横向的图像集转换成纵向的或环状的,通过创建胶片回放就可以生成沿某个特定方向显示的连续的一系列图像,这样可以绕任何轴任意旋转这个模型,从任何角度观察病人。

　　MIP 实质上提供了图像集的一个三维视图，其原理是 Radworks 向这个三维立体图像投射虚拟射线，沿着这些射线找到最大的像素值并显示出来，这些最大值往往表示骨骼或血管等特殊结构。创建 MIP 胶片回放，连续改变视角值，会产生旋转物体的印象。

　　查看 MPR 或 MIP 图像时，可以利用若干其他工具栏进行图像处理，如开窗口、缩放和翻转／旋转图像、以及测量和注释。

　　MPR/MIP 屏幕上的"图示索引（pictorial index）"与在"查看部分（viewing section）"所看到的类似，但此处可作为一种剪贴板，随意存入视图中显示的任何图像。

　　Radworks 允许保存 MPR/MIP 图像或创建的胶片，还可能将其发送至另一点不具备 MPR/MIP 功能的 Radworks 工作站。

## 四、远程诊断

　　1. 发送和接收图像的远程诊断　　通过网络发送图像数据，可以实现医学图像的远程诊断。Radworks 的"远程诊断（teleradiology）"功能允许将系列图像、病历报告或一组选取的图像发送到其他 Radworks 系统或与 DICOM3.0 兼容的系统。

　　Radworks 使用常规的无损压缩方式，具有系统内置精细检查技术，检测接收数据的目标系统是否有足够的磁盘空间，同时对发送和接收数据整个过程进行监视和检查，以确保接收到的数据与发送的数据完全一致。

　　2. 远程诊断所需的设备　　远程诊断功能可通过诸如普通模拟电话线，ISDN 线路、卫星无线电路和医院本地局域以太网实现，因而需要相应的远程设备，如使用模拟或 LSDN 电话线，系统需要连接调制解调器或 ISDN 终端适配器，其速度越快，传输的时间越短。如在医院内部通过局域网进行"远程诊断"，需要使用网卡代替调制解调器。

　　3. 接受系列图像和病历报告　　在某种程度上，接收病历报告与接收电子邮件很类似，它可以在后台自动接收，只要系统是打开的，就可以随时接收病历报告。

　　Radworks 接收到病历报告后，经检测没有出错，系统便自动将其放置到所提供的病历报告列表或文件夹中的相应位置。一般显示在"远程诊断（teleradiology）"工具栏的"接受日志（receive log）"视图中，可以通过视图随时详细查看已发送图像数据，Radworks 绝不接收和显示未接收完整或未经检查的数据。

　　如果病历报告由多个系列图像组成，而远程地址决定先发送一个系列图像或所选的一小组图像，然后再发送其余图像，则所接收的所有属于同一病历报告的系列图像将被自动放置到病历报告列表内相应的病历报告文件夹中。删除"发送日志"中的条目，输出（保存）"发送日志"。

　　4. 监测接收过程　　通过查看"远程诊断（teleradiology）"工具栏，可以在接收信息时监视发送进度，工具栏顶部"活动（active）"字样右侧的数字显示当前正在接收的任务数量。只有一个调制解调器或 ISDN 适配器的系统，每次系统只能接收一项任务，所以该数字为"1"。对于多个调制解调器或网卡系统，该数字可能大一些。如果正在接收来自另一 Radworks 系统的多个病历报告，可以看到数字后面的一个百分比，表明目前已接收到该病历报告内容的多少。

　　5. 使用"数据选择器"发送图像　　Radworks 允许将图像从目前系统发送到另一个 Radworks 系统，或其他与 DICOM 3.0 兼容的系统中，甚至可以不用启动 Radworks 在后台发送病历报告。方法是选择"数据选择器（data selector）"中"远程诊断（teleradiology）"工具栏中的"发送（send）"部分来发送图像。

　　6. 监视和控制发送过程　　通过"远程诊断（teleradiology）"工具栏中，可以粗略查看是否有以及有多少病历报告需要发送（待发送），当前是否有病历报告正在发送（活动），或在传输过程中是否已经出错。欲查看更详细的信息，在"远程诊断（teleradiology）"工具栏中，单击"发送队列（send queue）"，该对话框显示当前正在进行以及准备发送的任务的相关信息。

　　"发送队列（send queue）"允许查看某一特定任务详细内容，删去（删除）队列中的任务，停止当前进行的任务以及暂停或重发任务。还可以通过"增加优先级（increase priority）"和"降低优先级（decrease priority）"按钮来设置任务的优先级，确定发送顺序。

　　7. 从"查看部分"发送　　一般使用"数据选择器（data selector）"发送病历报告和系列图像，但在紧急情况，连接时间不允许过长，或带宽不够，可能希望在"查看部分"中查看图像的同时选择几幅图像发送出去，这时可以用"查看部分（viewing section）"

中的远程诊断(teleradiology)工具栏中"远程诊断(teleradiology)"标记内,单击"目标(destinations)"列表中要发送的地址,点击"发送(send)"即可发送信息。

如果选择的图像已被发送到另一个与 DICOM 兼容的目标,则这些图像将被作为 DICOM 病历报告保存到远程数据库中,如果系列图像中的剩余部分后来也被发送到同一远程地址,那么最新到达的信息将会被保存在同一病历报告内,然后该病历报告将被保存到原来为其创建的系列图像中。

8. 自动发送病历报告　Radworks 允许自动发送病历报告,此过程称为自动传输,最常用于将本系统接收到的病历报告转发到另外的一个或多个系统,如医生使用自动传输功能将医院系统中接收的病历报告转发到自己的工作部门或家中,此外,自动传输功能还可用来发送关键图像集,采集或查看后保存的病历报告,以及质量控制中发生各种事件的病历报告。

9. 将病历报告自动锁定和解锁　Radworks 可以锁定病历报告,以防发生意外删除或数据丢失,也可对 radworks 进行设置,使系统在接收到病历报告后,立即将其自动锁定,及时地保护病历报告中的数据。还可以对来自某一特定地址、原始机的病历报告进行锁定。锁定的病历报告需要用自动解锁工具解锁。radworks 的自动解锁功能只适用于发送病历报告,不适用于接收报告。

10. 将图像重新发送到一个备份地址　为了避免向某一特定地址发送图像失效,radworks 允许为发送图像设置"备份地址(backup sites)"。

11. 设置高级自动传输　一般自动传输方法只能选择单个目标,高级自动传输可以满足各种需求,Radworks 可以根据过滤器标准、规则、自动传输协议和触发器,创建非常复杂的自动传输设置。该自动传输设置可以为病历报告添加新的发送地址或更改现有目标的详细信息。通过原始机控制其他终端系统的访问,radworks 一般仅允许预先配置的授权原始机与所用终端进行通讯,其他系统无权访问或向其发送数据。

12. 远程诊断中的压缩　远程诊断(teleradiology)是一种将图像信息快速分发至所需位置的强大工具,许多类型的病历报告非常庞大,如果通讯线路比较慢,那么发送未压缩格式的病历报告可能需要相当长时间。Radworks 提供了多种发送前压缩图像(在另一端解压缩)的方法。最基本的选项为无损和

有损压缩,无损压缩是指图像中的信息不会丢失——在其他系统上解压缩时,图像与发送前完全相同。有损压缩则不然,有一些图像细节信息在压缩与解压缩过程中会丢失。有损压缩的优点在于可获得更大的压缩比。因此与无损压缩相比,其发送任务会更小更快。

最好使用无损压缩,对于低带宽连接和(或)时间紧迫时,可能更需要使用有损压缩。除有损压缩和无损压缩以外,radworks 还提供了更广泛的选择。

(1) AMI:是 applicare 使用 Windows NT 内置压缩方式的无损压缩格式。在两个 radworks 系统之间进行发送时该选项比较合适,因为通常它比 DICOM 格式发送速度更快,效率更高。

(2) AMI 无损压缩:是 applicare 原创无损压缩格式。

(3) AMITPEG(有损):是 applicare 的 JPEG 有损压缩格式。

(4) AMIWavelet 压缩(有损):有损 wavelet 压缩可提供高级别的压缩。

(5) DICOM 3.0:实际上不是压缩格式,图像以未压缩形式发送,是 DICOM 标准的一部分,可用于通过相对较高带宽的连接向非 radworks 系统发送无质量损耗的图像。

(6) DICOM 3.0 JPEG(有损):作为 DICOM 标准的一部分,用于在带宽和发送时间紧缺时,向非 radworks 系统发送图像。

(7) DICOM 3.0 JPEG(无损):同有损压缩类似,虽然压缩比不及 DICOM 有损压缩格式,但图像质量不会降低。

(8) JPEG 和 wavelet 压缩与压缩系数比较:使用 JPEG 压缩,质量系数越低,则使用的压缩比率越高,所以质量系数为 10 的图像比质量系数为 50 的图像压缩程度高,但图像质量较差。对于 wavelet 压缩,则为另一种情况,质量系数越大,压缩程度越高,因此,质量系数(QF)为 5 的图像质量比质量系数为 99 的图像质量高。这两种有损压缩方式,传输的效果很大程度上取决于发送图像的类型,如不能确定所有的质量系数可以选择一些经常用于发送的图像来试验各种设置。

(9) 使用 wavelet 压缩:wavelet 压缩被称为医疗远程诊断最有效的压缩算法之一。临床研究表明,它在保证图像质量和实现更高的压缩率方面比常用的压缩方式可更优越,这意味着 wavelet 压缩后所需的传输时间更短,对基础设施不太完整,或访问时间

宝贵的地方尤为重要。另一优点是 wavelet 压缩文件在接收地址处占取的磁盘空间比非压缩文件要小得多。

（10）Radworks 可提供有损 wavelet 压缩方式："wavelet 压缩模块（wavelet Modle）"能够按照各种有损压缩系数进行压缩，接收系统中已安装该模块，则在打开查看时，会自动解压 wavelet 压缩的病历报告。使用 Wavelet 压缩发送的一组病历报告、系列图像或所选图像时，将显示一条不可消除的消息，同时显示所用的压缩系数。

使用"远程诊断（teleradiology）"从一个系统向另一个系统发送医学图像，Radworks DICOM 3.0 采用存储确认，提供从发送系统中删除这些图像之前，确认图像已被接收方正确接收，并已妥善保存。

## 五、采集图像和数据

如何直接从 radworks 中选择和控制特定的采集设备，处理和优化采集图像，创建病历报告和序列图像以及添加患者信息。可以使用三种主要设备类型来采集图像，用于摄影底片的数字转换器，用于视频的帧接收器，或者用于文档、图表或照片的文件扫描器。还可以通过 Windows 剪贴板从其他 Windows 应用程序或者直接从标准位图文件（BMP 和 TIFF）输入图像。

### （一）采集屏幕

单击"数据选择器（data selector）"中的"采集（acquisition）"工具栏，然后单击"采集图像（acquisition images）"按钮。采集屏幕中心有一个大视窗，通常"图示索引（pictorial index）"在左边，"采集（acquisition）"工具栏在右边，在工具栏下面，可以看到"保存（save）"按钮（用来保存采集图像），"复位（reset）"按钮（用来撤销对图像所做的任何处理，并将它们返回到其首次采集时的状态）和"返回（back）"按钮（返回到"数据选择器（data selector）"）。屏幕中心显示的是采集图像，该处用来查看、操作并处理图像。

"图示索引（pictorial index）"是处理完每一幅图像并准备采集下一幅图像时，放置图像的地方，在此处还可以对图像重新排序。采集图像时可以使用四个工具栏，即"采集（acquisition）"工具栏，"窗口（windowing）"工具栏"缩放 / 翻转 / 旋转（zooming/flip/rotate）"工具栏和"注释（annotation）"工具栏。

### （二）采集图像

取决于系统配置，完成的图像将自动添加到"图示索引（pictorial index）"，或者可以定义关注区域或缩放 / 窗口等等，然后将结果添加到"图示索引（pictorial index）"。

在 radworks 中控制采集设备："采集（aeqnisition）"标签的"采集（acquisition）"部分允许从 radworks 中控制采集设备，如底片数字转换器，帧接收器或者文件扫描器。

预定义图像格式："采集（acquisition）"工具栏中的图像（image）部分可以选择预定义的图像格式，创建并保存下来。

### （三）使用剪贴板并直接输入文件

图像可用于包含到 radworks 病历报告中，且通用的方法是使用 Windows 剪贴板。这种方法运用于几乎所有类型的图像，将患者的数字照片连同与其有关的医疗信息一起添加。

从剪贴板输入图像：方法是打开图形程序，并将图像复制到剪贴板上，切换到 radworks，确保打开采集屏幕从"采集（acquisition）"工具栏顶部的"设备（device）"下拉列表中选择"剪贴板（clipboard）"，单击"采集（acquisition）"工具栏"采集（acquire）"部分中的"粘贴（paste）"。这时图像将出现在工作区域中，可以开窗口、缩放或者处理它或定义 ROI。

输入图形文件：radworks 可以输入标准 Windows BMP 格式或未压缩的 TIFF 格式的图形文件。实际上，任何图形程序都能够保存或转化这种格式的文件。

处理和优化图像：采集图像之后，可以在将它们添加到"图示索引（pictorial index）"之前操作和后期处理这些图像。可以使用"缩放 / 翻转 / 旋转（zooming/flip/rotate）"，窗口（windowing）和"测量及注释（measurement and annotation）"工具栏，按照与 radworks 的查看部分（viewing section）中相同的方法来进行处理。

一旦采集完图像之后，可以通过在采集图像上创建"关注区域（ROI）"在病历报告中保存部分图像，如果已将图像数字化，并且数字转换器允许所选关注区域的高分辨率重新扫描，也可以在将所选 ROI 添加到"图示索引（pictorial index）"之前重新扫描它。通过重复单击"选择（select）"并在视窗中拖动，可以定义许多 ROI，并保存这些 ROI 中的一些或全部。

### （四）使用各种采集类型创建病历报告

可以从采集设备混合不同的输入，如剪贴板输入、数字化输入、帧接收输入和图形文件。添加患者信息：radworks 使用来自以前的病历报告工作表或者 RIS 系统的信息自动添加患者信息到采集的病历报告中,也可用手动添加患者信息。手动添加的方法是:单击"采集(acquisition)"工具栏的"信息(Info)",然后在"患者信息(patient information)"对话框提供的域中输入患者信息。

保存病历报告:如果对采集的图像及添加的患者信息所创建的病历报告感到满意,通过单击"采集(acquisition)"工具栏下面的"保存(save)"按钮来保存病历报告,保存完毕,Radworks 会返回到"数据选择器(data selector)",也可选择在保存病历报告之后停留在"采集(acquisition)"屏幕中,以便准备立即开始下一次采集。此外,可以使 Radworks 自动将其发送到其他系统,将采集的病历报告保存到一个或多个特定的文件夹中。为减少磁盘空间,保存病历报告时应使用压缩格式,常用 ZCIB 无损压缩方式。

## 六、高级打印

使用 radworks,可以选择全部病历报告或系列图像,并将其打印(以单色或彩色方式)到与 DICOM 3.0 兼容的激光成像仪(或打印服务器)和 windows NT 打印机上,系统可以连接和配置为使用多台打印机。

### (一)使用"数据选择器"打印系列图像和病历报告

在"数据选择器(data selector)"的本地视图中,选择要打印的全部系列图像和病历报告,然后使用"打印(print)"工具栏来启动监视和控制打印过程,"打印"屏幕如下图:"目标(destinations)"列表显示所有可以打印的打印机以及将图像输出为文件的选项,指示器显示是否还有需要执行(待打印)的任何打印任务、当前是否正在运行打印任务以及是否有任何打印错误。布局(layout)部分的图形显示了将用来打印图像的布局设计,单击"选择(select)"按钮可以选择其他布局,还可以指定纵向或横向打印模式以及用于打印的底片尺寸。还可以为打印任务指定优先级,查看打印"队列(queue)"和"日志(log)",打印所选病历报告和系列图像。

### (二)使用虚拟底片在查看时打印

除使用"数据选择器(data selector)"中的"打印(print)"工具栏打印图像外,还可以使用 radworks "查看部分(viewing section)"中的"打印(print)"工具栏。在查看某些图像时快速打印它们,即在"虚拟底片(virtual film sheets)"上快速打印所选图像,这种方式或允许在打印之前添加注释、缩

放、过滤器或其他过程图像,非常灵活方便,还可以将不同病历报告或系列图像中的图像合并到同一张虚拟底片上。在"创建打印任务(compose print job)"工具栏,双击它所包含的任何视窗和图像,可将其添加到虚拟底片中。在虚拟底片上打印系列图像的所有图像,不必双击每一帧图像,只需单击其中一个图像并单击"插入系列图像(insert series)"即可。如果要从虚拟底片上删除一个图像,并保留其占用空间为空白,准备接收新的图像,应单击"清除(clear)"。如果要删除一个图像并让其后的所有图像重新排列以填充间隙,应单击"删除(delete)"。

创建虚拟底片时,可以按照所有常规方式(平移,缩放,过滤,注释等)查看和修改图像。双击所作修改后的视窗,该图像将添加到虚拟底片中。也可以修改已经包括在虚拟底片上的图像,方法是用鼠标右键单击要修改的图像,然后从弹出式菜单中选择相应的选项(缩放/翻转旋转、注释、质量和复位)。如果有大量的图像要打印,可以同时创建和打印许多虚拟底片,可以随时自己添加新底片,一般情况下 Radworks 自动创建新底片。

打印虚拟底片:创建完虚拟底片之后,使用"任务(Job)"部分按需要更改要使用的打印机、打印方向以及底片或纸张尺寸,然后单击"提交(submit)"来提交打印任务。Radworks 具有包含用于打印图像的广泛预定义布局的"布局库(layout pool)",这有利于创建自定义打印布局,通过 DICOM 3.0 打印机或 Windows 打印机打印出所需图像。

## 七、存　档

有效存档意味着不仅能够有效存储图像而且能够快速并容易地检索它们。Radworks 允许将病历报告存储在除系统硬盘之外的媒体上,可以在 ZIP 或 JAZ 磁盘、可记录光盘、DVD-RAM、DAT 或连接到计算机,且在 windows NT 下运行的任何其他媒体或设备上建立大量的存档。存档过程大致分成存储(写入媒体时)和检查(从存档查找和输入患者的特定数据时),可使用"索引工具(index tool)"查找病历报告,索引将指出包含该数据的媒体容量及其存储的位置。

使用缓冲区存档:Radworks 允许在一段时间内收集要存档的材料,然后将其一次全部存档,使用可记录光盘作为存储媒体,必需学用这种方式。在 radworks 中,这种存放等待存档数据的临时存储位置称为"存档缓冲区"。

直接存档到媒体上：要将病历报告直接存档必须使用适当的媒体（例如 ZIP 磁盘或可记录光盘），并且必须为使用该媒体设置存档。

除存档之外，Radworks 还允许从系统能够处理的各种媒体输入和输出病历报告数据（例如可记录光盘，ZIP 或 JAZ 磁盘）。使用 radworks 可以创建任意数量的存档，即创建多个存档，以满足多钟用途。

从存档检索病历报告：一旦病历报告已正确编入索引并存储，即可快速且直接检索特定病历报告，要实现这一功能，使用"索引工具（index tool）"执行查询即可。

## 第四节　DR 图像质量控制

### 一、图像质量的评价方法

医学影像质量评价和质量保证是随着医学影像新设备、新技术的应用而不断发展的。而医学影像技术的发展是同当代科技进步紧密相关的、互相促进的。20 世纪 80 年代，日本富士公司率先推出了存储荧光体方式的 CR 系统，从而解决了常规 X 线摄影数字化问题。1997 年以后，数字 X 线摄影（DR）设备亦相继问世，为医学影像学全面实现图像的数字化奠定了基础。现代各种医学影像的成像源、成像原理虽各不相同，但它们成像方式均为数据重建，使图像信息的数字化。成像系统的质量检测与评价方法多种多样，但应用到具体的数字成像系统中又有许多特点，不能完全按照传统的模拟成像的方法用于数字化成像的评价，必须紧密结合计算机知识和数字图像的基本特点，进行数字成像系统的质量评价。

#### （一）数字成像的客观评价及主观评价

传统上对模拟成像进行评价的指标包括，客观评价中的调制传递函数（MTF，反映系统固有空间分辨率）和噪声功率谱（NPS，反映噪声水平），主观评价中的受试者操作特性曲线解析法（ROC，代表检出的信息量）。随着数字成像系统的发展和普及，有一些评价方法自然也运用到对数字成像的评价中来。

MTF 一直作为线性或非线性成像系统空间分辨率特性的度量标准。在计算预采样 MTF 时，其方法有矩形波测试卡法、狭缝法、边刃法等。应用矩形波测试卡完成的测试，数据是离散的，拟合的 MTF 曲线过于粗糙，且无法得知实际的截止频率。狭缝法较为精确，用于数字成像系统的测试也已成熟，其不足之处是在将像素值的 LSF 进行标准化时，要进行截尾处理，容易产生截去误差，结果在低频区计算的 MTF 值偏高。

边刃法则不存在以上的问题，Buhr 等认为用边刃法测量 DR 的预采样的 MTF 能更好地显示高频区内容，故应视为理想方法。他们利用多个 ESF 求均值的办法来消除边刃图像上噪声的影响，从而提高了预采样 MTF 的精度。但边刃测量器的制作精度和选材要求都比较高，纯度要达到 99.95%。直线加速器作为放疗工具得到普遍采用后，不少学者注意到高能 X 线成像时的分辨率问题，由于直线加速器的头侧散射和高能 X 线的背景散射，兆伏级 X 线影像器 MTF 的实验测试是一项极为困难的工作。采用狭缝法时对狭缝的材料、尺寸和密度都有很高的要求。Sawant 等用 19cm 厚的钨片设计了一种新颖便携的狭缝，可安装在直线加速器台架的侧缝上，从而测量 6-25 MV X 线照射下的平板影像器的预采样 MTF。这种影像器用来在直线加速器放射治疗肿瘤时拍摄定位片。

随着 IP 和 FPD 性能的改进，它们的 X 线转换效率越来越高，对应辐射防护的要求，对数字摄影期望的曝光量越来越小，随之而来的是量子斑点的增加，其直接影响影像中低对比物体的可视性。故评价数字影像时，专家们越来越重视影像的噪声水平。在放射数字影像中，噪声可有以下几个来源：初级量子噪声，次级量子噪声，泊松过量噪声，结构噪声，附加电子噪声及混叠噪声。这些噪声都有各自的分析和量化方法。数字成像系统结构复杂，最终图像的质量，有关系统各个部分的成像质量，最终影响医师进行诊断的噪声是系统各个成像环节所产生的噪声共同作用的结果。Williams 等从测量数字乳腺探测器的噪声中总结出的测试数字 NPS 方法，考虑了采样长条区大小，像素均值，混叠效应等各种因素的影响，计算虽然复杂，但内容完整，精度较高。传统的 CR 是以光激发荧光体技术结合飞点读出器为基础的数字成像系统，目前出现了针状结晶荧光体联合线扫描技术和 IP 的双面荧光读取技术，这两种新技术极大地改善了 CR 的性能，可以看作 CR 的换代产品。Mackenzie 等研究了 Agfa 生产的两代 CR 的噪声源水平，发现除混叠噪声和主扫描方向上的电子噪声外，针状结晶荧光体结合线扫描读取的新 CR 系统的其他噪声源水平都低于光激发荧光体结合飞点读取的传统 CR 系统。他们又通过分析 CR 的噪声源预测此种数字系统仍有改良空间。

进行成像设备物理学的性能评价,不但可以得出影像质量优劣的判断,而且为深入了解决定成像性能的因素提供基础,并为系统优化设计提供思路。针对目前出现的双能成像(dual-energy imaging, DE),Richard 等通过测试与叠加的解剖结构有关的 NPS 和 DQE 等参数,产生一般化的 NEQ(GNEQ),并导出可探测性指数作为目标函数,用以优化 DE 图像重建,低、高能图像之间的剂量分配,低、高 kVp 选择等。还有人用反馈的 DE 成像性能和影像质量来优化图像采集技术,这是像质评价的另一种方法。

ROC 曲线法作为主观评价法由来已久,早在 1970 年以 Rossmann、Metz 为首的芝加哥大学研究小组,从心理和主观上开展了像质评价工作,制成 ROC 曲线,这种评价法具有一定的计量客观性,在影像研究工作者中产生了极大的影响。在进行具体临床实践时应用广泛,既可验证设备的实际性能,又可评判观察者的水平。其中,应用 ALVIM 统计学体模进行 5 值判别,操作简便,十分实用。ROC 解析比较早期应用到数字图像时,主要用来评价对间质性肺炎,以及肺内小结节等病变的探测能力,后来逐渐扩大到了乳腺、消化道、骨骼及造影检查的领域中。ROC 曲线解析目前已具备完整的科学理论依据,成为影像检查技术和诊断方法对照研究的标准方法。几乎所有的影像学领域、PACS、计算机辅助诊断系统及神经网络都在应用 ROC 曲线解析法来进行主观评价研究。

另一个同属心理物理学测试的方法是对比度细节分析(CD 分析)。通常使用对比度细节体模来进行测试。在这个体模里有 15 行 ×15 列,共 225 个正方形,每个正方形内的目标直径大小从 0.3~8.0mm,相邻目标细节对比变化极其缓慢,某一目标和其相邻目标的深度比为 $2^{12}$。目标的深度和对比度之间的线性关系由目标引起的微小衰减变化来体现,每三个目标梯度,其深度和对比度都减至初始值的一半。应用此体模可对低对比度下图像细节的可见度进行量化,并提供对比度 - 细节曲线、低对比度分辨力、空间分辨力等影像信息。

### (二)数字成像主、客观结合的综合评价

像质评价时为使影像检查的物理参量和成像技术条件与放射诊断具体要求相联系,有必要将主观和客观两种方法有机结合进行定量分析,这样得到的综合影像质量评价结果更具说服力。

测试数字成像系统的 MTF、WS 和 ROC 曲线的方法经历了一个完善发展的过程。作为纲领性文件,

国际放射线设备和测量委员会在其 54 号文件中系统地介绍了包括 MTF、NPS、ROC 等所有这些物理量在屏 / 片系中的计算方法。随着各种数字成像设备的出现,人们开始注意到它们与屏 / 片系的性能差异。1991 年,Sanada 等全面比较了一种 CR 和一种 F/S 的成像特性,他们采用了双影像技术,以保证两种系统具有相同的摄影条件,测试对比了二者的 MTF、WS(即 NPS),并应用 TRG 体模进行主观评价。2001 年,左藤昌见等从像质评价及被检者接受剂量的观点,来探讨适宜的照射线量,其中应用的标准就是和中速屏 / 片系有相同噪声水平的曝光量,在这一前提下,测试了 FCR5000 型 CR 和 CXDI 型 FPD 的 MTF、WS 和 ROC,实际上是将 CR、DR 与 F/S 进行比较。

近年来,不同数字成像设备之间的成像质量比较也在进行,而且方法日益完善和细致。Lin 等进行的非晶硒平板探测器和 AC-3 CR 系统在胸部成像时的性能比较测试,不但考虑了线质、线量、滤过等对图像质量的影响,还进行了标准化处理。数字影像除了像传统读片模式那样,在观片灯上阅读输出的胶片影像外,还可通过显示器进行诊断,这就产生了软阅读。显示器是软阅读的关键工具,显示器的好坏直接影响医师对影像上病灶的诊断率。对于 CT、MRI 等除普通放射外的其他医学数字图像,目前通用的微机显示系统就可以完整地表达其信息量。而一些普通 X 线检查,如胸部 X 线片、乳腺 X 线片影像,几何精度要求为 2K 以上,灰阶分辨率为 1024 级至 4096 级,则需要有高清晰度显示器来显示。有两大类常用的显示器:阴极射线管型(CRT)和液晶型(LCD),它们在性能和技术上都有较大不同,数字影像的系统评价应该包括作为影像输出终端的显示器的评价。

2000—2006 年,Samei 和 Borasi 等成立两个工作组致力于三种 FPD 系统的评价。一个工作组以物理影像质量参数(MTF、NPS、DQE)为基础,另一个则测试物理的和心理物理的(CD 分析)影像质量参数。从总体上定性地说,两者的评价结果是一致的,但由于实验条件和评价方法的差异,很难将它们进行定量比较。理想情况应是,成像系统的完整性能评价应包括在相同的标准条件下物理的和心理物理的两方面评价。

### (三)与临床和社会效益相结合的功能评价

政府部门和某些国际组织在制定成像设备的验收评价和质量控制标准时,除了要应用具体物理

指标外,更多地要考虑实际临床效用,即进行与临床相结合的综合评价。国际电工协会在很早就对 X 线机性能准确性制定了使用标准,如输出可重复性 >10%,输出线性和稳定性 >20% 等,我国的标准基本上是从那里借鉴而来的。鉴于目前数字成像系统的稳定性和准确性已大为提高,很有必要制定一套新的合适标准。特别是当前生产数字成像设备的厂家众多,各自生产的设备之间的兼容性差,使用技术不同,造成产品的成像性能有很大差异。据统计,早在 2000 年 9 月,就有五家 CR 成像设备的生产商,它们是 Agfa 医疗系统,Fuji 医疗系统,伊斯曼柯达健康成像,Konica 成像系统和 Lumisys 公司。

生产 DR 的厂商更多,如 GE、Kodak、Siemens、Hologic、Philips 等。由于生产商所给出的各个物理参数评价的指标测量方法不尽相同,故没有一个统一的标准。使用厂商自己提供的评价指标进行比较缺乏一致性,并且在系统性能参数的含义上存在着不确定性,这就为选择合适的数字影像设备增加了困难。1998 年,美国医学物理师协会第十工作组(American Association of Physicists in Medicine Task Group 10,AAPM TG10)提供了一套用于 CR 系统验收检测和质量控制的完整的标准化测试草案。但对其噪声和空间分辨率的评价主要使用的是心理学方法,没有反映出其空间频率特性,病人的辐射剂量也应作为一个考虑因素。目前需要建立一种规范化、标准化的质量评价方法对数字 X 线成像设备进行评价,并在此基础上实现像质评价的自动化。

质量评价还应注重整体效益,数字成像系统最初的投资要比传统的模拟成像系统大的多,但随着工作量的增加,其相对收益会越来越高。这是因为,应用数字成像系统维护费用低,效率高。对于不同的数字成像系统来说,DR 在性能上和工作速度上都优于传统 CR 系统,但 CR 具备价格和进行床边摄影的优势,这些特点在临床综合评价中都应予以考虑。在数字成像中,图像的后处理已成为联系成像状况和胶片文件的一个中心环节,图像的最优化应该包括图像后处理技术和辐射剂量的不同选择。为此,Busch 等提出,为新的数字放射学制定标准时应遵循以下原则:①高影像质量(包括空间分辨率,对比度探测能力,动态范围);②低辐射剂量(即对 X 线量子具备较高的敏感性);③方便快速处理(即具备较高的检查频率);④和现有摄影室及检查流程相配套;⑤合理的价格 / 效益比率。

Mansson 更直接地说明了数字放射学的两个主

要步骤:①数据采集和图像生成;②图像处理和图像显示。他还把影像质量评价方法分成三类:①物理学评价;②心理学评价;③诊断者功能评价。

英国放射学会制定的放射学质量评价 6 级标准则为:①技术水平;②诊断水平;③诊断效果;④治疗效果;⑤患者结局;⑥资源利用的最优化(最佳利用率)。最佳利用率为最高的一级,其有两方面的含义,从患者的角度来说,是怎样由最小的花费来获得最好的服务;从医院的角度就是尽量提高效益 - 支出比。由此可以体会到,完备的像质评价应该是技术先进性,影像诊断准确性,进而社会效益的综合。

像质评价工作是一个系统工程,不仅要进行主观和客观的评价,还要进行综合评价;不仅要有对模型(如体模、测试卡、狭缝等)的评价,还应落实到对临床实际病案的评价。特别是后者,应该作为对成像系统评价的最终目的。临床评价结果是成像设备软件和硬件、摄影技术、后处理技术等综合运作的结果,每一个环节的质量下降或整个系统匹配不好,都会反映到临床评价上去。

开展数字成像系统影像质量评价工作,有利于提高成像质量,提高疾病的诊断率,减少病人的辐射剂量,优化成像参数,合理选择不同的成像设备,规范成像设备的市场,进而提高效率,改善医疗服务质量,取得积极的社会效益。

## 二、图像质量评价的参数

作为对数字图像系统品质因素的讨论应包含对成像全过程的分析,但由于在图像信息产生环节数字图像系统与传统模拟成像并无区别此处不再赘述;而图像信息表达的环节,在前文中讨论图像后处理时已有所涉及,同时由于此环节以图像表达为目标,对于图像感观质量的要求涉及对于临床要求的准确翻译,难于进行量化的分析。为此,仅围绕图像获取环节对图像探测器的品质因素加以分析。

### (一)探测器调制传递函数(MTF)

MTF(调制传递函数)是用于衡量系统如实传递和记录空间信息的能力。它以横坐标为空间频率,计算出光线对应于不同频率下的振幅,沿纵坐标绘制出响应曲线,纵坐标上的响应函数的数值(MTF)表达了输入信号与输出信号的比值,故信息在 100% 完全重建到 0% 的绝对不能重建的范围内存在。DR 系统是将光管发出的 X 线光子直接转换成电信号,没有中间介质的加入和损耗,故其 MTF 性能好,比较 DR 系统的 MTF 与感度为 100 200 400 的高质量的屏—片系统的 MTF,屏—片系统的空间分辨率与系统的感度有关,而 DR 系统则不存在这一点,较高的分辨率不需要病人接受较大的剂量。DR 系统的 MTF 受采样频率的限制,它由平板探测器像素的大小决定,其极限分辨率完全决定于像素的大小。另外,比较两种类型的探测器,由于硒探测器直接将 X 线信号转换成电信号,没有任何附加因素的影响,它的 MTF 比 CsI 闪烁晶体探测器的 MTF 好。

由于正负电荷主要沿电场线运动,仅在直接检测到 X 线光子的位置上的像素才能发生像素收集电荷,所以 X 线光子产生的电荷不会扩散到相邻像素,其点扩散函数很接近平均函数作为表征探测器对比度空间频率响应的系统函数,探测器 MTF 由成像链每一环节的转移函数共同决定,下面将以一个典型的具有 X 光—可见光转换环节的探测器为例来介绍系统函数的分析方法及其对成像质量的影响。

假定该探测器具有闪烁晶体 X 射线转换层,转换层的调制传递函数为 $MTF_{conv}$,这一函数由转换层本身的材料及结构决定。该探测器阵列由边长为 b 的矩形感光像元构成,像元间距为 a,为了便于进行采样分析假定该矩阵是连续无边界的(实际情况下除探测器边缘的少数像元外前面的假设是成立的),为了便于计算仅采用一维简化模型,事实上上述探测器具有相同的垂直及水平方向 MTF。当仅考虑转换层的影响时:

$$MTF(f) = MTF_{conv}(f) \qquad \text{公式(20-1)}$$

当引入像元扩散函数时:

$$MTF(f) = MTF_{piX} \, MTF_{conv}(f)$$

$$MTF_{piX} = Sinc(\pi fb) \qquad \text{公式(20-2)}$$

通常将此时的 MTF 称作采样前 $MTF(MTF_{presample})$ 实际应用中通常用来表示探测器的空间频率响应当引入探测器采样相位修正函数时,得出的传函被称为有效传递函数 $MTF_{eff}$。

$$MTF_{eff}(f) = MTF_{presample}(f) * MTF_{phase}$$

$$MTF_{phase}(f) = Sinc(\pi fa) \qquad \text{公式(20-3)}$$

$MTF_{eff}$ 较为接近实际对比度空间频率转移函数,通常可以用于不同类型探测器的性能比较。从理论上讲探测器 MTF 越高越能真实地获得图像信息,完美的探测器 MTF 应为与空间频率无关的水平直线,但实际上由于采样效应的存在这种观点并不完全正确,这一点在后面关于探测器伪影及噪声的分析中将得到体现。由像元间距为 a 则采样频率为 $F_s = 1/a$,同时 $F_n = 1/2a$ 被称为探测器的赖奎斯特(Nyquist)频率,根据采样理论图像将被采样频率 $f_s$ 调制,此时图像信息中 $F > F_n$ 的部分会出现在空间频率 $F_s - F$ 上。如空间频率 F=1.8FN 的信息会出现在频率 F=0.2FN 处,MTF 值为 12%。通常可将上述现象称为探测器的采样伪影,对于探测器成像是有害的。由此可见,探测器的 MTF 值并非越高越好,尤其是在大于 $F_n$ 的区域 MTF 值越高越不利。理想的 MTF 应在小于 F 的区域具有较高的值,在大于 $F_n$ 的区域为 0,但在实际情况中是不可能做到的。因此如何选择适当的 MTF 分布是在探测器分析中需要仔细考虑的问题。

**(二)噪声功率谱与空间频率响应**

对于数字图像系统来说,系统的噪声水平是影响最终成像质量的关键因素,因此对探测器噪声及其相关因素的分析和控制,亦成为系统设计及质量评价的重要指标。

探测器的噪声主要来源于两个方面:①探测器电子学噪声;②X 射线图像量子噪声。探测器电子学噪声在可用空间频率范围内为白噪声,通常采用噪声的均方根值 RMS 来描述。为了便于与信号相比较,工程上采用噪声电荷数来表示,对于特定的探测器也可采用产生相同电荷所需的 X 射线剂量来表示。

一个典型的非晶硅探测器电子学噪声主要由以下的部分构成:像元开关电流噪声,由像元电容引起;反向漏电流噪声,取决于反偏二极管对的漏电流;量子井噪声,取决于同步工作的开关管的数量;读出电路噪声,由读出集成电路的输入电容导致,约 3e-/pF;其他电路噪声如列电阻、模拟电路、A/D 转换电路噪声等。典型探测器的总电子学噪声约为 $<e> \sim 1450e-$。

X 射线图像量子噪声来源于入射 X 光量子的起伏,受到探测器传递函数及采样点阵的调制,在图像上表现为一种有色噪声。为了表示噪声的空间频率特性,通常用噪声功率谱来描述。

当含有声的 X 射线照射到探测器上时,定其中信号部分为 $S_{in}(f)$,噪声为 $QN_{in}(f)$。如果不考虑采样的影响则:

$$S_{out}^2(f) = S_{in}^2(f) MTF^2(f) \qquad \text{公式(20-4)}$$

$$QN_{out}^2(f) = QN_{in}^2(f) MTF^2(f) \qquad \text{公式(20-5)}$$

$S_{out}(f)$ 为探测器输出信号;$QN_{out}(f)$ 为探测器输出噪声

信号与噪声将同时受到 MTF 的调制,此时 TF(f) 为 $MTF_{presample}(f)$。当考虑到采样因素时,信息中高于(赖奎斯特频率)$F_n$ 的部分将由于受到采样频率的调制而投影到 $F_N$ 以下,从而增加图像噪声。探测器 MTF 形式不同影响程度亦不同,当探测器的 MTF 在高于 $F_N$ 的区域很低时,入射噪声受到 MTF 的滤过,其由于采样调制带入 0—$F_N$ 的噪声功率极小,对图像的影响亦很小。

当探测器具有很高的本征空间频率响应时(如直接转换型平板探测器),由于图像信息延伸到高频端的成分较少,而量子噪声却包含大量的高频成分。这部分噪声功率会由采样调制带入到 0—$F_N$ 之中,增强图像噪声。

对此,用一维情况下进行简单分析加以描述:

假设:单位长度上入射 X 光量子数为 N,探测器吸收系数为 $\alpha$,像元长度为 b,像间距为 a,则单个像元吸收 X 光量子数 $n_q=\alpha Nb$,采样前噪声功率密度为:

$$W(f)=n_q MTF^2_{conv}(f)\left[\sin(\pi fb)/\pi fb\right]^2=n_q a MTF^2(f)$$
公式(20-6)

采样后:

$$W(f)=n_q a \sum_{k=-\infty}^{k=+\infty} MTF^2(f-k/a)$$
公式(20-7)

此时假设转换材料具有完美的空间频率特性 $MTF_{conv}=1$,则:

$$W(f)=n_q a \sum_{k=-\infty}^{k=+\infty}\left[\frac{\sin\left(\pi\left(f-\frac{k}{a}\right)b\right)}{\pi\left(f-\frac{k}{a}\right)b}\right]^2$$
$$=n_q a(a/b)=\alpha Na^2$$

公式(20-8)

由此可见,投影噪声功率谱为一个白噪声谱,密度值取决于像元面积,因为量子噪声可延伸到很高的频率,而抽样定律会去除任何超过赖奎斯特频率的信息,所以超过 $F_N$ 的噪声不会成像。但抽样定律并不能消除此部分噪声所包含的能量,此部分能量将出现在 0—$F_N$ 的区域,其能量恰好等于像元面积 $a^2$ 内的 X 光子数。具有良好的本征 MTF 的光电导探测器,信号与噪声的空间频率响应,其量子噪声与电子学噪声均为白噪声,而信号却受到 MTF 的调制。

在普通 X 射线摄影条件下,电子学噪声要远小于量子噪声。如:在 RQA5 测试标准下一个大小为 150μm 的像素通常可以吸收 1400 个 X 光子,此时量子噪声约为 37 个 X 光子,而读出噪声则仅为

3~5 个 X 光子。探测器噪声的温度特性也是影响探测器性能的一个重要因素,其在 10~40℃ 的工作温度范围内均保持了较高的信噪比,但在过高温度时 SNR 趋于下降。

### (三)量子检测效率

DQE 也叫量子检出效率,是成像系统的有效量子利用率,探测器的 DQE 被定义为输出信噪比的平方与输入信噪比的平方之比,通常用百分数来表示,用以表征探测器对于图像信噪比的传递性能。

可以定义为成像系统中输出侧与输入侧的平方之比。

$$DQE=(SNR 出)^2/(SNR 入)^2$$ 公式(20-9)

其中 SNR 代表图像的信噪比,表明系统检测 X 线光子的能力,是系统噪声与对比度的综合评价指标。噪声是影响 DQE 的主要因素,如果系统的 DQE 低,就妨碍了细小的低对比物体的检出,就没有好的分辨率的图像质量。

实践证明,CsI 具有很高的量子转换效率,而 DR 系统的平板探测器结构中运用了 CsI 闪烁晶体将 X 光信号转变成光信号,故其有很高的 DQE,它的量子检出率比屏一片系统提高了 2~3 倍,低对比物体的检出能力提高了 45%,而剂量降低了 50%~60%,在 DR 系统中可以用适当提高剂量的方法来保证信噪比,使细小的低对比物体得以显示。

在传统放射学里,由于密度分辨率无法改变,图像质量一般由图像的空间分辨率来判定,其通常表示为每毫米最大的线对数(lp/mm)。对于数字化设备而言,一般用调制传递函数(modulation transfer function,MTF)定量表示空间分辨率。然而在数字化 X 射线摄影系统中,单纯的空间分辨率不足以体现出整个系统的性能,而量子探测效率(DQE)综合了空间分辨率和图像噪声等各种因素,描述了将入射 X 射线转换为数字信号的曝光效率,提供了在不同分辨率情况下的测量图像信噪比的方法。因而 DQE 是全面评估 DR 系统的一个最重要参数,是衡量平板图像质量的金标准。DQE 越高,图像质量越好。

目前市场上的 DR 产品其极限 DQE 大约为 60%,而 GE 公司 DR 系统平板探测器的极限 DQE 甚至达到了 75%~77%。对于重点在于观察和区分不同组织密度的检查(如胸部 X 射线摄影)来说,高 DQE 保证了图像能提供较高的密度分辨率。

随着数字图像后处理技术的发展人们已经可以通过适当的算法来提升图像的对比度及边缘锐利

程度,从而达到改善图像效果的目的。但是,却不能改善成像质量的另外两个因素,即噪声(特别是进入图像信号频域的噪声)及伪影。这两者更多地取决于图像系统探测器本身。DQE 作为衡量探测器信噪比转移特性的系统函数越来越受到重视。人们重视 DQE 的原因还在于在一定程度上 DQE 反映图像质量要求与成像剂量之间的内在联系,大致上可以这么认为:当系统 DQE 较高时,可以用较低的剂量获得相同的图像质量;或者用相同的剂量获得较高的图像质量。探测器的 DQE 定义式如下:

$$DQE = \frac{(S_{out}/N_{out})^2}{(S_{in}/N_{in})^2} \qquad 公式(20-10)$$

空间频率函数的量子检测效率(DQE)可采用以下的公式计算 DQE:

$$DQE(\mu,\nu) = G^2 MTF(\mu,\nu) \frac{W_{in}(\mu,\nu)}{W_{out}(\mu,\nu)}$$

公式(20-11)

其中:$MTF(\mu,\nu)$ 为系统的采样前调制传递函数,G 为探测器在空间频率为 0 处的增益,$W_{in}(\mu,\nu)$ 为探测器表面入射射线的噪声功率谱,$W_{out}(\mu,\nu)$ 为数字成像设备输出信号的噪声功率谱。

由 $W_{in}(\mu,\nu)=Q=K_ac$ 及 $W_{in}(\mu,\nu)$ 等于单位面积上入射 X 光量子数量,$QK_a$ 为入射 X 射线的空气比释动能(单位为 μGy),c 为 X 光量子系数,在标准射线条件下可查表获得。对于 $W_{out}(\mu,\nu)$ 的计算应采用原始数据及没有经过图像后处理变换的数据,但对于探测器采集数据的校正是允许的,如漂移校正、坏点校正、增益校正等理论上可采用如下的公式计算:

$$W_{out}(\mu,\nu) = \frac{\Delta x \Delta y}{M N_x N_y} \sum_{m=1}^{M} \left[ \left| \sum_{i=1}^{N_x} \sum_{j=1}^{N_y} (DN(x_i,y_j) - S(x_i,y_j)) \exp(-2\pi i(\mu_n x_i + \nu_k y_j)) \right|^2 \right]$$

公式(20-12)

其中:$N_x$,$N_y$ 为所选取计算区域的像元数,$x_i$,$y_j$ 为像元距元点的位移量,$\mu_n$,$\nu_k$ 为 x,y 方向的空间频率,$DN(x_i,y_j)$ 为坐标 $x_i$,$y_j$ 处像元的密度值,$S(x_i,y_j)$ 为坐标 $x_i$,$y_j$ 处像元密度的线性回归值,用此数值取代平均值的目的在于消除图像不均匀的影响 $\Delta x$,$\Delta y$ 为 N 变化 1 时 x,y 坐标的偏移量理论上应求出该算式在 $N_x$,$N_y$,M 趋近于无穷大时的极限值,但通常情况下只要 $N_x$,$N_y$ 取值较大即可。

为便于计算 $DN(x_i,y_j)$,$S(x_i,y_j)$ 可作规一化处理当 MTF 同为规一化值时 G=1。本算式亦可进行一维简化:

$$DQE(\mu,\nu) = G^2 MTF(\mu,\nu) K_ac / W_{out}(\mu,\nu)$$
$$= S^2 MTF(\mu,\nu) / K_ac W_{out}(\mu,\nu)$$

公式(20-13)

其中,$S=G K_ac$ 为输出信号平均强度。由此,可以计算出探测器的 $DQE(\mu,\nu)$,工程上通常采用一为近似 $DQE(f)$ 来代替。

如前所述,由于 $MTF(f)$ 及 $W(f)$ 均受到采样调制的影响,DQE 也表现出同样的调制效应,对于具有高 MTF 的探测器而言,由于受到采样频率的调制而使 DQE 降低。与有效 $MTF_{eff}(f)$ 一样,DQE 同样受到相位平均效应的影响,如果考虑该效应则:

$$DQE_{eff}(f) = DQE_{presample}(f) \qquad 公式(20-14)$$

由于材料吸收系数,X 光子——电子转换系数,入射量子噪声等均与 X 光子的能量相关,因此 DQE 也是 X 光子能量($K_eV$)的函数。工程上用在不同标准射线质量下的 DQE 曲线来表示。用 DN-2~DN-10 来规范从 40~150kV 的射线质量,通常只给出标准 DN-5 射线下的 DQE(f)曲线为标志。在低剂量区间由于电子学噪声所占比重较大,DQE 随剂量增加而增加,当达到一定剂量后量子噪声处于主导地位则 DQE 趋于恒定。

**(四)整板设计**

过去,由于工艺难度和成本限制,大部分平板探测器 DR 系统多采用四板或两板拼接而成(如 Siemens、Philips、Kodak 等厂家的产品)。多板拼接虽然更容易制造生产,但拼接缝会在图像中央留下 300μm 宽的盲区,各拼合板的固有性能存在差异,很难达到一致,影响成像质量。另外,多板拼接技术的拼接边缘由于机械压缩容易损坏,由于各组成板的膨胀系数不同,容易受外界环境温度及湿度影响导致像素位移,引起图像畸变。因此,在日常工作中需要经常对平板进行校准。整板设计从根本上消除了中心盲区的影响,图像表现均一,为高级临床应用奠定了硬件基础。同时,最新的整板技术是在第二代整板的基础上,将碘化铯层增厚 30%,把纳米技术和航天材料应用到平板的设计中,采用最先进的并行采集技术,加强了平板的稳定性,延长了平板的设计寿命。

**(五)探测器尺寸**

现在市场上常见的产品探测器尺寸大多为 17

英寸 ×17 英寸或 16 英寸 ×16 英寸或 14 英寸 × 17 英寸。理论上讲,探测器的尺寸越大越能满足临床大视野观察的需要。然而,临床实践表明,这些尺寸大小的平板探测器在病人摆位正确的情况下其覆盖率分别为 99.3% 和 99%,从统计学角度看二者的病人覆盖效果相同。目前大多数 DR 系统采用了良好的机械设计,使得探测器可以方便地进行旋转,因而探测器的尺寸只需满足临床使用要求即可。

### (六)像素大小和空间分辨率

图像上的空间分辨率主要是由像素尺寸和像素之间的间隔决定。理论上讲,更小的像素尺寸可以获得更高的空间分辨率。但是在数字 X 射线摄影系统中,像素尺寸越小,像素越多并不意味着更高的图像分辨率。由于 X 射线和光子散射现象的影响,过小的像素尺寸会造成噪声增加,进而引起图像模糊。而且,随着像素尺寸的缩小,会增加图像的存档容量和网络通信量,图像的数字处理难度会显著增加。因而,临床使用时像素尺寸的选择应该是最优的而不是最小的。临床研究表明,对于胸片 X 射线摄影,0.2mm 像素间隔(2.5lp/mm,大约一行 2000 个像素)已经足够。

### (七)刷新和成像速度

过去的非晶硅平板探测 DR 系统,设计上多采用串行模/数转换模式,每数据线上各像素中的模拟信号依次通过 AD 转换器进行模/数转换,数据采集和成像时间较长。GE 公司最新推出的 Definium 6000 系统采用并行模/数转换设计,各像素中的模拟信号可并行通过各自的 AD 转换器进行模/数转换,减小了数据采集时间和成像时间。同时,数据采集时间的缩短,提高了平板探测器的刷新速度,使日益受到重视的双能成像等高级临床应用的实现成为可能。

### (八)动态范围

动态范围是指平板探测器所能检出的最强信号和最弱信号之间的范围,动态范围越大,表明探测器所能检出的信息越多。基于较宽的动态范围(0.5~13 000μR),许多公司开发出全新的组织均衡(tissue equalization,TE)技术,通过图像后处理,使不同强度的信号(如鼻骨信号和软组织信号)能在同一幅图像中同时显示,为临床诊断提供了便利。

### (九)平板感光度

平板感光度(ISO)表示探测器对信号的敏感程度。市场上常见的 DR 系统的 ISO 最大值一般为 800,GE 公司的 Definium 6000 DR 系统的 ISO 最大

值达到 1560。相同条件下,ISO 越高,曝光时间越短。虽然较高的 ISO、较短的曝光时间将会降低图像质量,但它同时能显著降低病人的受照剂量。这对于对图像质量要求不是太高、需要经常复诊的病人或儿童等病人来说具有重要意义。临床研究表明,当 ISO 等于 1000 时,普通胸片病人受照剂量为 0.35dGy/cm$^2$,明显小于 ISO 等于 640 时病人受照剂量 0.64dGy/cm$^2$。

### (十)填充因子

各像素中的非晶硅二极管能将该像素单元顶层碘化铯转换而成的可见光信号转换为电信号。然而,由于扫描电路、读出电路会在各像素单元中占用一定的面积,因而 X 射线经碘化铯层转换而成的可见光信号不可能百分之百的转换成电信号。单个像素中非晶硅面积与像素总面积的比值(填充因子)越大,可见光信号转换成电信号的比例越大,信号损失越小。像素过小,电路部分的面积占用比例增大,有效成像面积反而减小。

目前市场上常见的 DR 系统平板探测器的填充因子一般为 65%。有的公司由于采用纳米技术设计扫描电路和读出电路,DR 系统的填充因子为 80%。采用非晶硅平板探测器的 DR 系统其优良特性已为世人共识。可以想象,非晶硅平板探测器 X 射线摄影系统将逐步取代传统的设备,成为市场的主宰。从整个 DR 的发展趋势来看,整板技术、高 DQE、宽动态范围、快速成像和低剂量必然成为未来的发展方向,为 21 世纪的 X 线影像诊断带来新的革命性的变化。

### (十一)探测器的其他品质因素

1. 灵敏度(sensitivity)　非晶硅探测器的灵敏度由四个方面的因素决定:X 射线吸收率,X 射线-可见光转换系数,填充系数和光电二极管可见光-电子转换系数。通常用 X 射线灵敏度 S 表示,由于 X 射线灵敏度 S 与线质有关,通常给出线质标准为 DN-5 Beam,则探测器 X 射线灵敏度:S~1000e-/nGy/ pel DN-5 Beam。表示该探测器在标准 DN-5 X 射线下每 nGy 在单个像素上产生的电荷数为 1000 个。

2. 线性(linearity)　探测器的线性通常用以下几个参数来表示:最大的线性剂量(X-ray masimum linear dose@DN5),表示探测器可达到线性度要求的剂量范围上限(与线质有关 DN5);非线性度(Non-linearity),用百分比来表示在 o-Dmas 最大的线性剂量之间输出的非线性程度,通常包含微分非线性度(linearity-differential-FT),积分非线性度(linearity-

integral-FT)，空间非线性度（linearity-spatial-FT）三个参数。

3. 记忆效应（memory effect）　表示图像残留的参数，通常用两个参量来表示残留因子的变化，一次曝光 20s 后探测器短期记忆效应（short-term memory effect）如：0.1%；一次曝光 60s 后探测器短期记忆效应如：0.02%。需要注意的是，此处的数值是在正常曝光条件下，如出现过曝光情形则大于此数值。

4. 探测器图像获取时间　由探测器预备时间，曝光等待时间，曝光窗口，图像读出时间四部分构成。对于非晶硅探测器典型值为 2.8s 左右，实际的应用中由于图像的处理和显示均需占用一定的时间，因此实际图像获取时间为 5~6s。

5. 探测器的温度稳定性（stability）　额定条件下探测器的输出随温度的变化率，被称为探测器的温度系数（detectortemperature coefficient），通常用此参数来衡量探测器的温度特性，如标定某探测器温度系数为 −0.1%/K。对于固体探测器图像系统而言，通常会设计温度漂移校正的功能（offsetting correction），采用在图像处理中扣除漂移因子的方法来保持图像输出的稳定。

## 三、影响 DR 成像的因素

### （一）X 射线数字图像形成的基本过程

不论采用何种技术路线（数字或是模拟），X 射线成像的实质都是利用 X 射线穿透人体的能力来获取人体内部结构信息，并且以可见光的方式表达出来，从而达到疾病检查与诊断的目的。因此，任何的医用 X 射线数字成像技术均包含了图像信息的产生，获取和表达三个过程。

数字化对于成像过程的影响，在图像获取的过程中增加了取样及量化的环节。尽管不同的设备所采用的 X 射线影象探测器形式各不相同如：II+CCD 数字摄像机，IP 板 +CR 扫描仪，多丝正比电离室，非晶 Se 平板探测器，非晶 Si 平板探测器等。但其基本的数字图像获取过程是相同的。都经历了：X 光—电信号—采样—量化的过程，将空间上及密度上连续的 X 射线图像信息转换为离散的数字信息，以满足图像存储及处理的需要。而正是这种取样及量化的过程给 X 射线图像质量评价引入了新的内容。由于数字信息可以方便地进行存储及再现，使得图像信息的获取与表达可以成为完全独立的两个环节，图像后处理技术提升了图像信息表达的能力。

### （二）数字图像后处理对于图像质量的影响

数字图像后处理对于图像质量的影响主要来源于它对图像表达效果的提升，作为灰度图像，传统的 X 射线图像主要利用灰阶变化的来表现图像的细节，所以图像的对比度及细节分辨率一直作为图像质量评价的两个主要因素，并且将成像各环节对这两个因素的影响作为对成像环节品质评价的重要依据。成像系统的调制传递函数（MTF）就成为了最重要的系统指标，随着数字图像后处理技术的发展，这种观点已逐渐发生了变化。这主要是因为：在传统的 X 射线成像过程中，图像的细节对比度以不可逆转的方式下降，这种下降是影响图像信息获取的主要障碍。而在数字图像系统中，图像的后处理可以通过适当的算法来提升图像的对比度及边缘锐利程度，从而达到改善图像效果的目的。同时数字图像处理还使得利用图像的轮廓线条来表达图像信息成为可能。

随着高速数字图像处理的发展，数字图像后处理现已可同时应用图像的灰度域和空间频率域变换来改善图像的表达效果。利用图像的窗宽 / 窗位调整，非线性变换以及局部对比度优化等技术使得图像的输出更适合人的观察，从而使图像信息充分地表现出来。通常将人眼观察曲线，输出设备特性曲线（如：显示器，激光相机等），以及感兴趣区密度分布等整合为图像目标输出曲线来实现表达优化。

图像的空间频域处理，如：图像边缘增强，空间频谱优化等技术（边缘增强是一种高通空间频率滤波方式）。其技术实质为通过构造特定的空间频率滤波器，使得系统的空间频率响应优化到适合观察的形式。

总之，图像后处理可以明显提升图像系统的信息表达能力，改善图像感官质量对系统图像质量的提高起重要的作用。但图像后处理并不能逆转成像过程中图像信息劣化的趋势，因此图像系统中图像处理的作用并非是决定性的，如何提高图像信息获取的能力仍然是提高成像质量的关键。

图像的点阵化采样对于图像质量的影响，在数字图像系统中经常采用图像点阵的大小（一定的视野下）表示图像的分辨率，实际上起决定作用的是像元的大小及像元间距。通常将像元间距的倒数对应的空间频率称作图像探测器的采样频率 fs，根据采样定律 fs/2=fn（fn 为探测器的赖奎斯特频率）。对数字图像系统而言人们通常利用 fn 来表示图像系统的极限分辨率。将由 0~fn 所构成的频率范围称作系统频率窗口。当然由于数字图像是二维图像所以系统的频率坐标及 Fs，Fn 都应是二维的，为了便于分析和计算工程上通常采用一维简化模型（大多数情况下这种简化是有效的）。

根据采样理论，探测器点阵模型对成像的影响主要表现在以下三个方面：像元的扩散函数为空间频率响应系统函数的一个部分；采样频率对于图像的调制效应取决于探测器的填充系数且通常并不为 0，所以图像信息中高频率部分将受到调制效应的调制而出现采样伪影；对于实际的成像过程仅仅引入相位修正函数来修正系统空间频率响应是不充分的，因为实际的图像信号在位置上存在不同的相位差，为了消除其影响，可以用空间频率的信号在所有相位的平均值来表示。在频域中相当于将表示信号频谱的矢量围绕频率轴旋转一个角度，当信号相对于像元从某一处移动时，将信号频谱的矢量在实频率轴方向的分量相互叠加，而得到相位修正因子。

**（三）X 线机的性能**

除一般 X 线机共有的 X 线管焦点大小、机器结构的精度等因素影响图像质量外，对于数字式图像的质量则又与矩阵大小、图像基础模糊度、位深及噪声有直接关系。图像矩阵小，数字图像的分辨率低，反之，矩阵大，分辨率高。一般数字 X 线机成像的矩阵大小以 256×256、512×512、1024×1024 和 2048×2048 较为常见。构成图像矩阵的单元是像素，像素数量少、尺寸大，观察到的原始图像细节就少；像素尺寸小，观察的图像细节就多。像素尺寸小于图像基础模糊度时，图像模糊度超出标准。

像素中结构的平均密度决定其灰度值，而像素密度由不同位数的二进制数位深表示，即 2 决定，N 就是位深。每个像素数字表示的密度范围从 1 位到 8 位（256 个灰阶），相邻灰阶间的密度差决定着图像的对比分辨率。噪声无处不在，它限制着图像的对比分辨率，故提高机器的信噪比（S/N）就是降低噪声，提高数字图像质量的重要指标之一。

**（四）X 线摄影体位**

X 线摄影体位的控制是通过正确的体位操作使被摄体成为可见的影像，被摄体的解剖结构、形态和细节等征象在影像上的再现是高质量影像的首要条件，这些征象的可见性决定了 X 线诊断的可靠性。

正确的体位技术操作：应使影像能在显示器上显示被摄体的解剖组织的形态、大小、外形的二维性；能显示被摄体的重要影像细节大小；能显示与诊断有关的关键解剖结构的影像特征。具体来说摄影体位正确应是：要求观察的解剖部位组织影像必须全部在显示器上显示；临床重点观察的解剖组织结构必须界限清楚而无其他非观察组织阴影重选，即使有不可避免的组织重选，也应清晰显示；被摄的组织影像显示应符合正常解剖投影而无失真变形；被摄体应能显示解剖方位和结构的序列。

**（五）摄影参数**

电压、电流、时间三者的合理选择是获得优质照片的重要参数。数字摄影仍以这三个参量为基础，结合数字成像特点进行参量调整。数字摄影具有计算机控制，数字化影像可贮存、处理，曝光条件宽容度大，所需辐射量低等特点。因此，数字摄影的参数选择即复杂又简单。数字 X 线机摄影参数的选项一般设有：脏器名称，kV 自动或手动选择，kV 固定方式或曲线方式选择，剂量选择，曝光参数根据透视条件自动选择，边缘增强选择，滤过系数调节，窗宽上下限选择，骨的黑白显示选择，标记，选择曲线，最大 X 线脉冲宽度选择，黑化度校正选择，X 线管焦点选择等多个方面。每项选择内容均对图像质量有一定的影响。设定理想的参数难度较大，需数字 X 线机应用工程师与放射科技师相互协作反复修正。一旦设定完毕存入计算机内，实际应用时只需按动一下按键即可调出，比较简单。如果只会简单操作，不会参数设计，就不能保证胶片质量的优质和稳定。

**（六）后处理技术**

数字图像的显示媒介是显示器，显示器图像再经打印机将图像记录在胶片上，获得高质量的荧屏图像至关重要。荧屏图像的质量取决于最佳成像技术参数和后处理技术。后处理技术系指借助计算机功能对获取的原始影像作进一步的完善。

后处理技术一般有：

1. 亮度和对比度调节图像本来具有的 1024 个灰阶，但在显示器上仅能显示为 256 个灰阶，为了避免更多的信息丢失，图像的窗宽，窗位需调至最佳。仅仅在显示器上降低为 256 个灰阶，而原始数据是完好无损的，所有信息都会在打印胶片时表达出来。

2. 调整锐利度锐利度调节使图像上非常细小的细节得到增强，利用不同的锐利度曲线抑制特定区域从而避免噪声的增加。

3. 调整对比度平衡经 DR 技术处理的图像可以在不改变图像整体效果的情况下使细小的结构显示清楚，大的动态范围及对比度平衡使细小结构有良好的对比度表达，与传统放射中的屏幕补偿具有相同的效果,利用 DR 技术,在影像细节上达到对比度平衡。例如:在足部的曝光中,踝关节比脚趾的密度高,利用 DR 处理技术,踝关节处的细节将会变暗而脚趾的细节将会变亮。使用了对比度平衡后,更多灰阶变得可见从而可以更好地显示细节。

4. 组织均化在某些应用中,要成像的部位既有较厚区域又有较薄区域。通常相关的主要区域将被充分显现,而身体部位的其余部分则可能透光不足或透光过渡。组织均化算法用于在保持相关主要区域的适当对比度的前提下,提高厚薄区域的对比度。要充分显示密集区域中的信息,必须使用充分的剂量。

5. 其他如黑白翻转、放大缩小、蒙片选择等等。根据图像诊断的需要,调节相应的内容,以荧屏图像主观评价为依据,调整到最佳状态再进行胶片打印。

### (七)激光打印

最终的影像是通过激光打印机的打印将荧屏图像真实地记录再胶片上。所以,打印机性能、胶片性能等因素都会影响图像质量。要想保证所获得图像与荧屏图像有良好的一致性,应该做到以下两点:

1. 严格进行调试运用激光打印机内标准的灰阶测试图样及 X 线机内的 QA(质量保证)标准图进行严格的测试与调整,使数字 X 线机显示影像的灰阶值与激光打印机打印的灰阶值相匹配,调整到最佳效果。并经临床实际验证后,确定出标准图样中各级密度值及分辨率,作为日常工作中的质量控制管理指标。

2. 加强管理也是保证胶片质量的重要环节。在日常工作中,必须制定出一套可行的管理方法和措施,进行质量控制。每次更换胶片后,都要进行测试,确保达到管理指标,一定会收到良好效果。

### (八)质量保证处理

DR 是通过平板探测器(FPD)产生数字信号为成像基础,并通过各项后处理技术显像的数字化成像技术。运用设备自检程序,它可以诊断目前影响图像质量的因数(MFT、信噪比、亮度对比度、空间分辨率、对比噪声比、坏象数)是否在许可范围内。质量保证处理包括一系列应每天在系统上执行的测试,这些测试用于量化图像质量,在程序中已有许多后台任务在自动执行,并要求采集按照以上预定操作步骤顺序进行。

质量保证处理可以检查以下参数:人为造成的错误像素数,亮度非全域一致性,亮度非局部一致性,信噪比(SNR)非一致性,MFT(调制传输功能),动态范围显示水平直线性,动态范围显示水平精确性,大信号对比度,对比噪声比(CNR),分辨率非一致性。通过该测试得出以上各参数当前的具体值,再与设备设定值做比较,通过后台任务自动执行。质量保证处理对于图像质量的管理监测极为重要,至少每月(理论上应每日)做一次质量检测(QAP),定期对系统进行维护和维修,只有进行维护程序才能识别潜在的问题,提高设备使用效率,不过该程序只有诊断功能无自动校正修复功能。

## 四、DR 探测器的固有缺陷

由于数字成像系统是以大规模固体探测器阵列为图像获器取部件,因此不可避免的会遇到坏点(defect point),漂移(offset),空间非均匀性,非线性响应等固体探测器阵列固有的缺陷,如何对上述缺陷加以恰当的修正成数字成像系统,是一项十分重要的问题。

### (一)探测器坏点

数字成像探测器以其像元对于 X 射线的线性响应为成像基础,如果某一像元对 X 射线的照射不响应或响应不良(存明显的非线性)则称其为坏点(defect point)。一个数字成像探测器通常由数百万个像元构成,要制造一个不存在任何坏点的探测器几乎是不可能的。出于成本的考虑,允许探测器存在一定数量的坏点,这样可以使成品率大幅度提高。通常根据不同探测器的物理特性及图像质量要求来确定坏点的接收准则,在使用过程中探测器还会产生新的坏点。探测器坏点按其几何形状可分为点状分布坏点(包含单点,双点,多点),线状分布坏点(单线,双线),以及区域面状分部坏点。这些坏点可能是由于转换层的缺陷,二极管阵列单元损坏或行列驱动线及放大器损坏引起,有的探测器由于采用了多板拼接工艺也会存在拼接工艺线,此类工艺线也纳入线状坏点的范畴。对于每一具体的探测器类型而言,制造商均制定了针对不同坏点类型的详细的接收规范,规定每种坏点的数量、分布及位置关系作为探测器合格与否的判断依据。

### (二)探测器图像的空间非均匀性

造成探测器成像不均匀的原因主要以下三个方面的原因:

1. 虽然在线性曝光剂量范围内探测器单个像元的 X 射线响应是线性的,但不同像元的 X 射线响应系数并不完全一致,从而导致图像不均匀。

2. 行驱动电路、读取放大器、A/D 转换器等外围电路的不一致,导致的图像不均匀。入射 X 射线本身固有的空间分布不均匀性,也导致的图像不均匀。

这几类非均匀性尽管在图像上的表现不同但都属系统性的不均匀,在一定的限度内可以通过软件处理来加以校正,对于由噪声,电磁干扰等随机因素引起的图像不均匀则是不可以校正的。

### (三)探测器的漂移

影响探测器工作的环境因素随时间的变化如温度、湿度、气压、电磁环境等,都会导致探测器的输出的变化,这些变化称为探测器的漂移。

## 五、DR 探测器固有缺陷的校正

### (一)探测器图像的漂移校正及空间非均匀性校正

漂移校正及空间非均匀性校正是基于以下的原理:

1. 曝光后所获得的探测器输出 $P_{row}=P_X+P_{offset}$, $P_{offset}$ 为曝光时所采集图像中暗电荷引起的像元值, $P_X$ 为由 X 射线照射所引起的实际像元值及有用像元信息值。固 $P_X=P_{row}-P_{offset}$。而式中的 $P_{offset}$ 在图像采集时是没法直接得到,由于 $P_{offset}$ 由外界环境变化所导致因而是渐变的,它可以用曝光前采集的暗图像像元值 $P_{offset}$ 来近似。因此,实际的曝光图像可用曝光后和曝光前所采集的两幅图像相减来获得。

2. 基于在应用范围内探测器像元的响应是线性的特性,$PX_n=A_nX$,$A_n$ 为该像元的转换系数。由于不同的像元 $A_n$ 不完全相同,所以 $PX_n$ 并不能代表像元处入射 X 射线的真实大小。因此,还需求出各的 $A_n$ 来加以修正。$A_n$ 可以用标准剂量的均匀 X 射线曝光采集来获得,即:$A_n=P_{Ngain}/X_{gain}$。$P_{Ngain}$ 为在标准 $X_{gain}$ 剂量下所采集的参考图像,通过应用参考图像的修正,最终可获得入射 X 射线所包含的真实信息。由于 $A_n$ 在探测器的工作过程中是长期保持稳定的因此仅需定期采集参考图像即可。

综上所述可以采用以下的计算方法来完成漂移校正及空间非均匀性校正:

$$P_n=C(P_{Nrow}-P_{Nrawoffset})/(P_{Ngain}-P_{Ngainoffset})$$

公式(20-15)

$P_n$:校正后最终像元值,$P_{Nrow}$:曝光后采集获得的像元值,$P_{Nrowoffset}$:曝光前的暗像元值

$P_{Ngain}$:参考图像曝光采集值,$P_{Ngainoffset}$:参考图像曝光前所采集的暗像元值,c 为一个常数通常可通过设定标准剂量下图像目标亮度值来确定。

采用以上的校正方法逐点校正整幅图像及可获得稳定的反映入射 X 射线真实信息的数字化图像。

### (二)探测器坏点校正

1. 探测器坏点的标定由于探测器坏点指哪些对 X 射线不响应或响应不良的点,因此可以采用标准参考均匀 X 射线 x-defect 下采集,以检出对 X 射线不响应的坏点,然后分别在 2xdefect 及 4Xdefect 剂量下曝光采集以检出响应不线性的坏点。由于经过漂移校正及空间非均匀性校正后获得的均匀剂量下的图像 P 应呈现以平均亮度 $P_0$ 为期望值,标准差为 $\delta$ 的正态分布。对于分布在 $n\delta$ 之外的像元则标定为坏点,n 的取值通常为 2~4 之间,由设计者选定。通过以上的步骤即可获得标定了所有坏点位置的坏点图(defect map)。

2. 探测器坏点的校正坏点校正工作在完成漂移校正及空间非均匀性校正后进行。坏点校正的基本方法为采用邻近像素插值法进行修正,但必须考虑该点周围像元的状况(邻近有无其他坏点)选用不同的插值算法,通常由设计者根据探测器制造商提供的接收准则及自身试验结果来设计。在探测器坏点校正中有以下几个方面的因素需要加以关注:

(1)探测器 MTF 越高则坏点校正的伪影越严重,因为 MTF 越高邻近像元包含本像元的信息越少(信息的点扩散函数),极端情况下坏点位置的图像信息将完全丢失不能由邻近像元插值获得。因此应根据探测器 MTF 来制定插值方案。

(2)应根据像元密度梯度来调整插值的权重,每一坏点周围有 8 个邻近像元(16 个次邻近像元)存在 4 个梯度方向(水平,垂直,左斜,右斜),对于密度梯度较小的方向可给予较高的权重或者仅采用此方向插值,可减小插值带来的伪影。

(3)设定插值算法的限定条件,对于不能满足条件的坏点则放弃插值(如邻近坏点太多)。以避免因插值带来的信息错误。

经过漂移校正,空间非均匀性校正,坏点校正可获得稳定、完整、正确地反映入射 X 射线信息的数字图像,这种图像被称为洁净图像(clean imagine),可用于图像存储及表达。获得洁净图像的过程通常称为图像的预处理。

综上所述,通过图像预处理可以校正数字成像系统固有的系统性缺陷,从而达到改善成像效果的目的。实际上成像系统的漂游、不均匀、坏点并非数字成像带来的新问题,传统的模拟成像也存在类似

的问题,如增感屏损伤、不均匀、增强器疵点、洗片造成的密度不稳定、畸变等等,模拟方式下没有很好的解决手段。而在数字成像条件下则可采用数字处理的方法加以修正,这也可算是数字化所带来的一种进步。

### (三) 校正步骤

根据输出图像质量,应该一周做一次系统校准。需要一个已校准的密度计,当校准系统的时候光线需要和平时周围环境的光线相一致;需要一个密度值的表格以对照测量值;不要调用以前硬盘中的图像进行校准,因为这幅图像的亮度和对比度可能都已经被更改过。

校准步骤:以 GE 公司 REVOLUTION XR/d-XQ/I 的 DR 为例:

1. 调出 "Data Handling" 程序区。

2. 在顶部的图标栏中点击服务图标。

3. 点击 "Test Image"。

4. 在 "Print Test Image" 栏中点击 "Load",很多图像将被装载,只需要 "TeatImage PrinterCalibration" 图像以校准系统。

5. 调出 PCR 程序并从中调出 "TeatImage PrinterCalibration" 图像。

6. 点击 Top Toolbar 调出打印选项;"Print Using Protocols" 窗口将会出现。

7. 在 "Print Using Protocols" 窗口中点击服务图标。

8. 点击 "Verify Calibration",打印机会打印出四幅测试图像。

9. 打印图像后,用测试密度计测量每个区域的光学密度。

10. 将数值填入表格中。

11. 将计算出的平均值与飞利浦客户服务的标准密度进行比较。

12. 计算测量值与标准值之间的差别。

13. 删除测试图像。

屏幕校准:

1. 调出 "Data Handling" 程序区。

2. 在顶部的图标栏中点击服务图标。

3. 点击 "Test Image"。

4. 在 "Print Test Image" 栏中点击 "Load",很多图像将被装载,你只需要 "TeatImage PrinterCalibration" 图像以校准系统。

5. 调出 PCR 程序并从中调出 "TeatImage PrinterCalibration" 图像。

6. 将显示器的亮度和对比度调至最大值。

7. 降低屏幕的亮度和对比度,使测试区最右侧的最下面的灰色四边形刚好能看得见。

### (四) QAP 是一种设备自检程序

QAP 是一种设备自检程序,它可以诊断目前影响图像质量的因数(MFT,信噪比,亮度对比度,空间分辨率,对比噪声比,坏象数)是否在许可范围内。以 GE 公司 REVOLUTION XR/d-XQ/I 的 DR 为例。

操作步骤:

1. 在工作站上点击 QAP 图标。

2. ADVANTX 进入曝光状态,点击 Digital Wallstand 图标。确定参数为:FIXED,0.6mmFocal spot,80kVp,200mA,40mAs,准直器为 45cm×45cm。

3. 取出胸片架 Digital Wallstand 内滤线栅,再将平板 PHANTON 插到球管前面轨道上,确保球管与探测器之间无人及其他障碍物。

4. 点击工作站上 Start 图标。

5. 按手柄曝光两次,取下平板 phantom 后将复合 phantom 插入探测器内滤线栅槽。确认参数为:FIXED,0.6mmFocal spot,80kVp,200mA,40mAs,准直器为 45cm×45cm。

6. 再曝光一次,一段时间后系统自动给出诊断结果,各项指示 "Pass" 表明系统图像质量自检通过。

7. 点击 Back 两次,返回浏览窗口。

以上测试结果中平场模型用于检查以下参数:人为造成的错误像素数,亮度非全域一致性,亮度非局部一致性,信噪比(SNR)非一致性。组合 QAP 模型包括两部分,箱体和模型本身。组合 QAP 模型用于检查以下参数:MFT(调制传输功能),动态范围显示水平直线性,动态范围显示水平精确性,大信号对比度,级别1级别2和级别3的对比噪声比(CNR),分辨率非一致性。通过该测试得出以上各参数当前的具体值,再与设备设定值做比较,通过后台任务自动执行。若各项结果提示 "Pass" 则 QAP 测试通过。

对环境的要求温度 22~26℃湿度 45% 左右,不超过 60%。

# 第二十一章

# 乳腺数字 X 线成像技术

## 第一节　乳腺摄影的 X 线设备

随着乳腺肿瘤发病率的升高,对乳腺肿瘤的诊断和预防性普查受到重视。国际癌症研究机构表明:定期做乳腺 X 线摄影检查,可以使死于乳腺癌的危险减少。针对乳腺结构的特殊性,人们开始设计专用 X 管和摄影系统,各种专用技术相继出现。现在,乳腺 X 线机已经发展成为一种性能优越,使用方便,紧随时代发展,高技术含量的专用设备。

### 一、乳腺 X 线摄影机的发展

早年采用传统的钨靶 X 线球管进行乳腺 X 线摄影,获得图像的软组织对比度差,也没有合适的压迫装置,不仅容易产生运动模糊,还使得患者在检查过程中接受得辐射剂量过大。近年来,专用的乳腺 X 线机出现,采用产生波长为 0.063~0.071nm 的钼作为阳极靶面材料,并且采用了小焦点和脚踏式压迫装置,配有为乳腺摄影特殊设计的专用暗盒和增感屏 - 胶片组合系统,以及激光打印机。全视野数字化乳腺 X 线摄影机的出现为乳腺摄影带来了革命性的变化,具有高的量子探测效率和图像密度分辨率,大的动态范围和高的线性度,缩短了摄影时间,优化了工作流程,同时可以进行多种图像后处理,以更低的辐射剂量获得更高的图像质量。由于图像是数字化采集,可以进行电子方式的存储和传输,从而减少了胶片存储占用的空间,并实现了 PACS 的网络连接。

乳腺 X 线机的发展:1965 年第一个钼靶 X 管用于乳腺摄影;1973 年旋转阳极钼靶 X 管投入使用,同年出现自动曝光控制(AEC),以及压迫器在乳腺机上使用;1976 年滤线栅用于乳腺摄影;1981 年小焦点(0.1mm)的 X 线管启用;1996 年电荷耦合器件(CCD)应用于乳腺摄影机;2000 年全视野平板探测器投入使用;2002 年计算机辅助检测(CAD)用于乳腺摄影;2004 年三维乳腺摄影技术使用;2006 年数字合成体层成像技术用于乳腺 X 线检查。

### 二、数字乳腺 X 线摄影设备

数字乳腺 X 机主要由 X 线发生系统,专用支架,压迫设备以及影像检出系统构成。现将各部分组成及功能叙述如下:

1. X 线管　乳腺 X 线检查一般采用钼靶摄影。钼靶 X 管管壳内由可以发射电子的阴极、阳极靶面构成。为了获得高速电子流,阴极和阳极间施加高电压,管内保持高度真空。乳腺 X 管的几何尺寸小,极间距相对较短,约 10~13mm(普通 X 管的极间距离约为 17mm)。因此,相同灯丝加热电流下,乳腺 X 管获得的管电流较大。阳极靶面用钼做材料,一般有 0.1mm/0.3mm 两个焦点,旋转阳极转速为 2800 转 / 分钟,阳极热容量为 150~300HU,管容量 3~4kW,管壳的射线输出部位使用铍窗。

靶面材料钼的原子序数为 42,熔点为 2663℃。钼靶 X 管除了产生连续 X 线外,还能辐射出波长为 0.063nm 和 0.07nm 的双峰特征 X 线,波长为 0.06~0.09nm 最适宜乳腺摄影。乳腺 X 线摄影正是应用了钼靶产生的特征 X 线,可以使乳腺组织产生较好的对比度,有利于乳腺结构的显示。近年来,也出现了铑靶甚至钨靶 X 管,能提供更短的曝光时间,降低曝光剂量,对致密乳腺组织有很好的穿透力。铑的原子序数为 45,熔点比钼低,约为 1996℃,铑靶 X 管热容量较低,不适宜连续工作。

所以,许多厂家将阳极做成钼和铑双靶面,可以根据实际情况方便使用。X 线的滤过主要由管壳铍窗滤过,绝缘油层滤过以及附加滤过,附加滤过可以消除射线中对成像没有作用的低能 X 光子,使射线能谱得到优化。不同的靶面材料和滤过的组合方式适用于不同密度和厚度的乳腺。常见的组合方式有钼靶钼滤过、钼靶铑滤过、铑靶铑滤过、铑靶铝滤过、钨靶铑滤过,按此顺序,产生的 X 质依次变硬,穿透力依次增加,可以根据摄影要求加以合理的选择。

2. X 线发生系统 现在的乳腺摄影机均采用高频逆变升压式高压发生器,发生系统和常规通用 X 机发生系统的组成部分相同,采用小功率的高压发生器,配用钼做靶面的 X 线管,制成组合机头方式。工作频率为 20~100Hz,要求高压输出稳定,能精确控制千伏值。千伏选择范围一般为 20~40kV,级差为 0.5kV,毫安选择范围为 30~120mA,4~500mAs,最大输出功率为 5kW 左右。

3. 自动曝光控制系统 乳腺 X 线使用自动曝光控制(AEC),由探测器、控制电路、曝光中止控制等环节构成。根据乳腺压迫后的厚度和密度,设定曝光参数,如 kV、mA 值,阳极滤过板的类型,并实时检测曝光量积累情况进行自动曝光控制,起到缩短曝光时间,防止曝光过度等作用。其方式根据 kV 值是人工选择还是自动控制,分为半自动方式和全自动方式。还有一种是预曝光方式,根据压迫后乳房的厚度和密度先进行一次 15ms 的预曝光,然后据此修正曝光参数,以保证不同个体差异的病人每次摄影都能得到较好的影像质量。

4. 摄影平台 数字乳腺影像检出系统由平台面板、滤线器、影像检出探测器构成。平台面板一般由坚固的薄板和边框构成,要求易透过射线,多使用碳素纤维增强塑料制成。影像检出探测器的上方是活动滤线栅,用于减少散射线,提高影像的密度分辨率。传统的碳基密纹滤线栅的栅密度 36L/cm,栅比 4∶1~6∶1,焦距 650mm。使用过程中要求滤线栅能够稳定,快速的运动。

5. CR 系统传统的乳腺摄影机使用屏片系统获取影像,数字摄影系统中的 CR 可以方便地使用传统的乳腺摄影机,其数字暗盒仓也是有一个长边没有边框,这样使胶片更加靠近胸壁缘一侧,可以最大限度地采集到贴近胸壁侧地腺体影像。成像板边缘设有标记,只有成像板方向正确时才可以顺利插入暗盒仓,同时暗盒仓还有以下保护措施,未插入成像板时禁止曝光,未更换成像板时禁止再次曝光,照射野和成像板尺寸不吻合时也禁止曝光等。

IP 是 CR 成像的关键,由表面保护层、光激励发光物质层、基板和背面保护层构成。成像过程可以简述为,IP 中光激励发光物质经 X 线照射后,将 X 线影像信息由潜影的方式储存下来,完成影像信息地采集。接着用激光束扫描带有潜影的 IP 板,光激励发光物质被激发,释放出荧光被集光器收集送到光电倍增管,由光电倍增管将其放大并转换成电信号,经过 ADC 转换成数字信号,完成影像信息的读取与数字化。数字信号被送到数字处理系统,经处理后,形成最终的数字影像被显示和存储。

6. CCD 探测器 一般镶嵌在外形匹配的乳腺暗盒组件中,于胸壁侧长边的中部,使用时插入摄影平台的暗盒仓。CCD 探测器由荧光板和电荷耦合器件构成,当 X 线照射 CCD 的光敏元件 MOS 电容时,产生电子 - 空穴对,在外加电场的作用下,分别向电极两端移动,形成光生电荷,储存在势井中。光生电荷的产生取决于入射光子的能量和数量,光生电荷在脉冲的控制下,依次进入水平位移寄存器中,最后逐个向输出端转移,并在输出端转移称为视频信号。

7. 平板探测器 平板探测器分为直接转换型和间接转换型平板探测器。直接转换型平板探测器(非晶 Se)主要由导电层、电介层、硒层、顶极电极和集电矩阵层、玻璃衬低层、保护层以及高压电源、输入输出电路组成。集电矩阵由薄膜晶体管(TFT)排列组成,非晶硒涂在集电矩阵上。当 X 线照射在非晶硒层上,产生一定的电子 - 空穴对,加在集电矩阵和顶级电极间的偏直电压使产生的电子和空穴以电流形式沿电场移动,导致 TFT 的极间电容将电荷无丢失的聚集起来,电荷量和入射光子呈正比。每个像素区内有一个场效应管,在读出像素单元电信号时起到开关作用,在读出信号的控制下,开关导通把存储于电容内的像素信号逐一按顺序读出,放大,送到模数转换器,转化为数字信号。信号读出后,扫描电路自动清除硒层中的潜影和电容储存的电荷,为下一次曝光和转换做准备。

间接转换型平板探测器(CsI- 非晶 Si)基本结构为碘化铯闪烁体层、非晶硅光电二极管阵列、行驱动电路以及图像信号读取电路四部分。碘化铯晶体被制成针状,直径约 6μm,外表由重元素铊包围,用来防止光的漫射,以提高空间分辨率。碘化铯将入射的 X 线转化为可见光,再由具有光电二极管的非晶硅阵列变为电信号,通过外围电路检出以及 A/D 转换,从而获得数字化图像。由于经历了可见光的转换,所以被称为间接转换型平板探测器。与非晶硒平板探测器的主要区别在于荧光材料层和探测远阵列的不同,器信号读出、放大 A/D 转换和输出等部分基本相同。

乳腺摄影平板探测器的技术指标:有效检测面积为 18cm×24cm、19cm×23cm、24cm×29cm;像素尺寸为 70μm、85μm、100μm 等;输出信号字长为 14bit;DQE 为 65%~80%;成像时间预览为 5~10s,成像为 20~40s;工作温度为 10~30℃。

8. 乳腺摄影机的专用支架　乳腺摄影机的专用支架有立柱,用来支持和平衡乳腺摄影系统。在立柱上装有滑架,可以上下滑动 500~750mm,以适应不同高度的病人方便的进行检查。

活动支架用以固定 X 线发生系统和探测器,二者相向装置,有固定的焦点~胶片(650mm)。活动支架分为 C 型臂和环形臂,C 型臂结构简单,可以在滑架上电动或者手动旋转,旋转范围一般在 -90°~+180°。C 型臂的旋转多设计由 MLO 位的镜像记忆功能,即在拍摄完一侧的 MLO 位后,C 型臂会以相同的角度自动旋转到对侧,以简化操作。

环形臂除了可以上下、左右旋转之外,还可以前后倾斜,实现三维运动。这样可以站在患者对面,进行双手操作,有利于使更多的腺体组织特别是靠近胸壁一侧的腺体组织得到最大程度的显示,也使腺体在视野中的定位更容易控制,特别是在某些特殊体位中,如侧位及乳沟位。同时可以在压迫腺体的过程中,和患者面对面交流,随时观察患者的状态,以发现压迫对患者带来的不适。环形臂可以转动到水平位,用于俯卧位同机活检,提高了活检的准确性。

9. 压迫器　压迫器通常用边缘增强的有机玻璃板制成,可以在立柱上上下运动,运动方式可以是电动或者手动方式,脚踏控制。压迫器在固定乳房的过程中,缓慢地向下移动加压,压迫厚度均有数字显示,一般多在 20~30cm,压力在 12~20N 之间。

压迫在乳腺摄影中是十分重要,它有固定乳房组织的作用,使物体更加接近影像接收系统,减小了腺体组织的厚度,使腺体内组织分离,减少了移动模糊,从而减少了散射线,降低了辐射剂量,增加影像的分辨率,提高诊断的准确性。

压迫的安全保护措施:曝光后立即释放功能,断电后紧急释放功能,同时所有运动和电磁制动装置均自动锁定。压迫腺体时垂直和倾斜运动均自动锁定,以保证受检者在特殊的情况下不至于受到伤害。

10. 工作站　乳腺摄影的工作站由硬件和软件构成,用于乳腺影像的后处理,用于诊断评价以及图像的硬拷贝和传输。常见的处理一般有窗宽、窗位的调节、灰度调节、图像黑白反转、放大镜功能、距离精度的测量等。硬件配置包括高性能的 CPU,大容量内存和硬盘,CD-R 或者 DVD-R,DICOM 接口。计算机存储容量大,能快速采集和刷新。显示器要求高亮度和高分辨率竖屏,分辨率达 5M 像素。工作站采用 windows 操作,配有专用的软件包。早期采用 Unix 系统,特点是性能稳定,不易被病毒侵入。相对而言,Windows 系统开发成本低,升级容易,附属硬件通用性强,用户对操作界面熟悉,易于使用,方便和医院网络系统连接等。

乳腺专门的软件包括:平板探测器校验软件包、组织均衡、动态对比度优化、图像分屏显示、影像自动对位功能、直方图分析等。

11. 活检装置　对于临床上不易触摸,X 线照片上显示的可疑恶性病灶进行定位,穿刺活检,以明确病变性质。活检有立位和卧位两种方式。活检时充分参考原片,将可疑病灶所在的腺体区域置于摄影平台的中央,用活检专用压迫器进行压迫,活动支架带动组合机头进行正负 15°曝光,在显示的图像重标记病灶中心,软件即可以标记出病灶的三维空间位置,提供 XYZ 位置参数,据此插入定位导丝,或者用活检枪取出病灶标本。

## 第二节　乳腺 X 线成像基础

### 一、乳腺的解剖与生理

#### (一)正常解剖

乳腺为成对器官,是有皮肤、皮下脂肪、纤维组织和腺体构成。是人类和哺乳动物特有的结构,男性乳腺不发达。乳腺位于胸骨两侧的胸大肌表面,两侧外形基本相似。一般乳腺的上界在第2~3前肋,下至6~7前肋,内侧缘至胸骨旁线,外侧缘可达腋中线。乳腺的中央为乳晕,乳晕的中央为乳头,乳头顶端有输入管的开口。未生育的年轻妇女,乳腺呈半球形,紧张而富有弹性,已生育及哺乳后的妇女,乳腺多趋于下垂而稍有扁平,绝经期后的老年妇女的乳腺趋于萎缩,体积缩小,且松软。乳腺是好存积脂肪的器官,故女性的胖瘦对乳腺体积影响很大。

在组织结构上,乳腺主要由输乳管、乳腺叶、乳小叶、腺泡以及它们之间的间质构成。乳腺为复泡管状腺体，分为腺泡和乳管两部分，每一乳管的分支及所属腺泡组成乳腺小叶，若干小叶汇集成一个乳腺叶，整个乳房共有 15~20 个乳腺叶。乳腺叶以乳头为中心呈放射状排列。每一乳腺叶均有一条导管引流至乳头，称输乳管。15~20 条输乳管自乳房各个方向辐辏状向乳头中心汇集。输乳管在近乳头基部（乳晕深面）呈现一梭状膨大，称输乳窦，有暂时储存乳汁的作用。窦以远的末端输乳管口径重又缩小，最终以小孔开口于乳头（图 21-1，图 21-2）。

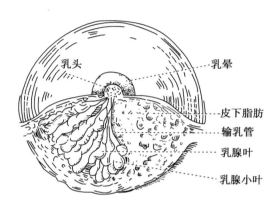

图 21-1　乳腺解剖结构模式图（前面观）

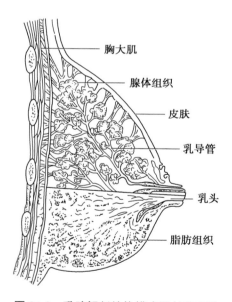

图 21-2　乳腺解剖结构模式图（侧面观）

每个乳房所含的乳腺叶数目是固定不变的，但腺小叶的数目和大小有很大变化。一般青年妇女腺小叶数目多且体积大，而绝经期后的腺小叶则明显萎缩，仅有少数老年妇女仍可保留完整的乳腺小叶。

乳腺内的间质由纤维结缔组织和不等量的脂肪组织组成，其间有血管、神经、淋巴管等结构。

## （二）定位方法

我们将乳腺划分成一些小区域，一是方便诊断医生定位，二是方便技师体位操作。乳腺的定位方法一般采用以下两种：

1. 四象限法　按照四象限分区法将乳腺分成 5 个区域：即外上象限（外上 1/4）、内上象限（内上 1/4）、外下象限（外下 1/4）、内下象限（内下 1/4）以及中央区（图 21-3）。

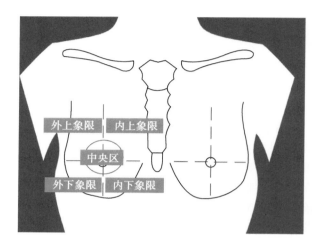

图 21-3　乳腺四象限定位法示意图

2. 时钟法　把乳腺比喻成一个时钟，即按照指针指向的时间位置，将乳腺分成 12 份小区域，例如 6 点钟的位置即乳头垂直向下的位置（图 21-4）。

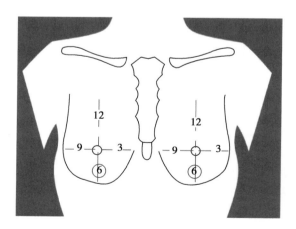

图 21-4　乳腺时钟定位法示意图

## （三）不同时期的结构特点

1. 胚胎期　乳腺大约从胚胎第 4~6 周开始发育，3 个月乳管逐渐形成，8 个月以后乳腺管腔发育完成。

2. 幼儿期　幼儿期乳腺从外表到体内均处于相对停滞发育，乳头微小且乳晕颜色浅淡，只有微突出胸部的脂肪组织和少量的腺管。

3. 青春期 女性进入青春期后卵巢开始发育，子宫逐渐长大。乳腺也逐渐隆起，发育成均匀的半圆形，在乳头下可触及盘行"肿块"，乳头和乳晕的着色也逐渐加深。乳腺的增大主要是由于纤维间质的增生、脂肪的存积以及乳管支的延长、分支及扩张所致。

4. 月经期 乳腺随正常月经周期而有所变化。在每个月经周期中，其组织学变化可分为月经、增殖和分泌三个时期：

（1）月经期：月经来潮一般历时 4~5 天，经前和经期乳腺会出现增大、发胀、变硬，触及有小结节并伴有疼痛。经期后，乳腺即变软及变小，疼痛及触痛减轻或消失。

（2）增殖期：正常于月经周期的第 5~14 天左右，此期卵巢中卵泡生长，血液中的雌激素水平逐渐升高，子宫内膜逐渐增厚，子宫腺体也随之生长。乳腺导管系统逐渐扩张，脂肪纤维组织也逐渐增生。

（3）分泌期：正常于月经周期的第 15~28 天左右，开始于卵巢排卵之后，雌激素水平逐渐降低，成熟的卵泡排卵后生成黄体，黄体分泌的孕激素促使血液中的孕激素水平迅速到达高峰。由于孕激素的升高也促使乳腺腺体增生，组织增厚。此期如果受孕，乳腺组织将会在雌激素和孕激素的双重作用下，持续增生，为产后哺乳做好准备。此期若未受孕，黄体将发生萎缩，并停止分泌孕激素，增厚的子宫内膜出现坏死、出血和脱落。乳腺组织由于失去激素的支持，也发生组织水肿，导管和腺泡内液体潴留，甚至出现胀痛、变硬等不适感。

5. 哺乳期 一般在产后到泌乳前，乳腺会出现显著的胀痛感，一旦哺乳开始，症状顿消。授乳期中，由于婴儿的吸吮会加速乳汁的分泌，乳腺小叶极度扩张并向皮下脂肪膨突。断乳后的乳腺呈松软或下垂状。

6. 绝经期 进入更年期的妇女，其乳腺的上皮结构及间质开始出现退化。绝经之后，卵巢和子宫萎缩，排卵停止。此时可因皮下脂肪量的增加，乳腺的皮下脂肪也会伴随增厚，乳腺小叶和各大叶之间的脂肪等间质组织也开始增加，逐渐替代乳腺实质的空间，乳腺外形开始下垂，呈退行性改变。

## 二、正常乳腺的 X 线表现

目前，美国及欧洲等普遍接受将乳腺实质的构成分为 4 型：①脂肪型：乳腺几乎全由脂肪组织组成，腺体占全乳的 25% 以下。②少量腺体型：有散在纤维腺体致密影（fiber glandular densities），其量占全乳的 25%-50% 之间。③多量腺体型：乳腺内有众多的不均质致密影（heteronciusly dense），致密的腺体影占全乳的 51%~75%，此类型乳腺可能会影响到小肿块的检出。④致密型：腺体组织占全乳的 75% 以上，此型乳腺会明显降低乳腺病变检出的敏感性（图 21-5~ 图 21-8）。

乳腺的解剖结构在 X 线平片上显示由浅到深，大致为：①皮肤；②皮下脂肪层，围绕乳腺组织将乳腺和皮肤分隔；③乳腺组织；④乳腺后脂肪组织，

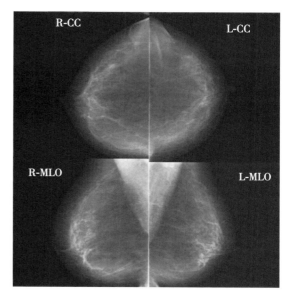

**图 21-5 脂肪型乳腺**

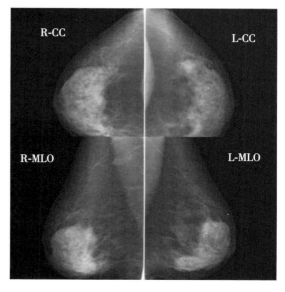

**图 21-6 少量腺体型乳腺**

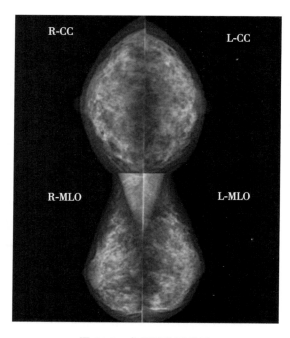

图 21-7　多量腺体型乳腺

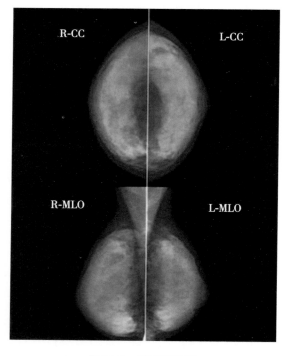

图 21-8　致密型乳腺

分隔乳腺和胸肌筋膜;⑤位于深筋膜下的脂肪和胸肌层。

正常乳腺在 X 线片上表现为圆锥形,底坐落在胸壁上,尖为乳头,各种解剖结构在图像优良且有足够脂肪衬托的 X 线片上一般均可见。其中乳头、乳晕、皮肤、乳房悬韧带、血管为中等密度,脂肪为低密度。

乳头突起于乳腺前部呈中等密度影,在 X 线照片上呈勃起状态,扁平形或者稍有内陷可无病理意义。乳晕为呈圆盘状,位于乳头四周,为密度稍高密度影,其厚度大于乳腺其他区域皮肤,约 1~5mm。皮肤覆盖整个乳腺表面,厚度约为 0.5-1.5mm,中等密度,乳腺下方邻近胸壁反褶处皮肤略厚,如有局限性皮肤增厚,则应注意是否为病理性改变。皮下脂肪层表现为皮肤和腺体组织之间的厚度约为 0.5~2.5mm 之间的高度透亮影,期间可见乳房悬韧带,静脉影。

乳腺导管平片通常难以准确认定,表现为乳头后方呈放射状向乳腺深部走行的致密影,常被称为"乳腺小梁"。乳腺导管碘剂造影可以显示呈树枝状的高密度导管影。

乳腺实质的影像是由腺体和周围纤维组织间质所形成的影像,表现为边缘模糊的致密片状影。年轻女性因为腺体组织丰富,在 X 线照片上表现为大片致密影,缺乏对比度。老年女性因腺体组织的退化,X 线照片上多为透亮的脂肪影,残留的结缔组织以及血管影,天然对比良好。

血管在 X 线照片表现为粗细均匀的蜿蜒的细条状影。乳后脂肪间隙为腺体和胸大肌之间的透亮影。淋巴结分为腋下淋巴结和乳内淋巴结,正常淋巴结为圆形或者蚕豆形,中空的脂肪组织充填的低密度影为淋巴结门,平片上淋巴结的短轴小于 1cm。

## 三、乳腺 X 线成像原理

X 线影像形成的实质是被照体对 X 线吸收差异的存在,X 线在到达被照体之前不具有任何的医学信号,只有 X 线透过被照体之后产生 X 线强度的差异,从而形成了被照体的 X 线信息影像。而这种 X 线强度的差异取决于被照体各种组织的线吸收系数和被照体厚度。其中线吸收系数(H)又决定于被照体构成物质的原子序数(Z)、密度(e)和波长(λ)(图 21-9)。

$$\mu = K \cdot \lambda^3 \cdot z^3 \cdot p \qquad 公式(21-1)$$

在医用诊断 X 线摄影中,X 线与物质的相互作用主要表现为光电吸收和康普顿散射效应。乳腺的组织结构主要是脂肪和腺体,密度对比很小,X 线吸收系数差别小,如果用常规的钨靶进行 X 线摄影,不利于乳腺内部结构的显示以及肿瘤组织的观察。

乳腺本身是软组织成分,主要由腺体组织、脂肪组织和皮肤构成,其组织密度、线吸收系数都很接近(表 21-1),难以通过乳腺组织自身的因素来扩大

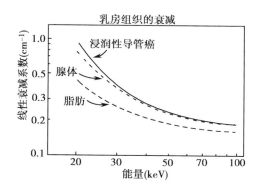

图 21-9　乳腺的 X 线吸收衰减

表 21-1　乳腺组织密度与线吸收系数

| | | 密度<br>（g/cm³） | 线吸收系数<br>（cm） |
|---|---|---|---|
| 乳腺组织 | 腺体组织 | 1.035 | 0.80 |
| | 脂肪组织 | 0.93 | 0.45 |
| | 皮肤 | 1.09 | 0.80 |
| 平均乳腺 | 50% 腺体组织 | 0.98 | 0.62 |
| | 50% 脂肪组织 | | |
| 病灶 | 乳腺癌肿块 | 1.045 | 0.85 |
| | 钙化 | 2.20 | 12.5 |

X 线的吸收差异。

根据公式（21-1），在决定线吸收系数的因素中，只有波长（λ）即 X 线管电压可以人为地改变。因此，乳腺摄影只有通过改变射线的波长，即选用管电压低的软 X 线，来扩大乳腺组织的 X 线吸收差异。

乳腺 X 机采用金属钼作为阳极靶面，管电压在 40kV 以下，产生波长较长，能量较低的软 X 线。随着管电压的降低，物质与 X 线主要发生光电效应，光电效应的发生概率和物质的原子序数的三次方呈正比，从而扩大了不同组织对 X 线的吸收差别，形成软组织不同密度的细小对比度。所以，乳腺摄影也称为软组织摄影。

乳腺摄影所产生的 X 线具有它的独特性，即它产生的是低能量 X 线（15~25keV），以此来扩大乳腺软组织之间的吸收差异，增强影像的对比。

通常人们把由钼（Mo）或钼／铑双靶 X 线管产生的低能量 X 线，称为软射线。在乳腺摄影中，高速电子冲击钼（Mo）靶后产生的是能量为 15~25keV 的由连续 X 线和特性 X 线组成的一束混合射线。特别是通过应用钼靶 X 线管和钼滤过装置组合（Mo/Mo）所产生的特性 X 线的强度，与通常的钨靶和铝

滤过装置组合相比较大。因此，可以达到缩短摄影时间以及提高对比度的效果。

乳腺 X 线影像设备的 X 线管标准靶物质是钼。但是，钼（Mo）与铑（Rh）或钼（Mo）与钨（W）组合而成的双靶 X 线管正被应用，特别是新近发展的装备［如乳腺体层合成技术（tomosynthesis）］又开始采用了钨靶 X 线管。15~25keV 是产生乳腺 X 线吸收差异的最佳能谱范围。然而，从 X 线管发射出来的是一束由连续射线与特性射线组成的混合射线，其中光谱的高能 X 线大部穿透乳腺组织，对比减低；而光谱的低能 X 线不能充分的穿透，造成乳腺组织辐射剂量的吸收。因此，在上述的能量范围内，去除高能和低能 X 线是乳腺 X 线摄影必然要达到的目的，其中最重要的一步选择就是靶物质／滤过的适当组合。靶物质／滤过的组合使用，在 X 线能谱发生变化的同时，图像质量和乳腺受辐射剂量也发生改变。因此，必须根据乳腺密度和厚度加以合理选择。通常靶物质／滤过的组合包括：钼靶／钼滤过（Mo/Mo）、钼靶／铑滤过（Mo/Rh）、铑靶／铑滤过（Rh/Rh）和钨靶／铑滤过（W/Rh）。通常总滤过必须相当 0.5mm A1 或 0.03mm Mo。附加 0.025mmRh 时，总滤过时相当 0.5mm A1（表 21-2）。

表 21-2　阳极靶物质／滤过的组合

| | 阳极靶物质 | 滤过 | 滤过厚度（mm） |
|---|---|---|---|
| 阳极<br>单轨道 | Mo | Mo | 0.03 |
| | | Rh | 0.025 |
| 阳极<br>双轨道 | Mo | Mo | 0.03 |
| | | Rh | 0.025 |
| | Rh | Rh | 0.025 |
| | W | Rh | 0.025, 0.05 |

由于乳腺构成组织之间的 X 线吸收差异很小。因此，选择软射线（低管电压）摄影是无可置疑的。但是，X 线能量过低时，受检者接受的辐射剂量增加，反之当 X 线能量过高时又会造成对比度下降。从图像对比度（质量）和受检者接受辐射剂量（剂量）两方面综合考虑，使用钼靶时能够通过一定能谱范围内（$K_\alpha$=17.5keV，$K_\beta$=19.6keV）得到较大强度的 X 线。X 线穿过乳腺时，越是低能侧的 X 线，被吸收的程度越大，使 X 线质硬化。随着乳腺密度、厚度的增加，穿过乳腺后的 X 线能谱中高能量成分相对增加，其结果可在某种程度上造成对比度的下降。另外，在 Mo/Mo 组合中，为提高图像对比度，吸收端

以上的高能成分被附加的 Mo 滤过。这样,为得到适当的密度就必须增加照射线量。但是,受检者接受的辐射剂量也增加。

对这样的乳腺进行 X 线摄影时,为了不降低图像对比度,人们采用了钼靶/铑滤过(Mo/Rh)的组合。Rh 滤过的吸收端比 Mo 滤过高 3.2keV,20~23keV 之间的高能量连续 X 线不容易吸收,其结果是增加了 X 线穿透力,实现了用更少的 X 线量进行摄影的可能性。对于更加致密或厚度很大的乳腺,现代乳腺 X 线影像设备还提供了铑靶/铑滤过(Rh/Rh),甚至钨靶/铑滤过(W/Rh)的组合。钨靶/铑滤过(W/Rh)的能谱不同于钼靶/铑滤过(Mo/Rh)能谱,它没有低能的特征 X 线。在低能范围内强度较低,在能量为 20~23keV 时强度增加、K 边缘以上的光子经滤过后显著减少。

综上所述,对多数乳腺而言、钼靶/钼滤过(Mo/Mo)组合方式是用超过辐射剂量限值的射线获得高质量图像(对比度)的最佳选择。但是,对厚度大、密度高的乳腺而言,从对比度和受照剂两方面考虑,这种滤过作用有一定限度,对这样的乳腺通常是增加管电压。但是,从 X 线能谱来看,透过被照体的 X 线中高能成分增加,而由此造成的对比度下降是我们不希望的。在这种情况下,相对而言,Mo/Rh 或 Rh、钨靶的 X 线穿透力增强,对比度下降不明显。

## 第三节 乳腺检查技术

### 一、检查前准备

乳腺照片是临床的重要医学资料,乳腺摄影照片的标记对于确保照片避免丢失或乳腺内病灶定位的真实性十分重要。乳腺摄影照片的标记可以分为三类:

必须标记包括以下信息:单位名称,患者姓名,唯一的患者标识号,检查日期,方位性指示(R/L)和摄影位置,用不透 X 线的物质标记。其中唯一的患者标识号可以是病历号或者社会保险号,出生日期等。除了体位名称和方位性外,所有的标记都应该尽量远离乳房。

### 二、乳腺摄影体位

乳腺摄影时被检者通常取立位和坐位。在乳腺摄影体位的选择中,内外斜位(mediolateral oblique,MLO)和头尾位(cranicaudal,CC)是所有乳腺摄影常规采用的体位。

#### (一)内外斜位(MLO)

正确的内外斜位具有在单一体位中使素有乳房组织成像的最大机会,内外斜位显示的乳腺组织比较全面。患者的常规体位为立位,如不能站立,也可采取坐位。内外斜位的操作步骤如下:

1. 影像探测器与胸大肌角度平行,X 线束方向从乳房的上内侧到下外侧,以利于最大量的组织成像。为了确定胸大肌的角度,技师将四指并拢放在肌肉后方的腋窝处,将胸大肌轻轻向前推移使可移动的外侧缘更加明显,此过程中应该嘱咐患者肩部保持松弛。暗盒托盘平面与水平面成 30°~60° 高瘦患者(50°~60°)较矮胖患者陡(30°~40°),一般身高体重患者选择(40°~50°)。双侧乳房的体位角度保持相同。

2. 运用可移动组织像固定组织移动的原理提升乳房,乳房的运动面是外侧缘和下缘,静止面是内侧缘和上缘,然后向前、向后牵拉乳房和胸大肌。

3. 患者成像乳房侧的手放在手柄上,移动患者的肩部,使其尽可能地靠近滤线栅的中心。

4. 探测器的拐角放在胸大肌后面腋窝凹陷的上方,但要在背部肌肉的前方,患者的臂悬在探测器的后面,肘部弯曲以松弛胸大肌。

5. 向探测器方向旋转患者,操作者用手向前承托乳房组织和胸大肌,向上、向外牵拉乳房,离开胸壁组织以避免组织影像的重叠。

6. 开始压迫,压迫板经过胸骨后,连续旋转患者使她的双足和双臂对着乳腺摄影设备。压迫器的上角应该稍低于锁骨。将手移开成像区域时,应该继续用手承托乳房,直到有足够的压力能保持乳房位置时为止。

7. 最后,向下牵拉腹部组织以打开乳房下皮肤皱褶,整个乳房,从乳房下皱褶到腋窝,都应位于探测器的中心。

MLO 体位乳腺摄影照片的标准是:①胸大肌显示充分,且延伸至或低于后乳头线(PNL);②可见所有的纤维腺体组织后的脂肪;③深部和表面乳房组织分离充分;④没有明显的运动模糊;⑤乳房下皱褶打开(图 21-10~ 图 21-12)。

#### (二)头尾位(CC)

头尾位作为常规摄影体位,应确保在 MLO 体位中可能漏掉的组织在 CC 位中显示出来。如果 MLO 体位有组织漏掉的话,最有可能是在内侧组织。因此,在 CC 摄影体位上要求显示所有内侧组织,同时

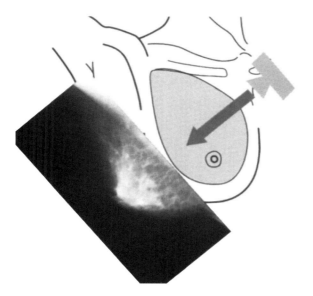

图 21-10　MLO 位 X 线入射方向示意图

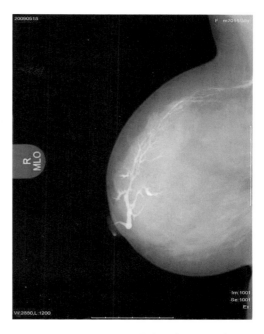

图 21-12　MLO 位乳腺影像显示照片

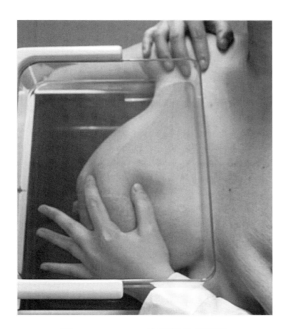

图 21-11　MLO 位乳腺位置照片

应该尽可能多的包含外侧组织。CC 位的操作步骤如下：

1. 操作者站在患者所检查侧的内侧，以便自如地控制患者体位。按照乳房的自然运动高度，提高可以运动的乳房下皱褶。

2. 调节探测器高度与乳房下皱褶缘接触。一只手放在乳房下，另一只手放在乳房上，轻轻将乳房组织牵拉远离胸壁，且将乳头放在探测器的中心。

3. 用一只手将乳房固定在此位置上，提升对侧乳房，转动患者，直至滤线器的胸壁缘紧靠在胸骨上，将对侧乳房放在探测器的拐角上，而不是放在探

测器后面。患者的头部向前放在球管的一侧，这样患者的身体可以向前倾，使乳房组织摆在影像接收器上。

4. 为了提高后外侧组织的可显示性，运用乳房上方的手，经过探测器胸壁缘，将乳房后外侧缘提升到探测器上，这应该在患者无旋转的情况下完成。

5. 使患者未成像侧的手臂向前抓住手柄，操作者手臂放在患者背后，这样有助于协助患者保持肩部松弛。同时用手轻推患者后背，以防止乳腺摄影设备中脱离出来。

6. 用手指牵拉锁骨上皮肤，以缓解在加压过程中的牵拉感。在进行压迫时，固定乳房的手向乳头方向移动，同时向前平展外侧组织以消除皱褶。成像一侧手臂下垂，肱骨外旋，以消除皱褶。

不正确的 CC 体位会导致影像中组织的严重遗漏。优化的 CC 体位的乳腺这些照片包括：①所有内侧乳房组织可见；②乳头居于影像中心；③后乳头线（PNL）测量值在 MLO 的 1cm 之内，或者胸大肌可见（图 21-13~ 图 21-15）。

（三）乳腺摄影中的常见特殊体位

乳腺 X 线摄影中除了常规的 MLO 和 CC 位，还有许多常规的附加体位可以进行选择，以便更好地对病变进行定位、定性诊断。

1. 90° 侧位　也称直侧位，是最常用的附加体位，包括外内侧位和内外侧位。90° 侧位与标准体位结合成三角形来定位乳腺病变，90° 侧位能提供最小

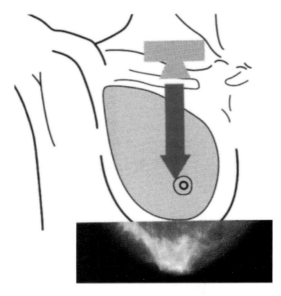

图 21-13　CC 位 X 线入射方向模式图

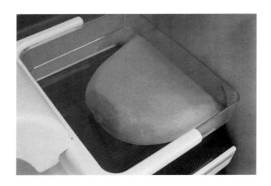

图 21-14　CC 位乳腺位置照片

的物片距,以减小几何模糊。当在 MLO/CC 位中的一个体位上有异常发现,而另一个体位上看不见时,应首先确定它是否真实存在,是否为重叠组织或者探测器或者皮肤上的伪影,加拍一张 90° 侧位会提供这些信息。在斜位或 90° 侧位上病变相对于乳头位置的改变,可用来确定病变是位于乳腺的内侧、中间,还是外侧。当临床触诊已经确定病变在乳房的内侧时,则首选外内侧位。

（1）外内侧位的操作步骤:球管臂旋转 90°,暗盒托盘顶部在胸骨上切迹水平。患者胸骨紧贴暗盒托盘边缘,颈部前伸,下颌放在托盘顶部。向上向中牵拉可运动外侧和下部组织。向暗盒托盘方向旋转患者,使压迫板经过前部肌肉。患者手臂高举过暗盒托盘,肘部弯曲以松弛胸肌。继续旋转患者直至乳腺呈真正侧位,且位于暗盒托盘中央。向下轻轻牵拉腹部组织以打开乳房下褶皱。

（2）内外侧位的操作步骤:球管臂旋转 90°,患者手臂外展 90° 跨越暗盒托盘顶部放置。同样使用相对固定组织的运动原理,向前向内牵拉乳腺组织和胸大肌,向上向外提升乳房,且轻轻牵拉使其离开胸壁,使患者身体向暗盒托盘旋转并开始压迫。当压迫板经过胸骨后,继续使患者旋转直至乳腺成真正侧位位置,且位于暗盒托盘中央。继续进行压迫直至组织紧张为止。然后轻轻向下牵拉腹部组织打开乳房下褶皱(图 21-16)。

2. 定点压迫位定点或锥形压迫位是一个应用

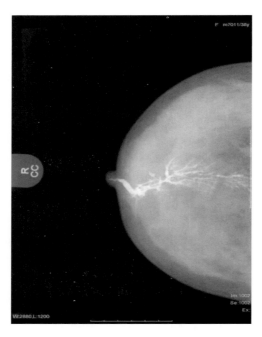

图 21-15　CC 位乳腺影像显示照片

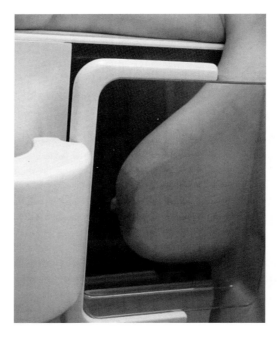

图 21-16　ML 位乳腺位置照片

较多的简单技术,特别有助于密集组织区域的模糊或不明确的发现物。与整体乳腺压迫相比,定点压迫能允许感兴趣区厚度有更大幅度减小,提高乳腺组织的分离程度。定点压迫用来对感兴趣区内正常与异常组织结构的区分,可产生更高的对比度和对发现物更精确的评估。此技术可以获得较大的局部定点压力,使感兴趣区的组织更大程度的分离,特别有助于密集组织病变的发现以及对其进行精确的评估。

各种尺寸的定点压迫设备,尤其是较小的设备,均可进行较为有效的定点压迫。根据最初的乳腺 X 线影像,技师通过确定病变的具体位置来确定小的压迫装置的放置位置。为了确定病变的具体位置,需要测量乳头至病变的垂直距离。用手模拟加压,将三种测量值转换成标记来确定病变的具体位置,然后将中心的定点压迫装置放在病变上方。定点压迫位通常结合小焦点放大摄影来提高乳腺细节的分辨力。

操作步骤:首先根据标准体位照片,通过观察病变的具体位置来确定小的压迫装置的放置,为了确定病变的具体位置,需要测量从乳头垂直向后画线的深度;在上外或者内外方向上这条线到病变的距离;病变到皮肤表面的距离。由此来确定病变的具体位置,然后将定点压迫装置放在病变上方。定点压迫位通常结合小焦点放大摄影来提高乳房细节的分辨率。有或者没有定点压迫的放大位均有助于对病灶进行更准确的评估,以便区分良恶性病变。放大摄影由于采用空气隙和微焦点技术,会导致曝光时间的延长,增加患者的辐射剂量。

3. 夸大头尾位 夸大头尾位能显示大部分腋尾的乳房外侧部分的深部病变。患者起始体位如同常规的 CC 位,在提升完乳房下部皱褶后,转动患者直至乳房的外侧位于探测器上。如果肩部稍微挡住了压迫器,可以使球管向外侧旋转 5°角,以保证压迫器越过胸骨头,不要向下牵拉肩部,肩部下垂会使乳房的外侧缘扭曲显示,要保证双肩位于同一水平上。

4. 乳沟位(双乳腺压迫位) 是用于增加乳腺后内深部病变显示的体位。患者头转向兴趣侧的对侧,技师可以站在患者背后,弯曲双臂环绕患者,双手触及患者双侧乳腺,也可以站在患者被检乳腺内侧的前方。确保提升乳房下褶皱,将双乳放在暗盒托盘上。向前牵拉双侧乳房的所有内侧组织,以便于乳沟成像。如果探测器位于乳沟开放位置的下面,

必须使用手动曝光技术。如果能将被检测乳房放置在探测器上方,且乳沟轻微偏离中心,则可以使用自动曝光技术。

5. 放大位 放大位有助于对病灶密度或团块的边缘和其他结构特征进行更精确的评估,有利于对良恶性病变的区分。放大位还对钙化点的数目、分布和形态具有更好的显示。此技术还可用于在常规体位中不易发现的病变。

放大位一般使用 0.1 的小焦点,同时需要一个放大平台来分离被压乳腺和探测器,起放大率为 1.5~2 倍。由于放大位乳腺摄影采用空气间隙和微焦点技术,将会导致患者曝光的时间相对增加,从而增加了辐射剂量。

6. 人工植入物乳腺摄影 常规采取头尾位和内外斜位,需要手动设置曝光参数。

用盐水(saline)或硅(silicone)植入后乳房的影像检查是个特殊问题,是对放射医师和放射技术员的挑战。常规的 CC 及 MLO 位需要手动设置曝光参数,而压迫量则受制于植入物的可压迫性(compressibility)。对包括植入物(implant-included)摄影位的压迫的目的是为了减少移植物边缘的模糊,用轻微的压迫足以防止曝光时植入物的移动,乳腺组织不会被紧绷,丰乳患者除包括植入物位外,还应摄影修正的头尾位和内外斜位或 90°侧位。

为拍摄推移植入物位(implant-displaced view,ID view),将假体向后向上方向推向胸壁,同时把乳腺组织轻轻牵拉到假体前方,并搁置到影像接收器上,用压迫器使其保持在这个位置上。它可以比植入体包括在压迫野内时,前方乳腺组织获得更大的压迫。拍摄 CC 位时,假体上方及下方组织,以及全部前方组织应向前牵拉。拍 MLO 位时,假体内、外侧的组织,以及前方组织,应随着前方组织向前牵拉。

CC-ID 位的具体摆位步骤如下:令患者尽量弯腰前倾,以便前方组织与假体分离,轻拉乳腺组织向前,同时用手指将植入物向后推。一旦乳腺组织被前拉,患者即可站直;当植入物被推移后,请患者将另一只手放在影像接收器边缘与肋骨之间的缝隙内;将乳腺组织放在托盘上,应感觉到托盘边缘顶住你的手指保持乳腺组织向前;使患者前倾身体紧靠在手上,此姿势可使植入物向上及向后移动,因为托盘的边缘已顶住植入物后部的下方,可撤去握住植入物下方的手;对前方组织施加压迫,同时缓慢将手指移向两侧,如用压舌板,可使此最后步骤更易操

作。在施压之前,将压舌板的边缘顶住已被移位的植入物,然后将压舌板上翻,使其与胸壁平行;应用压迫板,一旦乳房受压,即可撤出压舌板,此时压迫装置已代替压舌板将假体保持在后方。

MLO-ID 位的摆位步骤如下:首先行包括植入物的 MLO 位,使患者体会 MLO 摆位时的感觉;令患者前倾,轻拉乳腺组织向前,同时用手指将植入物推向后,一旦组织被前拉,患者即可站直;患者的手放在手柄上,影像接收器的拐角位于腋的后方,犹如包括植入物的 MLO 摄影那样;将乳房靠在托盘的边缘,询问患者,感觉到托盘边缘是顶在乳房还是肋骨,如感到顶在乳房,则开始操作下一步骤,如顶在肋骨,则应重新操作,因植入物没有被充分推移;患者身体倾斜,紧贴影像接收器,此时可见移植物向上向内隆起,表明托盘已将移植物向内向上移位,所以可将手撤出;应用压迫器,同时滑出手指,如 CC-ID 摄影那样,用压舌板更易操作这一步骤,用压舌板顶住已移位的植入物,上翻压舌板使其与胸壁平行,技术员用空出来的手牵拉更多的上部组织进入到摄影野内;应用压迫器,一旦乳腺组织已达理想的压迫,即可滑出压舌板,压迫器现已代替压舌板使假体保持内及上方移位。

如 90° 侧位 ID 位可显示出更多的乳腺组织,则 90° 侧位 ID 位可代替 MLO-1D 位。对无症状而有丰乳植入物妇女的筛查应同时拍摄包括植入物位及推移植入物位,虽然对丰乳妇女的筛查是为了检出早期乳腺癌,亦应考虑每一诊断性检查(diagnostic examination)因素,摄片时放射科医师必须在场,回答问题,需要时应亲自检查,决定是否需其他摄影位。

上述植入物推移摄影的操作,对胸壁后植入物,即位于胸大肌后的植入物,较为容易。但对于肌肉前植入物,即腺体下或乳房后植入物,常难以对植入物进行推移。对那些乳房组织发育不良,推移植入物的操作亦十分困难。如植入物不能充分推移,则在常规 CC 位和 MLO 位植入物推移摄影后应附加 90° 侧位。

另外,腋尾位可以显示乳房腋尾部的病变,淋巴结;切线位能明确显示位于皮下脂肪之上的明显肿块;旋转位用于分离重叠的乳房组织,确认异常病变的存在;尾头位提高了乳房最上面病变的显示效果,还可以最大限度显示男性乳房或者驼背女性的乳房组织。

操作者在摄影过程中可以根据具体情况进行体位的选择。标准体位和常用特殊体位都是为了更好地显示乳房内病变(图 21-17)。

## 三、乳腺造影技术

乳腺导管造影是经乳头上的输乳管开口,向输乳管内注入对比剂并进行摄影,以显示部分输乳管的形态及邻近组织结构的检查方法。

1. 适应证与禁忌证

(1)适应证:①任何有乳头溢液,包括血性、浆液性、黄色和清水样溢液等;②单侧乳腺逐渐增大;③了解乳腺肿块与乳导管的关系;④分辨手术容易遗漏的深部病变;⑤用于鉴别乳头状瘤和乳腺癌。

(2)禁忌证:①对碘对比剂过敏者;②急性乳腺炎;③乳腺脓肿;④哺乳期。

2. 造影前准备

(1)清除乳头表面分泌物。

(2)乳头皮肤表面的消毒用品一份。

(3)造影器具:如 4 或 5 号钝头针、2ml 无菌注射器等。

(4)其他备品:用作乳头分泌液细胞学检查的载玻片、照明灯、放大镜等。

(5)对比剂:为 350~370 非离子型对比剂,每次用量 0.5~2ml,水溶性,优点是在各级导管内扩散充盈良好,易于自动排出和吸收。

3. 操作技术

(1)一般采用皮试或眼角滴入试验,确认阴性

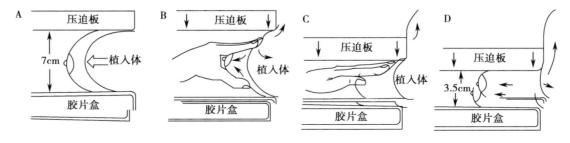

图 21-17　人工植入物乳腺摄影

后方可施行造影。

（2）被检者取坐位或仰卧位,清除乳头表面分泌物,用碘酊或 75% 酒精棉球常规消毒乳头部。

（3）可将乳头涂上橄榄油,或轻轻挤压乳房,仔细找出溢液的乳导管外口或与肿块相邻部位的乳眼。

（4）根据乳眼大小选择针头的粗细,用左手固定乳头,右手持针缓缓地插入乳孔,切勿用力过大而造成人为的假道,或穿破导管使对比剂进入乳导管外的间质,一般进针不超过 1cm。

（5）注射对比剂前先排除针管内气体,以免造成类似肿瘤的导管内充盈缺损,防止注射压力过大,当注射到有胀感、并能指出对比剂的方向时,即可拔出针头。

（6）用棉球或其他胶膜包裹乳头,以免对比剂流出,并迅速进行摄片工作。

如果进针过程困难,可以采取以下措施:①在乳头部位热敷数分钟有助于乳头肌肉松弛;②酒精棉球擦拭乳头特别是导管开口的角质物质;③轻轻将乳头上提,使乳晕区导管变直;④进针时让助手轻轻牵拉乳头;⑤改变进针角度;⑥用拇指和示指缓慢的旋转进针。

4. 摄影技术　常规采用内外斜位（MLO）和头尾位（CC）摄影。必要时需追加侧位。曝光条件要稍高于乳腺平片摄影。可以采用放大摄影,使用小焦点放大 1.5~2 倍,有利于小分支导管病变的显示（图 21-18）。

5. 诊断要点

（1）正常乳腺的影像学表现:正常乳腺导管自乳头向内分支逐渐变细,呈树枝状影。管径由 2~3mm 逐渐变细,各支导管通畅、舒展、充盈均匀,直至末支盲管和小叶。青年妇女的乳腺管多而细,且密度一致,分支多少可以有所不同。

（2）良性病的影像学表现

1）慢性乳腺炎:一般慢性乳腺炎在行乳导管造影时,对比剂可进入脓腔,形成不规则斑片状阴影,脓腔周围的乳导管可因炎性纤维粘连而显示为不规则扭曲、变形,以及狭窄、扩张、移位等改变。

2）乳管扩张症:造影时可见数支主导管呈中度或高度扩张,当扩张的管腔内充满黏稠分泌物时,可造成不规则形态的充盈缺损,此时,应注意与乳头状瘤的充盈缺损鉴别。

3）乳头状瘤:单发或多发于主导管或 2 级以下导管内。呈圆形或类圆形充盈缺损,表面光滑,有时可见导管断端呈杯口状,近端导管扩张明显,但导管柔软光整,远端导管可显示或因完全阻断而不显影。

（3）乳腺癌的影像学表现

1）直接征象:①恶性钙化;②肿块,边缘欠清或有毛刺,密度不均,大小常小于临床测量。晚期可见肿块与邻近皮肤间有致密索条影相连（淋巴管受侵）。

2）间接征象:①皮肤局限增厚、局部凹陷（酒窝征）;②乳头内陷、漏斗征,多见于中晚期乳腺癌;③血供增加,多见于中晚期乳腺癌;④病灶周水肿呈小规则的透亮环;⑤彗星尾征,指病灶后或上方,逐渐变细的狭长三角形致密影。是肿瘤侵犯和（或）牵拉乳腺实质所致;⑥结构紊乱,多见于早期乳腺癌;⑦乳腺后间隙消失,深位乳腺癌在早期即可出

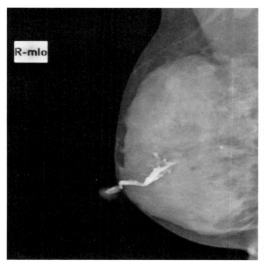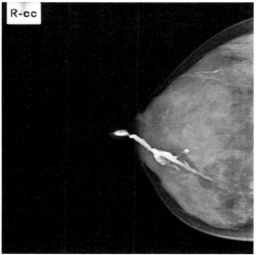

图 21-18　乳腺导管造影影像照片

现；⑧腋窝淋巴结肿大。

（4）乳腺导管造影的影像学表现：①乳导管有轻度扩张并扭曲，管内呈不规则充盈缺损；②当导管行至肿瘤附近时会截然中断，且断端不整齐；③在病灶处呈断续显影，缺乏正常分支，管壁显示僵硬；④导管分支分布紊乱，内壁稍毛糙，管腔呈不规则或鼠尾状狭窄；⑤当肿瘤侵蚀导管时，可致对比剂溢入肿块内或间质内等。

6. 注意事项

（1）患乳导管口的选择必须正确，若误插入正常的乳孔，可造成假阴性表现。

（2）操作时，勿将小气泡注入乳导管内，否则可造成假性充盈缺损，影响正常诊断。

（3）若乳头溢液较多，注入对比剂前务必将溢液尽量抽净，以免对比剂被溢液冲淡而影响对比。

（4）针头不宜插入过深，很容易刺破管壁使得对比剂外溢。

（5）注射对比剂时应缓慢、轻柔，若注射时感到阻力，且被检者主诉有痛感，则表示插管不当，对比剂有外溢进入间质，应立即停止注射。

（6）检查后应尽量将对比剂挤出。

## 四、乳腺 X 线立体定向引导穿刺活检

乳腺 X 线立体定位穿刺活检是 20 世纪 90 年代在计算机辅助下开展起来的一种新的针对乳腺微小病变的活检方法，包括弹射式空心针活检和 X 线立体定位真空辅助空心针活检。原理是 X 线在垂直于压迫平面时拍摄一张定位像，再分别于 ±15° 拍摄 2 幅图像，根据所造成的视差偏移，数字乳腺机工作站可自动计算病灶深度，即穿刺深度，并可把深度值直接转换成与具体操作相关的数据，准确地定位病灶。目前的立体定位系统均采用立体坐标。计算机系统在 X、Y 和 Z 轴平面上，计算出病灶的精确位置，定位精度在 0.1~0.2mm 之间，所获得的标本材料能作出正确的病理诊断。

操作步骤：①向被检者解释整个操作过程，以及取样时穿刺枪发出的声音，以减轻被检者的恐惧感；②采用专门的俯卧检查床和附加装置（也可以使用标准的乳腺 X 线摄影单元和附加的立体定位装置），穿刺路径采用病变与皮肤的最近距离，固定乳腺，并用带窗的加压板压迫，采集定位像，如果病变位于加压板有窗的部分内，则进行立体定向摄影（中线右侧和左侧 15° 分别摄影）；③确定参考点，并在立体定位片上选择坐标，计算机计算出立体定位

片所选穿刺目标的横轴、纵轴和深度坐标；④采用 1% 利多卡因进行局部麻醉，采用 11 号手术刀在皮肤表面做一小切口以利于 11G 或 14G 穿刺针进入，所有操作均从一个皮肤切口进入；⑤穿刺针从皮肤切口进入预定深度，取样前摄片以确定穿刺针与病变的关系，确认位置正确后打开穿刺针保险，提示被检者将进行穿刺取样，据所采用的穿刺取样方法，将穿刺针轻微撤出，然后取样；⑥穿刺枪取样后摄片确定穿刺针最终位置；⑦取出穿刺针，将穿刺标本浸入 10% 甲醛缓冲液。如果穿刺目标为钙化，需行标本 X 线摄片以确定是否所有钙化都被取出，否则，应该再次穿刺。

## 第四节　量子计数型乳腺机成像

量子计数技术最早应用于太空探测，由于独特的成像原理，其光敏感性很高，主要用于深空望远镜。由于乳腺成像对于辐射剂量和图像质量的要求很高，因此首先将量子计数技术应用到了乳腺 X 线摄影中。全球首台商用量子计数数字乳腺 X 线摄影（MicroDose Mammography，MDM）系统由飞利浦公司研发生产，投入临床使用以来在图像质量提高和辐射剂量降低方面取得显著成功。欧洲已有多项大样本量临床研究证明，相较于使用非晶硒探测器的常规数字乳腺 X 线摄影系统，MDM 系统平均可降低患者辐射剂量约 40%。MDM 系统在中国的应用已逐渐推广，在国内一项基于亚洲人群的辐射剂量对比研究结果显示，量子计数数字 X 线摄影系统可平均降低患者剂量 60% 以上。

## 一、基 本 结 构

1. 乳腺摄影系统　乳腺摄影系统主机包含机架及压迫检查台。可以从四个位置调整机架的全电动运动，机架为开放设计，可行站立检查或坐位检查，智能 AEC 功能可以根据不同的乳腺组织自动设置曝光参数（图 21-19）。

2. 数字化量子计数探测器　MicroDose SI 型数字乳腺摄影系统采用量子计数技术，完整计算 X 线每一个量子，使得消除电子噪声及减少患者摄影所需的剂量。能谱探测器只需一次曝光就可以区分 X 线中高、低能量。高、低能量的影像汇总呈现，因此与标准乳腺影像一致，具有更高的分辨率。能谱信息能提供定量的乳腺组织信息，增加的信息通过软件算法可以体现。探测器材料是基于单晶硅设计的

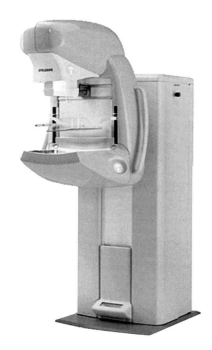

**图 21-19　MicroDose SI 数字乳腺机**

探测器。晶体硅性能稳定,使得探测器对环境因素的变化不敏感,像素尺寸 50μm,占空比 100%。

能谱成像探测器特性:①能够区分 X 线能量,提供乳腺组织的定量信息;②高剂量利用率高,从而减少患者的摄影剂量;③高细节分辨率可以清晰显示诸如微钙化等微小细节表征;④高对比度分辨率有利于提升密度相似组织的可视化;⑤每像素高达 2MHz 的计数速率可以消除伪影;⑥100% 像素有效性;⑦宽动态范围提升图像中所有(腺体及脂肪)组织的可视化。

3. X 线管和高压发生器　阳极为钨靶面的 X 线球管,具有高的热容量,能够提供最佳的射线质量,工作量大时有明显优势。高压发生器也可以应对密集的患者流量。

4. 准直系统　1 号准直器消除无效光子,如不是直接摄入探测器的光子;2 号准直器消除射线穿过腺体后的散射光子。使得只有穿过腺体后无散射的 X 线光子才能到达探测器表面。特殊设计的准直系统可以有效地减少散射线,提高图像的对比度,无需增加患者的照射剂量即可降低 97% 的散射线。

5. 弧形检查台与压迫板　包括三种压迫板:标准压迫板、高边压迫板、小乳房压迫板,适用于大多数女性,也配有特殊体位检查的压迫板。标准压迫板的成像野是 24cm×26cm,适合大部分女性检查使用。弧形预加热的患者检查台可以让患者摆位更轻松舒适。

6. 采集工作站(AW)　机架运动及曝光参数设置均通过采集工作站控制实现。图像会在曝光结束后 20 秒内显示在平板显示器上。采用标准 DICOM 协议,图像会传输到指定的目标。带平板显示器的电脑系统;高度可调的工作台;常用功能的专业快捷键盘;质量保证及系统控制软件。19″显示器。标准采集工作站工作台(高度:96cm,宽度:74cm,长度:52cm)。一体化的额外的铅玻璃辐射屏(高度:201cm,宽度:70cm)

7. 双踏板脚闸　标准脚闸,带压迫控制踏板(升降运动)以及压迫完成按钮(移动准直器到扫描开始位置)。

## 二、成　像　原　理

量子计数探测器由两大部分构成:晶体硅层及 ASIC 电路层,量子计数探测器则由等距晶体硅条构成,每一硅条背面均与 ASIC 元件相连。与常规乳腺 X 线摄影系统探测器的非晶硒层相比,晶体硅对环境要求低,更加稳定,同时 X 线敏感度更高。

当 X 射线抵达探测器后,在高压电场的作用下,会激发晶体硅形成电脉冲信号,最终由 ASIC 元件采集处理(图 21-20A)。ASIC 元件(图 21-20B)由前置放大器,整流器,比较器以及计数器构成,可通过设置阈值的方式有效过滤噪声,最终获取高低不同能级的 X 射线脉冲计数,直接应用于数字化处理。由于直接方式进行 X 射线电荷信号转换后,则经由直接计数 X 射线脉冲而达成数字信号,其成像过程中不涉及模拟信号的中间步骤,可以消除由累积电荷信号的统计波动而产生的噪声,同时还可以改善低能级 X 射线的利用率。另外,量子计数探测器还具有能量鉴别能力,可提高图像对比度并应用于乳腺密度定量分析等临床需求(图 21-20)。

采用特殊结构的晶体硅作为 X 线吸收材料。晶体硅是成熟的半导体材料,性能稳定可靠,可以适用于 −10~50℃的温度环境。晶体硅在 X 线吸收效率上比非晶硅、非晶硒高,可以把像素做得更精细,细微分辨率更高。像素尺寸可达 50μm,空间分辨率可达 10lp/mm。

准直器采用前准直器和后准直器的双层准直设计方式,散射线可以降低 97% 以上,极大的避免了散射线对图像质量的干扰、避免了滤线栅的使用,降低了球管的损耗。突破了传统 X 线成像方式,采用多次反复扫描的工作方式,同时配合双准直器,从而有效打破了射线使用效率低下,容易出现像素缺

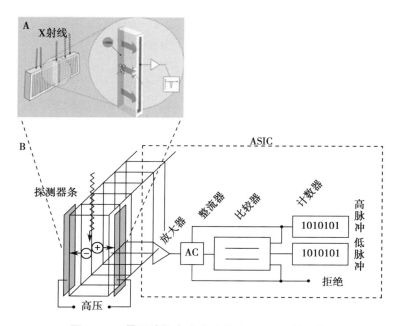

**图 21-20　量子计数中脉冲形成及 ASIC 原件结构**
A. 量子计数中脉冲形成示意图；B. ASIC 元件结构示意

失等原来难以解决的问题。

　　光子计数成像技术即 X 线光子到达探测器后会使探测器内部产生电子空穴对，形成电流，通过放大计数器记录电流峰通过的次数作为采集信号。没有信号的转换过程，降低了信号在传输过程中的损耗。通过计数方式检测信号，避免了电子噪声对信号的干扰。可以很好的检出低能量的 X 线光子，大幅度提高了 X 线的利用率。

　　在扫描过程中，球管与探测器一起旋转，扇形射线束、前准直器、后准直器以及探测器轨迹均以连续运动的方式构成与球管焦点共轴的弧形（图21-21A）。如此一来，系统能够以类似 CT 的扫描方

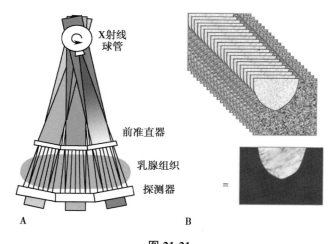

**图 21-21**
A. MDM 动态扫描模式；B. 为 CT 成像方式

式获取多次重复成像（图 21-21B），有利于解决 X 射线使用效率低下、易于出现像素缺失等原先无法解决的问题。

　　MDM 系统的扫描结构如放大示意图（图 21-22A）所示，由 X 射线源（即球管），前后双准直器和量子计数探测器组成。扫描过程中球管产生的扇形 X 射线束在散射线屏障内传输，抵达前准直器后被转换为若干束等距射线，进而穿透乳腺组织，在穿出乳腺组织后，再由后准直器转换为与探测器相匹配的射线源，最后被探测器接收而完成信号采集。其中，探测器与准直器均为多狭缝结构，且呈平行排列（图 21-22B），前准直器用于消除从球管发出的一次散射，后准直器用于消除经过乳腺组织后的二次散射，从而大幅降低散射辐射和噪声。

　　同时，系统采用的是脉冲式曝光，这相较于常规乳腺 X 线摄影系统的摄影方式，产生辐射剂量也会大幅降低。

## 三、临床应用

　　自动曝光控制（automatic exposure control，AEC）技术即自动调控扫描条件以实现最优化辐射剂量的一种技术。常规数字化乳腺 X 线摄影系统具有的 AEC 通常根据乳腺压缩厚度和乳腺组成来估算最优扫描条件，由于乳腺组成在曝光之前很难预估，故而大部分此类技术需要在正式曝光前经由一个低剂量预曝光来估算最优扫描条件。而 MDM 系统有

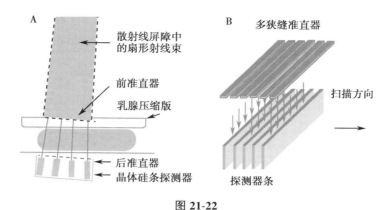

**图 21-22**
A. MDM 系统扫描结构模式图;B. 准直器与探测器排列方式模式图

别于此,其所具有的 AEC 技术基于整个系统的"类CT"扫描方式,采取调节扫描速度以及扫描时间进行辐射剂量和图像质量的实时调整。具体表现为,当扫描至致密乳腺组织时,AEC 通过增加扫描时间或降低扫描速度来实现目标图像质量;当扫描至脂肪等疏松组织时,则经由加快扫描速度和减少扫描时间来实现辐射剂量的降低。借由该技术,MDM 系统能够在扫描过程中根据乳腺腺体厚度和密度情况对曝光参数进行实时调整,从而确保曝光准确性以获取最优化的图像质量。

量子计数探测器由于具备识别光子能量的特征,使得 MDM 系统具有能量区分能力,能够在一次扫描内实现能量成像并进行物质鉴别。基于此,MDM 系统发展出以下两种特殊临床功能,一是乳腺密度定量分析,二是基于能量成像的病灶特征鉴别。

MDM 系统乳腺密度定量分析基于能量分解,通过脂肪和纤维乳腺组织的物质鉴别来测量乳腺密度各项数值,能够获取非常精确的结果。

综上所述,基于独特的扫描结构与扫描方式,量子计数数字乳腺 X 线摄影系统相较于常规数字乳腺 X 线摄影系统可避免电子噪声干扰,大幅提高 X 射线利用率并降低散射效应,消除噪声,有利于实现低剂量条件下的高质量成像,在大规模多人次的乳腺癌筛查项目中使得广大女性人群获益,同时,量子计数系统还基于能量扫描的方式发展出乳腺密度评估等(图 21-23)。

乳腺密度从左至右依次增高,右下方显示乳腺密度(volumetric glandularity)、腺体容积(glandular volume)、乳房容积(breast volume),以及密度评分(microDose density score)等定量指标。

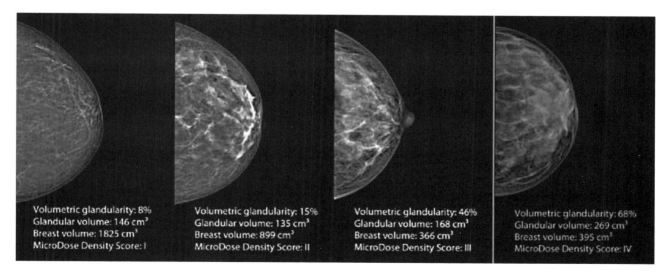

**图 21-23　基于能量扫描的乳腺密度定量分析示例**
乳腺密度从左至右依次增高,右下方显示乳腺密度(Volumetric glandularity)、腺体容积(Glandular volume)、乳房容积(Breast Volume)以及 MDM 密度评分(MicroDose Density Score)等定量分析指标

## 第五节　数字乳腺三维断层检查技术

乳腺癌是全球范围内女性最常见的恶性肿瘤，绝大多数随机对照研究已证实乳腺癌的死亡率可因乳腺癌筛查项目的开展和推广而有效降低。目前，乳腺 X 线摄影因其高特异性，高可重复性及操作简便等优点被用于乳腺癌筛查项目并成为其主要影像学检查方法。然而传统乳腺 X 线摄影是将三维乳腺实体投照在二维平面图像之上，由于正常乳腺组织的重叠，特别是一些致密型的乳腺，不可避免地造成了可能将隐藏的病灶遗漏误判为假阴性，或是将一些重叠的伪影误判为假阳性。随着影像学技术的发展，数字化乳腺断层摄影（digital breast tomosynthesis，DBT），也称为乳腺 3D 技术，应运而生。

早在 20 世纪 60 年代就提出了断层摄影（tomosynthesis）的概念。1971 年 Miller 系统的提出了断层摄影的原理。1992 年 Kopans 等用不同投射角度对假体和切除的乳腺组织摄影，以手动方式转动 X 线接收器采集图像，建立了 DBT 的雏形，并在麻省总院首次进行了全乳腺 DBT 的临床应用。在此基础上，GE 公司开发了首个全乳腺 DBT 系统。2000 年首次进行了数百名志愿者的临床应用。近年来，DBT 技术发展迅速，大有替代传统 2D 乳腺摄影的趋势，被认为是乳腺 X 线成像的革命性进展。

### 一、基　本　结　构

在硬件设备上与传统 2D 乳腺摄影基本相同，只是在面罩上使用了分离式面罩，在扫描角度及扫描时间上不同（图 21-24）。

1. X 线发生系统　由小功率高压发生器（3.2~7.5kW，20~49kV，86~188mA），配以用钼、钨、铑、钼钒合金或钨铼合金做靶面的 X 线管、准直器组成。

2. 专用支架　用来支撑 X 线发生系统和影像检出系统，设置有压迫器，能够升降（65~150cm）并倾斜角度（−135°~+190°），有 C 臂设计和环形臂设计。

3. 影像检出系统　由暗盒仓和滤线栅组成，全数字化乳腺 X 线机使用 CCD 或平板数字摄影系统，其影像检出系统由 CCD 或平板探测栅和滤线器完成。

4. 量子探测器系统　量子计数乳腺 DR 可降低剂量达 60% 以上，图像质量更清晰。一般非晶硒

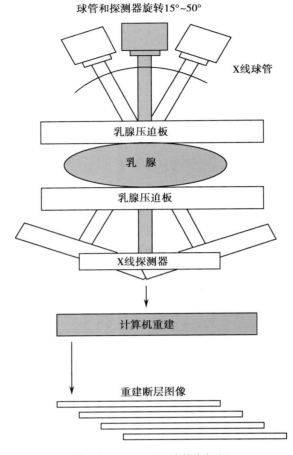

**图 21-24　DBT 系统基本框架**

与非晶硅等常规探测器探测不到高低能量的 X 量子，在量子成像的信息采集时，通过设定阈值区分出高低能量量子来获得能量信息。结合 X 光高低能量子的数据加以分析及图像后期处理，并进行图像重建和呈现，从而得到含有乳腺组织分布相关信息的量子图像。基于量子计数的 DBT 系统已经在 FDA 审批中。

### 二、成　像　原　理

DBT 基本原理是通过球管在多个角度内连续曝光，在短时间内对乳房进行连续的扫描，使用每次单独曝光所获得的数据重建出一系列厚度为 1mm 的高分辨率图像，图像以单层、面或动态播放的形式显示。DBT 重建的 3D 断层图像能够在一定程度上减轻或消除正常乳腺腺体对病灶显示的影响，提高乳腺病灶的清晰度，增加病灶与周围腺体组织的对比，更容易发现病灶，更好地显示病灶的形态、边缘等，从而提高乳腺癌的检出率和诊断正确率（图 21-25）。

DBT 摄影过程中，乳房直接暴露于 X 线下并保

（图中标注）球管和探测器旋转15°~50°　X线球管　乳腺压迫板　乳　腺　乳腺压迫板　X线探测器　计算机重建　重建断层图像

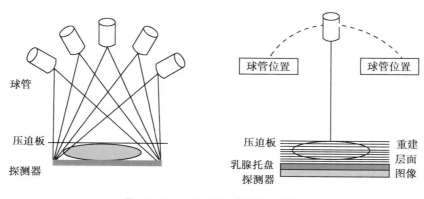

图 21-25　DBT 系统成像基本原理

持制动,X 线球管围绕乳房在一特定的角度内(通常 15°~50°)旋转,每旋转一定的角度,乳房低剂量曝光一次,X 线穿过乳房转换成电信号被直线运动的平板探测器接收产生影像,当 X 线管完成旋转时,数字探测器就会获得一系列不同投射角度下的低剂量数据,计算机通过最大相似度及期望值最大化算法对其进行重组,就可得到与探测器平面平行的乳腺任意深度层面的一系列薄层图像(层厚为0.5~1.0mm),使隐藏在高密度腺体中不同位置、不同形态的病变在横断面上清晰地显示,明显提高了病变检出的敏感度与准确性。尤其是致密型腺体,由于薄层图像解决了腺体组织与病变重叠的问题,使病变的观察变得更加直观,诊断更准确(图 21-26)。

## 三、DBT 的检查技术

目前 DBT 检查有两种模式可供选择,即 Combo 模式和 Tomo 模式。Combo 模式:首先 HTC 滤线栅会自动撤出,Tomo 扫描在 4 秒内完成,然后 HTC 滤线栅自动的复位,然后拍摄 2D 图像,整个过程在一次压迫下完成。在一次性压迫下可以同时获得 3D 和 2D 的图像,也就是说只需摆位一次就可以同时获得 3D 和 2D 图像。在 3D 图像上和 2D 图像上,病灶的 X、Y 轴信息保持一致。

Tomo 模式:在压迫下只获取 3D 图像。在使用 DBT 时需保证乳腺制动,压迫方式与传统乳腺 X 线检查相同。摄影时 X 线管球围绕乳房在有限的角度范围内旋转(10°~20°),每旋转 1° 完成一次低剂量曝光,从而得到一系列的数字影像,这些独立的影像分别是在不同角度下得到的乳房投影,它们被重建为 3D 断层图像,层厚可薄至 1mm。整个扫描过程共曝光 10~20 次,只需要 5s 甚至更短的时间。

DBT 的采集不仅能够在最为常用的内外斜位(mediolateral oblique,MLO)及头尾位(craniocaudal,CC)完成,也可用于其他标准投照体位。DBT 具有滤线栅自动撤除的功能,可以在完成 3D 图像采集外,同时行 2D 的 FFDM 检查。在同一压迫下,DBT 同时采集 2D+3D 影像(Combo 模式),所得到的 2D 和 3D 影像可以完全相互融合。

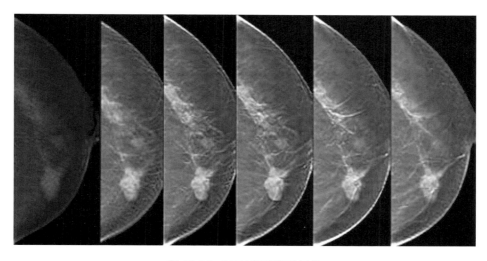

图 21-26　DBT 乳腺断层图像

DBT 是多角度的低剂量照射,其总体剂量等于或略高于 FFDM 照射剂量,但尚在乳腺质量控制标准规定的范围之内。Gennaro 等研究表明,当以相同剂量获取双侧乳腺内外斜位的 DBT 图像和 FFDM 图像(包括头尾位和内外侧斜位),根据美国放射学会的乳腺影像报告和数据系统(BIRADS)对影像进行评估,对于所有恶性病变的受试者工作特征曲线下面积两者无明显差异(0.851 和 0.836,P=0.645)。也就是说,在总剂量相同的情况下,DBT 的诊断效能与 FFDM 相当。

## 四、临床应用

1. 对于致密型腺体中病变的成像 Sechopoulos 发现,传统乳腺 X 线摄影技术获得的图像为 2D 图像,在成像过程中,正常腺体组织与病变相互重叠,非钙化病变隐藏在高密度的腺体中,掩盖了病变具有诊断价值的特征,如毛刺、分叶等。而 DBT 的 X 线管围绕乳房在一定角度内旋转。将乳腺中不同位置、不同形态的病变重组成 0.5~1.0mm 的横断薄层,避免了 2D 图像中乳腺组织与病变重叠,更好地区分正常腺体组织及高密度病变,并使肿块的形状和边缘显示明确,减少了漏诊导致的假阴性及重叠导致的假阳性,并因此降低了因假阳性而导致的召回率及患者不必要的焦虑。

2. 对肿块、结构扭曲、非对称结构的筛选 肿块、结构扭曲、非对称结构通常提示乳腺癌的存在。Diekmann 和 Bick 研究发现,DBT 图像对于肿块、结构扭曲及非对称结构的显示较传统乳腺 X 线图像及全数字化乳腺摄影(full field digital mammography,FFDM)容易,这是因为断层图像能有效排除致密腺体对高密度病变的干扰。此外,DBT 图像对肿块的轮廓、大小、边缘、数量等特征的显示更加清晰。这不仅使病变的检出更加容易,而且显著增加了临床医师诊断的准确性。Helvieo 发现,传统乳腺 X 线图像对于肿块的检出率达 36.5%,而 DBT 图像的肿块检出率为 49.5%,相对于传统乳腺 X 线图像肿块检出率提高了 35.6%,而乳腺癌的检出率增加了 40.0%。同时,DBT 图像可显示传统乳腺 X 线图像中所不能或不易显示的病变,如结构扭曲及非对称结构。这些优势使得筛查的召回率及不必要的活检数量显著下降。Tagliafico 等发现,相对于传统乳腺 X 线图像,内外侧斜(mediolateral oblique,MLO)位和头尾位(craniocaudal,CC)上均使用乳腺断层摄影可使召回率降低 11%。仅在 MLO 位应用乳腺断层摄影则使召回率降低 9.5%。

3. 对肿块特征的显示 DBT 最主要的优势是显示传统乳腺 X 线图像所不能显示的病变,即提高检查的敏感度和特异度。目前,DBT 主要被用于致密型乳腺病变的检出,但是其对于非致密型乳腺微小病变的检出也具有较大的临床意义。同时,DBT 图像能突出病变具有诊断价值的影像特征,如边缘、数量、周围结构破坏、乳腺导管改变等,有利于病变的良、恶性鉴别及确定病情分期。研究发现,对于可见肿块,DBT 上能观察到 77% 的肿块边界,而传统乳腺 X 线图像上只能观察到 53% 的边界。当观察可疑乳腺癌时,DBT 对病变征象的显示比传统乳腺 X 线图像增加 20%。DBT 对于肿块特征的显示明显优于 FFDM,主要是因为 DBT 薄层断面消除了腺体组织与病变的重叠效应,有利于病变边缘及特征性征象的显示,明显降低了召回率及假阳性,并减少了患者不必要的活检。

4. 对微小钙化的显示 微小钙化有时是早期乳腺癌及隐匿性乳腺癌的唯一表现。过去认为,DBT 对于微小钙化灶的检出没有明显的优势,甚至不如 FFDM。造成这种现象的原因主要是因为成簇分布的微小钙化在 3D 图像上比较分散,DBT 部分重组为间隔 1.0mm 的断层图像,不利于簇状分布微小钙化的整体观察,从而影响了 DBT 对于微钙化群的定性诊断。对于这种情况,可以采用以下几种策略提高 DBT 对微小钙化的显示效果。①加强 DBT 图像的后处理;②利用计算机辅助诊断系统(CAD)也可能改善 DBT 图像对于微钙化的显示。采用 MIP 技术将原图像重组成厚度为 1~2cm 的断层图像,使分散的微钙化簇在一个断层内显示,从而克服了 DBT 图像对微小钙化显示不准确或漏诊的弊端;③微钙化簇的检出与 DBT 的扫描角度、角度增量和投照数目相关,窄角度的 DBT 能提高微钙化簇的检出敏感性和显示率。

然而,也有报道,DBT 对于微钙化的显示类似或优于传统乳腺 X 线图像,这可能是因为 DBT 图像可以更加准确地定位病变并排除了正常腺体组织的重叠干扰,使隐藏在致密腺体或病变中的微钙化簇得以显示,有利于早期乳腺癌的临床诊断。因此,对于某些特定的患者,FFDM 与 DBT 结合会更加有利于微钙化灶的检出。

5. 穿刺活检 活检流程简单易操作,包括一些仅在 DBT 摄影下才能被发现的病灶。与常规 2D 下的立体定位活检相比,曝光次数少,手术时间短,病人接受的曝光剂量更少。

6. 乳腺癌筛查　乳腺密度被公认为一项独立的乳腺癌危险因素，并被越来越多用于个性化的筛查。采用视觉评估和自动化容积乳腺密度测量的方法比较单独的 2D 乳腺 X 线摄像和 2D 乳腺 X 线摄像加 DBT 的诊断价值。结果显示，在所有组别中，额外的 DBT 能显著提高检查的特异性。在视觉密度≥3rd 百分位数(50%)的受检者中，额外的 DBT 能显著提高检查的敏感性：单纯 2D 乳腺 X 线摄像的敏感性为 86%，而 2D 乳腺 X 线摄像 +DBT 的敏感性为 93%。在 Volpara 密度≥3rd 百分位数(103cm³)的受检者中，额外的 DBT 也能显著提高检查的敏感性；单纯 2D 乳腺 X 线摄像的敏感性为 87%，而 2D 乳腺 X 线摄像 +DBT 的敏感性为 93%。而 Quantra 测量中，无论是高密度还是低密度的受检者，两种检查方法的敏感性并没有显著性差别。

对 2013 例行过钼靶检查的女性按乳腺密度进行分组，再根据检查方法(2D，2D+DBT，2D+WBS，2D+DBT+WBS)进行亚分组。结果显示，2D+DBT 组的随访率最低(10.2%)，而 2D+DBT+WBS 随访率最高(23.6%)。对于致密型乳腺患者，2D+DBT+WBS 或许是乳腺癌检查的最佳选择，但是其被召回进行进一步检查的概率会增加。对于非致密型乳腺患者，2D+DBT 或者 2D+DBT+WBS 可以同样提高乳腺癌检出率，但是考虑到 WBS 可能会引起召回率提高，2D+DBT 是更好的选择。另外，通过对比分析 DBT

实施之前(2007、2009)、实施期间(2011)和实施之后(2013)乳腺癌的检出率发现，乳腺癌筛查检测的数量和百分比在 2007、2009、2011 和 2013 年分别为 67 例，6.2%；52 例，4.7%；81 例，9.7% 和 41 例，4.8%。可以看出在乳腺 X 线筛查中，DBT 实施增加了乳腺癌的检出率。

五、剂　量

尽管断层摄片时每一个角度投照都是较低剂量，但总体要获得一个体位的所有断层图像所接受的剂量还是等于或略高于常规的同一体位的 2D 投照剂量。由于临床 2D 和 3D 常同时应用，剂量也随之增加了一倍多，但总体剂量还是在乳腺质量控制标准所限定的范围之内。

基于这个原因，国外学者做了很多这方面的研究，试图在剂量不增加很多的情况下来提高病灶的检出率和准确率。Waldherr 等选择有症状及乳腺癌筛查中发现有异常者进行研究，方法是比较同一个体一个体位的断层图(MLO)与两个体位的常规 2D 数字化乳腺摄影(CC 和 MLO)对病灶的检出情况，结果显示前者对病灶检出的敏感度和阴性预测值较后者高，对病灶的 BIRADS 级别判断也更准确，差异有统计学意义，这种差异在致密型乳腺(致密型和多量腺体型)和非致密型乳腺(少量腺体型和脂肪型)患者中均存在。但是特异度和阳性预测值差异无统计学意义。同时他们还发现单个体位的断层与合并

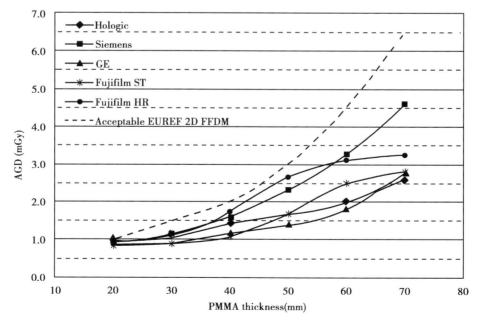

图 21-27　不同设备 DBT 系统的剂量差异

断层和 2D 图像两种技术对病灶检出的敏感度、特异度、阳性预测值、阴性预测值之间差异也无统计学意义。

Wallis 等的研究显示,单个体位断层与常规 2D 图像在诊断病变的准确性上差异无统计学意义,而两个体位的断层与常规 2D 乳腺摄影相比,在诊断的准确性上有较强的优势,这种优势在钙化和非钙化病灶中都比较明显。由于目前所有的设备都是独立获得 2D 和 3D 图像,如果一个体位上需要获得这两套图像,患者必须接受 2 倍或以上的常规剂量,因此研究者试图通过断层摄影后直接重建出 2D 图像,这样患者在接受一个常规剂量后就能同时获得 3D 和 2D 图像,目前这种成像法已经获得美国 FDA 的批准,可以正式应用于临床(图 21-27)。

乳腺成像技术已经日新月异,DBT 技术已获得了普遍的认可,在乳腺癌检出和降低召回率方面显示了非常明显的潜在好处。其他新兴的技术仍在探索阶段,如利用原 DBT 投影和重建 DBT 的计算机化的合成乳腺摄影,将有助于乳腺技术的持续发展。

## 第六节 乳腺 X 线检查的质量控制

### 一、质量控制的分工

质量控制定义为设备性能的检测及其校准的日常工作和解释。质量控制的意义在于,将一些与设备有关的故障对影像产生有害影响之前将其检测出来,并予以纠正。

乳腺 X 线摄影,无论是屏 / 片系统,还是数字乳腺摄影的质量控制,目的都是提供一种有效的,一致性的检测和识别影像质量的方法,使得在放射医师,医学物理师及专门的设备维修人员的协助下,放射技师能够在这些故障对患者产生影响之前将其排除,通过一系列独立的技术步骤以确保产出高质量的乳腺 X 线影像。在乳腺摄影检查中,主要质量控制人员包括:登记员,放射诊断医师,摄影技师和质控技师。

1. 登记员的职责 登记员是乳腺摄影检查流程中患者接触到的第一个人,登记员要向患者提供即将检查的有关指导,告知患者检查中需要去除上身衣物,检查需要加压以消除患者紧张心理。登记员的另一项工作是填写统计学调查表,统计学调查表的主要信息有:人口统计学、体重、身高、生育史、哺乳史、用药史、化妆品,曾经做过的活检或者外科手术(包括隆胸手术),乳腺癌家族史,乳房异常情况或者临床症状,上次乳腺摄影检查的时间及医院。完备的患者信息有利于技师按患者的实际情况进行检查,也有利于诊断医师理解图像,同时为乳腺摄影普查数据库的建立打下基础。

2. 放射技师的职责 从事乳腺摄影检查工作的放射技师必须得到国家专门机构的特许或者注册证明,摄影技师的职责是,围绕患者管理和影像质量为中心,包括患者体位,乳房压迫,影像产生和后处理。同时执行 QC 检测程序:模体影像、设备可视性检查、重拍片分析、IP 背景噪声、压迫等。

3. 质控技师的职责 质控技师的职责与设备性能相关,包括影像质量评估、患者剂量评价和操作者安全。特殊检测包括:乳腺设备的配置评价、准直评估、系统分辨率评价、自动曝光控制系统性能评估、伪影评价、kVp 准确度和重复率、线速质量评估(半价值的测量)、乳房边缘曝光量和平均腺体剂量、观片灯照度和室内杂散光线。

安装新设备,重装现有设备,置换 X 线球管或对乳腺设备进行大型维修后,应当进行重复适当的测试。

4. 放射医师的职责 放射医师督促乳腺摄影质量控制的所有方面。放射医师在乳腺摄影检查中的质量控制职责主要包括:乳腺摄影影像的质量评估、乳腺摄影影像的阅读和诊断报告的书写、乳腺癌发病信息的记录和患者随访、乳腺摄影检查结果的评估(包括影像解释精确度的评估和医学审计两方面)。

### 二、质量控制的内涵

定期的质量控制检测,对于检查系统的性能稳定和最优化的影像质量维持是必需的。每天、每周、每年推荐的检测步骤都是执行 QC 程序的一部分。除此之外,当机器进行大型维修后或者更换了新的机器时,检测频率都应该加大。

1. 每天质量控制的实施项目 清洁机房灰尘,用防静电抹布拭擦机器;观察系统的运行情况,确定运行状态;观察阅读面板,确定运行正常;在影像中寻找是否存在灰尘微粒,刮擦痕迹以及其他伪影。

2. 每周质量控制的实施项目 擦除很少使用或者没有流通的成像板;检测平板探测器的背景噪声;验证软拷贝观察工作站的监视器校准(对比度 / 亮度设定在 0%~5% 和 95%~100% 小斑块都可见);采集 QC 测试模体影像,并在计算机数据库中编入目录。当超出预设定的界限时,核查系统性能并采取措施。

3. 每季度质量控制的实施项目　观察探测器或者成像板,必要时按照生产商的指导进行清洁或者视具体情况而定;对平板探测器进行校准程序;执行量化 QC 模体分析(如低对比,空间对比,信噪比等的抽查);几何畸变和高宽比的检测;检查照片重拍率,概观曝光指数,确定不可接受影响的产生原因;检查 QC 曝光指示器数据,确定曝光不足或过度的原因并执行校正措施,书写季度报告。

4. 每年质量控制的项目　观察评估影像质量;抽查影像处理算法的适用性;执行验收检测步骤以确定或者重新建立基准值;检查重拍现象,患者曝光量趋势,设备维修史,进行总结;制定的 QC 技师、维修人员都应该参与到质量控制程序中。除了定期测试外,所有的检测都应该在一个视为需要的原则下进行,尤其是在设备大修时或者硬件、软件发生变化时。

## 三、质量控制的方法

1. 模体影像检测　无论是传统的 S/F 系统乳腺摄影,还是全数字化乳腺摄影,模体影像的检测都是十分重要的一项工作。乳腺模体的 X 线照片用于评估影像密度,对比度和一致性。应该成像设备校准,维修或者任何怀疑影像质量发生变化的情况下,进行模体影像检测试验。

乳腺模体相当于 50% 腺体,50% 脂肪,且在压迫后为 4.2cm 厚度的乳房。乳腺模体中应该含有团块,微粒群和纤维等模拟组织。QC 技术人员评估模体影像,并记录可见目标的数量。同时,与以前的模体影像对照,要特别检查伪影及不一致的区域。美国放射测量协会的 RMI-156 型乳腺模体为 ACR 推荐的模体。在模体影像检测中,还需要一块厚 4mm,直径为 1cm 的丙烯酸圆盘,至于模体上方,用来检测背景光密度。

(1) 模体影像检测的目的

1) 确定乳腺 X 线光机是否正常。

2) 确定胶片及 cassette 是否搭配正常。

3) 确定胶片的解像能力。

4) 确定影像在胶片的表现是否均匀。

(2) 检测频率:每周一次。

(3) 检测步骤

1) 将模体放在探测器上,模体与探测器胸壁边缘对齐,并左右居中。

2) 压迫器与模体正好接触。

3) 选择摄影参数,使得背景光密度的操作标准至少为 1.40,且变化在 0.20 之内,记录 mAs 值。

4) 打印胶片,并测量三个位置的密度值。

5) 把背景光密度和密度差值记录在控制表上。

6) 把每次测试不可见的纤维,斑点及团块数记录在控制表上。

(4) 结果评价与分析:ACR 建议执行的标准:①至少可见 4 条最大的纤维,3 个最大的斑点群,3 个最大的块状物,而且数目的减少不能超过一半;②模体影像背景密度标准为 1.40,且变化在 0.20 之内;③对直径 1cm,厚度 4mm 的丙烯酸圆盘而言,其圆盘内外密度差(DD 值)标准至少为 0.40,变化范围在 0.2 之间。

2. 压迫检测

(1) 目的:确保乳腺摄影系统在手动和电动的模式下,都能够提供足够的压力,且不会压力过大。适当的压迫对保证高质量的乳腺摄影是很重要的。压迫减少了射线穿透的组织厚度,这样在减少乳腺所受曝光量的同时,也减少了散射线,提高了对比度。同时也使患者移动引起的组织模糊降到最低。

(2) 检测频率:此检测应该在机器最初安装时做,以后每六个月一次,并当出现问题时立即减少压力。

(3) 检测步骤

1) 放一块毛巾在探测器上(保护探测器),然后把磅秤放在上面,并把刻度盘或者读书盘放在容易观察的地方,锁定磅秤中心使之位于压迫器的正下方。

2) 放一块毛巾在磅秤上,以防损害压迫器。

3) 用初始的电力驱动,使压迫器活动直到它自动停止为止。

4) 读取压力读数,并进行记录。

5) 松开压迫器。

(4) 结果评价与分析:压迫器所提供的压力至少为 12N。初始电动驱动压力必须到 12~20N 之间。压迫器的显示精度为 20N。压迫厚度的显示精度为 5mm。

3. 观片灯和观察条件

(1) 目的:确保观片灯和观察条件是最理想的,并能维持在最佳水平。

(2) 频率:该程序必须每周执行一次。

(3) 检测步骤

1) 用橱窗清洁剂或软毛巾清洁观片灯表面。

2）确保所有的遮挡物都已经去除。

3）目测观片灯亮度是否一致。

4）确保所有观片灯的遮幅装置工作正常。

5）目测室内的照度,确保室内没有强光源,观片灯没有反光。

（4）结果评价与分析:乳腺照片观片灯的亮度应在 3000cd/m 以上,照度在 50lμx 以下。荧光灯管的亮度会随着时间而降低,大约 2000 小时会降低 10%,所以建议每 18 至 24 个月要更换荧光灯管,所有的荧光灯管必须同时更换,且更换的荧光灯管必须是同一型号和颜色的。

4. 探测器的背景噪声检测　所有的成像板闲置 24 小时以上必须首先进行擦除处理,以确保消除由于背景辐射或其他原因造成的所有残留信号。擦除装置的子系统是由高压钠或荧光灯组成。擦除后,用固定算法扫描成像板,应该产生清洁、一致、无伪影的影像。对于 DR 乳腺摄影系统,可在乳腺放置平台上覆盖 1mm 的铅版,手动选择远低于临床摄影的条件进行曝光,进一步观察系统重建出来的影像。系统自动计算处理的曝光指示器数值应该指示为无入射曝光的基准值。任何输出影像中出现的明显伪影,区域阴影或不一致性,都应该进一步评估。当测试的成像板超过两块出现问题,所有的成像板都应该立即进行测试。极限值在验收检测时所得背景噪声的指示器数值 10% 范围内。

5. 系统线性和自动动态范围控制检测　此测试可以确定超过三个数量级的曝光变化时探测器和读出系统的响应。建议的技术参数为 28kVp 和 0.3mmMo 滤过,线束准直在整个接收器区域内。设定摄影技术,0.1 、1.0、10mGy 的 IP 接收器表面剂量。每种一次曝光,采集三种独立的影像,在曝光和处理之间使用 10 分钟的固定延迟时间。曝光值的校准使用生产商指定的读出算法,并确定每个接收器适当的入射曝光量,对整个过程重复三次(九幅图像)。对于任何一个接收器,根据曝光指数的换算公式计算出到达 IP 的剂量值,在实际测量入射曝光量的

20% 偏差范围内,在平均值的 10% 范围内。

6. 金属网测试和探测器分辨率一致性　此测试利用屏 - 片密着测试工具验证接收器整体视野的聚焦状况。金属网测试工具置于乳腺摄影平台上,用 28kVp 约 5mGy 的入射剂量曝光,这样量子斑点较低。使用增强影像对比度的处理算法,结果影像应该在整个视野内无畸变且清晰。如果在某一成像板上金属网存在畸变或模糊区域,说明成像板应该清洁或维修。平板探测器上出现重复的畸变或模糊则说明扫描装置出现故障。

7. 剂量检测　使用专用的乳腺摄影剂量检测装置(如 IBA DOSIMAX Plus A),记录每个被检者每次曝光时的皮肤入射剂量,进而计算出平均腺体剂量(AGD)。同时记录加压后乳房的厚度,管电压值,以用于 AGD 的计算。极限值为每次曝光的平均腺体剂量≤3mGy。

8. 伪影评估　伪影可以产生于硬件、软件和成像体。硬件伪影主要产生于 CR 系统的成像板和影像阅读仪,DR 系统的平板探测器。最普遍的是 IP 的暂时性缺陷,诸如灰尘、污物和幻影(擦除不完全),这些伪影可以通过对屏和成像板的擦除进行矫正,持久的伪影可以追踪到刮擦痕或屏的使用寿命,有必要进行更换。影像阅读仪故障可以导致缺损扫描线和影像畸变,激光功率也会随时间推移而减弱至校正范围外,这时就需要更换激光子系统,当柱状反光镜或激光装置的尘粒可以显示为影像衰减伪影。平板探测器存在的残影,一致性差,坏像素点等可以通过校准程序得以消除。如果出现严重的不可修复的图像伪影,应更换平板探测器。

处理菜单的不当选择会导致不正确的直方图标准化,动态范围定标和输出影像像素值,这是软件伪影的主要原因。被照体伪影的产生通常是由于被照体摆位错误,扫描线与滤线栅形成的明显干涉图,偶然信息丢失,或高通频率处理引起的。如果调整不正确,模糊覆盖技术会使得被照体边缘出现"晕影"效果。

# 第二十二章

# 计算机辅助诊断

## 第一节 基本原理

### 一、概 述

自 1966 年 ledley 首次提出"计算机辅助诊断（computer aided dignosis，CAD）"并应用于临床放射诊断以来，CAD 技术在计算机技术的推动下取得了长足的发展。20 世纪 70 年代，国外首先将此项技术应用于乳腺疾病的诊断，并进行了大量技术、临床应用方面的研究，目前已日臻完善。80 年代起，美国芝加哥大学又对胸部疾病的 CAD 技术进行了大量研究，并取得了阶段性成果。90 年代以来，由于数字摄影（digital radiography，DR）的迅猛发展，特别是数字乳腺摄影（digital mammography，DM）的出现，大大加速了 CAD 技术的研究和临床应用，尤其在早期诊断技术方面。计算机辅助诊断在医学中的应用可追溯到 20 世纪 50 年代。1959 年，美国学者 Ledley 等首次将数学模型引入临床医学，提出了计算机辅助诊断的数学模型，并诊断了一组肺癌病例，开创了计算机辅助诊断的先河。

20 世纪 80 年代初，计算机辅助诊断系统获得进一步发展，其中应用在中医领域的专家系统最为引人注目。计算机辅助诊断的过程包括病人一般资料和检查资料的搜集、医学信息的量化处理、统计学分析，直至最后得出诊断。当时较为流行的模型有 Bayes 定理、最大似然法模型、序贯模型等。20 世纪 90 年代以来，人工神经元网络快速发展，它是模仿人大脑神经元工作原理的一种数学处理方法。由于它具有自学习能力、记忆能力、预测事件发展等能力，可以起到辅助诊断的作用，在分类、诊断方面，人工神经网络方法比传统的方法（概率统计法、数学模型等）有更优越的性能。可以说，人工神经元网络是代表当前最先进的人工智能技术之一。

计算机辅助诊断的本质是利用计算机视觉解释医学图像的内涵，弥补影像学科医生凭肉眼观察图像发现异常征象、主观分析影像学表现，并作出判断失误的不足，为医生作出正确的影像学诊断提供帮助。这里要和计算机辅助诊断相区别，后者重点是检测，计算机把异常的征象标注出来，并提供常见的影像后处理技术，不进行诊断。可以这样说，计算机辅助诊断是计算机辅助检测的延伸和最终目的，计算机辅助检测是计算机辅助诊断的基础和必经阶段。目前学术界并没有仔细区分它，一般意义上的 CAD 指计算机辅助检测。

CAD 技术主要基于图像存档与传输系统（picture archiving and communication system，PACS），利用工作站对获得的医学图像进行模式识别、图像分割、病变特征的提取等处理，进而得到有价值的诊断信息。CAD 技术使 PACS 功能得到延伸。对数据的应用从低层次的简单查询提升为从数据库中挖掘有意义的知识、规律或深层信息，即所谓"知识发现"。这是电子信息技术最有发展前途的前沿学科之一。

目前比较成熟的 CAD 软件有 ANN 技术和 R2's CAD 技术。ANN 技术发展较快，它是模仿生物神经系统中神经元的一种数学处理方法，ANN 分类方法具有很强的学习能力和容错性，所以基于 ANN 的综合方法能显著提高诊断医师的准确率，降低假阳性率。R2 公司的 ImageChecker ®systerm CAD 计算机辅助检测系统已通过美国食品与药物管理机构（Food and Drug Administration，FDA）的认证，研究表明 R2's CAD 技术能够多检测出 19.5% 的乳腺癌，尤其是在早期的乳腺癌。

在硬件方面美国 GE 公司研制的 Senographe®

数字乳腺摄影系统(full field digital mammography(FFDM)system)在2002年通过了FDA认证,成为第一个通过FDA认证的CAD硬件系统。目前已有数家公司的CAD系统已应用于临床,并开发了胸部的CAD,使CAD系统发展日趋迅速。国内对CAD的研究尚处于起步阶段。

## 二、基本原理

计算机辅助诊断的基本原理,通常医学影像学中计算机辅助诊断分为三步:

第一步是图像的处理过程,目的是把病变由正常结构中提取出来。在这里图像处理的目的是让计算机易于识别可能存在的病变,让计算机能够从复杂的解剖背景中将病变及可疑结构识别出来。通常此过程先将图像数字化:一般用扫描仪将图像扫描,如果是数字化图像如DR、CT、MRI图像则可省去此步。各种病变运用不同的图像处理和计算方法,基本原则是图像增强和图像滤过的应用等,通过处理计算机将可疑病变从正常解剖背景中分离、显示出来。

第二步是图像征象的提取,或图像特征的量化过程。目的是将第一步计算机提取的病变特征进一步量化,即病变的征象分析量化过程。所分析征象是影像诊断医生对病变诊断具有价值的影像学表现,如病变的大小、密度、形态特征等。

第三步是数据处理过程,将第二步获得的图像征象的数据资料输入人工神经元网络等各种数学或统计算法中,形成CAD诊断系统,可以对病变进行分类处理,进而区分各种病变,也即实现疾病的诊断。这一步中常用的方法包括决策树、神经元网络(ANN)、Bayes网络、规则提取等方法。目前ANN应用十分广泛,并取得较好的效果。

CAD扮演的是第二读片者的角色,最终的诊断还是要由医师做出判断。计算机辅助诊断(CAD)的目的是改善诊断准确率和重复性的同时,缩短读片时间、提高诊断效率。CAD已在乳腺、胸片、血管造影像、CT图像的一部分发挥着作用。如CAD对乳腺微小化的检测灵敏度为100%(伪阳性数:0.57/image);肿瘤检测灵敏度为58%。CAD在肺结节、气胸、肺间质病变、关节炎、骨质疏松、异物的检测上有很高的灵敏度。

CAD与数字影像的结合要比胶片有更好的效果,其原因是平板探测器具有较低的噪声、较高的动态范围和DQE。当对一幅屏/片影像进行数字化时,就会受到这幅不能改变的图像的限制。如果这是一幅曝光过度或不足的影像时,计算机就面对较少信息量进行辅助探测。而数字影像具有更多的灰阶等级,即更多的信息。同时,数字影像更加便利,可以在工作站上观察影像时调用CAD,仅仅是一个按键的操作。

CAD将成为对基因易感个人使用影像方法进行筛选的重要组成部分。使用神经网络计算机已被输入正常及正常变异的信息,能够识别完全正常的现象。CAD对乳腺及已认定的人群普查,如重度吸烟者的胸部定期检查。CT、MR计算机辅助冠状动脉造影筛选将成为可能,可以在高危人群中发现早期粥样硬化。CAD在仿真CT、MR结肠镜的筛选中消除感观的失误,计算机辅助诊断(CAD)的作用已经越来越被临床认可。

## 第二节　计算机辅助诊断在乳腺疾病中应用

### 一、应用价值

乳腺疾病是妇女的常见病,其中乳腺癌发病率居女性肿瘤的第一位,并且有不断增加的趋势,严重危害妇婴的身体健康,加之近年来发现男性患乳腺癌的现象不断发生,乳腺癌即便在早期阶段被发现经过治疗仍有20%的死亡率,对乳腺癌的诊断和防治已引起了医学界的广泛重视。研究表明:早期发现、早期诊断、早期治疗,对于延长生命和治疗肿瘤来说非常重要。如果能早期发现癌症,早期诊断有利于选择有效的治疗方法,治疗效果令人满意。据文献报道,乳腺癌I期和II期病人的10年生存率分别为90%和60%左右。

在近红外线乳腺扫描检查、超声检查、液晶热图检查、远红外乳腺检查等众多乳腺检查技术当中,用乳腺X线摄影技术诊断乳腺病变,被公认为是乳腺癌诊断的最有效、最可靠的方法,其诊断正确率可达90%以上。所以CAD技术作为"第二阅片者"(second reader)或"预识别"(prereader)的手段已应用于临床。有人称CAD技术是放射科医生的"第二双眼"(second look)。在乳腺平片的诊断过程中,放射科医生首先读片进行分析,之后再经CAD"读片",标记导演区域,最后放射科医生根据计算机提示重新有重点地阅片,并作出最终诊断。

CAD技术在1998年6月正式经美国食品与药

物管理机构（FDA）认证,投入使用。CAD 技术主要通过计算机将乳腺钼靶 X 片数字化,再与计算机数据库中的正常乳腺进行比较,最后计算机将其认为异常的部位勾画出来,供放射科医生参考。

由于乳腺的腺体组织与肿瘤组织在 X 线摄影条件下缺乏良好的对比,所以早期体积较小的肿瘤易被放射科医生漏诊。CAD 技术可以提示放射科医生注意可疑的区域,利于发现早期肿瘤。

欧美国家临床研究证实 CAD 技术对于发现乳腺癌,特别是早期乳腺癌有重要的价值。实验显示 CAD 技术对诊断乳腺癌的敏感性高达 85%~90%,CAD 技术的使用使乳腺癌诊断的正确率提高了近20%。美国乳腺中心最近将一部分乳腺癌患者一年前被漏诊的"正常"乳腺钼靶片经 CAD 技术重新分析,结果 90% 的病灶被计算机标记出来。虽然 CAD 技术对于乳腺癌诊断的敏感性较高,但其特异性低,常有假阳性出现。因此 CAD 仅仅是一种辅助诊断技术,最终的诊断还要由放射科医生作出。

CAD 技术在发达国家已被广泛应用,多用于协助放射科医生进行乳腺普查,从而发现早期乳腺原位癌。由于 CAD 设备昂贵,目前国内只有少数几家大医院引进。

美国佛罗里达的学者们经研究后认为,目前人们仅能利用乳腺钼靶片 3% 的信息,大量信息为人眼所不见。随着计算机技术的飞速发展,X 线片的数字化业已成为现实。与传统的屏/胶钼靶片相比,数字化的乳腺钼靶片不仅容易保存、检索方便、可通过网络交流,而且,能经计算机识别出人眼所不能识别的诊断信息,从而提高早期诊断率。因此,乳腺钼靶片的计算机辅助诊断已成为乳腺癌早期诊断研究的热门课题。

从 X 线图像上可看到的乳腺异常情况有以下几种:双侧乳房的不对称,乳房结构畸变,乳腺组织密度增加,肿块和钙化等。其中以肿块影和钙化点为诊断的主要依据。肿块是乳腺癌诊断的重要指标,针对这种乳腺组织的结构畸形开展了大量的研究工作。

## 二、应 用 方 法

对乳腺钼靶片上的微钙化灶,使用 CAD 鉴别良恶性,采用人工神经网络法（artificial neural networks）对微钙化灶的 8 个特性指标进行了详细的分析,8 个指标分别为密度（density）、数目（number）、面积（area）、亮度（brightness）、平均直径（diameter

average）、平均间距（distance average）、平均接近度（proximity average）和平均周边紧凑度（perimeter capacity average）。

1. 肿块的自动检测　肿块的自动检测和分类的步骤如下。

原始图像→预处理→特征提取→分类→良性/恶性/正常

（1）预处理模块:预处理模块主要是增强图像的特征。精确的诊断依赖于鉴别图像中面积较小、对比度低的物体,这对于早期细小癌的诊断是尤为重要的。由于当前 X 线装置的分辨率和对比度的限制,许多小病灶被正常的乳腺组织所淹没,不易观察和提取。许多方法用于增强图像特征,改善视觉效果,同时为下一步的区域分割提供高质量的图像。一般有两种方法用于增强 X 线图像的特征,一是增强对比度,二是去除背景噪声,前者主要是基于一组对比度增强函数,采用自适应的邻域法处理图像,后者通过均值滤波和中值滤波达到去噪声的目的。为了在去噪声的同时保留边界信息,还采用了一些改进算法,如在中值选择时加一阈值。另外,Soble 滤波和拉氏滤波也被用于肿块的增强。近来,也有用局部统计和多尺度分析方法来增强图像的特征。

（2）区域分割模块:该模块将可疑区域或背景区域分离,由于可疑区域内部像素有相近的亮度,可为其分配（或自适应选择）阈值达到分割的目的。但是,很多肿块的边缘是模糊的,阈值确定很困难。为了解决这一问题,Lai 等同时考虑了肿块形状和亮度特性,构造出模板,利用模板匹配策略来区分背景和团状肿块。Brza-kovic 等先用阈值（由先验知识得到）粗分图像,然后对图像进行多分辨分析,最后利用局部光强均值和方差决定多分辨率分析的参数阈值,从而把肿块与背景分离。Li 等提出了一种改进的马尔可夫场模型分割法,对 X 线图像中的肿块检测具有很高的灵敏度,不用依赖于肿块的形状。

（3）特征提取模块:该模块对分割得到的区域进行特征参数的计算,作为下步分类的依据。所选择的参数应该具有以下几个特点:

1）可识别性:不同类对象的特征值有明显差异;

2）可靠性:同类对象应用相似的特征值;

3）独立性:特征值之间不应有强相关性;

4）数目少:特征参数的数目与模式识别系统的复杂性呈正比。

选用的特征参数一般可分为几何特征、形态学特征、灰度特征以及纹理特征等几类。Li 等使用了面积、致密度、边缘平均梯度(即边缘对比度)、平均亮度差(提取的区域与外周部分的亮度差)、边缘距离变化(表征区域边缘的圆对称度和平滑度)、光强变化(表征区域的光洁度)等六个参数作为区分正常和可疑区域的依据。Rangayyan 等计算区域边缘的清晰度,并用它来决定肿块的良恶性;计算形状因子,如紧密度、傅立叶描述子、力矩、肿块轮廓的弦长统计值等,用来区分团状肿块和星形肿块。

(4) 分类模块:分类模块将图像的特征值利用线性划分、启发式规则、统计分类、模糊分类、人工神经网络等方法对征象进行分类。例如,使用决策和贝叶斯分类法将所提取的肿块分为非肿瘤、良性和恶性三类;应用模糊二值决策树将提取的区域分为正常和可疑,为下一步的检查和诊断提供依据。

2. 钙化点的检测分类 钙化是乳腺癌的又一重要特征,在X线片中钙化出现率达40%以上,它是因癌细胞坏死、脱屑和钙盐沉着所致。钙点直径一般小于0.5mm,形状不规则,成丛成簇。因为X线片中的钙点形状和大小的可变性,且可能被致密的乳房组织影像所淹没,所以很难被检测出来。为提高视觉效果,一般采用图像增强技术,以突出细节抑制噪声,这已成为当前研究的又一热点。

小波变换是一种线性时频展开方法,它的时频分辨率是可变的。在图像的小波分解与重构过程中按需要改变有关小波参数,便可增强图像中感兴趣的部分,抑制不需要的信号,再设定一些阈值,便可达到去噪声和自动检测的目的。由于小波分析有这一特性,因而广泛应用于X线乳腺图像的钙点检测中。Lee 等提出用多分辨率小波分析(MWA)和高斯—马尔可夫随机场(GMRF)技术精确地鉴别微小的钙化点。Zhang 等利用小波分析得出聚集的钙化点的时频特性,以此来检测和分割微小单独的钙化点,这些应用都得到了良好的结果。此外,Li 等利用分形图像建模法对X线片的乳房背景结构分析和建模,通过比较原始图像和模型图像的差异增强钙化点。

由于乳腺X片图像较模糊,且个体差异较大,加上专家的诊断标准无法用数学方法精确地表述,从而造成了自动识别的困难,使得诊断结果存在较高的假阳性率。如何准确地表达专家的知识,构造实用的诊断专家系统,还有很长的一段路要走。

3. CAD在细胞学检查方面的应用 细胞学检查也是乳腺癌常规检查方法之一,在显微镜下观察细胞,并对其进行主观判断、分类是一件烦琐、细致的工作。工程技术人员一直致力于细胞图像的自动检测研究,并取得了较大的进展。Tsapatsoulis 等开发了一套用于自动检测乳腺活体组织切片的图像分析系统,该系统可以检测出组织切片图像中的细胞核,并用人工神经网络把每个胞核分类。Marroquin 等使用非线性法识别细胞核,并从形态学上计算胞核的主要特征,最后用模糊分类器决定切片组织是癌的可能性。提取的特征值使分类有参数可循,比人的主观判断有效得多。

4. CAD在其他方面应用 计算机辅助诊断在乳腺癌的其他检查方法中也广泛使用。Head 等应用第二代红外成像仪对乳腺红外热图进行定量的可视分析,可对整个乳腺及各区或热点进行图像分析,产生均值、方差、中值、最大及最小温度等。Wu 等使用乳腺 MRI 图像的三维可视化和分析,通过动态时间序列图像的变化可以检测可疑病区。Zheng 等对超声图像进行特征提取(乳腺病区回声特征和几何特性),用改进的自组织映射法,在特征空间上把肿块划分为良性的和可疑的。

不同的 CAD 技术检测结果也不尽相同,利用不同的 CAD 技术综合检测乳腺肿块和微钙化,是提高乳腺癌诊断率的有效工具。

## 三、应用评价

乳腺钼靶片的计算机辅助诊断在临床应用中已经取得了一些令人鼓舞的成绩,但这些都还只是停留在小样本的且大多是回顾性分析的基础上,普遍存在假阳性率过高的缺点,缺乏更具说服力的大样本前瞻性研究。目前明显存在的问题以及将来可能的发展趋势大致如下:

1. 目前的研究焦点几乎均集中于钙化灶以及肿块影的检测上,两者的检测方法不能互相借用,缺少对同一受检对象的系统化研究和比较。对乳腺癌的其他X线征象如皮肤、乳头、导管等相关的一些重要特征,几乎未见涉足。

2. 现有的研究比较偏重于微钙化灶的检测,对肿块影及其相关征象尚缺乏有效且深入的研究。实际上,存在钙化影的乳腺癌毕竟只是其中的一部分,而肿块则是绝大多数乳腺癌所共有的基本体征。鉴于一些早期癌的块影很小,或者由于乳腺组织过于致密,其在X线上常表现为很低的信噪比和复杂的背景结构。对于肿块,特别是细小肿块的检测分析仍是该领域研究最困难的任务之一。

3. 当前的研究多热衷于完全由计算机自动完成检测和诊断的过程。由于问题本身的复杂性，譬如图像的个体差异太大，而专家的诊断标准又无法用数学方法来精确地表述，从而造成自动识别的困难。在这种情况下，将计算机设计成人机交互式诊断系统，即充分利用计算机的运算能力，让人在必要的时候进行干预，这也许会成为解决问题的方案之一。

4. 目前得到的乳腺钼靶片图像均是一幅二维的平面图，能否融合其他技术，比如激光定位技术，从而得到一幅三维立体图像。这些都将使得计算机能从多个角度去分析肿块特征，从而大大地提高诊断的准确性。

5. 由于研究的需要，目前西方国家已建立起两个标准的高分辨率乳腺图像数据库：Mias 和 Ucsf/Llnl，这对于比较和评价不同的检测方法提供了极大的便利条件。国内对 CAD 的研究尚处于起步阶段，尽快建立起反映东方女性特点的标准乳腺图像数据库，是我国研究者所面临的一项艰巨而紧迫的任务。

总的来说，乳腺钼靶片的计算机辅助诊断在目前还处于研究探索阶段，其根本原因是尚缺乏一种很成熟的概念或理念。要取得突破，研究者还需要不断地探索。另外，依目前的技术水准而得到的数字化钼靶片，其图像分辨率仍显得偏低。不过，随着这一技术的不断发展，也必将对计算机诊断水平起着较大的推动作用。有理由相信，全数字化乳腺钼靶片迟早会取代胶片钼靶片，届时，计算机的辅助诊断将发挥更大作用。

# 第三节　计算机辅助诊断在胸部疾病中应用

## 一、应用价值

CAD 在胸部疾病中的应用主要集中在胸片中的心脏和肺野的自动分析（如心胸比例）、肺结节、气胸的检测、肺间质渗出、肿块和钙化的分类鉴别等方面，尤其肺结节的检出有着特别重要的意义。

肺癌是胸部疾病最常见的恶性肿瘤，其治疗效果很大程度上依赖于早期发现，对肺部癌性结节的检出和诊断是放射医生较困难的任务。Mayo Clinic 等人的调查发现，90% 的后来诊断为周围型肺癌的病例，在早期的 X 线片上是可见的。漏诊可能是早期感兴趣结节周围的解剖结构背景掩盖了病变，最大可能减少漏诊、误诊是 CAD 系统的追求目标。

对于放射科医生胸片中肺结节的定位有时是困难的，据报道普通胸片肺结节的漏诊率可达 30% 以上。这主要是由于早期和较小的结节灶在正常解剖结构的重叠下难以为放射科医生辨认。或许有学者认为 CT 扫描可以解决这一问题，诚然 CT 大大提高了对于肺结节病变的检出率和确诊率，然而有研究表明目前常用的 CT 扫描技术（一般层厚 8~10mm）对于微小结节（10mm 左右）的漏诊仍较严重。令人欣慰的是随着多排螺旋 CT 的出现，可以实现常规薄层 CT 扫描，有望解决小结节的漏诊问题。但是薄层 CT 扫描会产生大量的图像，对于放射科医生又是一个挑战，由于阅片疲劳、各人的标准不一等可能增加漏诊、误诊的发生。如果能够借助计算机提示肺结节的所在部位，就可以大大提高肺结节的诊断准确率，减少漏诊。

目前，胸部疾病的 CAD 是研究的热点之一。首先，将研究的胸部平片用扫描仪扫描得到数字化图像，如果是 DR 片及 CT 片则可省去这一步。然后将图像进行增强及滤过等处理，使肺内可能存在的结节性病灶能够被计算机辨认出来，并用符号如 "*" 等标记结节所在部位。这样，医生在阅片时就可以参考计算机的结果，减少肺结节的漏诊。目前已经有用于胸部平片及 CT 中肺结节探测的 CAD 系统获得 FDA 认证，在一些国家开始应用于临床。研究结果表明，诊断时参考计算机的输出结果，医生诊断的准确性可以提高。因而使用这种方法可以帮助放射科医生提高诊断的准确性，减少肺内结节病灶的漏诊，这种方法具有很大的应用价值及潜力。然而目前这一技术尚有不足，计算机处理结果存在假阳性及假阴性，目前各国学者都想方设法减少假阳性及假阴性结果的出现，以便能够在临床广泛应用。

一旦发现肺结节，接下来的工作就要进一步判断其良恶性。肺结节良恶性的诊断对于放射科医生有时是相当棘手的。目前，肺癌的误诊及漏诊率仍很高，因而目前很多 CAD 方面的研究集中在肺结节良恶性鉴别诊断上。一般先搜集足够数量病理证实的肺结节影像病例，接下来对所有病例的图像进行特征分析并记录，如病变的大小、形态特点、密度、边缘等影像学征象进行全面分析。目前多由计算机进行图像特征提取，因为计算机更客观、更全面。然后将所提取的图像特征输入神经元网络、Bayes 网络、决策树等各种分类算法中，形成计算机辅助诊断系统,并对这一系统进行测试、训练,这样就可以应用这一系统对肺结节性病变进行良恶性鉴别了。很多研究结果表明,用 ANN 建立的 CAD 系统诊断准确性较放射医生高,放射科医生参考计算机的输出结果时诊断的准确性也有不同程度提高。目前这些方法多在研究之中,有学者希望能够借助计算机减少临床工作中不必要的活检和进一步的 CT 扫描。这种方法目前在一些医院中已经开始使用,其效果在进一步研究之中。

CAD 在胸部应用的研究比较多的还有肺间质病变的鉴别诊断方面。肺间质病变是一组比较棘手的病变,各种病变的影像表现相似,影像征象相互重叠,因而定性诊断有时十分困难,因此人们考虑引入计算机量化分析病变,从而达到提高诊断准确性的目的。与上述肺结节的诊断相似,首先确定病变的存在,这在病变的早期有时是困难的。正常与异常确定之后,下一步就要进一步鉴别不同种类的肺间质病变,这一过程与上述肺结节的应用基本原理相同。初步研究结果表明,运用 CAD 系统可以提高诊断的准确率,目前这方面的研究多处于试验阶段,尚未见大量的临床应用报道。

## 二、应用方法

下面介绍 Maryellen、Lissak、Doi 等人基于图像信噪比处理方法:先对胸片数字化,然后对所得的数据进行空间平均,得到有效的像素值,形成 1024×1024 大小的矩阵(如果是数字化摄片,这步可省去),分别将图像信噪比最大化和最小化,并保持背景一致,得到 2 幅图像,然后再将两幅图像差分处理,再用阈值函数分析可疑结节的面积、周长、增长率等,力图通过消除肺部正常解剖结构影达到突出可疑结节的目的。这种方法对周围肺结节检测较好,对中间肺野和侧面肺野效果不佳。

很多文献报道关于 CAD 检测肺部结节影的效果,其效果的评价多用 ROC 曲线分析,结果表明 CAD 能显著提高诊断医师对结节的诊断准确率。数字化图像的诊断处理主要是通过相关软件进行的,基本过程是,首先对图像进行去噪和特征增强,然后提取具有诊断价值的特征,其特征可以是空间域的、频率域的、灰度特征的或纹理特征的,接着对特征进行诊断分类。常见方法有人工神经网络法、模糊聚类法、线性分类法等,继而做出诊断。尽管处理的方法很多,但目前几乎都是针对肿块影及钙化灶的检测这两点进行的。

CAD 系统具有敏感性高、特异性略低的特点。这个特点符合使用 CAD 系统的初衷:使放射医生的注意力集中在胶片中的特定区域,这些区域中包含有病灶影像特征,从而辅助放射医生提高检出率。正确使用 CAD 系统,也能减少低特异性对检出率不当的影响。正确的使用方法是放射医生首先独立读片,然后阅读 CAD 系统检测结果,使用 CAD 的一些方法,进而根据标记对片中可疑区域重点判读,做出诊断。由于最终的诊断者——放射医生可以参照临床症状、体征等其他信息,并可以识别指纹等伪影,所以大部分假阳性标记均可被放射医生识别并排除。

CAD 系统在临床应用已取得了有目共睹的成绩,相信将来 CAD 技术对肺癌、乳腺癌等疾病的检测,发挥着越来越重要的作用。针对计算机辅助诊断系统已成为制约医疗器械硬件发展的关键因素,提出一个医学影像辅助诊断算法平台(computer aided diagnosis algorithm platform,CADAP),帮助研发人员高效、便捷地开发面向人体多种疾病的计算机辅助诊断系统。平台集成医学影像三维可视化、图像增强、图像分割、ROI(region of interest)检测、特征提取与分类等关键算法,并引入工作流技术,采用组件与多层体系结构建立一个算法流程可以动态管理和复用的算法平台。

# 第二十三章

# X 线摄影的基础知识

## 第一节　解剖学基准线

### 一、标准姿势

人体直立,两眼向正前方平视,下肢并拢,足尖及掌心向前,两上肢下垂置于躯干两侧。在 X 线摄影中,无论患者处于何种体位或动作,均应以解剖学姿势为定位的依据。

### 二、解剖学方位

1. 近头侧为上,近足侧为下。

2. 近正中矢状面者为内侧,远正中矢状面者为外侧。

3. 近心脏侧为近端,远心脏侧为远端。

4. 近身体腹面为腹侧(前面),近身体背面为背侧(后面)。

### 三、解剖学关节运动

1. 屈伸运动　关节沿腹背轴运动,组成关节的上下骨骼相互靠近或远离,角度减小时为“屈”,相反为“伸”。

2. 内收、外展运动　关节沿冠状面运动,骨向正中矢状面靠近者为“内收”,反之者为“外展”。

3. 旋转运动　骨环绕矢状轴做旋转运动时称“旋转运动”。骨的前面向内旋转时为“旋内”,相反为“旋外”。

### 四、解剖学基准线

1. 矢状面　将人体纵断为左右两部分的面称“矢状面”。

2. 正中矢状面　将人体左右等分的面称“正中

矢状面”。

3. 水平面　与地平面平行的将人体横断为上下两部分的断面称“水平面”。

4. 冠状面　将人体纵断为前后两部分的断面称“冠状面”,冠状面与矢状面垂直。

5. 水平线　人体直立时,与地面平行的线。

6. 正中线　将人体左右等分的线。

7. 矢状线　与水平线相交,与正中线平行的线。

8. 冠状线　与矢状面垂直相交,将人体前后分开的线。

9. 垂直线　与人体水平线垂直的线(图 23-1,图 23-2)。

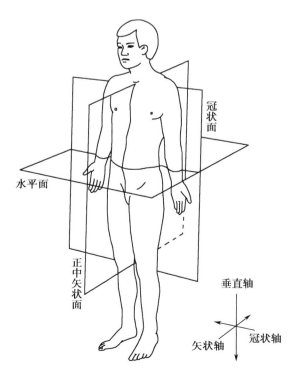

图 23-1　人体标准姿势、轴与面

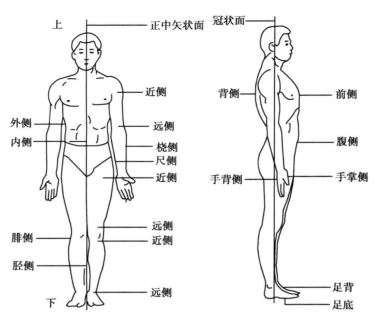

图 23-2　人体方位术语

## 第二节　X线摄影学基准线

### 一、头颅体表定位线

1. 听眶线（ABL）　即人类学的基准线，外耳孔上缘与眼眶下缘的连线。

2. 听眦线（OMBL）　外耳孔中点与眼外眦的连线，听眦线与听眶线约呈 12°~15°角。

3. 听鼻线　外耳孔中点与鼻前棘的连线，听鼻线与听眦线约呈 25°角。

4. 瞳间线　两侧瞳孔间的连线，与水平面平行。

5. 听眉线（SML）　外耳孔中点与眶上缘的连线，听眉线与听眦线约呈 10°角。

6. 眶下线（IOL）　两眼眶下缘的连线（图 23-3，图 23-4）。

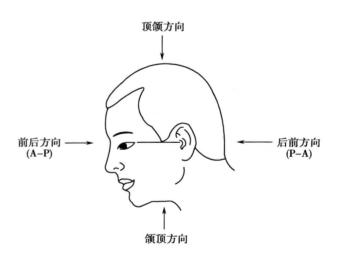

图 23-3　头颅摄影方向

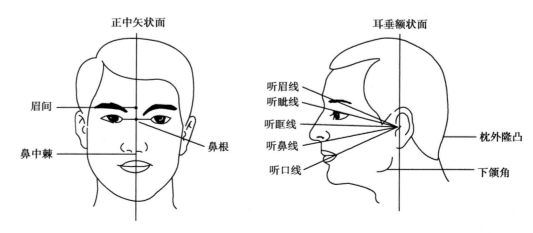

图 23-4　头部摄影基准点、线、面

## 二、摄影用线及距离

1. 中心线　X线束中,居中心部分的那一条线称"中心线"。

2. 斜射线　在X线束中,中心线以外的线称"斜射线"。

3. 焦-片距　X线管焦点到胶片(成像介质)的距离。

4. 焦-物距　X线管焦点到被照体的距离。

5. 物-片距　被照体到胶片(成像介质)的距离。

## 第三节　X线摄影体位与方向

### 一、命名原则

1. 根据中心线入射被照体时的方向命名,如:中心线经胸部后方第6胸椎水平垂直射入探测介质的体位称为胸部后前正位。

2. 根据被照体与成像介质的位置关系命名,如:左胸部紧贴成像介质的体位称为左前斜位。

3. 根据被照体与摄影床的位置关系命名,如:人体的上身左侧紧贴摄影床称为左侧卧位。

4. 根据被照体与摄影床的位置关系及中心线入射被检体时与探测介质的关系命名,如:人体仰卧摄影床,中心线经人体一侧水平射入探测介质的体位称为仰卧水平侧位。

5. 根据被照体姿势命名,如:胸部前凸位,小儿双髋的蛙氏位。

6. 根据某部的功能命名,如:颈椎的过伸过屈位,下颌关节的张口与闭口位。

7. 根据摄影体位创始人的名字命名,如:乳突劳氏位、髋关节谢氏位等。

### 二、摄影方位

1. 立位　被检者身体呈站立位姿势,矢状面与地面垂直。

2. 坐位　被检者身体呈坐位姿势。

3. 半坐位　在坐位姿势下,背部向后倾斜时称"半坐位"。

4. 仰卧位　为被检者背侧向摄影床的卧位姿势。

5. 俯卧位　为腹部向摄影床的卧位姿势。

6. 侧卧位　人体右侧向摄影床的卧位姿势称为右侧卧位;人体左侧向摄影床的卧位姿势称为左侧卧位。

7. 斜位　身体长轴与摄影装置平面呈一定角度的摄影体位。

### 三、摄影方向

中心线入射被照体时的方向称为摄影方向。

1. 矢状方向　为中心线与身体矢状面平行的入射方向,如:前后方向为中心线经被照体的前方射入,从后方射出;腹背方向为中心线经被照体的腹侧射向背侧。

2. 冠状方向　为中心线与身体冠状面平行的入射方向,如:左右方向是中心线经被照体的左侧射向右侧的方向;右左方向是中心线经被照体的右侧射向左侧的方向。

3. 斜射方向　为中心线从被检体的矢状面与冠状面之间入射,从另一斜方向射出的方向。如:左前斜方向是中心线经被照体的右后方射向左前方的方向;右后斜方向是中心线经被照体的左前方射向右后方的方向。

4. 上下方向(轴)　为中心线经被照体的头侧射向尾侧的方向。

5. 切线方向　为中心线入射被照部位时与病灶边缘相切的方向。

6. 内外方向　为中心线经被照体的内侧射向外侧的方向。

7. 外内方向　为中心线经被照体的外侧射向内侧的方向。

8. 背底方向　为中心线经被照体的足背射向足底的方向。

9. 掌背方向　为中心线经被照体的手掌射手背的方向。

10. 前后方向　为中心线经被照体的前方射向被照体的后方的方向。

11. 后前方向　为中心线经被照体的后方射向被照体的前方的方向。

### 四、摄影体位

1. 正位　被照体矢状面与成像介质的长轴平行,中心线经被照体的前方或后方入射,同时从后方或前方射出的体位,如头颅的前后或后前位、脊柱各椎体段的前后或后前位、胸部的前后或后前位,腹部和盆腔的前后位、四肢的前后位等。

2. 侧位　被照体冠状面与成像介质长轴平行,中心线经被照体的一侧入射,从另一侧射出的体位,如头颅的左右侧位、脊柱各椎体段的左右侧位、胸部的左右侧位、四肢的侧位等。

3. 斜位　被照体与成像介质呈一定的摄影角度,中心线经被照体的左、右后方或左、右前方入射,从左、右前方或左、右后方射出的体位。如:胸部左前斜位、胸部右前斜位、腰椎右前斜位、胸骨斜位、颈椎右后斜位等。

4. 轴位　中心线与被照体长轴平行的摄影体位,如髌骨轴位、跟骨轴位等。

5. 特殊位　枕顶位、鼻颏位、额鼻位、前凸位、切线位等。

（1）一般体位

1）仰卧位(supine):摄影台水平,被检者平卧台上,背侧在下,腹侧在上。

2）俯卧位(prone):与仰卧位相反,腹侧在下,背侧向上,头部可偏向一侧。

3）立位(erect):身体直立,分站立位和坐立位两种。

4）卧位(recumbent):摄影台水平,被检者以任何姿势卧于台面上,包括仰卧、俯卧和侧卧。

5）头低足高位(trendelenburg):被检者仰卧于台面上,台面倾斜使头侧比足侧低。

（2）专用体位

1）侧位(lateral position):身体左侧或右侧靠近胶片,矢状面与胶片平行。

2）斜位(oblique position):身体前部或后部贴近胶片,冠状面或矢状面不与胶片平行或垂直而呈一定角度。

3）右前斜位(right anterior oblique position):又称第一斜位,身体右前部贴近胶片。

4）左前斜位(left anterior oblique position):又称第二斜位,身体左前部贴近胶片。

5）右后斜位(right posterior oblique position):身体右后部贴近胶片。

6）左后斜位(left posterior oblique position):身体左后部贴近胶片。

7）水平位(decubitus,decub):被检者仰卧、俯卧或侧卧于台面上,X线水平摄影。

8）左侧卧水平正位(left lateral decubitus position):被检者左侧卧于台面上,X线水平摄影。

9）右侧卧水平正位(right lateral decubitus position):被检者右侧卧于台面上,X线水平摄影。

10）仰卧水平侧位(dorsal decubitus position):被检者仰卧于台面上,X线水平摄影。

11）俯卧水平侧位(ventral decubitus position):被检者俯卧于台面上,X线水平摄影。

## 第四节　体表解剖与X线摄影原则

体表解剖是指在人体的表面上看到或扪到的固定标志点,并且这些标志点与体内的某一解剖部位或脏器有对应的关系。摄影时根据人体体表的固定标志点,可以确定肉眼不可见的人体内部的解剖部位。

## 一、体　表　解　剖

（一）颈部

1. 颈部的边界　颈部上方以下颌下缘、乳突至枕外粗隆连线与头面部分界。下方自胸骨上窝、锁骨、肩峰向后到第7颈椎棘突为界。以上与胸部、上肢、背部分界。

2. 颈部体表标志　颈部体表标志因年龄、性别和个体而异。儿童和妇女呈圆形,成人男性骨性标志突出。

3. 舌骨　位于颈中线最上方,相当于第4颈椎水平。

4. 甲状软骨　成人男性在上缘处构成高突的喉结,其后方正对第5颈椎。

5. 环状软骨　位于甲状软骨下方。临床上常在此处作急救气管切开或用粗针头穿入,以解救窒息。它的后方对第6颈椎,它是喉与气管、咽与食管的分界点。

6. 胸骨颈静脉切迹　相当于第2、3颈椎水平;锁骨上窝位于锁骨中1/3分界处上方。

（二）胸部

1. 边界　胸部的上界是由胸骨颈静脉切迹,沿锁骨到肩锁关节,再从此连线往后到第7颈椎棘突。胸部下界相当于胸廓的下口,胸部和上肢的界限是三角肌的前缘。

2. 形状　胸部外形与骨骼、肌肉和内脏发育状况有关。一般可分为两种类型,宽短型和狭长型。宽短型胸部特点是胸骨下角较大(最大到120°),肋骨近于水平;胸骨较宽,胸骨上凹不明显;胸围较大。狭长型胸部特点是胸骨角较小(90°~100°),肋骨倾斜角较大;胸骨狭长,胸骨上凹明显,胸围较小。

3. 体表标志　胸骨柄与胸骨体处形成向前突的胸骨角,两侧连接着第二肋骨,可作为计数肋骨的标志。胸骨角相当于第4、5胸椎水平,后方对着气管分叉处。

胸骨柄中分处相当于主动脉弓的最高点。剑胸关节相当于第9胸椎水平,剑胸关节可表示胸膜正中线的分界,也可作为心下缘膈肌和肝上面的前分界线。

锁骨外1/3处下方为锁骨上窝,窝内可触及喙尖。肩关节做屈伸运动时,可感到喙突在移动。锁骨下方自第二肋骨开始可摸到各肋。由胸锁关节到第10肋软骨角稍后划一线,即可标出肋骨与肋软骨的交点。

第2、3肋骨呈水平,往下各肋骨逐渐斜行,第2前肋间最宽,第5、6肋骨最狭。肋骨的最低点相当于第3腰椎水平。

男性乳头对第4肋骨,相当第7、8胸椎水平。女性乳头位置低,个体差异较大,不宜做体表定位点。

在左侧第5肋骨间锁骨中线内侧约2cm处,可见心尖搏动点。当左侧卧位时,心尖位置移往左侧,仰卧位心尖搏动点可升高一肋。肩胛骨根部对第3胸椎棘突,下角对第7胸椎。

4. 有关胸部的径线
1)前正中线:通过胸骨两外侧缘中点的垂线;
2)肋骨线:通过胸骨两侧最宽处的两条垂线;
3)锁骨中线:通过锁骨中点的垂线;
4)腋前线:通过腋窝前缘的垂线;
5)腋中线:通过腋窝中点的垂线;
6)腋后线:通过腋窝后缘的垂线;
7)肩胛线:当两臂下垂,通过肩胛下角的垂线;
8)脊柱旁线:相当于各椎体横突尖端的连线;
9)后正中线:相当于各棘突的连线。

（三）腹部

1. 边界　腹部包括腹壁、腹腔及其内脏器官。上界从前向后为胸骨剑突、肋弓、第11肋前端与第12胸椎。下界从前向后为耻骨联合下缘、耻骨结节、腹股沟韧带、髂嵴与第5腰椎下缘。腹壁在后方为脊柱的腰部,前外侧壁均为扁平肌构成。

2. 个体差异　腹部外形与腹腔器官的位置,随年龄、体型、性别以及肌肉、脂肪发育程度而异。矮胖型的人,腹部上宽下狭,膈、肝、盲肠与阑尾等位置较高,胃趋于横位;瘦长型的人则与此相反。小儿因各系统发育不平衡,膈位置较高,肝比成人比例大,骨盆在比例上小于成人,因此腹部外形比例较成人大。老年人因肌肉乏力,韧带松弛,故内脏下垂,位置低下,下腹部呈明显隆凸状。体位改变对腹腔器官位置的影响也很明显。卧位器官上移、膈上升;

直立时,则相反。

3. 体表标志　骨性标志有剑突、肋弓、第11肋前端。在下方有耻骨联合、坐骨结节、髂前上棘、髂嵴。脐的位置不恒定,约相当第3、4腰椎之间。

## 二、摄影原则

（一）焦点的选择

摄影时,在不影响X线球管负荷的原则下,尽量采用小焦点,以提高X线照片的清晰度。小焦点一般用于四肢,头颅的局部摄影。大焦点一般用于胸部、腹部、脊椎等较厚部位的摄影。

（二）焦-片距及肢-片距的选择

焦点至胶片的距离称为焦-片距,肢体至胶片的距离称为肢-片距。摄影时应尽量使肢体贴近暗盒,并且与暗盒平行。肢体与暗盒不能靠近时,应根据X线机负荷相应增加焦~片距,同样可收到放大率小、清晰度高的效果。不能平行时,可运用几何学投影原理尽量避免影像变形。

（三）中心线及斜射线的应用

中心线是X线束的中心部分,它代表X线摄影的方向。斜射线是中心线以外的部分。一般地,中心线应垂直于胶片摄影,并对准摄影部位的中心。当摄影部位不与胶片平行而成角时,中心线应垂直肢体和胶片夹角的分角面,利用斜射线进行摄影。

（四）滤线设备的应用

按照摄片部位的大小和焦-片距离,选用合适的遮线器。体厚超过15cm或应用60kV以上管电压时,需加用滤线器,并按滤线器使用的注意事项操作。

（五）X线球管、肢体、胶片的固定

X线球管对准摄影部位后,固定各个旋钮,防止X线球管移动。为避免肢体移动,在使肢体处于较舒适的姿势后给予固定。同时向患者解释,取得密切配合,保持肢体不动。暗盒应放置稳妥,位置摆好后迅速曝光。

（六）千伏与毫安秒的选择

摄影前,必须了解患者的病史及临床诊断,根据摄影部位的密度和厚度等具体情况,选择较合适的曝光条件。婴、幼儿及不合作患者应尽可能缩短曝光时间。

（七）呼气与吸气的应用

患者的呼吸动作对摄片质量有一定影响。一般不受呼吸运动影响的部位,如四肢骨,不需屏气曝光;受呼吸运动影响的部位,如胸腹部,需要屏气曝光。摄影前应训练患者。

1. 平静呼吸下屏气　摄影心脏、上臂、肩、颈部及头颅等部位,呼吸动作会使胸廓肌肉牵拉以上部位发生颤动,故摄影时可平静呼吸下屏气。

2. 深吸气后屏气　用于肺部及膈上肋骨的摄影,这样可使肺内含气量加大,对比更鲜明,同时膈肌下降,肺野及肋骨暴露于膈上较广泛。

3. 深呼气后屏气　深吸气后再呼出屏气,这样可以增加血液内的氧气含量,延长屏气时间,达到完全不动的目的。此法常用于腹部或膈下肋骨位置的摄影,呼气后膈肌上升,腹部体厚减薄,影像较为清晰。

4. 缓慢连续呼吸　在曝光时,嘱患者做慢而浅的呼吸动作,目的是使某些重叠的组织因呼吸运动而模糊,而需要摄影部位可较清楚的显示。例如胸骨斜位摄影。

5. 平静呼吸不屏气　用于下肢、手及前臂躯干等部位。

**(八) 照射野的校准**

摄影时,尽量缩小照射野,照射面积不应超过胶片面积,在不影响获得诊断信息前提下,一般采用高电压、低电流、厚过滤,可减少X线辐射量。

### 三、摄影步骤

1. 阅读会诊单　认真核对患者姓名、年龄、性别,了解病史,明确摄影部位和检查目的。

2. 摄影位置的确定　一般部位用常规位置进行摄影,如遇特殊病例可根据患者的具体情况加照其他位置,如切线位,轴位等。

3. 摄影前的准备　摄影腹部、下部脊柱、骨盆和尿路等部位平片时,必须清除肠道内容物,否则影响诊断。常用的方法有口服泻药法,如口服潘泻叶或25%甘露醇;或清洁灌肠。

4. 胶片尺寸的选择与放置　根据患者检查部位的大小选择胶片的尺寸。胶片的放置应依据临床的要求和摄影方式适当调整。

5. 照片标记的安放　一般用铅字标记。铅字号码应放于暗盒的适当位置,便于阅片时辨认,并讲究艺术。

6. 衣着的处理　摄影前除去衣物或身体部位上可能影响图像质量的任何异物,如发卡、纽扣、胸罩、饰物、膏药等。

7. 肢体厚度的测量　胸部摄片的千伏值是依据人体厚度决定的,根据体厚选择摄影条件。

8. 训练呼吸动作　摄胸部、头部、腹部等易受呼吸运动影响的部位,在摆位置前,做好呼气、吸气和屏气动作的训练,要求患者合作。

9. 摆位置、对中心线　依摄片部位和检查目的摆好相应的体位,尽量减少患者的痛苦。中心线对准摄影部位的中心。

10. 防护　作好患者局部防护,特别是性腺的防护。

11. 选择焦-片距离　按部位要求选好X线球管与胶片的距离。如胸部为180cm,心脏为200cm,其他部位为90~100cm。

12. 选定曝光条件　根据摄片部位的位置、体厚、生理、病理情况和机器条件,选择大小焦点、千伏、毫安、时间(秒)、距离等。

13. 曝光　以上步骤完成后,再确认控制台各曝光条件无误,然后曝光。

# 第五节　各部位常见病X线摄影体位选择

## 一、头颅常见病变的摄影体位选择

头颅常见病变的摄影体位选择见表23-1。

表23-1　头颅常见病变的摄影体位选择

| 病变 | 首选体位 | 其他体位 |
|---|---|---|
| 颅骨骨折 | 头颅前后位、仰卧水平侧位 | |
| 颅骨凹陷性骨折 | 头颅前后位、切线位 | |
| 颅骨感染 | 头颅后前位、头颅侧位 | 前后位 |
| 颅骨肿瘤 | 头颅后前位、头颅侧位 | 切线位 |
| 多发性骨髓瘤 | 头颅后前位、头颅侧位 | |
| 颅骨陷窝 | 头颅侧位 | |

| 病变 | 首选体位 | 其他体位 |
|---|---|---|
| 茎突过长 | 茎突前后位、茎突侧位 | |
| 颅内肿瘤 | 头颅后前位、头颅侧位 | 汤氏位、颅底位 |
| 颅内钙化 | 头颅后前位、头颅侧位 | |
| 脑积水 | 头颅后前位、头颅侧位 | 头颅前后位 |
| 视网膜母细胞瘤 | 柯氏位、瑞氏位 | 头颅后前位 |
| 黄色素瘤 | 头颅后前位、头颅侧位 | |
| 肢端肥大症 | 头颅侧位 | |
| 侏儒症 | 头颅侧位 | |
| 鞍区肿瘤、垂体瘤 | 头颅侧位 | |
| 库欣综合征 | 头颅侧位 | |
| 耳源性脑脓肿 | 许氏位 | 劳氏位 |
| 中耳乳突病变 | 许氏位、梅氏位 | 伦氏位 |
| 内听道病变 | 斯氏位 | 颅底位、汤氏位 |
| 额窦病变 | 柯氏位 | 鼻窦侧位 |
| 蝶窦病变 | 鼻窦侧位 | 颅底位 |
| 筛窦病变 | 瓦氏位、柯氏位 | 鼻窦侧位 |
| 上颌窦病变 | 瓦氏位 | 鼻窦侧位 |

## 二、胸部常见病变的摄影体位选择

胸部常见病变的摄影体位选择见表 23-2。

**表 23-2　胸部常见病变的摄影体位选择**

| 病变 | 首选体位 | 其他体位 |
|---|---|---|
| 肺及支气管病变 | 胸部后前位、胸部侧位 | 高千伏摄影（可依病变而定） |
| 胸腔游离积液 | 胸部后前位、胸部侧位 | 胸部侧卧后前位 胸部仰卧侧位 |
| 包裹性积液 | 胸部后前位 | 切线位 |
| 肺下积液 | 胸部后前位、胸部仰卧前后位 | 胸部侧卧后前位 |
| 气胸 | 胸部后前位、胸部侧位 | 胸部侧卧后前位 胸部半坐前后位 |
| 肺不张、中叶综合征 | 胸部后前位、胸部侧位 | 胸部前凸前后位 胸部后仰后前位 |
| 咯血 | 胸部后前位、胸部侧位 | |
| 纵隔病变 | 胸部后前位、胸部侧位 | |
| 左心房增大 | 胸部后前位、胸部左侧位 胸部右前斜位 | |
| 右心房增大 | 胸部后前位 胸部左前斜位 | 胸部右前斜位 胸部左侧位 |
| 左心室增大 | 胸部后前位、胸部左侧位 胸部左前斜位 | |
| 右心室增大 | 胸部后前位 胸部右前斜位 | 胸部左侧位 胸部左前斜位 |
| 膈膨出 | 胸部后前位、胸部侧位 | |
| 横膈麻痹、支气管异物 | 胸部后前位（摄呼气相和吸气相） | |
| 膈下脓肿 | 胸部后前位、胸部侧位 | 高千伏摄影 |
| 胸部外伤 | 胸部后前位（依病变而定） | |

## 三、腹部常见病变的摄影体位选择

腹部常见病变的摄影体位选择见表23-3。

表 23-3　腹部常见病变的摄影体位选择

| 病变 | 首选体位 | 其他体位 |
|---|---|---|
| 急性胃扩张 | 腹部站立前后位 | |
| 急腹症 | 腹部站立前后位 | 腹部侧卧后前位 |
| （包括急性胃肠道穿孔、肠梗阻、肠套叠及肠扭转） | | |
| 胆系结石 | 胆区后前位 | 胆区右后斜位，腹部侧卧侧位 |
| 泌尿系结石 | 腹部仰卧前后位 | 腹部侧卧侧位 |
| 游走肾、肾下垂 | 腹部站立前后位 腹部仰卧前后位 | |
| 异物 | 腹部仰卧前后位 腹部侧卧位 | |
| 先天性肛门闭锁 | 腹部倒立前后位 腹部倒立侧位 | |

## 四、脊柱常见病变的摄影体位选择

脊柱常见病变的摄影体位选择见表23-4。

表 23-4　脊柱常见病变的摄影体位选择

| 病变 | 首选体位 | 其他体位 |
|---|---|---|
| 神经根型颈椎病 | 颈椎斜位 | 颈椎侧位 |
| 脊髓型颈椎病 | 颈椎侧位 | 颈椎前后位、颈椎斜位 |
| 椎动脉型颈椎病 | 颈椎斜位 | 颈椎前后位 |
| 颈椎骨折（第1、2颈椎） | 第1、2颈椎张口位 | 颈椎侧位 |
| 颈椎骨折（下段） | 颈椎侧位 | 颈椎前后位 |
| 寰枢椎病变 | 第1、2颈椎张口位 | 颈椎侧位 |
| 落枕 | 颈椎前后位、颈椎侧位 | 第1、2颈椎张口位 |
| 颈椎脱位、椎间关节绞锁 | 颈椎侧位功能位 | 颈椎前后位 |
| 颈椎结核 | 颈椎侧位 | 颈椎前后位 |
| 颈部软组织病变 | 颈椎侧位 | 颈部软组织侧位 |
| 胸腔开口综合征 | 颈椎前后位 | |
| 颈肋 | 颈椎前后位（包括 $T_2$） | |
| 截瘫 | 相应脊柱段前后位、侧位 | |
| 上段胸椎病变 | 胸椎上段前后位 | 胸椎上段侧位、斜位 |
| 胸椎结核、肿瘤、炎症 | 胸椎前后位、侧位 | |
| 胸椎骨折 | 胸椎前后位、侧位 | 胸椎横突前后位、胸椎仰卧水平侧位 |
| 脊柱侧弯 | 胸椎前后位、腰椎前后位 | |
| 椎体骨软骨病 | 胸椎前后位、侧位 | 腰椎前后位、侧位 腰椎横突前后位 |
| 腰椎骨折 | 腰椎前后位、侧位 | 胸椎仰卧水平侧位 |
| 腰椎结核、肿瘤、炎症 | 腰椎前后位、侧位 | |
| 腰椎退行性病变 | 腰椎前后位、侧位 | 腰椎斜位 |
| 腰椎间盘脱出 | 腰椎前后位、侧位 | |
| 强直性脊柱炎 | 腰椎前后位、骶髂关节前后位 | 腰椎侧位、胸椎前后位 |
| 腰椎滑脱 | 腰椎前后位、侧位 | 腰椎斜位、腰椎侧位功能位 |

| 病变 | 首选体位 | 其他体位 |
|---|---|---|
| 腰椎椎弓峡部裂 | 腰椎斜位 | 腰椎关节突关节位 |
| 脊椎裂 | 腰椎前后位、骶骨前后位 | |
| 腰椎骶化、骶椎腰化 | 腰椎前后位（包括骶髂关节） | |
| 致密性骨炎 | 骶髂关节前后位 | 骶髂关节前后斜位 |
| 布氏杆菌病 | 腰椎前后位 | 腰椎斜位、骶髂关节前后位 |
| 骶尾骨骨折 | 骶、尾骨侧位 | 骶、尾骨前后位 |

## 五、四肢与关节常见病变的摄影体位选择

四肢与关节常见病变的摄影体位选择见表 23-5。

表 23-5　四肢与关节常见病变的摄影体位选择

| 病变 | 首选体位 | 其他体位 |
|---|---|---|
| 指和趾畸形 | 手（足）正位 | 手（足）斜位 |
| 手掌和足骨折 | 手（足）正位、斜位 | |
| 手和足部异物 | 手（足）正位、侧位 | |
| 骨结核 | 正位、侧位 | |
| 软骨瘤 | 双手（或足）正位 | 双手（或足）斜位 |
| 类风湿关节炎 | 手（或足）正位 | 肘、膝、肩、髋关节正位 |
| 大骨节病 | 双手正位 | 双踝关节正位 |
| 呆小症 | 双手正位 | 头颅侧位或脊柱、骨盆正位 |
| 垂体性侏儒症 | 双手正位 头颅正位或胸部正位 | |
| 佝偻病 | 双腕关节正位 | |
| 柯（克）雷氏骨折 | 前臂正、侧位（包括腕关节） | |
| 腕部舟状骨骨折 | 腕关节尺偏位 | 腕关节正位 |
| 观察尺神经沟 | 肘关节轴位 | |
| 肱骨外科颈骨折 | 上臂前后位、近端侧位 | |
| 痛风 | 足正位、内斜位 | 足外斜位 |
| 马蹄内翻足 | 足正位和踝关节侧位 | |
| 趾骨骨疣 | 足正、侧位 | |
| 扁平足 | 足负重侧位 | |
| 骨软骨瘤 | 膝关节正、侧位 | |
| 成骨肉瘤 | 病侧骨正、侧位 | |
| 股骨头缺血性坏死 | 髋关节正位 | 髋关节前后斜位 |
| 先天性髋关节脱位 | 双髋关节正位、蛙形位 | |
| 髋部外伤和疾病 | 髋关节正位 | |
| 股骨头后脱位 | 谢氏位 | |
| 肘部外伤 | 肘关节正、侧位 | |
| 肩关节病变 | 肩关节前后位 | |
| 骨龄测量：1 岁以内 | 双膝关节正位或足正位 | |
| 1~6 岁 | 双手及双腕正位 | |
| 7 岁以上 | 双手、双腕、肘关节及肩关节正位 | |

# 第二十四章

# 人体各部位的 X 线摄影体位

## 第一节　头颅 X 线摄影

### 一、头颅后前位

1. 体位

（1）患者俯卧于摄影台上，两臂放于头部两旁，使头颅正中矢状面垂直台面并与台面中线重合。

（2）下颌内收，听眦线与台面垂直，两侧外耳孔与台面等距。

（3）探测器上缘超出头顶 3cm，下缘包括部分下颌骨。

（4）探测器置于滤线器托盘内，摄影距离为 100cm。

2. 中心线　垂直对准枕外隆凸，经眉间垂直射入探测器。

头颅后前位及正位像结构示意图见图 24-1 和图 24-2。

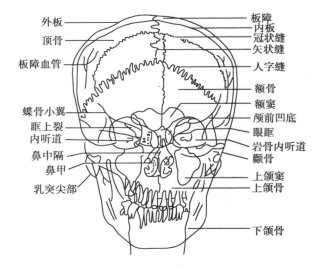

图 24-2　颅骨正位像结构示意图

3. 标准影像显示

（1）显示头颅正位影像，照片包括全部颅骨及下颌骨升支。

（2）矢状缝及鼻中隔影像居中，眼眶、上颌窦、筛窦等左右对称显示。

（3）顶骨及两侧颞骨的影像对称，距照片边缘等距离。

（4）颞骨岩骨上缘位于眼眶内正中，或内听道显示于眶正中。内听道显示清楚，两侧无名线距颅板等距离。

（5）颅骨骨板及骨质结构显示清晰。

### 二、头颅侧位

1. 体位

（1）患者俯卧于摄影台上，头部侧转，被检侧贴近台面。

（2）头颅矢状面与台面平行，瞳间线与台面垂

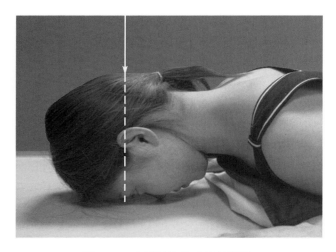

图 24-1　头颅后前位成像示意图

直,下颌稍内收,听眦线与台边垂直。

（3）探测器上缘超出头顶,下缘包括部分下颌骨。

（4）探测器置于滤线器托盘内,摄影距离为 100cm。

2. 中心线　对准外耳孔前、上各 2.5cm 处,垂直射入探测器。

头颅侧位成像示意图及结构图见图 24-3 和图 24-4。

3. 标准影像显示

（1）显示头颅侧位整体观影像,照片包括全部颅骨及下颌骨升支。

（2）照片的上缘包括顶骨,前缘包括额骨、鼻骨,后缘包括枕外隆凸。

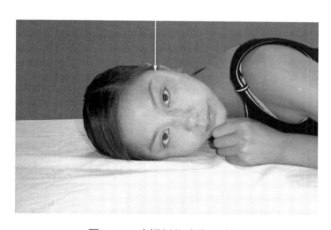

图 24-3　头颅侧位成像示意图

（3）蝶鞍位于照片正中略偏前,蝶鞍各缘呈单线的半月状阴影,无双边影。

（4）前颅窝底线重叠为单线,两侧乳突外耳孔、下颌骨小头基本重叠。

（5）听眦线与照片长轴平行。

（6）颅骨内、外板和板障及颅缝影显示清晰。

## 三、头颅前后半轴位

1. 体位

（1）患者仰卧于摄影台上,头部正中矢状面垂直于台面并与台面中线重合。

（2）下颌内收,使听眦线垂直台面,两侧外耳孔与台面等距。

（3）胶片上缘与头顶平齐,下缘低于下颌骨。

（4）探测器置于滤线器托盘内,摄影距离为 100cm。

2. 中心线　向足侧倾斜 30° 角,对准眉间上方约 10cm 处射入,从枕外隆凸下方射出。

头颅前后半轴位成像示意图及结构示意图见图 24-5 和图 24-6。

3. 标准影像显示

（1）照片位包括全部枕骨、岩骨、眶骨及下颌骨升支。

（2）矢状缝与鼻中隔连线位于照片正中,诸骨以此左右对称显示。

（3）两侧内听道位于岩骨正中清晰显示。

（4）鞍背于枕骨大孔内 1/2 处清晰显示。

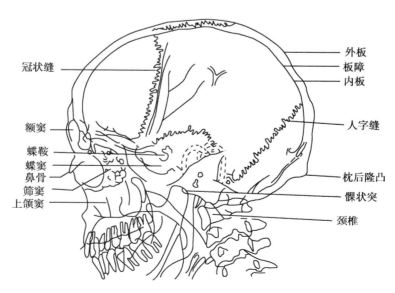

图 24-4　颅骨侧位像结构示意图

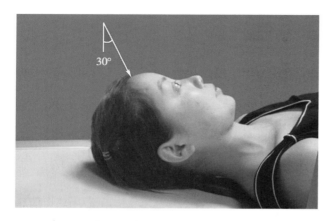

图 24-5　头颅前后半轴位（Towne's 位）成像示意图

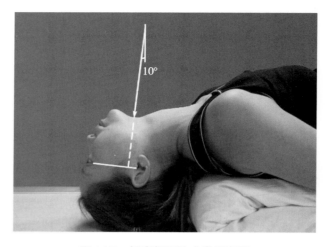

图 24-7　颅底颏顶位成像示意图

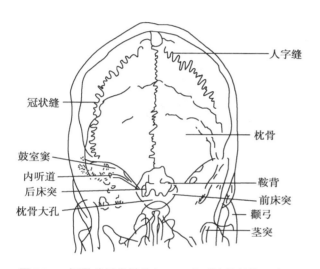

图 24-6　颅骨前后半轴位（Towne's 位）像结构示意图

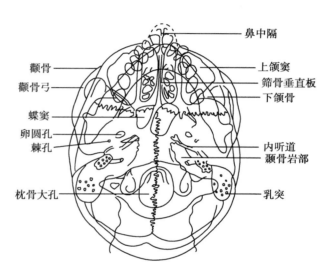

图 24-8　颅底颏顶位像结构示意图

## 四、颅底颏顶位

1. 体位

（1）患者仰卧于摄影台上，腰背部用棉枕或沙袋垫高，膝关节和髋关节屈曲。

（2）头后仰，使顶部贴近台面，头部正中矢状面垂直于台面，并与台面中线重合。

（3）听眦线尽可能平行于台面，两外耳孔与台面等距。

（4）探测器上缘超出前额部，下缘包括枕外隆凸。

（5）探测器置于滤线器托盘内，摄影距离为 100cm。

2. 中心线　对准两侧下颌角连线中点，向头侧倾斜 5°~10° 角，保持与听眦线垂直。

颅底颏顶位成像示意图和结构示意图见图 24-7 和图 24-8。

3. 标准影像显示

（1）照片包括全部脑颅骨及面颅骨，鼻中隔与齿突连线位于照片正中，头颅诸骨以此左右对称显示。

（2）下颌小头距颅外板相等，不与外耳道重叠。

（3）两侧岩骨前缘位于颅底正中显示。

（4）颅底诸孔、颈动脉管、岩骨及蝶鞍边缘均能清晰显示，两侧颞骨弓边缘尚可辨别。

## 五、蝶 鞍 侧 位

1. 体位

（1）患者俯卧，头部摆成侧位。

（2）头颅矢状面与台面平行，瞳间线与台面垂直。

（3）外耳孔前、上 2.5cm 处，置于探测器中心。

（4）探测器置于滤线器托盘内，摄影距离为

100cm。

2. 中心线　对准外耳孔前、上 2.5cm 处,垂直射入。

蝶鞍侧位成像示意图和结构示意图见图 24-9 和图 24-10。

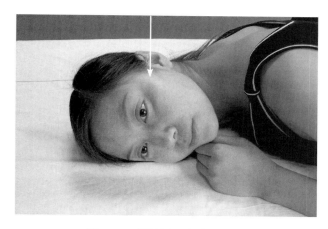

图 24-9　蝶鞍侧位成像示意图

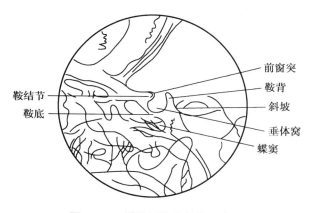

图 24-10　蝶鞍侧位像结构示意图

鞍结节　前窗突
鞍底　鞍背
斜坡
垂体窝
蝶窦

## 六、内听道经眶位

1. 体位

(1) 患者俯卧于摄影台上,头部正中矢状面垂直台面并与台面中线重合。

(2) 听眦线垂直台面,两外耳孔与台面等距。

(3) 探测器置于滤线器托盘内,摄影距离为 100cm。

2. 中心线　经两外耳孔连线中点垂直射入探测器。

内听道经眶位成像示意图见图 24-11。

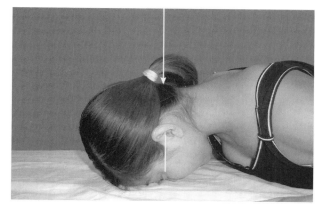

图 24-11　内听道经眶位成像示意图

## 七、视神经孔后前斜位

1. 体位

(1) 患者俯卧于摄影台上,肘关节屈曲,两手放于胸旁。

(2) 头面部转向对侧,被检侧眼眶外位于探测器中心。

(3) 被检侧颧骨、鼻翼及下颌隆凸三点紧贴台面,使头颅矢状面与台面成 53° 角,对侧听鼻线垂直台边。

(4) 探测器置于滤线器托盘内,摄影距离为 100cm。

2. 中心线　对准被检侧眼眶外下 1/4 处,垂直射入探测器中心。

视神经孔后前斜位成像示意图和结构示意图见图 24-12 和图 24-13。

## 八、乳突劳氏位

1. 体位

(1) 患者俯卧,头侧置,被检侧贴近台面,头部正中矢状面与台面成 15° 角。

(2) 被检侧耳廓向前折叠,外耳孔置于台面正中线上,听鼻线垂直台边。

(3) 探测器置于滤线器托盘内,摄影距离为 100cm。

2. 中心线向足侧倾斜 15° 角,通过被检侧外耳孔射入探测器中心。

乳突劳氏位成像示意图见图 24-14。

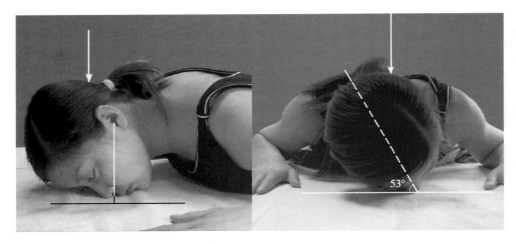

图 24-12　视神经孔后前斜位成像示意图

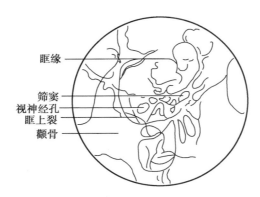

图 24-13　视神经孔后前斜位像结构示意图

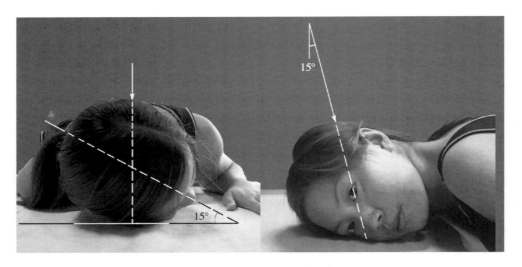

图 24-14　乳突劳氏位成像示意图

## 九、乳突许氏位

1. 体位

(1) 患者俯卧,头侧置成标准头颅侧位,被检侧耳廓向前折叠,并紧贴台面。

(2) 患侧外耳孔置于台面正中线上,下颌稍内收,使听眶线垂直台边。

(3) 探测器置于滤线器托盘内,摄影距离为 100cm。

2. 中心线向足侧倾斜 25°角,通过被检侧外耳孔射入探测器中心。

乳突许氏位成像示意图和结构示意图见图 24-15 和图 24-16。

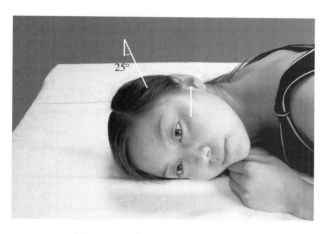

图 24-15　乳突许氏位成像示意图

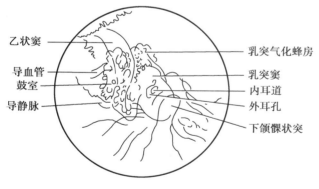

图 24-16　乳突许氏位像结构示意图

3. 标准影像显示

(1) 显示乳突的侧位影像。

(2) 乳突尖投影于照片下部,乳突气房显示清晰。

(3) 内、外耳道及鼓室影基本重叠,重叠影位于

颞颌关节后方。

(4) 耳道影的稍上方为鼓室、上隐窝及鼓窦的投影。

(5) 岩部上缘乙状窦壁及窦硬膜角均清晰可见。

## 十、乳突伦氏位

1. 体位

(1) 患者俯卧,头侧置,被检侧耳廓向前折叠并紧贴台面。

(2) 头部成标准侧位,外耳孔置于台面正中线上,听眶线与台边垂直。

(3) 探测器置于滤线器托盘内,摄影距离为 100cm。

2. 中心线　向足侧倾斜 35°角,侧面观通过眉间延长达胶片中心。

乳突伦氏位成像示意图见图 24-17。

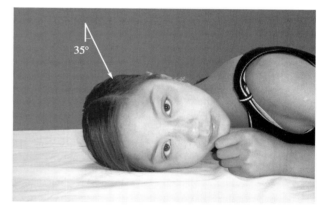

图 24-17　乳突伦氏位成像示意图

## 十一、乳突梅氏位

1. 体位

(1) 患者仰卧,面部转向被检侧。

(2) 被检侧耳廓向前折叠,耳轮后沟置于台面正中线上。

(3) 头部正中矢状面与台面成 45°角,下颌内收,听眶线与台边垂直。

(4) 探测器置于滤线器托盘内,摄影距离为 100cm。

2. 中心线　向足侧倾斜 45°角,侧面观通过患侧外耳孔,将中心线与对面交点对准胶片上缘。

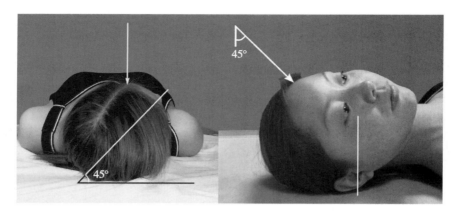

图 24-18　乳突梅氏位成像示意图

乳突梅氏位成像示意图和结构示意图见图 24-18 和图 24-19。

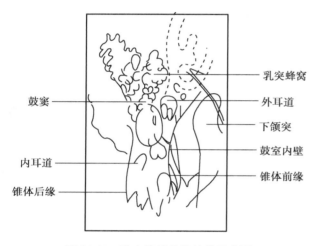

图 24-19　乳突梅氏位像结构示意图

3. 标准影像显示

（1）岩骨正中长轴斜行投影于照片正中，颞颌关节间隙明显。

（2）岩骨长径与横径之比约 4∶1，无明显变形。

（3）鼓室、乳突窦、内耳孔、耳咽管及颈动脉管影像显示清晰。

## 十二、岩乳部斯氏位

1. 体位

（1）患者俯卧，面部转向对侧，被检侧颧骨、鼻部、额部三点置于台面上。

（2）使头部正中矢状面与台面成 45°角，对侧听眶线与台边垂直。

（3）患侧外耳孔前 2cm 处置于台面正中线上，探测器外缘包括乳突尖部，下缘与鼻翼平齐。

（4）探测器置于滤线器托盘内，摄影距离为 100cm。

2. 中心线　向头侧倾斜 12°角，经被检侧外耳孔前 2cm 处，射入探测器中心。

岩乳部斯氏位成像示意图见图 24-20。

3. 标准影像显示

（1）岩骨位于照片正中显示，其内缘与枕骨基

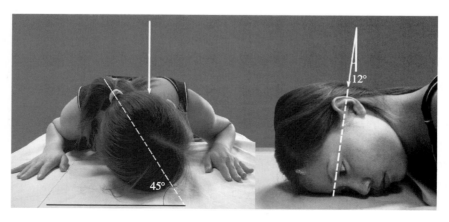

图 24-20　岩乳部斯氏位成像示意图

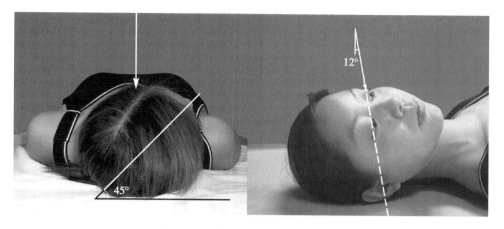

图 24-21 岩乳部反斯氏成像示意图

底分离。

（2）乳突尖端距下颌升支约 1cm，并与颅底投影线以下充分显示。

（3）内听道边界及中耳结构易于辨认。

## 十三、岩乳部反斯氏位

1. 体位

（1）患者仰卧，头面部转向对侧，健侧贴近台面。患侧外耳孔前 2cm 处置于台面正中线上。

（2）头部正中矢状面与台面成 45°角。

（3）下颌稍向下倾，使听眶线与台边垂直。

（4）探测器置于滤线器托盘内，摄影距离为100cm。

2. 中心线 向足侧倾斜 12°角，对准被检侧外耳孔前方 2cm 处射入探测器中心。

岩乳部反斯氏成像示意图见图 24-21。

## 十四、副鼻窦华氏位

1. 体位

（1）患者俯卧，颏部紧贴台面，头部正中矢状面垂直于台面并与台面中线重合。

（2）头稍后仰，使听眶线与台面成 37°角。

（3）两侧外耳孔与台面等距，鼻尖对准探测器中心。

（4）探测器置于滤线器托盘内，摄影距离为100cm。

2. 中心线 对准鼻尖与上唇间连线中点，垂直射入探测器。

副鼻窦华氏位成像示意图和结构示意图见图24-22 和图 24-23。

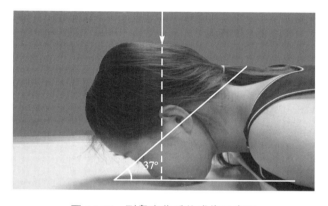

图 24-22 副鼻窦华氏位成像示意图

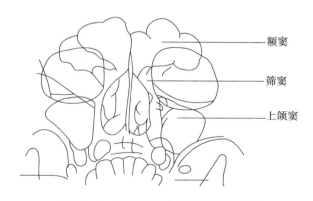

图 24-23 副鼻窦华氏位像结构示意图

3. 标准影像显示

（1）两侧上颌窦对称显示于眼眶之下，呈倒置的三角形。

（2）颞骨岩部的投影位于上颌窦影的下方。

（3）后组筛窦及额窦显示良好。

## 十五、副鼻窦柯氏位

1. 体位

（1）患者俯卧，两上肢放于头部两侧，鼻额紧贴台面。

（2）头部正中矢状面垂直台面并与台面中线重合。

（3）听眦线垂直台面,鼻根处置于探测器中心。

（4）探测器置于滤线器托盘内,摄影距离为100cm。

2. 中心线　向足侧倾斜 23°角,经鼻根部射入探测器中心。

副鼻窦柯氏位成像示意图和结构示意图见图24-24 和图 24-25。

3. 标准影像显示

（1）额窦投影于眼眶的内上方。

（2）眼眶投影于照片的中部,两侧对称,其内可见眶上裂。

（3）前组筛窦显示于两眼眶影之间。

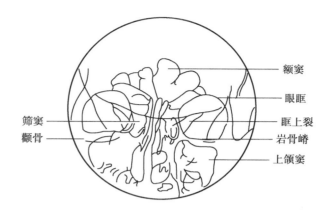

图 24-25　副鼻窦柯氏位像结构示意图

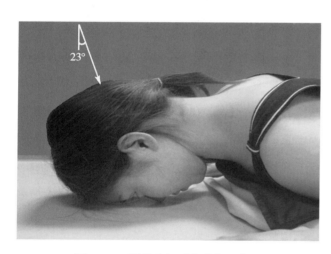

图 24-24　副鼻窦柯氏位成像示意图

## 十六、面骨后前 45°位

1. 体位

（1）患者俯卧于摄影台上,双上肢上举肘部弯曲置于头部两旁。

（2）头部正中矢状面垂直台面并与台面中线重合。

（3）头稍仰起,听眦线与台面成 45°角,鼻尖对准探测器下 1/3 横线上。

（4）探测器置于滤线器托盘内,摄影距离为100cm。

2. 中心线　通过鼻根部垂直射入探测器。

面骨后前 45°位成像示意图见图 24-26。

## 十七、下颌骨后前位

1. 体位

（1）患者俯卧,头部正中矢状面垂直台面并与台面中线重合。

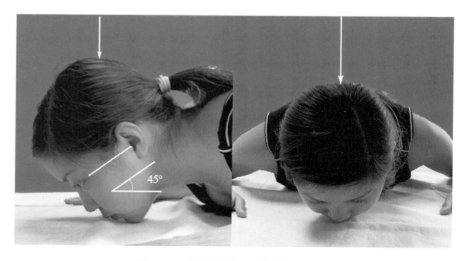

图 24-26　面骨后前 45°位成像示意图

（2）鼻尖及额部紧贴台面,听眦线垂直台面,上唇与下颌联合下缘连线中点对探测器中心。

（3）探测器上缘平外耳孔上 1cm,下缘包括颏部。

（4）探测器置于滤线器托盘内,摄影距离为 100cm。

2. 中心线 对准两下颌角连线中点,垂直射入探测器。

下颌骨后前位成像示意图见图 24-27。

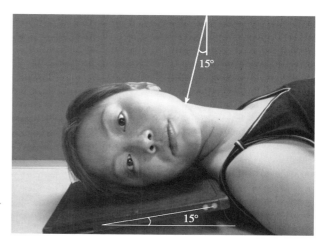

图 24-28 下颌骨侧位成像示意图

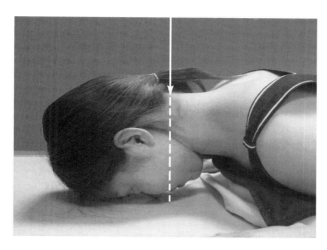

图 24-27 下颌骨后前位成像示意图

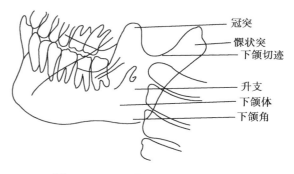

图 24-29 下颌骨侧位像结构示意图

## 十八、下颌骨侧位

1. 体位

（1）患者仰卧于摄影台上,头面部转向被检侧,探测器置于颏高头顶低(倾斜 15°角)的木质角度板上。

（2）头部后仰下颌前伸,使下颌骨体部下缘与探测器横轴平行。

（3）头部正中矢状面与探测器平行,探测器前缘包括颏部,后缘包括外耳孔。

（4）摄影距离为 65~100cm。

2. 中心线 向头侧倾斜 15°角,通过两下颌角连线中点射入探测器。

下颌骨侧位成像示意图和结构示意图见图 24-28 和图 24-29。

## 十九、颞颌关节侧位

1. 体位

（1）患者俯卧,头部成标准头颅侧位,被检侧紧贴台面。

（2）患侧外耳孔前下各 2cm 处位于探测器中心。

（3）探测器置于滤线器托盘内,摄影距离为 100cm。

（4）左右两侧各照一张开口(尽量张大)及闭口像。

2. 中心线 向足侧倾斜 25°角,对准对侧颞颌关节上方约 5cm 处射入探测器中心。

颞颌关节侧位成像示意图见图 24-30。

## 二十、颧骨弓顶颏斜位

1. 体位

（1）患者俯卧,颏部前伸并紧贴台面,成顶颏位。下颌与探测器上缘平齐。

（2）头向对侧偏转 10°~15°角,使头部正中矢状面与台面成 75°~80°角。

（3）患侧听眦线之中点置于台面正中线上,并尽量与台面平行。

（4）探测器置于滤线器托盘内,摄影距离为 100cm。

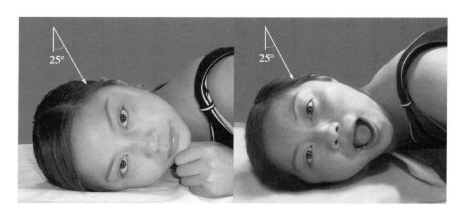

图 24-30　颞颌关节侧位成像示意图

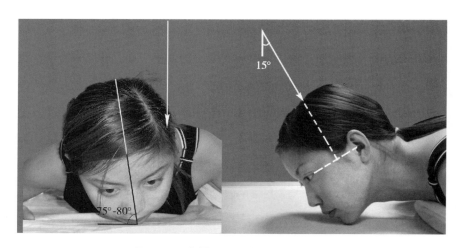

图 24-31　颧骨弓顶颏斜位成像示意图

2. 中心线　垂直听眦线,经颧骨弓内缘切入探测器中心。

颧骨弓顶颏斜位成像示意图和结构示意图见图 24-31 和图 24-32。

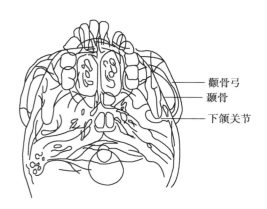

颧骨弓
颧骨
下颌关节

图 24-32　颧骨弓顶颏斜位像结构示意图

## 二十一、鼻 骨 侧 位

1. 体位

（1）患者俯卧,头颅成标准侧位,鼻根部下方 2cm 处位于探测器中心。

（2）探测器置于颧骨外侧(亦可用纸包片,曝光条件选用低毫安,长时间,高千伏)。

（3）摄影距离为 90~100cm。

2. 中心线　对准鼻根下方 2cm 处垂直射入探测器。

鼻骨侧位成像示意图和结构示意图见图 24-33 和图 24-34。

## 二十二、眼 眶 后 前 位

1. 体位

（1）患者俯卧,头部正中矢状面垂直台面,并与台面中线重合,鼻根部位于探测器中心。

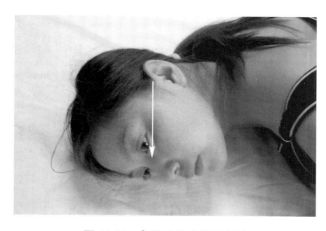

图 24-33　鼻骨侧位成像示意图

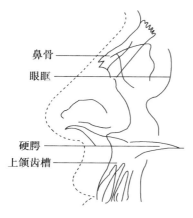

图 24-34　鼻骨侧位像结构示意图

（2）前额和鼻尖紧贴台面，使听眦线垂直台面。

（3）探测器置于滤线器托盘内，摄影距离为 100cm。

2. 中心线　向足侧倾斜 20°角，通过鼻根部射入探测器（图 24-35）。

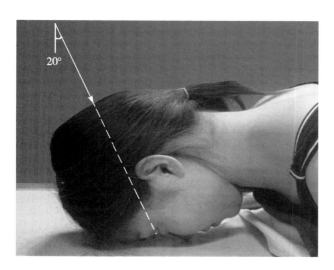

图 24-35　眼眶后前位成像示意图

3. 标准影像显示

（1）鸡冠与鼻中隔连线位于照片正中，两眼眶以此左右对称显示。

（2）岩骨上缘投影于上颌窦内上 1/3 处。

（3）诸眶骨边界锐利，颅前窝底线清晰可见。

## 二十三、眼眶顶颏位

1. 体位

（1）患者俯卧，头稍后仰，颏部及鼻尖贴近台面，使患眼中心置于台面正中线上。

（2）听眦线与台面成 45°角，两外耳孔与台面等距。

（3）探测器置于滤线器托盘内，摄影距离 100~110cm。

（4）探测器上下中线，侧面观对患眼外眦。

2. 中心线　对准患眼中心垂直射入探测器中心（图 24-36）。

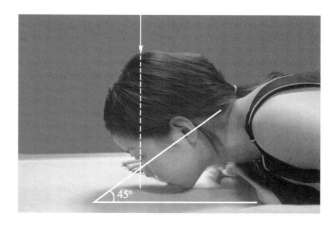

图 24-36　眼眶顶颏位（异物位）成像示意图

## 第二节　脊柱与骨盆 X 线摄影

### 一、第一、二颈椎张口位

1. 体位

（1）患者仰卧于摄影台上，双上肢放于身旁，头颅正中矢状面垂直台面并与台面中线重合。

（2）头后仰，使上颌门齿咬面至乳突尖的连线垂直于台面。

（3）探测器置于滤线器托盘内，摄影距离为 100cm。

（4）曝光时嘱患者口张大或令患者发"啊……"声。

2. 中心线　通过两嘴角连线中点，垂直射入探测器（图 24-37，图 24-38）。

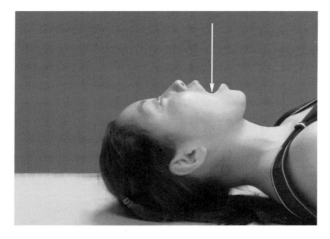

图 24-37　第一、二颈椎张口位成像示意图

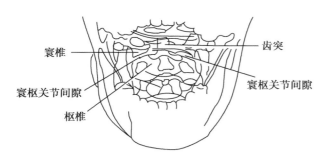

图 24-38　第一、二颈椎张口位像结构示意图

3. 标准影像显示

（1）第 1、2 颈椎于上、下齿列之间显示，第 2 颈椎位于其正中。

（2）上、中切牙牙冠与枕骨底部相重，第 2 颈椎齿突不与枕骨重叠，单独清晰的显示。

（3）齿突与第 1 颈椎两侧块间隙对称，寰枕关节呈切线状显示。

## 二、颈椎正位 AP

1. 体位

（1）患者站立于摄影架前，颈背部靠近摄影架面板，人体正中矢状面垂直摄影架面板并与面板中线重合。

（2）头稍后仰，使上颌门齿咬合面至乳突尖的连线垂直于探测器。

（3）胶片上缘与外耳孔平齐，下缘包括第一胸椎。

（4）探测器置于滤线器托盘内，摄影距离为 100~150cm。

2. 中心线　向头侧倾斜 10°~15° 角，对准甲状

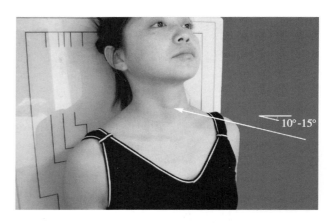

图 24-39　颈椎正位成像示意图

软骨下方射入探测器中心（图 24-39）。

3. 标准影像显示

（1）显示第 3~7 颈椎正位影像，第 3~7 颈椎与第 1 胸椎显示于照片正中。

（2）颈椎棘突位于椎体正中，横突左、右对称显示。

（3）颈椎骨质、椎间隙与钩椎关节显示清晰。

（4）第 1 肋骨及颈旁软组织包括在照片内。

（5）气管投影于椎体正中，其边界易于分辨。

（6）下颌骨显示于第 2、3 颈椎间隙高度。

## 三、颈椎侧位

1. 体位

（1）患者侧立于摄影架前，两足分开使身体站稳，外耳孔与肩峰连线位于片盒中心。

（2）头部后仰，下颌前伸，头颈部正中矢状面平行于摄影架面板，上颌门齿咬合面与乳突尖端连线与水平面平行。

（3）双肩尽量下垂，必要时辅以外力向下牵引。

（4）探测器上缘包括外耳孔，下缘包括肩峰。

（5）探测器置于滤线器托盘内。摄影距离为 100~150cm。

2. 中心线　经甲状软骨平面颈部的中点，水平方向垂直射入探测器中心（图 24-40，图 24-41）。

3. 标准影像显示

（1）显示全部颈椎侧位影像，1~7 颈椎显示于照片正中。

（2）各椎体前后缘均无双缘现象。

（3）椎体骨质、各椎间隙及椎间关节显示清晰。

（4）下颌骨不与椎体重叠。

（5）气管、颈部软组织层次清楚。

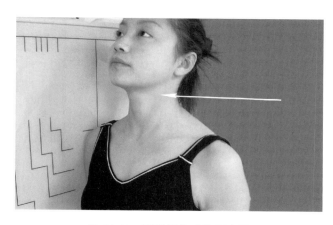

图 24-40　颈椎侧位成像示意图

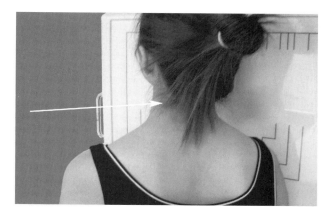

图 24-42　颈椎后前斜位成像示意图

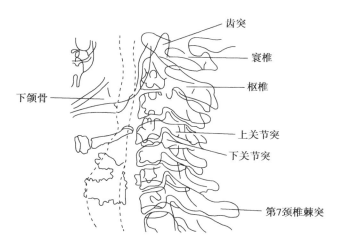

图 24-41　颈椎侧位像结构示意图

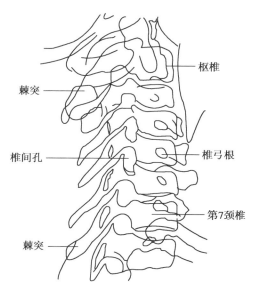

图 24-43　颈椎后前斜位像结构示意图

## 四、颈椎后前斜位

1. 体位

（1）患者取站立位，面向摄影架，被检侧靠近摄影架面板，使人体冠状面与摄影架面板约成 55°~65° 角。下颌稍前伸，上肢尽量下垂。

（2）颈椎序列长轴，置于探测器长轴中线。

（3）探测器上缘包括外耳孔，下缘包括第一胸椎。

（4）探测器置于滤线器托盘内，摄影距离为 100~150cm。

2. 中心线　对准甲状软骨平面颈部中点，水平方向垂直射入探测器中心。此体位用于检查颈椎椎间孔和椎弓根病变，应摄左右两侧，以作对比（图 24-42，图 24-43）。

3. 标准影像显示

（1）显示颈椎斜位影像，第 1~7 颈椎显示于照片正中。

（2）近胶片侧椎间孔、椎弓根显示清楚，椎间孔显示于椎体与棘突之间，椎弓根投影于椎体正中。

（3）诸椎体骨质清晰，椎间隙清晰。

（4）下颌骨不与椎体重叠。

## 五、颈胸椎正位

1. 体位

（1）患者仰卧于摄影台上，人体正中矢状面垂直台面并与台面中线重合。

（2）头部稍后仰，双上肢置于身体两侧。

（3）探测器上缘包括第 4 颈椎，下缘包括第 4 胸椎。

（4）探测器置于滤线器托盘内，摄影距离为 100cm。

2. 中心线　对准第 1 胸椎垂直射入探测器。
颈胸椎正位成像示意图见图 24-44。

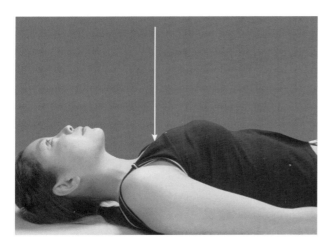

图 24-44　颈胸椎正位成像示意图

## 六、颈胸椎侧位

1. 体位

（1）患者侧卧于摄影台上，近台侧上肢上举，肘部弯曲抱头。肱骨枕于头下。颈胸部尽量向前挺出。

（2）头部垫以棉垫，使颈椎与胸椎成一直线序列，并置于台面中线。

（3）远台侧上肢肩肱关节外旋，手臂尽量向后下方牵引，使两肩能上下方向错开。

（4）探测器上缘包括第 4 颈椎，下缘包括第 4 胸椎。

（5）探测器置于滤线器托盘内，摄影距离为 100cm。

2. 中心线　对准锁骨上窝垂直射入探测器。

颈胸椎侧位成像示意图见图 24-45。

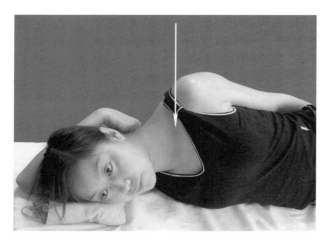

图 24-45　颈胸椎侧位成像示意图

## 七、胸 椎 正 位

1. 体位

（1）患者仰卧于摄影台上，人体正中矢状面垂直台面，并与台面中线重合。

（2）头稍后仰，双上肢放于身体两侧。

（3）探测器上缘包括第 7 颈椎，下缘包括第 1 腰椎。

（4）探测器置于滤线器托盘内，摄影距离为 100cm。

2. 中心线　对准胸骨角与剑突连线中点，与探测器垂直。

胸椎正位成像示意图和结构示意图见图 24-46 和图 24-47。

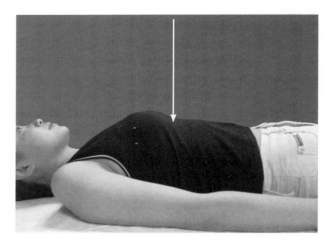

图 24-46　胸椎正位成像示意图

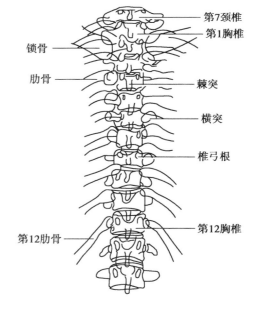

图 24-47　胸椎正位像结构示意图

3. 标准影像显示

（1）上部胸椎及第 7 颈椎或下部胸椎及第 1 腰椎,于照片正中显示。

（2）棘突序列于椎体正中,两侧横突、椎弓根对称显示。

（3）各椎体椎间隙清晰锐利,椎骨纹理显示明了。

## 八、胸 椎 侧 位

1. 体位

（1）患者侧卧于摄影台上,双侧上肢尽量上举抱头,双下肢屈曲,膝部上移。

（2）腰部垫以棉垫,使胸椎序列平行于台面,并置于台面中线。

（3）探测器上缘包括第 7 颈椎,下缘包括第 1 腰椎。

（4）探测器置于滤线器托盘内,摄影距离为 100cm。

2. 中心线　对准胸 7 椎体,垂直射入探测器。（腰部如不垫棉垫,中心线应向头部倾斜 5°~10° 角,使中心线与胸椎长轴垂直）

胸椎侧位成像示意图和结构示意图见图 24-48 和图 24-49。

3. 标准影像显示

（1）第 3~12 胸椎呈侧位显示于照片正中,略有后突弯曲,不与肱骨重叠。

（2）椎体各缘呈切线状显示,无双边现象,椎间隙清晰明确。

（3）肺野部分密度均匀与椎体对比调和。

（4）各椎体及其附件结构易于分辨,骨纹理清

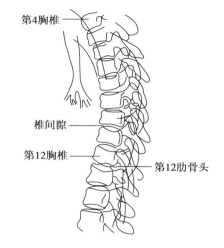

图 24-49　胸椎侧位像结构示意图

晰显示。

## 九、腰椎前后位

1. 体位

（1）患者仰卧于摄影台上,人体正中矢状面垂直台面,并与台面中线重合。

（2）两侧髋部和膝部弯曲,使腰部贴近台面,以矫正腰椎生理弯曲度,减少失真。

（3）双上肢放于身体两侧或上举抱头。

（4）探测器上缘包括第 12 胸椎,下缘包括第 1 骶椎。

（5）探测器置于滤线器托盘内,摄影距离为 100cm。

2. 中心线　对准脐上 3cm 处,垂直射入探测器。

腰椎前后位成像示意图和结构示意图见图 24-50 和图 24-51。

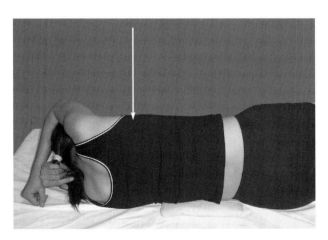

图 24-48　胸椎侧位成像示意图

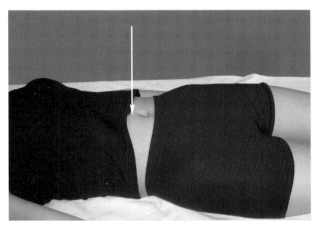

图 24-50　腰椎前后位成像示意图

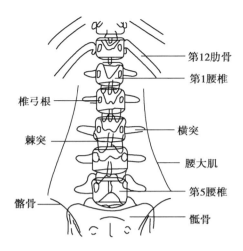

图 24-51　腰椎前后位像结构示意图

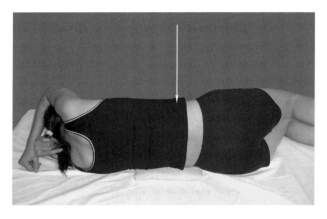

图 24-52　腰椎侧位成像示意图

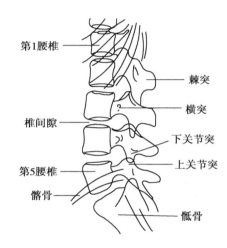

图 24-53　腰椎侧位像结构示意图

3. 标准影像显示

（1）照片包括第 11 胸椎至第 2 骶椎全部椎骨及两侧腰大肌。

（2）椎体序列于照片正中,两侧横突、椎弓根对称显示。

（3）第 3 腰椎椎体各缘呈切线状显示,无双边现象,椎间隙清晰可见。

## 十、腰 椎 侧 位

1. 体位

（1）患者侧卧于摄影台上,双上肢自然上举抱头,双下肢屈曲,膝部上移。

（2）腰部用棉垫垫平,使腰椎序列平行于台面,并置于台面中线。

（3）探测器上缘包括第 11 胸椎,下缘包括上部骶椎。

（4）探测器置于滤线器托盘内,摄影距离为100cm。

2. 中心线　对准第 3 腰椎与探测器垂直。

腰椎侧位成像示意图和结构示意图见图 24-52和图 24-53。

3. 标准影像显示

（1）照片包括第 11 胸椎至第 2 骶椎椎骨。

（2）腰椎椎体各缘无双边现象,尤其是第 3腰椎。

（3）椎体骨皮质和骨小梁结构清晰可见。

（4）椎弓根、椎间孔和邻近软组织可见。

（5）椎间关节、腰骶关节及棘突可见。

## 十一、腰 椎 斜 位

1. 体位

（1）患者侧卧于摄影台上,近台面侧髋部及膝部弯曲,对侧下肢伸直。

（2）身体后倾,使冠状面与台面约成 45°角。腰椎长轴对准台面中线。

（3）探测器上缘包括第 11 胸椎,下缘包括上部骶椎。

（4）探测器置于滤线器托盘内,摄影距离为100cm。

2. 中心线　对准第 3 腰椎与探测器垂直。（此位常规照左右两后斜位,便于两侧对比观察）

腰椎斜位成像示意图和结构示意图见图 24-54和图 24-55。

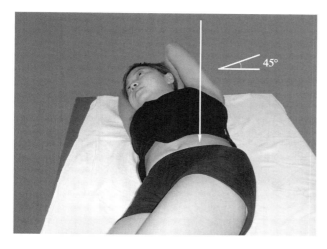

图 24-54　腰椎斜位成像示意图

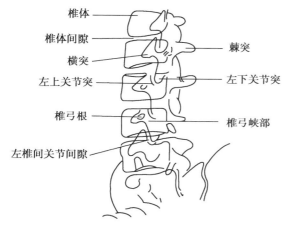

图 24-55　腰椎斜位像结构示意图

3. 标准影像显示

（1）第 1~5 腰椎及腰骶关节呈斜位，于照片正中显示。

（2）各椎弓根投影于椎体正中或前 1/3 处，检测椎间关节间隙呈切线状的单边显示，投影于椎体后 1/3 处。

（3）椎间隙显示良好，第 3 腰椎上、下面的两侧缘应重合为一致密线状影。

（4）与椎体相重叠的椎弓部结构，应显示清晰分明。

## 十二、骶椎正位

1. 体位

（1）患者仰卧于摄影台上，人体正中矢状面垂直台面，并与台面中线重合。

（2）双下肢伸直，两趾并拢。

（3）探测器上缘包括第 4 腰椎，下缘包括尾椎。

（4）探测器置于滤线器托盘内，摄影距离为 100cm。

2. 中心线　向头侧倾斜 15°~20° 角，对准耻骨联合上缘 3cm 处射入探测器。

骶椎正位成像示意图和结构示意图见图 24-56 和图 24-57。

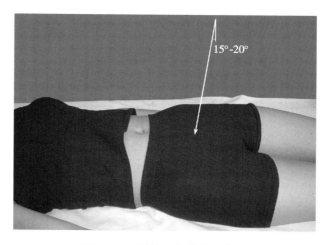

图 24-56　骶椎正位成像示意图

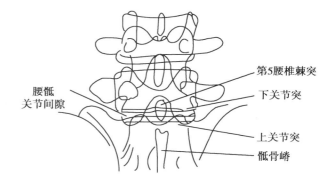

图 24-57　骶椎正位像结构示意图

3. 标准影像显示

（1）照片应包括全部骶椎及腰骶关节，骶中嵴位于照片正中显示。

（2）骶椎孔及骶髂关节左右对称。

（3）耻骨联合部不与骶椎重叠。

（4）无肠内容物与骶椎重叠，骶椎骨纹理清晰可见。

## 十三、尾椎正位

1. 体位

（1）患者仰卧于摄影台上，人体正中矢状面垂直于台面，并与台面中线重合。

（2）双下肢伸直，两踇趾并拢。

（3）探测器上缘包括髂骨嵴、下缘超出耻骨联合。

（4）探测器置于滤线器托盘内,摄影距离为100cm。

2. 中心线　向足侧倾斜10°角,对准两侧髂前上棘连线中点,射入探测器。

尾椎正位成像示意图和结构示意图见图24-58和图24-59。

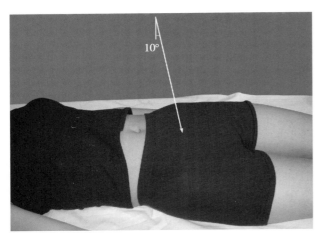

图 24-58　尾椎正位成像示意图

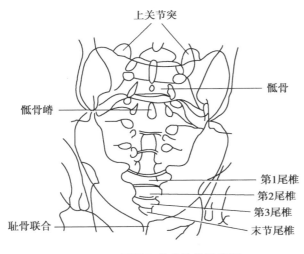

图 24-59　尾椎正位像结构示意图

## 十四、骶尾椎侧位

1. 体位

（1）患者侧卧于摄影台上,双下肢屈曲,膝部上移。

（2）骶尾部后平面垂直于台面,腰部垫以棉垫。使骶、尾骨正中矢状面与台面平行,并置于探测器范围内。

（3）探测器上缘包括第5腰椎,下缘包括全部尾椎。

（4）探测器置于滤线器托盘内,摄影距离为100cm。

2. 中心线　对准髂后下棘前方8cm处,垂直射入探测器。

骶尾椎侧位成像示意图和结构示意图见图24-60和图24-61。

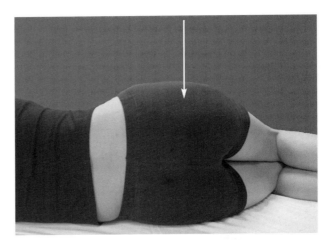

图 24-60　骶尾椎侧位成像示意图

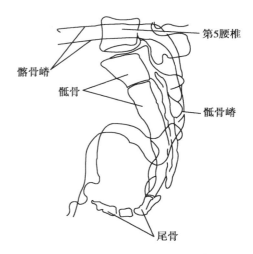

图 24-61　骶尾椎侧位像结构示意图

3. 标准影像显示

（1）骶尾椎及腰骶关节位于照片正中显示,边界明确,其椎体各节易于分辨。

（2）骶椎两侧无名线应重叠为单一致密线。

（3）腰骶关节及骶尾关节间隙清晰可见。

## 十五、骶髂关节前后位

1. 体位

（1）患者仰卧于摄影台上，人体正中矢状面垂直台面，并与台面中线重合。

（2）双下肢伸直，或双髋和双膝稍弯曲并用棉垫稍垫高，使腰椎摆平。

（3）探测器上缘超出髂骨嵴，下缘包括耻骨联合。

（4）探测器置于滤线器托盘内，摄影距离为100cm。

2. 中心线　向头侧倾斜 10°~25° 角，对准两髂前上棘连线中点，射入暗合中心。

骶髂关节前后位成像示意图和结构示意图见图 24-62 和图 24-63。

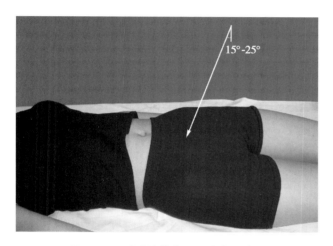

图 24-62　骶髂关节前后位成像示意图

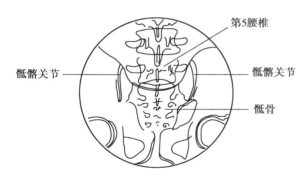

图 24-63　骶髂关节前后位成像示意图

## 十六、骶髂关节前后斜位

1. 体位

（1）患者仰卧于摄影台上，被检侧腰部及臀部抬高，使人体冠状面与台面成 20°~25° 角。

（2）将被检侧的髂前上棘内侧 2.5cm 处的纵切面对准台面中线。

（3）两髂前上棘连线平面置于探测器上下的中线。探测器上缘包括髂骨嵴，下缘包括耻骨。

（4）探测器置于滤线器托盘内，摄影距离为100cm。

2. 中心线　对准被检侧髂前上棘内侧 2.5cm 处，垂直射入探测器。

骶髂关节前后斜位成像示意图和结构示意图见图 24-64 和图 24-65。

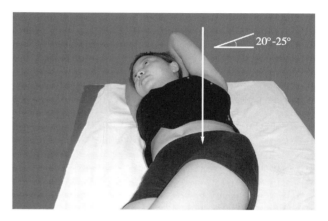

图 24-64　骶髂关节前后斜位成像示意图

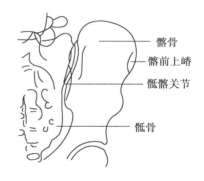

图 24-65　骶髂关节前后斜位像结构示意图

## 十七、骨盆前后正位

1. 体位

（1）患者仰卧于摄影台上，人体正中矢状面垂直台面，并与台面中线重合。

（2）两下肢伸直，双足轻度内旋（10°~15°），踇趾并拢。两侧髂前上棘至台面的距离相等。

（3）探测器上缘包括髂骨嵴，下缘达耻骨联合下方 3cm。

（4）探测器置于滤线器托盘内，摄影距离为

100cm。

2. 中心线 对准两髂前上棘连线中点下方3cm 处,垂直射入探测器。

骨盆前后正位成像示意图和结构示意图见图24-66 和图 24-67。

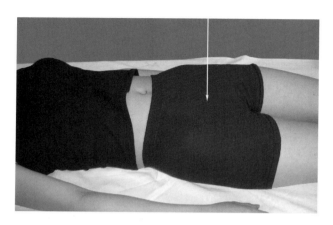

图 24-66 骨盆前后正位成像示意图

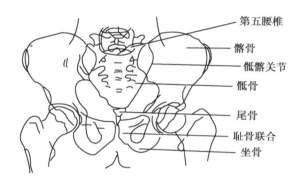

图 24-67 骨盆前后正位像结构示意图

3. 标准影像显示

(1) 照片包括全部骨盆诸骨及股骨近端 1/4,且左右对称,骨盆腔位于照片正中显示。

(2) 耻骨不与骶椎重叠,两侧大粗隆内缘与股骨颈重叠 1/2。

(3) 两侧髂骨翼与其他诸骨密度均匀,且骨纹理清晰可见。

## 第三节 上肢及关节 X 线摄影

### 一、手掌后前位

1. 体位

(1) 患者侧坐于摄影台一端,曲肘约 90° 角。

(2) 五指自然分开,掌心向下紧贴探测器,第 3

掌骨头置于探测器中心。

(3) 摄影距离 90~100cm。

2. 中心线 对准第 3 掌骨头垂直射入探测器。

手掌后前位成像示意图和结构示意图见图24-68 和图 24-69。

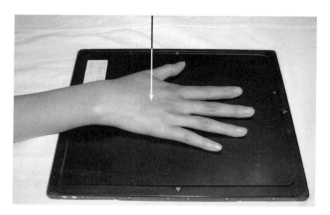

图 24-68 手掌后前位成像示意图

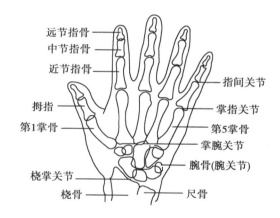

图 24-69 手掌后前位像结构示意图

3. 标准影像显示 ①全部掌指骨及腕关节包括在照片内,第三掌指关节位于照片正中;②五个指骨以适当的间隔呈分离状显示;③二至五掌指骨呈正位,拇指呈斜位投影;④掌骨至指骨远端,骨纹理清晰可见,并能呈现出软组织层次。

### 二、掌下斜位

1. 体位

(1) 患者侧坐于摄影台一端,曲肘约 90° 角。

(2) 五指均匀分开,稍弯曲,指尖触及探测器。手指内旋,使掌心面与探测器约成 45° 角。

(3) 摄影距离为 90~100cm。

2. 中心线 对准第 5 掌骨头,垂直射入探测器。

掌下斜位成像示意图和结构示意图见图 24-70

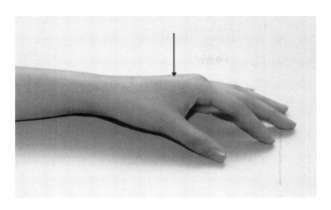

图 24-70　掌下斜位成像示意图

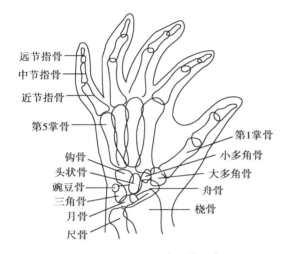

图 24-71　掌下斜位像结构示意图

和图 24-71。

3. 标准影像显示　①全部掌指骨及腕关节包括在照片内,呈斜位投影,第三掌指关节位于照片正中;②全部掌指骨骨纹理清晰可见,软组织层次显示良好;③大多角骨与第一掌指关节间隙明确。

## 三、拇 指 正 位

1. 体位

(1) 患者坐于摄影台一端,手背内旋使掌心向上,拇指背侧紧贴探测器。

(2) 患者自己用健侧手将其余四指抓住并背屈。

(3) 摄影距离为 90~100cm。

2. 中心线　对准拇指的指掌关节,垂直射入探测器。

拇指正位成像示意图和结构示意图见图 24-72 和图 24-73。

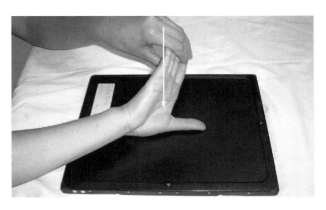

图 24-72　拇指正位成像示意图

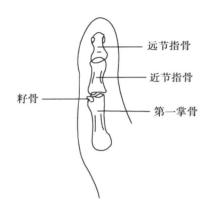

图 24-73　拇指正位像结构示意图

## 四、拇 指 侧 位

1. 体位

(1) 患者侧坐于摄影台一端,肘部弯曲,约成直角,拇指外侧缘紧贴探测器,使拇指背面与探测器垂直。

(2) 其余手指握拳,用以支持手掌,防止抖动。

(3) 摄影距离为 90~100cm。

2. 中心线　对准拇指的指掌关节,垂直射入探测器。

拇指侧位成像示意图见图 24-74。

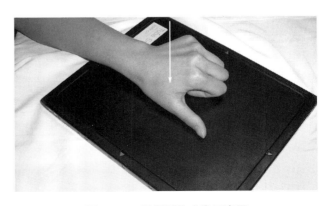

图 25-74　拇指侧位成像示意图

## 五、腕关节后前位

1. 体位

(1) 患者坐位,腕关节成后前位,肘部弯曲约成 90°角。

(2) 手半握拳,腕关节置于探测器中心,腕部掌面紧贴探测器。

(3) 摄影距离为 90~100cm。

2. 中心线　对准尺骨和桡骨茎突连线的中点,垂直射入探测器。

腕关节后前位成像示意图和结构示意图见图 24-75 和图 24-76。

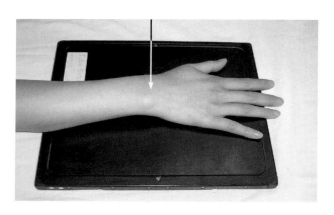

图 24-75　腕关节后前位成像示意图

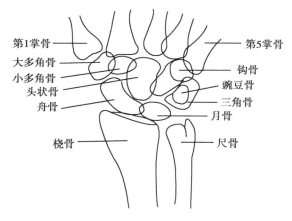

图 24-76　腕关节后前位像结构示意图

3. 标准影像显示　①腕关节诸骨位于照片正中,呈正位显示,照片包括尺桡骨远端及掌骨近端;②掌腕关节及桡腕关节间隙显示清晰;③诸骨纹理及周围软组织清晰可见。

## 六、腕关节侧位

1. 体位

(1) 患者侧坐于摄影台旁,肘部弯曲,约成

直角。

(2) 手指和前臂侧放,将第五掌骨和前臂尺侧紧贴探测器,尺骨茎突置于探测器中心。

(3) 摄影距离为 90~100cm。

2. 中心线　对准桡骨茎突,垂直射入探测器。

腕关节侧位成像示意图和结构示意图见图 24-77 和图 24-78。

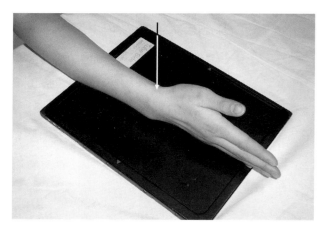

图 24-77　腕关节侧位成像示意图

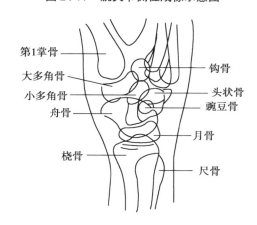

图 24-78　腕关节侧位像结构示意图

3. 标准影像显示　①腕关节呈侧位显示,位于照片正中;②尺桡骨远端重叠良好;③诸骨纹理及周围软组织清晰可见。

## 七、腕关节外展位

1. 体位

(1) 患者面向摄影台一端就坐,自然屈肘,掌心向下。

(2) 探测器置于一个 20°角度板上(或用沙袋垫高 20°)。

(3) 腕部平放于探测器上,手掌尽量向尺侧偏移。

（4）摄影距离 90~100cm。（用于观察舟状骨）

2. 中心线 对准尺骨和桡骨茎突连线中点,垂直射入探测器。

腕关节外展位成像示意图和结构示意图见图 24-79 和图 24-80。

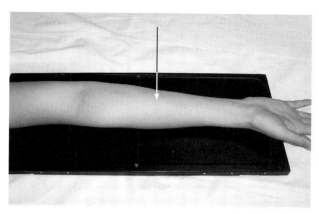

图 24-81 前臂正位成像示意图

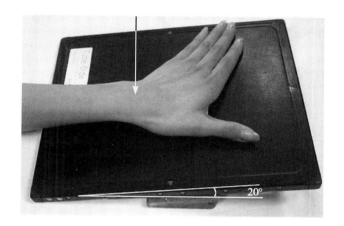

图 24-79 腕关节外展位成像示意图

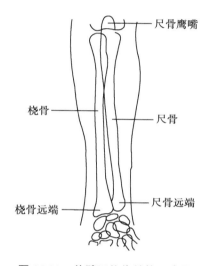

图 24-82 前臂正位像结构示意图

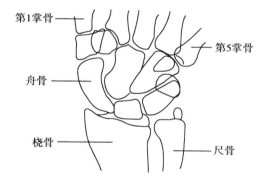

图 24-80 腕关节外展位像结构示意图

## 八、前 臂 正 位

1. 体位

（1）患者面向摄影台一端就坐,前臂伸直,掌心向上,背面紧贴探测器。

（2）前臂长轴与探测器长轴平行。

（3）探测器上缘包括肘关节,下缘包括腕关节。

（4）摄影距离 90~100cm。

2. 中心线 对准前臂中点,垂直射入探测器。

前臂正位成像示意图和结构示意图见图 25-81 和图 25-82。

3. 标准影像显示 ①显示尺、桡骨正位影像。②腕关节或（和）轴关节呈正位像显示;③诸骨纹理及周围软组织清晰可见。

## 九、前 臂 侧 位

1. 体位

（1）患者面向摄影台一端就坐,屈肘约成 90°角。

（2）前臂呈侧位,尺侧紧贴探测器,肩部下移,尽量接近肘部高度。

（3）探测器上缘包括肘关节,下缘包括腕关节。

（4）摄影距离为 90~100cm。

2. 中心线 对准前臂中点,垂直射入探测器中心。

前臂侧位成像示意图和结构示意图见图 24-83 和图 24-84。

## 十、肘 关 节 正 位

1. 体位

（1）患者面向摄影台一端就坐,前臂伸直,掌心向上。

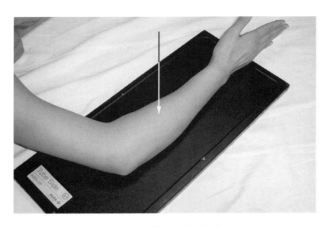

图 24-83　前臂侧位成像示意图

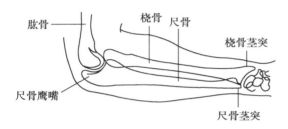

图 24-84　前臂侧位像结构示意图

（2）尺骨鹰嘴突置于探测器中心并紧贴探测器。

（3）摄影距离为 90~100cm。

2. 中心线　对准肘关节（肘横纹中点）垂直射入探测器。

肘关节正位成像示意图和结构示意图见图 24-85 和图 24-86。

3. 标准影像显示　①照片包括肱骨远端及尺桡骨近端，其关节间隙位于照片正中显示；②肘关节面呈切线位显示，明确锐利；③鹰嘴窝位于肱骨内外髁正中稍偏尺侧；④肘关节诸骨纹理及周围软组织清晰可见。

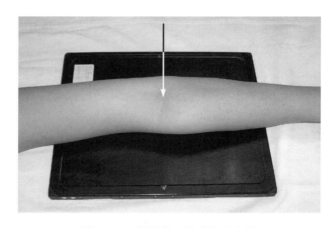

图 24-85　肘关节正位成像示意图

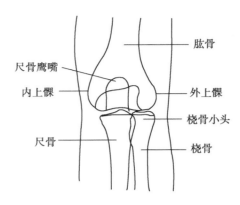

图 24-86　肘关节正位像结构示意图

## 十一、肘关节侧位

1. 体位

（1）患者面向摄影台一端侧坐，屈肘成 90° 角，肘关节内侧紧贴探测器。

（2）手掌心面对患者，拇指在上，尺侧朝下，成侧位姿势。

（3）肩部下移，尽量接近肘部高度。

（4）摄影距离为 90~100cm。

2. 中心线　对准肘关节间隙，垂直射入探测器。

肘关节侧位成像示意图和结构示意图见图 24-87 和图 24-88。

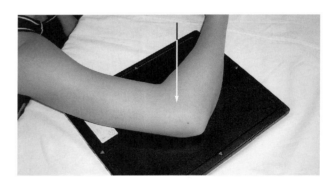

图 24-87　肘关节侧位成像示意图

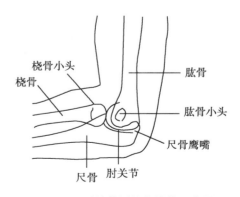

图 24-88　肘关节侧位像结构示意图

3. 标准影像显示　①肱骨远端与尺桡骨近端呈 90°~120° 角；②尺骨与肱骨的关节间隙显示明确，锐利；③肱骨外髁重叠，呈圆形投影；④肘关节诸骨纹理清晰，周围软组织层次分明。

## 十二、肱骨前后位

1. 体位

（1）患者仰卧于摄影台上，手臂伸直稍外展，掌心朝上。对侧肩部稍垫高，使被检侧上臂尽量贴近探测器。

（2）肱骨长轴与探测器长轴保持一致，探测器上缘包括肩关节，下缘包括肘关节。

（3）摄影距离为 90~100cm。

2. 中心线　对准肱骨中点，垂直射入探测器。

肱骨前后位成像示意图和结构示意图见图 24-89 和图 24-90。

3. 标准影像显示　①显示肱骨正位影像；②软

组织影像显示良好。

## 十三、肱 骨 侧 位

1. 体位

（1）患者仰卧于摄影台上，对侧肩部稍垫高，使被检侧上臂尽量贴近探测器。

（2）被检侧上臂与躯干稍分开，肘关节弯曲成 90° 角，成侧位姿势置于胸前。

（3）肱骨长轴与探测器长轴平行一致。

（4）探测器上缘包括肩关节，下缘包括肘关节。

（5）摄影距离为 90~100cm。

2. 中心线　对准肱骨中点，垂直射入探测器。

肱骨侧位成像示意图和结构示意图见图 25-91 和图 25-92。

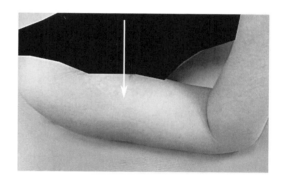

图 24-91　肱骨侧位成像示意图

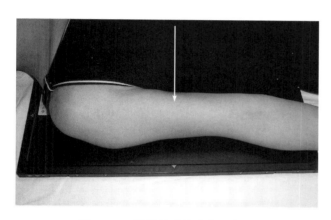

图 24-89　肱骨前后位成像示意图

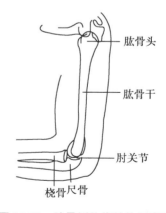

图 24-92　肱骨侧位像结构示意图

3. 标准影像显示　①显示肱骨侧位影像；②软组织影像显示良好。

## 十四、肩关节前后正位

1. 体位

（1）患者仰卧于摄影台上，被检侧肩胛骨喙突

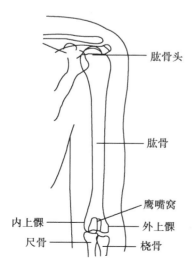

图 24-90　肱骨前后位像结构示意图

置于台面正中线上。

（2）被检侧上肢向下伸直,掌心向上。对侧躯干稍垫高,使被检侧肩部紧贴台面。

（3）探测器上缘超出肩部,外缘包括肩部软组织。

（4）探测器置于滤线器托盘内,摄影距离为100cm。

2. 中心线　对准喙突垂直射入探测器。

肩关节前后正位成像示意图和结构示意图见图 24-93 和图 24-94。

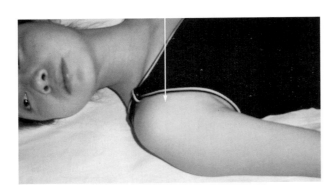

图 24-93　肩关节前后正位成像示意图

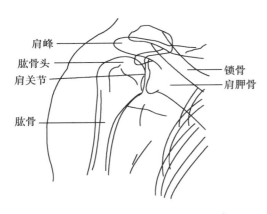

图 24-94　肩关节前后正位像结构示意图

3. 标准影像显示　①照片包括肩关节诸骨,其关节位于照片正中或稍偏外显示;②肩关节盂前后重合,呈切线位显示,不与肱骨头重叠,关节间隙显示清晰明了;③肱骨小结位于肱骨头外 1/3 处显示;④肱骨头、肩峰及锁骨纹理显示清晰,周围软组织层次可辨。

## 十五、肩关节穿胸侧位

1. 体位

（1）患者侧立于摄影架前,被检侧上臂外缘紧

贴摄影架面板。

（2）被检侧上肢及肩部尽量下垂,掌心向前,对侧上肢高举抱头。

（3）被检侧肱骨外科颈对准探测器中心。

（4）探测器置于滤线器托盘内,摄影距离为100cm。

2. 中心线　水平方向通过对侧腋下,经被检侧上臂的上 1/3 处,垂直射入探测器。

肩关节穿胸侧位成像示意图见图 24-95。

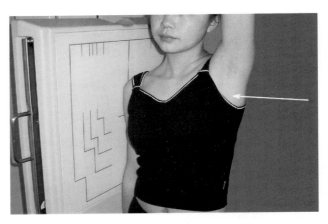

图 24-95　肩关节穿胸侧位成像示意图

## 十六、锁骨后前正位

1. 体位

（1）患者俯卧于摄影台上,被检侧锁骨中点对探测器上 1/3 横线中点。

（2）头面部转向对侧,使锁骨与台面贴近,被检侧手臂内旋,掌心向上。

（3）肩部下垂,使肩部与胸锁关节相平。

（4）摄影距离为 90~100cm。

2. 中心线　通过锁骨中点,向足侧倾斜 10° 角。

锁骨后前正位成像示意图和结构示意图见图24-96 和图 24-97。

## 十七、肩锁关节后前位

1. 体位

（1）患者直立于摄影架前,面向探测器,两足分开,使身体站稳。

（2）两臂下垂,两侧肩锁关节对探测器横轴中线,人体正中矢状面对探测器纵轴中线。

（3）两手各握重量相等的沙袋一只,使肩部下垂,锁骨成水平状。

（4）摄影距离为 90~100cm。

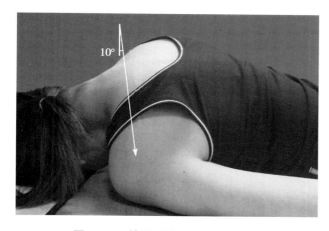

图 24-96 锁骨后前正位成像示意图

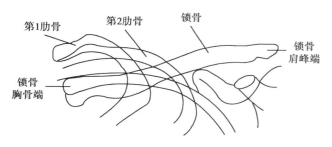

图 24-97 锁骨后前正位像结构示意图

2. 中心线 对准第三胸椎,水平方向与探测器垂直(深吸气后屏气曝光)。

肩锁关节后前位成像示意图见图 24-98。

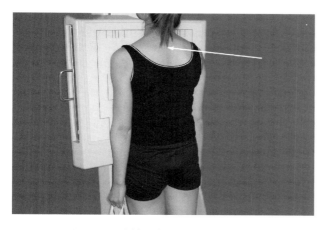

图 24-98 肩锁关节后前位成像示意图

# 第四节 下肢及关节 X 线摄影

## 一、足前后正位

1. 体位

(1) 患者仰卧或坐于摄影台上,被检侧膝关节

弯曲,足底部紧贴探测器。

(2) 探测器上缘包括足趾,下缘包括足跟,第三跖骨基底部放于探测器中心,并使探测器中线与足部长轴一致。

(3) 摄影距离为 90~100cm。

2. 中心线 通过第三跖骨基底部,垂直(或向足跟侧倾斜 15° 角)射入探测器。

足前后正位成像示意图和结构示意图见图 24-99 和图 24-100。

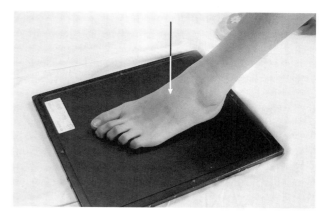

图 24-99 足前后正位成像示意图

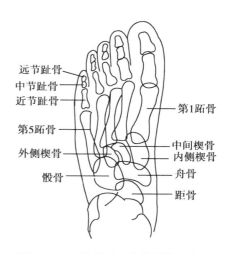

图 24-100 足前后正位像结构示意图

3. 标准影像显示 ①照片包括距、趾及跗骨,第 3 跖骨基底部位于照片正中;②跗骨到趾骨远端密度适当,骨纹理清晰可见;③舟距关节与骰跟间隙清晰可见。

## 二、足内斜位

1. 体位

(1) 患者仰卧或坐于摄影台上,被检侧膝部弯曲,足底部紧贴探测器。

(2) 探测器前缘包括足趾,后缘包括足跟。

(3) 第三跖骨基底部放于探测器中心,将躯干和被检侧下肢向内倾斜,使足底与探测器成 30°~50° 角。

(4) 摄影距离为 90~100cm。

2. 中心线 通过第三跖骨基底部,垂直射入探测器。

足内斜位成像示意图和结构示意图见图 24-101 和图 24-102。

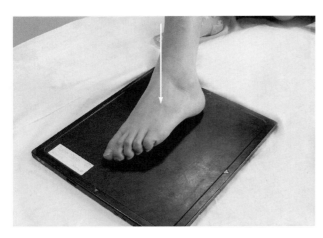

图 24-101 足内斜位成像示意图

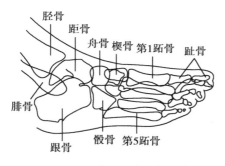

图 24-102 足内斜位像结构示意图

3. 标准影像显示 ①全足诸骨呈斜位,第 3、4 跖骨基底部位于照片正中;②第 1、2 跖骨部分重叠,其余均单独显示;③距跟关节、楔舟关节及第 3、4 跗跖关节间隙显示明确;④全足诸骨密度基本均匀,骨纹理清晰。

## 三、足侧位

1. 体位

(1) 患者侧卧于摄影台上,被检侧下肢外侧缘靠近台面,膝部弯曲。

(2) 被检侧足部外侧缘紧贴探测器,足部呈侧位,使足底平面与探测器垂直。

(3) 探测器上缘包括足趾,下缘包括跟骨。

(4) 摄影距离为 90~100cm。

2. 中心线 通过足部中点,垂直射入探测器。

足侧位成像示意图和结构示意图见图 24-103 和图 24-104。

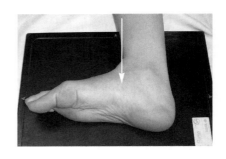

图 24-103 足侧位成像示意图

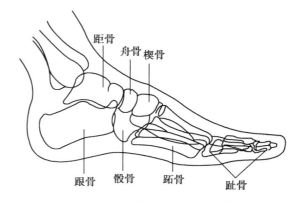

图 24-104 足侧位像结构示意图

## 四、跟骨侧位

1. 体位

(1) 患者侧卧于摄影台上,被检侧下肢外侧缘紧贴台面,膝部弯曲。

(2) 被检侧足部外侧紧贴探测器,使足底平面垂直探测器。

(3) 跟骨置于探测器中心。

(4) 摄影距离为 90~100cm。

2. 中心线 对准跟距关节,垂直射入探测器。

跟骨侧位成像示意图和结构示意图见图 24-105 和图 24-106。

3. 标准影像显示 ①照片包括踝关节及部分距骨,跟骨位于照片正中,呈侧位显示;②距骨下关节面呈切线位显示,其关节间隙清晰可见;③跟骨纹理显示清晰。

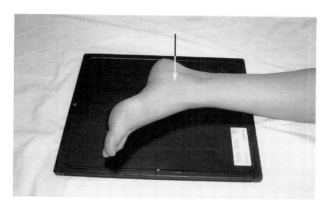

图 24-105　跟骨侧位成像示意图

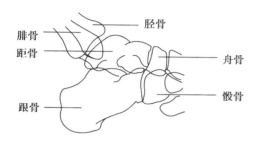

图 24-106　跟骨侧位像结构示意图

## 五、跟 骨 轴 位

1. 体位

（1）患者仰卧或坐于摄影台上，被检侧下肢伸直。

（2）小腿长轴与探测器长轴一致，踝关节置于探测器中心，踝部极度背屈。

（3）摄影距离为 90~100cm。

2. 中心线　向头侧倾斜 35°~45° 角，通过第三跖骨基底部射入探测器中心。

跟骨轴位成像示意图和结构示意图见图 24-107 和图 24-108。

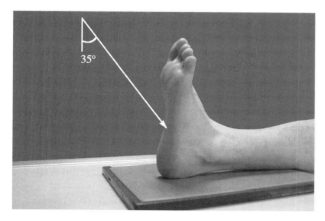

图 24-107　跟骨轴位成像示意图

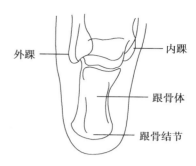

图 24-108　跟骨轴位像结构示意图

## 六、踝关节前后位

1. 体位

（1）患者仰卧或坐于摄影台上，被检侧下肢伸直，将踝关节置于探测器中心。

（2）小腿长轴与探测器中线平行，足稍内旋，足尖下倾。

（3）摄影距离为 90~100cm。

2. 中心线　通过内、外踝连线中点上方 1cm 处，垂直射入探测器。

踝关节前后位成像示意图和结构示意图见图 24-109 和图 24-110。

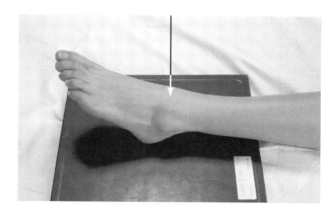

图 24-109　踝关节前后位成像示意图

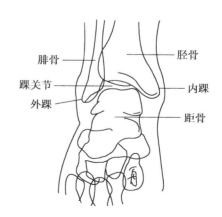

图 24-110　踝关节前后位像结构示意图

3. 标准影像显示　①踝关节位于照片下 1/3 中央,关节面呈切线位,其间隙清晰可见;②胫腓联合间隙不超过 0.5cm;③踝关节诸骨纹理清晰锐利,周围软组织层次可见。

## 七、踝关节外侧位

### 1. 体位

(1) 患者侧卧于摄影台上,被检侧靠近台面。

(2) 被检侧膝关节稍屈曲,外踝紧贴探测器,足跟摆平,使踝关节呈侧位。

(3) 小腿长轴与探测器长轴平行,将内踝上方 1cm 处置于探测器中心。

(4) 摄影距离为 90~100cm。

2. 中心线　对准内踝上方 1cm 处,垂直射入探测器。

踝关节外侧位成像示意图和结构示意图见图 24-111 和图 24-112。

3. 标准影像显示　①距骨滑车面内外缘重合良好;②腓骨小头重叠于胫骨正中偏后;③踝关节

位于照片下 1/3 正中显示;④踝关节诸骨纹理及周围软组织清晰可见。

## 八、胫腓骨前后位

### 1. 体位

(1) 患者仰卧或坐于摄影台上,被检侧下肢伸直,足稍内旋。

(2) 小腿长轴与探测器长轴一致,上缘包括膝关节,下缘包括踝关节。

(3) 摄影距离为 90~100cm。

2. 中心线　对准小腿中点,垂直射入探测器。

胫腓骨前后位成像示意图和结构示意图见图 24-113 和图 24-114。

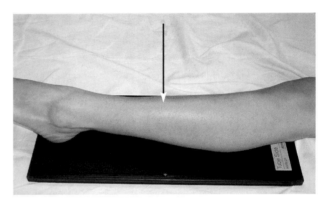

图 24-113　胫腓骨前后位成像示意图

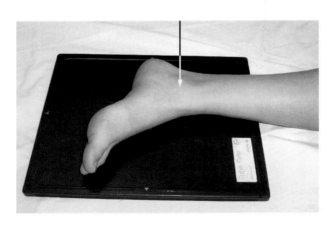

图 24-111　踝关节外侧位成像示意图

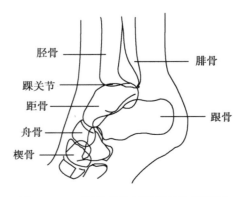

图 24-112　踝关节外侧位像结构示意图

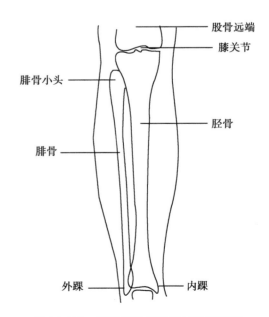

图 24-114　胫腓骨前后位像结构示意图

## 九、胫腓骨侧位

### 1. 体位

（1）患者侧卧于摄影台上,被检侧靠近台面。

（2）被检侧下肢膝关节稍屈,小腿外缘紧贴探测器。

（3）探测器上缘包括膝关节,下缘包括踝关节。小腿长轴与探测器长轴一致。

（4）摄影距离为 90~100cm。

### 2. 中心线　对准小腿中点,垂直射入探测器。

胫腓骨侧位成像示意图和结构示意图见图 24-115 和图 24-116。

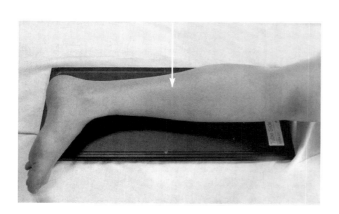

图 24-115　胫腓骨侧位成像示意图

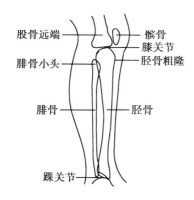

图 24-116　胫腓骨侧位成像示意图

## 十、膝关节前后正位

### 1. 体位

（1）患者仰卧或坐于摄影台上,下肢伸直,探测器放于被检侧膝下,髌骨下缘对准探测器中心。

（2）小腿长轴与探测器长轴一致。

（3）摄影距离为 90~100cm。

### 2. 中心线　对准髌骨下缘,垂直射入探测器。

膝关节前后正位成像示意图和结构示意图见图 24-117 和图 24-118。

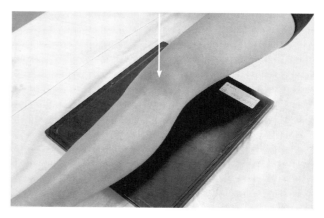

图 24-117　膝关节前后正位成像示意图

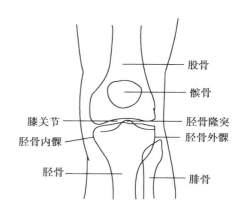

图 24-118　膝关节前后正位像结构示意图

### 3. 标准影像显示　①照片包括股骨两髁,胫骨两髁及腓骨小头,其关节面位于照片正中;②腓骨小头与胫骨仅有少许重叠;③膝关节诸骨纹理清晰可见,周围软组织层次可见。

## 十一、膝关节外侧位

### 1. 体位

（1）患者侧卧于摄影台上,被检侧膝部外侧靠近台面。

（2）被检侧膝关节屈曲成 120°~135° 角。

（3）髌骨下缘置于探测器中心,前缘包括软组织,髌骨面与探测器垂直。

（4）摄影距离为 90~100cm。

### 2. 中心线　对准胫骨上端,垂直射入探测器。

膝关节外侧位成像示意图和结构示意图见图 24-119 和图 24-120。

### 3. 标准影像显示　①膝关节间隙位于照片正

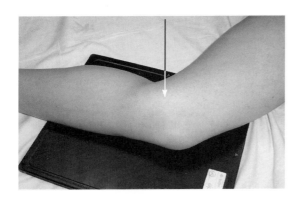

图 24-119　膝关节外侧位成像示意图

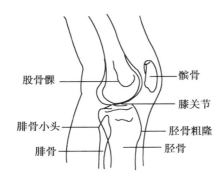

图 24-120　膝关节外侧位像结构示意图

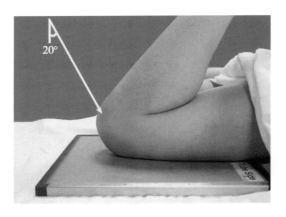

图 24-121　髌骨轴位成像示意图

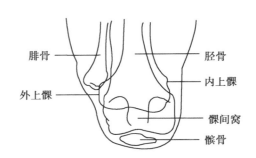

图 24-122　髌骨轴位像结构示意图

中,股骨内外髁重叠良好;②髌骨呈侧位显示,其与股骨间隙分离明确,关节面边界锐利,无双边;③股骨与胫骨平台重叠极小;④膝关节诸骨纹理清晰可见,周围软组织可以辨认。

## 十二、髌骨轴位

1. 体位

(1)患者俯卧于摄影台上,被检侧膝部尽量弯曲,对侧下肢伸直。

(2)被检侧股骨长轴与探测器中线一致。髌骨下缘置于探测器下 1/3 处。

(3)摄影距离为 90~100cm。

2. 中心线　向头侧倾斜 15°~20° 角,对准髌骨下缘射入探测器。

3. 注意点　髌骨轴位摄影方法较多,如俯卧位、坐位、侧卧位,应视患者情况、设备条件进行选择。

髌骨轴位成像示意图和结构示意图见图 24-121 和图 24-122。

## 十三、股骨前后正位

1. 体位

(1)患者仰卧于摄影台上,下肢伸直足稍内旋,

使两足趾内侧互相接触。

(2)探测器置于被检侧股骨下面,股骨长轴与探测器中线一致。

(3)探测器上缘包括髋关节,下缘包括膝关节。

(4)摄影距离为 90~100cm。

2. 中心线　对准股骨中点,垂直射入探测器。

股骨前后正位成像示意图见图 24-123 和图 24-124。

## 十四、股骨侧位

1. 体位

(1)患者侧卧于摄影台上,被检侧贴近台面。

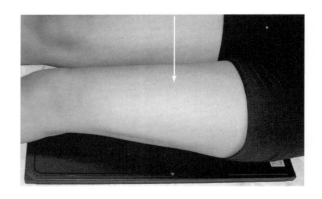

图 24-123　股骨前后正位成像示意图

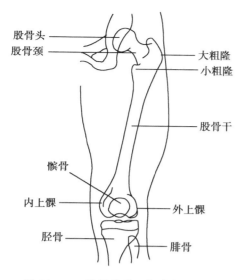

图 24-124　股骨前后正位成像示意图

（2）被检侧下肢伸直，膝关节稍弯曲，探测器置于股骨外侧缘的下方，股骨长轴与探测器长轴一致。

（3）摄影距离为 90～100cm。

2. 中心线　对准股骨中点，垂直射入探测器。

股骨侧位成像示意图和结构示意图见图 24-125和图 24-126。

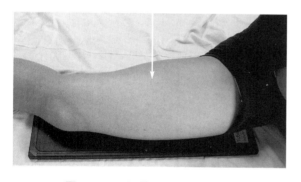

图 24-125　股骨侧位成像示意图

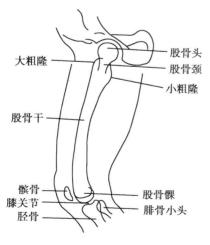

图 24-126　股骨侧位像结构示意图

## 十五、髋关节正位

1. 体位

（1）患者仰卧于摄影台上，被检侧髋关节置于台面中线。

（2）下肢伸直，双足跟分开，两侧足趾内侧相互接触。

（3）股骨头放于探测器中心，股骨长轴与探测器长轴平行。

（4）探测器上缘包括髂骨，下缘包括股骨上端。

（5）探测器置于滤线器托盘内，摄影距离为100cm。

2. 中心线　对准股骨头（髂前上棘与耻骨联合上缘连线的中点垂线下方 2.5cm 处），垂直射入探测器。

髋关节正位成像示意图和结构示意图见图24-127 和图 24-128。

3. 标准影像显示　①照片包括髋关节、骰骨近

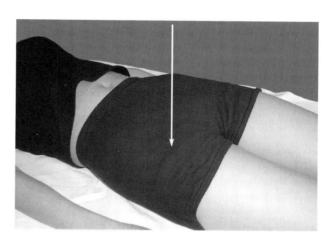

图 24-127　髋关节正位成像示意图

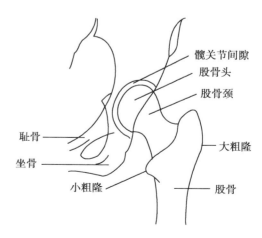

图 24-128　髋关节正位像结构示意图

381

端1/3,同侧耻坐骨及部分髂骨翼;②股骨头大体位于照片正中,或位于照片上1/3正中,大粗隆内缘与股骨颈重叠1/2,股骨颈显示充分;③股骨颈及闭孔无投影变形,申通氏线光滑锐利,曲度正常;④髋关节诸骨纹理清晰锐利,坐骨棘明显显示,周围软组织也可辨认。

## 十六、髋关节水平侧位

1. 体位

(1)患者仰卧于摄影台上,被检侧下肢伸直,足尖稍内旋。

(2)健侧髋关节和膝关节屈曲外展,避免遮挡X线束射入。

(3)探测器垂直台面竖放于被检侧髋部外侧,上缘紧贴髂骨脊,下缘远离股骨,使探测器长轴与股骨颈长轴平行。

(4)固定滤线栅置于肢体与探测器间,并紧贴探测器。

(5)摄影距离为100cm。

2. 中心线 水平方向,向头侧倾斜,从被检侧股骨内侧向外上方垂直股骨颈射入探测器。

髋关节水平侧位成像示意图和结构示意图见图24-129和图24-130。

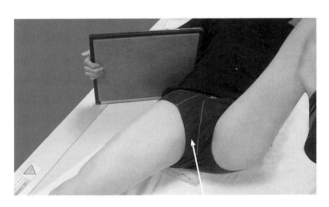

图 24-129 髋关节水平侧位成像示意图

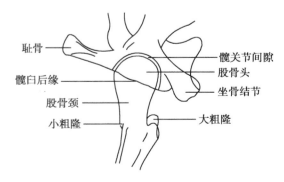

图 24-130 髋关节水平侧位像结构示意图

## 第五节 胸腹部的X线摄影

### 一、胸部后前位

1. 体位

(1)患者面向摄影架站立,前胸紧靠探测器,两足分开,使身体站稳。

(2)人体正中矢状面对探测器中线,头稍后仰,将下颌搁于胸片架上方,探测器上缘超过两肩3cm。

(3)两手背放于髋部,双肘弯曲,尽量向前。两肩内转,尽量放平,并紧贴探测器。

(4)探测器置于滤线器托盘内,摄影距离为150~180cm。(观察心脏时,摄影距离为180~200cm)

(5)深吸气后屏气曝光。

2. 中心线 水平方向,通过第6胸椎,垂直射入探测器。

胸部后前位成像示意图和结构示意图见图24-131和图24-132。

3. 标准影像显示

(1)肺门阴影结构可辨。

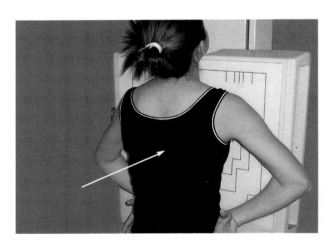

图 24-131 胸部后前位成像示意图

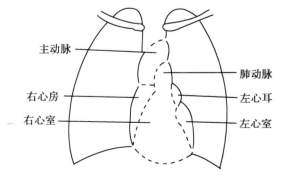

图 24-132 胸部后前位像结构示意图

（2）锁骨、乳房、左心影内可分辨出肺纹理。

（3）肺尖充分显示。

（4）肩胛骨投影于肺野之外。

（5）两侧胸锁关节对称。

（6）膈肌包括完全，且边缘锐利。

（7）心脏、纵隔边缘清晰锐利。

## 二、胸 部 侧 位

1. 体位

（1）患者侧立摄影架前，被检侧胸部紧靠探测器，探测器上缘应超出肩部。

（2）胸部腋中线对准探测器中线，前胸壁及后胸壁投影与探测器边缘等距。

（3）两足分开，身体站稳，双上肢上举，环抱头部，收腹，挺胸抬头。

（4）探测器置于滤线器托盘内，摄影距离为150~180cm。（观察心脏时，摄影距离为 180~200cm）

（5）深吸气后屏气曝光。

2. 中心线　水平方向，经腋中线第 6 胸椎平面垂直射入探测器。

胸部侧位成像示意图和结构示意图见图 24-133 和图 24-134。

3. 标准影像显示

（1）照片中无组织遮盖部分呈漆黑。

（2）第 4 胸椎以下椎体清晰可见，并呈侧位投影。

（3）从颈部到气管分叉部，能连续追踪到气管影像。

（4）心脏、主动脉弓移行部、降主动脉影像明了。

（5）胸骨两侧缘重叠良好。

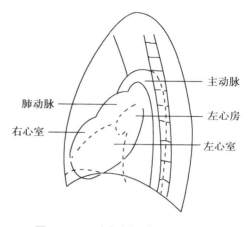

图 24-134　胸部侧位像结构示意图

## 三、胸部前弓位

1. 体位

（1）患者背靠摄影架，取前后位，人体正中矢状面对探测器中线。

（2）两足分开，使身体站稳。手背放于髋部，肘部弯曲并尽量向前。

（3）身体稍离开摄片架，上胸后仰，使上背部紧贴摄影架面板，腹部向前挺出，胸部冠状面与探测器成 15°~20°角。

（4）探测器上缘超出肩部约 7cm。

（5）探测器置于滤线器托盘内，摄影距为150~180cm。

（6）深吸气后屏气曝光。

2. 中心线　水平方向，对准胸骨角与剑突连线的中点，垂直射入探测器中。

胸部前弓位成像示意图见图 24-135。

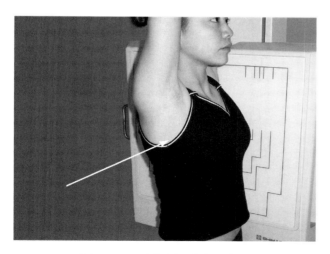

图 24-133　胸部侧位成像示意图

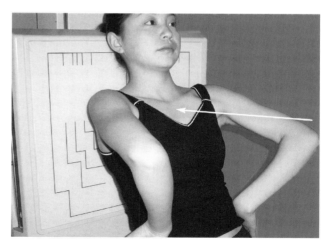

图 24-135　胸部前弓位成像示意图

## 四、胸部右前斜位

1. 体位

(1) 患者直立于摄影架前,胸壁右前方靠近摄影架面板,两足分开,使身体站稳。

(2) 右肘弯曲内旋,右手背放于髋部,左手上举抱头。

(3) 左胸壁离开探测器,使人体冠状面与探测器约成 45°~55° 角。探测器上缘超出肩部 3cm,左右缘包括左前及右后胸壁。

(4) 探测器置于滤线器托盘内,摄影距离为 150~180cm。

(5) 服钡剂后,平静呼吸状态下屏气曝光。

2. 中心线　水平方向,对准左侧腋后线经第七胸椎高度垂直射入探测器。

胸部右前斜位成像示意图和结构示意图见图 24-136 和图 24-137。

3. 标准影像显示

(1) 胸部呈斜位投影,心脏大血管投影于胸部左侧,不与胸椎重叠,胸椎投影于胸部右后 1/3 处。

(2) 心脏、升主动脉弓影像清晰可见,胸部周边肺纹理能追踪到。

(3) 肺尖显示清楚,食管的胸段钡剂充盈良好。

## 五、胸部左前斜位

1. 体位

(1) 患者直立于摄影架前,胸壁左前方靠近摄影架面板。

(2) 左肘弯曲内旋,左手背置于髋部,右手高举抱头。

(3) 人体冠状面与探测器约成 65°~75° 角,探测器上缘超肩部上方 3cm。右前、左后胸壁与探测器边缘等距。

(4) 探测器置于滤线器托盘内,摄影距离为 150~180cm。

(5) 平静呼吸状态下屏气曝光。

2. 中心线　水平方向,经右侧腋后线第七胸椎高度垂直射入探测器。

胸部左前斜位成像示意图见图 24-138 和图 24-139。

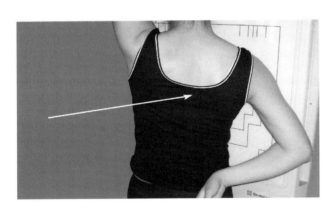

图 24-136　胸部右前斜位成像示意图

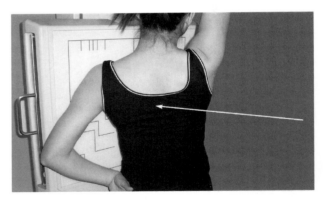

图 24-138　胸部左前斜位成像示意图

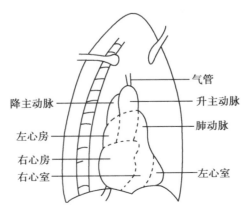

图 24-137　胸部右前斜位像结构示意图

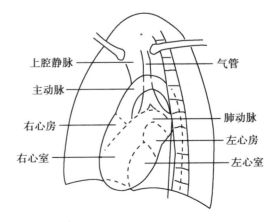

图 24-139　胸部左前斜位成像示意图

3. 标准影像显示

（1）胸部呈斜位投影，心脏大血管于胸椎右侧显示，胸椎投影于胸部左后方 1/3 偏前处。

（2）下腔静脉基本位于心影底部中央显示。

（3）胸主动脉全部展现，边缘清晰。

（4）胸部周边肺纹理追踪到，肺尖显示清楚。

## 六、胸骨后前斜位

1. 体位

（1）患者俯卧于摄影台上，人体长轴与摄影台长轴垂直，双上肢内旋置于身旁。

（2）两肩尽量内收，使胸骨紧贴台面，头转向右侧。

（3）探测器上缘达胸锁关节上 1cm，下缘包括剑突。

2. 中心线　倾斜中心线，自背部脊柱右后射向左前方，经过胸骨达探测器中心。

中心线倾斜角度，视胸廓前后径而定，一般在 20° 左右。采用此体位是使 X 线的倾斜方向与滤线栅的铅条排列方向一致。摄影条件宜用低千伏、低毫安、长时间、近焦片距。曝光时嘱患者均匀呼吸。

胸骨后前斜位成像示意图见图 24-140 和图 24-141。

## 七、胸　骨　侧　位

1. 体位

（1）患者侧立于摄影架前，两足分开，使身体站稳。

（2）两臂在背后交叉，胸部向前挺出，两肩尽量后倾，胸骨呈侧位。

（3）探测器上缘超出胸骨颈切迹，下缘包括剑

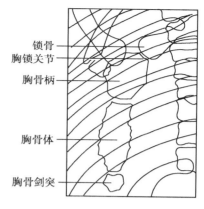

图 24-141　胸骨后前斜位成像示意图

突。胸骨长轴对探测器中线。

（4）探测器置于滤线器托盘内，摄影距离为 100cm。

2. 中心线　水平方向，经胸骨中点，垂直射入探测器。

胸骨侧位成像示意图和结构示意图见图 24-142 和图 24-143。

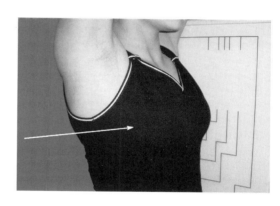

图 24-142　胸骨侧位成像示意图

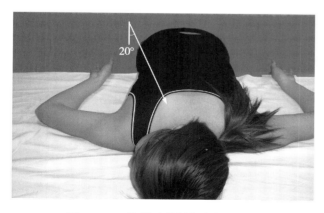

图 24-140　胸骨后前斜位成像示意图

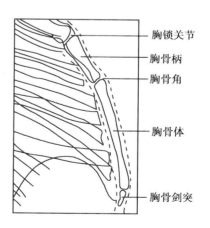

图 24-143　胸骨侧位像结构示意图

## 八、膈上肋骨前后位

1. 体位

（1）患者站立于摄影架前，背部紧贴摄影架面板，两足分开，使身体站稳。

（2）身体正中矢状面垂直摄影架面板并对准探测器中线，下颌稍仰，探测器上缘超出两肩。

（3）双肘屈曲，手背放于臀部，肘部尽量向前。

（4）探测器置于滤线器托盘内，摄影距离为100cm。

（5）深吸气后屏气曝光。

2. 中心线　水平方向，通过第七胸椎垂直射入探测器。

膈上肋骨前后位成像示意图和结构示意图见图 24-144 和图 24-145。

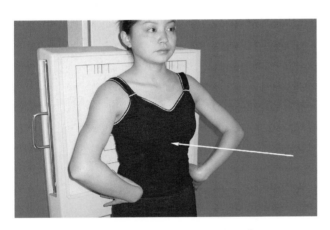

图 24-144　膈上肋骨前后位成像示意图

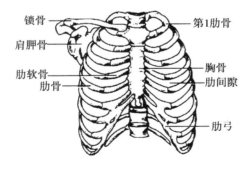

图 24-145　膈上肋骨前后位像结构示意图

3. 标准影像显示

（1）第 1~6 前肋与第 1~9 后肋投影于照片中，且包括两侧肋膈角；

（2）纵隔后肋骨边缘也应清晰显示；

（3）以上肋骨骨纹理显示清晰。

## 九、膈下肋骨前后位

1. 体位

（1）患者仰卧于摄影台上，身体正中矢状面垂直台面。并对探测器中线。双上肢置于身体两侧，稍外展。

（2）探测器上缘包括第 5 胸椎，下缘包括第 3 腰椎，两侧包括腹侧壁外缘。

（3）探测器置于滤线器托盘内，摄影距离100cm。

（4）呼气后屏气曝光。

2. 中心线　通过脐孔上，向头侧倾斜 10°~15°角射入胶片中心。

膈下肋骨前后位成像示意图见图 24-146 和图 24-147。

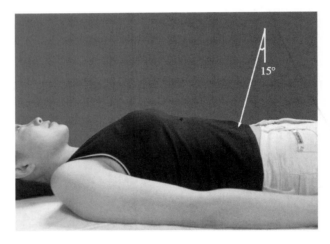

图 24-146　膈下肋骨前后位成像示意图

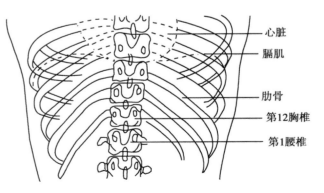

图 24-147　膈下肋骨前后位成像示意图

3. 标准影像显示

（1）第 8~12 肋骨在膈下显示，并投影于腹腔内；

（2）以上肋骨骨纹理清晰可见。

## 十、肾、输卵管及膀胱（KUB）平片

1. 体位

（1）患者仰卧于摄影台上，下肢伸直，人体正中矢状面垂直台面并与台面中线重合，两臂置于身旁或上举。

（2）探测器上缘超出胸骨剑突，下缘包括耻骨联合下 2.5cm。

（3）探测器置于滤线器托盘内，摄影距离为 100cm。

（4）呼气后屏气曝光。

2. 中心线　对准剑突与耻骨联合上缘连线中点垂直射入探测器。

肾、输卵管及膀胱（KUB）平片成像示意图见图 24-148。

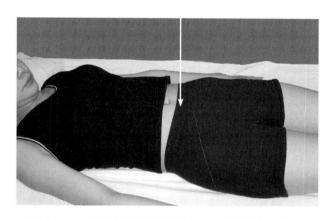

图 24-148　肾、输卵管及膀胱（KUB）平片成像示意图

3. 标准影像显示

（1）腹部全部包括在照片内。腰椎序列投影于照片正中并对称显示。

（2）两侧膈肌、腹壁软组织及骨盆腔均对称性的显示在照片内，椎体棘突位于照片正中。

（3）膈肌边缘锐利，胃内液平面及可能出现的肠内液平面，均应辨认明确。

（4）肾、腰大肌、腹膜外脂肪线及骨盆影像显示清楚。

## 十一、膀胱区平片

1. 体位

（1）患者仰卧摄影台上，两臂放于身旁，身体正中矢状面垂直台面并与台面中线重合。

（2）探测器上缘与髂骨嵴相齐，下缘超过耻骨联合下缘。

（3）探测器置于滤线器托盘内，摄影距离为 100cm。

2. 中心线　对准探测器中心垂直射入。

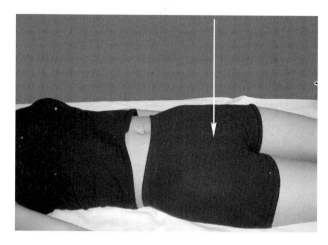

图 24-149　膀胱区平片成像示意图

膀胱区平片成像示意图见图 24-149。

## 十二、前后立位腹部平片

1. 体位

（1）患者站立于摄影架前，背部紧贴摄影架面板，双上肢自然下垂稍外展。

（2）人体正中矢状面与摄影架面板垂直，并与探测器中线重合。

（3）探测器上缘包括横膈，下缘包括耻骨联合上缘。

（4）探测器置于滤线器托盘内，摄影距离为 100cm。

（5）呼气后屏气曝光。

2. 中心线　水平方向，经剑突与耻骨联合连线中点，垂直射入胶片。

前后立位腹部平片成像示意图见图 24-150。

3. 标准影像显示

（1）两侧膈肌、腹壁软组织及骨盆腔均对称性地显示在照片内，椎体棘突位于照片正中。

（2）膈肌边缘锐利，胃内液平面及可能出现的肠内液平面，均应辨认明确。

（3）肾、腰大肌、腹膜外脂肪线及骨盆影像显示清楚。

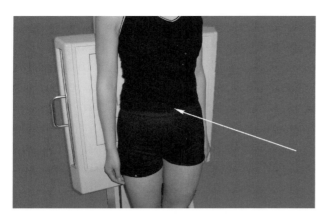

图 24-150　前后立位腹部平片成像示意图

## 十三、腹部倒立侧位

1. 体位

（1）利用立位摄影架，由协助者用一手提婴儿的两腿，另一手托住患儿头，使患儿呈倒立姿势，肛门处放一密度较高的金属标记，如铅号。

（2）矢状面平行探测器，侧腹壁靠近探测器。

（3）探测器上缘超出肛门上方 5cm，包括前腹壁。

（4）探测器置于滤线器托盘内，摄影距离为 100cm。

2. 中心线　水平方向，通过腹部正中垂直探测器。

本体位主要用于观察小儿先天性肛门闭锁（图 24-151）。

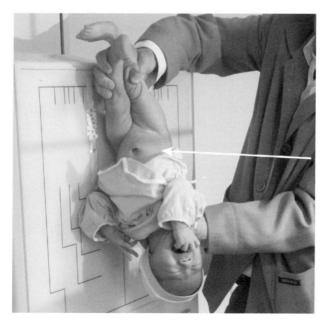

图 24-151　腹部倒立侧位成像示意图

# 第六节　口腔 X 线检查技术

## 一、普通口腔 X 线机

普通牙科 X 线机是拍摄牙及其周围组织 X 线影像的设备，主要用于拍摄根尖片、牙片咬片和咬翼片。牙片机的优点是体积小，输出功率小，功能简单，控制面板简单，机械的关节与多节关节臂相连，便于根据不同的摄影角度设定球管方向和位置。

### （一）基本结构

常见牙片机有壁挂式和座式两种类型。

壁挂式牙片机固定于墙壁上，或悬吊于顶棚上，如图 24-152。座式牙片机又分为可移动型和不可移动型两种：可移动型座式牙片机底座上安装有滑轮，可多方向滑动；不可移动型座式牙片机则固定于地面某一位置。

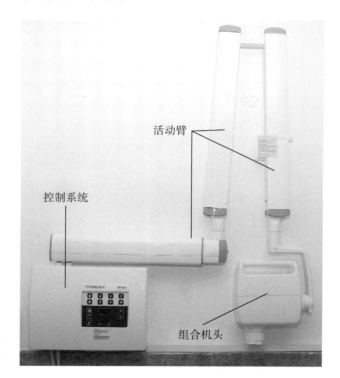

图 24-152　壁挂式牙片机

牙片机由机头、活动臂和控制系统三部分组成。机头由 X 线管、高压变压器等组成；活动臂由数个关节和底座组成；控制系统是对 X 线管曝光参数进行调整的电脑控制系统。

### （二）使用方法和操作规程

1. 接通外电源，打开牙片机电源开关。

2. 根据拍摄部位选择曝光条件。

3. 对患者摆位,按要求放置好探测器,将 X 线管对准摄影部位后开始曝光。

4. 曝光完毕后将机头复位,冲洗探测器。

5. 每天下班前关闭牙片机电源及外电源。

**(三)注意事项**

1. X 线管在连续使用时应间歇冷却,管头表面温度应低于 50℃,过热易损坏阳极靶面。

2. 使用时避免碰撞和震动。

3. 发现有异常应立即停止检查,防止损伤人员及机器。

**(四)维护和保养**

1. 保持机器清洁和干燥。

2. 定期检查接地装置,经常检查导线,防止导线绝缘层破损漏电。

3. 定期给活动关节加润滑油。

4. 定期校准管电压和管电流,调整各仪表的准确度。

5. 定期全面检修,及时消除隐患,保证机器正常工作。

## 二、口腔数字 X 线摄影

1989 年法国人 Dr Francis Monyen 首次将直接数字化成像系统引用于牙科学,由此第一个口内 X 线摄影术 Radio Visio Graphy(RVG)被发明,同年 FDA 核准将其应用于口内成像。而后又出现了 FlashDent、Sens Aray 及 Visualix,四者均以带电荷耦合器(charge coupled device,CCD)为基础而统称为 CCD 系统。CR 最初只用于颌面影像。为了显示口内的细小解剖结构,一种采用较其他领域更高分辨的 Digora 计算机化放射照相系统于 1994 年被开发出来。目前国内使用最广泛的机型是法国 Trophy 公司的 RVG 系统及芬兰 orion 公司的 Digora 系统。

**(一)数字化口腔 X 线设备的组成及其工作原理**

数字化口腔 X 线机可分为直接和间接数字成像系统,前者以 CCD 系统为代表,后者以 CR 系统为代表。

1. CCD 系统　它是利用 CCD 传感器接受 X 线信号,传感器面积如牙片大小,厚度为 5mm 左右,中间或边缘有一连接线,如图 24-153 所示。传感器边缘圆钝、光滑,避免损伤口腔黏膜。传感器上有一个接收 X 线的敏感区,敏感区内有一稀土屏闪烁体将 X 线信号转变成光信号。位于连接线内的光导纤维有 4 万余支紧贴闪烁体,将可见光信号传输给纤维

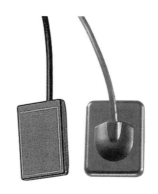

图 24-153　CCD 传感器

另一端的 CCD 摄像头,CCD 将光信号转换成电信号,电信号输入计算机影像处理器。影像处理器再将 CCD 传来的信号经过 12bit 模 / 数转换成数字影像,影像可以在计算机上完成后处理、存储、管理和输出等。

2. CR 系统　它以成像板(IP)作为载体,如图 24-154。IP 发射荧光的量依赖于一次激发的 X 线,IP 具有良好的线性,动态范围比传统的屏 / 片系统宽很多。芬兰产的 Digora 系统是目前国内最广泛使用的间接口腔 X 线摄影系统,该系统由影像板和与电脑连接的读出装置组成。影像板与一般牙片大小相同,容易放入口内。摄影时,透过人体的 X 线以潜影形式存储于影像板中,通过激光扫描可将影像板的潜影激发而释放出来,用光探测器记录影像板释放出来的荧光,实现光电转换,再经模 / 数转换后成为数字影像。Digora 系统极大改善了 RVG 的不足。

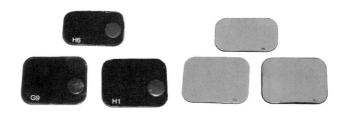

图 24-154　成像板

**(二)数字化牙片机的操作步骤及注意事项**

1. 操作步骤

(1) 接通外电源,打开数字影像系统和数字牙片机开关。

(2) 对患者摆位,将 CCD 传感器或者 IP 放入配置的塑料袋内,然后放入患者口腔内所需拍摄部位,在 X 线机控制板上选择适当曝光参数,并调整摄影角度。

（3）按下曝光控制阀,CCD 系统将直接在监视器上显示影像,CR 系统则需将 IP 取出放入激光扫描器扫描后显示。

（4）在计算机上录入患者姓名、性别、影像号等资料。

（5）根据需要调整影像亮度、对比度等后打印。

（6）下班前关闭机器及外电源。

2. 注意事项

（1）设备运行环境要适宜,严格控制温度和适度。

（2）保持机器清洁、干燥,严格防尘。

（3）注意通风散热,定期检查主机内散热风扇是否正常运转。

（4）严格按照开关机顺序操作,使用设备时要轻柔,避免传感器损坏或连线断裂。

（5）定期对成像板进行校准。

（6）选择正确的摄影条件,尽量减少噪声。

（7）防止交叉感染,保证塑料袋一次性使用。

（8）影像资料及时存储,以防资料遗失。

（9）RVG 探头及 IP 妥善保存以防损坏。

（10）出现故障时及时停机检修。

3. RVG 探头的保护和消毒　为了在最大程度确保患者的卫生和安全,每次使用 RVG 探头时,都必须对探头进行保护。具体办法就是在探头上使用一个可抛弃的卫生护套,并且对每一个患者都必须使用新的护套。

RVG 探头的消毒程序:脱去探头上的护套,确认探头上是否沾有血液、唾液、分泌物或组织残余。如果有,则把探头和连接线的一部分以及定位器浸入消毒液内保持一定时间。根据设备制造商的提示选择消毒液。常用的消毒液有苯氧基丙醛、N-coco、N-propyl、丁二酸二醛等。

## 三、局 部 摄 影

牙齿 X 线摄影是将专门制作的牙片放入口腔中,X 线从面部射入口中,经牙齿、牙龈及齿槽骨等组织到达牙片进行摄影的方法。牙片按摄影部位分为根尖片、咬颌片和咬翼片三种。

**（一）根尖片**

1. 适应证　主要用于龋病、牙髓钙化、牙内吸收、根尖周围病、牙发育异常、牙周炎、牙外伤、压根断裂、较深大的修复体、种植体及某些系统病变累及牙周骨病变等的检查。

2. 禁忌证　无特殊禁忌证,但中度开口困难

者、严重颅脑损伤及因严重系统病变或其他病情严重无法配合者不宜拍摄。

3. 操作程序及方法　最长应用的根尖片摄影方法为根尖片分角线技术,其具体操作方法如下:

（1）患者位置:患者坐在专用口腔治疗椅上,椅座呈水平位,背托呈垂直位,调节椅子高度,使患者口角与操作者腋部相平。患者呈直立坐姿,头部靠在头托上,矢状面与地面垂直。摄影上颌后牙时,听鼻线与地面平行。摄影上颌前牙时,头稍低,使前牙的唇侧面与地面平行。摄影下颌前牙时,头稍后仰,使前牙的唇侧与地面垂直。

（2）胶片分配:成年人进行全口牙齿检查时,需用 14 张 3cm×4cm 胶片,其分配法如图 24-155。儿童进行全口牙齿检查时,一般用 10 张 2cm×3cm 胶片,其分配法如图 24-156。

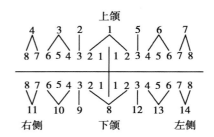

**图 24-155　成年人进行全口牙齿胶片分配**

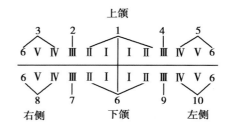

**图 24-156　儿童进行全口牙齿胶片分配**

（3）胶片放置及固定:胶片放入口内应使胶片感光面紧靠被检牙的舌侧面。摄影前牙时,胶片竖放,边缘要高出切缘 7mm 左右,摄影 12 时,应以 1 的切缘为标准;摄影后牙时,胶片横放,边缘要高出颌面 10mm 左右。留有边缘的目的是使图像形成明显的对比度及避免牙冠影像超出胶片。胶片放好后,嘱被检者用手指固定或用持片夹固定。

（4）X 线中心线:

1）X 线中心线角度:使 X 线中心线与被检牙的长轴和胶片之间的分角线垂直。为了精确显示每个牙根的长度,应对每个牙根的情况采用不同的 X 线中心线摄影角度。表 24-1 为目前临床工作中最常

**表 24-1　摄影上、下颌牙齿时 X 线倾斜平均角度（垂直角度）**

| 部位 | X 线倾斜方向 | X 线倾斜角度 |
|---|---|---|
| 上颌切牙位 | 向足侧倾斜 | 42° |
| 上颌单尖牙位 | 向足侧倾斜 | 45° |
| 上颌双尖牙及第一磨牙位 | 向足侧倾斜 | 30° |
| 上颌第二、三磨牙位 | 向足侧倾斜 | 28° |
| 下颌切牙位 | 向头侧倾斜 | −15° |
| 下颌单尖牙位 | 向头侧倾斜 | −18~20° |
| 下颌双尖牙及第一磨牙位 | 向头侧倾斜 | −10° |
| 下颌第二、三磨牙位 | 向头侧倾斜 | −5° |

应用的 X 线中心线摄影角度，可显示比较正确的牙影像。

X 线中心线与被检牙长轴和胶片之间夹角的分角线的角度称为垂直角度，应尽量成直角摄影。X 线中心线向牙近、远中方向所倾斜的角度称为 X 线水平角度。由于个体之间牙弓形态可以有较大区别，X 线水平角必须随患者牙弓形态进行调整。其目的是使 X 线与被检查牙的邻面平行，以避免牙影像重叠。

2）X 线中心线位置：摄影根尖片时，X 线中心线需要通过被检查牙根的中部。摄影上颌牙时，听鼻线为假象线，X 线中心线通过部位分别为摄影上中切牙通过鼻尖；摄影上单侧中切牙及侧牙通过鼻尖与摄影侧鼻翼连线中点；摄影上单尖牙时，通过摄影侧鼻翼；摄影上前磨牙及第一磨牙时，通过摄影侧自瞳孔向下的垂直线与听鼻线的交点；摄影第二磨牙和第三磨牙时，通过摄影侧自外眦向下的垂线与听鼻线的交点，及颧骨下缘。在摄影下颌骨时，X 线中心线均沿下颌骨下缘上 1cm 的假象连线上，然后对准被检查牙的部位射入。

（5）注意事项：如果牙列不整齐、颌骨畸形或口内有较大肿物妨碍将胶片放在正常位置上时，可根据牙的长轴和胶片所处的位置改变 X 线中心线倾斜角度。如遇腭部较高或口底较深的患者，胶片在口内的位置较为垂直，X 线中心线倾斜角度应相应减少；而全口无牙、腭部低平、口底浅的患者，则胶片在口内放置的位置较平，X 线中心线倾斜角度应增加。儿童因牙弓发育尚未完全，X 线中心线倾斜角度应增加 5°~10°。

**（二）咬翼片**

1. 适应证　主要用于检查邻面龋、髓石、牙髓腔的大小、邻面龋与髓室是否穿通及穿通程度、充填物边缘密合情况、牙槽嵴顶部病变及儿童滞留乳牙根的位置、恒牙胚的部位和乳牙根吸收类型等。

2. 禁忌证　同根尖片。

3. 操作程序及方法

（1）切牙位

1）患者体位：坐于牙科椅上，听鼻线与地面平行，头矢状面与地面垂直。

2）胶片：由 3cm×4cm 根尖片改制而成。拍摄时请患者张口，将胶片长轴与切牙长轴平行，放于上下颌切牙舌侧，胶片长轴位于两中切牙之间，短轴在上颌切牙下缘，请患者用上下切牙缘咬住翼片。

3）X 线中心线：以 8° 角对准两中切牙之间，通过上颌切牙缘上方 0.5cm 处射入，并使 X 线水平方向与被检查牙邻面平行。

（2）磨牙位

1）患者体位：坐于牙科椅上，听口线与地面平行，头矢状面与地面垂直。

2）胶片：由 3cm×4cm 根尖片改制而成。拍摄时请患者张口，将胶片短轴与磨牙长轴平行，放于上下颌磨牙舌侧，将翼片放于被检查牙颌面上，请患者用正中颌位咬住翼片。

3）X 线中心线：以 8° 角对准胶片中心，通过上颌磨牙面上方 0.5cm 处射入，并使 X 线水平角度与被检查牙邻面平行。

**（三）咬颌片**

1. 适应证　主要用于上、下颌骨骨质病损、骨折等的检查。

2. 禁忌证　同根尖片。

3. 操作程序及方法

（1）上颌咬合片摄影方法

1）患者体位：坐于牙科椅上，听鼻线与地面平行，头矢状面与地面垂直。

2）胶片：使用 6cm×8cm 胶片。胶片长轴与头矢状面平行，放置于上、下颌牙之间，嘱患者于正中颌位咬住胶片。

3）X 线中心线：向足侧倾斜 65° 对准头矢状面，由鼻骨和鼻软骨交界处射入胶片中心。

（2）下颌咬合片摄影方法

下颌咬合片摄影有口底咬合片摄影和颏部咬合片摄影，两者体位相同。

1）患者体位：坐于牙科椅上，头部后仰，头矢状面与地面垂直，使胶片与地面呈 55° 角。

2）胶片：使用 6cm×8cm 胶片，将胶片置于上、下颌牙之间且尽量向后放置,胶片长轴与头矢状面平行,并使胶片长轴中线位于两下中切牙之间,嘱患者于正中颌位咬住胶片。

3)X 线中心线:中心线以 0° 对准头矢状面,由颏部射入胶片中心。

### 四、全景曲面体层摄影

口腔全景体层摄影(oral panorama tomography)又叫口腔曲面体层摄影,一次曝光就可在一张探测器上获得全口牙齿的体层影像。

#### (一)全景曲面体层摄影的数字化

目前,全景曲面体层摄影的数字化方式主要有直接数字化成像方式和间接数字化成像方式,前者以平板探测器为媒介,把 X 线直接转换成数字信号,后者以计算机 X 线摄影(CR)方式为代表。平板探测器采用 CCD,故又称 CCD 系统。

#### (二)成像原理

如图 24-157 两个大小相同的圆盘,以 $O_1$、$O_2$ 为中心,沿箭头方向以相同的角速度 $\omega$ 旋转,自右方 X 线球管发出一束细的 X 线通过 $O_1$、$O_2$。在旋转圆盘的 $O_1$ 到 $\gamma$ 的 $\alpha_1$ 点处放置被照体,在 $O_2$ 到 $\gamma$ 的 $\alpha_2$ 点处放置探测器,则 $\alpha_1$ 点和 $\alpha_1$ 点的速度 V 相等。

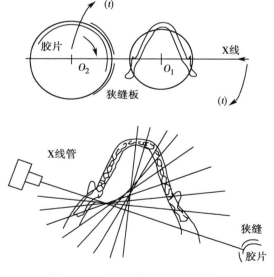

图 24-157 口腔曲面体层摄影原理

即:V= 角速度 × 到中心点的速度 $=\omega \cdot \gamma$

因为角速度相等,所以被检牙列部分与探测器的相对速度等于零。这样在 $\alpha_1$ 点的牙列部分能够

清晰地显示在 $\alpha_2$ 点的探测器上,$\alpha_1$ 点以外的被检者的身体组织部分与探测器的速度不同,影像模糊,见图 24-158。

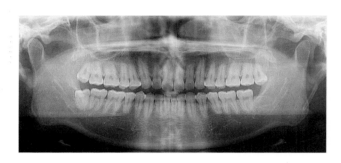

图 24-158 口腔全景影像

#### (三)成像方式

口腔曲面体层摄影有单轨旋转体层、双轴体层和三轴体层三种方式。目前多用三轴转换体层摄影,患者静止不动,探测器与 X 线机头做相对运动。

#### (四)摄影方法

1. 适应证 主要用于上、下颌骨外伤、畸形、肿瘤、炎症及血管性病变、牙及牙周组织疾病(阻生牙、牙周炎等)、错颌畸形、颞下颌关节紊乱以及观察牙发育及萌出状况。

2. 禁忌证 呼吸、循环障碍及严重颅脑损伤或存在其他危及生命体征的患者。

3. 操作程序及方法 曲面体层摄影可分为上颌、下颌及全口牙位三种,以全口牙位最为常用。

(1)全口牙位曲面体层:摄影时患者取立位或坐位,颈椎呈垂直状态或稍向前倾斜,下颌颏部置于颏托正中,用前牙切缘咬在 k 板槽内,头矢状面与地面垂直,听眶线与听鼻线的分角线与地面平行,用额托和头夹将头固定。层面选择在颏托标尺零位。

(2)下颌骨位曲面体层:摄影时患者,下颌颏部置于颏托正中,上、下切牙缘咬在 k 板槽内,头矢状面与地面垂直,听鼻线与地面平行。层面选择在颏托标尺向前 10mm 处。

(3)上颌骨位曲面体层:嘱患者颏部置于颏托上,头矢状面与地面垂直,听眶线与地面平行。层面选择在颏托标尺向前 10~15mm 处。

4. 曝光条件 70~90kV,15mAs。数字全景曲面体层机选择程序后,根据患者个体差异适当增减默认曝光条件。

# 第二十五章

# X线对比剂与造影技术

## 第一节　X线对比剂

### 一、定义与具备的条件

#### （一）定义

X线诊断是根据人体各组织器官对X线吸收程度的不同而形成的不同密度的影像进行评判，当人体某些组织器官的密度与邻近组织器官或病变的密度相同或相似时，就难以显示成像区域的影像层次，不便于成像区域的影像观察。此时用人工的方法将高密度或低密度物质引入体内，使其改变组织器官与邻近组织的密度差，以显示成像区域内组织器官的形态和功能，这种引入的物质称为对比剂（contrast medium），这种方法称为造影检查。对比剂的引入将改变成像区域组织或器官的密度差异，从而改变了成像区域的影像对比度，以利于判断成像区域的病变特征，扩大了X线的检查范围，为临床影像提供了更多的诊断信息。

#### （二）对比剂应具备的条件

对比剂是一种诊断性用药，主要是钡剂和碘剂，它们不透X线，其次还有气体对比剂。在进行X线检查时，可利用它的高原子序数或者低原子序数的特性在体内分布而产生密度对比，或使普通影像上看不到的血管和软组织清晰显影，使诊断医生获得更多的影像信息。对比剂可以经人体自然通道，或经动脉或静脉引入人体内，并分布到成像区域。对比剂不会在体内产生代谢或变化，它以原形经过泌尿系统或胃肠道排出体外。

X线对比剂种类繁多，理化性能各异。理想的对比剂应具备以下条件：①与人体组织的密度对比相差较大，显影效果良好；②无味、无毒性及刺激性和不良反应小，具有水溶性；③黏稠度低，无生物活性，易于排泄；④理化性能稳定，久贮不变质；⑤价廉且使用方便。

### 二、对比剂的分类

对比剂的分类有多种方法，临床常见分类是阴性对比剂和阳性对比剂。

#### （一）根据对比效果分类

1. 阴性对比剂　阴性对比剂（negative contrast media）是一种密度低、吸收X线少、原子序数低、比重小的物质。X线照片上显示为密度低或黑色的影像，一般都为气体，常用的有空气、氧气和二氧化碳。此类对比剂常被用于直接注入体腔形成双重对比，如膀胱双造影、胃肠道双造影等。

阴性对比剂之间的差别主要在于溶解度不同。空气在组织或器官内溶解度小，不易弥散，停留时间较长，不良反应持续时间较长，进入血液循环有产生气栓的危险，但采集方便；二氧化碳溶解度大，易于弥散，停留在组织和器官内的时间短，不良反应小，即使进入血液循环也不发生气栓。由于吸收快，检查必须迅速完成；氧气的溶解度介于空气和二氧化碳之间，停留在组织与器官内的时间较二氧化碳长，产生气栓的概率较空气小。

2. 阳性对比剂　阳性对比剂（positive contrast media）是一类密度高、吸收X线多、X线衰减系数大、原子序数高、比重大的物质，X线照片上显示为高密度或白色的影像。通常可分成四类：①难溶性固体钡剂对比剂。②主要经肾脏排泄的对比剂。③主要经胆道排泄的对比剂。④碘油脂类对比剂，后三类阳性对比剂主要是含碘化合物。碘离子吸收X线形成对比，产生造影效果，其显影效果与碘含量呈正比。但经胆道排泄的对比剂基本不用，碘油脂类对比剂的产品目前主要是超液化碘油,主要用于介入性的栓塞治疗。

阳性对比剂医用硫酸钡剂和碘对比剂两种,钡剂是胃肠道X线检查的理想对比剂。碘对比剂目前使用的主要是有机碘,临床上使用范围广,除主要用于血管造影外,还用于胃肠道狭窄性病变和梗阻性病变的造影检查,以及非血管部位的造影检查。

**(二)根据使用途径分类**

1. 血管内注射对比剂　为水溶性含碘制剂,利用碘的高X线吸收的特点,提高组织的对比度。主要是静脉注射用,也可以直接用于动脉注射。

2. 椎管内注射对比剂　穿刺后注入蛛网膜下腔,可做椎管及脑池造影。

3. 胃肠道使用对比剂　X线胃肠道检查用的阳性对比剂主要是钡剂,可口服,亦可自肛门注入灌肠。

4. 腔内注射对比剂　如膀胱造影、胸膜腔造影等。

5. 胆系对比剂　碘制剂经过胆系排泄的对比剂,可使胆管内呈高密度。是一种间接显影对比剂,经静脉注射排泄到胆管系统(胆管与胆囊)。也可以是经口服,排泄到胆管系统(胆管与胆囊)使其成为高密度易于识别。

**(三)根据碘的分子结构分类**

1. 离子型对比剂　溶液中含有离子存在的对比剂称为离子型对比剂。

(1)离子单体:每个分子有3个碘原子,1个羧基,没有羟基。在溶液中每3个碘原子有2个离子(比率为1.5)。常用的有甲基泛影葡胺等;

(2)离子二聚体:每个分子内有6个碘原子,1个羧基,1个羟基。溶液中每6个碘原子有2个离子(比率为3)。常用的有碘克酸等。

2. 非离子型对比剂　溶液中无离子存在的对比剂,称为非离子型对比剂。

(1)非离子单体:呈非离子状态。每个分子有3个碘原子(比率为3),4~6个羟基,没有羧基。常用的有碘海醇、碘普罗胺(优维显)等;

(2)非离子二聚体:呈非离子状态。每个分子有6个碘原子(比率为6),8个以上的羟基,没有羧基。常用的有碘曲仑(伊索显)等。

**(四)根据渗透压分类**

1. 高渗对比剂　主要是指离子单体对比剂,例如甲基泛影葡胺。早期的对比剂基本上浓度都在300mg/ml,所以,渗透压在1500mmol/L左右。随着较高浓度的对比剂的开发,高渗对比剂的渗透压随

着浓度的提高而增加。例如,浓度为370mg/ml的复方泛影葡胺渗透压高达2100mmol/L。这种对比剂副作用的发生率较高。

2. 低渗对比剂　随着新型对比剂的开发,对比剂的渗透压大幅度下降,这一类主要是非离子单体对比剂和离子二聚体对比剂。当浓度为300mg/ml时,渗透压在500~700mmol/L左右。虽然被命名为低渗对比剂,实际上,渗透压并没有达到实际意义上的低于人体渗透压,只是相对高渗对比剂而言,与人身体的渗透压相比还是要高得多。即使是低渗对比剂,随着浓度的增加,渗透压也随着增高。例如,非离子单体的碘海醇,当浓度升到370mg/ml时,渗透压就从627mmol/L上升到844mmol/L。

3. 等渗对比剂　主要是非离子二聚体对比剂,渗透压在300mmol/L左右。与正常人体的渗透压基本相同。

## 三、对比剂的理化特性

### (一)钡剂

医用硫酸钡英文名:barium sulfate for suspension,化学式:$BaSO_4$,分子量:233.39。医用硫酸钡为白色疏松细粉,无味,性质稳定,耐热,不怕光,久贮不变质,难溶于水和有机溶剂及酸碱性溶液。熔点1580℃,密度4.50g/cm³(15℃),在自然界以重晶石矿物存在。硫酸钡是优质的白色颜料,俗称白钡,它遇空气中的硫化氢不会变黑,比白色颜料硫酸铅为好。硫酸钡溶解度很小,容易沉淀,它能吸收X射线,它是一种无毒的钡盐。

医用硫酸钡(barium sulfate)为难溶性固体对比剂,它不溶于水和脂质,能吸收较多量X线,进入体内胃肠道后,不会被胃肠道黏膜吸收,能较好地涂布于肠道黏膜表面,与周围组织结构密度对比差异较大,从而显示出这些腔道的位置、轮廓、形态、表面结构和功能活动等情况。医用硫酸钡在胃肠道内不被机体吸收,以原形从粪便中排出。它是良好的胃肠道对比剂,若与气体对比剂合用称为双重造影(double contrast),能较好地显示胃肠道的细微结构。

### (二)碘对比剂

水溶性碘对比剂分为离子型单体对比剂,离子型二聚体对比剂,非离子型单体对比剂,非离子型二聚体对比剂。

碘与不同物质化合形成不同的含碘化合物,主要分为无机碘化物、有机碘化物及碘化油三类。由于无机碘化物含碘量高,刺激性大,不良反应多,现

临床很少应用。有机碘对比剂具有较高的吸收 X 线性能，容易合成，在体内、体外均呈高度稳定性，完全溶于水，溶液渗透压低，生物学上呈"惰性"，即不与机体内生物大分子发生作用。

主要经肾脏排泄的水溶性有机碘化物多数为三碘苯环的衍生物，它们在水中溶解度大，黏稠度低，能制成高浓度溶液，注入血管后迅速经肾脏排泄，少量经肝胆排泄。在体内代谢过程中一般不放出或极少放出游离碘，血管注射后反应小，除用于泌尿系造影外，还用于心脏和各种血管的造影。

经血管注入的水溶性有机碘化物包括离子型对比剂（ionic contrast media）和非离子型对比剂（non-ionic contrast media）。血管注入后，药物几乎都游离于血浆中，仅有很少部分吸附在血浆蛋白和红细胞上，很快与细胞外液达到平衡。但由于血脑屏障作用，脑、脊髓和脑脊液中几乎不含对比剂。此类对比剂主要经肾脏排泄，大部分对比剂在注射后 24 小时内排出体外。

离子型和非离子型水溶性对比剂在化学结构上都是三碘苯环的衍生物，可分为单体或双聚体两类，双聚体对比剂每个分子含有两个三碘苯环，含碘量比单体对比剂高。

离子型对比剂苯环上 1 位侧链为羧基盐（—COOR），具有此结构的碘对比剂水溶性高，在水溶液中可解离成阴离子（含三碘苯环）及阳离子（葡甲胺、钠、钙、镁）。离子型对比剂都是三碘苯甲酸的盐，主要是钠和葡甲胺盐，在水溶液中都可解离成带有电荷的正离子和负离子，并分别以原形排出体外，称之为离子型对比剂。如泛影葡胺（urografin），每一个双聚体分子对比剂的含碘量高于单体分子对比剂的含碘量，离子型双聚体对比剂的渗透压低于离子型单体对比剂，不良反应较离子型单体对比剂小。离子型碘对比剂分子在溶液中被电离成带正、负电荷的离子，具有导电性，渗透压高。离子型对比剂的渗透压可高达 $1400\text{mOsm}/(\text{kg}\cdot\text{H}_2\text{O})\sim 2000\text{mOsm}/(\text{kg}\cdot\text{H}_2\text{O})$，比血液渗透压（$300\text{mOsm}/\text{kg}\cdot\text{H}_2\text{O}$）高数倍，故又称为高渗对比剂（high osmolar contrast media，HOCM），高渗透压是导致对比剂不良反应的重要因素之一。在临床应用中，离子型对比剂多以每 100ml 溶液含有固体对比剂多少克来表示其浓度，如 60% 复方泛影葡胺。

非离子型对比剂是单体或双聚体三碘苯环碘对比剂，它们不是盐类，在水溶液中保持稳定，不离解，不产生带电荷的离子，一个分子对比剂在溶液中只有一个粒子，故称为非离子型对比剂。非离子型对比剂苯环上 1 位侧链为酰胺衍生物（—CONH），其水溶性很高，但在水中不解离。单体对比剂指一分子对比剂仅有一个三碘苯环，二聚体对比剂指一分子对比剂含有两个三碘苯环。分子结构中含碘量越高，使人体的造影图像的对比度就越好。

单体对比剂有优维显（ultravist）、碘海醇（omnipaque）、碘必乐（iopamiro）等，其渗透压在 $634\text{mOsm}/(\text{kg}\cdot\text{H}_2\text{O})\sim 800\text{mOsm}/(\text{kg}\cdot\text{H}_2\text{O})$ 范围内；双聚体对比剂以碘曲仑（iotrolan）、威视派克（iodiXonal）为代表，其渗透压几乎等于血液渗透压 $300\text{mOsm}/(\text{kg}\cdot\text{H}_2\text{O})$。由于它们的渗透压较低，故又统称为低渗对比剂（low osmolar contrast media，LOCM）。非离子型碘对比剂分子不被电离，在溶液中是分子状态，无导电性，渗透压低。渗透压低和非离子化，使之对红细胞、血液流变学、血—脑屏障的影响大为减轻。

非离子型对比剂则以每毫升溶液中含有多少毫克碘，如 350 表示每毫升该溶液含碘 350mg。在含碘对比剂中黏度也是一个重要特性，它与分子大小、浓度及温度有关，凡分子大、浓度高、温度低时黏度就增大。

主要经肝脏排泄的有机碘化物，分为口服和静脉注射两类，目前几乎不用。

油脂类对比剂常用的有碘化油（iodinated，oil），含碘浓度为 40%，黏稠度较高，不溶于水，可溶于乙醚。直接注入检查部位形成密度对比，显示腔道的形态结构。碘化油几乎不被人体吸收，绝大部分由注入部位直接排出体外，少量残留的碘化油在肺泡内或进入腹腔，可长达数月至数年之久，形成肉芽肿，目前普通碘化油应用较少。临床上主要使用的超液化碘油，被用作某些部位的造影及肿瘤的栓塞治疗。

## 四、对比剂引入途径

根据人体各器官的解剖结构和生理功能，对比剂引入人体的途径，主要分为直接引入法和间接引入法两大类。

### （一）直接引入法

直接引入法系通过人体自然管道、病理瘘管或体表穿刺等途径，将对比剂直接引入造影部位的检查方法。

1. 口服法　口服医用硫酸钡消化道造影，如：食管、胃、肠道造影等。

2. 灌注法　如经导尿管引入的尿路逆行造影、

子宫输卵管造影、结肠灌注造影等,属于经自然孔道直接灌入法;肠道瘘管造影、软组织瘘管造影、术后胆道造影等,属于经病灶瘘管直接灌入法。

3. 穿刺注入法　如肝、胆管造影,浅表血管造影等,属于体表穿刺直接注入法;心腔造影、大血管及各种深部血管造影等,是直接穿刺利用导管将对比剂注入。

另外,某些部位的脓肿、囊肿亦可用直接穿刺方法,抽出腔内所含液体而注入对比剂进行造影。

### (二)间接引入法

间接引入法系将对比剂有选择地经口服或血管注入体内,使其聚集于拟显影的器官或组织使之显影的方法。主要有生理排泄法,它是指对比剂进入体内后,经过生理功能的吸收、聚积或排泄,使得受检器官显影。如:静脉肾盂造影是由静脉注入对比剂,经肾小球滤过,将对比剂排泄至尿中,可使肾盂、肾盏、输尿管和膀胱显影。

## 五、碘对比剂不良反应及其防治

### (一)碘过敏试验的方法

目前在我国进行碘对比剂的 X 线检查时,碘过敏试验仍是术前准备之一。有时临床上碘过敏试验很难通过结果来判断假阳性或假阴性的存在,极少部分受检者甚至还未做过敏试验,只因闻到"碘对比剂的气味"而发生过敏反应,甚至过敏性休克,这种现象时有发生。又有很多受检者碘过敏试验虽然阴性,但在使用碘对比剂的过程中却发生轻微的过敏反应。

进行碘过敏试验,必须使用相同品牌的同一批次对比剂进行过敏试验。用药前,治疗室要准备好一切抢救药品及器械。在碘过敏试验过程中,密切观察受检者反应,对可疑受检者马上停药,根据不同的反应给予相应治疗。

常用的碘过敏试验方法有:①静脉注射试验法:将同一品种对比剂 1ml(30%)缓慢注入静脉,观察 15 分钟,出现恶心、呕吐、头昏、荨麻疹、心慌、气急等症状者属阳性反应,严重者出现休克,此方法较可靠,临床最常用;②皮内试验方法:将同一品种对比剂 0.1ml(30%)注入前臂皮内,15 分钟后观察,若出现直径超过 1cm 的红斑或丘疹,或有伪足形成者属阳性反应;③眼结膜试验方法:将碘对比剂 1~2 滴直接滴入一侧眼内,五分钟后观察,若试验侧眼结膜明显充血、流泪,甚至血管怒张或曲张以及有明显刺激感者为阳性反应;④口服试验:检查前口服

10% 碘化钠(钾)液,每日 3 次,服 2 日。出现流泪、流涕、眼肿、头痛、荨麻疹、恶心、呕吐及呼吸困难等为阳性反应;⑤口含试验(舌下试验)是将 2~3 滴对比剂滴入舌下,5~10 分钟后,出现嘴唇麻木、感觉舌大、肿胀变厚、舌下充血、心慌、眼肿、流泪、荨麻疹等为阳性反应。

应该注意,碘过敏试验本身也可导致不良反应,其结果只有参考价值,阴性结果也存在着发生严重反应的可能性,阳性结果并不是一定发生过敏反应,有时会出现碘过敏的迟发反应。

### (二)碘过敏的发生机制

碘对比剂不良反应的性质、程度和发生率,一方面取决于对比剂本身的内在因素,如对比剂的渗透性、电荷、分子结构等;另一方面是外在因素,如注入对比剂的剂量、部位、受检者的高危因素及状况、造影方法等。不良反应一般可分为特异质反应和物理—化学反应两类。

1. 特异质反应　此类反应是个体对碘的过敏反应,与使用剂量无关,难以预防。经临床研究表明,对比剂反应中的荨麻疹、血管性水肿、喉头水肿、支气管痉挛、严重血压下降及突然死亡等表现均属于特异质反应,其发生与下列因素有关。

(1)细胞介质释放:无论是离子型还是非离子型对比剂均能刺激肥大细胞释放组胺。通过测定尿液中组胺或其代谢物发现,有对比剂反应受检者含量明显高于无对比剂反应者。

(2)抗原抗体反应:对比剂是一种半抗原,其对比剂分子中的某些基团能与血清中的蛋白结合成为完整抗原。许多研究结果证实对比剂反应中有部分是抗原-抗体反应。

(3)激活系统:对比剂尤其是离子型高渗对比剂可导致血细胞及内皮细胞形态和功能改变,补体系统的激活使人体处于致敏状态,使凝血系统活性升高,并可导致组胺、5-羟色胺、缓激肽、血小板激活因子等介质的释放,导致一系列的不良反应。

(4)胆碱能作用:对比剂能通过抑制乙酰胆碱活性产生胆碱能样作用,研究结果表明许多类型的碘对比剂均有类似作用,这被认为是碘本身在起作用。

(5)精神性反应:受检者的焦虑、紧张等精神因素也可导致自主神经功能紊乱引起反应。

碘过敏反应的临床症状主要表现为:荨麻疹、支气管痉挛、结膜充血、血管性水肿、呼吸困难等,严重者可发生休克,呼吸和心搏骤停等。

2. 物理—化学反应　此类反应临床较多见,是由于碘对比剂的某些物理或化学因素引起的反应。与使用剂量和注射流率有关,有时与碘过敏反应同时出现。临床表现主要是与神经、血管功能调节紊乱有关的症状,如恶心、呕吐、面色潮红或苍白、胸闷、心慌、出汗、四肢发冷等。引起物理—化学反应的因素很多,但主要与碘对比剂本身的因素有关。

(1) 渗透压:由于目前常用的对比剂其渗透压均明显超过血液渗透压,它是血液渗透压的 2~5 倍,故易产生下列损害。

1) 内皮和血—脑屏障损害:高渗对比剂注入血管后,细胞外液渗透压突然急剧增加,细胞内液快速排出,导致血管内皮细胞皱缩,细胞间连接变得松散、断裂,血—脑屏障受损,对比剂外渗至脑组织间隙,使神经细胞暴露在对比剂的化学毒性的危险中。

2) 红细胞损害:高渗使得红细胞变硬,呈棘细胞畸形,结果红细胞不易或无法通过毛细血管,引起微循环紊乱。

3) 高血容量:除了细胞内液排出外,高渗对比剂可使组织间液进入毛细血管,从而使血容量快速增加,可达 10%~15%,导致心脏负荷增加。随对比剂外渗至血管外及渗透性利尿作用,血容量很快恢复正常。

4) 肾毒性:虽然对比剂诱发肾衰竭总的发生率较低(<1%),但在原有肾功能不全受检者可达 10%~20%,60% 对比剂诱发的肾病受检者有氮质血症基础。

5) 心脏毒性:除了对比剂所致的高血容量外,在选择性冠状动脉造影中,高渗透性可直接作用于窦房结引起心率过缓。高渗透性能使房室间传导、室内传导和复极化作用减弱,引起心电改变,使心律不齐和心室颤动的发生率增加。

6) 疼痛与血管扩张:在外周血管造影中,虽然高渗对比剂所致内皮损害是一过性的,但产生的血管性疼痛却是非常明显的。除了和渗透压有关外,这与对比剂的疏水性及离子性有关。对比剂可直接作用于小动脉平滑肌,引起局部动脉扩张,产生热感及不适。

(2) 水溶性:理想的对比剂应具有无限的水溶性,但由于碘原子具有高度疏水性,难以达到无限的水溶性。离子型对比剂中的水溶性来自阳离子的盐,而非离子型对比剂中的水溶性则来自分子核心并减少它与生物大分子的结合,以降低对比剂的生物活性,减少反应。单体的离子型对比剂水溶性比非离子型高,但非离子型二聚体对比剂碘曲仑却具有极高的水溶性。

(3) 电荷:由于离子型对比剂在血液中可解离成带电荷的正、负离子,增加了体液的传导性,扰乱体液内电解质的平衡,特别是影响神经组织的传导,可造成一系列交感和副交感神经功能失调引起的临床症状,同时可造成神经毒性,损伤脑组织而引起惊厥或抽搐。对比剂高浓度的离子及分子大量与钙离子结合,而钙离子只要作用于肌电的耦合过程,这样会导致负性肌力作用,还可以引起血压降低。

(4) 分子结构:对比剂的亲水性和亲脂性与其分子结构有关。对比剂的亲水性与对比剂苯环侧链上的羧基、羟基有关。若羟基分布均匀且无羧基者,对比剂的亲水性强,其化学毒性低;反之,其化学毒性就高。若对比剂的亲脂性强而亲水性弱,引起反应的机会较多,或引起的反应较重。碘原子本身有亲脂性,亲脂性越大,与血浆蛋白结合率越高,毒性就越大。故非离子型对比剂在其化学分子结构中都增加了亲水性而减少了亲脂性,使其毒性明显降低。

(5) 黏稠度:黏稠度由溶质颗粒的浓度、形状、与溶液的作用及溶质颗粒之间的作用所决定,与温度变化呈反比,与碘浓度呈正比。如 300mgI/ml 37℃时碘曲仑的黏稠度为 9.1cps,碘海醇为 6.1cps,但碘曲仑 280mg/ml 时其黏稠度与非离子型单体对比剂碘海醇 300mg/ml 相似。注入对比剂后可使血液—对比剂混合物黏稠度增加,从而可使血流减慢。这种情况只有在高切变力状态(如大动脉)及低切变力状态(静脉和毛细血管循环)才有可能出现,但对提高显影清晰度却有利。为此,尽管非离子型二聚体对比剂与单体类对比剂相比黏稠度较高,但综合其显影效果及反应而言,前者是后者所无法比拟的。

(6) 化学毒性:化学毒性是由对比剂分子中疏水区与生物大分子结合,影响其正常功能,即所谓的"疏水效应"。第一代非离子型剂甲泛葡胺由于大量引入疏水基团且又未能遮掩,故化学毒性很大,很快遭到淘汰。此后的非离子型对比剂中亲水基团能有效地遮盖疏水核心,因而毒性明显降低。

有学者认为对比剂的毒性反应表现为局部疼痛和烧灼感、血管内皮损伤、红细胞损伤、肾功能损伤、心律失常、截瘫、惊厥、凝血机制障碍,还可发生窦房结和房室传导减慢、周围血管扩张、低血压,表现为神经紧张、大汗、尿失禁、反应迟钝、血压降低、甚至心搏骤停。

（7）碘对比剂对神经系统的影响:轻度神经系统反应表现为焦虑、头晕、头痛、烦躁、恶心、视力模糊,通常在注射时或注射后即刻发生,停用后自行好转,多数属于可逆的;较严重的神经系统反应表现为偏瘫、失语、知觉丧失、惊厥或昏迷;碘对比剂还可以导致脊髓损伤性瘫痪。有报道称脑水肿、急性脑梗死、急性颅内出血、血脑屏障破坏、颅内肿瘤、转移瘤及有癫痫病史的受检者在碘对比剂应用后发生抽搐的可能性增加。对已有脑血管病变者,在碘对比剂应用时则有发生脑缺血、脑梗死的可能,需要对症处理。

（8）碘对比剂对心血管系统的影响:血管张力的改变,所有高渗性对比剂均会引起全身血管的明显扩张,血压降低、皮肤潮红、发热等不适。大量对比剂血管内注射可发生血液聚集,回心血量减少,对有心功能不全的受检者可引起心肌缺血。还有引起血管收缩的报道。碘对比剂对周围血管张力的影响与血管床的生理特性、对比剂的种类和给药方法等有关。快速注射碘对比剂时可引起血压的改变。

碘对比剂局部血管的并发症,注射部位血管疼痛、静脉炎和静脉血栓形成。如果注入到血管壁内时可引起动脉壁剥离、动脉血栓形成。这些反应与对比剂种类、剂量、静脉与对比剂接触时间和静脉血流速度有关。

碘对比剂对心脏的直接作用,碘对比剂因含钠盐,不论浓度如何,当注入冠状动脉后均会引起左心室的收缩力减弱。离子型碘对比剂的渗透压数倍于血浆,当较大量的高渗碘对比剂短时间内注入血管内时,血容量随之会迅速增加,使心脏负荷加重,对原有心功能不良的受检者威胁比较大。

（9）碘对比剂对肾脏功能的影响:高渗碘对比剂还可造成肾脏损害,在原有中度至重度肾功能障碍者,有一部分可加重肾功能损害。使用碘对比剂后部分受检者可表现为一过性尿检异常,如轻度蛋白尿、颗粒管型、肾小管上皮细胞管型等,以及尿酶升高、尿渗透压下降等不良反应。

对比剂对肾脏影响严重时个别病例还可出现对比剂肾病。对比剂肾病是指排除其他肾脏损害因素的前提下,使用对比剂后的 3 天之内发生的急性肾功能损害[血肌酐超过之前的 25% 或 44μmol/l(0.5mg/dl)]。对比剂肾病多表现为非少尿型急性肾衰竭,多数受检者肾功能可于 7~10 天恢复。部分受检者需短暂透析维持,10% 的受检者需长期透析治疗。

（10）碘对比剂对血液系统的影响:碘对比剂对血液系统的影响主要包括对血液黏度的影响和对凝血机制的影响两个方面。离子和非离子型对比剂均有抗凝作用,离子型更强。碘对比剂对血液系统有临床意义的不良反应是血栓形成。介入手术过程中,新的治疗方法可以降低血栓栓塞并发症的危险性,从而大幅度降低了对比剂的不良反应。

（11）碘对比剂对消化系统的影响:大剂量使用高渗离子碘对比剂可造成恶心、呕吐、腹泻、体液丢失、腹痛、肠梗阻,对肝脏的毒性作用可出现黄疸、肝区疼痛、肝功能异常。

（12）碘对比剂对甲状腺的影响:碘对比剂中含少量游离碘,参与碘代谢,可以影响甲状腺功能。离子型对比剂可使血中钙、镁的浓度减低导致手足搐搦,如静注有刺激性或高浓度对比剂可出现严重臂痛,婴儿皮下和肌注对比剂,偶可致组织严重坏死。碘对比剂中的稳定剂枸橼酸钠或依他酸钠可与血液中的钙离子形成螯合物,加上血容量增加,血液稀释等因素可造成低血钙。某些碘对比剂还与 $K^+$ 竞争使 $K^+$ 由细胞外转向细胞内,因而血清钾降低。

注射含碘对比剂 2 个月内应当避免接受放射碘治疗,注射含碘对比剂 2 个月内应当避免甲状腺同位素碘成像检查。

（13）碘对比剂对肺部的影响:高浓度碘对比剂可引起肺血管痉挛收缩,加上红细胞变形,脱水,血管外液进入血管内,血容量增加,加重肺循环阻力,使肺循环压力升高,导致右心衰,甚至死亡。使用离子型对比剂做静脉尿路造影时可有亚临床支气管痉挛现象。

**（三）碘过敏的防治**

对比剂的不良反应是免疫学、心血管系统和神经系统紊乱等的综合反应。对比剂不良反应的发生率与很多因素有关,发生机制相当复杂。水溶性碘对比剂为临床上用量最大、不同程度的不良反应较为常见。医用硫酸钡一般无不良反应。

1. 签署碘对比剂使用的知情同意书　在使用碘对比剂前应与受检者或监护人签署知情同意书,之前需要了解受检者有无碘过敏史、甲状腺功能亢进、肾功能不全以及心、肝、肺功能的异常,以便及早发现高危受检者;甲状腺功能亢进受检者是否可以注射碘对比剂,需要咨询内分泌医生;肾功能不全受检者,使用对比剂需要谨慎和采取必要措施。

知情同意书的内容包括:使用碘对比剂可能出现不适和不同程度的过敏反应;注射部位可能出现

对比剂渗漏,造成皮下组织肿胀、疼痛、麻木甚至溃烂、坏死等;使用高压注射器时,存在造成注射针头脱落、注射血管破裂的潜在危险;询问有无特别的过敏史,是否存在甲状腺功能亢进及肾功能状态;受检者或监护人详细阅读告知的内容,同意接受注射碘对比剂检查;签署的情况包括:受检者或监护人,监护人与受检者关系,谈话医务人员,签署时间。

2. 造影前的预防措施

(1) 正确掌握各种碘对比剂的适应证,熟悉受检者病史及全身情况。凡造影前均应筛查具有高危因素的受检者,严格掌握适应证,并做好预防和救治准备工作。

(2) 让受检者和家属了解整个造影检查程序,做好解释工作,消除受检者紧张情绪,必要时术前半小时肌注苯巴比妥,使受检者精神地西泮、松弛,并准备好各种抢救药品和设备。

(3) 造影前应注意补液,评价其水电解质平衡状况,并酌情纠正某些高危因素对脏器功能的影响,确保体内有足够的水分。如有必要,可在检查前由静脉维持输液直到对比剂从肾脏清除。

(4) 必要时给予预防性药物

1) 使用对比剂前 12 小时和 2 小时口服泼尼松龙 30mg,或甲基泼尼松龙 32mg,如果检查前给予皮质类固醇时间小于 6 小时,则无预防效果。

2) 除皮质类固醇外,也可选用抗组胺类药物。

3) 以往有严重对比剂迟发性不良反应的受检者,可以口服类固醇。

(5) 做碘过敏试验,密切观察受检者,监视早期碘对比剂不良反应症状和体征,做好一切抢救准备工作,一旦发生,应立即停止给予碘对比剂。

(6) 科学地选择碘对比剂及选择对比剂的最佳剂量、注射方式和速率。尽量使用非离子型碘对比剂,减少不良反应发生。

(7) 医学影像学医护人员要熟悉和掌握碘对比剂的性能、用量、禁忌证以及过敏反应的最佳处理方法。

(8) 为预防碘对比剂的神经毒性作用,应尽可能减少碘对比剂的用量及降低对比剂浓度,并可在造影前使用皮质激素和低分子右旋糖酐。短时间内应避免重复注射离子型碘对比剂,如果确有必要重复使用,建议 2 次碘对比剂重复使用间隔时间≥7天。最好在神经血管造影前 2 天停止使用抗抑郁药物及其他神经系统兴奋剂。碘对比剂存放条件必须符合产品说明书要求,使用前建议加温至 37℃。受

检者在使用碘对比剂前 4 小时至使用后 24 小时内给予水化,补液量最大 100ml/h。补液方式可以采用口服,也可以静脉途径。在特殊情况下如心力衰竭等,建议咨询相关科室临床医师。

3. 肾病高危因素使用碘对比剂的注意事项

(1) 对比剂肾病概念:对比剂肾病是指排除其他原因的情况下,血管内途径应用对比剂后 3 天内肾功能与应用对比剂前相比明显降低。判断标准为血清肌酐升高至少 44μmol/L(5g/L),或超过基础值 25%。

(2) 使用对比剂导致肾病的高危因素

1) 肾功能不全。

2) 糖尿病肾病。

3) 血容量不足。

4) 心力衰竭。

5) 使用肾毒性药物,非甾体类药物和血管紧张素转换酶抑制剂类药物。

6) 低蛋白血症、低血红蛋白血症。

7) 高龄(年龄 >70 岁)。

8) 低钾血症。

9) 副球蛋白血症。

(3) 使用碘对比剂导致肾病高危因素的预防

1) 给受检者补充足够的液体,按前述方法给受检者水化。天气炎热或气温较高的环境,根据受检者液体额外丢失量的多少,适当增加液体摄入量。关于补液量,在特殊情况下(如心力衰竭等),建议咨询相关的临床医师。

2) 停用肾毒性药物至少 24 小时再使用对比剂。

3) 尽量选用不需要含碘对比剂的影像检查方法,或可以提供足够诊断信息的非影像检查方法。

4) 避免使用高渗对比剂及离子型对比剂。

5) 如果确实需要使用碘对比剂,建议使用能达到诊断目的最小剂量。

6) 避免短时间内重复使用诊断剂量碘对比剂。如果确有必要重复使用,建议 2 次使用碘对比剂间隔时间≥7 天。

7) 避免使用甘露醇和利尿剂,尤其是髓袢利尿剂。

(4) 应择期检查的情况

1) 具有上述任何 1 种或多种高危因素的受检者。

2) 已知血清肌酐水平异常者。

3) 需要经动脉注射碘对比剂者。

对于择期检查的受检者,应当在检查前7天内检查血清肌酐。如果血清肌酐升高,必须在检查前24小时内采取以上预防肾脏损害的措施。如有可能,考虑其他不需要使用含碘对比剂的影像检查方法。如果必须使用碘对比剂,应该停用肾毒性药物至少24小时,并且必须给受检者补充足够液体。

(5)急诊检查在不立刻进行检查就会对受检者造成危害的紧急情况下,可不进行血清肌酐检查,否则都应当先检查血清肌酐水平。

(6)使用碘对比剂的建议

1)应用非离子型对比剂。

2)使用等渗或低渗对比剂。

(7)使用碘对比剂与透析的关系:不主张将使用碘对比剂与血液透析和(或)腹膜透析时间关联。使用碘对比剂后,无需针对碘对比剂进行透析。

(8)糖尿病肾病受检者使用碘对比剂注意事项:在碘对比剂使用前48小时必须停用双胍类药物,碘对比剂使用后至少48小时内肾功能恢复正常或恢复到基线水平后才能再次使用。

4. 使用碘对比剂禁忌证

(1)绝对禁忌证:有明确严重甲状腺功能亢进表现的受检者,不能使用含碘对比剂。

1)使用碘对比剂前,一定要明确受检者是否有甲状腺功能亢进。

2)甲状腺功能亢进正在治疗康复的受检者,应咨询内分泌科医师是否可以使用含碘对比剂。如果内分泌科医师确认可以使用碘对比剂,使用能满足诊断需要的最小剂量,并且在使用碘对比剂后仍然需要密切观察受检者的情况。

3)注射含碘对比剂后2个月内应当避免甲状腺核素碘成像检查。

(2)应慎用碘对比剂的情况

1)肺及心脏疾病:肺动脉高压、支气管哮喘、心力衰竭。对于这些受检者,建议使用低渗对比剂或等渗碘对比剂,避免大剂量或短期内重复使用碘对比剂。

2)分泌儿茶酚胺的肿瘤:对分泌儿茶酚胺的肿瘤或怀疑嗜铬细胞瘤的受检者,在静脉注射含碘对比剂前,在临床医师指导下口服 α 及 β 肾上腺受体拮抗剂;在动脉注射含碘对比剂前,在临床医师指导下口服 α 及 β 肾上腺受体拮抗剂及静脉注射盐酸酚苄明注射液阻滞 α 受体功能。

3)妊娠和哺乳期妇女:孕妇可以使用含碘对比剂,但妊娠期间母亲使用对比剂,胎儿出生后应注意

其甲状腺功能。目前资料显示碘对比剂极少分泌到乳汁中,因此使用对比剂不影响哺乳。

4)骨髓瘤和副球蛋白血症:此类受检者使用碘对比剂后容易发生肾功能不全。如果必须使用碘对比剂,在使用碘对比剂前、后必须充分补液对受检者水化。

5)重症肌无力:碘对比剂可能使重症肌无力受检者症状加重。

6)高胱氨酸尿:碘对比剂可引发高胱氨酸尿受检者血栓形成和栓塞,应慎用。

5. 碘对比剂应用中的监测

(1)检查过程中应密切观察受检者,以便及早发现过敏反应,从而采取有效措施。即使受检者过敏试验阴性,也应该严格观察,尤其是年老体弱者。出现过敏反应后,应根据其轻重程度,采取相应的处理方法。

(2)科学地使用碘对比剂,严格控制所使用的碘对比剂的总量,掌握好碘对比剂的浓度及注射方法与速度。对高危人群尽量使用非离子型等渗对比剂,并密切监视各项生命体征,一旦发生不良反应,应立即停止注射,保留血管内针头或导管,在整个X线检查过程中应始终保持静脉输液通路通畅,以便及时采取治疗措施,注射前应将碘对比剂适当加温或保温,降低黏滞度,可使反应率显著降低,严格掌握注射技术,不要任意加快注射速度。

尽可能缩短对比剂与血液在导管注射器所接触的时间,注射完碘对比剂后,立即用肝素盐水冲洗导管,以减少与操作技术相关的血栓形成和栓塞。

最好做到全身或局部肝素化,这在操作过程较长的造影检查和介入治疗时特别重要。当机体处于高凝状态时应用非离子型碘对比剂时要慎重。抗凝血酶缺乏症、高黏滞综合征等受检者给予碘对比剂时,也应特别注意。

6. 碘对比剂造影后的观察

(1)使用对比剂后的受检者应至少观察30分钟以上,因为大多数的严重不良反应都发生在这段时间。

(2)碘对比剂血管内给药后的迟发性不良事件,是指对比剂注射后1小时至1周内出现的不良反应。曾有报告对比剂给药后可出现各种迟发性症状(例如:恶心、呕吐、头痛、骨骼肌肉疼痛、发热),但许多反应与对比剂无关。与其他药疹类似的皮肤反应是真正的迟发性不良反应,常常为轻至中度并且为自限性。告知以往有对比剂不良反应或白介素-2

治疗的受检者有发生迟发性皮肤反应的可能性。

（3）要注意受检者有无其他不适，必要时及时给予处理。造影后观察48小时比较有意义，观察的主要重点包括受检者的症状、体征、血清肌酐、尿素氮等。特殊病例，在造影结束后可适当输液、利尿，以促进对比剂排泄。

（4）血透的受检者在接受对比剂检查后，应立即进行血液透析。

（5）注射碘对比剂后有发生甲状腺功能亢进危险因素受检者，在注射含碘对比剂后应当由内分泌科医生密切监测。

（6）在椎管造影后，受检者应休息1小时，头胸抬高20°。然后可小心下床行走但不要弯腰。如仍躺在床上，应保持头胸抬高位6小时。对癫痫发作阈值较低的受检者在此期间应密切观察。门诊受检者最初的24小时内应有陪护。在椎管内注射后24小时内不应驾驶和操作机器。

（7）在对比剂清除之前避免任何加重肾脏负担的肾毒性药物、动脉钳闭术、肾动脉成形术或其他大型手术。

7. 对比剂不良反应的处理方法

（1）术前常规准备：检查室中必须备有的紧急用药和器械，如：简易呼吸机、氧气、1：1000肾上腺素、组胺$H_1$受体拮抗剂、阿托品、$\beta_2$受体激动剂定量气雾剂、静脉补液（生理盐水或格林氏液）、抗惊厥药（地西泮）、血压计、吸痰机、听诊器等。

如一旦确定不良反应的发生，应立即停止注射碘对比剂。保持呼吸道通畅。有资料显示，过敏所致死亡40%是因为呼吸代偿失调所致，故气道通畅尤为重要。如有喉头水肿表现，应立即气管插管，喉头水肿严重时，可立即行环甲膜切开或气管切开，尽早人工辅助呼吸，有条件时可行呼吸机治疗。

根据有无肺部疾病，给予不同流量氧气，氧流量的调整应根据血气情况而定，达到有效吸氧。保持静脉液路通畅，及时给予液体治疗，静脉输液，快速扩容，使收缩压维持在90mmHg以上。在补液时，优先选用胶体溶液，亦可使用晶体溶液。使用肾上腺皮质激素。虽然起效较慢，但可减少延迟复发的症状和不良反应的程度。

（2）碘对比剂过敏反应的对症处理：碘对比剂反应常发生在注射时或注射后不久，且来势凶猛。迟发反应较少见。因此，在注射过程中或者在注射完毕后必须密切观察受检者，对具有高危因素者更应加倍注意。一旦出现不良反应，立即停止注射，并

保持血管内针头或导管的留置，以便液路通畅，能够及时推注抢救药物。

首先判定过敏反应的受累器官及临床表现，区分是过敏反应还是迷走神经反射引起的症状。医务人员应熟悉常见反应的表现，特别是喉头水肿、支气管痉挛、休克、昏迷等。轻度反应只需严密观察，不必特殊处理。对于症状明显者，应给予对症治疗。对中重度反应应紧急处理。

1）轻度反应：立即停止注药，安慰受检者不要紧张，张口深呼吸，根据症状可给予止吐药、$H_1$或$H_2$受体阻断药，必要时肌注地塞米松、抗组胺类药物治疗，多在短时间内治愈。

恶心/呕吐为一过性时给予支持治疗。严重而持续时间长者，应当考虑给予适当的止吐药。

荨麻疹散发而一过性者，支持治疗及观察。持续时间长者，应当考虑适当的组胺$H_1$受体拮抗剂肌肉或静脉内注射。有可能发生嗜睡和（或）低血压。严重者可考虑使用1：1000肾上腺素，成人0.1~0.3ml（0.1~0.3mg），肌内注射。儿童0.01mg/kg体重，肌内注射，最大剂量0.3mg。必要时重复给药。

2）中度反应：表现较危急。将受检者置头低足高位，吸氧，观察受检者的血压、脉搏和心率变化。单纯低血压，可以抬高受检者下肢、面罩吸氧（6~10L/min）、快速补充生理盐水或乳酸林格氏液，如果无效，则给予肾上腺素1：1000，0.5ml（0.5mg）肌内注射。必要时重复给药。

如血压下降合并心动过缓，可作如下处理：抬高受检者下肢，面罩吸氧（6~10L/min）、阿托品0.5~1.0mg静脉注射。必要时3~5分钟后重复给药。成人总剂量可达3mg（0.04mg/kg体重）。儿童受检者给予0.02mg/kg体重静脉注射（每次最大剂量0.6mg）。必要时重复给药，总剂量可达2mg。静脉补液：快速补充生理盐水或乳酸林格氏液。如血压下降伴呼吸困难，可以给予氨茶碱0.125mg静脉注射。

支气管痉挛者，可作如下处理：面罩吸氧（6~10L/min），$\beta_2$受体激动剂定量气雾剂（深吸2~3次）。血压正常时，可以肌内注射肾上腺素，1：1000，0.1~0.3ml（0.1~0.3mg）（冠心病受检者或老年受检者使用较小的剂量），儿童受检者：0.01mg/kg，最大剂量0.3mg。血压降低时，可以肌内注射肾上腺素，1：1000，0.5ml（0.5mg）（儿童受检者：0.01mg/kg，肌内注射）

喉头水肿者，可作如下处理：保持气道通畅，必要时行环甲膜穿刺，面罩吸氧（6~10L/min），肌内注射1：1000肾上腺素，成人0.5ml（0.5mg）。必要时

重复给药。

3）重度反应：全身过敏样反应可作如下处理：保持气道通畅，必要时气道吸引，呼吸循环停止者应立即进行心肺复苏术。呼叫复苏人员，紧急通知急诊科、麻醉科配合抢救。低血压时抬高受检者下肢，面罩吸氧（6~10L/min），肌内注射肾上腺素（1∶1000）。成人0.5ml（0.5mg），必要时重复给药。儿童受检者0.01mg/kg 至0.3mg（最大剂量）。静脉补液（如生理盐水，乳酸林格氏液）。H₁ 受体拮抗剂，如苯海拉明25~50mg 静脉给药。

脑水肿可用甘露醇对症处理。出现休克者立即静脉注射肾上腺素0.5~1.0mg，补充血容量。有惊厥者，予以抗惊厥等对症治疗，采用抗过敏、补充血容量等治疗手段，以促进排泄。

心室颤动者，恢复有效的心律是复苏成功的至关重要的一步，终止室颤最有效的方法是电除颤。应胸外按压和人工通气，并同时给予肾上腺素1mg 静脉注射。

心脏、呼吸停止时的抢救原则：治疗最关键的是尽早进行心肺复苏和尽早进行心复律治疗。给予人工呼吸、心外按压、气管插管、临时起搏器置入等方法。同时，也要注意其他器官功能保护问题。

（3）对比剂外渗的处理措施

1）轻度渗漏：多数损伤轻微，无需处理，但需要嘱咐受检者注意观察，如果有加重，应及时就诊。对个别疼痛较为敏感者，局部给予普通冷湿敷。

2）中、重度渗漏：可能引起局部组织肿胀、皮肤溃疡、软组织坏死和间隔综合征。处理措施：①抬高患肢，促进血液的回流；②早期使用50%硫酸镁保湿冷敷，24小时后改为硫酸镁保湿热敷，或者黏多糖软膏等外敷；也可以用0.05%地塞米松局部湿敷；③对比剂外渗严重者，在外用药物基础上口服地塞米松5mg/ 次，3次/ 天，连续服用3天；④必要时，咨询临床医师。

## 六、常用碘对比剂的特性

### （一）碘海醇

碘海醇（iohexol injection）注射液的商品名为双北，化学名称为5-［N-（2,3- 二羟丙基）乙酰胺基］-N,N'- 双（2,3- 二羟丙基）-2,4,6- 三碘 -1,3- 苯二甲酰胺。化学结构式，如图25-1 所示。

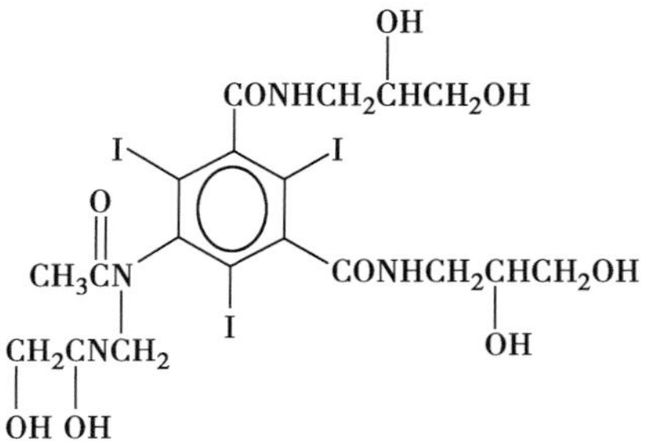

分子式为$C_{19}H_{26}I_3N_3O_9$，分子量为821.14。辅料包括氨丁三醇、依地酸钙钠、盐酸（0.1M）和注射用水。本品为无色至淡黄色的澄明液体。碘海醇注射

图25-1　碘海醇化学结构式

液的贮藏应遮光、密闭保存。

碘海醇注射液适用于成人及儿童的血管及体腔内注射，在临床上可进行血管造影（脑血管造影、冠状动脉造影、周围及内脏动脉造影、心室造影）、头部及体部CT 增强造影、静脉尿路造影（IVP），亦可进行关节腔造影、内窥镜逆行胰胆管造影（ERCP）、经皮经肝胆管造影（PTC）、瘘道造影、胃肠道造影、"T"形管造影等。

规格有：①6gI/20ml；②15gI/50ml；③22.5gI/75ml；④30gI/100ml；⑤7gI/20ml；⑥17.5gI/50ml；⑦35gI/100ml。

碘海醇可能与下列药物有相互作用：①抗抑郁药和三环类药物，单胺氧化酶（MAO）抑制剂，吩噻嗪，异丁嗪等药物；②碘海醇与β肾上腺受体阻断剂同时使用有可能增加中、重度过敏反应，加重低血压等；③当与碘海醇与引起低血压的药物同时使用时，可能出现严重低血压；④口服胆囊对比剂可能增加碘海醇的肾毒性；⑤白介素 -2 会引起对比剂的过敏性迟发反应，如超过敏性、发热、皮疹等；⑥碘海醇与有肾毒性的药物同时使用时，会增加发生肾中毒的可能性。

静脉注射碘海醇，于24 小时内以原形在尿液中排出的近乎百分之百。尿液中碘海醇浓度最高的情况，出现在注射后的一小时内，没有代谢物产生。

### （二）碘克沙醇

碘克沙醇是一非离子型、双体、六碘、水溶性的X 线对比剂。碘克沙醇（Iodixanol injection）注射液的商品名为威视派克（visipaque），本品活性成分为碘克沙醇。其化学名称为：5,5'-（（2- 羟基 -1,3- 丙二基）- 双（乙酰基氨基））- 双（N,N'- 双（2,3- 二羟丙基）-2,4,6- 三碘 -1,3- 苯二甲酰胺）。碘克沙醇的化学结构式如图25-2 所示。

分子式为$C_{35}H_{44}I_6N_6O_{15}$，分子量为1550.20。辅料有：氨丁三醇、氯化钠、氯化钙、盐酸调节 pH 和注射用水等。

本品为无色或淡黄色的澄明液体，与其他相应

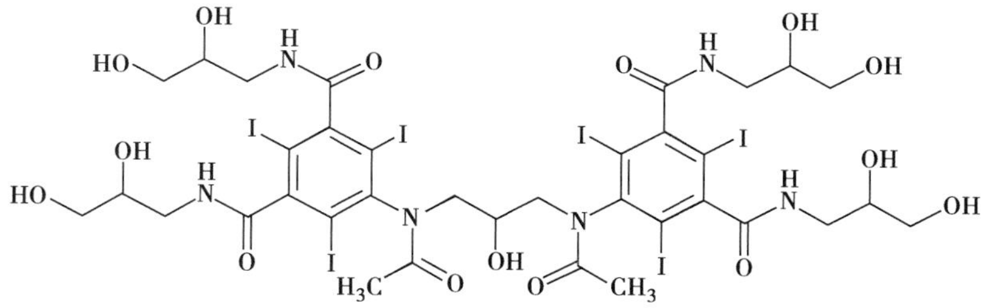

图 25-2　碘克沙醇的化学结构式

规格的非离子型单体对比剂相比,纯碘克沙醇水溶液具有较低的渗透压,本品与人体的体液等渗。

该对比剂用于心血管造影,脑血管造影,外周动脉造影,腹部血管造影,尿路造影,静脉造影以及 CT 增强检查等。

规格有:①13.5gI/50ml 每瓶;②16gI/50ml 每瓶;③27gI/100ml 每瓶;④32gI/100ml 每瓶。

威视派克应遮光,低于 30℃室温贮藏。本品在使用前 37 ℃的条件下最多可贮存 1 个月。在使用威视派克前可加热至体温(37℃)。

碘克沙醇在体内快速分布,平均分布半衰期约为 21 分钟。表观分布容积与细胞外液量(0.26l/kg 体重)相同,这表明碘克沙醇仅分布在细胞外液,平均排泄半衰期约为 2 小时。碘克沙醇主要由肾小球滤过经肾脏排泄。经静脉注射后约 80% 的注射量在 4 小时内以原形从尿中排出,97% 在 24 小时内排出,只有约 1.2% 的注射量在 72 小时内从粪便中排泄。最大尿药浓度在注射后约 1 小时内出现。

### (三)欧乃派克

欧乃派克也称碘海醇(omnipaque),本品主要成分为碘海醇,化学名称为:5-〔N-2,3 二羟丙基)乙酰胺基〕-N,N- 双(2,3- 二羟丙基)-2,4,6- 三碘 -1,3 苯二甲酰胺。碘海醇的化学结构式,如图 25-3 所示。

分子式为 $C_{19}H_{26}I_3N_3O_9$,分子量为 821.14。辅料为:氧丁三醇、盐酸调节 pH 和注射用水等。本品为

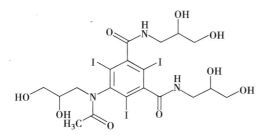

图 25-3　欧乃派克的化学结构式

无色至淡黄色的澄明液体,贮藏不超过 30℃,遮光、密闭保存。

该对比剂可用于心血管造影,尿路造影,静脉造影,CT 增强检查,经内窥镜胰胆管造影(ERCP),子宫输卵管造影,涎腺造影,经皮肝胆管造影(PTC),窦道造影,胃肠道造影和"T"型管造影等。

规格有:①3gI/10ml;②6gI/20ml;③15gI/50ml;④22.5gI/75ml;⑤30gI/100ml;⑥7gI/20ml;⑦17.5gI/50ml;⑧26.25gI/75ml;⑨35gI/100ml;⑩70gI/200ml。

静脉注射碘海醇,于 24 小时内以原形在尿液中排出的近乎百分之百,尿液中碘海醇浓度最高的情况出现在注射后的一小时内,没有代谢物产生。

### (四)碘美普尔

碘美普尔(lomeron)注射液的商品名为典迈伦,本品主要成分为碘美普尔,其化学名称为:N,N'- 二 -(2,3. 二羟丙基)-5-(羟乙酰基)- 甲氨基 -2,4,6- 三碘 -1,3- 苯二羧基胺。碘美普尔的化学结构式,如图 25-4 所示。

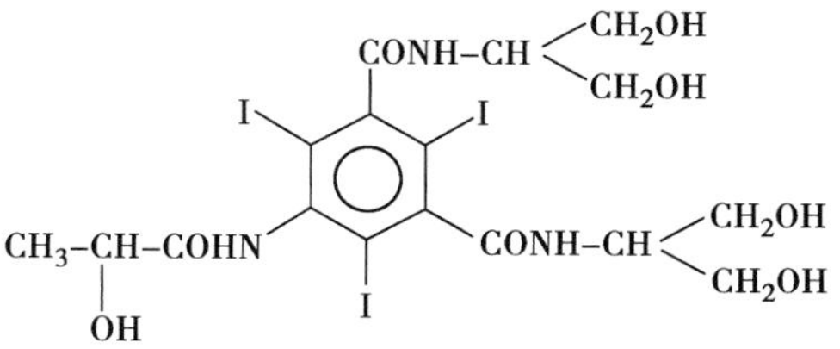

图 25-4　碘美普尔的化学结构式

分子式为 $C_{17}H_{22}I_3N_3O_8$,分子量为 777.09。本品为无色澄明液体,避光保存。

典迈伦适用于静脉尿路造影,CT 增强造影,心血管造影,选择性冠状动脉造影,关节造影,子宫输卵管造影,瘘管造影,乳管造影,胆管造影,泪囊造影,涎管造影等。

碘美普尔需要通过肾小球过滤从肾脏排泄,对患有轻微肾功能不全的受检者其平均消除半衰期为

3.67 小时。中度肾功能不全的人为 6.9 小时,对重度肾功能不全的受检者为 15.1 小时。对于轻度及中度肾功能不全的受检者,注射药量的 50% 在 4~8 小时间会由肾脏排出。对重度肾功能不全的受检者,50% 的注射药量要经过 16~84 小时排出体外。对肾脏损伤受检者,药物还可经胆汁排出。

### (五) 碘普罗胺

碘普罗胺(lopromide injection)注射液的商品名为优维显。本品活性成分为碘普罗胺。化学名称:N,N'- 双(2,3 一二羟丙基)-2,4,6- 三碘 -5-〔(甲氧基乙酰基)氨基〕-N 一甲基 -1,3 一苯二甲酰胺。碘普罗胺的化学结构式,如图 25-5 所示。

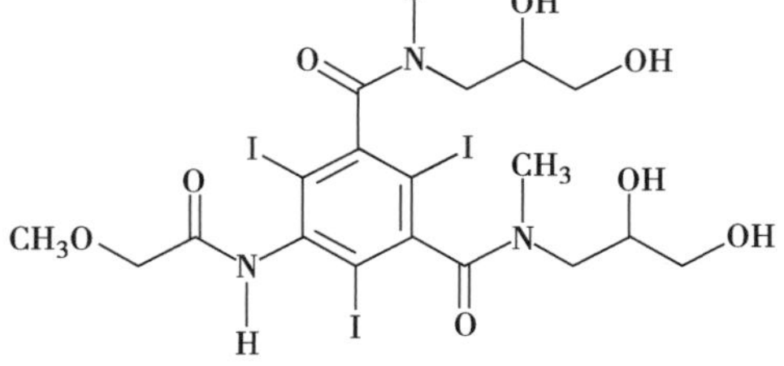

图 25-5　碘普罗胺的化学结构式

分子式:$C_{18}H_{24}I_3N_3O_8$。分子量:791.12。辅料为:依地酸钙钠、氨丁三醇、10% 盐酸和注射用水。本品为无色或微黄色的澄明液体。

碘普罗胺注射液用于血管内和体腔内造影。如:CT 增强,动脉造影和静脉造影,特别适用于心血管造影,静脉尿路造影,内窥镜逆行胰胆管造影(ERCP),关节腔造影和其他体腔检查,不能在鞘内使用。

碘普罗胺注射液 300 的规格有:①6gI/20ml;②15gI/50ml;③22.5gI/75ml;④30gI/100ml。碘普罗胺注射液 370 的规格有:①18.5gI/50ml;②37gI/100ml。碘普罗胺注射液的存放应遮光、密闭、避电离辐射。在 30℃ 以下、干燥处保存。在使用之前应将碘普罗胺注射液加热至体温。由于碘普罗胺注射液是一种高度浓缩的溶液,很少情况下发生结晶(乳状混浊外观和/或瓶底部有沉淀或存在悬浮结晶)。

肾实质一般在开始注射后 3~5 分钟显影最佳,肾盂和尿路则在 8~15 分钟显影最佳。肾功能正常的受检者,不论剂量大小,清除半衰期约为 2 小时。注射后 30 分钟内,肾脏清除约 18% 的剂量,注射后 3 小时内,清除约 60% 的剂量,注射后 24 小时内,清除约 92% 的剂量。在较低(150mgI/ml)和较高剂量(370mg I/ml)水平,总清除率分别为 110ml/min 和

103ml/min。

### (六) 碘佛醇

碘佛醇(ioversol injection)注射液主要成分为碘佛醇,其化学名称为:5-〔N-(2- 羟乙基)羟乙酰胺基〕-N,N'- 双(2,3- 二羟丙基)-2,4,6- 三碘 -1,3- 苯二甲酰胺。碘佛醇的化学结构式如图 25-6 所示。

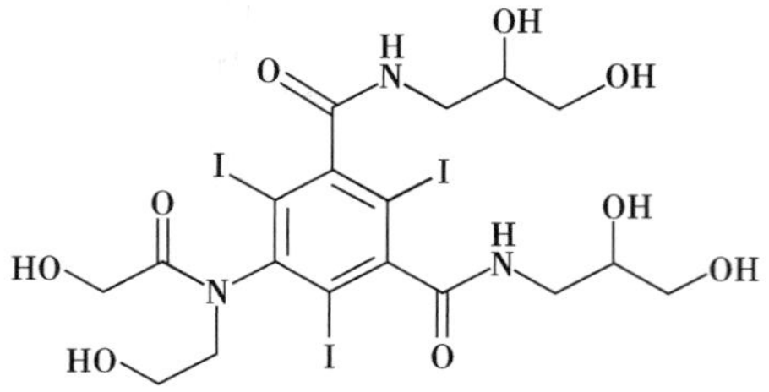

图 25-6　碘佛醇的化学结构式

分子式:$C_{18}H_{24}I_3N_3O_9$。分子量:807.13。其辅料为氨基丁三醇和依地酸钙钠。本品为无色至淡黄色的澄明液体。

碘佛醇注射液适用于:①心血管造影,包括脑动脉、冠状动脉、外周动脉、内脏和肾脏动脉造影,静脉造影,主动脉造影和左心室造影,静脉排泄性尿路造影等;②头部和体部 CT 增强扫描。

规格有:①13.56g/20ml(每 1ml 含 320mg 碘);②33.9g/50ml(每 1ml 含 320mg 碘)。

经血管注入后,碘佛醇主要通过肾脏排泄。有肾脏功能障碍的受检者的排泄半衰期会延长。无肾功能异常时,使用 50ml 剂量后的平均尿排泄半衰期为 118 分钟(105~156 分钟),使用 150ml 剂量后的平均尿排泄半衰期为 105 分钟(74~141 分钟)。给药后 2 小时后尿中药物浓度达峰值,24 小时后排泄超过 95% 的注射剂量。碘佛醇在快速静脉注入后的 30~60 秒内可在肾实质内显影。在肾功能正常时肾盏和肾盂在 1 分钟 ~3 分钟内显影,最佳对比在 5~15 分钟内产生。

碘佛醇没有明显地与血清或血浆蛋白结合,无明显的代谢、去离子作用或生物转化。碘佛醇可能通过简单扩散越过胎盘屏障。

### (七) 碘帕醇

碘帕醇(iopamidol injection)注射液的商品名为典比乐,本品主要成分为碘帕醇,辅料包括氨基丁三醇、依地酸钙钠、盐酸(调节 pH 值)和注射用水。本品为无色澄明液体。化学名为:(S)-N,N',双〔2- 羟基 -1-(羟甲基)乙基〕-5-〔(2- 羟基 -1- 氧化丙基)氨基〕-2,4,6- 碘 .1,3. 苯二甲酰胺。分子式为

$C_{17}H_{22}I_3N_3O_8$，分子量为 777.09。其化学结构式如图 25-7 所示。

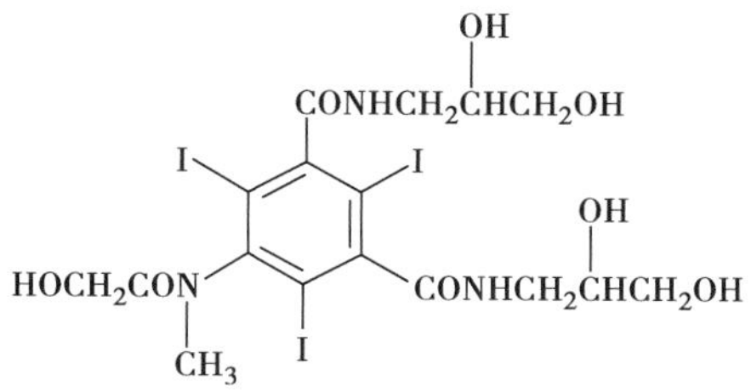

图 25-7　碘帕醇的化学结构式

本品适用于心血管造影，泌尿系统造影术，CT 检查中增强扫描，关节造影术，胆道造影术等。

本品的规格有：①每瓶 9gI/30ml；②每瓶 15gI/50ml；③每瓶 30gI/100ml；④每瓶 11.1gI/30ml；⑤每瓶 18.5gI/50ml；⑥每瓶 37gI/100ml。

本品在 30℃ 以下避光保存。使用前打开药瓶，一旦开瓶应立即使用。若发现典比乐溶液瓶内有结晶现象，此瓶溶液不能使用。典比乐应避免与金属表面直接接触的仪器。

碘帕醇注射后绝大部分以原形经肾脏排除。在人体药量的 90% 以上在 24 小时内通过肾脏排出。血中浓度半衰期为 90~120 分钟，24 小时内全部排出。

## 第二节　胃肠道造影检查

医用硫酸钡作胃肠道造影仍是胃肠道疾病理想的初选检查方法，运用数字胃肠机成像系统能连续快速地获取多幅图像，并能进行多种图像后处理，缩短了检查时间，减少了辐射剂量，提高了胃肠造影检查的质量。

### 一、胃肠道基本病变

#### （一）轮廓改变

充满钡剂后的正常消化道轮廓平滑连续，当消化道管壁（特别是黏膜层）发生病变时，即可造成轮廓的改变或管壁改变。常见的轮廓改变有：

1. 隆起　指消化道管壁向管腔内的局限性突起，主要见于肿瘤性病变（如癌、平滑肌源性肿瘤、淋巴瘤、脂肪瘤等），也可见于一些非肿瘤性局限性病变（如炎性息肉、异位胰腺等）。隆起致使消化道局部不能充盈钡剂，这时由钡剂勾画出的消化道轮廓形成局限性的内凹改变，称为充盈缺损。良、恶性隆起各有特点。

2. 凹陷　指消化道管壁的局限或广泛缺损，常见于消化道炎症、肿瘤等。黏膜缺损未累及黏膜肌层时称为糜烂（erosion），如缺损延及黏膜下层时则称为溃疡（ulceration）。在钡剂造影检查中，当黏膜面形成的凹陷或溃疡达到一定深度时可被钡剂填充，在切线位 X 线投影时，形成突出于腔外的钡斑影像，称为龛影（niche）或壁龛（crater），在正面投影时则表现为类圆形钡斑（bariumspot）

3. 憩室（diverticulum）　是消化管壁局部发育不良、肌壁薄弱和内压增高致该处管壁膨出于器官轮廓外，使钡剂充填其内。憩室可发生于消化管任何部位，以食管、十二指肠降部、小肠和结肠多见，X 线上表现为器官轮廓外的囊袋状突起，黏膜可伸入其内，可有收缩，形态可随时间而发生变化，与龛影不同。

4. 管壁增厚及管壁僵硬　多种疾病可引起消化道管壁的增厚，一般炎性疾患如 Crohn 病，可引起肠壁广泛增厚。管壁僵硬是指消化道壁失去正常的柔软度，形态固定，即使在压迫相中形态也无明显改变，受累段管壁蠕动波消失。

#### （二）黏膜改变

消化道黏膜的异常表现对早期病变的发现及鉴别诊断有重要意义。

1. 黏膜破坏　黏膜皱襞消失，形成杂乱无章的钡影，正常黏膜皱襞的连续性的中断。多由恶性肿瘤侵蚀所致。

2. 黏膜皱襞平坦　条纹状皱襞变得平坦而不明显，甚至完全消失。多为黏膜和黏膜下层水肿或肿瘤浸润所引起。水肿者多为逐渐移行，与正常皱襞无明显分界（良性溃疡）；浸润者多伴有病变形态固定而僵硬，并与正常黏膜有明显界限（恶性肿瘤）。

3. 黏膜纠集　皱襞从四周向病变区集中，呈车辐状或放射状。常因慢性溃疡产生纤维结缔组织增生（瘢痕挛缩）所致，有时浸润型癌也可产生类似改变，但黏膜僵硬而且不规则，并有中断现象。

4. 黏膜皱襞增宽和迂曲　亦称黏膜皱襞肥厚，表现为黏膜皱襞的透明条纹影增宽，常伴有皱襞迂曲和紊乱。常为黏膜和黏膜下层的炎症、肿胀及结缔组织增生所致，多见于慢性胃炎和胃底静脉曲张。

5. 微黏膜皱襞改变　炎性疾病时导致小区呈颗粒状增大，大小不均，小沟增宽、模糊，伴有糜烂时小区和小沟结构破坏，呈散在小点状钡影；癌肿浸润时小区和小沟结构可完全破坏。

## （三）管腔改变

1. 管腔狭窄指超过正常限度的管腔持久性缩小。病变性质不同引起管腔狭窄的形态亦不相同：①炎性狭窄范围较广泛，有时呈分段性，狭窄边缘较光整；②癌性狭窄范围局限，管壁僵硬，边缘不规则；③外压性狭窄多偏于管腔一侧且伴有移位，管腔压迹光整；④痉挛性狭窄具有形态不固定和可消失的特点。

2. 管腔扩张指超过正常限度的管腔持续性增大。常由消化道梗阻或麻痹引起，均可有积液和积气，常伴有胃肠道蠕动增强或减弱。

## （四）位置改变

1. 腹腔肿瘤　可造成对消化道的压迫移位，局部消化道形成弧形压迹，被推移部分的肠管聚集。如肝左叶肿块可使胃底向下移位，并在该处出现充盈缺损；胰头癌常造成十二指肠曲扩大、固定及肠管浸润等。

2. 肠管粘连牵拉　造成位置改变，移动性受限。

3. 腹水　可导致小肠位置、分布异常，肠管活动度增大。

4. 肠管先天性固定不良或先天性位置异常　如移动盲肠、盲肠位置过高或过低，肠旋转异常等，均可引起肠管位置和移动度的改变。

## （五）功能改变

消化道功能包括张力（tonicity）、蠕动、排空和分泌功能，消化道的各种器质性和功能性改变均可导致胃肠功能的异常。

1. 张力改变　消化道张力受神经控制和调节。①交感神经兴奋和迷走神经麻痹可使张力降低，管腔扩张。迷走神经兴奋使张力增高，管腔缩小，如麻痹性肠梗阻（paralytic ileus）常使肠管张力下降，管腔扩张。溃疡的局部刺激可引起管腔变窄；②痉挛（spasm），指胃肠道局部张力增高，暂时性和形态可变性为其特点，用解痉剂可消除。食管痉挛使其轮廓呈波浪状；幽门痉挛使钡剂排空延迟；球部和盲肠痉挛可使其充盈不良；结肠痉挛使肠管变细，袋形增多，肠管呈波浪状。

2. 蠕动改变　蠕动增强表现为蠕动波增多、加深和运行加快，蠕动减弱则反之。逆蠕动与正常运行方向相反，常出现在梗阻部位的上方。肠麻痹表现为全部小肠不见蠕动；肿瘤浸润则使病变处蠕动消失。

3. 排空（exhaustion）功能改变　排空功能与张力、蠕动、括约肌功能和病变本身有关。胃的排空时

间约为 4 小时，小肠排空时间约为 9 小时，超过上述时间而仍有钡剂潴留则称为排空延迟。口服甲氧氯普胺或肌注新斯的明常可缩短排空时间。胃肠运动力增强则表现为排空时间缩短，如服钡后 2 小时即抵达盲肠则意味着运动力增强。

4. 分泌功能改变　胃肠分泌功能的改变常与疾病有关。①胃溃疡，常引起胃分泌增加，使胃液增多，立位透视可见液平面，服钡后钡不能均匀涂布在胃壁上；②吸收不良综合征，肠腔内分泌物增加，黏膜纹理增粗模糊，钡剂易凝成絮片状；③过敏性结肠炎：肠腔内有大量黏液存在，服钡后表现为细长或柱状影，结肠黏膜面钡剂附着不良，肠管轮廓不清。

# 二、食管及胃十二指肠检查

食管及胃十二指肠亦称之为上消化道，它们的钡剂检查称为上消化道造影。

## （一）单对比法上消化道造影

1. 适应证与禁忌证

（1）适应证：先天性胃肠道异常；对有上腹部症状如上消化道出血、疼痛、恶心、呕吐等欲明确原因者；上腹部肿块，为确定与胃肠道的关系；胃十二指肠手术后的复查；尤其适合以器官、形态、结构改变为主的疾病（如疝、套叠、慢性不全型扭转、憩室）及功能改变为主的疾病（如吞咽困难、贲门失弛缓症、反流及反流性损害）。

（2）禁忌证：胃肠道穿孔；急性胃肠道出血，一般于出血停止后两周，大便隐血试验阴性后方可进行；肠梗阻，对于轻度单纯性小肠梗阻和高位梗阻，为明确原因可酌情进行。

2. 造影前准备

（1）受检者准备：造影前 3 天不服用含有铁、铋、钙等不透 X 线的药物，造影前须禁食、禁水至少 6 小时，对于有幽门梗阻的受检者，应在检查前一天晚上置入胃管给予引流，检查时除去体表异物（金属）。

（2）药品准备：选择钡剂要求颗粒细小（1μm 左右）均匀且具有较高的悬浮稳定性，浓度 50%~100%。应根据不同部位和要求，以及受检者吞咽困难程度进行浓度配比。对于食管检查，钡水比例为 3~4：1，浓度较高且黏稠，要求能挑起成丝；胃及十二指肠检查，钡水比例为 1：1.2，或用 150g 钡加 200ml 水；调钡时必须搅拌均匀，避免成块或形成气泡。对怀疑有高位梗阻、食管气管瘘以及呕吐较严重的受检者，可改用稀钡或碘水做上胃肠道检查。

3. 操作技术　检查前常规做胸腹部透视，以除

外胃肠道穿孔及肠梗阻等并发症。食管邻近结构的异常及纵隔内病变常可对食管造成推移和压迫,检查时应注意纵隔形态的变化。

受检者立位口服一大口较稠钡剂(钡水比例为3~4:1),正位透视观察吞咽动作是否正常,双侧梨状窝是否对称,再迅速转成右前斜位,跟随钡剂走行,逐段观察食管充盈扩张及收缩排空情况。然后辅以左前斜位及正位进行观察。

再口服适量较稀钡剂(钡水比例为1:1.2)100~150ml,重点观察胃黏膜。检查顺序为先胃底,后胃窦和幽门前区。在检查中应不断用手或者压迫器按压腹部作触摸涂布,这有利于胃体和胃窦区黏膜的显示。同时注意观察黏膜的柔软度、粗细形态、有无破坏中断及纠集现象。继而再服多量钡剂(200~400ml),重点观察胃充盈相下的形态、轮廓、蠕动、张力、位置等情况,从而可以间接判断胃壁的柔软度和韧度。

充盈相的突出优点是可以清晰显示位于切线位上的龛影,所以应在透视中转动受检者,尽可能使病变位于切线位上,但对于胃窦部小弯偏前或后壁的病变,显示较为困难,应予以加压法进行检查。加压可直接用检查医师(带防护手套)的手或X线机上的压迫器,在胃中等充盈时最为方便。单对比法进行上胃肠道造影中手法操作极为重要,只有通过熟练而灵巧的手法,才能充分展现单对比法充盈相及加压相的优势,这绝非压迫器所能取代。

通过手法操作可达到以下目的:将钡剂涂布于器官内黏膜表面;转动受检者至合适角度;将与病变重叠脏器(肠道)推开,使病变显露充分、清楚;对被检器官进行扪诊,了解有无压痛、有无肿块、肿块与病变的关系等。胃底因位置较高,不易按压,同时缺乏蠕动,黏膜形态各异,容易漏诊,要采取不同体位进行观察。立位时应利用胃泡内的气体观察有无软组织肿块,钡剂通过食管下段及贲门时有无受阻、绕流、分流及走行位置的改变;右前斜位观察贲门下的连续曲线是否自然;仰卧位时胃底充盈钡剂,可显示其充盈相的轮廓;俯卧位时,胃底充气,可显示胃底黏膜。

在检查胃的过程中,若十二指肠球部充盈,应随时进行十二指肠检查。若胃检查结束后,十二指肠球部仍未充盈,可借助蠕动波到达幽门前区时局部加压把钡剂推入球部,然后按球部、球后、降部、水平部和十二指肠空肠区的顺序逐段检查,同时须用手法加压观察黏膜相。要重点观察十二指肠的形态、

轮廓、蠕动和收缩功能及有无龛影和激惹征象。立位时便于将球部的前后壁病变转到切线位上观察;俯卧位胃蠕动活跃,球部和降段易于充盈,可显示其轮廓;仰卧位右侧抬高,易使胃窦内的气体进入十二指肠内,构成双对比相。

4.常见病变的造影显示

(1)食管异物:钡餐或钡棉检查的表现

1)圆钝状异物:因异物表面涂抹钡剂而易于显示,有时可见钡棉钩挂征象。较小异物可见钡剂或钡棉偏侧通过或绕流;较大嵌顿异物显示钡剂或钡棉通过受阻。

2)尖刺状或条状异物:常见钡棉钩挂征象,口服钡剂可见分流。若细小尖刺一端刺入食管壁,另一端斜行向下,口服钡剂或钡棉检查可无任何异常表现。

(2)食管静脉扩张

1)早期表现:食管下段黏膜皱襞增粗或稍显迂曲,管壁柔软,边缘不光整,略呈锯齿状或小凹陷。

2)中期表现:随着曲张静脉数目的增加和程度加重,食管黏膜皱襞明显增粗、迂曲,呈串珠状或蚯蚓状充盈缺损,管壁边缘凹凸不平呈锯齿状,可波及食管中段。

3)晚期表现:严重的静脉曲张,透视下食管蠕动减弱,钡剂排空延迟,管径扩大。但管壁仍柔软,伸缩自如,无局部的狭窄和阻塞,一般累及食管上段。

(3)食管癌

1)早期食管癌:①食管黏膜皱襞的改变:病变部位黏膜皱襞增粗迂曲,部分黏膜中断,边缘毛糙;②小溃疡:增粗的黏膜面上出现大小小等、多少不一的小龛影,一般直径小于0.5cm,局部管壁出现轻度痉挛;③小充盈缺损:为向腔内隆起的小结节,直径约0.5~2.0cm,黏膜毛糙不规则,局部黏膜紊乱;④局部功能异常:局部管壁舒张度减低,偏侧性管壁僵硬,蠕动减慢,钡剂滞留等。

2)中晚期食管癌:①典型表现为局部黏膜皱襞中断、破坏、至消失,腔内锥形或半月形龛影和充盈缺损,病变管壁僵硬和蠕动消失;②髓质型:管腔内较长的充盈缺损,病变段管腔高度或中度狭窄,壁僵硬,上部食管明显扩张。癌肿向腔外生长,平片可显示局部纵隔增宽;③蕈伞型:管腔内较低平的充盈缺损,边缘不整,病变中部常显示表浅溃疡,晚期才出现管腔偏侧性狭窄;④溃疡型:显示为大小和形态不同的腔内龛影,边缘不光整,部分龛影底部超

出食管轮廓。溃疡沿食管长轴破溃伴边缘隆起时，出现"半月征"，周围绕以不规则环堤；⑤缩窄型：病变食管呈环状对称性狭窄或漏斗状梗阻，病变长约2~3cm，管壁僵硬，边缘多较光整，上部食管显著扩张。

### （二）双对比法上消化道造影

目前，胃肠道疾病主要依靠动态多相造影检查（dynamic multiphasic radiography），即把传统单对比法的充盈相，加压相与双对比法的双对比相，黏膜相的优点相结合。在受检者躯体转动时，在充气扩张的胃内钡液流动中，发现和认识胃内所呈现出病变的变动图像。能对病变作出定位（确切部位）、定形（大小和形状）、定质（柔软度、浸润范围）及定性〔炎性、良、恶性〕的四定诊断。是目前最为理想的上胃肠道检查方法。

1. 适应证与禁忌证

（1）适应证

1）胃肠道起源于黏膜的病变（良、恶性肿瘤、溃疡、炎症）。

2）起源于黏膜下的病变（主要是间质性良、恶性肿瘤）。

3）单对比造影发现可疑病变而难以定性者。

4）临床怀疑有肿瘤而常规造影又无阳性发现者。

5）胃镜检查发现早期肿瘤病变者。

（2）禁忌证

1）胃肠道穿孔。

2）急性胃肠道出血一般于出血停止后两周，大便潜血试验阴性后方可进行。

3）一周内内镜活检者。

4）肠梗阻以及低张药物使用禁忌者。

2. 造影前准备

（1）受检者准备：造影前3天受检者不服用含有铁、铋、钙等不透X线的药物，造影前需禁食、禁水至少6小时，并禁烟，对于有幽门梗阻的受检者，应在检查前一天晚上置入胃管给予引流。上机检查前除去体表异物（金属）。

（2）药品准备：山莨菪碱654-2针剂20mg，产气粉3~5g。应选择颗粒具有高度杂异性（大小不均、形态各异）的胃肠道专用双重对比造影用硫酸钡。

3. 操作技术

（1）操作方法：对没有禁忌证的受检者于检查前3~5分钟给予肌注低张药物（654-2）20mg。检查前常规做胸腹部透视，除外胃肠道穿孔及肠梗阻。

受检者用10ml温开水口服产气粉3~5g，吞服后约产气300ml，可使胃腔充气扩张。透视观察应使胃泡相当于拳头大小。气太多，则不利于黏膜涂钡。随即口服双对比造影专用硫酸钡混悬液150ml左右，最后含一满口（约40~50ml）于口中，站立于检查床前。

嘱受检者将口含钡剂一次咽下后分别于左右前斜位透视观察食管充盈相及双对比像并摄片。将检查床转至水平位，请受检者在床上由左向右翻滚转动2~3周，然后正位仰卧，使钡剂在胃表面形成良好涂布。按照全面无遗漏的原则，在透视下改变受检者体位，使钡液在腔内流动，使器官的各部分依次分别成为双对比区，并适时摄片。

常规检查应包括以下体位：

1）立位右前斜位及左前斜位，观察食管。

2）仰卧正位观察胃体胃窦双对比像。

3）仰卧右前斜位观察胃幽门前区双对比像。

4）仰卧左前斜位观察胃体上部及胃底双对比像。

5）仰卧右后斜位观察贲门正面相。

6）俯卧右后斜位观察胃窦前壁双对比像，必要时可使床面倾斜至头低足高，并借助棉垫垫压，效果更好。

7）俯卧左后斜位观察胃体与胃窦充盈相和十二指肠充盈相。

8）仰卧右前斜位观察十二指肠双对比像。

9）立位观察胃窦及球充盈加压相。受检者恢复立位，使胃体下部胃窦部与十二指肠充盈钡剂。然后依次压迫球部、胃幽门前区及胃窦等处，如近身检查操作时，检查者可用传统手法"推"与"压"同时进行，效果更好。

10）立位胃充盈相：受检者取立位后，再加服浓度较低（60%~80%）的钡液150ml。此时胃体、胃窦及十二指肠呈充盈相，胃底部呈立位双对比相，部分小肠也可显示，应在透视下转动体位，以充分显示胃角切迹及十二指肠曲。以上步骤大约15次曝光，一般选择12幅图像照片。

检查可根据情况灵活掌握顺序，重点部位可反复观察，随时可吞钡。双对比像必须使各观察部位先由近地侧处于远地侧，而充盈相则相反。胃底贲门区必须有四个体位（俯卧右前斜、右侧位、半立右后斜、直立左后斜），同时应注意观察贲门形态及胃底双对比像。在检查过程中，检查者应熟悉各种体位的显示内容，做到心中有数，当一个体位显示出多个部位时,要全部摄片,不必重复检查。显示全貌以不遗漏病变为原则,尽量减少不必要的曝光。胃肠道双对比造影每次检查持续时间应以 10~15 分钟为宜。时间太长可发生钡液沉淀、涂布不佳,时间太短则可能有所遗漏。对于特殊疾病还常需采用特殊体位和方法。如食管静脉曲张受检者,因站立位减少了食管静脉的充盈,可取卧位及头低足高位,同时深吸气、深呼气后作相反的屏气动作可暂停食管蠕动,以增加食管静脉充盈。不合格的双对比像常可导致漏、误诊。

(2) 双对比造影的基本质量要求

1) 腔壁应充分而适度扩张,皱襞基本展平,钡液可在充分扩张的囊腔内随体位变化而自由流动是扩张适度的标志。

2) 被检查的器官应有 2/3 以上面积为双对比区,低洼积钡或钡池不应占有过多的投影面积。

3) 腔壁线应连续、无中断、均匀、清楚、纤细(宽度小于 1mm)。如同一器官腔壁线的粗细相差明显,或出现非病理所致的中断,均应视为不合格,不能据此诊断。

4) 双对比区内应无或极少有气泡、钡液凝聚、皲裂、吻触等伪影。

4. 常见病变的造影显示

(1) 基本要点

1) 利用角隅积钡现象显示病变为隆起或凹陷。

2) 利用潮礁现象显示近地壁低小隆起。

3) 利用低洼积钡现象显示近地壁浅小凹陷。

4) 利用涂钡表面层数增加(如息肉为 4 层)显示病变侧面的范围。

5) 利用低垂滞钡现象显示远地壁病变。

6) 利用腔壁多边现象显示侧壁病变。

7) 利用"竖板"现象显示病变的侧壁。

(2) 胃溃疡

1) 良性龛影:是胃溃疡的直接征象,龛影位于胃轮廓之外,边界清楚。

2) 黏膜水肿带,是龛影口部一圈黏膜水肿造成的透明带,是良性溃疡的重要特征。它有以下三种表现形式:①黏膜线(hampton linc):为龛影口部一宽约 1~2mm 光滑透明线;②项圈征(collar sign),为龛影口部宽约 0.5~1.0cm 透明带,形如一项圈而得名;③狭颈征,为龛影口部上下端明显狭小、对称光滑透明影,形如颈状。

3) 黏膜纠集(converging folds),无中断。

4) 其他间接征象:①痉挛切迹(incisura):为小

弯溃疡在大弯壁上相对应处出现一光滑凹陷;②胃液分泌增多致空腹大量潴留液,钡剂涂布差;③胃蠕增强或减弱致胃排空加快或减慢;④胃变形和狭窄,因瘢痕收缩所致。表现为"蜗牛胃""葫芦胃"或"B 型胃"和幽门狭窄、梗阻。

5) 穿透性溃疡:龛影深而大,深度多超过 1.0cm 以上,口部有较宽大透亮带。

6) 穿孔性溃疡:龛影大,如囊袋状,可见气钡二层或气、液、钡三层现象。

7) 胼胝性溃疡:龛影大,但直径不超过 2.0cm,而深度不超过 1.0cm,有较宽透明带伴黏膜纠集。

8) 多发性溃疡:指胃内发生二个以上的溃疡,可在同一部位或相距较远。

9) 复合性溃疡:指胃及十二指肠同时发生溃疡。

(3) 胃溃疡恶变的 X 线征象

1) 龛影周围出现小结节状充盈缺损,指压征或尖角征。

2) 龛影周围黏膜皱襞杵状增粗、中断、破坏。

3) 治疗中龛影增大,变为不规则。

4) 胃溃疡恶变的后期与溃疡型胃癌 X 线表现一样,难以鉴别时统称为恶性溃疡。

(4) 十二指肠溃疡

1) 良性龛影:是球部溃疡的直接征象,充盈加压像可见龛影周围有一圈光滑的透亮带,或见放射状黏膜纠集。

2) 球部变形:是诊断球部溃疡的重要征象。由瘢痕收缩,黏膜水肿,痉挛引起,表现为山字形、三叶状、花瓣状或葫芦形或假性憩室形成,恒定存在。

(5) 胃癌

1) 早期胃癌:①隆起型(protruded type,Ⅰ 型):表现为小而不规则的充盈缺损,高度超过 5mm,边界清楚;②表浅型(Ⅱ 型):表现为胃小沟、胃小区破坏呈不规则颗粒状,轻微凹陷小龛影、僵硬、界限尚清楚。包括:隆起型(superficial elevated type)(Ⅱa 型):癌肿突出高度不超过 5mm;平坦型(superficial flat type)(Ⅱb 型):病灶几乎无隆起和凹陷;凹陷型(superficial depressed type)(Ⅱc 型):病灶轻度凹陷不超过 5mm;③凹陷型(excavated type)(Ⅲ型):表现为形态不规整,边界明显的龛影,深度超过 5mm,可见黏膜皱襞中断杵状或融合。

2) 中晚期胃癌:①蕈伞型癌:多表现为不规则分叶状的充盈缺损,与正常胃界限清楚。也可表现为胃腔狭窄,胃壁僵硬。②浸润型癌:多表现为胃腔狭窄,胃壁僵硬。胃广泛受累时形成"皮革袋状胃"(leatherstomach)。③溃疡型癌:多表现为恶性龛影,常有下列征象:①指压征(finger pressure sign),指因黏膜及黏膜下层癌结节浸润使龛影口部有向龛影隆起的不规则的弧形压迹,如手指压迫样,加压后显示清晰;②裂隙征,指在两指压征之间指向口部的尖角,为溃疡周围的破裂痕迹或两个癌结节间的凹陷;③环堤征,指在正位上环绕龛影的宽窄不一的不规则透明带,切线位呈半弧形,为肿瘤破溃后留下的隆起边缘;④半月综合征(meniscus sign):为龛影位于轮廓内、龛影周围环堤及龛影大而浅的综合征象,早半月形,切线位加压摄影显示清晰。

**(三)数字摄影消化道造影**

数字胃肠成像系统(digital GI imaging system DGIS)由探测(imageintensifier Ⅱ),数字图像处理器(digital image processor)和高分辨力监视器(high resolution monitor)组成。目前随着像素和矩阵数目的增加及较小焦点X线管的应用,图像质量已获得大幅提高。数字成像胃肠道检查技术同样是运用动态多相对比造影技术,检查方法与胃肠道造影相同。其特点有:

1. 数字成像可以快速获取多幅图像　数字成像速度可达 0.5~15 帧/秒,这对处于运动状态下的胃肠道检查极为有利。在做咽、上段食管检查时,可选用 2~8 帧/秒连续摄取图像,以便清晰显示这些结构及其异常变化。食管双对比造影检查时,0.5帧~2帧/秒的连续摄取可获得食管处于双对比状态下不同时相的多幅图像。十二指肠球部溃疡常有痉挛激惹征象,连续图像采集与回放方式更有利于发现溃疡龛影,可作为常规使用。

2. 数字成像可以实时采集和显示图像　在数字成像胃肠检查过程中因为可以实时采集和显示图像,便于及时观察病变是否被适当地显示。因此在检查中可以随时采取补救措施,如改变体位、重新涂布、补充图像等。

3. 数字成像可以进行多种图像后处理　对数字成像要进行合理的图像后处理(postprocessing),通过改变图像的亮度(brightness)、对比度(contrast)、对图像中的感兴趣区进行放大(magnification)观察、增强图像的锐利度(edge enhancement)以及将图像进行正负相对比,可使各种不同类型的病变得以发现和清晰显示。

4. 数字成像可以进行标记说明　为了恰当地突出在胃肠造影图像中的感兴趣区表现,可以对数字图像用箭头或圆圈加以标记,对其所作的解释或诊断也可以用文字进行说明。也可将检查中含有突出发现和病变的图像,有选择地打印于纸上作为诊断报告。对连续采集的图像全部检查后,挑选满意的图像进行激光打印,以减少信息丢失,保证图像的高清晰度与高分辨力。

5. 数字成像可以进行存储　采用光盘储存(optical disks)数字成像胃肠造影的影像资料,不但经济,而且便于查阅,对重复检查者也很容易与其早前的检查资料进行对比。

6. 数字成像可以进行网络传输　数字胃肠图像资料若与其他数字图像资料(如 CT、MR)统一建立数字图像档案,就能在一个工作站上很容易与受检者的其他影像学检查进行综合分析,从而提高诊断水平。图像存贮和传输系统(picture archiving and communication system,PACS)一旦建立,还可将数字胃肠检查资料经医院的网络,高速地传送至各临床科室,或进行远程会诊。

## 三、肠 系 检 查

**(一)口服钡剂小肠造影**

1. 适应证与禁忌证

(1)适应证:临床怀疑有小肠病变者;全身情况差,不能耐受插管者;需要了解小肠走行及功能状态者。

(2)禁忌证:急性肠梗阻;急性胃肠道出血;胃肠道穿孔。

2. 造影前准备

(1)受检者准备:检查前日低渣饮食,晚上服用轻泻剂(开水冲服番泻叶 9g,30 分钟后再冲服一次,或服用 50% 硫酸镁 30~50ml),并禁食一夜。

(2)药品准备:钡剂采用 40%~50% 浓度的硫酸钡悬浊液。可在检查前 10 分钟口服 20mg 甲氧氯普胺以加快钡剂通过小肠的时间。

3. 操作技术　造影前常规观察胸腹部。口服钡剂小肠造影检查通常在上胃肠道造影后,立即让受检者口服 300ml 左右 40%~50% 浓度稀钡使小肠完全充盈;单纯口服钡剂小肠造影则直接口服 600ml 稀钡。向右侧卧位可增加胃内张力,使钡剂更容易进入小肠。透视中须用压迫法仔细分开相互重叠的肠袢,并顺序摄取各部位点片,必须观察到钡剂充盈回盲部,在末端回肠、部分盲肠及升结肠显影后,才可结束检查。

4.常见病变的造影显示

（1）肠管改变：表现为肠腔狭窄或扩张。炎性肠腔狭窄范围多较广泛，边缘较整齐，可呈节段性。肿瘤性肠腔狭窄范围多局限，边缘不整齐，且管壁僵硬，局部可扪及包块。外压性狭窄多在管腔一侧，可见整齐的压迹或伴有移位。先天性狭窄则边缘光滑而局限。肠腔扩张可由远端肠腔狭窄或梗阻所致，肠梗阻引起的管腔扩张常有液体和气体积聚，可形成阶梯状气液面，并有蠕动增强。张力降低如肠麻痹引起的肠管扩大也有液体和气体积聚，但蠕动减弱。

（2）肠腔轮廓和黏膜的改变：肠壁肿瘤突入肠腔可造成局部钡剂充盈缺损，向腔外生长会推移邻近肠管，表现为肠袢间距离增宽。良性肿瘤可使黏膜展平、皱襞消失，表现为表面光滑的充盈缺损；恶性肿瘤则侵蚀破坏黏膜导致充盈缺损局部表面不规则而且常见管壁僵硬，钡剂通过困难。肠道憩室表现为肠管壁向外囊袋状突出阴影。

（3）位置和功能的改变：肿瘤等占位性病变压迫推移可改变肠道的位置。肠粘连可使肠管移动受限；蠕动增强、运动力增加可致排空过快，口服钡剂不到 2 小时就可到达盲肠，超过 6 小时为通过缓慢，超过 9 小时小肠内钡剂尚未排空为排空延迟；分泌增多会使钡剂分散在分泌液中，呈不定形的片状或线状影，黏膜皱襞则模糊不清。

### （二）小肠灌肠气钡双重造影

小肠气钡双重造影检查是目前诊断小肠疾病的主要检查方法，可同时观察整个小肠黏膜形态明确病变部位，对小肠腔内及管壁受累病变如肿瘤、憩室、狭窄性病变等具有重要诊断价值。

1.适应证与禁忌证

（1）适应证：反复消化道出血，经其他方法检查除外食管、胃和大肠出血者；原因不明的腹痛、腹泻者；临床怀疑小肠不完全性梗阻；先天性小肠畸形；腹部包块，需除外小肠肿瘤者；原因不明的贫血、低蛋白血症者；原因不明的发热、消瘦者；胃肠道其他部位的病变需要除外小肠受累者。

（2）禁忌证：急性胃肠道出血；胃肠道穿孔；小肠坏死；十二指肠活动性溃疡及山莨菪碱禁忌者。

2.造影前准备

（1）受检者准备：为避免盲肠充盈引起小肠内容物滞留于回肠内，应按结肠双重对比造影要求进行肠道准备。检查前 1 天中午嘱受检者吃少渣饮食，下午口服 50% 硫酸镁 50ml 清肠导泻，尽量多饮水，

总量应达到 1500~2000ml，可以间断饮用。晚餐进流食，睡前（21：00）服用缓泻剂（酚酞或果导片 2 片）。检查当日早晨禁食，肛门内注开塞露一支，尽量排净大便。清洁结肠不能采用洗肠法，因为洗肠液可经回盲瓣逆流进入并滞留于回肠，会严重影响末端回肠及回盲部的充盈。造影前行胸腹部透视，排除消化道穿孔及梗阻受检者。

（2）器械准备：插管法可采用 Bilao-Dotter 导管或经胃镜引导下插管，不插管者可选用能释放 $CO_2$ 气体的小肠溶空心胶囊或采用"口服钡剂 + 肛门逆行注气法"，灌肠桶或压力灌注泵。

（3）药品准备：造影用钡剂为浓度 35%（W/V）硫酸钡悬浊液，山莨菪碱（654-2）10~20mg。

3.操作技术

（1）插管法

1）插管前用凡士林涂抹导管外壁及导丝，以保持润滑。受检者取卧位或斜立位，经鼻孔插入。随受检者的吞咽动作将导管送过咽部进入食管，然后可较快地下达贲门。导管过贲门后，常自然地形成向胃底部的弧形弯曲。让受检者改取仰卧位，在透视下插入弯头导丝，旋转金属旋钮，将导管末端调节到弯向胃小弯，顺势继续插入导管，直达胃窦部和幽门前区。再让受检者取仰卧右前斜位，甚至近于左侧卧位，使气体充满胃窦部，如胃内气体不多，可用气囊注入适量气体（约 50ml），并取头稍高位。将导丝换成直头。当导管端送到幽门时，将导丝向后略撤 3~5cm，使导管端部柔软、易弯曲，导丝不得进入十二指肠。将导管慢慢送过幽门，进入十二指肠，这时（仰卧位）在绝大多数受检者导管进入十二指肠后外侧，沿十二指肠降支方向向下行走，少数受检者向内向下弯转进入十二指肠降支。边慢慢后撤导丝，边向前送入导管，直到导管达 Treitz 韧带为止。

2）也可应用胃镜直视下插管，成功率高且操作方便，可使导管快速到位，无需 X 线定位，检查时间也明显缩短。胃镜进入十二指肠降部过乳头后，由胃镜活检孔插入交换导丝，沿导丝退出胃镜。在数字胃肠监控机下，沿导丝进入导管，送达至十二指肠水平部以下，撤出导丝。用胶布固定口腔外导管另一端，将导管尾部与灌肠桶或压力灌注泵相连接。

插管成功后沿导管按 100ml/min 的流量注入 35% 硫酸混悬液 600~800ml 左右，当钡剂进入小肠后，注入气体约 800ml 左右。在电视监控下连续观察各组小肠，当钡剂至 3~4 组小肠时，再次注入气体 200ml，直至整个小肠呈气钡双重对比像。同时，

转动受检者体位,在电视监控下摄片,直至钡剂到达回盲瓣。在灌注过程中应透视下密切观察钡剂走行,及时对可疑区进行加压检查,观察其充盈缺损、龛影、憩室、扩张及狭窄等。

(2) 无管法

1) 使用小肠溶空心胶囊,在 pH≥6 的环境中即可溶解释放 $CO_2$ 气体,结合口服钡剂即可在小肠内形成与插管法相媲美的小肠气钡双对比像。操作简便易行,安全有效。

2) 使用"口服钡剂 + 肛门逆行注气法",重点观察末端回肠病变。具体做法是口服 80% 硫酸钡混悬液 150ml,分两次服用,待钡头到达盲肠时,肌注低张药物(654-2),然后肛门插管,注入空气 800~1000ml,使气体逆行进入小肠,形成回肠末端低张双对比相。此方法因直肠和乙状结肠充气扩张,使盆腔内回肠上抬,易于病变显示。

4. 常见病变的造影显示　要根据小肠的环状皱襞、管腔大小、肠壁厚度及绒毛形态等表现作出诊断。钡剂涂布并被气体充分扩张的正常小肠表现为均匀连续、肠袢走行弯曲自然、肠管粗细均匀。空肠宽度为 4cm(充气后为 4.5cm),回肠管径稍细,为 3.5cm(充气后为 4cm),若肠腔宽度超出范围,应仔细检查是否存在病变。两个相互平行的肠管即相邻两肠壁间的距离,代表了肠壁的厚度。正常不应大于 3mm。小肠绒毛是小肠黏膜表面肉眼可见最小的解剖结构,造影常常不显示,若出现充盈缺损,应警惕有病变存在。小肠气钡双重造影对显示黏膜较小隆起性和凹陷性病变,尤其对 <1cm 直径的小肠肿瘤常能显示满意的形态学表现,但对壁内和向腔外生长的肿瘤鉴别尚有困难。

# 四、钡剂灌肠检查

## (一)结肠气钡低张双重对比造影

1. 适应证与禁忌证

(1) 适应证:怀疑有结肠息肉或肿瘤者;慢性溃疡性结肠炎或肉芽肿性结肠炎者;鉴别肠管局限性狭窄的性质;结肠高度过敏或肛门失禁的受检者。

(2) 禁忌证:结肠穿孔或坏死;急性溃疡性结肠炎;中毒性巨结肠;肠镜活检一周以内;危重受检者或虚弱受检者忌用抗胆碱药物时可改用胰高血糖素。

2. 造影前准备

(1) 受检者准备:检查前 1 天中午嘱受检者吃少渣饮食,下午口服 50% 硫酸镁 50ml 清肠导泻,尽量多饮水,总量应达到 1500~2000ml,可间断饮用。晚餐进流食,睡前(21:00)服用缓泻剂(酚酞或果导片 2 片)。检查当日早晨禁食,肛门内注开塞露一支,尽量排净大便。

(2) 器械准备:带气囊的双腔导管,灌肠桶或压力灌注泵。

(3) 药品准备:造影用钡剂,结肠双对比造影应采用细而颗粒均匀的钡剂。浓度为 70%~80% 为好,太浓易引起龟裂,太低不易显示结肠细微结构以及使腔壁线勾画不清。调钡时钡剂温度应控制在 40℃左右,温度太低易使肠管痉挛收缩,导致钡剂絮凝龟裂。山莨菪碱(654-2)10~20mg。

3. 操作技术　肌内注射 654-2 10~20mg。受检者取俯卧头低位(倾斜检查床,使头低 10°~15°)或左侧卧位,肛门插入带有气囊的双腔导管,在透视下经灌肠桶或压力灌注泵注入钡剂。在透视中密切观察,待钡头到达横结肠中段时立即停止注钡。换上注气囊,经导管缓慢向内注入空气,通过气体压力驱使钡剂进入结肠肝曲、升结肠并达盲肠。注气量一般为 800~1000ml,见右半结肠直径扩张至 5mm 为适度,然后拔出导管。嘱受检者顺时针方向翻身 4~5 次,观察钡剂均匀涂布于肠壁上时,即可进行结肠各段点片。

一般在俯卧头低足高 15° 前后正位,显示直肠、乙状结肠和降结肠下端,以显示前壁为主;仰卧前后位,显示直肠、乙状结肠和降结肠下端,以显示后壁为主;仰卧左右前斜位,显示直肠、乙状结肠和降结肠下端,其目的是为了减少肠曲间影像重叠;左侧和右侧卧位摄取直肠、乙状结肠侧位片;半立位左前斜位,显示结肠脾曲、降结肠上中部和横结肠左半部;半立位右前斜位,显示结肠肝曲、升结肠近肝曲部和横结肠右半部;卧位或半立位,显示横结肠;仰卧头低 15°,显示盲肠、升结肠近端和回盲部;最后摄取全结肠仰卧前后位、俯卧前后位、左侧水平侧卧位、右侧水平侧卧位及全结肠立位前后位。造影检查时间不宜过长,一般应控制在 15~20 分钟左右,否则钡液中的水分被肠道吸收后可出现龟裂和钡剂絮凝,容易产生伪影,影响小病灶的显示。检查中应多体位、多角度进行观察。

4. 常见病变的造影显示

(1) 肠腔轮廓改变:气钡双重对比造影可直接显示肿块。恶性肿瘤常边缘不规则,且伴有黏膜破坏、局部管壁僵硬。溃疡型结肠癌可见大而不规则的龛影,其周围有僵硬、边缘呈毛刺状的环堤所致充盈缺损。溃疡型结肠炎可见小而密集的龛影以致结肠袋消失,肠管边缘呈锯齿状。

(2)管腔大小改变:由恶性肿瘤所致的管腔狭窄较局限,边缘多不整齐,且管壁僵硬,局部常触及包块。炎症所致的狭窄范围多较广泛。狭窄或梗阻的近端结肠常扩张。

**(二)结肠稀钡钡灌肠造影**

1. 适应证与禁忌证

(1)适应证:结肠梗阻,乙状结肠扭转及观察结肠的功能性改变;年老体弱和不适宜多翻动的受检者。

(2)禁忌证:结肠穿孔或坏死;急性阑尾炎;肛裂疼痛不能插管者。

2. 造影前准备

(1)受检者准备:与结肠气钡低张双重对比造影准备相同。

(2)器械准备:肛管、灌肠桶或压力灌注泵。

(3)药品准备:造影用钡剂。浓度为15%~20%硫酸钡悬浊液。

3. 操作技术　受检者取屈膝左侧卧位,将肛管缓慢插入直肠,后取仰卧位,行胸腹常规透视,以了解胸腹部一般情况。再将右侧略抬高,透视下经灌肠桶或压力灌注泵将浓度为15%~20%的稀钡800~1000ml经导管注入全部结肠直至盲肠充盈,在灌肠途中,密切注意钡头有无受阻、分流及狭窄,发现异常,立即停止注钡,用手或压迫器在患处按压,观察肠管轮廓、宽窄、移动度、及有无压痛与激惹征象,必要时进行点片。最后摄取全结肠片和结肠各段压迫点片,一般不需摄取黏膜像。

4. 常见病变的造影　显示结肠稀钡钡灌肠因不使用低张药物,可以观察结肠的张力、运动及分泌等功能异常。张力异常可表现为肠道痉挛、不规则收缩、张力增高或减低;运动功能异常可表现为肠管蠕动加快或减慢;分泌增加时,可见肠腔内大量黏液存在,成细长的条状或柱状,其外涂以薄钡层,或呈现双层肠壁样表现。

## 第三节　泌尿及生殖系统造影检查

泌尿及生殖系统的各器官均为软组织结构,缺乏组织的天然对比,平片只能显示肾脏的轮廓、大小、钙化及阳性结石,其内部结构及排泄功能等必须通过造影检查方能显示。

泌尿及生殖系统造影检查是诊断泌尿及生殖系统疾病的重要检查方法,此法可了解泌尿及生殖系统的内部结构和生理功能,对观察和了解有无病变或生理性变异等均具有很大的帮助。

## 一、泌尿及生殖系统解剖生理学

**(一)泌尿系统**

泌尿系统由肾、输尿管、膀胱及尿道组成。主要功能是排出机体内溶于水的代谢产物,如图25-8所示。

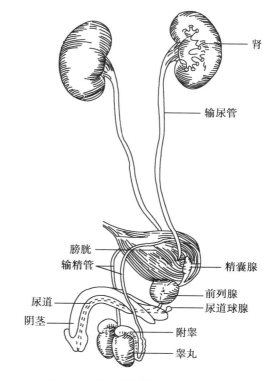

**图 25-8　男性泌尿及生殖系统模式图**

1. 肾脏　是成对的实质性器官,形似蚕豆,有前后两面、内外两缘和上下两端,分别位于脊柱两侧,腹膜后间隙的上部。肾长约11~13cm,相当于3~4个腰椎椎体高度,宽约5~7cm,厚约3~4cm,右肾比左肾约低1.5cm。肾内侧缘中部凹入部称肾门,肾门通入肾内的腔隙称为肾窦,内含肾血管、淋巴管、神经、肾盏、肾盂及脂肪组织等。在肾的纵切面上,可见红褐色的肾实质和被白色肾盂肾盏所占的肾窦。

肾实质分为皮质和髓质两部分。肾皮质位于浅层,富有血管,主要由肾小体和肾小管构成。肾髓质位于肾实质深部,血管较少,由许多密集的管道组成。肾髓质形成15~20个肾锥体,肾锥体的基底朝向皮质,尖端圆钝,朝向肾窦,称肾乳头,突入肾小盏内。有时 2~3 个肾锥体合成一个肾乳头。肾乳头上有许多乳头孔,肾生成的尿液经乳头孔流入肾小盏内。肾窦内约有 7~8 个呈漏斗状的肾小盏,2~3 个肾小盏合成 1 个肾大盏,2~3 个肾大盏再合成 1 个肾盂。肾盂出肾门后,弯行向下,逐渐变细移行为输尿管,如图 25-9 所示。

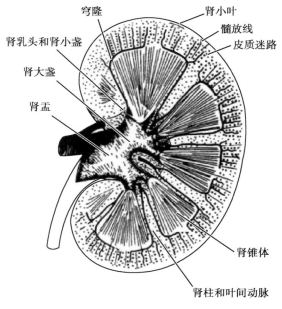

图 25-9　肾的冠状切面结构模式图

2. 输尿管　输尿管为一对细长的肌性管道,起于肾盂,终于膀胱,长约 25~30cm,管径约 0.5~0.7cm。输尿管有较厚的平滑肌,可做节律性的蠕动,使尿液不断地流入膀胱。输尿管根据其行程分为三段,即腹段、盆段和壁内段。

输尿管有三处生理性狭窄:肾盂与输尿管移行部;与髂总动脉交叉处;膀胱入口处,即膀胱壁内段。这些生理狭窄常是输尿管结石的滞留部位。

3. 膀胱　膀胱为盆腔储存尿液的肌性中空囊性器官,其形状、大小、位置及壁的厚度均随尿液充盈程度而变化。膀胱的平均容量为 300~500ml。成人空虚的膀胱呈三棱椎体形,有一尖四面,可分为尖、底、体、颈四部分。膀胱尖细小,朝向前上方。膀胱底近似三角形,朝向后下方。膀胱尖与膀胱底之间的部分为膀胱体。膀胱的最小部称膀胱颈,以尿道内口与尿道相连。膀胱各部分之间无明显界限。膀胱充盈时男呈长卵圆形,女呈扁圆形。

膀胱位于盆腔的前部,其前方为耻骨联合。后方在男性为精囊、输精管、壶腹和直肠,在女性为子宫和阴道。膀胱的下方,男性邻接前列腺,女性邻接

尿生殖膈。

4. 尿道　尿道是膀胱与体外相通的一段管道,因男女性别不同有很大差异。男性尿道,长 16~22cm,兼有排尿和射精功能。起自膀胱的尿道内口,止于尿道外口,全长分为前列腺部、腹部和海绵体部,临床上称前列腺部和腹部为后尿道,海绵体部为前尿道。男性尿道在行径中粗细不一,它有三处狭窄、三处扩大和两个弯曲。三处狭窄分别位于尿道内口、腹部和尿道外口。三处扩大分别位于前列腺部、尿道球部和尿道舟状窝。两个弯曲,一为耻骨下弯,在耻骨联合下方,位于前列腺部、腹部和海绵体部起始段;另一个弯曲是耻骨前弯,在耻骨联合前下方,位于海绵体部。临床上向男性尿道插入导尿管或器械时,便采取这种位置。

女性尿道短而直,长约 3~5cm,仅有排尿功能。起于膀胱的尿道内口,末端开口于阴道前庭。

（二）生殖系统

生殖系统分男性生殖系统和女性生殖系统。生殖系统的主要功能是产生生殖细胞,繁殖新个体;分泌性激素,激发和维持第二性征。

1. 男性生殖系统　男性生殖系统包括前列腺、精囊、睾丸、输精管和阴茎等,如图 25-10 所示。

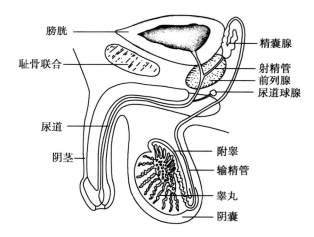

图 25-10　男性生殖系统结构模式图

（1）前列腺:前列腺是一个实质性器官,位于膀胱下方,其大小和形状犹似核桃。前列腺中有尿道穿过,腺的排泄管均开口于这段尿道。

（2）精囊:精囊位于前列腺的头端,前方为膀胱,后方为直肠,为一卷曲的管腔。

（3）睾丸:位于阴囊内,左、右各一,形似略扁的卵圆体。成人睾丸长径约为 4~5cm,宽径约为 2~3cm,前后径约 2~3cm。前外侧由睾丸固有鞘膜

所包绕,后外缘为附睾,10~12 条睾丸的输出管由睾丸网进入附睾,并开口于附睾管。由睾丸产生的精子,先贮存在附睾内,当射精时经输精管、射精管,最后经尿道排出体外。

(4)输精管:为附睾管的延续部分,其行程较长约 30cm,壁厚,肌层发达,管腔细小,自阴囊经腹股沟管到腹腔,再降入盆腔达膀胱后面。

(5)阴茎:阴茎由两个阴茎海绵体、一个尿道海绵体以及外面的筋膜和皮肤所组成。尿道海绵体内有尿道穿过。阴茎的前端称阴茎头,有尿道外口;后端为阴茎根,固定在耻骨和坐骨上。

2. 女性生殖系统 女性生殖系统包括子宫、卵巢、输卵管和附属腺等,如图 25-11 所示。

(1)子宫:子宫位于真骨盆的中部,在膀胱和直肠之间。子宫的前后略扁,状如倒置的梨,分底、体、颈三部,上端圆凸的部分称子宫底;下部呈圆柱状称为子宫颈;底与颈之间的部分称子宫体。成人子宫约 4cm×7cm×4cm,子宫的内腔分为子宫腔和子宫颈管两部分。子宫腔在子宫体内,为倒置的三角形腔隙,其底在上,两侧与输卵管相连;尖朝下与子宫颈相通。子宫颈管下口称子宫口。

(2)卵巢:卵巢位于子宫的阔韧带的后下缘,形似扁椭圆体,位于骨盆两侧壁,是产生卵子和分泌女性激素的生殖腺。正常育龄妇女卵巢的最大径约为 4cm,绝经后卵巢的最大径约为 2cm。

(3)输卵管:位于子宫两侧,左右各一,是弯曲的肌性管道。输卵管的内侧段较细,与子宫相连,开口于子宫腔;外侧段较粗呈漏斗状,开口于腹膜腔,边缘靠近卵巢处有许多指状突起称输卵管伞。

(4)阴道:是一个前后较扁的肌性管道,其上端包绕子宫颈的下部,下端开口于阴道前庭。

## 二、静脉尿路造影检查

静脉尿路造影有以下两种:常规静脉尿路造影和大剂量静脉尿路造影。

### (一)常规静脉尿路造影

常规静脉尿路造影是将对比剂通过静脉注入,经肾脏排泄至尿路而使其显影的一种检查方法,又称排泄性尿路造影或静脉肾盂造影(IVP)。此方法简便易行,痛苦少,危险性小,能同时观察尿路的解剖结构及分泌功能,应用广泛。肾功能在严重受损时,尿路显影不佳或不显影。

1. 适应证与禁忌证

(1)适应证:①尿路结石、结核、囊肿、肿瘤、慢性炎症和先天性畸形;②原因不明的血尿和脓尿;③尿路损伤;④腹膜后肿瘤的鉴别诊断;⑤肾性高血压的筛选检查;⑥了解腹膜后包块与泌尿系的关系。

(2)禁忌证:①碘过敏及甲状腺功能亢进者;②严重的肾功能不良者;③急性尿路感染;④严重的心血管疾患及肝功能不良;⑤妊娠或疑有早期妊娠者。

2. 造影前准备

(1)造影前 2 天不吃易产气和多渣食物,禁服钡剂、碘对比剂、含钙或重金属药物。

(2)造影前日晚服用缓泻剂,一般泡服中草药番泻叶 5~10g。

(3)造影前 12 小时开始禁食及控制饮水,造影

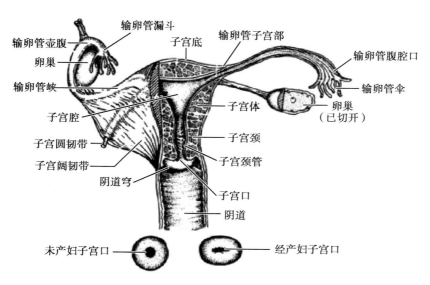

图 25-11 女性生殖系统结构模式图

当日需要禁水。

（4）造影前先行腹部透视，如发现肠腔内产物较多，应做清洁灌肠或皮下注射垂体加压素 0.5ml，促使肠内粪便或气体排出。

（5）摄取全尿路平片以备与造影片对照诊断。

（6）做碘过敏试验，并向受检者介绍检查过程以取得受检者的合作。

（7）对比剂为 76% 复方泛影葡胺或者 370 非离子型对比剂。成人用量一般为 20~40ml，少数肥胖者可用 40ml。儿童剂量则以 0.5~1ml/kg 体重计算。6 岁以上即可用成人量，若将对比剂加热到 37℃后注入效果更好。由于有一定的副作用，必要时可选用非离子型对比剂——碘苯六醇或碘普罗胺等。

3. 操作技术　被检者仰卧在摄影床上，将 2 个圆柱状棉垫呈"倒八字"形压迫在两侧髂前上连线水平上，此水平相当于输尿管进入骨盆处，输尿管后方为骶骨，故在此处压迫输尿管可有效阻断其通路。在棉垫之上放血压表气袋，用多头腹带将棉垫、气袋同腹部一起束紧，然后由静脉注入对比剂。当注入对比剂 1~2ml 后减慢速度，观察 2~3 分钟，如被检者无不良反应即将对比剂在 2~3 分钟内注完，必要时可缩短注药时间。注药中若有反应，立即停止注药。如反应轻微，待症状缓解后仍可继续造影。对比剂注射完毕，给血压表气袋注气，压力为 80~100mmHg 压迫输尿管，以阻止对比剂进入膀胱，有利于肾盂充盈显示。

4. 摄影技术　常规法静脉尿路造影多摄取肾区前后位及全腹部位片。摄取肾区前后位时被检者身体正中线对准台面中线，两臂放于身旁。胶片或 IP 尺寸为 25cm×30cm（10 英寸 ×12 英寸）横放于滤线器托盘上，中心线对准胸骨剑突至脐部连线的中点垂直射入。若全数字摄影时照射野尺寸应控制在 25cm×30cm（10 英寸 ×12 英寸）。全腹部位摄影的体位摆放与肾区前后位相同。胶片或 IP 尺寸为 35cm×42.5cm（14 英寸 ×17 英寸）竖放于滤线器托盘上，中心线经剑突至耻骨联合连线中点垂直射入。全数字摄影时照射野尺寸应控制在 35cm×42.5cm（14 英寸 ×17 英寸）。曝光时，被检者先深吸气后呼气再屏气。

摄片时间常规于对比剂注射完后 7 分钟、15 分钟及 30 分钟各摄肾区片 1 张。然后观察肾盂肾盏内对比剂的充盈情况，若肾盂肾盏显影良好，可解除腹带摄全尿路片。若 30 分钟肾盂肾盏仍然充盈不好或显影较淡或不显影，可根据情况延长到 60 分钟

再摄取肾区片，然后解除腹带摄全尿路片。若观察全尿路影像输尿管及膀胱内无对比剂，应解除腹带，时间延长至 1~2 小时重摄尿路片。

除摄取卧位片外，也可摄取立位，如观察肾下垂，用于了解肾脏的位置、活动度、腹部肿块或钙化灶与肾脏的关系等；根据病变所在的位置有时需拍摄左右斜位，例如正位片上的肾盏为杯口状重叠或平片结石被肾盂内对比剂遮蔽时，需加照斜位进行鉴别诊断；还有为区别肾区的阳性阴影是否在肾脏内，排除肾影前面的肠内容物干扰影，观察肾盂肾盏的异常以及从不同角度观察肾脏的外形等。

对于疑有肾血管性高血压者，应采用每分钟连续摄片法尿路造影。其原理是：一侧肾动脉狭窄严重至引起高血压时，该侧肾血流量减少，肾小球之滤过率也随之减少，对比剂在该侧肾盂肾盏内的出现时间就要慢于血流量正常的对侧肾脏。连续摄片对照分析两侧肾脏的这种功能参数，若发现一侧延迟显影，在排除尿路梗阻和肾实质疾病之后，就可以强烈的提示肾动脉狭窄之可能。随着 CT 的快速发展，肾动脉 CTA 也已逐渐代替此方法。

连续摄片法一般不需压迫输尿管，对比剂量同常规尿路造影，但注射速度要尽可能地加快，一般不能长于 20~30 秒。注射开始后的第 1、2、3、4 和第 5 分钟连续摄片，第 15 和 20 分钟再各摄一片。

对于 5 岁以下的婴幼儿，一般在注入对比剂后 3~10 分内摄完所有照片。必要时可摄延迟照片，除摄取仰卧位片外，还应摄取俯卧位、左右斜位、立位等片，胶片或 IP 尺寸应选用 18cm×25cm（8 英寸 ×10 英寸）竖放，以便观察全部尿路情况。

5. 诊断要点

（1）正常尿路：正常尿路造影是经静脉注入对比剂后 1~2 分钟肾实质显影，密度均匀。2~3 分后，肾小盏开始显影，随后肾大盏和肾盂也对称显影。7 分钟时肾盂、肾盏在照片上显示的影像较淡，15 分钟后影像显示清晰，30 分钟时肾盏、肾盂显影最浓。如果肾功能不良，则显影延迟，密度较低，严重时可不显影。

正常肾盂多呈三角形，上缘凸，下缘凹呈弧形弯曲，基底位于肾窦内，尖端向内下与输尿管相连。在全尿路片上输尿管呈细带状影。膀胱内虽有对比剂充盈，但因量较少充盈不足，故膀胱上方多呈凹陷状。正常两侧肾盂肾盏密度相等，如图 25-12~图 25-14 所示。

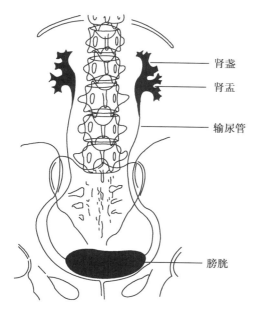

图 25-12　静脉尿路造影影像显示模式图

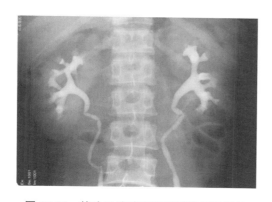

图 25-13　静脉尿路造影双肾影像显示照片

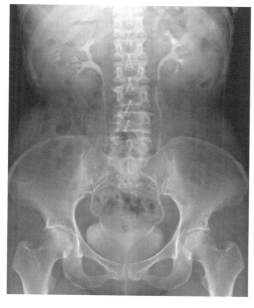

图 25-14　静脉尿路造影全尿路影像显示照片

（2）尿路造影的异常表现

排泄性和逆行性尿路造影的异常表现相似,但对某些征象显示有差异。

1）肾实质显影异常仅在排泄性尿路造影显示。①不显影:常见于肾积水（hydronephrosis）;②显影浅淡:常见于肾功能减退（renal hypofunction）;③显影增强:常见于输尿管梗阻（ureteral obstruction）。

2）肾盏、肾盂的牵拉（stretching）和变形（distortion）:常见于肾内肿块,包括肾囊肿（renal cyst）、肾肿瘤（renal tumor）、肾血肿（renal hematoma）和肾脓肿（renal abscess）等,但其间难以鉴别。

3）肾盏、肾盂破坏:表现为肾盏肾盂边缘不整,见于肾结核、肾盂癌和侵犯肾盏肾盂的肾癌。

4）肾盏、肾盂、输尿管和膀胱内充盈缺损:常见于这些部位的结石、肿瘤、血块和气泡。

5）肾积水、输尿管积水（hydroureter）和巨膀胱（megalocystis）:表现为肾盏、肾盂、输尿管和膀胱明显扩张,常见于肿瘤、结石、血块或炎性狭窄引起的尿路梗阻所致。

6）膀胱输尿管反流（vesicoureteral reflux）:仅在逆行膀胱造影时显示,表现为对比剂由膀胱反流至输尿管内,可为先天性异常、尿道梗阻、感染等多种病因所致。

（3）尿路结石:结石主要表现为充盈缺损或因此而导致的尿路梗阻征象。

（4）尿路畸形:多见于先天变异所致的尿路重复畸形和异位肾。尿路重复畸形有单侧或双侧,多无临床症状,其尿路造影主要表现为肾功能较好,可观察到两套独立的肾盂、输尿管（图 25-15,图 25-16）。异位肾是指一侧或两侧肾脏因先天发育失常,造成肾脏不居于正常的解剖位置。造影显示为单侧或双侧肾脏显影,但不在正常的位置,肾功能较好,

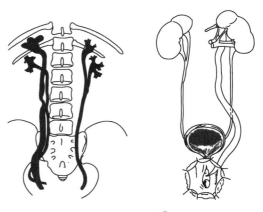

图 25-15　双肾双输尿管模式图

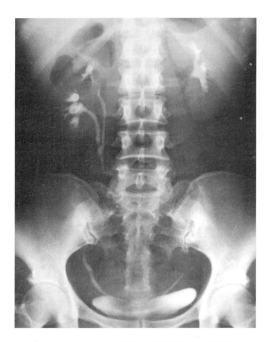

图 25-16　双肾双输尿管影像显示照片

多伴有旋转不良,肾盂肾盏呈花朵状,大多位于盆腔内(图 25-17),有极少数可居膈下,甚至可异位于后纵隔内。

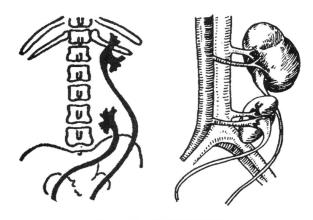

图 25-17　异位肾模式图

(5)肾结核:根据结核病灶发展程度或范围,一般初期表现为肾小盏顶端圆钝且边缘不齐如虫蚀状,相应肾盏的边缘亦不整或变形狭窄。当肾盏肾盂广泛破坏或形成肾盂积脓时,常表现为肾盂肾盏不显影或显影延迟且浅淡。

(6)肾积水:显示为肾扩张、肾盏杯口影消失,积水严重全肾变为一囊状。

(7)肾性高血压:造影主要显示肾脏萎缩,外形轮廓不规整或局限性凹陷,肾盂肾盏细小,两侧肾脏比较,长径相差 1.5cm 以上。

(8)肾肿瘤:造影可显示肾外形增大,肾盂或肾盏拉长、受压、变形或破坏。肾癌,可在肾盂中出现充盈缺损或肾盂、肾盏扩大等。

6. 注意事项

(1)腹部有巨大肿块、肥胖及腹水的受检者压迫输尿管有困难时,可采用倾斜摄影床面的方法,使被检者头低足高 30° 以减缓对比剂及尿液流入膀胱。

(2)若因腹带压力过大,出现迷走神经反应或下肢血供不足时,应减轻腹带压力或暂时松解,待症状缓解后重新加压或采用头低足高位继续造影,症状严重者应立即解除腹带,进行对症治疗。

(3)对于年老体弱、5 岁以下的儿童或腹主动脉瘤及腹部手术后不久的受检者,也可采用将双倍量的对比剂 3 分钟内注射完毕,不加压迫带,取头低足高 15°~25° 位,被检者无压迫之苦,且能达到诊断要求。

(4)静脉尿路造影,尤其是注入对比剂后头 5 分钟的照片上,更能清晰地显示肾脏的大小、形态和轮廓。肾盂肾盏充盈后,也利于测量肾实质厚度和侧位观察肾脏位置。

### (二)大剂量静脉尿路造影

大剂量静脉尿路造影又称静脉滴注尿路造影。是将 100ml 以上的对比剂加葡萄糖液做快速静脉滴注,使全尿路显影的一种检查方法。其特点在于:尿路显影较常规静脉尿路造影法清晰,肾盂和肾盏显影持续时间较长且较浓密,可代替逆行肾盂造影,免除造影前之准备。

1. 适应证与禁忌证

(1)适应证:①常规法静脉肾盂造影或逆行肾盂造影显影不满意;②肥胖、腹水及腹部巨大肿块;③高血压受检者,需要观察肾脏者;④不合作的小儿和为了观察全尿路者。

(2)禁忌证:①碘过敏者;②有严重的心血管疾病,因大量液体快速注入静脉,可增加心脏负担;③多发性骨髓瘤合并肾衰竭者;④有严重肝病者。

2. 造影前准备　不必禁水。肾功能损害严重时,禁水不但达不到提高肾盂内对比剂浓度的目的,反而导致体内电解质紊乱,引起无尿症。亦不需做压迫输尿管准备。但需要备好相应的输液器和较大号的针头,其他准备事项同常规法静脉尿路造影。

对比剂为 76% 复方泛影葡胺或者 370 非离子型对比剂,一般用量按体重 2ml/kg 计算,加入等量5% 葡萄糖混匀后使用。对比剂量最大不应超过

140ml。必要时也可选用副作用少的非离子型对比剂碘苯六醇或碘普罗胺等。

3. 操作技术　被检者仰卧于摄影台上，先摄取全尿路平片一张。然后采用较大号针头将100~140ml对比剂通过静脉在5~8分钟内快速滴注完毕，若因对比剂黏稠度大不易快速滴注，可将对比剂进行加热到摄氏37°后滴注可提高滴注速率，因时间过长会影响显影效果。自开始注入对比剂10分钟、20分钟及30分钟各摄尿路片1张。若肾盂、肾盏及输尿管显影不良，可适当延长时间后再摄片。

4. 摄影技术　摄影位置同腹部前后位，因在一张照片上能够同时显示肾实质、肾盂、输尿管及膀胱，所以胶片应包括第11胸椎及耻骨联合，胶片或IP尺寸应选用35cm×43cm（14英寸×17英寸），中心射线经耻骨联合至剑突连线的中点垂直射入胶片，被检者呼气后屏气曝光。当在肾脏轮廓内发现有钙化时，应加摄左右斜位片，以便确定钙化影的实际位置。

5. 诊断要点　大剂量静脉尿路造影因对比剂量大，肾实质内充有较多的对比剂，使肾影密度增高，肾盂、肾盏、输尿管及膀胱内可同时有对比剂显影。

（1）肾盂：正常肾盂形态有很大变异，一般略呈三角形，还有呈喇叭形状，少数呈分支和壶腹形。

（2）肾盏：肾盏包括肾大盏和肾小盏。其形态各自有很大差异，可短粗或细长，数目常有不同，两侧也多不对称。

（3）输尿管：正常输尿管左右各一条，全长约25cm，宽约3~4mm，上端与肾盂相连，在腹膜后沿脊柱两旁向前下斜行入膀胱，边缘光滑，走行柔和，有轻度弯曲和波浪状表现，输尿管有三个生理性狭窄区，即与肾盂交界处、髂嵴平面处和进入膀胱处。

6. 注意事项　造影中少数受检者可出现轻度咳嗽、喷嚏、皮疹或面部潮红等，通常不需作任何处理而自愈。如症状较重，应降低注药速度或停止注药，予以对症处理。

## 三、逆行尿路造影检查

逆行尿路造影是通过膀胱镜将输尿管导管插入输尿管肾盂内，经导管逆行注入对比剂，使肾盂、肾盏、输尿管等充盈并显示其形态的一种造影检查方法。优点为充盈完全，显影清晰，不受肾功能障碍的影响，同时摄片时间及体位不受限制。缺点为操作复杂，痛苦较大，不能观察肾功能，且易发生逆行

性感染。故此种检查多用于做选择性应用。

（一）适应证与禁忌证

1. 适应证　①碘过敏者；②静脉尿路造影不能达到诊断目的者。如严重的肾盂积水、肾结核及先天性多囊肾等；③输尿管疾患。如肾、输尿管连接处狭窄及中下段输尿管受阻、占位、重复肾及输尿管断裂等；④邻近肾及输尿管的病变；⑤证实尿路结石的部位等。

2. 禁忌证　①尿道狭窄；②肾绞痛及严重血尿、泌尿系感染；③严重膀胱病变禁做膀胱镜检查者；④心血管疾患及全身性感染者。

（二）造影前准备

1. 清洁肠道　检查前清洁灌肠，清除肠道内积粪和气体；禁食有关药物；摄全尿路平片等。

2. 对比剂　目前常用的离子型对比剂有60%、76%复方泛影葡胺稀释至15%~35%，一般用量为每侧10~20ml，以受检者有胀感为标准，具体用量要根据临床实际操作而定。如有阳性结石可选用气体。

（三）操作技术

通常在无菌条件下，由泌尿科医师在膀胱镜窥视下，将导管插入输尿管，透视观察导管位置，导管头一般在肾盂下方一个椎体为宜。透视下缓慢注入对比剂，速度不宜过快，压力不能过高，以免对比剂外溢影响诊断。对比剂为76%复方泛影葡胺或者370非离子型对比剂。一般每侧注入5~10ml，用10~15s注入完毕，还可根据病情多次重复注射。当透视下观察肾盂、肾盏充盈满意后根据诊断需要立即摄片，照片显示满足诊断要求后，拔出导管，终止检查。

（四）摄影技术

常规被检者仰卧于专用的摄影台上，脊柱对准台面中线，根据诊断需要常规摄取腹部仰卧前后位片，或加摄侧位、斜位、头高位或头低位片等。

1. 若需观察肾盂、肾盏的排空，可在注入对比剂后2分钟再摄片。

2. 若观察肾盂、输尿管交界处，须先把导管抽至输尿管上1/3处，然后注入对比剂并摄片。

3. 若观察输尿管情况，应将导管缓慢抽至输尿管下端，注入少量对比剂后摄片。同时加摄左右斜位片以明确导管与阴影的前后左右关系，以便确诊。

（五）常见病变的造影显示

1. 正常表现　由于对比剂浓度高，肾盂、肾盏及输尿管与周围组织对比良好，影像清晰，优于静脉尿路造影。另外由于对比剂是通过导管直接注入，

如注射压力过高会造成对比剂回流或逆流,造成对比剂逆行进入肾盂肾盏以外的区域,例如进入肾小管或血管周围等处,表现为肾盂肾盏比静脉尿路造影时有所扩大,此现象称肾盂回流现象,需认识,应尽量避免对比剂的回流发生,以免误诊。

2. 肾积水 插入导管后可吸出大量液体,使对比剂冲淡。

3. 输尿管结石 输尿管结石多由肾结石下移而来,易停留在生理狭窄处。当导管进入输尿管逆行而上遇到阻力或与致密影重叠或贴紧,证明致密影在输尿管内。如果导管止于输尿管的下方,则注射少量对比剂可以证明此影在输尿管内。

4. 输尿管囊肿 本病较典型的表现为膀胱内近输尿管开口处显示一圆形或卵圆形充盈缺损,直径多为 1~3cm,边缘整齐锐利。有时形如蛇头状。或在囊肿中有对比剂充盈且与输尿管相连,而囊壁则在膀胱影中显示为一个环状透明影。输尿管常有不同程度的扩大。

5. 肾结核 通常表现为肾盂肾盏变成一个扩大而不规则的腔,波及整个肾。有时可见肾盏狭窄或闭塞。

6. 肾肿瘤 可见肾外形增大,肾盂、肾盏拉长、受压、变形或破坏。肾癌,可在肾盂中出现充盈缺损或肾盂、肾盏扩大。

**（六）注意事项**

在对双侧输尿管导管注射对比剂时,注射速度切忌过快,必须同步。若受检者一侧肾区有胀感时,应停止注药,另一侧继续注射至肾区有胀感为止;对于肾盂积水的受检者,造影的目的在于了解梗阻病变的位置和性质,切忌在扩大的肾盂内再注入大量对比剂,否则会因突然增加肾脏内的压力,导致输尿管完全梗阻或并发感染,如图 25-18 所示。

## 四、膀胱造影检查

膀胱造影是利用导管经尿道插入膀胱内,并直接注入对比剂,以显示膀胱的位置、形态、大小及与周围组织器官的关系,是诊断膀胱疾患最为常见的检查方法。膀胱造影检查还有静脉造影法、空气造影法和气钡双重对比造影法等。

**（一）适应证与禁忌证**

1. 适应证 ①膀胱器质性病变:肿瘤、结石、炎症、憩室及先天性畸形;②膀胱功能性病变:神经性膀胱、尿失禁及输尿管反流;③膀胱外在性压迫:前置胎盘、盆腔内肿瘤、前列腺疾病、输尿管囊肿等。

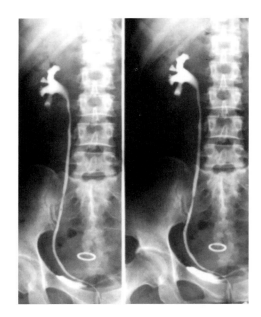

图 25-18 逆行尿路造影影像显示照片

2. 禁忌证 ①尿道严重狭窄;②膀胱大出血;③膀胱及尿道急性感染等。

**（二）造影前准备**

1. 清洁灌肠清除结肠及直肠内的粪便和气体。

2. 让受检者尽力排空尿液,排尿困难者应插管导尿。

3. 准备导尿管,成人用 12~14 号,小儿用 8~10 号。

4. 插导尿管所需消毒用具等。

5. 对比剂 为 76% 复方泛影葡胺或者 370 非离子型对比剂稀释至一半浓度,一般成人用量为 250~300ml;小儿视年龄而定:2~5 岁 20~70ml;6~12 岁 70~150ml。疑有膀胱结石或肿瘤病变者,应用低浓度对比剂,以免对比剂浓度过高遮盖病变的显示;空气作对比剂一般用量为 250~300ml,通常注气到受检者有胀感为止;碘液加空气作对比剂,是先将 30~50ml 碘液注入膀胱,再注入空气或氧气 250~300ml 做双重对比造影。

**（三）操作技术**

被检者仰卧检查台上,导尿管顶端涂润滑剂后,经尿道插入膀胱,固定导尿管,在透视下将对比剂缓慢注入膀胱,注药中经常变换受检者体位,做多轴位观察,发现病变及时点片。注药完毕即拔出导尿管摄取前后位及左、右后斜位片。图像观察满意后,嘱被检者自行排尿,将对比剂排出。

一般采用膀胱前后位、膀胱右后斜位、膀胱左后斜位,必要时加摄侧位或俯卧位,如图 25-19~ 图 25-21 所示。

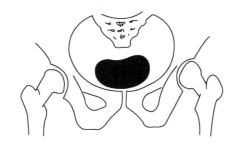

图 25-19　膀胱造影影像显示模式图

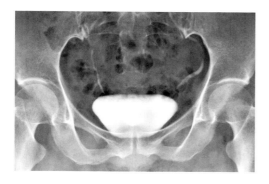

图 25-20　正常膀胱造影影像显示照片

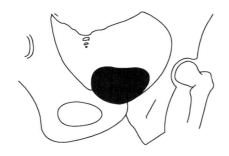

图 25-21　膀胱造影斜位影像显示示意图

**（四）常见病变的造影显示**

1. 正常表现　膀胱显示为密度增高的椭圆形影，前后位显示膀胱两侧壁及顶部边缘。右后斜位观察膀胱的右前缘及左后缘。左后斜位则显示膀胱左前缘及右后缘。

2. 膀胱结石大多为单发，亦可多发，常横置于耻骨联合的上方，居盆腔中线部位。结石可为圆形或卵圆形，边缘可以光滑或毛糙，密度可能均匀、不均或呈分层状。小者仅数毫米，大者可达 10cm 以上。结石可随体位而改变位置，总是在膀胱最低处。

3. 膀胱肿瘤　　表现为局部充盈缺损，大小不一，呈结节状或菜花样。肿瘤较小不影响膀胱的形状，较大且浸润膀胱壁内时可造成不规则的充盈缺损。

**（五）注意事项**

1. 摄取膀胱造影片均用滤线器，焦 - 片距 75~90cm。

2. 插导管时动作要轻，以免损伤尿道。

3. 单纯膀胱气体造影，对观察膀胱内低密度结石、小肿瘤及异物等更为清晰。

## 五、尿道造影检查

尿道造影是诊断尿道疾病常用的检查方法，多用于检查男性尿道。

**（一）适应证与禁忌证**

1. 适应证　①尿道结石、肿瘤、瘘管及尿道周围脓肿；②前列腺肥大、肿瘤及炎症；③先天性尿道畸形，如后尿道瓣膜、双尿道及尿道憩室；④尿道外伤性狭窄等。

2. 禁忌证　急性尿道炎、阴茎头局部炎症及尿道外伤出血等。

**（二）造影前准备**

1. 排尿　检查前嘱受检者自行排尿。有过敏史者做碘过敏试验。备好导尿管、对比剂及消毒用具等。

2. 对比剂　对比剂为 76% 复方泛影葡胺或者 370 非离子型对比剂稀释至一半浓度，注入法 20~30ml；排尿法是将 76% 复方泛影葡胺 40ml 加入 150~200ml 氯化钠稀释后注入。

**（三）操作技术**

1. 注入法　被检者仰卧摄影台上，尿道外口及周围常规消毒，将导尿管插入尿道外口内少许，用胶布固定，由导管注入对比剂。在注药 20ml 时，嘱受检者做排尿动作，使随意括约肌松弛，利于后尿道充盈。继续注药的同时进行摄片。亦可用一带锥形橡皮头的注射器将对比剂直接注入尿道，该法适用于尿道狭窄不易插入导管需观察前尿道病变者。

2. 排尿法　为注入法的补充检查方法。通常在注入法检查完毕时膀胱内留有多量的对比剂，此时可嘱受检者排尿并同时摄片。也可将导尿管插入膀胱，注射对比剂 150~200ml，拔出导尿管。将受检者置于摄影体位，嘱其自行排尿，在排尿过程中摄片。排尿法造影时，因后尿道松弛，管腔较大，利于观察膀胱颈及尿道功能或有无后尿道狭窄等先天性畸形。

**（四）摄影技术**

被检者仰卧于摄影床上，右侧抬高，使身体矢状面与床呈 45° 角。左髋及膝关节屈曲 90°，平放摄影台上。阴茎拉向左方，与床面平行。胶片横放，上缘与髂前上棘相齐，下缘包括全尿道，耻骨联合前方对准胶片中心。男性尿道造影常摄取左后斜位。亦可摄前后位或右后斜位片。中心线经耻骨联合前缘垂直探测器射入胶片中心。

### （五）常见病变的造影显示

1. 正常表现　正常男性尿道起于耻骨联合上方的膀胱下缘，向下行走为后尿道，长3~3.5cm。在侧位表现为S形弯曲的细管状影，轮廓清楚，边缘光滑，管径宽窄不均。女性尿道侧位观察呈倒置的锥形，如图25-22、图25-23所示。

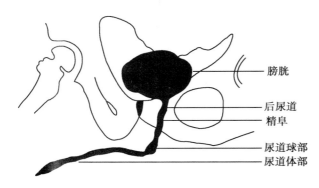

图25-22　尿道造影影像显示模式图

膀胱
后尿道
精阜
尿道球部
尿道体部

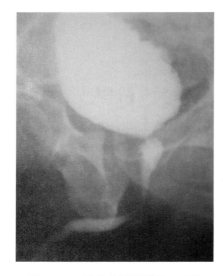

图25-23　尿道造影影像显示照片

2. 慢性炎症　表现为尿道狭窄，范围较广，粗细不均，边缘毛糙等。

3. 尿道结石　尿道结石多来自膀胱，常见于男性后尿道。结石易停留在尿道几个生理狭窄处，多呈长形黄豆大的致密影，正位片上与耻骨联合重叠，与后尿道的走向一致。斜位摄影时结石位于耻骨联合稍后方。

4. 尿道肿瘤　良性肿瘤多在壁内或尿道附近，可使局部尿道受压移位；恶性肿瘤表现为局部充盈缺损，边缘不规则，并可引起梗阻。

### （六）注意事项

1. 注入法造影时，注药压力不宜过高，以免因尿道狭窄而引起破裂，使对比剂进入组织间隙及血管内。

2. 急性尿道感染在感染被控制前不宜造影。

3. 尿道黏膜较为脆薄，尿道膀胱器械检查如膀胱镜检后48小时内，不宜接着进行造影，否则会增加对比剂逆流之发生。

## 六、子宫输卵管造影检查

子宫输卵管造影是经子宫颈口注入对比剂，以显示子宫颈、子宫腔及两侧输卵管的一种X线检查方法。主要用于观察子宫的位置、形态、大小、有无畸形以及输卵管是否通畅等各种疾患。部分受检者造影后可使原输卵管阻塞变为通畅而达到治疗目的。对于多次刮宫后引起的宫腔内粘连，造影还有起到分离粘连的作用。

### （一）适应证与禁忌证

1. 适应证　①子宫病变，如炎症、结核以及肿瘤；②子宫输卵管畸形，子宫位置或形态异常；③确定输卵管有无阻塞及阻塞原因和位置；④各种绝育措施后观察输卵管情况。

2. 禁忌证　①生殖器官急性炎症；②子宫出血、经前期和月经期；③妊娠期、分娩后6个月内和刮宫术后一个月之内；④子宫恶性肿瘤；⑤碘过敏者。

### （二）造影前准备

1. 造影时间选择在月经停止后第3~7天内进行。

2. 做碘过敏试验。

3. 造影前排空大小便，清洁外阴部及尿道。

4. 对比剂　76%复方泛影葡胺或者370非离子型对比剂6~8ml，优点为易吸收和排出，缺点为刺激性较大，可致严重腹痛，且流动快，不便摄片。

### （三）操作技术

常规插管及注射对比剂由妇产科医生操作。受检者仰卧检查台上，在透视下注射对比剂，注射速度要缓慢，压力不宜太高，被检者下腹部有胀感或透视见子宫及输卵管全部充盈后即停止，根据子宫、输卵管充盈情况适时摄片。

被检者仰卧摄影台上，正中矢状面对准并垂直台面中线。探测器置托盘上，上缘达髂前上棘，下缘包括耻骨联合。中心线对准探测器中心垂直射入。

## （四）常见病变的造影显示

1. 正常表现　正常造影子宫腔呈倒置三角形，底边在上，为子宫底，下端与子宫颈管相连。充盈对比剂的子宫腔，密度均匀，边缘光滑。宫颈管边缘呈羽毛状或棕榈状。两侧输卵管自子宫角伸向盆腔两侧，呈迂曲柔软之线条状影，由内端向外端分为间质部、峡部、壶腹部和伞部。如果输卵管通畅，对比剂可进入腹腔，分布于肠管之间以及子宫直肠窝和子宫膀胱窝内，呈多数弧形和波浪形条纹影，如图 25-24、图 25-25 所示。

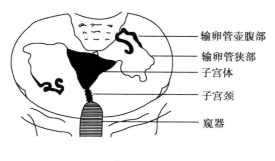

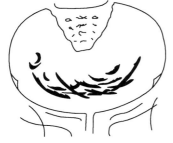

图 25-24　子宫输卵管造影模式图

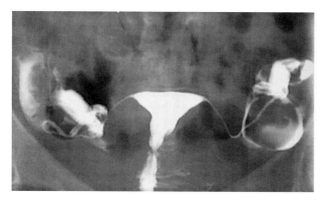

图 25-25　子宫输卵管造影影像照片

2. 慢性输卵管炎　多为双侧。主要征象为输卵管腔内粘连、不通。近端输卵管阻塞扩大可粗如拇指。如对比剂进入输卵管内，则显示为对比剂聚集在一起。若炎症发生在伞端附近和盆腔，输卵管只有轻微的改变，但对比剂不能顺畅地通过伞端并

在腹腔内自由弥散，而是堆积在伞端附近。

3. 输卵管阻塞　若完全阻塞，则对比剂不能进入腹腔；不完全阻塞，可有少量对比剂进入腹腔，堆集于伞部，不能弥散到盆腔。

4. 子宫、输卵管结核　多为双侧，造影显示宫腔边缘不规则，可见子宫狭小、变形，有锯齿状小龛影。宫颈管僵直，边缘不整。输卵管狭窄、变细、僵直、边缘不规则，管腔可有局限性狭窄。由于多数溃疡形成的小瘘道，形如植物的根须状，这是结核的重要征象。

## （五）注意事项

1. 注射对比剂过程中，透视发现子宫腔轮廓不清，周围出现条纹状和树枝状阴影时，为对比剂进入子宫静脉征象，应立即停止注药。

2. 尽量缩短透视时间，减少 X 线照射量。

# 七、输精管、精囊腺造影检查

输精管、精囊腺造影是通过穿刺或插管将对比剂注入输精管内，使输精管、精囊腺等显影的检查方法。通过造影检查可观察男性生殖系统本身病变以及周围脏器疾患所致的继发性病变。

## （一）适应证与禁忌证

1. 适应证　①输精管结扎术后要求再育者；②不育症查找原因；③可疑先天性畸形、囊肿、肿瘤、炎症时；④前列腺癌肿及盆腔肿瘤明确其与输精管及精囊的关系。

2. 禁忌证　①对比剂过敏者；②输精管及精囊腺急性炎症时。

## （二）造影前准备

1. 对比剂过敏试验。

2. 术前常规清洁肠道和外生殖器皮肤消毒。

3. 准备皮肤钳、10ml 注射器、7 号针头、弯盘、小药杯及棉球等。

4. 术前排尿。

5. 对比剂　60%~76% 复方泛影葡胺，或非离子型对比剂，生理盐水。

## （三）操作技术

对比剂过敏试验阴性者，阴部常规消毒，局麻，切开阴囊根部找出双侧输精管使其游离 1~2cm，用皮钳固定，用 7 号针头向睾丸远侧插入，为 76% 复方泛影葡胺或者 370 非离子型对比剂稀释至一半浓度，每侧约 2~3ml 缓缓注入。当受检者感到有尿意时，表示对比剂已达精道远端。对比剂注入量不宜过多，以免流入尿道或膀胱产生重叠，影响显影

效果。

注射完毕后,立即摄前后位片,或透视下进行,待显影满意时立即点片。摄片时尽量将耻骨避开,中心线向足侧倾斜15°,X线中心对准耻骨联合上3cm处。

**（四）常见病变的造影显示**

1. 正常表现　睾丸呈椭圆形,位于阴囊内。附睾实际上是睾丸的连续部分,为一半圆形小体,附着在睾丸外后侧,分头、体及尾三部分。输精管全长约50cm,横径为3mm,由附睾内侧发出后,向上至腹股沟管,再沿盆腔内侧壁上行,然后转向内下,至膀胱底处为壶腹部。输精管延续为射精管,开口于后尿道精阜。精囊位于膀胱与直肠之间的前列腺上方,内侧有输精管壶腹部。在造影片上,精囊呈蜿蜒曲折的囊状影,位于耻骨上方。射精管很短,呈线状影。

2. 精囊部分阻塞　精囊明显扩大,盘旋部分略伸直,如蚯蚓状,扩大的精囊影可重叠于输精管壶腹上,或使两者分界不清。严重的精囊扩张及伸直,可使整个精囊的形态类似扩大迂曲的输尿管,其中有多个圆形或卵圆形的局部膨出。

3. 精囊狭窄　对比剂分散或充盈不全,有的部分变细,也有分散不规则导致扩张,边缘呈虫蚀状。

4. 前列腺癌　可见射精管狭窄及充盈不全,或有局部变形及缺失。

5. 结核性精囊炎　在耻骨联合上方的两侧可见小虫样钙化影。

**（五）注意事项**

1、注射对比剂时压力不宜太大,以免引起输精管破裂。

2、欲观察输精管功能情况,在注药后24小时再摄片1张。

# 第四节　其他部位造影检查

## 一、下肢静脉造影

下肢的静脉可分为浅静脉、深静脉、交通静脉和肌肉静脉。浅静脉位于深筋膜外皮下组织中,深静脉与同名动脉伴行,深浅静脉间通过交通静脉连接,小腿后侧的屈肌内有肌肉静脉,直接与深静脉连接。下肢静脉皆有瓣膜,由于股静脉瓣膜处于最先承受来自下腔静脉和髂静脉的逆心静脉压,它在维持下肢静脉系统的正常功能中起着重要作用,valsalva功能试验时,瓣膜下有完整的透亮带。

**（一）适应证与禁忌证**

1. 适应证

（1）了解下肢静脉血栓和栓塞情况。

（2）静脉炎情况。

（3）肿瘤侵蚀或外伤引起的静脉阻塞部位、范围和程度。

（4）明确下肢静脉曲张、深静脉瓣膜功能和穿通支静脉功能和解剖定位。

（5）观察血栓切除、静脉曲张或其他病变的手术效果。

（6）了解下肢慢性溃疡、肿痛及色素沉着的原因。

（7）了解先天性静脉病变的部位和范围等。

2. 禁忌证

（1）急性闭塞性脉管炎。

（2）碘过敏者。

**（二）造影前准备**

1. 受检者准备做碘过敏试验。

2. 器械准备。

（1）治疗盘（酒精、碘酒、棉签、棉球、无菌纱布、镊子、止血钳、止血带、无菌注射器）。

（2）静脉穿刺包。

3. 药品　30%~50% 有机碘水制剂,20ml×3支。

**（三）操作技术**

受检者仰卧,根据造影静脉选择穿刺部位,大隐静脉取内踝处作为穿刺点,小隐静脉取外踝处作为穿刺点。选好部位进行局部消毒后,以皮下静脉注射方式刺入静脉,在15秒以内将20~30ml对比剂注入静脉。下肢静脉曲张受检者,需观察深浅静脉交通支及静脉瓣功能。先于小腿下段用止血带扎紧,阻止浅静脉血回流。然后由足背外侧静脉在8~10秒内注对比剂20ml。

下肢静脉造影一般摄正位片,也可根据血管显示情况加摄左、右斜位。下肢正位片股部应轻度外旋。摄片时间为对比剂注射完毕立即摄第一片,隔3~5秒摄第二片。摄片时,应根据穿刺点与摄片部位的距离及病变种类等情况适当调整摄片时间。如静脉栓塞受检者,可于注射对比剂后5~10秒摄取第二张照片。

**（四）常见病变的造影显示**

1. 下肢静脉有深、浅两组,深静脉除腘静脉和股静脉常为一支。小腿的胫前或胫后静脉多为二支或多支。

2. 浅静脉有大隐静脉和小隐静脉。大隐静脉起始于足背静脉弓的内侧端,经内踝前面上升到小腿,沿胫骨内侧到股骨内踝后面注入股静脉。小隐静脉起于足背静脉弓的外侧端,经外踝后方上升到小腿后面,到腘窝汇入腘静脉。在深浅静脉之间有许多交通静脉,相互交通。

3. 静脉内有许多静脉瓣,呈半月状,常为两瓣形,亦有三瓣形,用以防止血液回流。正常时浅静脉血液由浅往深部回流,不允许深部血液流向浅部一旦瓣膜功能不全,血液反流,就出现静脉曲张。

## 二、T 管造影检查

### (一)适应证与禁忌证

1. 适应证　胆系手术后了解 T 管引流受检者胆管内是否残留结石、蛔虫等,了解胆管是否有狭窄以及胆总管与十二指肠是否通畅,依据情况决定是否终止引流或再次手术。

2. 禁忌证　①严重的心、肝、肾功能不全的受检者;②严重感染受检者;③引流出血受检者;④对碘过敏受检者;⑤甲状腺功能亢进受检者。

### (二)造影前准备

1. 受检者准备　受检者前一天做好肠道准备(清除肠道粪便和气体),前一天做碘过敏试验。

2. 器械准备　治疗盘(酒精、碘酒、棉签、棉球、无菌纱布、镊子、止血钳、20ml 、50ml 无菌注射器各一个)

3. 药品准备　50% 有机碘水 20ml×2 支,9% 生理盐水 500ml×2 瓶。

### (三)操作技术

受检者仰卧在摄影检查台上,左侧身体抬高 20°~30°。给对比剂稍加温,引流管口部消毒,抽吸管内胆汁,降低管内压,用生理盐水冲洗胆管。然后将加温后的对比剂 10ml 缓慢注入 T 型管内,透视下看肝管和胆管充盈情况。依据情况加对比剂量,依据肝管和胆管充盈情况调节体位。直到全部肝管及胆总管充盈满意后,进行摄片。8 英寸 × 10 英寸或 14 英寸 ×17 英寸激光胶片四分割或六分割。

对比剂用量最好不要超过 60ml;注射对比剂压力不应太大;造影结束后尽量将对比剂抽出。

### (四)常见病变的造影显示

1. 左、右肝脏及肝内管呈树枝状。T 形管的横行管居胆总管中,走行与胆总管一致。

2. 胆管结石,胆管扩张及狭窄和胆道蛔虫均清楚显示

3. 对比剂大量进入十二指肠,说明胆道与肠道通畅。

## 三、窦道瘘管造影检查

### (一)适应证与禁忌证

1. 适应证　了解窦道、瘘管位置、走行、范围、形状与邻近器官的关系等。

2. 禁忌证　窦道、瘘管有急性炎症。

### (二)造影前准备

用碘对比剂需做碘过敏试验,腹部窦道瘘管需做清洁灌肠和排尿。器械准备治疗盘(酒精、碘酒、棉签、棉球、无菌纱布、镊子、止血钳、20ml 和 50ml 无菌注射器各一个,与窦道、瘘管相应粗细的导管,钝头注射针)。药品准备碘化油或碘水或稀钡剂。

### (三)操作技术

受检者取卧位于摄影台上,窦口向上。做体位引流或局部挤压,力求使瘘管或窦道内分泌物排出,便于对比剂充盈。窦口局部清洁消毒,将相应粗细的用管插入窦道、瘘管内,用胶布和无菌纱布固定封闭窦口。在透视下缓慢注入对比剂,结合实际情况随时转动受检者,了解窦道、瘘管的行走方向、形态、深度与邻近器官的关系。对比剂用量以注满窦腔或显示出瘘管内口为准。注药完毕,保留造影管,窦口放置标志物(金属物),然后清除外溢的对比剂即可摄片。腹壁与消化道之间的瘘管应在造影前先服稀钡剂(病变在结肠者应先做钡灌肠),然后由瘘管注入碘化油,透视下选择瘘管或窦道显示最佳的位置摄片。有的肠瘘受检者口服钡剂或钡灌肠不能显示瘘管,而在瘘管造影时才被发现与肠腔相通。

瘘管造影一般在电视透视下点正侧位片;窦道造影时,透视找出窦道与体表最近处,进行切线位摄片,再转动 90° 摄取 1 张。也可以窦口为中心摄影取互为垂直的 2 张照片,或常规摄取病变部位正、侧位片。

注意应将病变的窦道和瘘管全部包括在照片内,瘘管内口所通的腔隙部位、窦道与体表最近距离尽可能显示出来;碘对比剂用量过多时,术后尽量抽出或体位引流,排除对比剂。

### (四)常见病变的造影显示

1. 通过瘘管造影检查可了解窦道或瘘管的形态、深度、大小和分布的范围。

2. 如瘘管与器官相通时,可以了解与哪一部位器官相通,以及相通的局部情况。并可了解其周围情况,为外科手术治疗提供可靠根据。

# 第二十六章

# 照片成像技术

## 第一节 X线胶片与增感屏

### 一、X 线 胶 片

#### (一) X 线胶片的结构

X 线胶片是一种感光材料,其结构由保护层、乳剂层、底层和片基组成(图 26-1)。

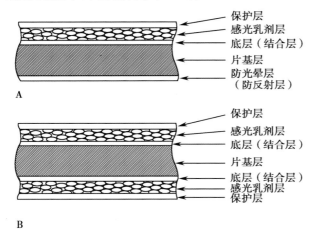

**图 26-1 医用 X 线胶片结构**
A. 单面乳剂层胶片;B. 双面乳剂层胶片

1. 乳剂层 主要由 AgX 和明胶组成。卤族元素氟、氯、溴、碘与银的化合物统称卤化银(AgX),是一种感光性能的物质,起着记录影像的作用。用于感光材料的各种 AgX 均不溶于水,不能直接涂布于片基上。明胶能使 AgX 晶体处于永久性悬浮状态,互不接触,并能均匀涂布于片基上。卤化银以微晶体的形式悬浮在明胶中,明胶在乳剂中起着保护胶体和黏合剂的作用,使卤化银颗粒悬浮而不沉淀聚积。明胶还是制备底层、保护层和防光晕层等不可缺少的原料。

2. 片基 片基是乳剂层的支持体。片基应具备无色透明,平面型、均一性良好,无晕残影;坚韧不脆,具有一定的机械强度;一般采用纤维素酯片基和聚酯片基。

3. 附加层

(1) 保护层:为防止使用过程中对乳剂层的机械损伤,造成划迹,在胶片的表面涂一层韧性很强的胶质,以作保护。

(2) 结合层(底层):在片基的表面上涂布一层黏性强的胶体,以便乳剂层能紧密地附在片基上,防止在胶片的生产和显、定影过程中脱落。

(3) 防光晕层:间接摄影用的荧光缩影胶片、影像增强器记录片、CT 片、多幅照相和激光图像胶片的结构中,还有一层防光晕层。其作用是防止强烈光线从片基反射回来,再次使乳剂层感光,造成影像模糊。

#### (二) X 线胶片的特性

1. 相关概念

(1) 光学密度:是指胶片乳剂层在感光及显影作用下黑化程度的物理量,用 D 表示光学密度。

(2) 曝光量:表示光强度与时间乘积,常用相对曝光量的对数值 lgRE 表示。

2. 胶片特性曲线

(1) 特性曲线:是描绘曝光量与所产生的密度之间关系的一条曲线。这条曲线可以表示出感光材料的感光特性,所以称为"特性曲线"。特性曲线以密度值为纵轴,以 D 表示;以曝光量的对数值为横轴,以 lgRE 表示(图 26-2)。

X 线胶片特性曲线的横坐标以相对曝光量(relative exposure,RE)的常用对数值 lgRE 表示,纵坐标为光学密度(density,D)。

图 26-2 中特性曲线 A 以下的一段,是未能达到感光片的初感点,即未接受光线的部分,它经过显影

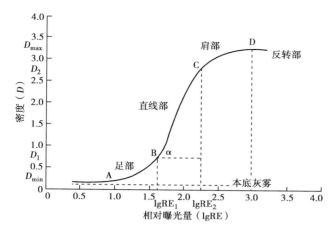

图 26-2　X 线胶片特性曲线

后仍产生一定程度的灰雾。从 A 至 B 一段,虽然光线有所增加,但密度增加不多,此段叫做足部。由 B 至 C 一段,此段是照射量对数值与摄影密度的比例部分,这段的倾斜角度是感光材料的 γ 值,这一段叫做直线部,是感光材料被利用的一段。C 至 D 段,所表现的是密度的增加与光线增加呈反比,形成弯曲状态,此段叫做肩部。如果光线强度再继续增加,则曲线进入 E 段,发生反转现象,叫做反转部。

这个特曲线的直线段是感光材料性能主要表现阶段,它的长度、坡度、位置等都代表着感光材料的特性。曲线中 A 至 B 段和纵轴间的距离,可表示感光材料的感光速度高低。速度高距离则短,反之距离则远。

(2) X 线胶片特性:特性曲线可提供感光材料的本地灰雾(Dmin)、感光度(S)、反差(γ 值)、最大密度(Dmax)、宽容度(L)等感光性能参数。

1) 对比度及 γ 值:对比度又叫反差,反差在胶片上表现为被摄物体不同密度差的能力。在特性曲线 A~B 段,曲线的斜度逐渐增加;而在 C~D 段斜度逐渐降低;在 B~C 段,即直线部分,斜度固定不变。特性曲线的直线部分的斜度,即为反差(r 值)。

γ 值大时,胶片呈现硬性反差;γ 值小时,胶片呈现软性反差。感光速度高的 X 线胶片,反差小;而感光速度低的 X 线胶片,反差大。

2) 宽容度(L):感光材料能按比例记录被照体反差的能力,称为宽容度,以 L 表示。它是指特性曲线的直线部分在坐标横轴上的投影值,它说明在摄影过程中应用的曝光量在宽容度值之间,则能正确地记录物体的影像。宽容度大的胶片,摄影条件可以有较大幅度的差异。宽容度与 γ 值有密切的关系,γ 值大的胶片其宽容度小;γ 值小的胶片其宽

容度大。

3) 感光度(S):是说明胶片感光速度快慢的量,其数值是指胶片得到密度值 1 时,所需曝光量的倒数值。感光度决定于特性曲线在坐标横轴的位置,胶片的感光度越大,所需的曝光量越小;感光度小时,所需的曝光量大。

4) 本底灰雾:感光材料未经曝光,而在显影加工后被还原的银所产生的密度称为本底灰雾。它由乳剂灰雾和片基灰雾组合而成,可由密度计测量。

所有的感光材料,均有一定的本底灰雾度,一般在 0.04~0.2 左右。产生灰雾的原因很多,例如乳剂制作过程中,配料的不当;胶片包装过程中,受摩擦和受压;暗室红灯不安全,都可引起灰雾。另外,也可由显影条件不良产生灰雾;胶片保管不当,而产生老化灰雾。

5) 最大密度(Dmax):对某种感光材料来说,密度上升到一定程度时,不再因曝光量的增加而上升,此时的密度值称为最大密度,以 Dmax 表示。

6) 解像力:是指胶片能够记录影像的最大分辨能力。它的表示方法是用 1cm 或 1mm 的宽度内可以分清的平行细线条数目(线对 /cm 或线对 /mm)。一般说,若胶片的解像力高,所得影像的细节就多;若胶片的解像力低,所得影像清晰度就差。解像力的高低,是与乳剂膜中的银盐颗粒大小,乳剂层的厚薄有直接关系。

## 二、增 感 屏

增感屏是 X 线摄影的重要器材之一。在 X 线摄影中,利用 X 线激发增感屏的荧光体对胶片的感光作用,大大减少 X 线的曝光剂量。利用增感屏进行 X 线摄影时,对胶片的感光作用 95% 以上由增感屏发出的荧光产生,直接依靠 X 线形成的感光作用不足 5%。

### (一)增感屏结构和种类

1. 增感屏的结构　增感屏是由以下四层组成(图 26-3)。

(1) 基层:基层为荧光物质的支持体,由经树脂加工处理的硬纸板或聚酯塑料板制成。

(2) 荧光体层:荧光体是增感屏的核心物质,分为两大类,即单纯型(如钨酸钙)和复活型(如稀土类的荧光体)。

(3) 保护层:保护层主要由纤维化合物组成,有三个作用:①有助于防止静电现象;②对质脆的荧光体进行物理保护;③进行表面清洁时可保护荧光体

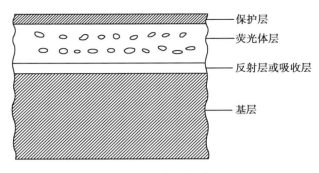

图 26-3　增感屏的结构

不受损害。

（4）反射层或吸收层：荧光体在 X 线的激发下产生的荧光是向各方向发射的，其中有不少荧光向增感屏背面照射而损失掉。因此，对于高感度增感屏，在其基层上涂有一层光泽明亮的无机物（如二氧化钛、硫酸钡、氯化镁等），使荧光反射回胶片，提高了发光效率，此层即为反射层。对于高清晰型增感屏，在基层上涂一层物质（如碳黑、有机或无机颜料等），以吸收由荧光体向基层照射的荧光，防止荧光反射到胶片，提高影像清晰度，此层即为吸收层。

2. 增感屏的种类

（1）钨酸钙屏：1897 年至今仍广泛使用的标准通用性增感屏。荧光体为钨酸钙（$CaWO_4$），在 X 线激发下，转换成蓝色谱段可见光，对感蓝胶片敏感，亦称蓝敏胶片用增感屏。根据晶体颗粒的大小，又分为低速、中速、高速三种。钨酸钙（$CaWO_4$）屏的主要缺点是 X 线光子的吸收率和荧光转换率低。

（2）稀土增感屏：1972 年开始应用，是一种由稀土元素组成的"复活型"荧光体。最大的特点是在 X 线的激发下发光率高于钨酸钙（$CaWO_4$）屏，分为两类：一类是发光光谱在蓝紫色光区，需与感蓝片组合使用；另一类是发光光谱在黄绿色光区，需与感绿胶片组合使用。能大大地提高增感效率，可较钨酸钙屏增加 4~7 倍，使 X 线曝光量显著降低，为钨酸钙屏的 1/4~1/7。

根据稀土增感屏的荧光体的不同，可分为：

1）硫氧化物类：如硫氧化镧、硫氧化钇等增感屏，受 X 线激发转换成绿色谱段可见光，对感绿胶片敏感。此类屏亦称绿敏胶片增感屏。

2）溴氧化物类：如溴氧化镧、溴氧化钇等增感屏，受 X 线激发以后转换成蓝色谱段可见光，对感蓝胶片敏感。

稀土增感屏具有以下优点：①增感效应增强、曝光量显著降低；②显著地减少 X 线辐射剂量，有利于对工作人员和 X 线检查患者的防护；③小容量的 X 线机在应用稀土增感屏后，能扩大其使用范围，减轻了 X 线机的负荷量和延长机器的使用寿命。

（二）增感屏特性

1. 增感率　增感屏的增感作用常以增感率表示。在胶片上产生摄影密度为 1.0 时，无屏与有屏所需 X 线照射量的比称该屏的增感率，亦称增感倍数或增感因数。

增感率 = 无屏照射量 / 有屏照射量

增感率即表示增感屏的敏感性能，它与屏荧光体的性能、环境温度、曝光条件以及肢体的厚度有着密切的联系。增感率一般在 40~95 之间。

2. 增感速度　各种增感屏之间增感率的差别用增感速度（感度）表示。一般以增感率为 40 的中速 $CaWO_4$ 屏为 100，其余增感屏均以产生密度 1.0 的感度与其比较。如氟氯化钡增感屏的感度为 400~500，增感倍数是钨酸钙（$CaWO_4$）屏的 4~5 倍。

影响增感速度的原因如下：

（1）荧光颗粒的大小：颗粒大发出的荧光强，增感速度快，但影像清晰度受影响，比较模糊。而颗粒小者增感速度慢，影像清晰度好。

（2）荧光体层厚度：同类荧光体比较厚的荧光体层，吸收 X 线光子多，发出的荧光也强，其增感速度增快。层薄的荧光弱，增感速度慢。

（3）不同类型：荧光物质因其受 X 线照射的转换能不同，有不同的感光速度，如稀土增感屏，被激发的荧光呈绿色，配合感绿胶片，增感速度明显增加，可大大减少 X 线的照射量。增感屏在使用中应注意匹配相应的胶片，才能获得好的效果。

（4）温度对增感速度的影响：温度较低发生的荧光较强，增感速度随温度的增加而下降。

3. 对影像效果的影响

（1）增加影像的对比度：使用增感屏所获的影像的对比度高于无屏的影像。

（2）降低影像的清晰度：主要是荧光体的光扩散、屏 - 片密着状态、余辉现象等原因造成。

（3）影像颗粒性变差。

# 第二节　照片冲洗技术

## 一、显影与定影技术

### （一）显影技术

将胶片感光后形成潜影转换成可见影像的过

程称为显影。显影过程有两种,一种是把显影液中的银离子作为还原银来源的物理显影方法,一种是把感光乳剂中的银离子作为还原银来源的化学显影方法。

1. 显影液组成　对感光后的卤化银起还原作用的溶液,称为显影液。显影液是由显影剂、保护剂、促进剂、抑制剂及溶剂五种成分组合而成。

(1)显影剂:显影剂作用使银盐还原为金属银,使潜影显像。常用的显影剂是米吐尔、对苯二酚、菲尼酮等三种。

1)米吐尔(metol):化学名称对甲氨基酚硫酸盐($HO-C_6H_4-NHCH_3 \cdot 1/2H_2SO_4$),是强力显影剂,显影能力是对苯二酚的 20 倍。对溶液的 pH 值要求不严,在中性溶液中也能显影,常与对苯二酚并用。

2)海得(hydroquimone):化学名称对苯二酚($HO-C_6H_4-OH$),是弱显影剂,但与米得或菲尼酮组合使用时,有很好的超加合性。对 pH 值影响很大,pH 值 =9.0 以上时才出现显影能力,在 10℃以下几乎无显影作用。显出的影像有较大的反差,即对比度较高。在显影液中常把米吐尔和对苯二酚配合使用,若米吐尔所占比例大,影像反差低;对苯二酚所占比例大,反差就高。

3)菲尼酮(phenidone):化学名称 1-苯基 -3 吡唑烷酮,是中等活性显影剂,与其他显影剂有超加合作用。菲尼酮与对苯二酚配成 PQ 型显影液,对提高影像的显影效果起着良好的作用。

(2)保护剂:显影剂是一种还原剂,在水溶液和空气中易产生氧化,在碱性溶液中,更易氧化而失去应有的显影效力。因此,必须在显影液中加入一定量的防氧化剂,常用的保护剂是无水亚硫酸钠($Na_2SO_3$)。

显影液中保护剂有三种作用:

1)防止显影液氧化:在显影液中加入少量的亚硫酸钠,亚硫酸钠与氧的亲和力大于显影剂,生成硫酸钠,就可延缓显影剂的氧化速度。

2)防止污染:亚硫酸钠可与显影剂的氧化产物(苯醌)反应生成无色、无污染的新显影剂对苯二酚单磺酸钠。

3)稳定显影剂:亚硫酸钠与苯醌反应生成弱显影剂,起稳定显影剂的作用。

(3)促进剂:多数显影剂在中性溶液中不起显影作用或显影速度缓慢。只有在碱性溶液中才发挥较强的显影作用,碱性物质对于显影剂具有促进作用,故称为促进剂。常用的促进剂有碳酸钠、氢氧化钠、硼酸钠等。

促进剂作用机制是:当显影剂与已感光的溴化银发生反应,还原成金属银时,生成氢溴酸,使显影液 pH 值降低。当加入碱性物质后,可不断中和氢溴酸,以稳定显影液的 pH 值,起缓冲作用。促使乳剂层膨胀,显影剂能较快地浸透到乳剂层里面,使显影过程加速。

(4)抑制剂:显影时,显影剂在对已感光的溴化银起作用的同时,还对一部分未感光而稳定的溴化银产生一定的还原作用,使影像发生灰雾,缺乏层次。为此,常加入溴化钾作为抑制剂。溴化钾在溶液中,可发生电离而解离为钾离子和溴离子,带有负电荷的溴离子极容易被吸附在溴化银颗粒的周围,并排斥带负电荷的显影剂离子,使未经曝光或产生了自发显影中心的还原作用受到抑制。

(5)溶剂:显影液中的溶剂主要是水,要求不含矿物盐、有机物、氨以及硫化氢等。由于这些物质对感光材料会产生有害作用。最好的水溶剂应为蒸馏水,使得配制出来的显影液性能稳定。

2. 显影基本原理

(1)显影反应:具有潜影的卤化银晶体,在显影剂的作用下,被还原成金属银。从潜影到照片银影的形成,可分为三个阶段:①从潜影向微小的显影核成长;②从微小的显影核向纤维状银成长;③纤维银的成长,直到整个银影的形成。

(2)显影的过程

1)显影速度与诱导期:将已感光的照片放入显影液后,显影液与卤化银颗粒产生化学反应。照片浸入显影液到影像显出需经一定的时间,此段时间称为诱导期。显影经过诱导期后,密度的增加速度将随显影时间的增加,而急剧增长。诱导期长短决定于乳剂的组成、曝光条件、显影剂结构及显影液成分。密度的增加主要决定于显影颗粒数目的多少。

2)显影液浓度:显影速度受显影液中各种成分浓度的影响很大,显影速度与显影液的各成分的浓度在一定数值范围内呈正比关系。

3)显影液中碱的效应:不同显影剂对显影液的 pH 值要求不同,许多显影剂只有在碱性溶液中才显示有效的显影活性。

4)显影液中卤离子的效应:溶于显影液中的溴化物,降低溴化银或溴碘化银乳剂灰雾形成的速度,要比降低潜影的显影速度大得多。

5)显影液氧化产物效应:许多有机显影剂的氧化产物能影响显影速度,如对苯二酚的氧化产物能加速显影反应,米得的氧化产物却减低显影反应。

6)显影对温度的依赖性:温度对显影液的扩散速度、化学反应、卤化银溶解及显影剂电离程度均随温度升高而增加。在实际应用中,控制显影液的温度很重要。

7)超加合性:当两种显影剂用于同一溶液中,其他成分数量固定时,显影速度可能有下列情况:①加合性,总显影速度等于分别速度的总和;②协合作用,也称超加合性,即总速度大于分别速度的总和;③对抗作用,总速度小于分别速度的总和。

**(二)定影技术**

1. 定影液组成 摄影后的胶片经过显影,乳剂层中只有 20%~25% 的卤化银被还原成金属银,而余下 75%~80% 的卤化银仍保留着感光的性能,在光的作用还会继续产生光化反应。定影的目的是将照片上没有感光的卤化银溶解掉,起固定影像的作用。

定影液有继续中和残留于感光乳剂内的碱性显影液而停显的作用;能把未感光的卤化银迅速予以溶解起固定影像的作用;能防止胶片薄膜过度膨胀脱落,起坚膜作用。

定影液由定影剂、保护剂、中和剂、坚膜剂和溶剂等五种成分组成。

(1)定影剂:用作定影剂的物质,具有对卤化银的溶解性大,溶解速度快,与卤化银生成的络盐易溶于水,对显影所形成的金属银不起溶解作用。目前使用最多的是硫代硫酸钠($Na_2S_2O_3$ 俗称大苏打或海波)和硫代硫酸铵$[(NH_4)_2S_2O_3]$。

(2)保护剂:显影后的照片,可能将少量的碱性显影液带入定影液中。为了中和这些碱性显影液,需在定影液中加入一定量的酸,但硫代硫酸钠在酸性溶液中发生分解而形成硫的沉淀物。为了防止产生硫的沉淀,需在酸性定影液中加入保护剂亚硫酸钠($Na_2SO_3$)。亚硫酸钠加入酸性定影液中,氢离子先与亚硫酸根起作用生成了 $HSO_3^-$,使硫代硫酸钠得到保护,减少了硫沉淀的发生。

在定影液中虽然已加入了亚硫酸钠,但仍会发生硫化作用,这种作用与氢离子的浓度有关,要求酸性定影液的 pH 值维持在 4~5 之间。

(3)中和剂:为了中和经过显影后照片表面上带入的以及乳剂层中所含的碱性显影液,使其立即停止显影,在定影液中常加入一些酸性物质。定影液用的酸性物质为冰醋酸($CH_3COOH$)和硼酸。

酸性物质在定影液中有三个作用:①中和显影后胶片带入的碱性显影液;②使定影液保持酸性;③促使胶片乳剂膜收缩。

(4)坚膜剂:照片在冲洗过程中,乳剂膜吸收水分后膨胀,遇到高温季节,乳剂膜变软,有时还会产生脱膜,或被划伤。为防止上述现象,在酸性定影液中加入一些坚膜剂。常用的坚膜剂有钾矾$[K_2SO_4 \cdot Al_2(SO_4)_3 \cdot 24H_2O]$、铬矾$[K_2SO_4 \cdot Cr_2(SO_4)_3 \cdot 24H_2O]$等。坚膜剂在酸性(pH 值应稳定在 4 左右)定影液中才能提高明胶的凝固点,起坚膜作用。

2. 定影基本原理

(1)定影的化学反应:定影反应是分步进行的。第一步为硫代硫酸根离子被卤化银吸附。第二步是第一步反应生成物和硫代硫酸根离子反应,形成单银二硫代硫酸离子,后者从固体卤化银表面解释出来,并进入定影液中。感光胶片乳剂层中的卤化银与定影液中定影剂的反应最终生成可溶性的络盐。

(2)定影速率

1)照片的定影过程分为三步:①定影剂向乳剂内部扩散;②卤化银颗粒被溶解;③含银的络离子从乳剂向外扩散。照片的定影速度不单单取决于卤化银的溶解度,还受到大量其他的物理与化学的因素影响。定影速度依赖于定影剂的扩散和化学反应二者的速度。在溶液浓度低的定影液中以扩散为主;在溶液浓度高时,对卤化银含量低的薄层乳剂,主要是以化学反应速度为主。

2)定影速度通常用定透时间来表示,所谓定透时间,指照片从浸入定影液开始,到乳剂层未感光卤化银最后溶解消失为止所需时间。定透时间还取决于乳剂的成分、硫代硫酸盐的阳离子种类、温度、搅拌、疲劳度等因素。

**(三)照片水洗的意义**

1. 水洗的目的 照片经过定影后,乳剂层中还存留着大量的硫代硫酸钠和产生的络合物。这些物质的存在,将随着照片保存期的延长而逐渐分解,并与影像的银起化学反应生成硫化银,使照片上的影像变色,甚至出现黄色癍痕。必须通过水洗把这些物质从照片上漂洗干净,照片才能作长期保存。

照片未经水洗或水洗不够时,产生影像退色和照片发黄的原因有两种:

(1)由于残留在照片上的硫代硫酸钠在空气中与二氧化碳起作用,逐渐分解生成不稳定的硫代硫酸,进而分解成亚硫酸和硫,分解出来的硫又与影像上的银起反应生成棕黄色的硫化银。

(2)由于乳剂层里所含的银盐络合物,会逐渐分解出硫来。硫又和空气中的水、臭氧相化合生成硫酸,硫酸再与银相结合生成硫酸银和硫化氢。硫酸银是白色可溶性物质,硫化氢又可将黑色银影变成黄色硫化银。

2. 照片水洗的速率 照片经过定影,在清水中漂洗时,硫代硫酸钠从乳剂层里被水冲去的速率与水温、水流速度、水的 pH 值、水中含盐量、定影液的 pH 值和胶片的类型等因素有着密切的关系。

3. 胶片的干燥 经过水洗的照片,必须经过干燥处理,才能使有诊断价值的 X 线照片得到保存。干燥是使照片乳剂表面水分减少,乳剂内的水分扩散到表面逐渐蒸发

## 二、自动冲洗技术

1957 年美国柯达公司发明第一台 6min 自动洗片机以来,到 1965 年 90s 洗片机地问世,改变了长期以来 X 线照片的显影、定影、水洗和干燥的手工操作局面,提高了工作效率,为 X 线摄影技术的标准化和自动化创造了条件,为照片质量管理奠定了基础。

### (一)自动洗片机结构

自动洗片机因种类不同,型号各异,但基本结构应包括以下部分,如图 26-4。

1. 输片系统 输片系统的功能是把照片无损伤地按冲洗顺序通过每一个处理程序,同时保证照片移动速度恒定协调。显影、定影、水洗和干燥的时间均取决于输片的速度。系统包括在溶液槽中及干燥室内排列成序的输片辊轮及其框架、跨接装置、各种齿轮、传动轴承、链条或传送带和驱动电机等。照

片借助滚轮之间的挤压力向前运行,挤压力必须均衡适当。

2. 循环系统 系统主要由各溶液槽的循环泵、密闭管道及过滤器组成。显影循环管道最为复杂,它先后通过加热器,定影槽和热交换器。通过加热器时显影液升温;通过定影槽时,将温度传递给定影液使其升温;通过热交换器时与冷水作热交换,起降温作用。

3. 温度控制系统 显影温度控制系统是使显影液的温度控制在一个预置温度的恒定状态。理想的显影温度是 33~35℃,允许波动温差为 ±0.3℃。

本系统包括加热器、恒温器、温度探测器、热交换器及过热保护器等。

4. 化学药液贮存系统 洗片机内设置有具有一定容量的显影槽、定影槽和水洗槽,它们的贮存容积因机型而不同。

5. 显定影液补充系统 药液补充有三种控制的方法:按照片的长度、面积及密度进行药液补充。

(1)长度补充:由所冲洗照片的长度来控制补充量是目前多采用的一种方法,缺点是忽视了照片的面积,补充量与实际消耗量差异较大。

(2)面积补充:先计算出所冲洗照片面积,累加面积达到一定值时发出一个脉冲信号,触发补充系统补充一定量的药液。

(3)密度补充:是根据照片密度实际消耗的化学成分量进行补充,每一张照片有一个密度测试区,洗片机读取测试区的密度值来控制药液的补充量。一般用于激光胶片的冲洗机。

6. 干燥系统 干燥系统主要是提供热风,吹向

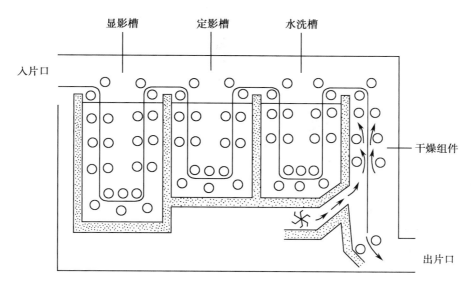

图 26-4 自动冲洗机结构示意图

经过充分水洗的照片表面,使其迅速烘干。该系统主要包括发热元件、送风设备、干燥管道和温度探测器等部分。

7. 控制系统　给洗片机供电,按预定程序控制整个冲洗过程,即照片传输、药液温度、干燥温度、药液补充、待机状态与工作状态洗片机的工作情况等。

**（二）自动洗片机的工作原理**

当照片从输入口送至第一对辊轴之间,照片便借助辊轴间的挤压力和旋转引力将其向前推进,送到第二对辊轴间,同样第二对辊轴继续将照片向前推进输送到第三对辊轴间,以此类推,照片在运行中的转向依靠带有一定曲度的导向板完成。在照片输送过程中,依次通过显影槽、定影槽、水洗槽和干燥室,从而完成了冲洗到干燥的全部处理过程。

1. 循环系统　洗片机接通电源后,显影槽、定影槽及水洗槽内的溶液各自保持循环状态。其功能为:①搅拌溶液加速显影和定影的进程。②保持槽内药液成分均匀。③使槽内药液的温度维持平衡。④滤清药液的反应颗粒及其他化学杂质,保持其活性。⑤水洗循环目的是以流动清水充分洗涤照片中残留的定影液。

2. 显影温度控制系统　恒温器或称温度探测器,监视溶液的温度。当温度低于额定值时,它就启动加热器,达到额定温度后恒温器又切断加热电路,冷水通过热交换器使显影液降温,通过一升一降来维持显影液的温度恒定。一旦恒温器失控或引进冷水温度过高,导致显影液温度过热,过热保护器立即切断加热电源,起到保护作用。

3. 补充系统　冲洗前照片是干片,在冲洗时会吸收一定量的溶液,并在乳剂中发生化学反应,使显影液和定影液的活性降低,药液量减少,这种情况持续下去会使照片密度降低。液面高度监测器和补液测量装置(长度、面积、密度)就会驱动补液系统进行药液补充,保持显影液和定影液的稳定并维持药液的原有液面及浓度。

4. 干燥系统　在干燥室内温度探测器监测热风温度,当温度达到额定值时,切断加热电路全部或其中几组,使温度降低。反之,温度低时则接通加热器,维持干燥温度的恒定。干燥温度一般额定在45~50℃。干燥室必须保证热空气的排出。潮湿的热空气不能及时得到对流时,即便再提高干燥温度亦达不到胶片干燥的效果。

**（三）自动洗片机质量控制**

自动洗片机在使用过程中,必须从洗片机自身

机械和电气、冲洗药液化学作用及胶片特性等三方面加以考虑,以获得最佳匹配和恰当的控制,这就是自动洗片技术管理的意义。

1. 显影的管理　显影管理的内容:起动液添加量、显影温度、显影液 pH 值、防止定影液混入、显影液的疲劳、显影液的补充量。

（1）起动液的添加量:根据自动洗片机的设计要求,显影能力自始至终应保持不变。因为每处理一张照片都会有新的药液补充进去,排出旧药液。但是在配制新药液时情况就不同了,在显影槽中由于没有照片作用,不存在溴离子,故此时显影能力极强。但在处理照片后,显影液中会有溴离子进入,随着冲洗数量的增加,溴离子浓度很快上升。溴离子的存在会造成显影能力下降,影响着对照片的显影。为此而设计了"起动液",其主要成分为溴离子,在配制药液后将起动液加入显影槽内,造成人为的溴离子浓度增加,使显影能力控制在一定的水平。这样,冲洗初期的照片和以后冲洗的照片的影像密度可保持一致。起动液只能加入显影槽内,绝不可加入补充液里,正常情况下每升显影液加入 24ml 为宜。过量会使显影能力受抑制,量少又会使显影密度过大。

（2）显影温度的控制:显影液温度的变动,直接影响着冲洗效果。一般情况下,大型洗片机允许温度变化幅度在 ±0.1~0.3℃,小型洗片机在 0.3~0.6℃。

（3）显影液 pH 值的管理:自动洗片机显影液 pH 值应保持在 10.2~10.4 范围。pH 值管理的目的,是通过药液 pH 值的测定,判断处理液疲劳度的动态变化。通常用 pH 值的管理方法来监测循环液,它适合无补充液的状况。

（4）防止定影液的混入:由于不慎在显影液中混入定影液,会引起照片的异常表现。因此,显影液中必须防止定影液的混入,方法是在操作时使用防溅板。

（5）显影液的疲劳管理:随着冲洗胶片数量的增加,显影槽内的药液各种有效成分逐渐消耗、溴离子浓度增加,引起 pH 值下降,使显影能力逐渐衰退,此即称为显影液的疲劳。为了防止上述情况的出现,保持显影液的稳定性,需使用起动液和补充液加以平衡。此外,显影液的氧化,会导致照片的感度、对比度下降,使之变成褐色而逐渐失效。

（6）补充量的管理:洗片机中处理液的化学活性,只有获得正确的补充才发挥其作用。显影液过量补充会引起照片的灰雾,使对比度和密度下降;补

充不足则会起到相反的作用。同样,定影的补充不足,会造成不完全的水洗与干燥,最终的照片在保存中出现变色,影响质量。因此,为了正确地控制处理液的化学活性,必须有正确的补充量,并保持其稳定性。

(7) 显影液氧化与照片特性:补液桶和工作槽中的显影液可同时发生氧化。主要是显影剂对苯二酚的氧化引起显影性能下降,它与空气的吸收量呈正比。大型洗片机工作槽深,显影液与空间接触的相对面积较小型洗片机小,显影液氧化较慢。为防止药液氧化,可在补充桶内加浮动保护盖,减少补充液面与空间接触。

2. 定影的管理　定影液管理的目的是充分发挥其化学活性,及时发现其性能变化。定影液的活性与其温度和补充量有关。而定影液的性能变化对水洗、干燥和胶片的保存时间有很大的影响。所以,做好定影的管理监测工作也是非常重要的。

3. 水洗的管理　水洗的目的是利用水的渗透压,在流动水中充分洗涤照片中残留的定影液,去掉硫代硫酸盐及其他可溶性络合物,以获得照片保存的远期效果。其次,在水洗槽内有一"U"形热交换管,担负着显影液和定影液温度的热交换作用,使药液至预定值并保持恒定。

4. 干燥的管理　一般将处理后的胶片接触人体,以不感觉粘连或冷感即认为胶片已干燥。胶片的干燥受干燥槽内湿度、环境温度及定影液的 pH 状况等因素的影响。通过提高干燥的最低温度可以解决干燥不良的问题,一般取值是 45~55℃。

5. 电路电器的管理　电路电器的管理的内容有:①要求电源电压及频率稳定正常;②暗室环境干燥通风,温度最好在 27℃以下,湿度低于 18g/m³ 或 ≤75%;③经常监测显、定影液(流动液)的温度和胶片的干燥温度;④经常注意电机的运转是否有异常声音;⑤保持电路板及其电器元件清洁干燥,防止药液侵蚀电路及元件。

6. 机械传动系统的管理　机械传动系统管理的内容有:①经常检查辊轴是否牢固;②蜗杆传动者应注意检查有无松脱,链条—齿轮传动者应注意每个齿轮与链条的对应位置是否准确。需要加油的部件应定期加油;③保护辊轴表面的布套或橡胶套,清洁时不得用硬毛刷,有松动和破裂应及时修整;④洗片机的清洗工作应经常进行,一般要求一周一次小清洗,一月一次大清洗,包括用清洗剂对小槽、配管、水泵及传动装置的清洗和漂水。

## 第三节　医学图像打印

医学影像设备包含 CR、DR、CT、DSA、MRI、ECT、US 等,其输出图像要应用于影像记录、诊断阅读、相互交流和病例存档的各个环节。医学图像之间的交流和保存还是要靠打印输出来实现。

### 一、医学影像打印发展

医学图像的发展历程,打印技术基本可以划分为三个阶段:视频多幅照相(multi-video-camera)、湿式激光打印(wet-laser-printing)和干式打印(dry printing)技术。

视频多幅照相机实际上是一台带有移动镜头的照相机,该照相机从影像设备的主机中获取视频图像,利用显像管阴极射线管(Cathode Ray Tube, CRT)显像,通过快门开关和马达移动,获取一幅图像在胶片上曝光一次,再移动后获取下一幅图像曝光,按照事先设定的胶片曝光格数,曝光所需图像后冲洗胶片即可获得一张载有多张图像信息的胶片。视频多幅相机主要是通过 CRT 曝光显像,CRT 显像管具有很明显的缺陷,容易老化,曝光度不易控制,且其分辨率和灰阶度低,无法将图像精准显示,图像质量不尽人意。

为了提高图像显像的精度,保持图像质量的一致性,在 1984 年,激光成像技术应用于医学,使用激光扫描成像的激光打印机开始承担图像打印。

激光成像技术直接使用数字影像设备输出的数字图像,不仅可以对每一幅图像的单个像素点进行显像控制。而且,显像点阵数目可等于或大于原图像的矩阵点阵数,成像点也可等于或小于原始图像像素点。这样,计算机中的数字图像可以毫无保留的精准显像在胶片上,相对于视频照相机,胶片成像质量有了明显的提高。因为是激光照射成像,设备衰减时间也大大延长,图像成像稳定,质量控制得到一定保证。

激光打印机初始使用期仍旧使用感光胶片,激光照射后的胶片要通过暗室技术用显影、定影的方法使图像最终显像,这种技术叫湿式激光打印技术。暗室技术中的显影、定影还存在人为操作问题,决定着胶片的显影质量。

虽然打印和冲印一体机,使得打印自动化程度得到提高,但成像质量仍然存在很多问题。首先,打印和冲印设备联在一起,设备构造复杂,胶片行程较长,故障频出;其次,受显影、定影液环节影响,图像质量保证还存在一定问题,且显影、定影液使用,容易污染环境。为了进一步得到稳定的图像,从 20 世纪 90 年代开始,不要显影、定影技术的干式打印技术被广泛推广和使用,利用激光照射成像和热敏成像的干式打印机逐步取代湿式激光打印机。

近年来,随着 CT、MR、PET 技术的进展,大量的彩色图像出现,一种医用多媒质的打印机开始被投入使用。这种打印机不仅可以打印胶片,还可以打印相纸,而且黑白胶片、彩色胶片、彩色相纸可以任意选择,同机打印。

## 二、图像打印方式与打印媒质

打印方式分民用普通打印和医用专业打印。民用普通打印使用市面上销售的普通打印机,它的打印图像的灰阶度不高,成像质量与原始图像差异大。因此,这些打印机打印的图像一般用于报告资料存档,不用于医疗影像诊断。

医用专业打印是指使用专门的医用打印成像设备,打印精度高,对图像打印分辨率和灰阶度都有特殊要求。医用专业打印有湿式激光胶片成像、干式激光胶片成像、热敏胶片成像、喷墨成像等几种方式成像的打印机。选用某品牌的打印机,打印介质只能使用相同品牌对应的胶片,不能互换。湿式激光成像打印机因成像环节复杂、影响环境质量,目前已很少使用。

按打印介质分类,民用普通打印分为热敏纸、光面纸、相纸等;医用专业打印分为湿式胶片、干式胶片、彩色专业相纸等。

医学图像主要指数字影像设备输出的图像,不同的图像有不同的特点。实际使用时,应根据使用目的选择不同的打印方式和不同的打印媒质。一般来说,如果打印图像只用于报告资料存档,其打印分辨率要求不高,可选用民用普通打印方式,这种打印方式打印设备简单,耗材便宜,费用低廉。如果打印图像是用于影像诊断,则打印分辨率要求很高,要使用医用专业打印方式,通过选用专门的打印设备和耗材,得到高清晰度图像。

1. 超声类设备打印的图像主要是黑白图像、彩色多普勒图像和胎儿四维图像。如果打印存档报告,可选择使用普通彩色打印机,打印包含图像和文字的图文报告,打印介质使用普通光面纸即可。如果仅打印图像,则可使用视频打印机,该机通过截取超声机视频信号,利用热敏技术进行打印,黑白和彩色均可打印,打印介质为普通热敏纸。如果要打印图像用于影像诊断,可选医用多介质打印机,可打印专业的彩色和黑白图片。

2. 内镜类设备要打印的是镜下图片和诊断报告,打印目的是存档。因此,选用民用彩色打印机(普通激光或喷墨打印机),打印介质使用普通光面纸即可。

3. CR、DR 类设备获得的图像都是黑白图像,打印的目的是用于医疗影像诊断。因此,必须使用医用专业打印设备,一般使用干式激光打印机,打印介质为干式胶片。

4. CT、MR、PET、DSA、ECT 类设备获得的图像有黑白图像和彩色图像,打印图像的目的主要用于医疗影像诊断,必须使用医用专业打印设备,打印黑白图像可使用干式胶片打印,打印彩色图像可使用医用专业彩色打印机或多介质彩色打印机,多介质打印机的介质可以多样化,如黑白胶片、彩色胶片、彩色专业相纸等。

## 第四节　激光成像技术

激光(light amplification by stimulated emission of radiation,LASER)即为"辐射光子激发发光放大"的缩写词,自 1960 年开始激光技术被认为是 20 世纪继量子物理学、无线电技术、原子能技术、半导体技术、电子计算机技术之后的又一重大科学技术新成就。

1984 年世界上第一台使用激光成像技术的医用激光打印机问世,开创了图像精确打印和数字排版的图像打印新时代,在医疗成像的图片打印任务中,承担主要角色。

## 一、激光成像技术

数字化信号处理的原理是将一幅连续的二维图像分解为由许多微小像素组成的离散点阵,同时对每一个像素点的灰度(黑白图像)进行量化,从而得到一个二维数据集(矩阵)。这就是所谓的模/数转换(A/D)过程。通过 A/D 转化,人们得到了量化的图像分辨率(DPI)和灰度(灰度级),间接地也为影像质量的比较提供了工具。

激光打印机在收到主机传送的影像数据后,不是直接进行还原打印,而是根据用户设定的分格、亮度、反差以及视觉曲线等要求,对数据矩阵进行不同的卷积和内插运算。目的是获得最佳的打印效果。然后通过激光扫描的方式,将影像逐行成像在胶片上。

由于采用了数字化图像处理和排版,因此激光打印机可以提供更多的打印效果和分格选择。在影像打印方面,激光打印机采用的是直接扫描成像方式。即将运算处理完成后的影像矩阵中的每一个像素数据值,通过数/模变换(D/A)成为一定幅度的电信号,加载在激光器上,对激光的亮度进行调制。再通过偏转系统,将不同亮度的激光点扫描到胶片上,完成影像打印。

由于激光束可以做到直径小,亮度高,因此打印的影像分辨率高(320~600dpi),密度大(Dmax>3.6),灰度级多(最多65 536级)。在表现影像的细节和层次上,达到了完美的程度。

激光成像技术是通过激光束扫描感光胶片实现影像还原的。把影像设备产生的数字图像经主机排版形成一个图像集合拼版,以数字矩阵方式排列,排列矩阵大小与打印机成像精度一致。矩阵中每个点都以数字的形式送到存储器中,代表原始像素不同的灰度值,这种灰度值经打印机主控计算程序转换成激光强度值,激光束在调制后通过发散透镜投射到一个在 X 轴方向转动多面镜,发生反射。反射后的激光束再通过聚焦透镜系统,最后投射到胶片上,完成一个像素点的曝光。由于多面镜在 $x$ 轴方向转动,使得激光光点也在胶片的 $x$ 方向上运动,实现了胶片一行的扫描。当一行扫描完成后,胶片在高精度电机的带动下精确地在 $y$ 方向上移动一个像素的距离,然后开始下一行的扫描,直到完成整个胶片的"幅式扫描曝光"。带有原始图像信息的潜影经下一程序处理,冲印或者加热后将原始图像潜影还原成可见影像。激光扫描成像流程如图 26-5。

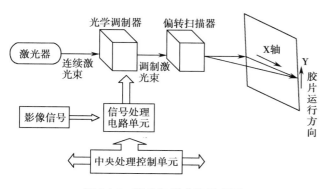

图 26-5　激光扫描成像原理图

激光打印技术将原始的数字信号直接表达为胶片图像,避免了信号衰减和细节失真,克服光学和

荧屏畸变引入的噪声,以独特的点阵及差值计算,和灵活多变的成像尺寸,提供了高质量的医学影像信息,是图像打印史上一次质的飞跃。

## 二、激 光 胶 片

### (一)激光胶片的分类及结构

激光胶片按照是否需要冲印分为湿式激光胶片和干式激光胶片。湿式激光胶片是指必须通过显、定影等暗室处理技术进行冲印方可显像的激光胶片;干式激光胶片则不需要使用暗室技术冲印,感光和显影在一个流程内完成。

按照胶片感应的激光类型分为氦氖激光胶片与红外激光胶片。氦氖激光胶片感色相对光谱高峰在 633nm(DuPont 氦氖激光胶片在 350~500nm 也敏感)。红外激光胶片感色相对光谱在 730~830nm。

1. 湿式激光胶片结构　湿式激光胶片一般分 5层,分别为保护层、乳剂层(也称感光层)、结合层(又称底层)、片基层、防光晕层。

乳剂层 4 部分组成:①非感光的有机银盐,例如山嵛酸银、硬脂酸银等;②还原剂(通常包括显影剂);③在显影成像过程中起催化作用的少量的卤化银;④亲水的或疏水的黏合剂,如图 26-6。

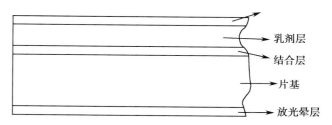

图 26-6　激光胶片的结构

为提高激光胶片的成像性能,乳剂层与传统卤化银胶片比较有如下特点:①单分散卤化银乳剂呈八面体晶型;②调配不同的增感染料,使胶片适应不同的激光光谱;③采用浓缩乳剂、低胶银比和薄层挤压涂布技术,以适应高温快显特点;④乳剂层中适量加入防静电剂、防腐蚀剂、防灰雾剂和坚膜剂等成分。

氖激光胶片和红外激光胶片其乳剂层稍有不同,分别感应氦氖激光和红外激光。

2. 干式激光胶片结构它们都是含银盐激光胶片,简称干银胶片。它是指在感光层中含有 AgX(如AgOS、山嵛酸银晶体等)的物质,支持体为 0.175mm的聚酯片基,感光层为极微细的银盐晶体颗粒和均匀分散在一种特殊的悬浮体内的成色剂组成(一种透明的材料),与制备传统的感光卤化银乳剂所不同的是,感光成像涂层中包括显影剂,无需用暗室技术冲印。

(1)保护层:在胶片表面涂布一层透明的特殊胶质材料,以防止胶片划伤和操作污染,避免在输片过程中卡片、粘片和静电产生。

(2)感光成像层:主要由极细微的银盐颗粒和成色剂构成,与传统的胶片相比,包含有显影剂成分,①感光物质,可以是任何一种卤化银,其用量约占成像总重量的 0.75%~15%;②非感光的银源物质,是一种可以还原的银离子物质,其用量约占成像层总重量的 20%~70%;③银离子还原剂,其用量约占成像层总重量的 0.2%~5%;④黏合剂,可以是一些天然的或合成的树脂,其用量一般约占成像层总重量的 20%~70%;⑤其他补加剂,根据需要可以添加促进剂、染料、增感剂、稳定剂、表面活性剂、润滑剂、防灰雾剂等各类补加剂。

(3)结合层:为了使乳剂层牢固地黏附在片基上,在片基表面涂有一层黏性很强的胶体,以防乳剂层在加工时脱落。

(4)片基:乳剂层的支持体。激光胶片全部选用聚酯片基,有透明(白色)和淡蓝色两种色调之分,它可使胶片保持牢固。

(5)防反射层:在片基的底面涂有一层深色的吸光物质,以吸收产生光渗现象的光线,防止光反射对乳剂再曝光,提高影像清晰度。

将上述感光材料经一系列工艺扩散黏附在支持体上,感光层表面加有透明的保护层,支持体背面的防光晕层改为无光泽层(透明体)。结构与湿式激光胶片的相似,它的显像原理是:AgX– 受热分解 –Ag+ 图像信息。

3. 激光胶片特点相对湿式胶片,干式胶片有更多特点。

(1)分辨率高:由于干银胶片形成最终影像的银粒子的粒径很小,一般只有 0.01~0.05μm,这远远小于传统的卤化银感光材料中微晶体的粒径尺寸。因此,在明显低含银量的情况下,干银胶片仍然具有很高的成像光学密度和影像分辨率。

(2)感光度高:干银胶片虽然含银量比较低,但是在感光度提高上却具有很大的潜力,有望超过传统银盐照相材料的 2~5 倍。

(3)加工过程耗能低:干银胶片在显影加工过程中所消耗的能量较低,一般只有传统的湿式显影方法的百分之二十左右,有利于节省能源。

(4)形成的影像稳定在适当的保存条件下,干银胶片的影像制成品,可以完好无损地进行长时间的保存,有利于影像信息的长期保存。

(5)含银量低:干银胶片只是通过少量的卤化银感光形成潜影,而最终形成的影像则靠的是一些粒径极小的,而遮盖力很高的非感光的银源物质。干银胶片比传统的银盐照相材料耗银量低,一般约低百分之三十至百分之四十。

(6)显影加工过程无污染:干银胶片在显影加工时,无需使用或者添加任何的化学加工药品,也没有污水和其他有害物质的排放,有利于对环境的保护。

(7)成本低:干银胶片不仅制造成本低,加工成本也低,有较高的产品附加值。

**(二)激光胶片的显像原理**

1. 当光 - 热胶片被激光扫描后,激光光子进入了胶片的感光层将银离子变成金属银原子而形成潜影。胶片接受激光扫描后产生的感光效应,是光电吸收产生的光电子造成的。一个高能量的激光光子,能与胶片敏感层中的银离子作用,可以在多个颗粒的感光中心产生上万个银原子。曝光后胶片从旋转的热鼓中吸收热能,热能作用于所有潜影中的银原子核而显影。通过这一催化作用过程银原子变成可见的金属银,即形成常见带有不同密度的影像。金属银数量和曝光在胶片上的光子数呈正比的。光 - 热胶片中的银离子一部分通过曝光并加热催化形成银颗粒,另一部分则未被曝光催化。

理论上讲,曝光后的胶片中银离子大致分成 3 种形态存在于敏感层之中:感光充分的金属银颗粒、感光不足的混合金属银颗粒、未感光的银离子,这是成像后显示不同灰阶的关键。

传统的湿式激光胶片激光扫描胶片形成潜影后,由外接的自动洗片机的定影程序把未经曝光的银离子清离出胶片,而光 - 热式成像没有定影程序,胶片中未曝光的银离子还残留在胶片上面。胶片存放环境近似于以上所述的成像条件时,残留在胶片上的银离子则有可能继续变成银颗粒,也就是俗称的继续显影。虽然阳光中的红外线强度不能与热打印中的激光束相比,但同样会出现少量的光子进入胶片感光层中,与残留银离子产生催化作用,使银离子变成金属银形成新的潜影。当照片贮存环境温度过高时,照片就变灰变黑,因此胶片一定要避光低温保存。激光扫描胶片形成潜影,干式胶片再通过 120℃以上的热鼓进行 15s 的加热处理,使影像显

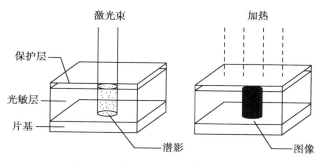

激光束　保护层　光敏层　片基　潜影　加热　图像

图 26-7　激光光热式成像原理简图

现,这是胶片中的金属银颗粒密度发生变化造成的,如图 26-7。

2. 干银胶片的成像过程　这种胶片由对光敏感的 ZnO 或 AgBr 作为 $Ag^+ \rightarrow Ag^0$ 反应的催化核心,$Ag^+$ 是由胶片中的羧酸银化合物提供的。曝光时,受到光照的 ZnO 或 AgBr 周围,大量 $Ag^+$ 转变为 $Ag^0$,使得感光成像层中的少量的卤化银感光,从而形成潜影,再经过一定温度和一定时间的加热,在感光成像层中由非感光的银源物质形成永久的银影像。

干银胶片的成像过程实际上是一个催化过程,如图 26-8、图 26-9。在干银胶片的成像层中少量的卤化银微晶体,仅在较低能量的光照下便可以形成潜影,这一点是和传统的银盐照相材料是相同的。不同的是干银胶片经过曝光以后,由卤化银形成的潜影中心是被大量的、非感光的有机酸银的极微小的颗粒所包围着,并同与成像层中的还原剂形成催化中心。该催化中心在加热时会促使非感光的有机

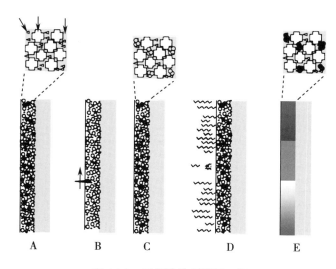

A　B　C　D　E

图 26-8　干银胶片显影原理图

A. 未感光胶片;B. 激光扫描形成潜影;C. 银原子形成;D. 加热,金属银出现;E. 形成光学密度

酸银与还原剂发生氧化还原反应,生成永久的银影像。干银胶片所形成的最初的潜影靠的是少量的对光线敏感的卤化银,而形成最终影像的大部分银源则靠的是非感光的有机酸银盐。

激光胶片使用时应注意防额外的"热源",包括太阳光、室内光、辐射源等,避免胶片增加灰雾度。胶片在仓库存放时要注意有效期,在通风阴凉干燥室内片盒应立式储存,注意胶片不能折弯,否则会卡片。温度以 20℃ 为宜,最低不能低于 5℃,相对湿度为 30%~50% 左右。避免潮湿、高温、日照、放射源、不良气体等。激光胶片记录信息后图像如接触酸、碱、溶剂、可塑剂等,或长时间烈日曝晒就会变质,特别是可塑剂。

## 三、激光打印机

### (一)激光打印机的分类

1. 根据激光光源分类

(1) 氦 - 氖激光打印机:最先应用于激光相机的是气体氦氖激光器。气体激光器具有衰减慢、性能稳定的优点。氦氖激光束可以被聚焦到原子级,再加上选用特殊的超微粒激光胶片,可获得较高的清晰度图像,且造价低。气体激光(氦 - 氖)其波长为 633nm,接通激光器后至少要预热 10 分钟,使其达到一定温度后才能运转。

(2) 红外激光打印机:红外激光发生器时 20 世纪 80 年代起步,它具有电注入、调制速率高、寿命长、体积小、效率高,直接调制输出方便,抗震性能较好。红外激光其波长为 670~820nm,在红外线范围内,它可将成像所需的数据直接用激光束写在透明胶片上。

这两种激光器所产生的波长不一样,在临床应用时,必须选用适合的激光波长、相匹配的氦氖胶片或红外胶片才能保证正确显影,两者不可代替使用。

2. 根据是否需要冲洗胶片分类

(1) 湿式激光打印机:这种激光打印机具有较好的成像质量,但由于成像后的胶片需要配备一套胶片冲洗设备(洗片机),经过相应的化学药液来冲洗,图像质量的影响因素较多,且污染环境。

(2) 干式激光打印机:是指在完全干燥的环境下,不需要冲洗胶片的化学药液、无需配备供水系统,无需暗室,仅需要配有数字化胶片,就能打印胶片的设备,如图 26-10。

湿式激光打印机一般采用氦氖激光器,干式激光打印机一般采用红外激光器。

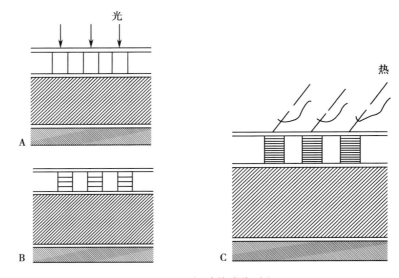

图 26-9　干银胶片成像过程
A. 曝光；B. 形成潜影；C. 加热显影

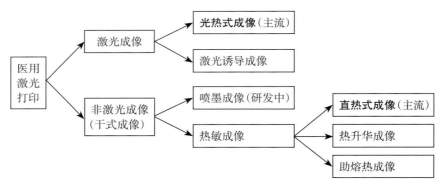

图 26-10　医用激光打印技术的分类

**（二）激光打印机构造**

1. 湿式激光打印机

（1）激光扫描系统：是激光打印机的核心部件，包括激光发生器、调节器、发散透镜、多角光镜、聚焦透镜、高精度电机以及滚筒等。功能是完成激光扫描，使胶片曝光。激光发生器是激光成像系统的光源，激光束将输入的信号以点阵扫描方式记录在激光胶片上。

（2）胶片传输系统：包括送片盒、收片盒、吸盘、辊轴、电机及动力传动部件等。其功能是将未曝光的胶片从送片盒内取出，经过传动装置送到激光扫描位置。当胶片曝光后再将胶片传送到收片盒，或直接输送到自动洗片机的输入口，完成胶片的传输任务。

（3）信息传输与存储系统：包括电子接口、磁盘或光盘、记忆板、电缆或光缆以及 A/D 转换器、计算机等。它的主要功能是将主机成像装置所显示的图像信息，通过电缆及电子接口、A/D 转换器输入到存储器，再进行激光打印。电子接口分视频接口和数字接口，根据成像系统的输出情况不同选择不同的接口，以接收视频或 / 和数字图像信息。一台激光打印机一般为多接口配置，可同时满足多台主机设备的图像打印工作。

（4）控制系统：该系统包括键盘、控制板、显示板以及各种控制键或旋钮，用于控制激光打印程序、幅式选择、图像质控调节等作用。操作控制键盘外形精小，操作方便，功能齐全。

（5）洗片机：分别为激光打印机配备的相应的洗片机和冲洗套药，功能基本相同。

2. 干式激光打印机医用光热式成像系统主要由数据传输系统、激光光源、激光功率调制及扫描 / 曝光系统、胶片传送系统、加热显影系统以及整机控制系统等部件构成。

数据传输系统是光热式成像系统与 CR、DR、CT、MRI 或其他医疗摄影设备的数据通道，它接收摄影设备的数字图像数据，并输送到系统的存储器中。需要胶片曝光操作时,控制系统直接从存储器中将要打印的图像数据取出。

激光功率调制系统用于控制激光器功率,分为直接调制和间接调制两种。直接调制是直接控制半导体激光器的光功率;间接调制是半导体激光器以一个稳定的功率输出激光,然后在激光光路上加上调制器,如声光调制器等,以此来改变激光的光功率。胶片上某一点显影后的密度值与激光照射在该点时的光功率值呈正比,光功率越大,密度越高;而激光的光功率值又由打印的数字图像的灰度值决定。

胶片传送系统包括送片盒、收片盒、辊轴、高精度电机及动力传动部件等。其功能是将要曝光的胶片从送片盒内取出,经过传动装置输送到激光扫描位置,再把已曝光的胶片送到加热鼓进行加热显影,最后把显影完成的胶片传送给收片盒。

控制系统是整个光热成像系统控制中枢,负责系统各部件状态的统筹控制,主要包括激光器的开启或关闭,激光功率调制系统和扫描光学系统中的电机或振镜调节和控制,以及胶片传送系统的运行等。

### (三)激光打印机成像原理

1. 湿式激光打印机　湿式激光打印机与以往的阴极射线管多幅照相机相比较,其成像原理发生了质的变化。当激光打印机接通电源后,机器控制系统(MCS)对中央处理器(CPU)和传递系统进行自检。自检完成后,MCS送硬件复位指令到图像管理系统(IMS),使IMS初始化,在上述程序工作的同时洗片机的红外线加热器对显、定影液进行加热。当Ready指示灯亮时,打印机准备完毕,可以使用。

操作者用遥控器(键盘)存贮按钮存贮每一幅图像,并向多路器(MMU)送出指令和图像数据,MMU接到指令后,由CPU控制输出编排器。根据操作者的设置,将激光打印机图像编排成行、放大,然后将图像数据从数字转化成模拟形式。当激光发生器工作正常后,图像模拟信号控制激光调制器,用以改变激光束的明暗度。

激光打印机的光源为激光束,激光束通过激光分散透镜系统投射到一个在X轴方向上转动的多角光镜,或电流计镜上再折射,折射后的激光束再通过聚焦透镜系统按"行式打印"在胶片上,这种方式亦称X轴快速扫描。与此同时,胶片在高精度电机的带动下精确地在Y轴上均匀地向前移动,完成整个胶片的"幅式打印",这称为Y轴慢速扫描。在此

过程中,利用光敏探测器从一个固定光束分流镜中连续不断采取信号,反馈到激光发生器,使源激光束保持稳定不变。这样以每秒达600行图像数据的速度准确地复制全部图像。

激光束的强度可由调节器调整,调节器受数字信号控制。成像装置把图像的像素单元的灰度值以数字的方式输入到激光打印机的存储器中,并以此直接控制每一个像素单元的激光曝光强度。如果计算机按顺序输出与激光束在胶片上的位置是同期信号,则可以将顺序不同的电信号作为平面影像由激光照射在胶片上。

胶片由供片的储存暗盒自动提供胶片,在引导轴传送下装载在专用的打印滚筒上,滚筒随即转到打印位置。此时激光束按照计算机及矩阵指令,把图像的像素单元的灰度值的数字化密度传入激光打印机存储器中,直接控制对于每一个像素单元的激光曝光时间,进行强弱改变。激光束通过多棱镜的旋转进行扫描式的打印,在全部曝光过程中滚筒和激光束做精确的同步运动。根据主机成像装置编排的版面和图像尺寸,选择多幅照片的图像取舍和排列,用操作盘来完成。待全部图像打印完后,胶片即被传输到接片盒内或传输到洗片机内自动冲洗。打印流程见图26-11。

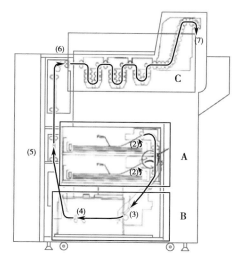

**图 26-11　湿式激光打印流程图**
A. 送片区;B. 激光扫描成像区;C. 冲印区

2. 干式激光打印机　相机先通过数据传输系统将图像数据接收到机器内部的存储器中,然后从片盒中取出胶片,输送到激光扫描曝光的位置,同时控制系统根据图像数据控制激光器功率以及光点在胶片上的位置,使胶片正确曝光;每扫描曝光一行

后,胶片在传送系统的带动下精确地向前移动一个像素的距离,然后开始下一行的扫描。直到完成整个胶片的"幅式扫描曝光",最后胶片进入加热鼓中显影,并送至收片盒,如图 26-12 和图 26-13。

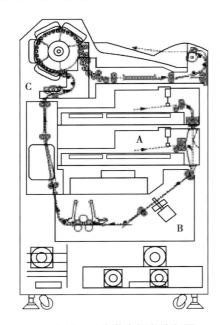

图 26-12　干式激光打印流程图
A. 送片区;B. 激光扫描区;C. 加热区

干式激光相机的原理和湿式激光相机在激光扫描的部分都是一样的,都包括了行式打印和幅式打印的过程,只是在最后显影环节不同。干式激光相机是将形成潜影的胶片送到加热鼓进行显影,而湿式激光相机是送到自动洗片机显影。

激光光热式成像所采用的激光二极管具有以下优点:①非常小的光点直径(80/40μm,300/650dpi);②激光二极管在红外区发射;③光发射源非常稳定;④精确的可调动功率光发射;⑤宽的动态

幅度(不限制灰度级别的数量);⑥激光光源寿命长;⑦快速的成像速度(每秒超过 200 万点)。

光热化打印技术是用激光束来扫描胶片,保证了影像在处理过程中的精密和一致性。在曝光过程中打印头不接触胶片,避免了打印头和胶片摩擦产生的打印头损耗及对影像的影响。

## 第五节　热敏成像技术

医用非激光成像技术主要包括热敏成像和喷墨成像两种,都是干式成像技术。干式热敏成像按感热记录方式不同又分为三类,即干式助熔热敏打印机、干式升华热敏打印机和干式直升热敏打印机。第一种是通过加热使油墨带内熔点较低的油墨熔化,达到记录影像的目的;第二种是通过油墨带内的染料加热升华记录影像;第三种就是目前市场上常见的干式热敏打印机,它不产生油墨带的废料,有利于环境保护,而且分辨率和灰阶数也都优于其他两种技术,从而替代了前两种相机。所以干式直热式成像目前成为干式非激光成像技术的主流方向,目前市场上能见到的产品大都采用这种技术。

## 一、热敏胶片

热敏胶片干式激光胶片相似,也是单面药膜。从上向下分为 5 层:①保护层,含有微细的无机原料及润滑剂,有利于热敏头和胶片的润滑性,以提高图像质量;②感热层;③支持体为 0.175mm 厚的聚酯片基;④ UV 吸收层,起稳定作用;⑤无光层,涂有 3~6μm 薄膜的无光剂,使观片效果增加。

感热层中具有显色功能的微粒胶囊和乳化物,靠黏合剂均匀分布在胶片片基层上,当热敏头对干

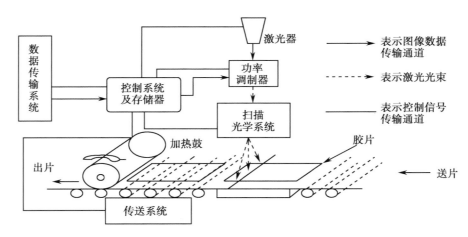

图 26-13　干式激光光热式成像系统简图

式胶片加热后,微型胶囊的胶囊壁变成具有透过性,显色剂进入胶囊发生发色反应。当停止加热时,胶囊壁又重新变成具有非透过性而停止发色反应,胶片上根据发色的程度而记录下影像,由于在常态(不加热状态)下微型胶囊不具有透过性,记录的图像可以稳定地保存。这种利用热反应微型胶囊记录影像的技术称为微型隔离技术(图26-14,图26-15)。

为获得稳定、高质量图像,采用了灰阶调整技术、色光调整技术和光泽度调整技术。灰阶调整技术使用了两种发色起始温度,胶囊壁碳颗粒,以及不同大小的微型胶囊优化组合,得到良好的灰阶特性。色光调整技术通过混合6种发色剂,改变高色调碳颗粒(Tg)壁和低色调碳颗粒(Tg)壁胶囊的色光,获得从高光到暗色调光的连续性,其中的发黑剂调节了照片的黑化度,得到与银盐胶片相同的黑化效

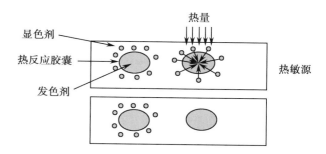

**图 26-14 微型胶囊显像原理图**

果。光泽度调整技术利用背层的 UV 吸收剂胶囊内部的散射来优化无光泽材料的颗粒大小和使用量。但是,干式相机的胶片对保存环境要求较高,温度在 35℃、相对湿度 60% 保存约半年时间;而温度在 30℃、相对湿度 60% 保存约五年,且不宜与酸、碱和有机溶剂接触,一定要避免长时间的光照。

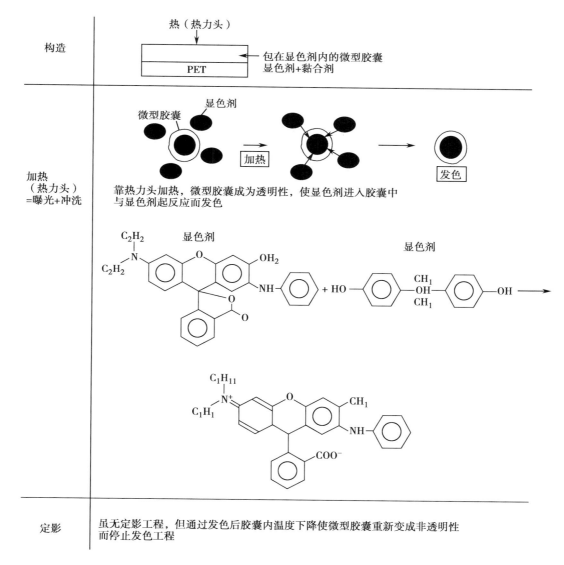

**图 26-15 微型隔离技术**

## 二、热敏相机

### （一）热敏相机的结构

热敏相机的结构主要由五部分组成:开关电源系统、数据传输系统、胶片传送系统、热敏加热显影系统以及整机控制系统等部件构成。

数据传输系统是热敏成像系统与 CR、DR、CT、MRI 或其他医疗摄影设备的数据通道,它接收摄影设备的数字图像数据,并输送到系统的存储器中。需要胶片曝光操作时,控制系统直接从存储器中将要打印的图像数据取出。

胶片传送系统包括送片盒、收片盒、辊轴、高精度电机及动力传动部件等。其功能是将要曝光的胶片从送片盒内取出,经过传动装置输送到热敏头,再把已曝光的胶片送到出片口。

控制系统是整个热敏成像系统控制中枢,负责系统各部件状态的统筹控制,主要包括热敏头的开启或关闭,热敏电阻的功率调制和高精度电机控制,以及胶片传送系统的运行等等。开关电源系统为数字胶片打印机各工作单元提供相匹配的电源供应。

当胶片通过时,热力头产生的热量使其与胶片紧密接触,这样胶片产生不同密度的灰阶影像,并且采用特殊的减速机和马达组合的驱动,实现高精度、高转矩的传送。其中核心的部件是热敏头,热敏头的结构如图 26-16。

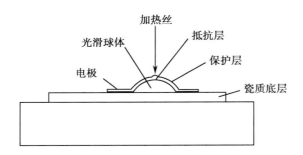

**图 26-16　热敏头结构简图**

热敏头分为厚膜头和薄膜头。干式激光相机采用适合高像质记录的薄膜头,薄膜头是在真空下对放热电阻采用蒸发而成的,它的放热电阻的阻值误差小、变化平滑、适合高质量的图像记录。热敏头的尺寸决定成像胶片的宽度,如 14 英寸的热敏头就可以打印 14×17 英寸的胶片。

热敏头由放热部分、电路控制部分和放热片组成。放热部分是一个玻璃制成的半圆形椎体凸起部分,在抛光膜密度为 11.8 条 /mm 的直线上配置了 3072 个放热电阻和电极。在被保护套覆盖的控制

电路内,安装了控制数字图像转换成灰阶图像的集成电路。放热部分由联成一体的散热片组成,工作时调节温度的恒定。热力头成像采用一次放热方法,高密度黑色的像素会表现成网点状,而低密度部分的像素的噪声会很明显。

在高密度部位,由于密度上升的同时网点之间发生部分耦合现象,使图像的灰阶没有连续性,造成密度分散,效能低下。现在的热分配系统是在副扫描方向把放热点分成 8 个,使灰阶的图像从低密度到高密度之间的一个像素内有 8 个放热点,结果获得的图像既连续又平滑。在热分配系统中,8 个放热点的每一个都能控制 256 个灰阶,8 个放热点组合在一起,其灰阶控制能力可达到 11 比特(256×8=2024),这种方法也被称为 10 比特密度分解效能。

同时还采用高像质修正技术,有电阻补正、均一补正、热比率补正和清晰度补正。电阻补正主要是纠正发热电阻本身产生的误差;均一补正主要是针对电阻补正后产生的不均匀现象,采用光学阅读后分别进行补正;热比率补正主要是用于电路内电压下降的补充修正工作;清晰度补正是为达到最佳的成像结果而对图像做进一步的灰阶处理。所有这些技术的应用保证了图像质量的稳定和准确,从而满足影像诊断的需要。

### （二）热敏相机工作原理

直热式成像技术是一种非激光扫描的成像技术,它是将图像数据转换成电脉冲后传送到热敏头,再显现在热敏胶片上。热敏头由排成一列的微小的热电阻元件组成,热电阻元件能将电信号转变成热能。胶片成像时,热电阻元件产生的热量传递到胶片上,胶片热敏层受热发生化学反应,使图像显现。电信号的强弱变化使热电阻元件的温度升高或降低,胶片热敏层根据受热温度的高低,产生相应的像素灰度。这样胶片的热敏层的显影剂在温度的作用下显影,温度越高,时间越长,密度就越大,照片越黑。胶片出片的速度取决于热敏头元件的温度响应时间及能力,热敏头元件的响应能力是靠改变电压来控制的(图 26-17~ 图 26-19)。

干式热敏胶片的特点是对温度敏感,即温度越高,持续时间越长,胶片密度就越大。目前使用的干式热敏胶片根据所含显像材料不同分为有机银盐胶片和纯有机物显色剂胶片,但其结构基本相同。采用该技术的主要产品有 Agfa 公司的 DryStar3000、4500、5500 系列产品,以及 FUJI 公司

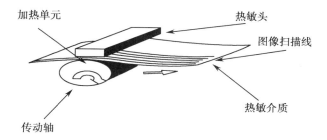

加热单元　　　　　　　　　　热敏头

图像扫描线

热敏介质

传动轴

图 26-17　直热式成像原理图

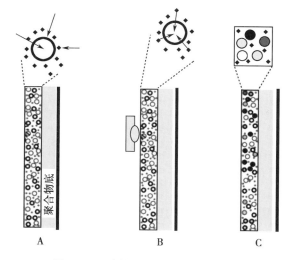

图 26-18　直接热敏成像——微囊法

A. 未感光胶片,乳剂中含微囊;B. 热敏头加热,微囊壁变软,
染色剂和显影剂扩散;C. 形成光学密度

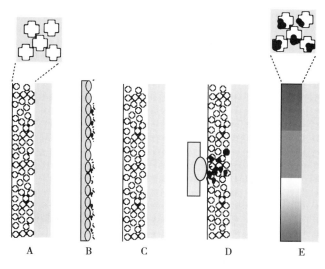

图 26-19　直接热敏成像——银盐法

A. 未感光胶片,乳剂中含银盐;B. 热敏头加热;C. 银原子形
成;D. 金属银出现;E. 形成光学密度

的 Drypix 3000 等。

### (三)热敏相机的工作流程

首先通过以太网络接收数字图像数据,并将图
像数据存储到计算机硬盘。由计算机控制的影像控
制系统负责把主机的图像数据进行整理,调整图像
的尺寸、大小、版面,同时可对图像的对比度、密度进
行调节等。控制系统产生程控信号控制打印引擎从
胶片输入盘选择合适尺寸的胶片,传送到 14 英寸宽
的打印头电阻器线,一行接一行的直接完成数控热
敏成像过程。它的打印过程和激光光热式打印过程
相似,也可以分为行式打印和幅式打印,唯一不同的
在行式打印过程。前者是热敏电阻是同时加热显像,
而后者是激光逐点扫描的。

成像完毕后的胶片由分拣器输出到指定的输
出盘(有的热敏相机还对成像完毕后的胶片还有加
热平整处理过程)。相机内置密度检测调节装置,它
得到的图像密度检测信息送回图像信息处理单元的
计算机,如果密度检测和原始图像不符合,它会提示
相机需要校准。这样就形成了一个闭环的图像质量
调控体系,使相机的图像质量始终保持如一,保证了
每张胶片的一致性,无需手动校准,省时又高效,确
保了影像的诊断质量。系统流程控制见图 26-20。

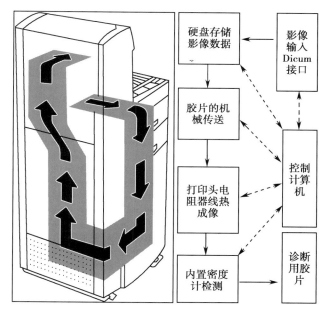

硬盘存储影像数据

影像输入 Dicum 接口

胶片的机械传送

控制计算机

打印头电阻器线热成像

诊断用胶片

内置密度计检测

图 26-20　AGFA5500 系统流程图

### (四)热升华技术原理

通过加热头在计算机控制下对胶片进行加热,
特制的银盐会在高温下完成还原反应,析出银颗粒,
出现升华反应,将除银之外的全部其他物质蒸发掉,
然后将被蒸发的物质吸附回收,以免造成新的污染。

从原理上讲不产生油墨的废料,虽然减少了
液体排放污染,但升华物质的气体含有重金属化合
物—银盐,排放仍具有潜在危险性。目前开发了一

种全新的一次性高温成像技术,即在两层片基中夹裹一层无色银盐,成像时将胶片通过高温热头,温度在130℃以上时,银盐就会发生还原反应,将银颗粒析出。温度越高,析出的银颗粒越多,呈现在胶片上的影像密度(黑化度)也越大。由于银盐是被密封在两层透明片基当中,因此不会产生任何泄露,可以真正达到无公害、零排放的效果,见图26-21。

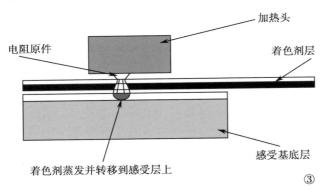

图26-21　热升华式成像原理图

除了以上介绍的几种技术以外,还有目前尚处于实验室试验阶段的喷墨成像技术,这些干式成像技术总的发展趋势都将是提高分辨率和灰阶数,加快出片速度,并更加重视环保。

**(五)染色升华热敏成像技术**

染色升华热敏成像利用热感技术使染料从气态到固态、固态到气态互相转化的过程以"压印"的方式实现图像打印。成像介质为相纸或胶片,介质内没有成像乳剂,其颜色来源是打印色带。色带加热依靠热敏打印头完成,打印头呈圆柱状长鼓形状,上面密布半导体加热元件,每个加热元件可单独调整温度,温度值来自图像像素灰度值。当圆形打印鼓带动色带旋转时,其内加热元件迅速加热,染料经加热直接升华成气态,喷射到介质上形成色彩。彩色打印分三次或四次完成,每旋转一次,仅"压印"一个颜色。

热敏成像技术相比激光打印技术,没有了复杂的激光发光和投射系统,设备构造变得简单,投影胶片不再是光感型,而改成了热敏型,这样可以实现明室装片,操作也变得方便,成像过程不产生废物和废气,符合环保要求。干式热敏打印技术成为医学图像打印史上又一次质的飞跃。

**(六)热敏打印介质**

染色升华热敏成像打印使用的介质分为相纸和胶片,其材料特点与喷墨打印介质相同。直接热敏成像打印使用的介质为干式热敏专用胶片,其结构与干式激光胶片相似,也是单面药膜。从上向下分为5层:①保护层,含有微细的无机原料及润滑剂,有利于热敏头和胶片的润滑性,以提高图像质量;②感热层,内含银盐或微囊;③支持层,为0.175mm厚的聚酯片基;④吸收层,起稳定作用;⑤背层,涂有3~6μm薄膜的无光剂,使观片效果增加。

干式热敏胶片对保存环境要求较高,温度在35℃、相对湿度60%保存约半年时间;而温度在30℃、相对湿度60%保存约五年,且不宜与酸、碱和有机溶剂接触,一定要避免长时间的光照。

## 第六节　喷墨成像技术

所谓喷墨打印机,就是通过将墨滴喷射到打印介质上来形成文字或图像的打印设备。随着喷墨打印技术的进步,照片级彩色喷墨打印迈过了颗粒、层次、介质等一道道阻碍,打印出来的图片甚至超过传统银盐工艺的效果。

随着PET、CT、MRI等数字影像设备的技术发展,三维图像处理技术得到深度发展,血管成像和功能成像广泛应用,输出的图像基本上都是彩色图像,极大地丰富了诊断信息,但也给图像打印提出了新的要求,照片级喷墨打印机成了彩色图像输出的最佳打印设备。

### 一、喷墨打印技术

喷墨打印技术早在1960年就有人提出,但过了16年第一部商业化喷墨打印机才诞生。喷墨打印技术是通过喷头将墨滴喷射到打印介质上来形成图像的。当主机送来代表图像的代码,经历打印机输入接口电路的处理后送至打印机的主控电路,在控制程序的控制下,产生字符或图形的编码,驱动打印头打印一列的点阵图形,同时字车横向运动,产生列间距或字间距,再打印下一列,逐列执行打印;一行打印完毕后,启动走纸机构进纸,产生行距,同时打印头回车换行,打印下一行;上述流程反复执行,直到打印完毕。

喷墨打印机的打印头,是由成百上千个直径极其微小(约几微米)的墨水通道组成,这些通道的数目,也就是喷墨打印机的喷孔数目,它直接决定了喷墨打印机的打印精度。每个通道内部都附着能产生振动或热量的执行单元。当打印头的控制电路接收到驱动信号后,即驱动这些执行单元产生振动,将通道内的墨水挤压喷出;或产生高温,加热通道内的墨水,产生气泡,将墨水喷出喷孔;喷出的墨水到达打印纸,即产生图形。

喷墨打印具有打印质量好、噪声低、较易实现低成本彩色打印、可适应各种打印媒质等优点,从它诞生的那一刻开始就得到广泛应用,产品不停地更新换代,新技术层出不穷,早期的喷墨打印机以及当前大幅面的喷墨打印机都是采用连续式喷墨技术,而当前主流喷墨打印机都普遍采用随机喷墨技术。

### (一) 连续式喷墨技术

连续喷墨技术以电荷调制型为代表。这种喷墨打印原理是利用压电驱动装置对喷头中墨水加以固定压力,使其连续喷射。

### (二) 随机式喷墨技术

1. 气泡喷墨技术 气泡喷墨系统又称电热式,是在喷头的管壁上设置了加热电极,用加热电极作为还能器。6~8μs 宽度的短脉管作用于加热器件上,在加热器上产生蒸汽形成很小的气泡,气泡受热膨胀形成较大的压力,压迫墨滴喷出喷嘴,喷到纸上墨滴的多少可通过改变加热元件的温度来控制,从而达到打印图像的目的,然后,由于毛细管的作用,再把墨水从墨水盒中吸入喷嘴内,填满喷嘴,进入下一循环。喷墨过程如图 26-22。

2. 压电喷墨技术 压电喷墨系统是在装有墨水的喷头上设置换能器,换能器受打字信号的控制,产生变形,挤压喷头中的墨水,从而控制墨水的喷射。喷墨过程如图 26-23。

3. 固体喷墨技术 固体喷墨技术最初由Tektronix 开发,由来自固体墨水条(类似于有色的蜡

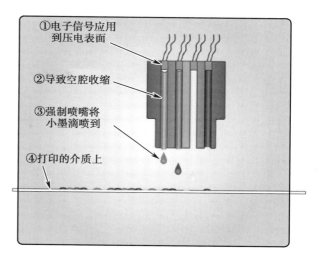

图 26-22 气泡式喷墨流程图

①电子信号应用到压电表面
②导致空腔收缩
③强制喷嘴将小墨滴喷到
④打印的介质上

块)的墨水会液化储存,然后通过全页的固定打印头喷射在传输鼓上,如图 26-24 所示。从传输鼓中,墨水会冷结合到打印页上,即使在无涂层纸上也能产生亮面外观。

前两种技术属于液体喷墨打印机使用的打印技术,气泡式打印头由于墨水在高温下易发生化学变化,性质不稳定,所以打出的色彩真实性就会受到一定程度的影响;另一方面由于墨水是通过气泡喷出的,墨水微粒的方向性与体积大小不好掌握,打印线条边缘容易参差不齐,在一定程度上影响了打印质量,这都是它的不足之处。压电打印头技术是利用晶体加压时放电的特性,在常温状态下稳定的将墨水喷出。对墨滴控制能力较强,还将色点缩小许多,产生的墨点也没有彗尾,从而使打印的图像更清

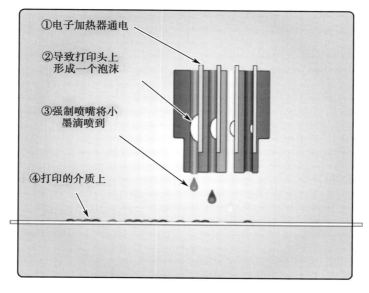

①电子加热器通电
②导致打印头上形成一个泡沫
③强制喷嘴将小墨滴喷到
④打印的介质上

图 26-23 压电式喷墨流程图

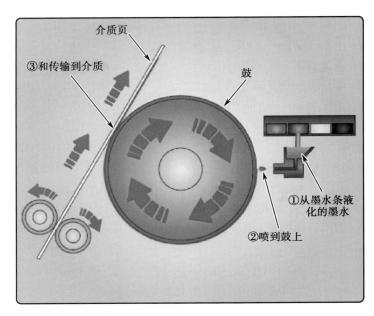

图 26-24　固体喷墨打印流程图

晰,容易实现高精度打印质量,且压电喷墨时无需加热,墨水就不会因受热而发生化学变化,故大大降低了对墨水的要求。固体喷墨打印机的打印速度比液体喷墨打印机更高,可以与彩色激光(电子照相)打印机的速度相比,比彩色激光打印机需要更少的维护(并产生较少废料)。

## 二、喷墨打印介质

喷墨打印介质分照片类和普通类。照片类介质表面有一层涂层,内含一些适合吸收和表现打印照片的专用墨水的物质。普通类也就是普通办公纸(复印纸)、卡片纸等无涂层的介质,由于介质的表面没有涂抹适合喷墨打印机墨水所需的图层而无法打印出高质量照片,只能用于一般图文打印。

喷墨打印不同于激光打印机、热敏打印机,在选择打印机型的同时就选择了对应的打印介质,而喷墨打印的打印介质选择方案多,在固定机型的情况下,选用不同的介质就决定着不同的打印质量。医学图像分辨率高,打印精度要求高,要求选用能打印诊断质量的打印介质与打印机相匹配,常选用的打印介质有彩喷照片相纸和彩喷胶片。

### (一)彩喷照片相纸

彩色喷墨照片打印相纸(color inkjet printing photo paper),也称彩色喷墨纸或数码打印纸或彩喷纸。彩喷纸是在具备一定质量要求的纸的表面,经过特殊涂布处理,涂上一层具有吸墨性的多孔性颜料或在涂层中能形成多孔性结构的材料,从而在纸的表面上形成一层良好的水性油墨接受层,使之既能吸收水性油墨又能使墨滴不向周边扩散,从而使彩色喷墨机打印出的样品能完整地保持原稿的色彩和清晰度。

1. 膨润型相纸　又称不防水照片纸,涂布了一层聚乙烯醇(PVA)或者明胶于原纸上称为膨润型相纸(swellable Paper)。如果看纸张的横截面,中间是原纸,上下是 PE 淋膜层,最上面的打印面有一层吸墨层,它的表面由明胶和聚乙烯醇等聚合物形成吸墨层。

2. 铸涂型相纸　铸涂型相纸(cast coating photo paper)的涂层采用微米级的二氧化硅,经过特殊工艺处理,亮度和白度都可以达到传统相纸的水平。

3. RC 相纸　RC 相纸也称微孔型相纸或者间隙型相纸。基纸与传统相纸一样,在原纸两面涂有防水的 PE 涂层 RESIN COATING,它的表面涂层采用纳米级的三氧化二铝或者二氧化硅材料,形成一种类似海绵一样多孔装防水涂层,原颗粒粒径在几十纳米的量级,小于可见光波长,所以涂层成半透明状。墨水喷上去后,很快被类似蜂巢的微孔(microporous)吸收,微孔型相纸或者间隙型相纸名称也由此而来的。

由于它的这种特殊的微孔结构,涂层吸墨力很强,对于打印深色调的部分也能很好的表现层次感,打印后的干燥也很快,从打印机里出来就可以直接触摸。由于涂层材料很细腻,亮度高,能够匹配高精度的照片打印。RC 相纸由于具有高防水性、高吸墨性、高精度打印的特性,所打印的图像质量可以与传统的卤化银照相纸相抗衡。

**（二）彩喷胶片**

一般多采用 PET 为底材,涂布透明吸墨涂层,产品视觉透明,打印画面有透明的特别效果。透光度高,色彩鲜艳,图像解析度高,打印后可以覆膜。常见有白基胶片(透明胶片)和蓝基胶片,与医用激光胶片不同的是,可以打印彩色。而且具有机械强度大,几何尺寸稳定,打印后不发生化学反应,保存时间长,环保无污染。观察图像时不仅适合正视(反射效果),同时也适合透视(透射效果)。改变了传统医用胶片只能在观片灯下观看的模式。

## 三、喷墨打印机

喷墨打印机根据用途分为普通喷墨打印机和数码照片打印机(专业照片/胶片打印机)。根据打印幅面分为 A4 喷墨打印机、A3 喷墨打印机和 A2 喷墨打印机,根据墨水形态分为固体喷墨打印机和液体喷墨打印机,其中最常用的为液体喷墨打印机,根据其喷墨方式分为连续喷墨式打印机和随机喷墨式打印机。

1. 连续喷墨式打印机　这类打印机使用连续循环的喷墨系统,能生成高速墨水滴,所以打印速度高,可以使用多种打印介质,包括普通纸。优点是不同的打印介质皆可获得高质量的打印结果,还易于实现彩色打印。缺点是这类喷墨打印机结构复杂,打印效率不高,打印图像不精确。根据其打印方式分为电荷控制型、电场控制型、喷涂型、喷雾型等几种类型。

2. 随机喷墨式打印机　随机式喷墨系统中墨水只在打印需要时才喷射,所以又称为按需式喷墨。具有结构简单,成本低,可靠性高的特点。气泡式喷墨打印分为端面喷射型和侧面喷口型,压电式喷墨分为压电管型、压电隔膜型和压电薄片型。

3. 喷墨打印机构造喷墨打印机主要由以下几大部分组成。

（1）机壳部分:包含控制面板、接口、托纸架、卡纸导轨、送纸板、出纸板等

（2）字车(墨盒匣)机构:字车机构中的字车(墨盒匣)是安装喷头的部件。字车在字车机构中传动皮带的拖动下,沿导轨做左右往复的直线间歇运动。因此,喷头便能沿字行方向,自右向左或自左向右完成打印动作。

（3）主/副电机:主电机负责带动传动皮带使字车机构驱动的动力,副电机负责进纸机构和抽墨机构的驱动动力。

（4）进出纸机构:打印机多数采用摩擦式进纸方式的进纸器,这部分由压纸辊、变速齿轮机构及负责进纸器驱动的副电机。副电机在清洗状态时,用于驱动抽墨机构。

（5）感应器:为了检测打印机各部件的工作状态和控制打印机的工作,在喷墨打印机中设置了许多感应器,包括字车初始位置感应器、进纸器感应器、纸尽感应器、纸宽感应器、墨盒感应器,分别是检测打印机的各部件工作状态、用于检测喷墨打印机及打印机内部温度感应器及用于检测喷墨打印机中墨水通道压力的薄膜式压力感应器。

（6）供墨机构:包含打印喷头、墨盒和清洁机构。

（7）控制电路:主要由主控制电路、驱动电路、传感器检测电路、接口电路和电源电路组成。

## 第七节　自主打印技术

### 一、自主打印的临床应用

随着信息技术与放射科影像设备、成像技术的发展,放射科影像检查已经成为重要的医学检查方法之一,在疾病的诊断、治疗及预后评价方面正发挥越来越重要的作用。随着各大医院就诊量的逐年增加,临床影像检查需求也在不断增长。

随着 PACS/RIS 系统在科室内的应用及更新,放射科检查工作流程得到了极大改善,但对于结果整理发放,仍需放射科工作人员手工完成,存在一定弊端。因此,提升结果发放工作效率与准确性,改善现有发放模式正在成为优化放射科流程的重点。当前放射检查流程面临的问题:

随着 PACS/RIS 在医院的推广使用,当受检者到放射科做影像检查时,在登记、检查、报告阶段,已基本实现数字化,但在当前不能彻底取消胶片的前提下,对于结果的发放,仍然需要由检查技术人员完成胶片打印,由医师完成纸质报告打印,由专人整理后送至放射科结果发放处,待受检者前来领取检查结果时,由发放处工作人员手工完成发放(图 12-21)。这与建设数字化放射科的目标存在差距。

由此容易产生以下问题:①耗费人力资源:人工发放正在成为耗费放射科人力资源的越来越大的负担;②反复查找效率低、易出错:当患者领取结果时,发放处的工作人员通常需要在大量检查结果中

进行反复查找,效率较低并容易出错;③取结果时间受到限制:只有在发放处的工作时间,患者才可以来领取检查结果,导致患者扎堆集中取片的情况时常发生,增加了患者排队等待的时间;④无人领取的胶片造成积压和浪费:部分患者完成检查后不领取胶片和纸质报告,已打印的检查结果长期遗弃在放射科。造成大量废弃胶片积压,增加了科室的储存负担;⑤实物胶片科室无法备份留存:医疗机构很难对每张胶片的窗宽、窗位等参数信息进行保存,无法打印与发放过的旧胶片参数完全相同的新胶片,也因此无法进行胶片的质控,如图 26-25。

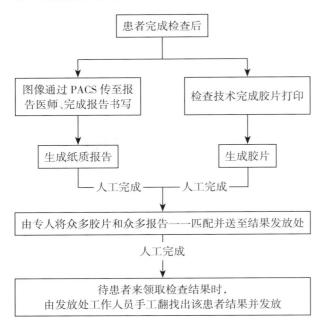

图 26-25　胶片 - 报告传统打印发放流程

然而,自主打印检查结果则可以解决上述问题(图 26-26)。①患者在自主打印机上自主完成胶片、报告领取;解放人工发放所耗费的人力资源;②由于自主打印设备会根据唯一标识,患者检查的编号进行查询和打印,因此只要编号正确,就可以避免发生"张冠李戴"发错胶片情况;③自主打印机可以放置在公共区域并 24 小时运行,患者可以根据自己的情况,于检查结果完成后的任意时间前来领取检查结果,既提升了服务水平,又避免了人多排队情况的发生;④自主打印模式下,胶片都是以电子版形式存储于服务器中的"电子胶片",只有当患者前来领取检查结果时,它们才会以实物的形式打印出来,因此这种模式可以从根本上杜绝因工作人员打印错误或患者不来领取而产生的废弃胶片,降低了科室运营成本,有利于环境保护;⑤"电子胶片"的窗宽、窗位等

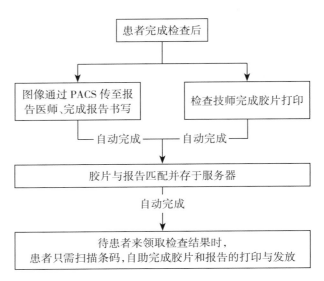

图 26-26　胶片 - 报告按需自主打印发放流程

信息,均被保存于服务器,当患者胶片丢失或医疗举证需要重复打印各项参数完全一致的新胶片时,可以通过调取原有电子胶片信息直接地完成打印。同时,在对打印胶片进行质控管理及评阅片时,这些被储存的图像及胶片参数信息,也可为质控工作提供数据参考。

## 二、集中打印系统的工作原理

自主打印胶片的基础是集中打印系统,该系统的设计与开发都是基于 DICOM 标准实现的。所有从影像设备或者打印工作站打印的胶片,都需要由集中打印系统进行暂存和管理,以便患者需要时可以输出给自主打印机,并最终形成实物胶片提供给患者。

集中打印系统及其涉及的系统 / 模块(图 26-27)

集中打印系统作为所有胶片数据的存储器和管理者,主要由以下模块组成:

1. 提供打印服务模块　将自己模拟成一部胶片打印机,以便影像设备或打印工作站按照符合 DICOM 标准的方法向集中打印服务器发送胶片数据(打印胶片)。

2. 集中管理模块　当集中打印系统接收到胶片数据,并不是马上将这些数据打印成实物胶片,而是通过集中管理模块对这些内容进行储存和索引,以及向其他模块提供这些数据。

3. OCR/ 人工识别模块　由于集中管理模块中保存的胶片数据中并不含有任何患者或检查信息,因此集中打印系统无法从胶片数据中了解这张胶片所属的患者和检查。要想获得这些信息,只能借助

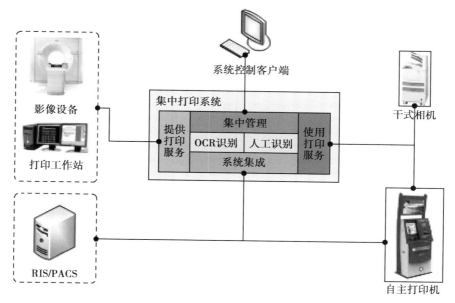

图 26-27 集中打印系统及其涉及的系统／模块

OCR 技术，通过识别胶片图像上的四角注释像素数据来获取。但是识别是有可能产生错误的。如果识别错误，集中打印系统将无法判断胶片所属的检查和患者，此时就需要提醒工作人员来人工识别这个胶片。

4. 使用打印服务模块 当自主打印机告知集中打印系统现在需要打印的检查数据后，使用打印服务模块模拟影像设备或打印工作站，将之前收到并暂存的、属于该检查的胶片数据立即发送给自主打印机内部的干式胶片打印机，并最终产生实物胶片。

5. 系统集成模块 集中打印系统依靠该模块，与 RIS/PACS 系统、自主打印机的控制程序进行通讯。

6. 系统控制客户端 用户可以在系统控制客户端的界面上实现对集中打印系统的控制和操作。比如，人工识别胶片数据、查看打印状态、修改系统参数等。

7. 影像设备或打印工作站 医务人员在这类设备上完成胶片排版和设计并将这些胶片数据发送给集中打印系统所模拟的胶片打印机。

8. RIS/PACS 系统 通常集中打印系统需要与其进行集成。集成后，集中打印系统将从 RIS/PACS 系统获知，自己接收到的胶片数据所属的患者和检查；进而获取该胶片所匹配的诊断报告数据。

9. 自主打印机 当患者在自主打印机上请求打印某个检查的胶片时，自主打印机首先通过自己

的中控计算机向集中打印系统发出同样的请求，集中打印系统将该检查所属的胶片数据发送给自主打印机内部的干式胶片打印机，随后打印出实物胶片；同时从 RIS/PACS 系统获得该检查对应的诊断报告数据，并通过自主打印机上的纸质打印机打印纸质诊断报告。

## 三、自主打印机的构造

自主打印机实际上是由多种设备组合而成，从而实现自主打印胶片、纸质报告以及人机交互的功能。其组成部分及作用（图 26-28）。

1. 触摸显示器 实现患者与自主打印机的人机交互。

2. IC 卡、磁条卡一体读卡器 读取不同种类的身份识别卡片，识别取胶片患者的身份。

3. 身份证阅读器 读取身份证信息，识别取胶片患者的身份。

4. 条码扫描器 读取条码身份识别卡片，识别取胶片患者的身份。

5. 干式打印机 接收来自集中打印系统的胶片数据，并打印出实物胶片。

6. 中控计算机 通过软件控制自主打印机各个部分协调工作，与集中打印系统进行通讯。

7. 喷墨打印机 打印纸质诊断报告

8. 喇叭 语音提示患者。

虽然自助取片机的操作使用非常简单，但对于部分第一次使用的患者，特别是老年患者，在使用过

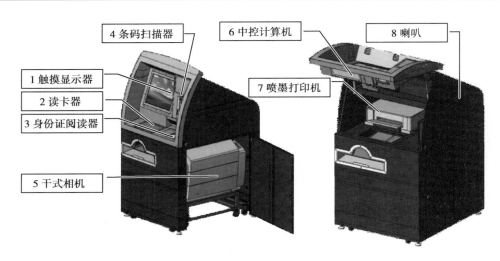

4 条码扫描器
6 中控计算机
8 喇叭
1 触摸显示器
2 读卡器
3 身份证阅读器
7 喷墨打印机
5 干式相机

图 26-28 自主打印机的构造

程中仍存在一定困难。同时,个别情况下诸如胶片、打印纸、墨盒等耗材,在用尽前自主打印机无法自动报警,因此现阶段只能将自主打印机集中放置,安排专职工作人员协助患者使用打印机并处理一些突发情况。但相较人工发放检查结果的模式,自主领取胶片将大大减少人力成本。

## 第八节 图像打印的质量控制

### 一、概　述

虽然应用于医学图像打印的打印设备很多,但用于影像诊断的主要还是胶片打印设备,随着湿式胶片打印机的退场,目前主流打印是干式胶片打印机。为了确保影像诊断的一致性,有必要对胶片成像的每一个环节进行质量控制。影响胶片影像质量的环节很多,除主机设备自身图像的信号质量外,还有胶片打印机的输入数值转换、打印介质的化学特性、介质存储条件等多种因素。

为了使各种因素对影像质量的影响达到最小,胶片打印机配有一套自动影像质量控制系统。主要设置为内置标准测试灰阶图样及密度读取仪等,可进行密度监测、自动校准、自动调节打印机的参数,使打印片的质量恒定于标准水平。有的打印机内设置有胶片条形码控制技术,通过自动校准程序调整打印参数及用户设定的密度、对比度参数,确保各种输出片质量的稳定。

胶片进入曝光区前有其特定的参数,如每批型号胶片的感光度信息、尺寸、胶片数量等,这些信息都是集中在片盒背面的一块小芯片上,同时用户可

根据自己的习惯设定密度及对比度值。当一个或几个数值改变时,系统就会分析这些变化,并重新计算它内部的数值转换表,以保持所需的传递函数,这一过程是系统自动完成维护的,故称之为自动影像质量控制系统(automatic image quality control,AIQC)。

内置的密度检测仪通过测试灰阶来校正胶片的密度,自动影像质量控制系统是通过胶片的特性曲线输入来完成。结合激光打印机内存的 9~17 个标准灰阶密度值,自动校准每幅图像的密度值,可以提供标准的照片密度。通常打印机内存入多组特性曲线,以备更换打印胶片时选用。

此外,如果在正常使用时发现影像密度上有微小变化,可采用胶片打印机上的密度微调钮来做少量补偿。测试校正后,质量控制系统将修改所用型号胶片的模型和传递函数,设置输出工作数值转换表为激光发生器或热敏头控制的数字电压驱动值,以保证在胶片型号、批次、用户观片习惯等参数改变时,将系统维持在一个稳定的影像最佳状态。胶片打印机具有极大的曝光宽容度,表现它的灰阶密度调整范围高达 8~12 比特容量,以提供相当的灰度水平。

### 二、测试工具

电影和电视工程师协会(society of motion picture and television engineers,SMPTE)于1986年发布了《医学影像电视监视器及硬拷贝相机测试卡》的相关文件,为影像显示系统和硬拷贝相机的特性与评价制定了相应标准。IEC 也于 1994 年发布了有关《医学影像部门的硬拷贝相机的稳定性检测》的文件。测试卡使用的目的是了解激光相机以下性能:密度的

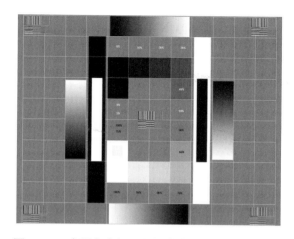

**图 26-29　电影和电视工程师协会推荐硬拷贝测试卡**

均一性、图像周边偏差度、非线性偏差度、低对比度分辨率、空间分辨率、灰阶水平、补偿处理效果和锐利度。使用 SMPTE 测试卡需要显微密度计等仪器，并按一定的测试程序进行（图 26-29）。

该测试卡有七种检测功能：①背景密度（A）；②线性结构卡（B）；③高对比度分辨率（C）；④低对比度分辨率（D）；⑤灰阶（E）；⑥小对比度变化（F）0% 与 5% 和 95% 与 100% 两组灰阶；⑦外周卡（I）用于检测影像几何特性。

SMPTE 测试卡的打印及其测试方法：

1. 由成像主机或胶片打印机调出 SMPTE 测试卡（尽可能从成像主机调出），调节监视器的亮度、对比度、焦距，使其处于最佳状态；用胶片打印机打印出监视器上的 SMPTE 测试卡图像。

2. 用光学密度计测量其背景密度（A），密度值要求在 1.0±0.3 范围内；密度的一致性通过中央部和 4 角处的背景密度的最大值与最小值之差进行评价。

3. 用光学密度计测量 SMPTE 测试卡图像的 12 个灰阶（E），绘制出以各灰阶的响应特性为横轴，以对应灰阶的密度为纵轴的坐标图来评价其线性关系。

4. 通过 SMPTE 测试卡图像的线性结构卡（B）、外周（I）的上下左右最外 4 条线相交处应能清晰可见；上下左右与及通过中心 2 条线的长度，与标准测试图比较误差应 <5%，以此评价图形几何结构。

5. 通过 SMPTE 测试图像的小对比度变化卡（F）中 2 组灰度在 0% 与 5% 及 95% 与 100% 的对比度做出视觉判断，以此更直观地评价其低对比度分辨率的性能。

6. 空间分辨率（C）及低对比度分辨率（D）的检测　比较 4 角上相同线条的亮度，比较 4 角上线条的亮度与中心相同线条的亮度，比较 4 角相同线条清晰度与中心差别，比较中心处不同反差水平线条的亮度，比较中心处不同反差垂直线条的亮度差别，并同时与安装时的"基准图像"比较，若结果无大差别，则为合格。

按照成像系统的理论，任何成像系统输出的几何畸变和密度分辨率的降低是不可避免的，这些改变由系统本身固有特性所决定。为了反映这些改变，有的胶片打印机随机附带标准校正图。图中有方形栅格和白色的圆弧，可以用来对成像系统的几何畸变，以及其他有关成像质量参数进行测试。方形栅格如果变为矩形，表示打印机的输出可能存在水平或者垂直几何畸变。同理，如果输出的圆变为椭圆，则表明系统输出存在椭圆性畸变。图中的密度响应，可以给出系统的亮度 - 密度（H-D）曲线，从而对系统的密度分辨率进行说明。图中的最大、最小密度值及密度均匀性部分，则说明系统密度响应的最大、最小和均匀性的特性。

由于椭圆性畸变实际是由系统的水平和垂直畸变所引起，成像系统的调制传递函数（MTF）是评价系统空间分辨能力的重要参数。有的打印机随机所附带的成像质量标准校正图，不再附有圆形图像，而是配有类似矩形波测试卡的条形卡图像。通过对条形卡图像进行一维或者二维的傅立叶变换，可以求出胶片打印机的一维或者二维的调制转换函数（modulation transfer function，MTF）。

胶片打印机成像质量自动测试系统可以打印输出胶片打印机各个成像的质量指标。具体的指标如下：①胶片打印机的 H-D 曲线；②MTF 曲线；③水平和椭圆性几何畸变；④灰阶动态范围；⑤密度的标准差和 RMS；⑥中、高、低密度分辨率。这为胶片相机的质量控制和质量保证提供了一个客观、方便的工具。

## 三、技术参数

胶片打印机采用独特的 VIP 技术，使影像质量和附在照片上的文字清晰程度都有突破性的提高。VIP 是指可变像素尺寸（variable pixel size）、整数放大（integer magnification）、精密像素映象（precise pixel mapping）这三项技术，在图像质量的提高方面采用 VIP 技术后，图像被毫无变形地印在胶片上。

胶片机使用自动窗口技术，通常窗口技术是由控制台选定，正常的窗口技术值通过计算机计算后被胶片打印机的记忆系统储存,使窗口技术根据不同的设备及操作者的需要进行确认,提供符合标准的图像效果。

胶片打印机最大的特点是始终保持标准的影像密度,它是通过输入胶片的特性曲线,结合胶片打印机内存的 9~17 个标准灰阶密度值,自动校准每幅图像的密度,故此可以提供十分标准的影像密度。通常胶片打印机内存有多组特性曲线,以备更换胶片或调整显影条件时选用。

胶片打印机具有独特的灰阶密度校正调节系统,能获得和主监视器完全相同的图像。图像的密度是由三方面完成:①由 CR、DR、CT、MRI 等成像系统选择合适的窗口技术作为标准输入信息;②利用胶片打印机内提供的标准灰阶测试图像;③选定胶片打印机内提供的特性曲线结合实际效果,自动校准每一级灰阶的标准密度。

具体步骤是:利用胶片打印机内提供的灰阶图像(可提供多种形式的图像,任选其中一种即可),固定胶片牌号种类,打印出灰阶照片,用密度仪测量各级的密度,然后依次输入胶片打印机的校正调节系统,胶片打印机内的计算机会自动修正各级密度。

胶片打印机质量标准:①干式打印机应能提供 12bit 灰阶能力,即能打印 12bit 图像数据,以满足新型主机设备的影像输出要求;②干式打印机应能提供胶片边缘的打印,即不可在胶片的两边留下白边,且打印后的干式胶片在灯箱上受热后不应卷曲;③干式打印机胶片应具有良好的存档特性,即在美国标准协会推荐的贮存条件下保存 100 年;④干式打印机应能连接输出信号符合 DICOM3.0 标准的主机;⑤干式打印机应具有强大的联网能力,即能和其他胶片打印机组成打印机阵列互相支援,或能连接到医疗影像 PACS 网络系统上;⑥干式打印机胶片的最低密度为 0.2~0.22,最高密度为 2.8~3.2。

胶片打印机的技术指标:①分辨率 dpi,指单位面积内像素的多少,也就是显示精度,目前国际上是计算一英寸面积内的像素多少;②片速,打印胶片的速度,一般以 14×17 英寸胶片为准,单位张/小时;③像素大小,一般以 μm 为单位;④图像大小,一般用矩阵表示。

## 四、质　量　控　制

医用胶片打印机的质量控制目的是,建立相机性能基准值;监测相机运行状态和稳定性;提出打印参数修改意见,最终保证打印图像质量。

当一台医学打印设备安装完毕后,首先应进行验收检测,以验证其是否符合产品标书中规定的性能标准,并将校准后的参数、资料记录下来作为今后稳定性检测时的标准参照值。在临床应用过程中,也需要在使用状态改变时进行必要的状态检测和稳定性检测。需要立即进行检测和校准的场合有:新机安装或大修完毕后,胶片品牌或乳剂改变,洗片机设定参数变更,冲洗药液型号或性能改变,密度或对比度的设置要求有改变时。

**(一)湿式激光打印机的质量控制**

1. 校准时机　若出现以下情况,如胶片型号、密度设置需要改变时,要及时校准激光打印机。当输入新的校准数据时,原有的数据会自然丢失。当打印机运行失控时,控制面板就会显示出使用的最后一条校准项目编号。在校准过程中,存储和打印图像不受影响,如果校准发生在正在打印的过程中,新的校准项目就会在所有拷贝完成后继续进行。

2. 校准程序　激光打印机的校准就是要重新建立一个新标准,不同品牌和型号的激光打印机校准程序不全相同,但基本上都需要以下 5 个步骤。

(1)进入校准方式:确认激光打印机和洗片机得到充分预热,确保洗片机打印的激光影响与标准图像来自同一洗片机。

(2)打印标准图像:调出成像主机装置中的 SMPET 测试卡或 IEC 相关测试模体图像并经激光相机打印,在此步骤中要注意标准图像灰阶的最大密度不宜过高或过低。

(3)测量密度值:用密度计测量图像最大密度,确认其是否符合新标准设定值,同时测量标准图像中 9 个灰阶中心的密度值。如果打印机内置 QC 密度剂,可按照打印机的设置程序逐项进行。

(4)向打印机输入密度值:按低-高顺序,向打印机输入上一程序中测量出的密度值,每一灰阶密度值必须大于前一灰阶密度值。

(5)开始校准:在此程序中,激光相机内的计算机会自动修正各级密度。如果校准不成功,激光打印机会出现错误提示,此时需要重复步骤(2)~(5),直至校准成功。

3. 湿式激光打印机质量标准

(1)激光打印机应为 12bit 调制,即激光打印的胶片从白到黑应有 4096 级灰阶。

(2)激光打印机应能组成明室一体化系统,即在自然光条件下完成胶片打印、传输和冲洗等一系列动作。

（3）激光打印机应有明室装片系统。

（4）激光打印机的激光头应为固体光头，以确保使用寿命。

（5）激光打印机应能连接输出信号符合DICOM标准的主机。

（6）激光打印机应具有强大的联网能力，能连接到医疗影像的PACS网络上。

（7）激光胶片的最低密度为0.18~0.22，最大密度应达到2.8~3.2。

（8）激光胶片应表现出良好的存档特性，即在美国标准协会推荐的储存条件下至少能保存100年。

**（二）干式打印机的质量控制**

目前多数干式打印设备内均配有一套自动影像质量控制系统，主要设置为内置标准测试灰阶图样和密度读取仪等，可实时进行密度检测、自动校准。有些打印机内设置有胶片条形码控制技术，每盒胶片的感光度信息、尺寸、胶片数量等都集中在片盒背面的一个小芯片上，自动影像质量控制系统能通过信息识别和内置的密度仪自动校准打印程序，使照片质量稳定在用户设定的标准水平上。

1. 校准时机 干式打印机安装之后和最初开始使用之前，必须建立"质量控制"目标值。这些值将作为以后日常"质量控制"时的基准数据。在胶片打印机大修、软件更新或打印设备移动使用后，必须再次测定这些数据。执行质量控制检测的目的是及时发现图像质量变化，以确定是否需要采取干涉措施来稳定图像质量。

2. 图像质量检测程序 分为每日、每周和每年执行的质量检测程序。不同品牌的干式打印机质量检测程序操作方法不全相同，以下以AGFA Drystar 5503干式打印机为例。

（1）每日执行的质量检测程序：打印干式打印机内置的质量控制测试图，并测量图像上各灰阶密度值。有些设备在打印测试图像后，设备内置的密度读取仪能自动检测，并将检测结果显示在打印机屏幕上。该检测结果包括胶片本底灰雾、低密度值、中间密度密度值、高密度值、最大密度值、高密度值与低密度值之差以及密度计型号（例如，Macbeth TR949）。AGFA Drystar 5503干式打印机质量控制目标值是：低密度值为0.4±0.05、中间密度密度值为1.2±0.15、高密度值为2.0±0.20。

（2）每周执行的质量检测程序：打印干式打印机内置的质量控制测试图，目视确定无伪影或假象，检查图像空间分辨率。质量控制测试图中显示有三个方块，每个方块中包含一个椭圆。这3个椭圆中每个都含有3组，每组有5个小点。用放大镜应见到每组中所含的五个点。由5个点组成的最小群集只在观察条件良好时才可见，建议灯箱亮度在2000~4000cd/m$^2$之间，使用蒙板束光，并确保环境光线较弱。

（3）每年执行的质量检测程序：打印干式打印机内置的质量控制测试图，检查图像几何连续性和有无图像失真。测量质量控制测试图上几何方块的距离A和B。测定尺寸A和B与参考值A$_{ref}$和B$_{ref}$之间的差异应小于或等于1.0%。用A除以B计算纵横比，该结果必须在1.0±0.01以内。

3. 干式打印机质量标准

（1）干式打印机应能提供12bit灰阶能力。

（2）干式打印机应能提供胶片边缘的打印，即不可在胶片的两边留下白边，且打印后的干式胶片在灯箱上受热后不应卷曲。

（3）干式打印机胶片应具有良好的存档特性，即在美国标准协会推荐的储存条件下至少能保存100年。

（4）干式打印机应能连接输出信号符合DICOM标准的主机。

（5）干式打印机应具有强大的联网能力，能连接到医疗影像的PACS网络上。

（6）干式胶片的最低密度为0.20~0.22，最大密度应达到2.8~3.2。

# 第二十七章

# DSA 成像基础

## 第一节　DSA 发展与展望

### 一、DSA 发展简史

数字减影血管造影（digital subtraction angiography，DSA）是 20 世纪 80 年代继 CT 之后出现的一项医学影像学新技术，是电子计算机与常规 X 线血管造影相结合的一种新的检查方法。

在伦琴 1895 年 11 月 8 日发现 X 线两个月后的 1896 年 1 月，奥地利 Haschek 和 Lindenthal 就在尸体上进行了手的动脉血管造影的实验研究，他们将碳酸钙注入血管，经 X 线照射，57 分钟后得到手的动脉血管影，是世界上第一次动脉血管造影，但这种对比剂用于活体危害大，只能用于动物试验或研究；1923 年，法国的 Sicard 和 Forestier 将碘化油注入患者的肘前静脉观察到了肺血流到心脏，从此便揭开了对比剂用于活体研究的历史。同年，德国的 Berbench 和 Hirsch 首次报告用 20% 碘化锶水溶液作为对比剂，经皮穿刺注入人体血管内使动脉和静脉显影，获得了细节非常清晰的图像；1924 年，美国外科医生 Brooks 用碘化钠溶液完成了水溶性对比剂的第一次股动脉造影，其造影图像质量并不逊色于现代造影技术；1927 年，葡萄牙的 Momz 用直接穿刺法作颈动脉造影获得成功；1929 年，葡萄牙的 Dos Santos 等首次报道经皮主动脉造影术，用经皮腰穿注射对比剂的方法，清晰地显示了腹主动脉及其分支；1931 年 Forsmann 报告了心脏的 X 线造影。20 世纪 30 年代中期一些学者报告了经腰部穿刺施行主动脉、颈动脉及周围血管造影的方法。20 世纪 50 年代初期，Seldinger 对动脉插管的方法作了改进，时至今日动脉插管仍沿用此方法。

随着快速换片机和高压注射器的出现，以及高速 X 线电影摄影的临床应用，对心血管造影的发展起到了巨大的推动作用。特别是 60 年代初影像增强器的应用，连续大剂量的 X 线摄影转向小剂量的脉冲 X 线摄影，它不仅使操作人员从暗房转向明室透视，为数字化成像奠定了基础。

人们为了获得清楚的血管影像，设计了除去与血管重叠的背景结构，使兴趣区血管影像单独显示的方法，称为减影。早在 1934 年 Ziedes des plantes 就报告过胶片减影法。随着电视技术的发展，出现了电子减影技术。由于电视技术、影像增强技术、数字电子技术、光电子技术、电子学、计算机技术以及图像处理技术等的发展，诞生了数字减影血管造影技术。

1978 年美国 Wisconsin 大学 Kruger 领导的一个研究小组最先设计出数字视频影像处理器，从而奠定了数字减影血管造影的基础。1980 年 2 月 Wisconsin 大学已对 10 例病人进行了数字减影血管造影的检查，Arizona 大学也进行了大量的临床实践。

1980 年 3 月，在 Wisconsin 大学和 Cleveland Clinic 医院安装了数字减影血管造影的商用机。DSA 是由美国的 Wisconsin 大学的 Mistretta 小组和亚利桑那大学的 Nadelman 小组首先研制成功，于 1980 年 11 月在芝加哥召开的北美放射学会上公布，同时展示了这种商用数字减影血管造影装置。

DSA 初期主要通过外周静脉注射对比剂来观察全身的动脉、静脉及心脏形态。人们曾对这种新的技术寄予很高的期望，但临床实践证明，外周静脉注药获得的减影图像分辨率低，血管影像模糊且相互重叠，易产生运动性伪影，影像质量差。目前 DSA 的外围静脉法和中心静脉法基本废弃。

由于 DSA 设备和性能的改进，以及介入放射学的发展，动脉 DSA 方法，特别是选择性和超选择性动脉 DSA，已广泛地应用于全身各部位血管造影及全身各部位经血管性的介入治疗。随着 DSA 设备性能的不断改进，介入技术不断发展，静脉 DSA 的弊端已基本被动脉 DSA 所克服。如图像空间分辨率低，噪声大，可通过增加像素量、扩大矩阵、图像的加权、积分和滤波等处理来解决；影像增强器的视野小，一个部位需要多次曝光，可通过改进影像增强器的输入野，采用遥控对比剂跟踪技术，步进式的曝光摄影来解决；运动部位的成像以及运动性伪影的产生，可使用超短脉冲快速曝光加以改善；辐射剂量较大，可采用数字技术脉冲方式曝光，X 线剂量接近减少一半；成像部位的血管重叠，可采用旋转式血管造影，获得多角度，非重叠的立体影像，以及采用超选择性动脉 DSA。

DSA 技术构成了介入放射学的重要组成部分，是血管性造影和血管性介入治疗不可缺少的工具。DSA 设备的发展向一体化、程序化、自动化、智能化等方向发展。

## 二、DSA 的临床应用与展望

21 世纪以来由于 DSA 设备硬、软件的改进，时间和空间分辨率以及图像质量明显提高，DSA 已普遍应用于心脏和血管系统，以及全身各部位、脏器相关疾病的诊断检查与介入治疗，尤其对大血管和各系统血管及其病变的诊断检查已基本上取代了普通血管造影。加之，介入放射学的进展，进一步推动了 DSA 的临床应用及普及范围。近年来，MR 和 CT 也抢占血管造影领域，MR 主要在头颅血管成像，CT 主要在心脏血管成像，进一步提高了 MR 和 CT 血管造影的诊断水平和应用范围。DSA 设备也不甘落后，硬件方面，提高平板探测器转换率与刷新速度、降低热噪声；机架与导管床以及参考图像选择、功能分析测量、透视/采集方式、图像处理等操作简单化；双重 X 线发生器灯丝与高压逆变器，确保透视或摄影过程中一组逆变器出现故障，自动切换到另一组逆变器，继续工作不会间断；X 线管焦点自动切换（在使用过程中当某一焦点出故障，自动交换到另一焦点）；图像存储阵列多重备份（确保所获取的图像不丢失）；X 线发生器与图像处理系统精度和自动化程度进一步提高，为整个成像链稳定运行提供了可靠保障。

在临床应用方面，开发出诸多新的功能，比如，类 CT 功能，可实现三维成像、血管内镜成像、图像融合成像、导航、对病灶也可做定量分析等；在辐射剂量降低方面较之以前有了明显改善或提高，主要从程序优化、硬件新技术、软件新技术、其他等综合进行辐射剂量降低。程序优化主要是流程优化，在整个介入过程中给操作医师提供快捷的操作界面，使得整个操作过程缩短，减少透视与摄影次数和时间，降低工作人员与被检者的辐射剂量（快捷的导管床旁和控制室操作界面、高质量的图像显示与切换、全面优化图像采集流程、快捷的图像处理等）；硬件新技术与前述相同；软件新技术主要有透视摄影剂量降低技术、实时剂量降低功能软件、后处理技术、低剂量采集技术等可降低辐射剂量 35%~50%，是非常可观的；除滤线栅技术，在较薄部位或小孩检查或治疗时除掉滤线栅，能有效降低被检者与操作者的辐射剂量。由于有了这些新技术，DSA 将会为介入检查与治疗提供更广阔的应用领域，是其他技术尚无法完全替代的，有着美好的前景。

## 第二节　DSA 成像基本原理

DSA 是通过计算机把血管造影影像上的骨与软组织影像消除，而突出血管的一种技术，是电子计算机与常规 X 线血管造影相结合的一种检查方法。不同类型探测器的 DSA 设备具有不同的成像原理。

### 一、影像增强器成像原理

数字减影血管造影是利用影像增强器将透过人体后已衰减的未造影图像的 X 线信号增强，再用高分辨力的摄像机对增强后的图像做一系列扫描。扫描本身就是把整个图像按一定的矩阵分成许多小方块，即像素。所得到的各种不同的信息经模/数转换成不同值的数字存储起来，再把造影图像的数字信息与未造影图像的数字信息相减，所获得的不同数值的差值信号，经数/模转制成各种不同的灰度等级，在显示器上还原成影像。由此，骨骼和软组织的影像被消除，仅留下含有对比剂的血管影像。

总之，数字减影血管造影是将未造影的图像和已造影图像经影像增强器分别增强，摄像机扫描而矩阵化，经模/数转换成数字化，两者相减而获得数字化图像，最后经数/模转换成减影图像。其结果是消除了造影血管以外的结构，突出了被造影的器官影像。

DSA 的减影过程传统意义上按下列顺序进行：

①摄制X普通片;②制备mask片,即素片、蒙片、掩模片、基片;③摄制血管造影片;④把mask片与血管造影片重叠一起翻印成减影片。①与③为同部位同条件曝光。制备mask片是减影的关键,mask片就是与普通平片的图像完全相同,而密度正好相反的图像,即正像,相当于透视影像。

减影技术的基本内容是把两帧人体同一部位的图像相减,从而得出它们的差值部分。实际上mask像是要从其他图像中减去的基准图像,造影过程中任一幅图像都可以作为mask像。注入对比剂后得到的图像称之为造影像,造影像是指要从中减去mask像的图像,造影系列中任何一幅图像都可以作为造影像,mask像与造影像的确定依据所观察的血管期而定,如动脉期、毛细血管期、静脉期等。

## 二、平板探测器成像原理

非晶硅和非晶硒两种平板探测器因其结构不同,成像原理也有所差异。非晶硅探测器为间接转换型,非晶硒平板探测器为直接转换型。

### (一)非晶硅平板探测器的成像原理

非晶硅X射线平板探测器是一种以非晶硅光电二极管阵列为核心的X射线影像探测器。在射线照射下探测器的闪烁体或荧光体层将X射线光子转换为可见光,而后由具有光电二极管作用的非晶硅阵列变为图像电信号,通过外围电路检出及A/D变换,从而获得数字化图像。由于其经历了X射线-可见光-电荷图像-数字图像的成像过程,通常也被称作间接转换型平板探测器。

非晶硅平板X射线探测器成像的基本过程为:位于探测器顶层的碘化铯闪烁晶体将入射的X射线图像转换为可见光图像;位于碘化铯层下的非晶硅光电极管阵列将可见光图像转换为电荷图像,每一像素电荷量的变化与入射X射线的强弱呈正比,同时该阵列还将空间上连续的X射线图像转换为一定数量的行和列构成的点阵式图像。点阵的密度决定了图像的空间分辨力;在中央时序控制器的统一控制下,居于行方向的行驱动电路与居于列方向的读取电路将电荷信号逐行取出,转换为串行脉冲序列并量化为数字信号。获取的数字信号经通信接口电路传送至图像处理器从而形成X射线数字图像。

非晶硅平板探测器的X线成像的基本原理:整个X线成像过程可大体上分为两步进行。第一步,入射的信息X线光子通过某种发光荧光体物质转换为可见光信息,再定向传送到大面积非晶硅探测器阵列,完成信息X线的能量转换和传导过程;第二步,通过大规模集成非晶硅光电二极管阵列将可见光信息转换形成信息电荷,然后由读出电路将放大、A/D转换形成数字信号,传送到计算机运算后形成可显示的数字图像。

### (二)非晶硒平板探测器的成像原理

非晶硒平板内部结构分为非晶硒半导体材料涂和薄膜晶体管(TFT)阵列两层,后者由光电导材料a-Se和a-Si TFT阵列构成。阵列板每一单元含一个存储电容和a-Si TFT。工作时,a-Se光电导层两面的电极板间加有数千伏或更高电压,光电导层吸收照射的X线光量子,在外加电场的作用下,激发出电子和空穴对(EHP),并在所加电场下运动至相应的电极,到达像素电极的电荷给存储电容充电,产生相应的电荷变化。信号电荷通过TFT输出,经放大、处理、变换,形成对应像素的数字形成对应像素的数字化图像信号。高集成度保证了相邻像素中心间距(简称像素间距)小,数据读出时,一行的所有列被同时读出,并逐行扫描,读出所有行。全部单元的信息被读出后,所有信息被处理为一幅完整的数字化图像。

非晶硒探测器的X线图像形成是在X线照射后极短时间内(3~7秒)完成,大致可分为以下四步程:①每次曝光前,先对非晶硒层两面的偏置电极预先施加0~5000V正向电压。使非晶硒层内形成偏置电场,像素矩阵处于预置初始状态;②X线曝光时,非晶硒光电导层吸收X线光子并在层内激发出电子和空穴对(离子对)。在外加偏置电场作用下,电子和空穴做反向运动而产生电流,电流的大小与入射X线光子的数量呈正比,电流信号以垂直方向运动电荷采集电极,给a-Si、存储电容(极间电容,集电)充电,这些电荷将被存储在电容上,直至被读出。TFT存储电容内电荷量的读出,由门控信号控制,每次同时读取一行。电荷读出的过程是:门控电压设高电位时,相应行内所有像素的TFT导通,各像素收集的电荷信号通过数据线同时被读出,经电荷放大器和乘法器放大输出,再经A/D转换后形成对应像素二进制数字信号,传送到计算机。③当像素阵列中所有行的信号被逐行全部读出后,由计算机进行处理,重建出数字化图像在显示器上显示出来。④在像素矩阵中的存储电荷信号全部读出后,控制电路将自动消除各像素信号电荷,恢复到曝光前的初始状态。

## 第三节　DSA 信号与图像采集

### 一、DSA 信号

DSA 使用 X 线摄影成像,经减影形成仅含有对比剂的血管图像。在 DSA 造影期间要进行一系列曝光,一阶段是在对比剂到达兴趣区之前,一阶段是在对比剂到达兴趣区的过程中,相应采集的影像被称 mask 像和造影像。如果受检者在曝光过程中保持体位不移动,则两图像之间的唯一差别就是含有对比剂的血管影像,它们两者的差值就是 DSA 的信号。信号与整个减影的视频信号范围相比是非常小,但经过数或线性放大、窗口技术等处理将差值信号放大到充满整个亮度范围,这就是通常所说的 DSA 具有探测非常小的信号等级的能力,被描述为对比灵敏度或对比分辨力。

DSA 图像的形成是在感兴趣部位的对比剂团块到达之前采集一张 mask 像,然后在对比剂充盈时采集第二张图像,两张图像相减,分离出对比剂的信号,后将差值信号放大而进一步增强。在 DSA 中,感兴趣区的信号是对比剂的碘浓度,即血管的直径与该处血管内碘浓度的乘积,DSA 显示血管病变的能力与血管的直径、血管内的碘浓度及曝光剂量的平方根呈正比。

在 IA-DSA 中,特别在选择性和超选择性血管造影中,对比剂团块不需要一定时间的传输与涂布,并在注射参数的选择上有许多灵活性。假设,75mgI/ml 的浓度 8ml,在 1 秒内注入颈总动脉,而通过颈总动脉的标准血流是 8ml/s,根据注射压力,对比剂将在 1 秒内取代血流速度,即使在注射期间产生一些稀释,动脉碘浓度仍将是 50~70mgI/ml。因而,IA-DSA 提供的是高峰窄底的时间 - 视频密度曲线。

在 Ⅳ -DSA 中,经静脉途径置入导管或套管针,通过静脉注射方式使血管显影,主要适用于静脉系统疾病的介入诊疗。如果要显示动脉系统或兴趣组织的实质期,由于对比剂团块在整个体循环和肺循环中稀释,因此静脉给药的方式、剂量、流速和 DSA 的参数都要根据导管顶端的位置以及病变性质作相应的优化设置,以提高 DSA 图像质量。

在 DSA 中,血管显影所需的最低限度的碘量与血管直径呈反比。在较大血管显示上,于显影高峰期间增加碘浓度使之超过最低限度值并未有助于获取更多的信息。相反,在直径较小的血管,增加血管内的碘浓度将改善显示。

### 二、DSA 成像参数选择

DSA 检查前应将受检者相关资料输入计算机,照检查要求设置不同的技术参数。

1. 确定 DSA 方式　不同的 DSA 装置有不同的方式,根据不同的病情需要及诊断要求,进行全面权衡,选择与造影部位和患者状态相适应的减影技术,如盆腔、四肢血管选用脉冲方式,每秒 2~3 帧即可;而冠状动脉则应选用超脉冲方式,心脏可选用心电门触发脉冲方式,每秒 25 帧。

2. 采集时机及帧率　采集时机及帧率选择原则是使对比剂最大浓度出现在所摄取的造影系列图像中,并尽量减少患者的曝光量。采集时机掌握不当,会造成对比剂先流走或曝光采集时间太迟,图像上无碘信号显示;曝光时间延迟导致 mask 像含有对比剂,减影不完全,损失碘信号;对比剂到达靶血管时间太迟,使曝光时间过长,增加患者 X 线吸收剂量。

采集时机可根据要求选择曝光延迟或注射延迟。曝光延迟就是先注射对比剂,后曝光采集图像。注射延迟则先曝光采集图像,后注射对比剂。延迟的选择取决于造影方式和导管顶端至造影部位的距离。在静脉 DSA(Ⅳ -DSA)显示动脉或导管顶端距兴趣区较远时,应使用曝光延迟;动脉 DSA(IA-DSA)特别是选择性和超选择性动脉造影时,应选用注射延迟。

采集帧率和时间依据 DSA 装置、病变部位和病变特点而不同。如腹腔动脉造影时要观察门静脉、颈内动脉造影时要观察静脉窦期,采集时间可长达 15~20 秒。

3. 选择 mask 像与充盈相的相减组合　减影图像在采集后显示在监视器上,其效果在于选择 mask 像与充盈相,以及它们之间的相减组合。Mask 像和充盈相的相减组合可在造影前设定,倘若出来的差值图像不理想,可在后处理中重新选择 mask 像和充盈相,并进行配对减影。DSA 后处理中 mask 像在对比剂出现前,也可选择在对比剂从血管消失之后,或者在对比剂充盈最佳时。

### 三、注射参数设定

高压注射器参数设置主要是调节对比剂注射流、总量、压力及选择注射时机等。血管造影中,对比剂注射参数的选择需根据造影部位血管的直径大小和受检的血管范围而定,同时受对比剂浓度和温度、管尺寸和类型等相关因素的影响,正确设置注射参数对 DSA 图像起着重要的作用。

1. 注射流率　注射流率指单位时间内经导管注射对比剂的量,一般以 ml/s 表示。对比剂流率的选择依据导管先端所在的靶血管的血流速度,一般流率应等于或略大于其血流速度:如流率过低,对比剂被血液较多稀释;流率过大,将增加血管内压力,有血管破裂的危险。在选择对比剂流率时,还应考虑血管病变性质,如夹层动脉瘤、室壁瘤或脑出血等病例,应采用较低的对比剂流率为宜。对比剂流率大小与管的半径四次方呈正比、与导管呈反比,导管半径的微小变化将会引起剂流率的显著变化。

2. 注射剂量　为获得优质的 DSA 图像,在造影时应根据不同的造影方法不同的浓度和剂量。DSA 信号随血管增大而信号增强,即血管显影所需对比剂最低含碘量与血管直径呈反比。因此,直径大的血管检查,增加对比剂量与浓度无助于血管的显示;而直径小的血管检查时,增加对比剂浓度及剂量将改善血管的显示效果。

对比剂剂量按体重计算,成人一次为 1.0ml/kg,儿童为 1.2~1.5ml/kg,注射总量成人 3~4ml/kg,儿童为 4~5ml/kg。在实际应用中,对比剂的每次总量根据造影方式、造影部位和病变情况等全面考虑。肾功能不全者,对比剂的用量应当慎重。

3. 注射压力　注射所需压力与注射速度、对比剂浓度、对比剂温度、导管尺寸等因素有关。选择注射速度快,所需压力大。对比剂浓度越高,所需压力越大。同一对比剂同温度下所需压力不同,25℃温度比 30℃温度所需压力要大。导管越长或越细,产生的阻力越大,所需的压力也就越大。

4. 注射时机　DSA 造影检查时,根据造影要求设定曝光延迟或注射延迟。IADSA 特别是选择或超选择性造影,常采用注射延迟,便于摄制蒙片,达到减影的目的。IVDSA 或导管顶端距兴趣区较远时,应选用曝光延迟。

造影时还需设定对比剂上升速率,即注射的对比剂达到设定的注射流率所需要的时间,一般上升速率时间设定在 0.2~0.5 秒较合适。对比剂注射维持时间依被检部位血管及诊断需求而定,如腹腔动脉造影且需观察门静脉、颈内动脉造影且需观察静脉窦,髂外动脉注射对比剂观察足背动,采集时间需达到 15~20 秒。

## 第四节　DSA 成像方式

### 一、静脉 DSA

凡经静脉注射对比剂行 DSA 检查,称为静脉 DSA。此法又分为两种,即显示静脉本身的造影和经静脉注射对比剂显示动脉的造影。前者为静脉 DSA,后者为间接法动脉 DSA。

静脉 DSA 成像质量受诸多因素的影响,如介入诊疗的要求、个体差异、运动状况及受检部位的距离,导管顶端及对比剂注射部位等。目前静脉 DSA 主要用于四肢静脉、心腔系统、门静脉、髂静脉的检查。间接法动脉 DSA 实现了静脉内注射对比剂获得动脉图像的目的,使一些需造影检查,而不能施行动脉插管的患者也能造影观察动脉血管的病变,扩大了介入诊疗的适应证。

### 二、动脉 DSA

IADSA 应用广泛,对比剂直接注入兴趣区动脉或近兴趣区动脉处,对比剂稀释较 IVDSA 要轻微得多,对比剂团块不需要长时间的传输与涂布,使用的比剂浓度低,并在注射参数的选择上有许多灵活。同时影像重叠少,成像质量高,成像时受患者的影响减少,辐射剂量也低。

DSA 成像时,由于 DSA 显示血管的能力与血内碘浓度曝光量平方根的乘积呈正比,若想使一直径 2mm 的血管及其内径 1mm 的狭窄,与一直径 4mm 的血管及其内径 2mm 的狭窄成像一样清晰,可将血管内的碘浓度加倍或将曝光量增强到 4 倍。从设备的负荷辐射剂量方面考虑,采用提高血管内碘浓度的方式更为可取。

动态 DSA 是在成像过程中,球管、人体和探测器在规律运动的情况下,而获得 DSA 图像的方式,称之为动态 DSA。常见的是旋转 DSA、步进式 DSA、C 臂锥形束 CT 和 3D 介入导航技术。

### 三、脉 冲 减 影

脉冲方式为每秒进行数帧摄影,采用间隙 X 线脉冲曝光,持续时间(脉冲宽度)在几毫秒到几百毫秒之间,得到一系列连续的减影图像。脉冲方式以一连串单一曝光为特点,射线剂量较强,所获得的图像信噪比较高,图像质量好,是一种普遍采用的方式。这种方式主要适用于活动较少的部位,如头、颈、四肢、胸腹部和盆腔等。

超脉冲力是在短时间进行每秒 6~30 帧的 X 线脉冲采像,然后逐帧高速度重复减影,具有频率高脉宽窄的特点。应用于快速运动的器官,如心脏大血管,减少运动性模糊。由于在短时间内一连串单一曝光,故对 X 线机要求较高,它使 X 线管的负荷增大,需用大容量的 X 线管,以及极少延时的快速控制电路。这种方式适用于心脏、冠状动脉,不宜配合的胸腹部检查。

## 四、心电图触发脉冲减影

心电图触发 X 线脉冲与固定频率工作方式不同,它与心脏大血管的搏动节律相匹配,以保证系列中所有的图像与其节律同相位,释放曝光的时间点是变化的,以便掌握最小的心血管运动时机。外部心电图以三种方式触发采像:①连续心电图标记;②脉冲心电图标记;③脉冲心电门控。在系列心电图触发工作中,由于避免了心电图搏动产生的图像运动性模糊,所以在图像频率低时也能获得对比度和分辨率高的图像。此方式用于心脏和冠状动脉的 DSA 检查。

## 第五节　DSA 图像后处理

DSA 影像处理方式包括窗口技术、再蒙片、像素移位、图像的合成或积分、匹配滤过与递推滤过、对数放大与线性放大、补偿滤过、界标与感兴趣处理等,其主要叙述如下。

## 一、再蒙片与像素移位

再蒙片是重新确定 mask 像,是对患者自主运动造成减影对错位的后处理方法。通过观察造影的系列图像,在原始图像中任选一帧图像作为蒙片与其他图像相减以形成理想的减影图像。再蒙片的局限性是替换的蒙片中含有一定量的对比剂,这就会使减影后的差值信号降低。

像素移位(pixel shifting)是通过计算机内推法来消除移动伪影的技术。主要是用于消除患者位移引起的减影像中的配准不良。为了改善减影对的配准不良,可以将蒙片的局部或全部像素向不同的方向移动一定的距离,使之与对应的像素更好地配准,从而消除伪影。但像素移动对影像的改善能力是有限的。

## 二、图像的合成或积分

在 DSA 检查的序列曝光中,可采集十几帧至几十帧的影像,而作为减影的仅为其中一对或几对,从 X 线曝光的利用率来考虑是低效率的。若将多帧 mask 像积分,并作一个负数加权,若含对比剂的帧幅积分,并作一个正数加权,将经积分和加权后得到的影像做减影,则可得到积分后的减影像。

图像的合成或积分是一种空间滤过处理,即将图像中的部分像素加,以形成一个新的像素值,实践运用中是将全部或部分 mask 像和含充盈相分别叠加。积分图像越多,图像噪声越低,图像积分能有效地平滑图像,减少噪声。形成的两组合成图像,经减影后可获得一幅低噪声减影像。积分法实质是在一定时间内对一系列图像的平均过程。

## 三、补偿滤过

补偿滤过是在 X 线管与患者之间放置的附加衰减材料,在视野内选择性的衰减特定的辐射。DSA 检查过程中,为了达到理想的减影效果,必须调整成像部位的 X 线衰减范围与 DSA 系统的动态范围相吻合,以免产生饱和状伪影。在影像增强器型 DSA 成像系统中,决定系统动态范围的关键部件是 TV 摄像机系统,若成像部位衰减值的动态范围超出摄像机可精确复制的信号范围时,就产生影像饱和,减影图像中出现均匀灰度值的无组织结构的盲区,即饱和状伪影,该区域内的诊断信号不可逆转地失去。

用于降低物体动态范围的方法有:增加 kVp、附加滤过材料、增加平板探测器线敏感度和转换效率、降低摄像机的电增益。

## 四、界标与感兴趣区的处理

1. 界标　界标(land making)技术主要是为 DSA 的减影图像提供一个解剖学标志,对病变区域血管准确的解剖定位,为疾病诊断或外科手术作参考。减影图像只含有对比剂的血管影像,解剖定位不十分明确。如果需要体内标志,可用一个增强了的 DSA 减影像,与原始的未减影像重合,这样得到的图像同时显示减影的血管与背景结构,即为界标影像。

2. 感兴趣区处理　对病变部位的处理方法有:①对病变区进行勾边增强,建立图像的轮廓,突出病灶,便于诊断和测量;②对病变区进行系列放大,灰度校准及转换,附加文字说明;③对病变区进行数学变换、图像换算,以观察图像的细致程度;④对病变区的计算统计,包括图像密度统计、计算两个感兴趣区的密度比率、建立病变区直方图、计算直方图密度统计曲线;⑤建立时间 - 密度曲线,规定在做总的密度曲线时,病变区作为时间的函数,$x$ 轴是采像时间,$y$ 轴是所选病变区内的总密度;⑥病变区曲线的处理;⑦确定心脏功能参量,测定心室容积和射血分数,室壁运动的位相和振幅;⑧研究对比剂流过血管的情况,从而确定血管内的相对流量、灌注时间和血流速度,同时可以测出血管内狭窄的程度、大小、相对百分比,以及狭窄区的密度改变和百分比等。

## 五、图像后处理

1. 三维重组技术　三维重组技术以动态旋转 DSA 采集的影像数据为基础,在工作站采用三维可视化技术显示出逼真的血管和组织影像,可对影像在三维空间进行任意角度的观察处理,利用三维重组技术来可为临床提供更多有价值的影像信息。

2. 最大密度成像技术　最大密度投影(maximum intensity projection,MIP)是血管三维图像的重组方法之一,它将容积数据朝任意方向进行投影,以每条投影线经过的所有体素中的最大密度的体素的像素作为投影图像的像素,这些像素所组成的图像就是最大密度投影图像。因为成像数据来自采集的容积数据,所以可以任意改变投影的方向,360° 全方位旋转,血管影像清晰,原始信息丢失较少,清楚地显示对比剂强化的血管形态、走向、异常改变及血管壁钙化和分布的情况。MIP 主要用于血管直径和动脉瘤直径的测量。

3. 容积显示　也称容积重组(volume reformation,VR),是充分利用容积内的扫描数据,将所有体素的密度值设定为不同的透明度,显示容积内不同密度的组织结构,且保存容积内组织结构的三维空间关系,同时利用虚拟照明效应,用不同的灰阶或伪彩显示三维立体图像。因此,通过调节阈值和旋转角度,VRT 图像能更准确地显示动脉血管的特征、解剖以及与周围组织的毗邻关系。如果使用双容积显示技术,可以明确显示血管与周围组织之间解剖关系,指导临床介入手术。

4. 仿真内镜　是以容积扫描为基础,对图像信息进行特殊的三维后处理,重组血管腔内表面的立体图像,效果类似于纤维内窥镜所见。DSA 仿真内窥镜技术通过自行设定漫游的起始点及终点的位置,可随病变的部位和性质而定,选择慢(或中、快)速,系统自动将镜头置于血管中心位置并沿血管轴向运动进行漫游功能观察血管腔内情况。但它不能提供组织学信息,对动脉内壁血栓、钙化等不能进行特异性分析,不能观察血管搏动情况和进行血流动力学分析。

5. 伪彩色功能　为了直观地观察和分析血管图像,将 DSA 图像中的黑白灰阶映射到彩色空间,对灰度图像进行伪彩色处理,突出兴趣区域或待分析的数据段,从而达到图像增强的效果。通常在 DSA 工作站用专门的软件,对血管的动脉期、静脉期及实质期用红、绿与蓝色分别在一张图像显示血管或血管病的全程影像,并可计算出感兴趣点对比剂达峰时间或灌注血容量,用以判断血流时间及评价治疗效果。

6. 图像融合技术　图像融合(image fusion)是指将各种影像设备获得的数字影像信息,对应同一目标的图像数据经过图像处理技术,最大限度地提取各自的数字影像信息的有效信息,最后融合成高质量的图像,提高图像信息的利用率,以形成对目标的清晰完整和准确的信息描述。DSA 图像融合技术是将 CT、MR 等图像与 DSA 采集三维图像,或是 DSA 采集的不同类型的三维图像之间融合在一起的技术。其弥补了单一成像模式的局限性,可以更直观地显示解剖及病变结构,提高治疗的精准性。

DSA 图像显示血管具有较大优势,但无骨性标记对病变部位及手术的精确指导具有很大的局限性。三维影像融合技术是利用计算机技术将各种影像设备获得的数字影像信息通过 DICOM 接口传输到一个特定的工作站进行数字化综合处理,并进行空间配准,获得一种全新的影像。也就是说将各自单一的影像融合成一个影像,显示更多的具有各自特点又在一个图像上显示的一种特殊成像技术。既能显示解剖结构,又能显示功能,提高影像诊断的精准度,也能更准确的指导微创手术。

(1) 开展 DSA 图像融合技术必须具备下列条件:①医院必须建有 PACS 系统,有数字影像网络化平台;②DSA 设备必须配置图像融合软件,相关影像设备具备 DICOM 接口。

(2) 融合方式:根据信号源及融合的结果,融合方式有:自身融合、其他融合和实时三维影像融合。

1) 自身融合:信号源来自 DSA 设备,即术前 DSA 检查同时采集类 CT 图像与三维图像,在后处理工作站进行图像融合。

2）实时三维影像融合：新型的 DSA 设备通过一键融合技术实现对所有厂家的 CT、MRI、PET 和超声等影像信息进行无缝融合，实现三维影像的实时融合，直接指导介入手术，缩短手术时间，减少辐射剂量，降低手术风险。

3）其他融合：信号源来自外部的不同影像设备，通过 PACS 系统进入目标 DSA 设备的后处理工作站，进行图像融合。

（3）融合过程：当设备完成了 3D-DSA 数据采集时，根据需要明确病变解剖结构时需要进行图像融合，进行类 CT 扫描，获得 CT 图像。若需要外部影像资料必须通过 PACS 系统把需要的同一部位的影像资料（CT、MRI 或 USA）调入本机后处理工作站，根据目的进行相应的图像融合。以 Philips 为例，血管机自身融合——Overlay，Xper-CT 图像与 3D-DSA 图像融合。点击 Overlay，出现 CT 和 3D-DSA 图像选项，因与 CT 融合，点击 CT 图标；出现 CT 和 3D-DSA 图像，选择需要融合的层面，调节相应的配准点，调节蒙片、亮度和对比度进行配准，需要正侧位都要进行配准调节，确认后进入下一步，提示自动或人工配准，配准后确认完成，这样在 DSA 的图像上融合有 CT 的图像。调节窗宽、窗位，血管病变就显示在 CT 的相应的层面上。

# 第二十八章

# DSA 特殊成像技术与图像质量控制

## 第一节　DSA 特殊成像技术

随着 DSA 成像技术的发展，数字平板探测器应用日益广泛，近几年 DSA 的一些新功能也应用于临床。

### 一、透视路径图技术与造影转化路径图技术

透视路径图技术又称透视减影，当导管到达实行超选择插管的靶血管区域后，打开 DSA 设备上的"Road Map"功能，透视下观察监视器，在解剖影像消失时利用手推法注入少许对比剂到达靶血管区，当靶血管区内的动脉血管在透视下显示最佳时，停止透视，此时，靶血管区内的动脉血管显示最佳的图像停留在减影监视器上，将此图像作为基像。再次打开透视，由于实时透视图像与基像相减，减影监视器上可以看到一幅没有周边参考组织器官的减影图像。基像中靶血管区的动脉血管由于有对比剂的充盈经减影后形成一白色路径，而实时透视所看到的导管及导丝呈黑色"嵌入"在"白色血管路径"中，引导导管、导丝沿着血管轨迹准确进入目标血管。

造影转化路径图技术又称透视叠加，它是利用造影图像作为背景，引导导管到达目的部位。造影完成后，在回放的血管造影图像中选取一幅供血动脉连续充盈最好、符合临床要求的减影图像作为背景图像，启动造影转化路径图技术，在透视状态下，造影减影图像和实时透视图像叠加，鼠标或触摸屏的操纵杆可以调节造影减影图像显示的背景密度，观察导管和导丝头端的轻微运动，为术者提供良好的实时血管导引影像。

透视路径图技术是在透视条件下一气完成，可以随时取消路径图，成像方便。造影转化路径图技

术可以从一个序列中选取一幅较满意的图像作为参考，靶血管区的病灶有初步了解，其功能在某些方面优于透视路径图技术。

目前主要应用于：

（1）头颈部血管性病变：引导微导丝、微导管进入病变血管；评价脑动脉瘤微弹簧圈栓塞是否致密，瘤腔有无残留；运用快速变换的空路径图（blank roadmap）技术可随时观察所填液体栓塞材料在脑动静脉畸形（AVM）内的弥散程度、流向及反流情况，对安全治疗具有至关重要的作用。

（2）肿瘤介入治疗：能清楚地显示分支血管的轨迹，特别是对于走行迂曲、重叠、成角的肿瘤供血血管的显示。由于肿瘤血管解剖和肿瘤病灶的结构关系复杂，超选择插管尤为重要。为了避免盲目插管、过度使用造影剂所带来的各种手术并发症，因而应用"路径图"功能为超选择插管提供帮助就显得很重要（图 28-1）。

### 二、旋转 DSA 技术与 3D-DSA 技术

旋转 DSA 技术是利用血管造影 C 臂旋转来达到检查要求的新技术，它可以多方位显示兴趣区的减影血管解剖。在进行转 DSA 成像时，心血管造影机的 C 臂做两次旋转运动，第一次旋转采集一系列蒙片像，第二次旋转时采集有对比剂影像，在相同运动轨迹采集的两帧图像进行减影，以获取序列减影图像。

旋转 DSA 技术的优点是可获得不同角度的多维空间血管造影图像，增加了血管影像的观察角度，从多方位观察血管的正常解剖和异常改变，提高病变血管的显示率。该技术实际上是对正侧位 DSA 检查的重要补充，而旋转起始位置及方向的设定、旋转角度的设定、对比剂注射参数及总量与旋转角度

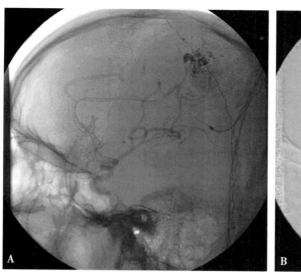
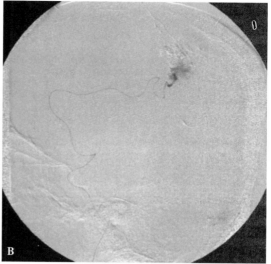

图 28-1　造影转化路径图技术导引微导管进入另一供血动脉快速变换的空路径图,减去颅骨液体栓塞材料的干扰影像

匹配等都影响病变血管的显示效果,而旋转速度的大小与图像质量有关。

旋转 DSA 目前主要用于:

(1) 头颈部血管性病变:尤其是颅内动脉瘤的诊断,应用旋转 DSA 可提高病变的检出率,并可清晰地显示动脉瘤的瘤颈,利于治疗方法的选择和治疗方案的确定。

(2) 明确腹部血管病变的诊断:尤其是肝疾病的诊断中应用此项技术可以清楚地显示肝肿瘤的供血动脉。

(3) 能清晰显示兴趣区的血管走向,有利于选择和超选择性插管,提高了选择性插管操作的成功率。

3D-DSA 技术是近几年在旋转 DSA 技术上发展起来的一项新技术,是旋转血管造影技术、DSA 技术及计算机三维图像处理技术相结合的产物。其作用原理为通过二次旋转 DSA 采集图像,再将图像传至工作站进行容积再次重组(VR)、多曲面重组(MPR)和最大密度投影(MIP),这些后处理方法主要是为了对兴趣区的病变进行任意角度观察,以便提供较常规 DSA 更丰富的信息,在一定程度上克服了血管结构重叠的问题,可任意角度观察血管及病变的三维关系。

目前主要应用于:

(1) 脑动脉瘤的治疗,可提高其确诊率,减少假阳性率,清晰显示动脉瘤的载瘤动脉、瘤颈,并可提供准确的栓塞部位。

(2) 可清晰地判断脑动脉狭窄。

(3) 对胸、腹盆部肿瘤的供血动脉可清晰显示,并可显示一些异常血管的起源及走行。

(4) 对于腹部一些血管的狭窄及变异亦可清晰显示,并可指导介入导管的临床使用。

(5) 清晰显示骨肿瘤的供血动脉,以及肿瘤病变组织与骨骼的关系,对栓塞治疗有利,更为外科医生提供一些直观的影像,利于外科手术方案的制订(图 28-2,见文末彩图)。

## 三、步进 DSA 技术

步进 DSA 技术采用快速脉冲曝光采集,实时减影成像。在注射造影前摄制该部位的蒙片,随即采集造影图像进行减影,在脉冲曝光中,X 射线管组件与探测器保持静止,导管床携人体移动,或导管床携人体保持静止,X 射线管组件与探测器移动,以此获得该血管的全程减影图像,即为下肢血管造影的跟踪摄影。为了控制床面移动速度,分段采集血管造影图像,计算机减影后拼接连成整体图像,并实时显示 DSA 图像。

该技术提供了一个观察全程血管结构的新方法,解决了以前血流速度与摄影速度不一致,而出现血管显示不佳或不能显示的问题。该技术在不中断实时显示血管对比剂中进行数据采集,在减影或非减影方式下都可实时地观察摄影图像。操作者可采用自动控制速度进行造影跟踪摄影,或由手柄速度控制器人工控制移动速度,以适应于对比剂在血管内的流动速度。

该技术的特点是对比剂用量少,一次序列曝光显示全程下肢血管影像,尤其适用于不宜多用对比剂的受检者。目前应用于临床的步进 DSA 有单向的,即从头侧至足侧;亦有双向的,既能从头侧向足侧,也可以从足侧向头侧观察受检者。该技术适用于双下肢血管性病变的诊疗。

## 四、实时模糊蒙片 DSA 技术

实时模糊蒙片(real-time smoothed mask,RSM)DSA 技术是 DSA 的另一特殊功能,它是利用间隔短的两次 DSA 曝光,第一次曝光时影像增强器适当散焦,获得一帧适当模糊的图像,间隔 33ms 再采集一帧清晰的造影图像,两者进行减影可以获得具有适当骨骼背景的血管图像。它可以在运动中获得减影图像,免除了旋转 DSA 需要两次运动采集的麻烦和两次采集间受检者移动造成失败的可能。由于蒙片像随时更新,且相间隔仅为 33ms,因此不会产生运动性伪影。RSM 可用于盆腔部出血的诊断,尤其适合如下几种情况:

1. 腹盆部出血　受检者处于休克前期,不能屏气而需要进行 DSA 检查者。

2. 腹盆部出血　受检者因其他特殊情况如高龄、婴儿等,不能屏气而必须进行 DSA 检查者。

3. 下肢血管性病变　DSA 检查室不能控制下肢抖动者。

4. 胸部疾病　受检者不能屏气而必须进行 DSA 检查者。

## 五、自动最佳角度定位 DSA 技术

自动最佳角度定位 DSA 技术是从两个投影角度大于 45° 的血管图像,计算出两条平行走向的血管在 360° 球体范围内的最佳展示投影角度,在临床应用中可利用 DSA 的正侧位图像,测算指出某一段迂曲走行的血管投射角度,一次可调整到显示此血管的最佳角度来显示此段血管。这样,在临床上可以清晰显示此段血管有无病变。若有狭窄性病变,可有助于制定施行球囊扩张术或内支架置入术。

## 六、C 臂 CT 的 DSA 技术

DSA 的类 CT 技术是平板探测器 DSA 与 CT 结合的产物,不同的厂家名称各不一样。它们是利用 DSA 的 C 型臂快速旋转采集数据,然后重建成像,一次旋转可获得多个层面的图像。

该技术图像采集与旋转血管造影基本类似,旋转角度一般大于 180°,图像采集过程中也需注射对比剂。所采集到的系列图像存放在存储单元中,在后处理工作站上由技师根据要求选择不同处理技术获得不同三维图像,可以任意角度观察,或获取去骨血管三维图像,或只有骨骼与血管的图像,或只有骨骼的图像,还有虚拟内镜、导航等诸多技术,使过去只能在 CT 可以实现的许多功能现在能在 DSA 成像设备上实现,所以叫做类 CT 成像技术或 C 臂锥形束 CT。

由于平板探测器每个像素的面积很小,采集数据的信噪比空间分辨力优于 CT,但密度分辨力不及 CT 图像,可与 3D 血管图像相重叠,更直观。目前临床上主要用于头部 DSA,它可以观察栓塞效果,尤其是在脑动脉瘤栓塞中,有无再次出血及显示微弹簧圈的位置,有无动脉瘤腔显示更为清晰。该成像技术与导航技术结合应用,给介入治疗带来了极大的方便。这种应用解决了介入治疗过程中需进行 CT 检查的不便,方便了介入治疗(图 28-3,见文末彩图)。

## 七、3D 路径图 DSA 技术

最初的路径图采用"冒烟"和峰值保持技术,将导管前端血管分布图像与连续透视图像重合,利于指引导管及导丝便捷地送入病变部位的血管内。新近的三维路径图技术则对部位进行血管重建,形成三维血管图像后,随着进行三维图像的旋转,C 臂自动地跟踪,自动调整为该投射方向的角度,使透视图像与三维图像重合,以便最大程度地显示血管的立体分布,利于指引导管或导丝顺利地进入到目标血管内。

另外,由于三维血管成像,则更容易选择性进入病变区的 C 臂的工作位,这样易于显示病变形态。如颅内动脉瘤时,可清晰地显示瘤颈,便于确定微导进入瘤腔内的角度和动脉瘤颈与载瘤动脉的关系;导体外对微导管前端进行弯曲塑型,使导管更容易进入动脉瘤内,并可在载瘤动脉内形成最大的支撑力。这样,在送入微弹簧圈时,弹簧圈才不易弹出,使之容易致密地填塞动脉瘤。

除此之外,还有动态 3D 路径图功能。它是将重建的 3D 容积图像与实时透视 2D 数据集相套叠,就如同一个立体的路径图一般。该技术对神经放射的临床应用意义重大。3D 路径图功能是完全动态的,操作医师或技师可在术中自由改变视野、机架旋转参数等(图 28-4,见文末彩图)。

## 八、虚拟支架置入术

应用血管内介入治疗技术可使狭窄或闭塞的血管再通,在治疗大动脉瘤等方面也有很大的优势:创伤小、恢复快、并发症少、死亡率低。其治疗效果可与传统的外科手术相媲美。但要取得手术成功,关键是正确选择合适的置入支架,对于大动脉的动脉瘤,支架的选择一般根据 CT 测量的数据。而脑动脉和头颈部动脉的狭窄性病变,支架的选择主要依据血管造影的测量结果,但不管是 CT 测量还是血管造影的测量,两者都受到主观因素影响。

根据临床上的实际需要,虚拟支架置入系统应运而生,该系统可在有待进行支架置入的病变血管部位形象地展示支架置入的效果。可清晰地模拟显示支架置入后的情况,包括支架置入的位置、大小是否合适、支架贴壁情况、封闭部位是否合适,如不合适可再次更换支架,直至欲置入支架十分适合。再选择同样支架置入体内,就会取得一个良好的治疗效果。

另外,对于颅内动脉瘤,尤其是宽颈动脉瘤,在虚拟支架置入系统操作下,除了可以显示支架置入后的情况外,还可以利用图像工作站的处理,清晰显示瘤腔的大小,这样更容易确定第一次微弹簧圈置入的大小。因为微弹簧圈过小不能充分成篮,过大则可挤压支架使之变形。因此,利用虚拟支架系统可达到事半功倍的效果。

大量的临床应用认为虚拟支架置入系统,在提高置入支架的几何学数据方面具有快速可靠等优点,能更好地指导临床血管内介入治疗的操作。另外,该系统还可用于神经介入治疗的医师培训,尤其是对在颈动脉狭窄性疾病的血管内支架置入术和脑动脉瘤的填塞术(图 28-5,见文末彩图)。

## 九、DSA 的低剂量技术

国际放射防护委员会(ICRP)1977 年第 26 号出版物提出防护最优化,在尽可能低的剂量下显示目标区域的解剖结构和病变情况。以自动曝光控制技术(AEC)获得的 X 线剂量为合理的基础剂量。它通过自动控制 X 线曝光条件获得适当的感光量,保证了优质的图像,确保了最低的 X 线剂量。在这个基础上,在保证影像质量的前提下,通过各种技术再降低 X 线的辐射剂量,这些降低辐射剂量的技术为低剂量技术。

低剂量技术已成为趋势,DSA 设备的低剂量技术已成为热点,各大厂家在不断努力,通过技术创新来达到更低的剂量和更优质的图像。如 Siemens 公司 CARE+CLEAR,综合低剂量操作软件、无射线病人定位、低剂量采集协议、皮肤剂量实时监控和 DICOM 剂量报告系统等技术降低剂量。Philips 公司 Allura Clarity 低剂量技术采用微光信号处理引擎,自适应型全数字化影像通道,云架构影像链系统完成低剂量控制。微光信号处理以超低 X 线剂量获取信号为基础,通过新型强大的影像链技术转化为同等质量甚至效果更好的医学影像图像。自适应型全数字化影像通道使用超强空间噪声抑制技术和强力时间噪声消减技术,使得保持图像质量所需的探测器 X 线剂量大为减少。云架构影像链系统保证系统能够进行复杂的图像处理,达到图像采集与显示实时完成。Allura Clarity 无论是透视还是采集都能显著降低辐射剂量,减少患者及医护人员的辐射剂量,采用低剂量技术 X 线辐射将降 50% 以上。

DSA 介入诊疗中的以下技术都存在着降低辐射剂量的空间。

1. 透视和采集的低剂量模式的选择　平板 DSA 通常设置高、标准、低三种透视模式和标准、低两种采集模式,根据介入手术要求选择低剂量模式,实际就是通过降低管电压和减少脉冲频率使介入治疗中的辐射进一步降低。

2. 多技术参数的优化组合　正确选择视野、束光器和楔形过滤器;选择正确的部位曝光程序、适宜的 kV 和恰当的每秒图像采集帧数;减小 SID,平板探测器尽可能贴近病人。

3. 硬件的性能和软件的升级　它涉及了从球管、探测器、显示器以及各机柜里面整套的影像链系统性能,以及与之相匹配的自动像素控制技术、超强空间噪声抑制技术、强力时间噪声消减技术、智能图像增强技术的应用。

## 第二节　DSA 图像质量控制

DSA 图像质量的影响因素可发生在 DSA 成像链的全过程,如设备结构、成像方式、操作技术、造影方法及患者本身等方面。

## 一、设备结构

### (一)X 线源与显像系统

1. X 线系统　DSA 以每秒几帧至几十帧快速成像,这要求 DSA 设备具有产生稳定高压、脉冲时序和稳定脉宽的 X 线发生器;具备 80 万 HU 以上的大功率 X 线球管;配置功能完善的遮光栅和 X 线滤过装置。

2. 数字平板探测器或影像增强器　应具有每秒 25 帧以上的显像能力、理想的光敏度、足够的亮度、较高的分辨率和对比度以及最小的失真度,有适应不同部位使用的可变输出视野和稳定的光路分配器。

3. 光学系统　为了适应输入光量变化范围(X线剂量范围)大和防止摄入强光,要求用大孔径、光圈可自动调节、内含电动滤光片的镜头。

4. 电视摄像(管)机　应具有很高的分辨率和最适宜的合成时间(integration time 或 C-time),确保影像增强器出屏上 1 毫伦 X 线产生的微弱荧光都能无遗漏地采集到;系统动态幅度的信噪比在1000:1 左右;每帧图像的水平稳定度差异(variation in horizontal stability)要小于 1%。

### (二)计算机与监视系统

在 DSA 系统中,计算机担负着整机运行控制和图像处理多项任务,应具备准确启动高压注射对比、X 线脉冲曝光甚至是床体、机架的规则运动;数据采集、转换、快速完成运算、存储、减影和图像处理等系列程序。监视器要求配备逐行扫描 1024 线以上的高清晰、大屏幕监视器。

## 二、成像方式和操作技术

### (一)成像方式

目前 DSA 大多是用"时间"物理变量减影法,成像方式常用的有脉冲成像(PI mode)、超脉冲成像(SPI mode)、连续成像(CI mode)和心电图触发脉冲成像。PI 方式单位时间内摄影帧频低,每帧图像接的 X 线剂量大,图像对比分辨率较高;CI 方式则恰恰相反。因此,造影时应根据受检部位和诊断要求选择相应的成像方式,以获取高信噪比的减影像。例如,四肢、头、颈等不易活动的部位常用脉冲成像方式,而心脏大血管等易活动的部位则常用超脉冲成像方式,以获取高对比、高分辨率的动态减影像。

### (二)操作技术

1. 摄影条件　X 线剂量与密度分辨率呈正比。DSA 设备的曝光参数常设有"自动曝光"和"手动曝光"两种技术选择。一般的,对密度高且体厚的部位用自动条件比较理想,而对密度低且体薄的部位采用手动条件,并经曝光测试后选择最适宜的曝光条件,以避免过度曝光或曝光不足。

2. 摄影体位　DSA 图像不仅要有很好的密度分辨率,还要有合适的体位。DSA 检查技术中常把标准正、侧位视为基本体位。有时附加一些特殊体位,如左、右斜位和头、足向倾斜的多种复合角度的摄影体位。正确的摄影体位,对显示心、脑血管病变及指导介入治疗显得十分重要。

3. 摄影技术因素　合理应用遮光器和密度补偿装置以使影像密度均衡;正确选择照射野、焦点至人体距离、人体至探测器距离和焦点至探测器距离,可防止图像放大失真和模糊。

4. 后处理技术充分利用　再蒙片、图像配准、图像合成、边缘增强和窗口技术等多种后处理技术来消除伪影、减少噪声、提高兴趣区信噪比,以改善DSA 图像质量。

## 三、造影方法和对比剂

### (一)造影方法

动脉 DSA 可明显减少对比剂浓度和用量,提高影像密度分辨率和空间分辨率,缩短曝光时间,获取少重叠和信噪比高的图像,以选择性 IA-DSA 和超选择性 IA-DSA 成像尤佳。除了穿刺后经导管直接在静脉血管内注射对比剂造影外,其他经静脉注射对比剂到体循环和肺循环观察动脉系统,图像质量基本上难以达到要求。

### (二)对比剂

DSA 信号是感兴趣区(region of interest,ROI)的对比剂团注(bolus flow)到达之前采集的蒙片,与对比剂充盈最佳时获得的造影片相减后,分离出的对比剂的差值信号。此差值信号随血管内碘浓度和血管直径的增加而增加;而血管显影所需的对比剂最低碘含量又与血管直径呈反比。因此,使用对比剂时,应根据不同的造影方法和部位、注射速率和持续时间、导管的大小与先端位置等情况选择所用对比剂浓度和用量。换言之,对比剂浓度和用量与 DSA 图像质量直接相关。

## 四、患 者 因 素

在 DSA 检查过程中,患者自主和不自主的移动、心脏跳动、吞咽、呼吸或胃肠蠕动等可形成运动性伪影(motion artifacts)。为此,术前对患者要进行呼吸控制等配合性训练;对意识差或无意识的患者给予镇静剂或适当麻醉,对受检部位施行附加固定等,并正确把握曝光时机,以避免 DSA 图像的运动模糊影响。

## 五、改善 DSA 图像质量措施

DSA 的影像质量与其成像链中的每项因素都密切相关。改善 DSA 图像质量要从 DSA 成像链中的可控因素入手。

（1）术前与患者说明检查过程和注意事项，争取患者术中相应配合能减少运动性伪影的产生。

（2）根据 X 线摄影学原理和诊断要求，设计最佳摄影体位。

（3）根据病变部位点，合理的曝光程序，选择恰当的曝光参数、合适的成像方式和减影方式、适宜的帧频等。

（4）根据病情和病变部位，决定造影导管先端的放置位置、对比剂的浓度、用量、流率、注射压力以及延迟方式。

（5）正确使用遮光栅、密度补偿器以减少空间过度对比，防止饱和性伪影的产生。

（6）充分发挥 DSA 设备的设计效能和图像后处理功能，使影像符合诊断要求。

（7）合理应用曝光测试方法，在保证影像质量的同时尽量减少不必要的照射。

（8）正确匹配激光相机，并定期检测。

# 第二十九章

# 介入放射学基础

## 第一节　介入放射学发展与应用评价

### 一、介入放射学的发展

介入放射学是在影像诊断技术中不断探索、创新和完善中发展壮大起来的。1928 年第一例经皮直接穿刺主动脉造影是由 Santos 等完成；最早穿刺腹主动脉造影于 1931 年由 Dos Stantos 作了尝试；1964 年 Dotter 创用同轴技术做血管成形术；1953 年瑞典医生 Sven-IvarSeldinger 首创用套管针、导丝和导管，经皮穿刺股动脉插管造影的技术方法，后被命名为"Seldinger 技术"，此技术的应用，大大简化并提高了介入放射学穿刺插管操作的安全性；1956 年 Oedman、Morino 与 Tillander 等倡导的选择性插管技术，使血管造影逐步成熟。

20 世纪 70~90 年代，随着电子技术、生物技术和新材料的发展，介入器材得到了迅速发展。特别是医学影像设备和新技术的广泛应用，对比剂从离子型到非离子型的改善，同轴导管系统的开发与生产，微导管、微钢圈、镍钛合金支架及封堵器、可脱性球囊以及其他多种栓塞剂的涌现，穿刺针、穿刺方法及组织学和细胞学技术的发展，使经血管介入放射学得到更进一步发展，与此同时非血管介入放射学也逐步完善起来，再度扩大了介入放射学的范围。1967 年当 Margulis 在美国放射学杂志（AJR）上最早提出"interventional diagnostic radiology-a new subspeciality"时，还是亚专业或分支专业的观点，1976 年 经 Wallace 在 *Cancer* 上 以 "Interventional Radiology"为题系统地阐述这一介入放射学概念后，1979 年欧洲放射学会召开了第一次介入放射学会议并作了专题介绍，此命名才逐步在国际学术界形成共识。

我国介入放射学事业随着国际介入放射学发展而发展，1990 年我国卫生部发出文件，确定介入放射科为临床科室。

### 二、应　用　评　价

介入放射学是在现代医学影像学的基础上，充分吸收传统医学和现代医学的诊断方法、治疗原理而发展成熟的一门新兴学科，融医学影像诊断和临床治疗于一体。涉及人体神经系统、心血管系统、消化系统、呼吸系统、泌尿生殖系统和骨骼等多个系统的疾病诊断和治疗，针对临床诊治中长期存在和不断出现的疑难问题创立了简便有效的检查和治疗方法，尤其对以往认为的不治之症和难于治愈的复杂疾患，如癌肿和血管性疾病等，开创了新的医疗途径。

介入放射学所涉及的绝大部分操作是在医学影像设备监测下进行的，各种技术方法需要医学影像设备的监测和引导。同时，所采用的技术方法主要是通过各种穿刺和控制性的导管操作，具有独特性。在此基础上充分发挥和利用临床药物治疗和手术治疗的原理，对疾病进行更为准确的诊断检查和更有效的系统治疗。

介入放射学的定义可以概括为：在医学影像设备引导和监测下，经过穿刺和导管操作技术对疾病进行的一系列定性检查和微创治疗。介入放射学的基本任务有二：一是在医学影像设备的引导和监测下，通过穿刺和操纵导管进入组织和器官，利用临床诊断学原理和方法。经过造影、抽吸或切割等方法取得病理学、组织细胞学、生理学和生化学、影像学等检查资料。二是在医学影像设备的引导和监测下，通过穿刺和操纵导管进入组织和器官，利用临床治疗学原理和方法,经过灌注、栓塞、成形、引流等方法对疾病进行一系列特殊的微创治疗。

介入放射学是一门综合性边缘学科,属于微创治疗和介入治疗学的范围。由于介入放射学技术的不断创新和治疗领域的不断开拓,介入放射学已经广泛涉及临床多个学科,衍生出既相对独立又有机结合的许多分支学科。一般而言,将所有在医学影像设备监测引导下进行的医学操作都称为介入放射学,但狭义的介入放射学仅指在放射线设备监测下所进行的介入检查和特殊治疗。从介入放射学可以进行诊断和治疗的疾病来看,目前已经涉及包括神经、呼吸、循环、消化、泌尿生殖、运动诸系统的多种疾病,既可以对内脏疾病进行可靠的诊断和有效治疗,也可对肢体疾病,甚至对表面可见的表浅疾病进行效果独到的治疗,可以说,介入放射学的领域已经囊括了绝大多数临床学科的疾病,而且其学科领域仍在不断的拓展之中。

# 第二节　介入治疗器械

## 一、影像导向设备

介入放射学的各项技术均需要影像学导向设备,包括带透视的 X 线机、DSA、CT、超声仪及 MRI 设备等。

### (一) X 线透视与 DSA 设备

在 X 线透视下进行介入放射学操作,是一种实时显像、简便易行的导向监测手段,被介入放射学医生所接受,并得到广泛应用。在 DSA 设备中,X 线透视仍为最基本的功能,大多采用脉冲方式,这有利于患者和手术者的放射防护。目前,透视还是血管造影和经血管介入治疗操作的首选影像导向方法。

### (二) 介入性超声

介入性超声(interventional ultrasound),是在早期超声定位穿刺基础上发展起来的,主要特点是应用超声波诊断装置和穿刺探头或穿刺导向器,在实时监视导引下,将穿刺针或导管准确地插入人体的病变器官或组织内,完成穿刺活检、抽吸液体、注入药物、造影或支撑架植入等导向工作。

### (三) CT 与 MRI 导向设备

随着 CT 与 MRI 设备性能的不断提高和临床应用范围的扩大,特别是近年来出现了 CT 透视和开放型 MR 及其透视扫描技术,在 CT 和 MRI 导向下,

进行定向穿刺的诊疗技术也在逐渐展开。由于 CT 和 MRI 技术具有很高的密度分辨力,可以层面成像、实时成像或三维成像,能清楚的显示脏器内的较小病变,并能明确病灶与周围的组织结构关系,对小病灶和精确部位的穿刺成功率较高。

## 二、介入放射学常用器材

### (一) 穿刺针

1. 结构　穿刺针由套针和针芯构成。套针为钝头,针芯为尖头。穿刺针的材料一般为不锈钢,但套针钝头针芯(闭塞器)也可用塑料制作。整个穿刺针,分为针尖、针干、针座三段所示。针尖多为针芯的尖端,呈矛刺状。针干为针管部分,长 5~7cm。针座可为盘状或杆状,有金属和塑料二种,如图 29-1 所示。

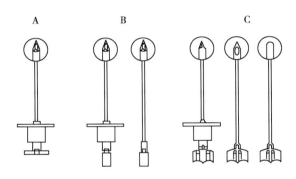

**图 29-1　三类血管穿刺针**
A. 一部件针;B. 两部件针;C. 三部件针

2. 规格　国产针头以号数表示规格,针头号数为针管的外径,即 6 号、7 号、8 号、9 号、12 号、14 号、16 号针头,分别表示其外管直径为 0.6mm、0.7mm、0.8mm、0.9mm、1.2mm、1.4mm、1.6mm。

国外针头以 Gauge 表示管径,在数字后加字母 G 以表示规格,如 23G、18 G 等。与国产针头相反,数字越大,针头外径越细;国内与国外针头大小关系近似为:23 G≈6 号,22 G≈7 号,21G≈8 号,20 G≈9 号,18G≈12 号,16G≈16 号,14G≈20 号。

3. 种类　穿刺针可分静脉注射针,由针杆、按把和接管组成;金属套管针,由金属针芯和针管组成;塑料外套针,由金属穿刺针和聚四氟乙烯套管组成。穿刺针常分动脉穿刺针、导管针和细针。动脉穿刺针常用 12 号、14 号和 16 号,允许相应导丝顺利通过针孔;导管针由穿刺针及导管两部分组成,有 9 号、12 号或 14 号,长 10cm、15cm 或 20cm。细针即国产 7 号长针、外径 0.7 mm,长 15 mm 或 20 mm,为薄壁不锈钢管制成,带有针芯,比较柔软、富于

弹性。

**（二）导管**

1. 结构与种类　导管是选择性或超选择性动脉造影插管的主体，要求它具有适当的硬度、弹性和扭力，有可塑性，在改变形态后能即刻恢复原来形态，能耐高温或消毒液消毒，并且要求其表面摩擦系数小。根据这些要求，用于制造导管的材料有四种：聚乙烯、聚四氟乙烯、聚氯乙烯和聚胺基甲酸酯。

诊断和治疗中常用的导管都含有钡、铋或铅等重金属，使之不透 X 线，便于透视下监视插管操作或照相留下记录。为了增强导管的扭力，可在塑料导管壁内放置一层极细钢丝制成的网状物。

导管分为管尖、管干、管尾三部分。管尖呈锥形，壁薄而腔细，仅允许相应的导丝通过，导管的尖端有单孔或多个侧孔；尾端为了便于注射器吻合，结构与一般针头的尾端相同，可为金属制品，也可为塑料制品；管干有两种类型，一种为普通血管导管，管壁为物质的塑料构成。另一种为钢丝网络导管，管壁内以纤细的不锈钢丝网络为支架，加强导管的强度，可以耐受更高的注射压力，同时在插管时，旋转导管、通过旋扭力钢丝网络传导到导管的前方，以利于控制导管前端转向。导管前端的形状多种多样，如图 29-2 所示。

2. 规格　导管的规格各厂家不一样，长度有

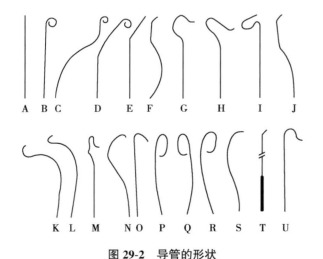

**图 29-2　导管的形状**

A. 多侧孔直型导管；B. 多侧孔猪尾巴导管；C. Grollman 肺动脉猪尾巴导管；D. Angled 心室猪尾巴导管；E. 多用途导管；F. Hinck 猎人头 Ⅰ 型导管；G. Hinck 猎人头 Ⅱ 型导管；H. Simmons Ⅱ 型导管（头端缩细）；I. Mani 脑导管；J. Bentson-Hanafee-Wilson Ⅰ 型脑导管；K. 上述Ⅱ型脑导管；L. 上述Ⅱ型脑导管；M. Mikaelsson 导管；N. Cobra 导管；O. Chuang 单弧导管；P. Rosch 肝型导管；Q. Rosch 牌型导管；R. Judkins 左冠状动脉导管；S. Judkins 右冠状动脉导管；T. Davis 导管；U. Shepherd 钩形导管

的仅长 15~20cm，有的达 125cm。导管的粗细多用 French 表示，即 F 数，如 F7、F6.5 等，F 数等于导管的周长的毫米数。管壁厚薄因材料不同或制作厂家不同而异，故同样 F 数的导管，内径不一定相同；即使是 F 数和长度均相同的导管，所能承受的压力等也不尽然相同。导管的管径也可用英寸或毫米表示，它们的换算关系是：

1French=0.333mm=0.133 英寸；1 英寸 =25.4mm；

1mm=0.0394 英寸

美国 MEDI-TECH 公司表示导管规格的方式为 V/5/65，表示血管导管 /5 F /65cm 长；CCOK 公司则利用一系列符号及数字表示导管规格，依次表示：导管种类、F 数、适用导丝横径、长度、接头性质、有无侧孔导管弯曲形状。例如：P7.0-38-100-M-NS-C3 为聚乙烯 7.0F，用 0.038 英寸导丝，长 100cm，金属接头，无侧孔，呈三号眼镜蛇形弯曲。

**（三）导丝**

1. 结构　导丝的材料为一种特殊的不锈钢，由芯子和外套构成。为了避免损伤血管壁，导丝的前端相对柔软，柔软段一般长约 3~5cm，特殊用途者可长达 20cm。外套由细的不锈钢线绕成弹簧状套管，套在芯子的外面，其两端都是封闭的、圆钝的。弹簧应能耐受反复弯折，不易断折。弹簧中心的空腔装有一直而硬的钢丝芯，前端渐渐变细与弹簧末端焊接，钢丝芯尾端与弹簧尾端焊接。

根据外套与芯子之间的关系的不同，导丝的结构基本上可分为固定芯子和活动芯子两种。固定芯子的导丝柔软段只有一段细的不锈钢的芯子，其他部分还有一段与上述细芯子焊在一起的较粗的不锈钢丝，芯子较粗段的前部可以是突然变秃，也可以是逐渐变细；活动芯子导丝的粗芯子与细芯子不焊接在一起，细芯子的两端固定在导丝外套的两端，粗芯子的尾端与把手相连，并可在外套中进退移动。有的导丝表面经肝素处理，具有表面抗凝血作用；有的导丝外层，涂有极薄四氟乙烯，以增加表面光洁度。为了使导丝光滑，减少凝血而形成血栓和栓塞的机会，导丝表面可涂一层亲水复合物，如图 29-3 所示。

2. 种类　根据导丝柔软段的形状可分直形导丝、弯形导丝和变形导丝。直形导丝为通用的标准型号，导丝前端有 3~5cm 柔软段，长者达 15~20cm；J 型导丝前端（即弯形导丝）呈 J 型弯曲，其优点是插管时遇到弯曲变形的血管，导丝前端不会顶在血管壁上，以免损伤血管；转向导丝（即变形导丝）由两

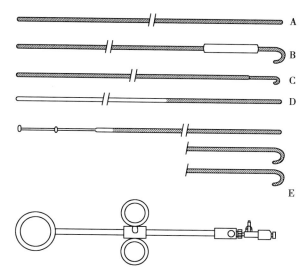

**图 29-3　各种导丝的结构**
A. 直形导丝；B. J 形导丝；C. 引导大直径导管的导丝；D. 用于经皮经肝插管的硬芯导丝；E. 可控方向导丝及其把手

部分构成，一根前端可弯 180° 的可控导丝及一个操纵把手。导丝尾端固定在把手后，操纵把手即可使导丝前端伸直或弯曲，这种导丝对弯曲成角的动脉或超选择性动脉插管尤为适用。

3. 规格　导丝的规格因厂商不同而异，国产导丝有两种，一种长 130cm 以上，较粗，适用于 6F 以上的导管；另一种长 130cm 以下的短导线，较细，适用于 5F 以下的导管，均为直形固定芯，前端有 5cm 左右柔软段。导丝的粗细一般以寸或 mm 表示，表示方法有：

SF/25/145 为安全导丝 / 外径 0.025 英寸 /145cm 长
SF/35/145 为安全导丝 / 外径 0.035 英寸 /145cm 长
或用 SF-21-80-BH 表示，直形标准导丝 - 外径 0.021 英寸（0.53mm）- 长 80cm- 有肝素化 Teflon 鞘。

**（四）扩张器**

扩张器也叫扩张管，常用质地较硬的聚四氟乙烯（Teflon）制成，为长约 15~20cm，前端呈光滑的细锥形鞘状物。其作用是当导丝经穿刺针进入血管后，拔出穿刺针，沿导丝插入扩张器并反复数次，以扩大血管壁穿刺口，利于导管头端进入血管穿刺口时减轻血管壁的损伤。

**（五）导管插入鞘**

血管穿刺口经扩张器扩张后的下一步骤即插入导管插入鞘，简称导管鞘。用于引导诊治性导管、球囊导管或其他器具顺利进入管腔，同时也可用于交换导管。特别是当导管内发生凝血阻塞、导管折曲等情况时，可通过导管鞘直接拔出不能使用的导管，更换新导管，以保证在血管内进行导丝或导管操作的通道。目前常用的导管鞘一般由外鞘、扩张器和短导丝组成，外鞘长 7~13cm，扩张器长 13~20cm，导丝长 30~50cm，粗细有不同型号，以匹配不同粗细的导管。

在外鞘设计方面，利用早期直形薄壁短导管为基础，添加了止血垫圈和侧壁管。止血垫圈可设计成瓣膜式或管圈式，位于外鞘柄腔内，导管鞘从尾部外观上好像是封闭了外鞘内腔，但当导管经止血垫圈的中央孔通过外鞘内腔插入血管腔后，止血垫圈即与导管外壁贴紧而防止血液反流。侧壁管带有开关，通过此管可以注入药物，或用肝素盐水冲洗外鞘与导管间隙，以防止凝血，也可作为压力监测通道。

**（六）连接管与通断开关**

连接管是用于连接导管与注射器、导管与压力监测设备之间的透明塑料管，两端可用金属或塑料制成接头，按接头可分为公母型（FM 型）或公公型（MM 型）。长度 30~240cm 不等，管径的大小也用"F"号表示。通断开关有金属和塑料制品两种，从功能上分为一路、多路和多侧口开关。

除了上述常用器材外，因不同的介入诊疗目的尚需其他一些关器材和药物：如球囊扩张导管、内支架、弹簧圈、可脱性球囊、封堵器和栓塞剂等；以及用于造影、化疗、溶栓、解痉、止痛、止吐和急救的药物。

# 第三节　介入治疗的相关技术

## 一、穿刺插管技术

穿刺插管技术多用 Seldinger 技术，即在局麻或对不能合作的病人施行全麻下，皮肤消毒后，用刀片尖挑开穿刺点处皮肤约 2mm 小口，选择合适的含针芯穿刺针，左手摸准被穿刺的动脉并用示指和中指（或环指）固定之；右手持针，保持针尖斜面向上与皮肤成 30°~40° 角，经穿刺点快速进针；当针刺中动脉并松开右手时，可见穿刺针跳动方向与动脉纵轴一致。此时拔出针芯并缓慢向外退针，可见血液从针尾喷出，立即插入导丝并退出穿刺针，通过导丝引入扩张鞘管或导管，直至将导管引入靶血管。此技术开始主要用于穿刺动脉，后扩展到穿刺静脉。

## 二、灌　注　术

药物对疾病的疗效，除了与自身的药理作用和病变对药物的敏感性有关之外，还取决于病变局部的药物浓度和药物与病变接触的时间长短等因素。介入放射学中经导管动脉内药物灌注术（transcatheter arterial infusion，TAI），就是在提高靶器官药物浓度的同时又不增加外周血药物浓度的方法。采用经皮动脉穿刺并插管至靶动脉，将药物持续性地灌注一定时间：一次冲击性灌注，常用30分钟或几个小时将药物注完；长期药物灌注，多指48小时以上持续或间断性灌注。临床用于治疗恶性实体瘤、动脉痉挛或闭塞导致的缺血性病变、动脉内新鲜血栓形成的溶栓治疗等，是目前经血管途径介入治疗应用较广泛的技术之一。

## 三、栓　塞　术

经导管血管栓塞术（transcatheterarteral embolization，TAE），是在影像导引下，经导管向靶血管内注入或送入栓塞物质并使之闭塞，中断血供，从而达到预期治疗目的的介入治疗技术。根据不同病变和治疗目的，栓塞物质可从毛细血管床、分支至主干逐级栓塞，也可三者同时被栓塞。栓塞术对病变治疗作用的机制主要是：阻塞靶血管使肿瘤或靶器官缺血坏死；阻塞或破坏异常血管床、腔隙或通道；阻塞血管，使远端压力下降或直接从血管内封堵破裂的血管，以利于止血。

## 四、成形术与支架术

人体内血管、气管、消化道、胆管及尿路等软组织构成的中空管腔，一旦发生狭窄或阻塞，以前只能用外科学方法进行手术复通。自1974年球囊导管研制成功，使经皮经腔血管成形术（percutaneous transluminal angioplasty，PTA）在扩张血管狭窄性病变取得成功后，又逐渐开始了瓣膜成形，以及心血管以外的管腔狭窄或阻塞性病变的治疗。如：食管成形术、胆道和输尿管成形术等。20世纪80年代中后期，逐渐出现了血管内支架植入术、动脉内血栓旋切术、激光及超声血管成形术等等。临床实践表明，PTA加内支架植入术（stentplacment）是目前血管成形的主要技术，包括血管以外的胆道支架术、气管与支气管支架术、食管支架术以及肝内门、腔静脉分流术（transjugular intrahepatic portosystemic stent shunt，TIPSS）等等。内支架（stent）是用温度记忆合金丝等制成的管状支撑器，将其放入狭窄或闭塞的血管、气管、食管或胆管等管腔内，靠其膨胀力来支撑管腔并保持长期开通。临床常见的有温度记忆支架、自膨胀支架和球囊扩张式支架等。支架植入血管后，需

要长期服用抗凝药物。

## 五、针穿（抽吸）活检术

判定了病变组织的良、恶性的性质，决定着临床的治疗方案。介入性穿刺活检术是一种简单易行、并发症少且很有价值的诊断方法。它包括抽吸活检术、切割活检术以及旋切活检术等等。

现以抽吸活检术为例：在X线透视、超声或CT影像定位下，将抽吸活检针穿刺入病灶中，退出针芯，连接10ml或20ml注射空针并保持在负压状态下，将穿刺针小幅度推拉数次，以利于病变组织或细胞吸入针内。抽吸结束拔针时，不再抽拉注射器以保持针内负压。当针退出皮下组织和皮肤时，要停吸负压，以防止针内标本吸进针筒内，造成涂片困难；当针退出后，将针内标本轻轻推注在玻璃载片上，随即推片、固定并送病理。用无菌纱布敷盖穿刺点并稍加压迫，以防穿刺点出血。

一般的，肿瘤较大者其中心可能已发生坏死，而肿瘤边缘部分常生长活跃，此时取材应注意吸取其边缘部分，也可采用多向取材的方法。

## 六、灭　能　术

经皮穿刺向病变组织内注射无水乙醇、加热的碘油或对比剂、热水、醋酸等，或向病变组织内插入射频电极并加热，使病变组织的蛋白质强烈变性失活和凝固性坏死，达到治疗目的的方法统称为灭能术，也叫消融术（ablation）。特别是向肿瘤和血管瘤（包括囊肿或神经节）内注射无水乙醇消融术，是现在实体肿瘤介入治疗的一项重要内容。穿刺方法基本与经皮穿刺活检术相同，因无水乙醇加入碘油后，CT导向下可较为准确、清晰的显示药物在病灶内弥散与分布情况。直径小于2cm的瘤体，于瘤体中心注药即可弥散至整个病灶；较大的瘤体，应从瘤体穿刺点对侧开始注药，且注且退针至穿刺侧，也可在退针中转动针孔方向，让药液在瘤体内均匀散开。必要时行多点分次注药，最好将药物均匀弥散至瘤体外0.5cm，尽量不遗漏周边的肿瘤细胞。

## 七、引　流　术

人体组织器官内的生理管道或体腔，常因病理性积液、积血或积脓等，需要在影像导引下进行经皮穿刺诊断或治疗性引流，这就是介入放射学中的引流技术（drainage technique）。如经皮肝穿刺胆道造影及引流术（percutaneous transhepaticcholangio drainage,PTCD)等。主要步骤:仔细分析影像学资料,确定最佳穿刺引流途径和体位,术前禁食2~4小时,必要时术前30分钟应用镇静剂;标记穿刺点,消毒铺巾,局麻并确定进针方向和深度后,选用21~23G细长穿刺针,平静呼吸下屏气穿刺到位后,令患者平静浅呼吸,退出针芯,接注射器并回抽液体观察,或者经针鞘试注1~3ml稀释对比剂,进一步明确靶部位的形态、大小和毗邻关系;改用18G套针按上述途径穿刺到位后,退出针芯并沿针鞘送入导丝,固定住导丝并退出套针,沿导丝引入引流导管;验证引流通畅后即固定引流管并装接引流袋。引流术在临床常用于胆道及尿路梗阻;肝、脾及肾脓肿;肝及肾囊肿或囊性变等。

## 第四节　介入治疗的并发症及处理

### 一、介入治疗的常见并发症

1. 穿刺部位的出血　穿刺部位出血或血肿是血管介入性操作中最常见并发症,表现为穿刺部位的皮下肿胀、胀痛不适和瘀斑;严重者可造成盆腔腹膜后大血肿,引起髂静脉、膀胱或股神经的压迫症状,出血多时甚至发生休克而危及生命。

2. 急性动脉内血栓形成和栓塞　血栓形成或栓塞是造成组织器官及肢体缺血坏死危害较大的并发症之一。多由插管时的动脉内膜损伤,或血液肝素化不够以致血液处于高凝状态和血管痉挛等原因引起,血栓和粥样斑块的脱落可造成血管栓塞。血栓形成多于术后1~3小时内出现。是由于动脉内膜受损,导丝、导管均能激活凝血系统,在其表面引起血小板沉积,逐渐形成血栓,血栓增大或脱落可引起动脉栓塞。其主要表现为非靶器官的栓塞及下肢动脉栓塞症状。

3. 动脉痉挛　多因导丝、导管反复刺激血管或在血管内停留时间过长引起,有动脉硬化病变或精神过度紧张、疼痛也是诱因之一。表现为四肢发麻、疼痛。动脉痉挛将影响手术操作,并引起血流减慢,血液黏稠度增加,若内皮损伤可发生血栓形成,严重者导致肢体缺血坏死。所以,及时有效的观察护理十分重要。

4. 栓塞后综合征　是指对任何组织或器官进行栓塞后2~3天内,因局部和周围组织缺血而引起的炎性反应。临床表现为发热(一般不超过38.5℃)、局部疼痛、恶心、呕吐、乏力等。

5. 异位栓塞　是动脉内栓塞治疗中最严重的并发症,可由于操作不当使误栓或栓子脱落而引起。

6. 动脉夹层形成。

7. 感染　操作时消毒不严密,加上受检者抵抗力低下可以发生局部或全身感染,严重者引起败血症。

8. 化疗药物副作用　尽管动脉插管灌注化疗副作用比全身用药要轻,但由于它是一次性给药,剂量大,故对受检者仍有不同程度的毒副作用,应引起医护人员的重视。

9. 皮肤硬结　最常见是臀部及骶尾部硬结,由于髂内动脉的后支被栓塞,使臀部的肌肉和皮肤血供受阻,同时术后长时间平卧使臀部持续受压等因素,导致局部组织营养障碍,引起皮肤红肿、硬结伴明显触痛。

10. 导管打结或折断　由于导管质量问题、插管或拔管时无导丝引导或没有X线监视下进行或在超选插管时,导管成袢后过度旋转而造成。

11. 对比剂的副作用　对比剂所致的副作用大致可分为两大类型:①过敏反应或特异质反应:为非剂量依赖性,与人的特异质有关。主要表现为过敏性休克、荨麻疹、血管神经性水肿、喉头水肿和支气管痉挛等;②剂量依赖和器官特异反应:多由于对比剂的高渗性、离子性和化学毒性等所致,常表现为恶心、呕吐、头疼、头晕、潮红发热、寒战、心动过速或过缓,严重的出现心搏骤停、心肌损伤、心肌梗死,出血时间延长诱发出血和血肿,肾衰竭等反应,甚至危及生命。

12. 心包填塞　冠状动脉介入治疗所致的心包填塞均为器械损伤引起。一般球囊或支架损伤的后果多比较凶险,需要紧急心包穿刺引流,带膜支架的植入,甚至紧急外科手术。

13. 神经损害　与化疗药物的毒性和营养神经血管的堵塞有关,导致感觉和运动障碍。表现为下肢(尤其是大腿)麻木、乏力、疼痛、感觉过敏等。

### 二、介入并发症的预防与处理

1. 穿刺部位出血的预防与处理

(1) 术前根据受检者的情况准备型号合适的穿刺针、导管和导丝。

(2) 术前了解受检者的凝血机制是否正常,有否高血压病史,对异常者术后要延长穿刺口压迫时间并加强观察,解除压迫后如有渗血,应重复压迫10~20分钟,按医嘱使用止血剂。

（3）拔管后采用正确的压迫止血方法：一般以右手食、中、示指指腹在动脉穿刺部位稍上方压迫股动脉,压力以能触摸到股动脉搏动而不渗血为标准。如仅压迫皮肤伤口而未压迫穿刺血管,会引起皮下血肿;若加压过度反而会由于完全阻断血流导致血管近端血栓形成、远端缺血现象。

（4）穿刺点采用弹力绷带包扎,并放置重量为lkg的沙袋进行加压止血,要注意观察绷带松紧度是否合适,沙袋有否移位,因为绷带过松或沙袋移位可使局部压力减低,血流加快,使血痂不易形成而导致出血或渗血。

（5）术前健康教育:应向受检者和家属说明术后肢体制动的目的和早期活动的要点,争取受检者的配合。手术完成回室后受检者术侧肢体绝对制动6~8小时,12小时后可取半坐卧位,24小时后可以下床活动,但应避免下蹲、使用腹压等动作。一般固定尿管24小时或指导受检者在床上大、小便,避免因过早活动引起血痂的脱落造成继发性出血。

（6）手术后6小时受检者若需更换体位,可在护士或家属的帮助下,用手按压穿刺部位向健侧转身,在变换体位时术肢应避免突然大幅度活动,如出现咳嗽、呕吐等增加腹压的动作时,要注意按压好穿刺部位。

（7）当出血或血肿过大,失血过多时,特别是伴血压不能维持（<90/60mmHg）、贫血貌和血红蛋白或血细胞比容降低时,应给予配血和输血。

（8）当引起腹膜后血肿时治疗应立即给予升压药物,立即在腹股沟韧带上方高位穿刺点处压迫止血,同时扩容和输血,经此处理,大多数出血均能得到控制,若无效,则应立即请外科行动脉缝合止血。

（9）当形成假性动脉瘤时可先用血管压迫器或手加压压迫假性动脉瘤的瘤颈部位60分钟,然后加压包扎24~48小时,若搏动和杂音消失,超声显示破口封闭,瘤体与动脉壁隔断,多可完全恢复。应避免压迫静脉引起静脉血栓,避免压力过大、包扎过紧,引起下肢缺血或局部皮肤破溃、坏死。若经压迫处理无效,可试用稀释的凝血酶在超声的引导下自瘤体的顶部缓慢注射,一般15~30分钟可见瘤体口的愈合,但应避免注入股动脉内造成股动脉血栓的严重后果。若仍无效可行假性动脉瘤切除和动脉修补术。

（10）当形成动静脉瘘时,对于损伤较小的动静脉瘘,可在血管超声指导下试行压迫,但效果不确定,对损伤较大的动静脉瘘,压迫方法不能奏效者,可行外科手术治疗。动静脉瘘预防的关键在于准确的股动脉穿刺。

2. 急性动脉内血栓形成和栓塞预防与处理

（1）在穿刺时动作要轻柔,操作细心,减轻血管内膜的损伤;尽量缩短导管在血管内的时间;导管插入血管后注入肝素使全身血液肝素化。

（2）术前在足背动脉搏动最明显处打一记号,便于术中、术后观察。若双下肢远端动脉搏动情况有异常者要详细记录,以便术后与之鉴别。

（3）受检者术后平卧12~24小时,并保持穿刺侧肢体伸直及制动,以利于血管穿刺点的收缩闭合,保持血流通畅,防止血栓形成。

（4）密切监测下肢血液循环情况:观察远端肢体的皮肤颜色、温度、感觉、肌力及足背动脉搏动情况,注意有无"5P征"发生。"5P征":疼痛（pain）、麻木（pal'aslhsia）、运动障碍（paralysis）、无脉（pulseless）、苍白（pale）是动脉栓塞的典型症状。

（5）术后每30分钟触摸足背动脉搏动一次,6小时后改为每小时一次至24小时。观察时需双下肢一起触摸,便于对照。若发现术侧肢体动脉搏动减弱,先取出沙袋观察,若有好转考虑可能是穿刺部位弹力绷带包扎过紧及沙袋压迫,造成股动脉血流受阻,应给予重新包扎和加强观察,若症状加重（动脉搏动较弱甚至消失）或伴有肢体麻木,皮肤颜色苍白、温度低、胀痛,肌力减弱,考虑可能血栓形成。对已形成的血栓和栓塞,应立即灌注溶栓剂如尿激酶10 000IU/d或链激酶10 000IU/h。必要时做好手术取血栓的准备。

（6）对合并有冠心病、动脉粥样硬化及一侧血管反复穿刺者更应加强观察,因为这类受检者动脉内膜脆弱,易形成血栓。

3. 动脉痉挛的预防与处理

（1）对于手术时间长的受检者给予更多的安慰和鼓励,缓解其紧张情绪,对于过度紧张者可给予镇静剂。

（2）术中一旦出现血管痉挛,对于肢体血管痉挛,可经导管注入妥拉苏林25~50mg或局部热敷,内脏血管痉挛时可给予2%利多卡因5ml或罂粟碱30mg或硝酸甘油200μg局部动脉内注射,多可解除痉挛。

（3）术后要注意观察双侧肢体的皮肤温度、感觉情况,如皮肤温度降低、有麻木感而远端动脉搏动正常者要注意肢体保暖,可给予热敷或按摩下肢,其症状多能改善。

4. 栓塞后综合征的处理

（1）发热的处理：做好体温的监测工作，发热期间鼓励受检者多喝水，促进对比剂及毒物排泄；受检者发热伴有头痛等不适，可给予物理降温，也可按医嘱使用退热止痛药物如尼美舒利；按医嘱常规使用抗生素静脉滴注 3 天，预防感染；对于高热且发热时间长的受检者需查找发热原因，给予对症处理。

（2）疼痛的处理：疼痛可在术中栓塞动脉后立即出现，多较剧烈，可肌注哌替啶 75~100mg 对症处理，能有效缓解此类急性疼痛；对于轻微疼痛者，多给予安慰，让受检者做力所能及的事情，分散其注意力，手术 24 小时后可给予热敷、频谱仪照射或微波治疗，同时按医嘱给予消炎镇痛药物如吲哚美辛、美苏宁、乐松等；若疼痛超过一周并较剧烈时，应警惕继发感染、误栓等严重并发症，及进行处理。

（3）恶心、呕吐、乏力的处理：应保持病室空气清新，必要时给予氧气吸入，增加舒适感，指导受检者进食清淡半流饮食，注意补充热量和离子，防止电解质平衡失调。当恶心出现时指导受检者做主动吞咽动作，以抑制呕吐反射。受检者出现呕吐时应协助用温开水漱口，及时清理呕吐物，术后 24 小时内发生呕吐应注意保护穿刺部位，避免腹压增高引起穿刺口出血。使用止吐药物，如灭吐灵、康泉、恩丹西酮等，可有效缓解症状。

5. 异位栓塞的预防与处理　介入栓塞治疗时，一定要做到对靶血管的超选择性插管，在 X 线监视下，导入栓塞剂时推注压力不宜过高，防止栓塞剂的反流。一旦发现有栓塞剂流入非靶血管时，即停止栓塞剂的导入，重新调整插入导管后方可再进行。一旦误栓其他非靶器官，应尽量采取措施保护器官的功能。

6. 动脉夹层形成的预防与处理　操作者应在透视直视下使导丝穿过动脉中部尽量减少动脉创伤，可减少动脉夹层的概率。操作者必须保持警惕，认识到可能存在的动脉夹层，根据不同的病变血管，合理地选择手术器材，及手术操作方案。一旦出现动脉夹层，可能导致后续的血栓形成和堵塞。如果发现了显著的血管夹层，可能需要进一步进行 PTCA 和支架置入术进行治疗。

7. 感染的预防与处理　术前预防性使用广谱抗生素一天，术中严格遵守无菌操作规程，术后预防性使用广谱抗生素 1~2 天，穿刺口要注意保持局部皮肤清洁，观察切口有无红肿渗液，如有敷料污染需及时更换。

8. 对比剂副作用的预防与处理　由于目前尚无特效办法控制对比剂反应（尤其是中、重度反应）的发生，因此除了备齐急救用药和物品外，还应该掌握对比剂副作用的观察和防治。

术前评估对比剂反应的高危因素，如患糖尿病、肾功能不全、哮喘及有其他过敏史、肺疾病、肝功能损害、饥饿、低血糖等；术中评估受检者面色、脉搏、心率、呼吸及血压，观察受检者有无头晕、心慌、胸闷、荨麻疹等症状；术后评估对比剂的迟发反应，迟发反应多发生于造影结束后 30 分钟至 7 天（90% 以上在 2 天内），多为一过性反应。

# 第 三 十 章

# DSA 在介入诊治中的应用

## 第一节 检查前准备

### 一、适应证和禁忌证

随着介入技术的发展,DSA 在临床上的应用越来越广泛,不仅用于动脉及静脉系统成像,而且适合于全身各部位的血管疾病诊断与治疗,是目前诊断血管疾病最可靠的影像技术,是诊断血管疾病的金标准,它还是介入治疗不可缺少的影像工具。但 DSA 的检查与治疗具有创伤性,需要进行穿刺插管、注射碘对比剂,导管留置在血管内的时间比较长,在检查中可能有出血、栓塞及梗死等现象。因此,为确保每次手术的成功,在行 DSA 检查前要掌握其适应证、禁忌证,特别要注意其并发症的产生。

**(一)适应证**

1. 血管性疾病

(1)血管本身的病变:血管瘤、血管畸形、血管狭窄、血管闭塞、血栓形成等诊断;血管疾病的介入治疗;血管病变的手术后随访。

(2)外伤所致血管病变:血管外伤有开放性的或闭合性的,尤其内脏血管的外伤对开放性手术治疗是复杂的,通过 DSA 的造影可发现外伤血管的部位、出血的情况。通过栓塞术可有效地对靶血管进行栓塞,以达到治疗的目的。

2. 肿瘤性疾病

(1)肿瘤病变的诊断与治疗:了解肿瘤的血供、范围及肿瘤的介入治疗;对细小的肿瘤,DSA 可根据肿瘤对碘染色的情况判断肿瘤的大小、范围,有利于进一步的栓塞治疗。肿瘤治疗的随访,通过 DSA 造影可了解治疗后的肿瘤大小、形态。尤其是对肿瘤的供血血管的了解更加明确,有利于指导下次的

治疗。

(2)肿瘤手术前的栓塞治疗:对一些血管丰富的肿瘤,直接行开放性手术,出血量大,易危及患者的生命,在手术前进行肿瘤供血动脉的栓塞,减少患者的出血,提高手术的成功率。

3. 心脏、冠状动脉疾病

(1)心脏疾病的诊断与介入治疗:通过对主动脉、肺动脉及心房、室的造影,可对先天性心脏病及获得性心脏进行明确的诊断;也可通过封堵术及球囊扩张术进行心脏一些疾病的治疗。

(2)冠状动脉疾病的诊断与介入治疗:在冠状动脉造影的基础上发现冠状动脉的狭窄或某分支的闭塞,可通过球囊扩张及支架的植入进行治疗。

**(二)禁忌证**

1. 碘过敏者。

2. 严重的心、肝、肾功能不全者。

3. 严重的凝血功能障碍,有明显出血倾向,严重的动脉血管硬化者。

4. 高热、急性感染及穿刺部位感染者。

5. 恶性甲状腺功能亢进、骨髓瘤者。

6. 女性月经期及妊娠三个月以内者。

**(三)并发症**

1. 穿刺插管所致并发症

(1)局部血肿:是介入操作的常见并发症,指穿刺点的血肿,主要是穿刺不当、反复穿刺致血管损伤或拔管后压迫止血不当,导致血液外渗至血管外的组织间隙。若血肿累及盆腔、腹膜腔,可能会因破裂而大出血而危及生命。

(2)暂时性动脉痉挛:多因导丝、导管反复刺激血管或在血管内停留时间过长所致。若在检查与治疗中产生,则影响手术的继续进行,可通过注射利多卡因或罂粟碱来解除痉挛的动脉。若四肢血管痉挛

会导致四肢发麻,严重的导致肢体缺血坏死,应及时处理。

(3) 假性动脉瘤、夹层动脉瘤、动静脉瘘的形成:由于操作不当或动脉壁粥样斑块脱落,导管、导丝过硬使血管内膜受损,插入的导管或导丝进入血管壁内而导致假性动脉瘤或夹层动脉瘤的形成;若穿破动脉进入邻近的静脉则形成动静脉瘘。要求操作者技术要熟练,动作要轻柔,不要进行强行操作。

(4) 动脉切割、血管破裂:①动脉切割导管穿破血管进入非血管壁,在血管造影时见不到靶血管;②血管破裂一般为球囊扩张时由于扩张力或扩张球囊的大小超过本身血管的大小而导致血管破裂,若大血管破裂,严重危及患者的生命。

(5) 异位栓塞、气栓、血栓的形成:①气栓形成有两个方面因素,插管时导管及血管鞘未进行排气,另一方面为注射药液及对比剂时未排气或排气不充分。严重气栓,可引起血管闭塞,若为脑血管的闭塞则会引起脑梗死;②血栓来自导管及导丝表面血液凝块、动脉斑块的脱落,因导管、导丝反复移动而致斑块脱落,脱落的血块、斑块随血流的运动进入某个血管而致血管栓塞,引起组织或器官的缺血坏死。若较大的血栓进入肺部,会产生急性肺栓塞而死亡。异位栓塞是栓塞剂通过其他渠道对非靶器官进行栓塞。

(6) 严重的心律失常:冠状动脉造影及心脏各房、室的检查,由于导管或导丝进入心室刺激房室的异位起搏点,会导致心律失常。

(7) 导管在动脉内打结或折断:主要由于导管的质量问题,或拔管时没有进行导丝的引导而直接拔管导致导管折断。严格按国家要求使用一次性导管,严禁导管反复使用。严格按介入操作规程进行操作,插入导管前,应先进导丝,再在导丝的引导下插入导管;进出导管时应在 X 线监控下进行。

2. 对比剂过敏所致严重并发症

(1) 碘过敏反应或特异质反应:主要为过敏性休克、荨麻疹、血管神经性水肿、喉头水肿、急性肺水肿、急性肾衰、横断性脊髓炎、癫痫和急性脑水肿等征象,甚至血压下降,呼吸、循环衰竭而死亡。

(2) 剂量依赖和器官毒性反应:因对比剂具有高渗性、离子性和化学毒性等,同时与注射时间和剂量有关。大剂量快速注射后,会产生如恶心、呕吐、心动过速或心动过缓,甚至心搏骤停等一系列反应。

## 二、术前准备

DSA 检查虽然是一种创伤性很小的手术,但还是一种无菌手术,具有一定的并发症,而且使用的器械或材料比较昂贵,且一次性使用,这就要求手术前应做好充分的准备。具体准备包括病人的准备、器械的准备和药品的准备。

### (一) 病人准备

1. 碘过敏和麻醉药过敏试验。

2. 检测心、肝、肾功能及出凝血时间、血小板计数。

3. 术前 4 小时禁食。

4. 术前半小时肌注镇静剂。

5. 行股动静脉穿刺插管者应行穿刺部位备皮。

6. 向患者和家属简述造影目的、手术过程,消除顾虑及紧张心理。同时告知术中、术后可能发生的意外情况和并发症,争取患者和家属理解合作,并签署手术知情同意书。

7. 儿童及不合作者施行全身麻醉。

8. 建立静脉通道,便于术中给药和急救。

### (二) 器械准备

1. 手术器械准备　消毒手术包,穿刺针,导管鞘,导管,导丝,注射器等。

2. 造影设备准备　对 DSA 设备和高压注射器在术前检查运行状况,确保手术正常进行。备好氧气,备好心电监护仪、除颤器和吸引器等抢救设备。

### (三) 药物准备

1. 常规药物　配备肝素、利多卡因、生理盐水及各类抢救药。

2. 对比剂　浓度为 60%~76% 离子型或 300~370mgI/ml 非离子型对比剂。对比剂用量依据不同造影部位、目的、方式而不同。

## 第二节　头颈部 DSA 技术与介入治疗

### 一、血管解剖

#### (一) 动脉系统

1. 颈内动脉　左右颈总动脉起始点不同,右颈总动脉始于无名动脉,左颈总动脉起自主动脉弓,但都于甲状软骨水平($C_4$ 水平)分为颈内动脉和颈外动脉,颈内动脉起自颈总动脉的分叉部,先居颈外动脉的后方,继而转向颈外动脉的后内方,经颈动脉孔入颅,穿过海绵窦,于前床突上方分为大脑前动脉和大脑中动脉。其行径以岩骨的颈动脉管外口为界分为颅外段和颅内段。颅外段没有分支,呈垂直方向走行。

颈内动脉分四段:颈段、岩段、海绵窦段和脑内段。也可以细分成七个段:岩垂直段、岩水平段、鞍前段($C_5$)、海绵窦水平段($C_4$)、前膝段($C_3$)以及床突上近段($C_2$)和床突上远段($C_1$)(图 30-1)。

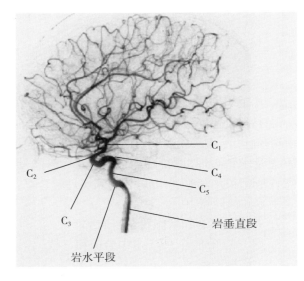

图 30-1　颈内动脉效果图

颈内动脉在颈段没有分支,在岩段有些小分支,主要的分支在脑内段,即颈内动脉颅内段发出 5 支主要分支(图 30-2)

(1)眼动脉:是颈内动脉出海绵窦后的第一大分支,起自前膝段与床突上段之间,常发自颈内动脉床突段的内侧缘,向前进入眼眶。

(2)后交通动脉:起于颈内动脉的床突上段,向后与大脑后动脉吻合,构成 Willis 环的外侧面。

(3)脉络膜前动脉:起于颈内动脉的床突上段附近,后交通动脉以远 2~4mm,在鞍上池和脚间池内向后内方行走,从外向内跨过视束走向外侧膝状体,然后经脉络膜裂进入侧脑室下角向脉络膜丛供血。

(4)大脑前动脉:起自床突上远段,主干在胼胝体沟内走行,发出分支分布到大脑半球的内侧面,顶枕裂之前和大脑半球外侧面的上缘。大脑前动脉主要分支有前交通动脉、胼周动脉、胼缘动脉、眶顶动脉和额极动脉。

(5)大脑中动脉:是颈内动脉的直接延续,起始部横过前穿质向外,在蝶骨小翼附近进入大脑外侧裂,沿岛叶外侧面上行,并向后发出分支,然后转向后上沿脑表面后行。

2. 颈外动脉　颈外动脉起始于颈总动脉,于甲状软骨水平(约 $C_4$ 水平)与颈内动脉分开,位于颈内动脉的前内侧,然后跨过其前方绕至前外侧上行,穿腮腺实质,达下颌颈高度分为颞浅动脉和颌动脉两个终支。颈外动脉的分支有 8 支,由近至远端分别为(图 30-3)。

(1)甲状腺上动脉:于颈外动脉起始处发出,向前下方行于颈总动脉与喉之间,向前下方达甲状腺侧叶上端,分支至甲状腺上部和喉等器官。

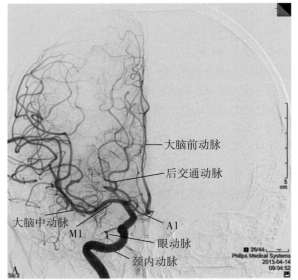

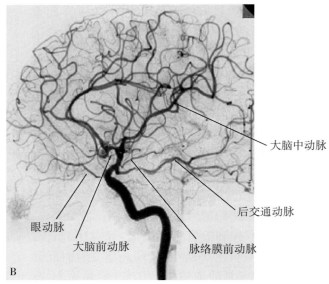

图 30-2　颈内动脉正侧位分支效果图

A. 正位;B. 侧位

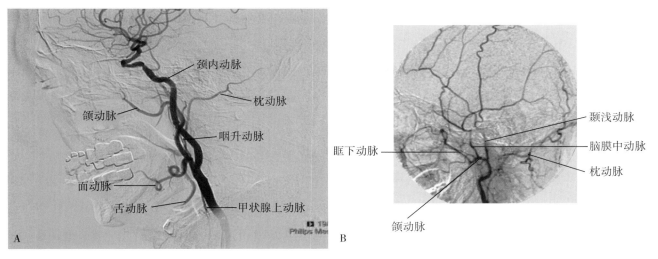

图 30-3  颈外动脉分支
A. 侧位;B. 斜位

（2）咽升动脉:自颈外动脉起端的内侧壁发出,沿咽侧壁上升达颅底,分支至咽、腭扁桃体、颅底和颈部深层肌。由于动脉较细小,常规造影不易显影。

（3）舌动脉:平舌骨大角处,起自颈外动脉,经舌骨肌深面进入舌内,分支营养舌、腭扁桃体及舌下腺等。

（4）面动脉:在舌动脉梢上方起始,经下颌下腺深面至咬肌止点前缘绕过下颌骨体下缘到面部,又经口角和鼻翼至内眦,易名为内眦动脉,面动脉沿途分支至下颌下腺、面部和腭扁桃体。

（5）枕动脉:与面动脉同高度发自颈外动脉后壁行向后上方,在斜方肌和胸锁乳突肌止点之间穿出至枕部皮下,分支分布于枕顶部。

（6）耳后动脉:在枕动脉的稍上方,向后上方行走,分布于耳后部、腮腺和乳突小房。

（7）颌动脉:经下颌颈深面(腮腺内)入颞下窝,沿途分支分布于外耳道、中耳、硬脑膜、颊部、腭扁桃体、上颌牙齿和牙龈、下颌牙齿和牙龈、咀嚼肌、鼻腔和腭部等(图 30-4)。

具体细小分支有:①脑膜中动脉是最大的脑膜血管,也是最大的颌动脉分支,垂直向上经棘孔进入颅内,分额支和顶支;②脑膜副动脉;③颞深动脉;④下牙槽动脉;⑤咬肌支;⑥眶下动脉。

（8）颞浅动脉:跨颧弓根至颞部皮下,分布于额、颞、顶部的软组织以及腮腺和眼轮匝肌等。

3. 椎动脉  椎动脉起自锁骨下动脉,经第六至第一颈椎横突孔上行,从枕骨大孔的椎动脉孔入颅,入颅后由延髓外侧转向腹侧走行,两侧椎动脉在脑桥下缘汇合成基底动脉。椎动脉在颈段发出脊髓支

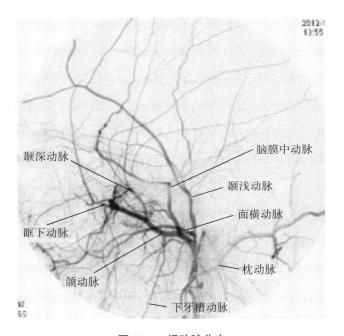

图 30-4  颌动脉分支

和肌支,比较细小,一般血管造影不能看到。椎动脉在颅内段的主要分支有脊髓前动脉、脊髓后动脉和小脑下后动脉。小脑后下动脉(posterior inferior cerebellar artery  PICA),行走于延髓橄榄体下端向后绕行,至脑干背侧,末端分两支;一支至小脑下蚓部,一支至小脑半球下面(图 30-5)。

4. 基底动脉  基底动脉由双侧椎动脉在桥脑下缘汇合而成。主要分支有:小脑前下动脉、小脑上动脉和左、右大脑后动脉。在脑干腹侧面中线上行终于脚间池,末端分为两个终支即左、右大脑后动脉,它起自脑桥中缘附近、两侧动眼神经之间,发出分支分布于颞叶、顶叶、中脑、第三脑室和侧脑室的

脉络丛及室管膜。小脑上动脉自基底动脉末端的稍下方发出,从中脑外侧绕大脑脚,再经小脑前缘至四叠体后部,分布于小脑蚓部上面和小脑背后侧。

基底动脉发出的左右大脑后动脉与前交通动脉、后交通动脉、颈内动脉颅内段、大脑前动脉构成一个基底动脉环,当颅内某一血管发生病变时可以通过基底动脉环的血管形成代偿(图 30-6)。

**(二)静脉系统**

头部的静脉主要由颅内静脉、颅外静脉组成。脑及脑膜的静脉回流可分为板障静脉、脑膜静脉、硬脑膜窦、脑的深静脉和浅静脉。

1. **板障静脉**　是由小而不规则的内皮覆盖的血管管道组成,行走于内外板之间,与颅外静脉系统、脑膜静脉、硬脑膜窦相通,造影不显影。

2. **脑膜静脉**　存在于硬膜内,引流大脑镰、小脑幕、硬脑膜的静脉血流,走行于内板的静脉沟内,与硬脑膜窦或颅外面深部的翼丛、颈椎周围的椎静脉丛相通。

3. **硬脑膜窦**　是内皮覆盖的管道,位于硬膜的两层之间,没有瓣膜,呈小梁结构,是收集颅内静脉

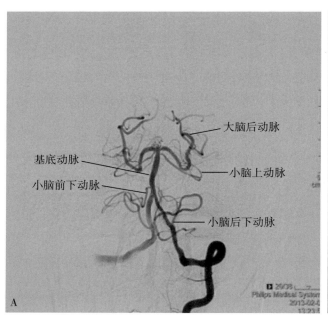
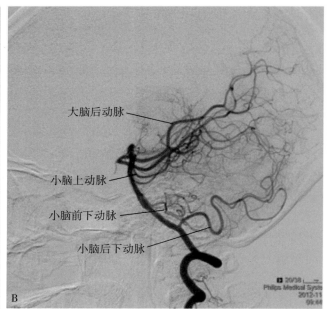

**图 30-5　椎动脉分支**

A. 正位;B. 侧位

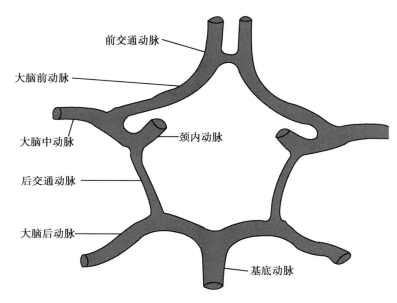

**图 30-6　基底动脉环**

的主要通道。主要包括上矢状窦、下矢状窦、直窦、横窦、岩窦、乙状窦、海绵窦。各静脉窦的回流情况：上矢状窦：位于大脑镰上缘，从鸡冠起向后直至窦汇；下矢状窦：位于大脑镰的游离缘之下，与上矢状窦平行，与大脑大静脉汇合成直窦入窦汇；直窦：由大脑大静脉与下矢状窦汇合而成，向后经窦汇至横窦；窦汇：位于两侧小脑幕游离缘之间，由上矢状窦与直窦在枕内隆凸处汇合而成，注入横窦；横窦：与上矢状窦呈 T 字相交。乙状窦是横窦的延续，向下经颈静脉孔与颈内静脉相近；海绵窦：位于鞍旁，两侧海绵窦经海绵间窦互相沟通，它前接眼静脉，两侧接大脑中静脉，后经岩上窦与横窦相通，经岩下窦与乙状窦或颈内静脉相通。

4. 大脑的深、浅静脉（图 30-7）

（1）大脑深静脉：主要收集脑深部血液，包括丘脑纹状体表静脉、膈静脉、大脑内静脉、大脑大静脉和基底静脉。丘脑纹状体静脉接受丘脑、纹状体、胼胝体及侧脑室血液，在侧脑室侧壁尾状核和丘脑之间的沟内向前、向下、向内走行，在室间孔后壁与膈静脉混合，转折后成为大脑内静脉。

左右大脑半球各一条大脑内静脉，沿第三脑室顶向后下，在胼胝体压部下汇合成大脑大静脉，大脑大静脉还接受四叠体、松果体和小脑上蚓部的血液，其后方与下矢状窦汇合成直窦。基底静脉接受前穿质、基底节和岛叶的血液，沿大脑脚向后上汇入大脑大静脉。

（2）大脑浅静脉：主要收集大脑皮质血液。大脑上静脉每侧数条，经大脑表面注入上矢状窦。大脑中静脉由数分支汇合成一条，位于外侧裂，注入海

绵窦。此外，还有大脑下静脉位于大脑底面，注入海绵窦和岩上窦。交通吻合静脉连接于各种静脉之间。

（3）椎静脉：根据静脉引流的方向，后颅凹静脉可分为 3 个主要引流系统：

上组向上引流至 Galen 系统的那些静脉，其中小脑中央前静脉和上蚓静脉引流小脑上部和前部，中脑后静脉和中脑前静脉引流脑干。

前组引流至岩上窦的静脉，主要为岩静脉，它由引流小脑半球前部，以及引流脑桥和延髓前外面的多个尾支组成。

后组向后外引流入窦汇以及邻近直窦或侧窦的静脉，这组静脉引流小脑半球和扁桃体的后下面，主要为蚓下静脉和半球下静脉。

此外，大脑后动脉及其分支供血的区域，引流中脑、间脑的后部，侧脑室、枕叶、颞后叶和顶后叶，它连接 Galen 静脉、上矢状窦、直窦和侧窦。主要静脉有基底静脉、脉络膜丛和脉络上静脉、大脑内静脉和丘脑静脉。

大脑静脉回流的总体情况：

大脑表浅静脉→大脑上静脉→上矢状窦→横窦→乙状窦→颈内静脉。

大脑深部静脉、丘脑纹状体表静脉、膈静脉、丘脑体静脉、纹状体、胼胝体、侧脑室静脉→大脑大静脉→下矢状窦→直窦→横窦→乙状窦→颈内静脉。

眼静脉、大脑中浅静脉、中央沟静脉、labbe 静脉→海绵窦→岩上窦（岩下窦）→横窦→乙状窦→颈内静脉。

5. 颅外静脉　主要有面总静脉、枕静脉、耳后静脉等。面总静脉中的面前静脉收集颜面大部分血

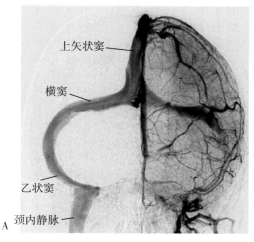 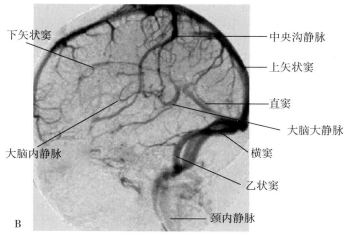

**图 30-7　颅内静脉回流图**

A. 正位；B. 侧位

流,面后静脉由颞浅静脉和上颌静脉汇合而成。枕静脉和耳后静脉都汇入颈外浅静脉,面总静脉注入颈内静脉,而颈外浅静脉则注入锁骨下静脉。

## 二、造影技术

### (一)手术操作

1. 颈动脉　包括颈总动脉、颈内动脉、颈外动脉,应用 Seldinger 技术行股动脉穿刺,将所选用的单弯导管插至升主动脉弓,常规先行右侧颈动脉及分支的造影。转动导管,使导管的尖端向上,缓慢地向后拉,使导管尖端抵达无名动脉开口处,然后旋转导管使导管尖端指向内侧,继续推进使其进入右颈总脉。转动 C 臂,使颈部成侧位像,将导管顶端插至第 4~5 颈椎平面时,根据造影目的将导管送入颈外或颈内动脉,然后注入少量对比剂,证实导管在靶血管后,透视下行造影定位,确认无误后即可造影。左颈总动脉自主动脉弓发出,其主干与主动脉弓约呈锐角,旋转导管使其尖端向上,然后缓慢向后拉动导管,使导管先端进入左颈总动脉开口,并利用回抽和推动等操作技巧,使导管进入左颈总动脉,采用同样的方法将导管送入颈外或颈内动脉进行相应的造影。由于血管扭曲,导管不能顺利进入无名动脉或颈总动脉,可用导丝引导。颈外动脉分支较多,常用超选择性插管进行造影。

2. 椎动脉　任何一侧椎动脉的造影均可获得椎 - 基底动脉血管像。左椎动脉的开口部和左锁骨下动脉的上行段平行,导管容易进入左椎动脉,也是常用左椎动脉插管造影的原因。将导管推进至主动脉弓部,使导管尖端指向外上方,直指左锁骨下动脉,略向上推进,并旋转导管 180°,使其尖端指向内上方进入左椎动脉,继续向前插进 3~4cm,注射对比剂后证实为椎动脉,再进行造影位置的定位,即可造影。

右椎动脉因插管困难而较少应用,若有动静脉畸形或烟雾病者,或当左侧椎动脉狭窄、闭塞时,则行右椎动脉插管造影。导管经主动脉弓进入无名动脉后,转动导管使其尖端指向外上方插入右锁骨下动脉,再转动导管使其头端向上,略向后拉导管,使导管头端进入右椎动脉开口,注射对比剂后证实为椎动脉,继续向前插进 3~4cm,再进行造影位置的定位,即可造影。

### (二)造影参数选择

对比剂常规选用 300~370mgI/ml 非离子型对比剂,也可使用浓度为 50%~60% 离子型对比剂。主动脉弓造影时,造影参数为:对比剂总量 30~35ml,流率 18~20ml/s,压限 600~900PSI;颈内动脉造影时,对比剂用量 6~8ml,流率 3~4ml/s,压限 150~200PSI;颈外动脉造影时,对比剂用量 5~6ml,流率 2~3ml/s,压限 150~200PSI;超选择性颈外动脉分支造影时,对比剂用量 3~5ml,流率 2~3ml/s。椎动脉造影时,对比剂用量 5~7ml,流率 3~4ml/s,压限 150~200PSI。

### (三)造影体位

颈内动脉造影常规摄取头颅侧位和头位(汤氏位),必要时加左右斜位。侧位为水平侧位,使两外耳孔重合,前颅底骨重叠;汤氏位,透视下观察要使双侧岩骨与眼眶内上缘重叠。颈外动脉造影取正侧位,必要时加左右斜位。椎动脉造影的常规体位是标准侧位和汤氏位。若颈内、外动脉分支不明显,可采用 15°~30° 斜位来显示颈内、外动脉的根部。若要了解主动脉弓、头臂动脉、左颈总动脉及椎动脉的起始点分布情况,可采用主动脉弓造影,即左前 45°~60° 斜位,可使主动脉弓、头臂干、左颈总动脉及椎动脉显示清晰。

## 三、图像处理与重建

### (一)3D-DSA 技术

三维旋转数字减影血管造影(three dimensional rotational digital subtraction angiography,3D-RDSA)技术是利用血管造影机的 C 形臂快速旋转过程中对感兴趣区进行造影,再利用三维重建技术对血管进行重建的新技术。能提高动脉瘤的诊断准确性,特别是对瘤体形态、大小、瘤颈及与载瘤血管关系的显示优于 2D-DSA 和旋转 DSA,同时也提高动脉瘤、动脉狭窄和动静脉畸形在治疗时的准确性、安全性,缩短手术时间,减少患者和操作者的 X 线辐射剂量。3D-DSA 的主要重建技术有:

1. 最大密度投影(MIP)　MIP 可 360° 全方位旋转,血管影像清晰,原始信息丢失较少,主要用于血管直径和动脉瘤直径测量,可以较精确的显示血管之间的解剖关系,不会使微弹簧圈产生伪影,因此,对弹簧圈大小、形态的选择,尤其对第一个弹簧圈选择有重要意义,同时 MIP 还可以显示动脉瘤微弹簧圈栓塞后形成的钢圈与血液的界面,确认栓塞的程度与效果。

2. 表面阴影成像(SSD)　在 MIP 重建的基础上,设置适当的图像阈值而形成立体感较强的图像,主要用于整体血管三维重建,但若图像阈值设置不恰当,则会使细小的血管消失,使某些血管影像模糊;也有可能丢失一些重要的小血管或重建一些原来不存在的解剖关系，同时也有可能使弹簧圈产生伪影。选择适当的图像阈值，可以提高图像细节的分辨能力。

3. 容积再现（VRT）　它是血管壁在一定程度上透明化，使血管表面与深部结构同时立体地显示，血管图像清晰、逼真。可以发现血管内壁上的硬化斑块及透视出血管壁上动脉瘤或其分支的开口。

4. 仿真内窥镜（VE）　根据 3D 图像，选取病变血管，通过仿真内窥镜，可以观察血管腔内情况，显示动脉瘤瘤颈在载瘤动脉的开口，有无动脉瘤瘤腔内起源的正常动脉及其某些动静脉瘘的瘘口（图 30-8）。

5. 虚拟支架置入术　在有待进行支架置入的病变血管时，通过虚拟支架功能的运行，能形象地展示支架置入的效果，可清晰地模拟显示内支架置入后的情况，包括支架置入的位置、大小是否合适，支架贴壁情况，封闭部位是否合适等。如不合适可再次更换支架，直至欲置入支架十分适合时，再选择同样支架置入体内，使实际支架置入获得一个良好的治疗效果。另外，对于颅内动脉瘤，尤其是宽颈动脉瘤，既要置入支架同时又需要弹簧圈的栓塞，应用虚拟支架置入系统，除了可以显示支架置入后的情况外，还可以利用工作站的处理，清晰显示瘤腔的大小，这样更容易确定第一次微弹簧圈置入的大小，使微弹簧圈不因过小而不能充分成篮；也不因过大挤压支架使之变形。因此，利用虚拟支架系统可达到事半功倍的效果（图 30-9）。

6. 重建缩放功能　3D 重建后有些细微病变不能显示清楚，可通过重建缩放功能获得满意的效果。

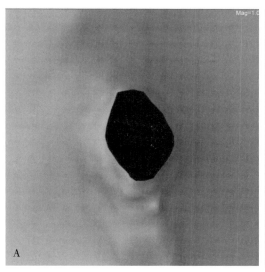
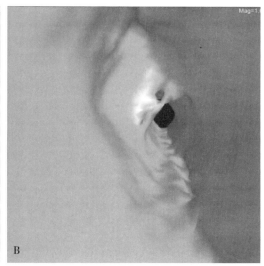

图 30-8　仿真内镜截图

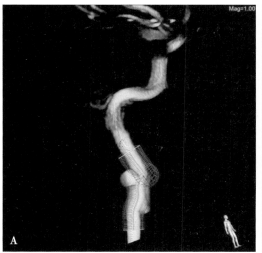
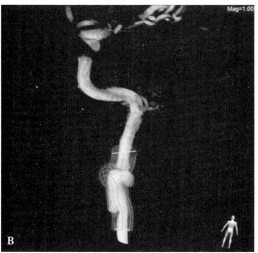

图 30-9　虚拟支架示意图

重建缩放功能是当重建是以较小容积进行时,重建结果会扩大,容积显示表面大小则保持不变,又称新建重建。增加图像的容积,扩大图像细节,对动脉瘤表面上或膨大的血管团上的可疑血管能有效的甄别(图 30-10)。

### (二) 3D 路途功能

在旋转造影后,只要在 3D 状态,可以根据工作站选定的位置,进入 ACC 状,当你旋转某个需要的图像时,机器会自动旋转至相应的位置。采用 3D 路途,既可进行微导管及导丝的进入,又可以旋转 C 臂进行动态路途,为脑部血管病变的治疗提供方便(图 30-11,见文末彩图)。

### (三) C 臂 CT 功能

称类 CT 功能、或血管 CT:是继普通 CT 之后的一种新技术,利用 C 臂的旋转,FPD 的数据采集,通过计算机对采集来的数据进行重建,将二维投影图像变换成三维目标图像,获得 CT 图像。在脑血管治疗中,有时会有动脉瘤的再次破裂、出血等意外情况的发生,在常规 DSA 的治疗中若出现此类事件的发生,必须把病人送入 CT 室进行 CT 扫描,来确定出血程度及采取相应的治疗措施,甚至中断治疗。采用类 CT 功能,即可在 DSA 检查或治疗中及时进行 CT 扫描,可快速获得结果,为治疗提供更大的保证。同时在每次治疗结束后,也可以进行 CT 扫描,确保治疗的安全性。

C 臂 CT 功能的应用既保证手术的安全又为并发症治疗赢得了时间,降低了并发症对脑组织的损害,是脑血管病变的介入治疗必须具备的功能(图 30-12)。

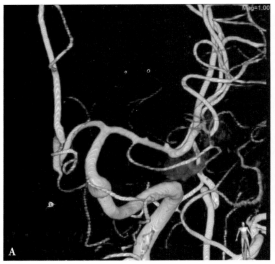
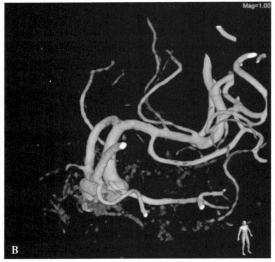

图 30-10　二次重建示意图

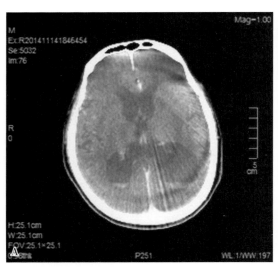
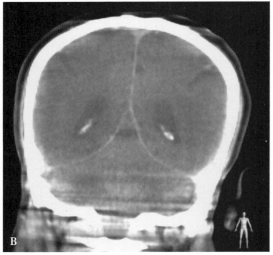

图 30-12　C 臂 CT 图

## 四、相关病变的介入治疗

### （一）颅内病变的介入治疗

#### 1. 颅内血管病变

（1）颅内动脉瘤：颅内动脉瘤未破裂时，可不出现蛛网膜下腔出血的一些临床症状，有些脑动脉瘤是在其他的检查中偶然被发现。当颅内动脉瘤破裂时，以蛛网膜下腔出血为主要临床症状，若不及时治疗则危及生命。动脉瘤的好发部位，主要在血管的分叉部、以粗血管分叉处最多。动脉瘤的治疗方法，以往以外科手术为主，采用阻断动脉瘤的血供，即用动脉夹对动脉瘤进行夹闭，对人体的损害比较大。随着神经介入技术水平的提高、介入材料的不断发展，越来越多的动脉瘤都趋向介入的微创手术。这就要求在 DSA 的造影中不但要发现动脉瘤的形态、大小、位置等，更重要的是要对瘤体与载瘤动脉的关系、瘤颈的大小，进行测量与评估，决定采用相应的手术。

临床上颅内出血的患者，先行 CT、MRI 检查，对蛛网膜下腔出血行 CTA、MRA 进行初步诊断，最后行 DSA 检查。对蛛网膜下腔出血者行 DSA 检查时要进行多血管、多部位的造影，尤其对病变侧的血管，有时也要进行压颈实验，评价颅内动脉的交通情况。DSA 的摄影关键是显示动脉瘤与载瘤动脉的关系，瘤体的形态、大小。对于动脉瘤大小的测定，可放入比例尺或采用标准钢球作为测量的校正值，但球的放置位置因 X 线放大率的不同而存误差。新的 DSA 设备中进行旋转造影并 3D 重建，采用 3D 图像的自身测量系统，其测量值会更为准确性。在常规的造影中，可采用蒙片的方式确定载瘤动脉、动脉瘤与骨的位置关系，有利于开放手术的定位。通过 DSA 检查既可明确动脉瘤的位置、形态、大小与方向，与载瘤动脉的关系，可以确定对动脉瘤的治疗方案，采用开放手术还是介入手术。若采用介入手术，则可在造影的同时直接进行手术。介入治疗的具体流程是：

1）疑有脑动脉瘤者先行 CTA 或 MRA 检查，既可进行预先诊断，也可以初步检查瘤体的位置、形态、大小，以及与载瘤动脉的关系。

2）全脑血管造影：进一步确诊，并确定治疗的方法。

3）栓塞治疗：在全身麻醉下根据不同位置的动脉瘤，将微导管超选择性进入动脉瘤内，依据瘤体形态、大小，选用不同形态与大小的弹簧圈，通过手控的方式将弹簧圈送入动脉瘤内进行栓塞治疗。最后通过造影确认栓塞的程度与效果。

颅内动脉瘤形态较多，大小不等，位置不同，不同部位的动脉瘤显示的角度、体位不同。下面对几种具有代表性的颅内动脉瘤病例做一简单介绍。

前交通动脉瘤造影与介入治疗：前交通动脉在头位（汤氏位）上与大脑前动脉重叠，同时又是 A1 与 A2 的交界处，在侧位上与大脑中动脉重叠，需要通过正侧或斜位及瓦氏位将其显示出来。根据瘤体的偏向采用不同的倾斜方向与角度，一般斜位角度不宜太大，约 15°左右。根据瘤体的指向不同，采用头位或足位，以显示瘤颈与载瘤动脉的关系，角度约 20~25°。通过旋转造影及 3D 重建，可显示动脉瘤与载瘤动脉的关系。

介入治疗：在造影的基础上，选择动脉瘤的最佳显示位置，依据瘤体的形态与大小选择相应的弹簧圈，进行动脉瘤的栓塞。栓塞后进行造影复查，评估栓塞的效果（图 30-13）。

后交通动脉瘤造影与介入治疗：颈内动脉的后交通动脉瘤，在 DSA 检查中，多数在正位像与颈内动脉重叠，但大多数情况用侧位图像可以作出诊断。在标准侧位上可显示动脉瘤的颈部、后交通动脉分叉部及其他分支血管。若不能清晰显示时，可采用侧位加头位或足位及其它位置进行造影。有条件者应行旋转 DSA，通过 3D 成像，可充分显示动脉瘤的瘤颈与载瘤动脉的关系。

介入治疗：在造影的基础上，选择动脉瘤的最佳显示位置，依据瘤体的形态与大小选择相应的弹簧圈，进行动脉瘤的栓塞。栓塞后进行造影复查，评估栓塞的效果（图 30-14）。

大脑中动脉分叉部动脉瘤造影与介入治疗：大脑中动脉分叉部的动脉瘤采用正位像可以显示出来，侧位像与大脑前动脉重叠，斜位更能显示瘤颈与载瘤动脉的关系，值得注意的是右（左）侧动脉瘤采用左（右）前斜位有时会取得更好的效果。由于大脑中动脉分叉部的动脉瘤在分叉血管处，血管容易相互重叠，不易显示瘤颈与载瘤动脉的关系，需进行多位置的摄影。若使用旋转 DSA 加 3D 重建，能明确地显示大脑中动脉及其末梢血管与动脉瘤的关系。

介入治疗：在造影的基础上，选择最佳显示位置，依据瘤体的形态、大小、瘤颈宽窄及载瘤血管的关系，选择相应的弹簧圈进行动脉瘤的栓塞。栓塞达到一定程度后进行造影，观察栓塞的情况，防止弹

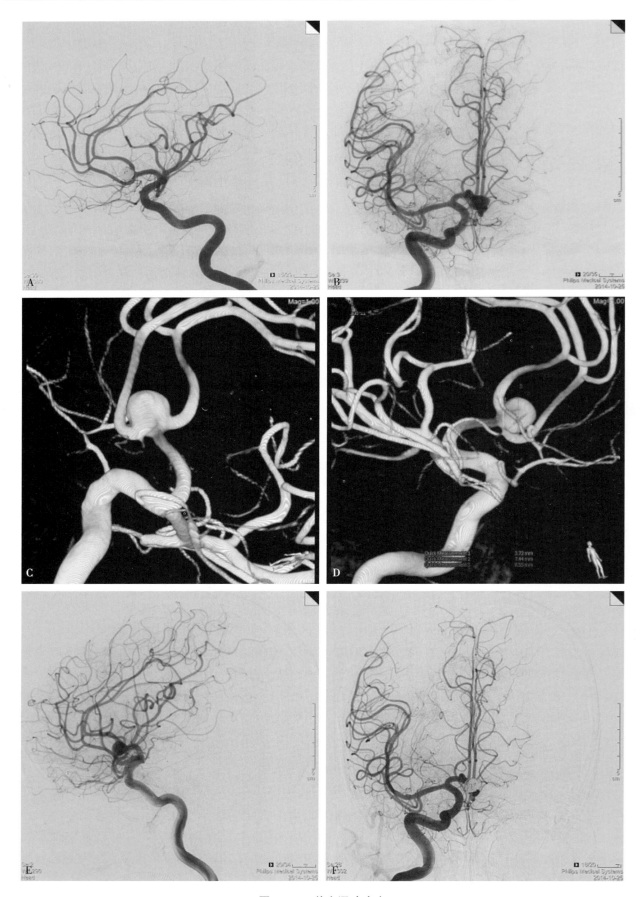

图 30-13　前交通动脉瘤

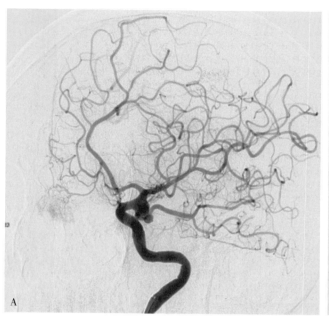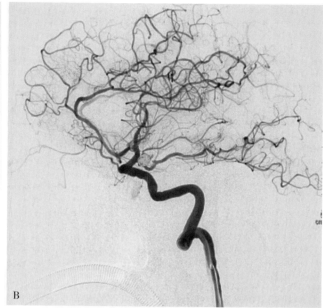

图 30-14　后交通动脉瘤

簧圈对载瘤动脉的影响。栓塞后进行造影复查，评估栓塞的效果（图 30-15）。

基底动脉前端的动脉瘤造影与介入治疗：这部分的动脉瘤大多数发生在基底动脉前端与左右大脑后动脉交叉的部位，采用头位就可以观察到瘤体的形态。有些动脉瘤会向左或右进行偏离，要观察到瘤颈与载瘤动脉的关系，则需要头位加左右斜位（角度 10°~15°）。侧位上因与大脑后动脉的影像重叠，观察瘤颈较困难。有时采用标准头颅正位也可较好显示瘤体的形态，根据瘤体的指向不同，采用头位或足位，以显示瘤颈与载瘤动脉的关系，角度约10~15°。通过旋转造影及 3D 重建，可显示动脉瘤与载瘤动脉的关系。

介入治疗：在造影的基础上，依据瘤体的形态与大小选择相应的弹簧圈，选择最佳位置进行动脉瘤的栓塞。栓塞后进行造影复查见图 30-16。

（2）脑动静脉畸形造影与介入治疗：脑动静脉畸形（arteriovenous malformation，AVM）是一种先天性局部脑血管发生的变异，病变部位的动脉直接与静脉相接，形成了脑动、静脉之间的短路，产生一系列脑血流动力学上的改变，临床上可表现为反复的颅内出血，部分性或全身性抽搐发作，短暂脑缺血发作及进行性神经功能障碍等。脑动静脉畸形有供血动脉与引流静脉，其大小与形态多种多样。可发生于脑的任何部位，病灶左右侧分布基本相等。90%以上位于小脑幕上。动静脉畸形在 DSA 检查时，动脉与静脉的直接吻合易于发现，在血管造影的图形上可以看到异常的血管团，扩张的静脉。

为了明确畸形血管与周围血管的关系，DSA 检查时应分别进行颈内、颈外动脉和椎动脉造影。每次造影必须充分显示静脉的回流情况，以掌握畸形血管多支供血及多支分流情况，有利于介入治疗。摄影体位用颈动脉、椎动脉的常规造影体位，后颅窝处的病变追加头颅前后位。造影的关键是使动脉早期的图像显示清晰，同时要观察动脉期、实质期及静脉期，尤其动、静脉的交界处，畸形静脉的走向，分支血管的流向。也要对非畸形侧血管进行造影，观察畸形静脉的侧支情况，为介入治疗提供可靠的依据。

介入治疗：在全身麻醉下进行 DSA 造影，明确畸形团的位置、供血动脉数量及引流静脉的情况，选择最佳显示位置，根据畸形团不同的供血动脉，将微导管超选择性插入供血动脉，通过造影确认微导管的位置，注射对比剂核实畸形团供血状态，无误后再注入组织胶（目前多采用 onyx 或外科胶 G-NB-2）将畸形血管栓塞。大多情况下，需要进行多支畸形血管的栓塞，最后通过造影确认栓塞的程度与效果（图30-17）。大多数 AVM 有较多动静脉沟通，不可能栓塞所有的供应动脉或瘘口，而且动脉栓塞不全者往往复发。有些 AVM 的栓塞，达不到对所有的畸形血管进行栓塞，仅作部分或大部分血管的栓塞，栓塞的程度因畸形团的大小不同而不同。

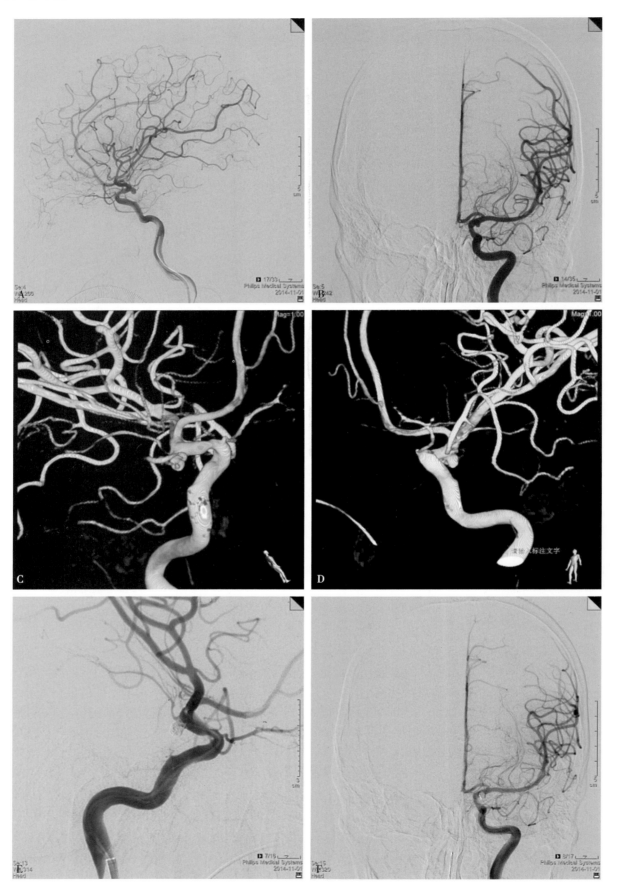

图 30-15　大脑中动脉瘤

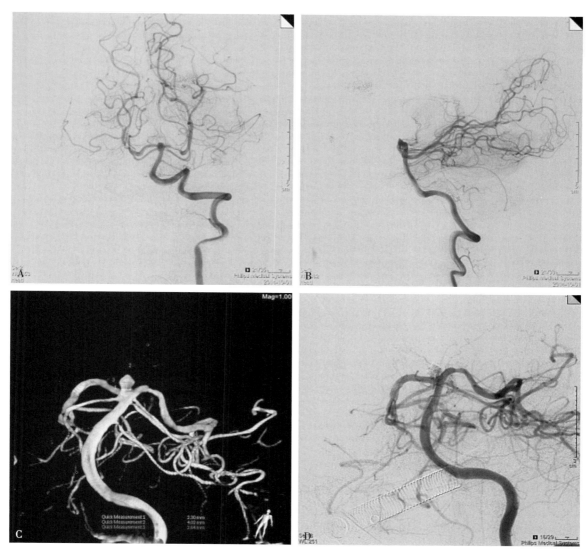

图 30-16　基底动脉瘤

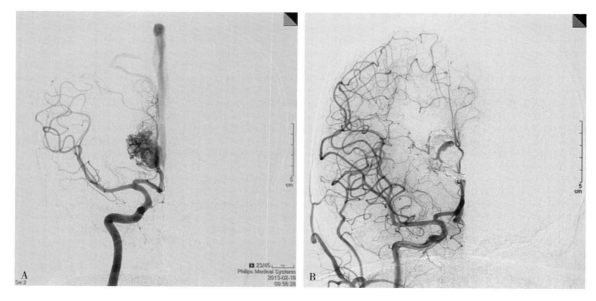

图 30-17　动静脉畸形

（3）脑血管狭窄的造影与介入治疗：由于动脉硬化形成斑块，使脑部血管管腔变小，血流量减少，脑组织供血不足，产生一系列临床症状。这种狭窄常发生在脑部较大的动脉内，以大脑中动脉的 M1 段和大脑前动脉的 A1 段为多见，较小血管的狭窄在 DSA 的检查中一般难以显示。DSA 摄影的关键是注意观察动脉壁的不规整、狭窄、闭塞情况，采集其动脉期及静脉期的影像。发现狭窄的血管，应对狭窄段进行放大造影，有利于提高测量狭窄血管的长度、狭窄程度的精确度。

介入治疗：通过造影确认狭窄血管的长度、狭窄的程度，无症状的狭窄大于 75% 则需要治疗。测量病变血管的直径、狭窄的长度，选择相应的球囊扩张支架。将导管超选择性插入病变血管，再将带有支架的球囊送入病变部位，通过造影或在路途的标志下，打开球囊，释放支架。再次造影评估支架释放位置及血管再通的程度（图 30-18）。

（4）硬脑膜动静脉瘘（DAVF）造影与介入治疗：硬脑膜动静脉瘘（dural arteriovenous fistulae，DAVF）是硬脑膜内的动静脉沟通或动静脉瘘，是海绵窦、横窦、乙状窦等硬膜窦及其附近动静脉间的异常交通，为颅内外供血动脉与颅内静脉窦沟通，多见于成年人。硬脑膜动静脉瘘的供血动脉为颈内动脉、颈外动脉或椎动脉的脑膜支，血液分流入静脉窦。由于动脉血液直接流入静脉窦而导致静脉窦内血液动脉化及静脉窦内压力增高，从而使得脑静脉回流障碍甚至逆流，出现头痛、搏动性耳鸣、颅内压增高、脑代谢障碍、血管破裂出血等临床表现。进行 DSA 检查时，需要对颈外动脉、颈内动脉分别进行造影，必要时进行超选择性造影，明确主要的供血动脉及回流的静脉。

介入治疗：根据 DSA 检查情况，确认瘘口的位置，既可经动脉途径也可经静脉途径栓塞。经动脉栓塞是经股动脉穿刺插管，使导管进入供血动脉的主干，再超选择性插管，把微导管插至供血动脉远端近瘘口处进行栓塞。经静脉栓塞是经股静脉或颈静脉、经眼上静脉和术中穿刺静脉窦或引流静脉 3 种栓塞方法。采用"三明治"技术注射法，即先在导管中注满 5% 的葡萄糖，再用 1ml 注射器抽取 0.9ml 5% 的葡萄糖，0.1ml 的 IBCA，使栓塞剂夹在 5% 的葡萄糖中注入畸形团中，防止栓塞剂在导管内凝固。目前采用液态栓塞系统（ONYX），在注射胶之前要确定导管先端是否在畸形团里，确认无误后进行注射。

先用 DMSO 封管后缓慢注入 Onyx 胶进行栓塞，边注射边进行观察，防止胶体向其他血管飘散导致非靶血管的闭塞。也可采用外科胶（G-NB-2）加碘油进行栓塞，但需要用 5% 的葡萄糖进行导管的冲洗，防止外科胶与血管黏合。注射完毕后应尽快撤出导管，防止导管被粘住拔不出来。再行造影复查，评估栓塞的程度与效果（图 30-19）。

（5）海绵静脉窦瘘造影与介入治疗：这种疾病

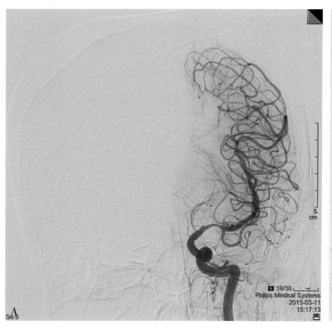
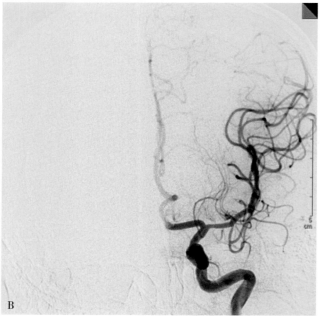

图 30-18　大脑中动脉狭窄

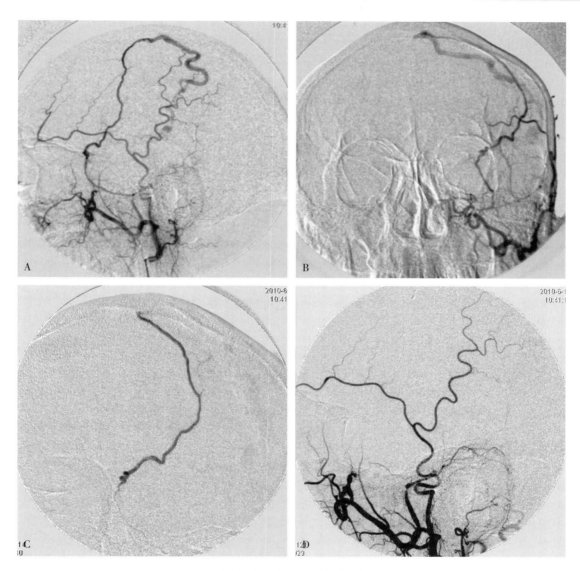

**图 30-19　硬脑膜动静脉瘘**
A. 栓塞前侧位；B. 栓塞前正位；C. 栓塞中；D. 栓塞后

多由外伤引起,因外伤骨折导致颈内动脉在海绵静脉窦处发生破裂,与海绵静脉窦之间形成的动静脉瘘称为颈内动脉海绵静脉窦瘘(carotid cavernous fistula,CCF)。其症状为一侧的眼结膜充血及眼球突出,可闻及与心跳一致的血管杂音。DSA 检查需要对颈内、外动脉进行选择性血管造影,DSA 摄影的关键是显示动脉早期、静脉瘘口及静脉回流的图像。造影时采用常规对比剂的用量,颅内血管显影效果较差,甚至不能显示,因颈内动脉直接与海绵窦连接,对比剂因海绵窦的分流,进不了颈内动脉远端的分支,产生"偷流现象"。为了使颈内动脉的分支血管也能显示,对比剂用量要比常规剂量要大,其造影参数为:对比剂用量 10~12ml,流率 8~10ml/s,压限 200~300PSI。采用旋转造影并 3D 重建,更能找

出瘘口的位置(图 30-20)。

介入治疗:根据 DSA 检查情况,确认瘘口的位置。根据瘘口的大小选择相应大小的球囊。将球囊(balloon)装在导管前端,转动导管使球囊进入颈内动脉的瘘孔,由于动静脉在瘘口有压差,漂浮的球囊随血流易进入海绵静脉窦内。当球囊进入海绵静脉之后使之膨胀、堵住瘘孔,同时进行颈内动脉造影,确认堵塞的程度。一旦确认瘘孔被堵塞,则释放球囊,复查造影确认治疗效果(图 30-21)。一般采用球囊栓塞瘘口,或采用弹簧圈栓塞海绵窦瘘口,甚至可采用覆膜支架直接覆盖颈内动脉的破口,达到治疗的目的。

2. 颅内肿瘤　对颅脑肿瘤进行 DSA 检查时,必须对颈内动脉、颈外动脉和椎动脉分别造影,颈内

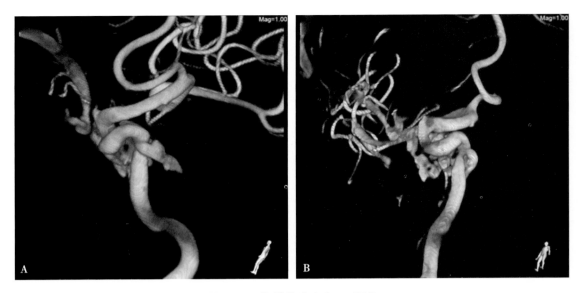

图 30-20 海绵静脉窦瘘 3D 图像

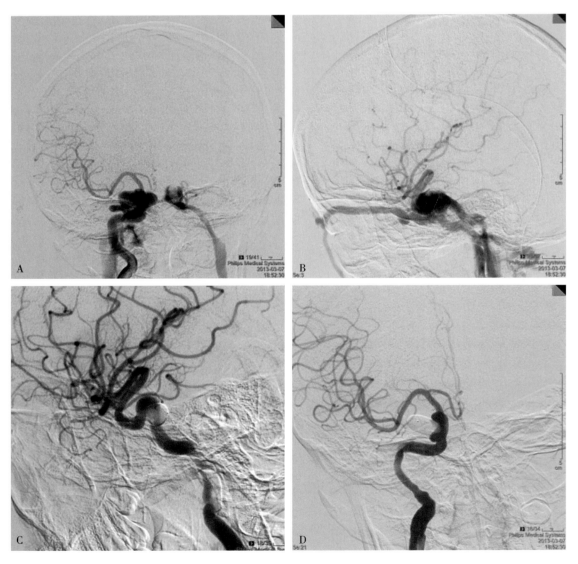

图 30-21 海绵静脉窦瘘

动脉、椎动脉通常取常规体位。但后颅窝有肿瘤时，颈外动脉需正位造影，采用与椎动脉正位（Towne 摄影）同样体位，更能将病变部位显示出来。根据肿瘤发生的部位，有时候也需要行椎动脉造影，多用患侧造影为好，尤其是恶性肿瘤应行多血管造影，了解肿瘤的分别情况。但后颅窝内有肿瘤时，也需进行双侧造影（图 30-22）。

由于 CT、MRI 对颅内肿瘤的诊断有较大的价值，DSA 的检查具有创伤性，目前对于颅内肿瘤的诊断与治疗，采用介入手段相应较少。关于对比剂注入条件，只要不是特殊的狭窄及闭塞，采用常规

的条件注入。为了使肿瘤染色明显，也可适当增加对比剂的总量，减少流速。各血管的注射参数见表30-1。

表 30-1　各血管的注射参数

| 部位 | 注射速率<br>（ml/S） | 注射总量<br>（ml） | 注射压力<br>（PSI） |
| --- | --- | --- | --- |
| 颈内动脉 | 3~7 | 9~12 | 200~300 |
| 颈外动脉 | 3~4 | 5~6 | 200~300 |
| 椎动脉 | 3~4 | 7~8 | 200~300 |

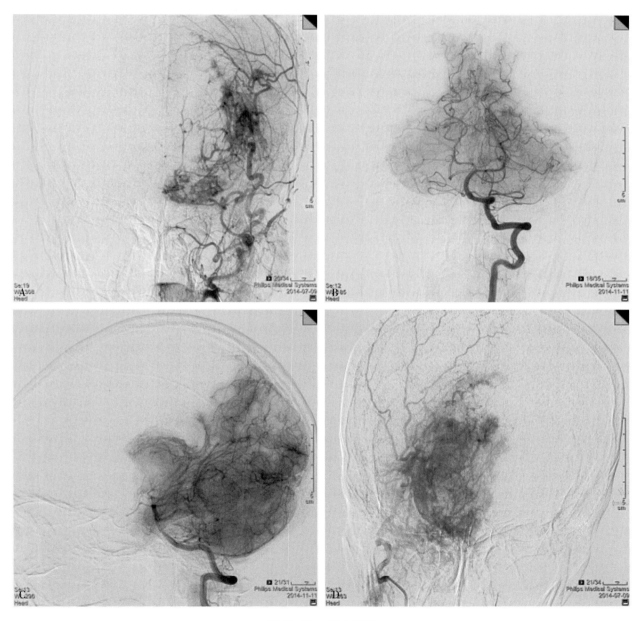

**图 30-22　颅内肿瘤**

A. 恶性肿瘤；B. 良性肿瘤；C. 良性肿瘤；D. 恶性肿瘤

（二）头颈部病变的造影与介入治疗

1. 鼻出血　多由鼻部外伤、鼻腔疾患、高血压、缺乏维生素 C 或 K 以及伤寒等急性传染病引起，血液从鼻孔流出而成鼻出血，鼻出血亦称为鼻流血。鼻出血量多时，又称为鼻洪或鼻大衄。也就是常见的出鼻血。常规治疗采用止血药，前后鼻孔填塞等对症治疗，若经保守治疗效果不佳者可采用介入栓塞治疗。即经皮股动脉穿刺导管插入靶血管，使用栓塞物质对靶血管进行栓塞，达到止血的治疗目的。

方法：采用 seldinger 技术进行股动脉穿刺，并置放 5F、6F 的动脉鞘，以导丝作向导将 5F 的单弯导管送入颈外动脉，先行颈外动脉造影，明确瘤体的供血情况，确认供血动脉，再行超选择性插管，使导管进入靶血管。当进入目标血管后，应先在导管内注入少量对比剂，证实导管的位置后方可进行造影。颈外动脉造影参数：8~10ml，流率 2~3ml/s，压限 200~300PSI。颌动脉造影参数：5~6ml，流率 2~3ml/s，压限 200~300PSI。确认出血或病变血管后才能注射栓塞剂进行栓塞。要考虑对侧是否有血供，需要对对侧进行同样的造影，必要时也进行栓塞。根据不同的病变性质采用相应的栓塞材料，如 PVA 颗粒、明胶海绵等。栓塞后约 3~5 分钟进行造影复查，核实栓塞情况。若栓塞不满意，则加大栓塞剂再进行栓塞，当造影见到供血的血管断流时，栓塞成功（图 30-23）。

2. 颈部血管狭窄　颈内动脉系统病变导致脑缺血是以大脑半球和眼部症状为主，如对侧上肢、面部产生轻度偏瘫、失语，对侧偏身感觉障碍等；椎基动脉缺血，主要为脑干、小脑、大脑枕叶等产生一些相应症状；头臂动脉狭窄或闭塞产生脑和手臂缺血的一些症状。临床上多以彩色多普勒超声诊断为初步诊断，辅以 CTA 检查，确定病变的部位，血管狭窄长度及闭塞程度。

方法：DSA 为血管病变诊断的金标准，既可进行进一步的检查，同时可行血管的腔内治疗。采用 seldinger 技术进行股动脉穿刺，并置入 5F、6F 的动脉鞘，以导丝作向导将 5F 的单弯导管插入腹主动脉，继而进入胸主动脉，在升主动处进行主动脉弓的造影，以了解弓部各血管的供血情况，再将导管选择性的送入内、颈外及椎动脉进行造影，再行超选择性插管，使导管进入靶血管。行 DSA 造影，判断血管狭窄或闭塞的程度。一般行颈总动脉造影，造影参数：6~8ml，流率 4~6ml/s，压限 200~300PSI。

介入治疗：通过造影确认狭窄血管的长度、狭窄的程度，测量病变血管的直径、狭窄的长度，选择相应的球囊扩张支架。为防止狭窄段血管内的斑块脱离进入颅内血管产生栓塞，在进行球囊扩张前，应先对颈内动脉远端进行保护，在进入球囊前，先在颈内动脉远端即狭窄段远端置入栓塞保护器并打开，防止因球囊扩张后动脉斑块脱落导致脑梗死，再行球囊扩张。通过精确定位后扩张球囊，释放支架。支架植入后再次行 DSA 检查，了解血管再通

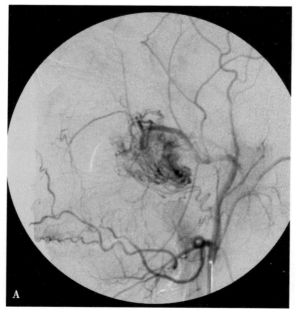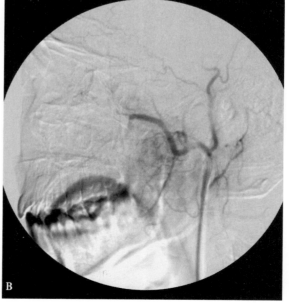

图 30-23　鼻出血

A. 血管瘤；B. 栓塞后

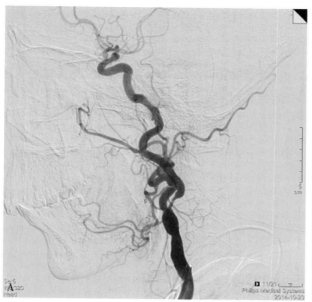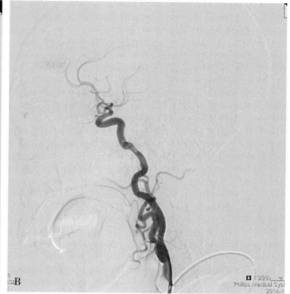

图 30-24　颈动脉狭窄

A. 颈内动脉狭窄；B. 狭窄治疗后

情况（图 30-24）。回收保护器，结束手术。

## 第三节　胸部 DSA 技术与介入治疗

### 一、血管解剖

#### （一）动脉系统

1. 胸主动脉　胸主动脉起自心脏左室流出道，自主动脉口向右上升为升主动脉，约于第二胸肋关节（胸骨角平面）高度移行为主动脉弓。主动脉弓的凸面向上，自右至左分别发出头臂动脉、左颈总动脉和左锁骨下动脉。再向左下行走至第四胸椎水平移行为降主动脉，穿过膈肌裂孔后即为腹主动脉。正常人体的升主动脉、主动脉弓、降主动脉其外径：男性分别为 $31.2\pm0.5$mm、$28.5\pm0.5$mm、$22.0\pm0.4$mm；女性分别为 $28.2\pm0.5$mm、$25.1\pm0.4$mm、$21.1\pm0.3$mm（图 30-25）。

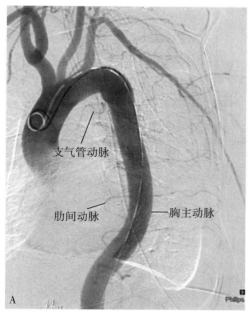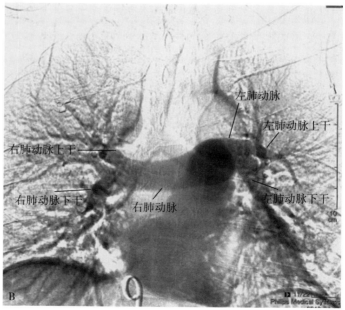

图 30-25　胸部血管图

A. 胸主动脉；B. 肺动脉

495

2. 肺动脉　肺动脉属于肺的功能性血管。肺动脉在左侧第二胸肋关节水平起自右心室，斜向左后上方行走，在主动脉弓下方，气管隆凸的前方分出左、右肺动脉，全长 3~4cm。右肺动脉近似水平走行，位于升主动脉、上腔静脉后方，右气管的前方，主动脉弓的下方，全长约 5cm。随后分出右肺动脉上、下肺动脉干。右肺动脉下干再分出右中叶肺动脉和右下叶肺动脉。左肺动脉向左后上方行走，跨过左上叶支气管，全长约 3cm。分出左上叶肺动脉和左下叶肺动脉。远端的各级分支与相应的支气管伴行，支配相应的肺组织。

3. 支气管动脉　支气管动脉属于肺的营养性血管。起自胸主动脉的脏支，数目及开口变异很大，右侧多为 1 支，左侧多为 2 支。也有部分发自肋间动脉、锁骨下动脉和腹主动脉等。其开口大部分在胸椎 4、5 水平，相当于气管隆凸处。

4. 肋间动脉　起自胸主动脉的壁支，节段性对称性分布，共有 9 对，分布于第 3~11 肋间隙。

5. 胸廓内动脉　胸廓内动脉也叫内乳动脉。起于锁骨下动脉第一段下缘，于第 6 肋间隙水平分为膈肌动脉和腹壁上动脉两终支。

### （二）静脉系统

1. 肺静脉　左右各两支，分别为左肺上静脉和左肺下静脉，右肺上静脉和右肺下静脉。起自肺门，止于左心房。

2. 支气管静脉　经支气管动脉流经肺部的血液回流主要有以下两个途径：

（1）肺外围部分的血液：在支气管壁内的静脉丛收集，汇集成较大的静脉干，进入肺静脉或直接回流到左心房。

（2）肺内侧中央部分的血液：经较细小的支气管静脉回流到奇静脉、上腔静脉或半奇静脉，最上肋间静脉，最后到左心房。

3. 上腔静脉　接收来自头颈部和上肢各静脉的血，由左右无名静脉汇合于右侧第一肋软骨水平，下行进入右心房。

## 二、造影技术

### （一）手术操作

1. 肺动脉造影　经股静脉穿刺插管，将 5F 的猪尾导管随导丝经下腔静脉至右心房达右心室。或经肘静脉或颈内静脉穿刺插管，导管随导丝经上腔静脉至右心房达右心室。导管头端可置于肺动脉主干或左右肺动脉分支，或右室流出道进行造影。

2. 支气管动脉造影　在常规局部消毒后，应用 Seldinger 技术行股动脉穿刺插管，将 5F 的 cobra 导管插到第 5~6 胸椎水平，缓慢地上下移动寻找支气管动脉开口。当有嵌顿或挂钩感时，可能已插入支气管动脉，即用手推对比剂 0.5~1.0ml，在透视下观察支气管动脉的显示，确认没有与脊髓动脉共干后，注射对比剂进行造影。

3. 肋间动脉和胸廓内动脉造影　肋间动脉造影方法与支气管动脉造影大致相同。胸廓内动脉一般行股动脉穿刺，选用 4~5F 的单弯导管，进入主动脉弓，转动导管使导管头进入左或右锁骨下动脉，用导丝引导使导管头向前滑入胸廓内动脉，手推对比剂，在透视下观察胸廓内动脉的显示，确认后再把导管向前推进 2~3cm 后进行超选择性造影。

4. 上腔静脉造影　可应用穿刺法，穿刺头臂静脉或贵要或肘正中静脉。也可经股静脉穿刺插管，导管随导丝经下腔静脉至上腔静脉。采用猪尾导管进行造影。

### （二）造影参数选择

对比剂浓度为 50%~60% 离子型对比剂或相应浓度的非离子型对比剂。肺动脉主干造影时，对比剂用量为 15~20ml，流率 10~12ml/s，压限 600~900PSI；一侧肺动脉造影对比剂用量 10~20ml，流率 6~8ml/s；支气管动脉造影对比剂用量 4~6ml，流率 1~2ml/s，压限 250~300PSI，或手推对比剂；锁骨下动脉及腋动脉对比剂用量 8~10ml，流率 3~4ml/s，压限 300~400PSI；胸廓内动脉及肋间动脉对比剂用量 3~4ml，流率 1~2ml/s，压限 300~450PSI 或手推对比剂；上腔静脉造影，对比剂用量 15~20ml，流率 10~12ml/s 压限 400~600PSI；下腔静脉造影，对比剂用量 20~30ml，流率 12~15ml/s，压限 400~600PSI。

### （三）造影体位

1. 肺动脉造影常规取正位成像，必要时加摄斜位或侧位。

2. 支气管动脉造影常规取正位成像，必要时加摄斜位或侧位。

3. 肋间动脉和胸廓动脉造影常规取正位成像，必要时加摄斜位或侧位。

4. 上腔静脉造影常规取正位成像，必要时加摄斜位或侧位。

## 三、图像处理与重建

### （一）补偿滤过

由于肺部的密度不一致，在做心脏检查时，肺部的透亮度增加,图像的背景亮度加大,影响图像质量。在采集图像时,在肺野内加入一些密度相对低的物质,或使用光谱滤过器,使 X 线在被照射区衰减接近均匀,防止饱和伪影的产生。

### (二) 呼吸性移动对策

为防止因呼吸产生的伪影,在采集图像时使患者屏气,或采取短暂的停止呼吸,减少运动伪影的产生。

## 四、相关病变的介入治疗

### (一) 胸主动脉夹层的腔内治疗

胸主动脉夹层是指胸主动脉腔内高速、高压的血流从破损的主动脉内膜进入主动脉壁内,使主动脉中膜和外膜分离,外膜继而扩张膨出形成夹层动脉瘤。胸主动脉夹层是一种发病急、临床表现凶险、预后差、死亡率高的主动脉疾病。根据内膜破裂口部位与主动脉夹层累及的范围,进行不同的分型,其分型方法主要有 DeBakey 和 Stanford 两种分型法。DeBakey 分型:Ⅰ型,破裂口位于升主动脉,扩展累及腹主动脉;Ⅱ型,破裂口位于升主动脉,病变仅限于升主动脉;Ⅲ型,破裂口位于降主动脉,累及降主动脉或腹主动脉。Stanford 分型:A 型(相当于 DeBakey 分型中的Ⅰ型和Ⅱ型)和 B 型(Ⅲ型),其中 A 型占主动脉夹层比例大,约 60%~70%,无论破裂口位于哪一部位,只要累及升主动脉者,都属于 A型。破裂口位于降主动脉,但未累及升主动脉者都属于 B 型。

方法:根据术前的 CTA 检查决定手术入路,对支架植入的入路侧股动脉进行切开,直视下以 seldinger 方法进行股动脉穿刺,再采用"黄金"标记导管进行主动脉弓部造影,了解破裂口的位置及夹层情况,同时对颅内供血动脉与主动脉关系进行评估,主要为左锁骨下动脉及左椎动脉。对主动脉的大小、破裂口的位置进行测量,确认植入支架的位置、大小及长度。通过实时减影与实时蒙片的对比,确认支架的植入点。当确认无误时,更换导丝,送入支架,边释放边观测支架打开情况。释放结束后,进行造影复查,评估支架释放的位置,是否有内漏形成或对其他组织供血的影响(图 30-26)。

### (二) 支气管动脉的灌注与栓塞术

1. 支气管动脉灌注疗法(BAI)　原发性肺癌是呼吸系统最常见的恶性肿瘤,根据肿瘤生长的部位,临床上分为中心型和周围型肺癌。肺癌的基本治疗方法是手术、放疗和化疗,能手术者应尽早施行手术,根除病灶。晚期不能手术者或手术后复发者,采用支气管动脉灌注疗法。根据肺癌主要是由支气管动脉供血这一特点,利用支气管动脉插管将导管插入支气管动脉内,将抗癌药物注入靶血管,达到在短时间内杀伤癌细胞的目的。经导管动脉内灌注药物可以提高靶器官的药物浓度,不增加外周血的药物浓度。因为药物疗效不仅与自身的药理作用和病变对药物的敏感性有关,而且与病变局部的药物浓度和药物与病变接触的时间长短等因素有关。

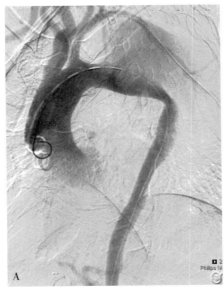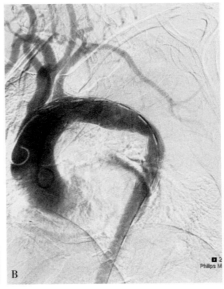

**图 30-26　胸主动脉夹层**
A. 胸主动脉夹层;B. 支架植入后

支气管动脉的灌注治疗常用于晚期不能手术且远处无转移的肺癌;肺部肿瘤手术前的局部化疗;手术后复发;同时与放射治疗结合。

方法:采用 seldinger 技术进行股动脉穿刺,并置放 5F、6F 的动脉鞘,将 5F 的 Corbra 导管送入胸主动脉,当导管顶端到达第四、五胸椎水平,气管隆凸处进行钩挂。当进入支气管动脉后,进行选择性支气管动脉造影,确定供血的支气管动脉后,固定导管。将抗癌药物用生理盐水稀释后缓慢地注射到靶血管。注射结束后观测病人变化,在透视的监视下拔出导管,包扎穿刺点。

2. 支气管动脉的栓塞术(BAE)　支气管动脉的栓塞术是经皮穿刺导管插入支气管动脉,使用栓塞物质对靶血管进行栓塞,使靶血管闭塞,达到治疗目的。

支气管动脉的栓塞术主要用于患者有反复咯血史,不宜手术者;对于咯血量 >200ml/24h,内科治疗无效者;反复咯血原因不明者。

方法:采用 seldinger 技术进行股动脉穿刺,并置放 5F、6F 的动脉鞘,将 5F 的 Corbra 导管送入胸主动脉,当导管顶端到达第四、五胸椎水平,气管隆凸处进行钩挂。应当先对病变侧血管进行探找,当进入支气管动脉后,先在导管内注入少量对比剂,经证实后方可进行造影。一般需要进行双侧的支气管动脉造影,确认出血或病变血管,有时需要进行超选择性造影才能明确病变部位,防止支气管动

脉与脊髓动脉相通,产生误栓所致截瘫。病变部位明确后注射栓塞剂进行栓塞。根据血管不同的管径、病变不同的治疗方式采用相应的栓塞材料,如PVA 颗粒、明胶海绵或弹簧圈。栓塞后约 3~5 分钟进行造影,核实栓塞情况,若栓塞不满意,加大栓塞剂再进行栓塞,当造影见到血管断流时,栓塞成功(图 30-27)。

## 第四节　心脏大血管与冠状动脉 DSA 技术与介入治疗

### 一、血管解剖

#### (一)正常心脏外形及特点

心脏位于胸腔内两肺之间,约 2/3 居正中线左侧,1/3 居正中线右侧,于第二肋至第五肋之间。心底宽而朝向右上方,有大血管由此出入;心尖朝向左下方,心尖向左前下方体表投影位置,相当于左侧第五肋间隙,锁骨中线内侧 1~2cm 处。心脏的大小相当于本人的拳头,形状像倒置圆锥体,长轴约与正中矢状面成 45° 角向左下倾斜。其前面比邻胸骨,大部分为右心室和右心房,小部分为左心室和左心房;后面比邻食管、大血管和脊椎骨,主要为左心房,小部分为右心房;两旁比邻肺,右缘主要为右心房,左缘上方小部分为左心房,下方是左心室;下面是膈肌,主要为左心室(图 30-28)。

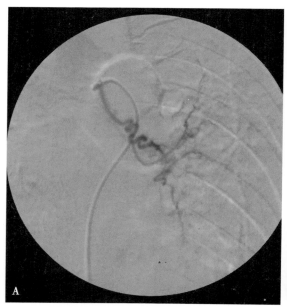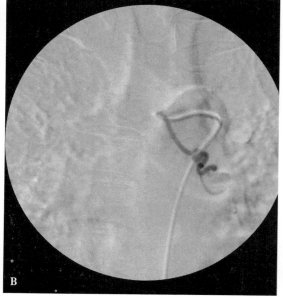

**图 30-27　支气管动脉栓塞**
A. 左支气管动脉造影;B. 栓塞后

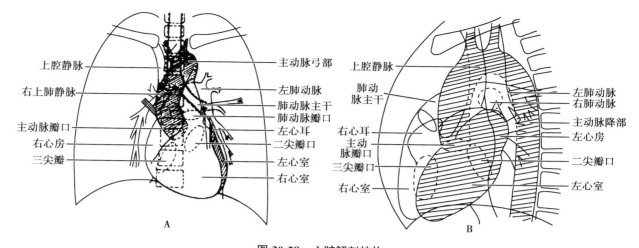

图 30-28　心脏解剖结构
A. 心脏解剖正位；B. 心脏解剖侧位

**（二）正常心腔结构**

1. 右心房（right atrium）　位于心的右上部，其前部呈锥形突出，遮于主动脉根部右侧，称右心耳（right auricle），右心房可分为前、后二部，前部为固有心房，后部为腔静脉窦（venacaval sinus）。两部在心表面以叫做界沟（terminal sulcus）的浅沟分界。心房内面与界沟对应处，形成的一条纵形的肌肉隆起，称为界嵴（terminal crest）。固有心房内面有从界嵴向前发出的平行肌隆起，叫做梳状肌（pectinatemuscles），右心耳内面的肌隆起则交织成网。腔静脉窦内壁光滑，其后上部有上腔静脉口，后下部有下腔静脉口，前下部有房室口。下腔静脉口与房室口之间有冠状窦口，口的下缘有冠状窦瓣。在下腔静脉口的前内侧缘有一镰状皱襞称下腔静脉瓣。在右心房的后内侧壁，房间隔的下部有一浅窝称卵圆窝（ovalfossa），为胎儿时期的卵圆孔在出生后闭锁形成的遗迹。右心房前下方为右房室口，由此通向右心室。

2. 右心室（right ventricle）　位于右心房的前下方，右室腔以室上嵴（supraventricularcrest）为界分为流入道与流出道两部分，流入道内壁由交错排列的肉柱即肌小梁构成，其入口即右房室口，周径平均为 11mm 左右。在其纤维瓣环上附着三片瓣膜，分别称作前瓣、后瓣和隔瓣，即为三尖瓣（tricuspid valve）。瓣膜的尖端指向室腔，瓣的边缘与室面通过数条结缔组织细索—腱索（tendinouschorda）连于乳头肌。乳头肌（papillary muscles）是从室壁突向室腔的锥状肉柱。流出道是右室腔向左上延伸部分，壁光滑，腔逐渐变窄形似倒置的漏斗，故也称漏斗部或肺动脉圆锥。出口为肺动脉口，通向肺动脉

干，纤维瓣环上有三个半月瓣，即肺动脉瓣（valves of pulmonary trunk）。右心室壁较薄，有 5~8mm。

3. 左心房（left atrium）　构成心底的大部分，是心脏最靠后上的部分。其向左前方突出的部分称左心耳（left auricle），其内肌小梁交织成网。左心房后部腔壁光滑，于左心房的后壁，有左上、下肺静脉和右上、下肺静脉四个入口。左心房的出口为左房室口，位于左心房的前下部。

4. 左心室（left ventricle）　位于右心室的左后下方，近似圆锥形，室壁厚 12~15mm，为右心室壁厚的 2~3 倍。左心室腔也分为流入道和流出道。流入道的入口为左房室口，位于左心室的右后上方。口周缘有纤维环，上附有两个近似三角形的瓣膜叫做二尖瓣（mitral valve）。前（尖）瓣较大，位于前内侧，介于主动脉口和左房室口之间，借此将左心室腔分为流入道和流出道两部分。后（尖）瓣较小，位于后外侧。前、后瓣底部连合在一起。二尖瓣的边缘和心室面的腱索连于乳头肌。左心室流出道壁光滑无肉柱，它的出口为主动脉口，位于左房室口的前侧，其周缘的纤维环上附有三个半月形袋状的瓣膜，称主动脉瓣（aortic valves），分别叫做左半月瓣、右半月瓣和后半月瓣，瓣膜大而坚韧。瓣膜与动脉壁之间的内腔称主动脉窦（aortic sinus）。在主动脉右窦和左窦处分别有右冠状动脉和左冠状动脉的开口。心室收缩时，血液推动二尖瓣，关闭左房室口，同时冲开主动脉瓣，血液射入主动脉。心室舒张时，主动脉瓣关闭，阻止血液倒流回左室，同时二尖瓣开放，左房血液流入左室。

**（三）房间隔与室间隔**

1. 房间隔（interatrialseptum）　介于左、右心房

之间,由于左心房位于右心房的左后方,故房间隔呈斜位,约与正中矢状面成45°角。房间隔的两侧面为心内膜,中间夹有结缔组织和心房肌纤维。房间隔在卵圆窝处最薄,主要由结缔组织构成,房间隔缺损多发生于此。

2. 室间隔(interventricularseptum) 位于左、右心室之间。室间隔可分为肌部和膜部。肌部构成室间隔下部的绝大部分,室间隔上部一小部分纤维组织为膜部,其上部靠近主动脉瓣和下方的卵圆区,即心房与心室交界处较薄弱,为室间隔缺损的好发部位。

### (四)冠状动脉与冠状静脉

冠状动脉是供应心肌血、氧的血管,它的解剖形态颇多变异。在正常情况下冠状动脉分出两大主枝,为左冠状动脉(left coronary artery,LCA)和右冠状动脉(right coronary artery,RCA),分别开口于升主动脉的左、右冠状动脉窦(图 30-29)。

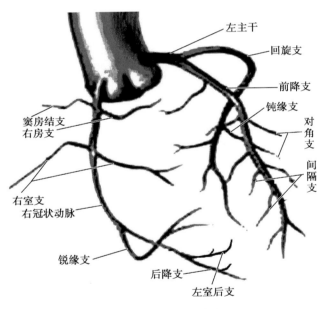

**图 30-29　冠状动脉解剖**

1. 左冠状动脉(left coronary artery) 发自于主动脉的左冠状动脉窦,左冠状动脉主干(LM)开口直径约 4~5mm,长度约 0.5~2cm,主要分支有前降支和回旋支。

前降支(LAD)为冠状动脉主干的直接延续,沿前室间沟下行,再绕过心尖切迹到达心脏后壁,在后室间沟下 1/3 处与右冠状动脉的后降支相吻合。前降支向左侧发出数支对角支(2~6 支不等)、向右侧发出数支平行而细小的间隔支等分支,供血区域有主动脉和肺动脉总干根部、部分左心房壁、左心室

前壁、部分右心室前壁、大部分心室间隔(上部和前部)、心尖区和前乳头肌等。

回旋支(LCX)从左主干发出后,多与前降支成角(约 40° ~150° 不等),沿左房室沟向后绕行,回旋支发出的分支颇多变异,主要分支有数支钝缘支、心房支。回旋支的供血区域有左心室侧壁和后壁、左心房,有时还供血到心室膈面、前乳头肌、后乳头肌、部分心室间隔、房室结、房室束和窦房结。

2. 右冠状动脉(right coronary artery) 起于主动脉右冠状动脉窦,主干在肺动脉起始部和右心耳之间进入右房室沟,向右下绕心脏锐缘至心脏膈面,然后经房室沟与后室间沟交叉点,直达右心室后下缘,为右心室和心脏膈面心肌供血。主要分支有窦房结支、右圆锥支、右房支、右室前支、锐缘支、右室后支、左室后支,后降支、房室结支等。右冠状动脉供血区域包括右心房、窦房结、右心室流出道、肺动脉圆锥、右心室前壁、右心室后壁、心室间隔下 1/3 和房室结。右冠状动脉占优势的病人尚供血到部分左心室和心尖部。

3. 冠状静脉 多伴行相邻的冠状动脉,如心大静脉也称左冠状静脉,心中静脉亦称右冠状静脉。常由心大、心中和心小静脉汇入冠状静脉窦,最后注入右心房。

## 二、造 影 技 术

### (一)心血管造影

心血管造影(cardio-angiography)是通过心导管向心脏和大血管的某些部位注入对比剂,使心脏血管显影,以显示心脏及血管解剖结构。由于心血管造影可以观察到其他检查难于观察到得病理改变,如肺部动脉发育情况、大血管的位置、心内血分流方向等。因此,大多数复杂的心脏病都要进行此种检查,是临床诊断心血管疾病金标准之一。目前临床主要应用选择性血管造影,它能直接显示造影部位的血管病变情况,对心血管疾病的诊断、治疗起决定性作用。

1. 手术操作 选择性右心房、右心室及肺动脉造影,是经股静脉穿刺插入 5~7F 猪尾巴造影导管,按造影目的分别将导管置于右心房中、右心室流出道、肺动脉主干等处进行造影。左心房造影可在右心房、右心室或肺动脉内注射对比剂,经肺循环使左心房显影,也可用穿刺房间隔的方法将导管从右心房送入左心房造影;左心室造影从股动脉、桡动脉或肱动脉穿刺并插入猪尾巴导管进入左心室进行

造影。

2. 造影参数选择　对比剂浓度为 300~370mgI/ml 非离子型对比剂。主动脉及左心室造影每次 40~45ml，流率 18~20ml/s；左、右心房造影每次 25~30ml，流率 10~12ml/s；右心室 35~40ml，流率 18~20ml/s；肺动脉主干造影每次 15~20ml，流率 14~16ml/s。注射压力选用 300~900PSI。

3. 造影体位

(1) 正位：标准后前位。

(2) 侧位：仰卧水平左或右侧位。

(3) 长轴斜位：左前斜 (LAO)45°~65° 角，同时向头侧倾斜 (CRA)25°~30° 角。此位置下主动脉窗将充分展开，室间隔前半部及二尖瓣环常呈切线位，左室流出道拉长显示，肺动脉主干及左下肺动脉延续部展开等。适用于选择性左、右心室造影。

(4) 四腔位：又称肝锁位。身体长轴向右斜与台面中线成 20°~30° 角，左前斜 (LAO)40°~50° 角，同时加足位 (CAU)45° 角。此时，整个房间隔和室间隔的后半部呈切线位，四个房室互相分开，房室瓣也分开且呈正面观。适用于房室通道型室间隔缺损（如心内膜垫缺损）、二尖瓣骑跨及单心室等的选择性左心室造影；三尖瓣骑跨或三尖瓣闭锁时的选择性右心房造影；三尖瓣关闭不全、单心室或右室双出口的选择性右心室造影等。

(5) 半轴位：又名肺动脉轴位。患者仰卧，取正头位 (CRA)45°~55° 角。让肺动脉分叉部基本与 X 线垂直，以显示肺动脉瓣、主干、分叉及左右肺动脉分支，此时主、肺动脉也分开。适用于法洛氏四联症、肺动脉狭窄或异位肺动脉等的选择性右心室和肺动脉造影；或假性动脉干及主、肺动脉间隔缺损时的主动脉造影等。

(6) 延长右前斜位：右前斜 (RAO)30°~35° 角，同时头倾 (CRA)20°~30° 角。让 X 线与右室流出道及肺动脉几乎垂直，展开主、肺动脉的前后关系，充分显示右室流出道、肺动脉瓣、肺动脉主干及其右侧分支。适用于选择性右心房、右心室和肺动脉造影。

(7) 右前斜位：通常取右前斜 30°，可观察左心功能、心室壁病变及二尖瓣功能。

(8) 其他：LAO20°~35° 加 CRA20°~30° 体位可显示房间隔及室间隔后部；RAO 30°~45° 体位可观察二尖瓣反流等等。对于先天性心脏病，需灵活设计某些复合倾斜角度的摄影体位，以清晰地显示病变解剖部位。

## （二）选择性冠状动脉造影

选择性冠状动脉造影术 (selective coronary arteriography) 是诊断冠心病的"金标准"。它不仅能准确地判断冠状动脉内病变的程度与范围，还能通过发现受损血管数目和受损心肌范围，而准确地判断预后。

1. 手术操作　冠状动脉造影常用血管径路为股动脉或桡动脉穿刺插管 (图 30-30)，将导管分别选择性插入左、右冠状动脉口部，试注对比剂证实导管在冠状动脉口内，先进行冠脉口内压力检测，避免导管嵌顿入冠状动脉口内，如压力正常即可行冠状动脉造影。一般情况下，先做左冠状动脉造影，后做右冠状动脉造影。有时冠脉开口变异，难以找到的情况下，可先行左心室造影，了解左室功能、冠状动脉开口及主动脉形态等情况，便于选择冠脉造影导管型号和指导插管。

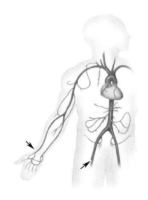

图 30-30　冠状动脉造影常用血管径路

(1) 股动脉入路：动脉穿刺成功后，选用冠状动脉造影导管 (Judkins 导管)，引入左冠状动脉导管，当导管尖端达到升主动脉时，左冠状动脉导管抵住升主动脉右壁，将管尖抵住升主动脉左侧壁慢慢下滑，导管尖即可顺利进入左冠状动脉口。以 1~2ml 对比剂先行试验推注，及观察冠脉内压力正常，确认插管位置恰当，然后手推对比剂约 8~10ml/次，以 15~30 帧/s 数字录像多体位投照进行造影检查，左冠状动脉造影结束后，在左前斜位透视下，右冠状动脉导管抵达升主动脉右冠窦底，轻轻提拉和旋转导管头端使其转向右侧，轻轻上下滑动，一般都可顺利进入右冠状动脉口。以 1~2ml 对比剂先行试验推注，及观察冠脉内压力正常，确认插管位置恰当，然后手推对比剂，每次 6~8ml。右冠状动脉开口变异较多，插管较为困难，操作者应轻柔、耐心。

(2) 桡动脉入路：经皮桡动脉穿刺插管时，选用桡动脉多功能造影管 Sones 导管,可避免因更换导管而造成桡动脉痉挛的发生。在透视下,将导管经桡动脉送至主动脉窦底部,操纵导管使其头端位于左冠状动脉开口附近,轻轻提拉和旋转导管头端即可进入左冠状动脉开口。以 1~2ml 对比剂先行试推注,及观察冠脉内压力正常,确认插管位置恰当即行多体位造影,左冠状动脉造影结束后,在左前斜位透视下,将导管头端移至主动脉瓣缘水平窦底处,管头向前,轻送并旋转至右侧,轻轻上下滑动,即可进入右冠状动脉口。

经桡动脉冠脉介入入路优点:手部的双重循环,减少手部的缺血,穿刺部位骨面扁平无骨突,减少穿刺部位出血,穿刺部位无主要神经血管走行,无神经损伤的风险,减少穿刺点并发症,减少患者术后观察时间,进而降低患者的费用,使患者提前下床活动,改善患者术后的下肢活动能力,使患者感到舒适。

桡动脉入路缺点:桡动脉较细,容易发生痉挛,穿刺插管有一定的失败率,术后有部分患者可出现狭窄甚至闭塞。由于手掌有桡动脉和尺动脉双重供血,即使桡动脉闭塞一般也不会有感觉。极个别患者可发生骨筋膜室综合征、手臂神经损伤等严重并发症。行桡动脉插管前需行桡动脉处的 Allen 试验,以确定其可行性。

Allen 试验(图 30-31):检查手部的血液供应,桡动脉与尺动脉之间的吻合情况。用来评价桡动脉穿刺插管的成功率。方法:①术者用双手同时按压桡动脉和尺动脉;②嘱患者反复用力握拳和张开手指 5~7 次至手掌变白;③松开对尺动脉的压迫,继续保持压迫桡动脉,观察手掌颜色变化。若手掌颜色 10s 之内迅速变红或恢复正常,即 Allen 试验阴性,表明尺动脉和桡动脉间存在良好的侧支循环;相反,若 10s 手掌颜色仍为苍白,Allen 试验阳性,这表明

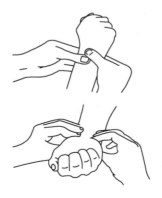

图 30-31　Allen 试验

手掌侧支循环不良。阳性严禁从桡动脉穿刺做介入手术。

2. 摄影体位

(1)左冠状动脉主干:摄影体位通常为 LAO45°+CRA25°~30° 或 LAO45°+CAU25°~30°(即蜘蛛位横位心时采用)在此两方位可以观察到左冠状动脉主干及前降支,回旋支的开口处;正 CRA30° 可显示左冠状动脉主干远端;如左主干较短时,RAO30° 加头位或者足位也可以较好地展示左主干。

(2)左前降支:摄影体位通常为 LAO30°~45°+CRA20°~25° 可对左前降支近端和中段以及角支和室间隔穿支开口部位清晰观察,RAO35°~55°+CRA15°~25° 或加 CAU25° 也是显示左前降支近段较好的投照角度;正 CRA30°~35° 为左前降支中段、远段显示的最佳摄影体位。

(3)回旋支:摄影体位通常为 RAO30°+CAU15°~25°、正 CAU25°~30°、LAO45°+CAU25°~30° 能清晰显示左回旋支。

(4)右冠状动脉:摄影体位通常为 LAO45°,能对右冠状动脉起始部至后降支的血管节段作清晰显示;RAO30°+CAU15°~25° 亦是较好显示右冠状动脉主干的体位;LAO30°~45°+CRA20°~25° 可显示右冠状动脉后降支和左室后支;正 CRA20°~25° 亦可较好显示后降支和左室后支的体位(图 30-32)。

3. 摄影参数选择　对比剂选用非离子型对比剂,浓度为 300~370mg/ml,左冠状动脉每次 8~10ml,右冠状动脉每次 6~8ml,手推对比剂 1~2 秒内匀速推完,以每秒 15~30 帧连续采集影像。

(三)旋转冠状动脉造影

经股动脉或桡动脉穿刺插管,将导管分别选择性插入左、右冠状动脉口部,为获得较好的旋转采集序列,首先需要将患者置于等中心位,即在后前位和侧位透视下使感兴趣区都在视野的中心。然后在非透视下进行常速旋转轨迹测试,以确保机架运动过程不会遇到障碍。准备好高压注射器推注对比剂。按下旋转采集键后机架即开始按设定轨迹高速旋转采集。对比剂完全显示整个冠状动脉,通常在旋转运动停止延迟数秒钟后,停止采集。应注意的是对比剂注射在旋转前开始,在旋转结束后终止,准备的对比剂总量应用超过 4ml/s 乘以旋转时间。旋转采集的机架旋转角度左冠为 RAO30°+CRA25° 至 LAO50°+CA25°;右冠为 LAO60° 至 RAO30°。根据每例患者冠脉血流的特征及影像采集所需时间调整造影剂用量及注射速率。一般用法是右冠旋转采

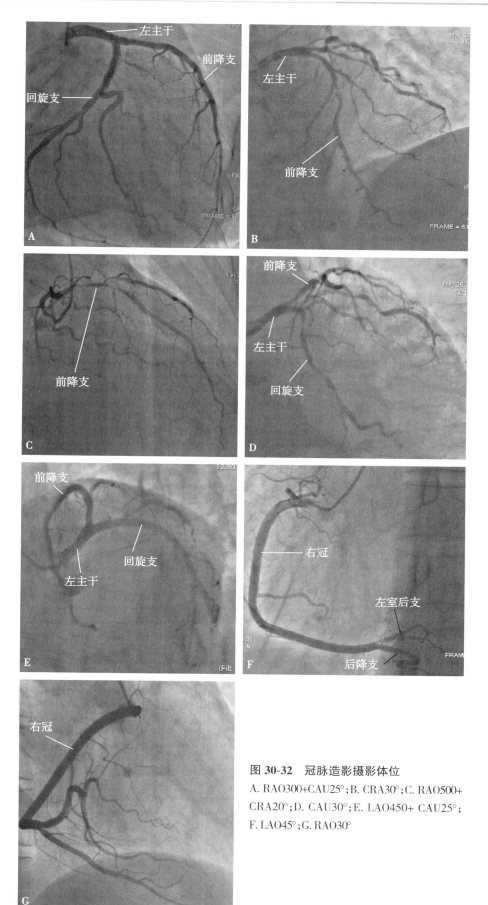

图 30-32　冠脉造影摄影体位
A. RAO300+CAU25°；B. CRA30°；C. RAO500+CRA20°；D. CAU30°；E. LAO450+ CAU25°；F. LAO45°；G. RAO30°

集用 12ml 对比剂,每秒注射 3ml,左冠旋转采集用 16ml 对比剂,每秒注射 4ml。所有造影采集都采用 30 帧/秒。

旋转冠状动脉造影主要优点是应用较少的对比剂及射线辐射量即能显示大量的冠脉病变信息。旋转冠状动脉造影对比剂的应用减少了近 1/5,辐射剂量明显减少。旋转冠状动脉造影减少了辐射剂量且没有损失完整冠脉造影的优势。旋转冠状动脉造影实际上比标准冠脉造影提供了更多的冠脉信息。提供了冠状动脉树额外信息,尤其是开口病变,分叉病变,及明显偏心病变;减少了术者寻找最佳投射角度对技术熟练的依赖程度。

## 三、图像处理与重建

### (一)屏幕图像

1. 透视图像　透视图像一般采用小视野,低脉冲,前后及左右倾角,以及缩光器组合使用。操作简单,不但保证了图像质量,患者与介入医师的辐射剂量也大大降低。透视时焦点与影像平板的距离尽可能的远,患者与影像平板的距离尽可能的近。可通过放大摄影,来减少噪声,减少散射线,使图像更加清晰。插管过程及治疗中,采取间断脉冲透视,缩小透视野,应用静态分屏路标技术及窗口技术,可充分显示血管的开口及其走行,有利于导丝及导管超选择性的插入,在保证整个造影、治疗质量的前提下,缩短手术时间,提高手术效果和成功率,减少医患双方的放射损伤。超选时应用高脉冲或连续脉冲透视以得到优质的透视影像。

2. 采集图像　心脏冠脉与左室造影可应用 15F/S 或 30F/S。多角度全方位观察心血管情况,避免漏诊。另外,高压注射器的应用至关重要,注射延迟、X 线延迟、流量(注射速度 ml/s)、注射总量(ml)、注射压力(PSI)等均应根据不同部位精心设计。在介入治疗时应将患者的空曝区及肺部区域应用滤板技术进行遮挡,增加图像均匀性、减少噪声等。

### (二)照片图像

通过对图像窗宽窗位调节、放大及多幅显示、测量、打印排版、感兴趣区选择等,进行校正后存储、刻录与打印。3D 图像可通过三维重建软件对 3D 图形通过切割、导航引导等在全方位旋转状态下同步观察,选择最佳血管解剖状态进行图像的存储、打印与刻录。

1. 左心室造影心功能分析　经外周动脉(股动脉、桡动脉)经皮 Seldinger 穿刺,动脉穿刺成功后,放入血管鞘,经血管鞘引入 6 F 或 7 F 猪尾巴导管至左心室造影,采用 RAO30° 角度投照,对比剂选用非离子型对比剂,浓度为 300~370mg/ml,用量为成人一般 35~40ml,每秒 18~20ml 连续注射,儿童以 1.25~1.5ml/Kg 体重计算,每秒 13~16ml 连续注射,每秒 15~30 帧连续采集影像,观察心室壁的收缩功能及室壁运动情况。利用心功能分析软件,首先进行导管校正,校正因子为导管外径和图像中的导管外径之比。避免造影时导管刺激引起的期前收缩,选取舒张末期心室容积(EDV)和收缩末期心室容积(ESV)。采用 Simpson's 法测定左心射血分数(LVEF),EF=EDV−ESV/EDV。射血分数是目前临床上最常用的心脏功能指标,它是心室每搏量与心室舒张末期容积的比值。射血分数的正常值及变异范围:成人正常的左室射血分数(LVEF)为 60%±7.0%。通常认为,静态 LVEF<50% 即为心室功能降低。心室射血分数的影响因素:EF 主要是反映心肌的收缩力,因此它受前负荷,后负荷,心肌抑制药如奎尼丁、胺碘酮、普罗帕酮、维拉帕米等,酸中毒和心肌缺血等影响。所以评估心脏功能时,必须要结合病人的临床情况。

2. 定量冠状动脉狭窄分析　常规多体位分别做左、右冠状动脉造影,选取冠脉狭窄显影最佳体位,首先,进行导管校正,校正因子为导管外径和图像中的导管外径之比。选取冠脉狭窄段截取其近端及远端正常血管直径为参考血管直径,与病变处血管直径之比,自动分析靶血管病变的长度、直径、狭窄处最小直径、狭窄率、参考血管直径、分叉病变夹角等。

3. 自动角度投照分析系统(Compart 软件)　冠状动脉造影(CAG)是目前确诊冠状动脉粥样硬化性心脏病最有价值的检查手段,也称之为"金指标",但由于投照体位的不当,冠状动脉显影影像质量较差,造成误诊或漏诊,不能满足临床影像诊断需要。Christiaens 和 D umay 把感兴趣血管段假设成直线段,通过在两幅不同角度(两角度之间角度差大于 30 度以上)的造影图像上分别选取血管段的始点和末点,利用向量间的几何关系来获得最佳造影角度。Compart 分析软件基于同样的原理。

冠状动脉造影术是利用导管对冠状动脉解剖进行放射影像学检查的一种介入性诊断技术,又是一种有创伤性的诊断技术,要求操作熟练,造影投照体位把握准确,要求能清楚地暴露冠状动脉的主支和分支血管的全貌及血管开口处的情况。通过

Compart 软件（自动角度投照分析系统），总结冠状动脉显影的最佳投照体位与心脏位置类型（横位心、垂位心等）的特异性关系，尽量做到 X 线的投照方向与冠状动脉走行垂直，在该角度下的造影图像中感兴趣血管段具有最小投影缩短和被其他血管最小遮盖。最佳造影角度下的血管狭窄百分比测量能显著提高其定量分析的精度。从而为冠心病诊断提供可靠的解剖和功能信息，为介入治疗或冠状动脉搭桥术方案的选择奠定科学依据。

### （三）图像存储与传输

　　光盘存储图像根据机器配置的不同有多种刻录速度可供选择，通常有 16X、24X、48X 刻录。刻录速度提高的同时，坏盘概率也随之提高，如对速度无特殊需要，常规使用 24X 即可达到使用要求。有条件时可编制患者数据库以便查询。将影像资料传输到医院的图像存档与通信系统（picture archiving and communication system），简称 PACS。利用计算机信息技术可以高速、高效的检索、复制、传递图像，真正实现了医学图像信息资源的共享。图像的跨科室、医院、地区流动，减少了等待检查结果的时间，方便了医生检索相关图像，有利于迅速诊断和治疗，无损、高效的图像传输，提高了远程会诊的质量。

## 四、相关病变的介入治疗

### （一）左心耳封堵术（LAAC）

　　左心耳（left atrial appendage，LAA）是左心房内狭长、弯曲的管状盲端。其特殊的解剖结构和纤维走行使心电活动在 LAA 内的传导有别于左心房（left atrium，LA）。近年研究发现，LAA 不仅是血栓形成的常见部位，也是房性心律失常产生和维持的重要部位。非瓣膜性心房颤动患者中，约 90% 的血栓源自左心耳。手术切除左心耳已在瓣膜性心脏病手术中普及，但外科左心耳结扎很难达到完全封闭，有 1/3~1/2 患者的左心耳与左心房间有残余交通。经皮左心耳封堵术因操作相对简单易行、创伤小、成功率高已被用于临床。

　　1. 适应证

　　（1）房颤发生时间 >3 个月，持续性房颤，或是长期持续性和永久性房颤患者（非风湿性瓣膜病所致）已经出现出血并发症或很可能出现出血并发症者。

　　（2）有华法林应用禁忌证或无法长期服用华法林；口服抗凝药的顺应性低，不愿意长期采用口服抗凝疗法者。

　　（3）大于 18 岁，左心耳封堵术理论上存在升高

左房压力以至组织和电重构的可能，远期会在多大程度上抵消左心耳封堵益处尚缺少相关研究。因此，倾向于将患者年龄上调。对有缺血性卒中史的患者，如存在华法林禁忌证，可适当将年龄放宽。总体上，经皮左心耳封堵术最适宜的人群可能为超过 75 岁的卒中高危者，原因在于：①此类患者是导管消融的相对禁忌人群；②华法林抗凝本身的出血风险已被证实甚至高于其预防血栓的效能；③该人群预期寿命可能不足以使左心耳封堵潜在的负面效应显现。

　　（4）CHADS2-VAS 评分 ≥2 分。C：充血性心力衰竭；H：高血压；A：年龄 ≥75；D：糖尿病；S：卒中史 / 短暂性脑缺血发作；V：心血管疾病；A：年龄 65~74；S：女性。

　　（5）HAS-BLED 评分 ≥3 分。H：高血压；A：肾和肝功能异常；S：卒中；B：出血；L：INRs 易变；E：高龄（如年龄 >65 岁）；D：药物或酒精。

　　（6）可长期服用氯吡格雷和阿司匹林。

　　（7）其他（如职业原因）。

　　2. 禁忌证

　　（1）左房内有活动性血栓。

　　（2）左心耳深度不够。

　　（3）心功能不良，合并感染性疾病者。

　　3. 手术操作

　　（1）左心耳形态个体化差异较大：不同患者的左心耳形态差异较大。左心耳形态分为四类，即鸡翅类（约占 48%）、仙人掌类（30%）、风向袋类（19%）和菜花样类（8%）。不同形态的左心耳，其卒中、短暂性脑缺血发作的趋势不同，其中菜花样左心耳与发生卒中的相关系数最高。

　　（2）左心耳封堵器的类型：左心耳封堵器发展至今已有很多种类，已经临床应用的主要有 3 种：PLAATO（Ev3 公司，美国）、WATCHMAN（Atritech 公司，美国）和 Amplazer 封堵器。以左心耳封堵器及组件为例介绍其结构（图 30-34）。

　　1）骨架为镍钛诺结构：尺寸（直径）：21mm，24mm，27mm，30mm，33mm；镍钛合金支架的左心房面覆盖聚酯膜，心耳面开放，环绕封堵器体部装配倒钩，可使其与左心耳壁固定。

　　2）左心耳封堵系统组件：（图 30-33）房间隔穿刺通路系统，有单弯，双弯两种，外径 14F（4.7mm），内径 12F，工作长度 75cm；封堵器输送系统等。

　　（3）术前常规检查：三大常规、肝肾功能、血糖、血脂、电解质、凝血、血型、D 二聚体、肌钙蛋白 I、传

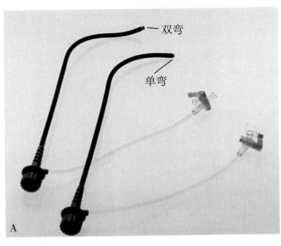
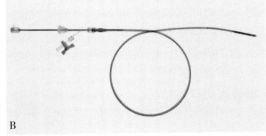

图 30-33　左心耳封堵系统组件

A. 房间隔穿刺通路系统；B. 左心耳封堵组件递送系统

染病筛选、心电图、心脏彩超、胸片、动态心电图等。术前国际标准化比率（international normalized ratio, INR）：1.5~2.0。术前 3 天停用华法林，改低分子肝素皮下注射；如果术前未停用华法林，术中肝素酌情用量，术前常规二代头孢静脉滴注，预防术中感染，术前 8 小时禁食禁水。

（4）术中操作：术中麻醉插管（全麻），建立静脉通路，食管超声观察排除左心耳血栓，测量左心耳口部直径和深度（口部直径需要 <31mm），LVEF（>30% 可以做封堵）。股静脉穿刺，置入血管鞘，行房间隔穿刺，建议穿刺位置在房间隔中下靠后。将猪尾管定向到左心耳，采用 RAO30° 加头位 / 足位 20° 做左心耳部造影，观察其形态、测量左心耳口部大小及深度。选择合适尺寸的封堵器，封堵器直径的选取取决于左心耳开口的最大直径，左心耳开口直径应在 17~31mm 之间，左心耳可用深度应大于或等于开口直径（表 30-2）。

表 30-2　封堵器大小与左心耳开口大小对应关系

| LAA 最大开口（mm） | 器械尺寸（mm）（无挤压状态） |
| --- | --- |
| 17~19 | 21 |
| 20~22 | 24 |
| 23~25 | 27 |
| 26~28 | 30 |
| 29~31 | 33 |

导引鞘定位与操控进入左心耳，为了更好地观察左心耳结构以及确定导引鞘的头端位置，应多视角多方法观察。左心房造影至少 RAO30° 头位 / 足

位多方位观察；TEE 至少 0°~135° 扫视。导引鞘在向心耳尖部或者心耳壁推进到深处时，多视角观察尤为重要。寻找左心耳中合适的位置，平稳缓慢的展开封堵器（至少 3~5 秒），确保封堵器远端未发生前移，封堵器展开过程中，禁止向前推。封堵器释放前所有释放条件都必须满足：Position 位置 - 封堵器最大直径平面刚好在或稍远于左心耳开口平面；Anchor 锚定（稳定性）倒刺嵌入组织，封堵器位置稳定；Size 大小 - 封堵器相对于原直径压缩 8%~20%；Seal 封堵 - 封堵器覆盖开口平面，左心耳所有瓣叶都被封堵。如果需要，封堵器可以回收（部分或整体）重新放置。

4. 术后抗凝　患者需要术后服用华法林至少 45 天（有效 INR 内），45 天以后，TEE 评估血流是从封堵器周围还是封堵器内部流出的，如果左心耳封堵完全，或者残存血流小于 5mm，则可停止服用华法林，病人应继续服用阿司匹林和氯吡格雷直至术后六个月，术后 6 个月后，继续服用阿司匹林。如果残存血流大于 5mm，则应继续服用华法林，TEE 下确定残存血流小于 5mm 后再继续阿司匹林治疗。

5. 并发症

（1）急性心脏穿孔及压塞。

（2）血栓栓塞并发症。

（3）封堵器移位或脱落。

**（二）动脉导管未闭（PDA）介入封堵术**

动脉导管未闭（PDA）是最常见的先天性心脏病之一，目前治疗方法主要有介入封堵术、开胸结扎术、胸腔镜手术等。开胸结扎手术，其创伤大，术后恢复时间较长，且会遗留明显的疤痕。而介入治疗

具有安全、有效、创伤小、康复快、并发症少等优点。介入治疗已是动脉导管未闭的首选治疗方法。

1. 适应证

（1）Amplatzer 法

1）左向右分流不合并需要外科手术的 PDA。

2）PDA 最窄径≥2mm，年龄通常≥6 个月，体重≥4kg。

3）PDA 外科手术后残余分流。

（2）可控弹簧栓子法

1）左向右分流不合并需要外科手术的 PDA。

2）PDA 最窄径（Cook 弹簧圈≤2mm，Pfm 弹簧圈≤3mm），其余同 Amplatzer 法。

2. 禁忌证

（1）Amplatzer 法

1）依赖 PDA 存在的心脏畸形。

2）严重肺动脉高压并已导致右向左分流。

3）败血症，封堵术前 1 个月内患有严重感染。

4）活动性心内膜炎，心内有赘生物。

5）导管插入途径有血栓形成。

（2）可控弹簧栓子法

1）窗形 PDA。

2）其余同 Amplatzer 法。

3. 手术操作　经皮 Seldinger 穿刺右股动脉、股静脉成功后，放入血管鞘，先用猪尾巴导管行降主动脉造影，采用左侧位投影，确认其导管的位置、大小、形态。建立股静脉 - 右房 - 右室 - 肺动脉 - 动脉导管 - 降主动脉的导丝轨道，选择比测量动脉导管宽度大 4~8mm 的封堵器及合适的输送鞘管系统，在透视下送入封堵器，卡于动脉导管内，重复左侧位降主动脉造影，无残余分流，即可释放封堵器，完成治疗（图 30-34）。

4. 术后处理

（1）穿刺侧肢体制动 6 小时，卧床 20 小时，局部沙袋压迫 6 小时。

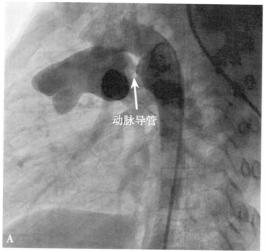

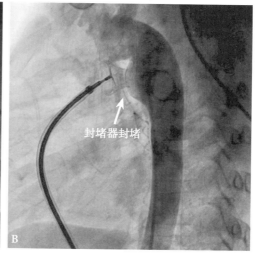

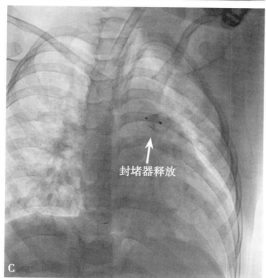

**图 30-34　动脉导管未闭封堵术**

A. 降主动脉造影显示 PDA；B. 封堵器封堵 PDA；
C. 封堵器释放后

（2）用抗生素 1 天。

（3）术后 24 小时、1、3、6 及 12 个月复查经胸超声心动图。

5. 并发症

（1）溶血：应尽量完全封堵 PDA，避免产生喷射性残余分流。一旦发生溶血多采用非手术疗法，包括应用激素、碳酸氢钠等，酌情输血；也可采用可控弹簧栓子再次封堵；若无奏效且患者病情有恶化之趋势应行外科手术。

（2）封堵器脱落：操作要规范，封堵器定位要准确。发生封堵器脱落应酌情采用异物钳夹取，若不成功则行手术处理。

（3）主动脉及肺动脉夹层：为预防其发生，应轻柔操作，一旦发生视病情采取非手术治疗、带膜支架置入或外科手术。若为肺动脉夹层也可尝试经动脉侧送导丝建立股动脉 -PDA- 肺动脉 - 股静脉轨道，然后进行封堵。

（4）左肺动脉及降主动脉狭窄：若有明显压差应更换或取出封堵器。

（5）残余分流：少量残余分流可随访观察；中量以上残余分流应行再次封堵术或外科处理。

**（三）房间隔缺损（ASD）介入封堵术**

房间隔缺损是先天性心脏病中最常见的一种病变。介入封堵术安全性高，手术操作时间短，术后恢复快。采用经股静脉穿刺的方法，将封堵伞送入心房，补贴固定在房间隔缺（ASD）损处，阻断房水平左向右分流，恢复正常血液循环。

1. 适应证

（1）继发孔房缺：分流方向为左向右，同时具备以下条件：①缺损直径≥3mm，≤34mm；②右心房室扩张，有右室容量负荷增加的指征；③缺损边缘至冠状静脉窦，上下腔静脉口及右上肺静脉的距离≥5mm；④缺损边缘至房室瓣环距离≥7mm；⑤房缺左向右分流不伴有重度肺动脉高压。

（2）继发孔房缺外科术后残余分流。

2. 禁忌证

（1）原发性房间隔缺损及冠状静脉窦型房间隔缺损。

（2）最大直径≥34mm，边缘组织过软，尤其是下腔静脉端及房室瓣环部位房缺。

（3）房间隔组织发育差，有大的房间隔瘤者。

（4）合并重度肺动脉高压者。

（5）合并其他必须手术矫治的畸形者。

（6）合并血栓、感染、败血症或其他严重并发症者。

3. 手术操作　局麻或全麻下穿刺股静脉，放入血管鞘，经血管鞘进入端侧孔多功能导管到右心房，行右心导管检查，静脉推注肝素 100U/kg。将 260cm 加硬导丝从右心房经房间隔缺损处进入左心房，置于左上肺静脉内，再更换输送鞘管于左房内。根据术前彩超测量房缺大小，选择比测量缺损大 4~6mm 的封堵器及合适的输送鞘管系统至左房内，在透视及超声心动图监测下，先打开封堵器的左房侧伞，回撤至房缺的左房侧，固定输送导管，继续回撤鞘管打开封堵器的右房侧伞。经透视及超声心动图下监测封堵器位置及形态达满意且无残余分流时，可少许用力反复推拉输送鞘管，重复超声及透视，当封堵器固定不变，可操纵旋转柄释放封堵器，撤出鞘管，压迫止血（图 30-35）。

4. 术后处理

（1）入病房监护。

（2）术后肝素抗凝 24 小时。

（3）口服阿司匹林，小儿 3~5mg/（kg·d），成人 3mg/（kg·d），6 个月，封堵器直径≥30mm 患者可酌情加服波立维，成人 75mg/d。

（4）应用抗生素。

（5）术后 24 小时及 1、3、6、12 个月复查超声心动图、心电图及 X 线胸片。

**（四）室间隔缺损（VSD）的介入封堵术**

室间隔缺损是最常见的先天性心脏病之一，它亦可能是后天性的，可发生在室间隔的任何解剖部位。介入封堵术创伤小，痛苦少，疗效迅速，患者乐于接受。

1. 适应证

（1）室间隔缺损直径：膜部室缺直径 2~12mm，肌部室缺直径≤14mm，儿童一般应≤10mm。

（2）膜部室缺距主动脉右冠瓣的距离 >1.5~2mm，同时主动脉右冠瓣脱垂未遮挡缺损口，不合并病理性主动脉瓣反流。

（3）缺损距三尖瓣距离≥1.5~2mm，无中度以上三尖瓣反流。

（4）室间隔缺损合并其他可以介入治疗的心血管畸形。

（5）外科手术后残余漏。

（6）轻到中度肺动脉高压而无右向左分流。

（7）急性心肌梗死室间隔穿孔或外伤性室间隔穿孔。

（8）年龄 >3 岁，体重 >10kg。

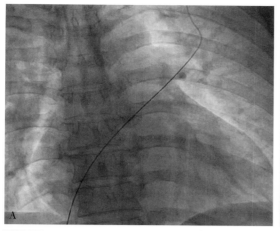
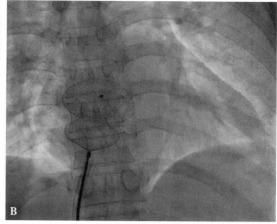
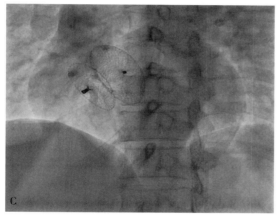

**图 30-35　房间隔缺损封堵术**

A.轨道导丝至左上肺静脉;B.封堵器封堵 ASD;C.封堵器释放后

2. 禁忌证

(1) 缺损解剖位置不良,封堵器放置后影响主动脉瓣或房室瓣功能的,如肺动脉干下型室缺。

(2) 活动性心内膜炎,心内有赘生物,或引起菌血症的其他感染。

(3) 封堵器安置处有血栓存在,导管插入处有静脉血栓形成。

(4) 重度肺动脉高压伴双向分流者。

3. 手术操作　经皮 Seldinger 穿刺右动股脉、股静脉成功后,放入血管鞘,先用猪尾巴导管行左心室造影,采用左前斜 45° ~55° 加向头斜 25° ~30° 角度投照,确认其室缺的位置、大小、形态及距主动脉瓣的距离,再做主动脉瓣上造影,确认有无主动脉瓣反流,然后建立股动脉—降主动脉 - 左心室 - 室缺损处 - 右室 - 股静脉的轨道,选择比测量缺损口大 3~4mm 的封堵器及合适的输送鞘管系统,从股静脉侧经输送长鞘送入封堵器,在升主动脉或左心室内张开封堵器前伞,后撤于室缺处,于右室面侧张开后伞,将封堵器卡于缺损处,再以前斜 45° ~55° 加向头斜 25° ~30° 角度做左心室及主动脉瓣上造影。观察其缺损处封堵完全及未影响主动脉瓣开放,即

可释放封堵器,完成治疗(图 30-36)。

4. 术后处理

(1) 穿刺侧肢体制动 8 小时,卧床 20 小时,局部沙袋压迫 6 小时。

(2) 术后肝素抗凝 24 小时。

(3) 心电图监测,观察 5~7 日。

(4) 应用地塞米松(成人 10mg/d,儿童 3~5mg/d,静脉注射)3~5 日。

(5) 口服肠溶阿司匹林 3~4mg/(kg·d),6 个月。

(6) 抗生素 1 天。

(7) 术后 24 小时、1、3、6 及 12 个月以上复查经胸超声心动图、心电图及 X 线胸片。

5. 并发症及其防治

(1) 心律失常:是最常见的并发症,可发生于术中或术后,出现室性期前收缩、室速、交界性心动过速、束支传导阻滞、房室传导阻滞等。术中出现者多由于导管或导丝刺激心脏内结构或封堵器对传导束暂时性挤压所致,及时终止操作大多短时间内恢复正常。术后出现Ⅲ度房室传导阻滞的发生与封堵器过大、患者年龄 <5 岁、体质量 <10kg、手术时间延长、术中出现传导阻滞等相关。因此,为避

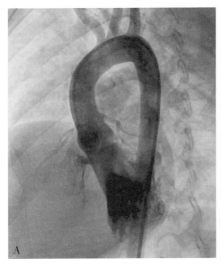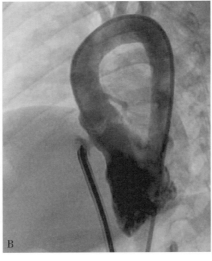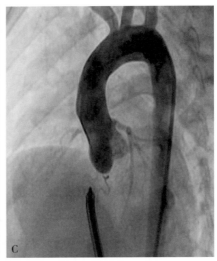

**图 30-36　室间隔缺损封堵术**

A. 左室造影 LAO550+CRA25°；B. 封堵器封堵 VSD；C. 主动脉瓣上造影

免严重并发症出现,应仔细选择合适病例,谨慎操作,术中出现高度或完全性房室传导阻滞,应及时终止介入封堵术。术后留观时间至少 1 周以上,短期内应用糖皮质激素预防传导阻滞发生,一旦出现严重传导阻滞,应及时置入临时心脏起搏器,甚至永久起搏治疗。

(2) 瓣膜关闭不全:包括轻度以上主动脉关闭不全、二尖瓣关闭不全、三尖瓣关闭不全等。发生率为 2%~10%。发生原因往往是介入操作过程中损伤瓣膜结构或腱索所致。亦有报道因置入封堵器后,瓣膜反复与封堵器接触,瓣膜损伤导致关闭不全。通过术后升主动脉造影,主动脉瓣关闭不全较易发现,二尖瓣或三尖瓣反流需经心脏超声明确。因此,术中超声监测较为重要。手术操作轻柔,注意导引钢丝及输送长鞘在心脏内走行轨迹,避免瓣膜损伤。若释放封堵器之前发生,应收回封堵器,若释放封堵器之后发生应酌情手术处理。

(3) 机械性溶血:术后因有残余分流,高速血流冲击封堵器,可产生机械性溶血,发生率较小。可见肉眼血尿。给予地塞米松、碳酸氢钠、大量补液等治疗后,血尿于 72 小时后缓解。如有持续性肉眼血尿,一般建议取出封堵器,酌情外科手术或再次封堵治疗。

(4) 其他少见并发症:包括急性左心衰竭、髂静脉血栓形成、腹股沟血肿、心包填塞、下肢动脉血栓形成、术后猝死、感染性心内膜炎等。术中小心操作、术后适当应用抗血小板药及抗生素可减少此类并发症。

**(五)二尖瓣狭窄球囊扩张术(PBMV)**

二尖瓣狭窄的球囊扩张术,是利用球囊扩张的机械力量使粘连的二尖瓣叶交界处分离,以缓解瓣口狭窄程度,从而降低左心房内压力,缓解肺淤血症状,对患者提高生活质量有重要意义。

1. 适应证

(1) 中、重度单纯二尖瓣狭窄,瓣膜无明显变形、弹性好、无严重钙化,瓣膜下结构无明显异常,左心房无血栓,瓣口面积≤1.2cm²,窦性心律。

(2) 二尖瓣交界分离手术后再狭窄,心房纤颤,二尖瓣钙化,合并轻度二尖瓣或主动脉瓣关闭不全,可作为相对适应证。合并房颤时术前需做食管超声检查,排除没有血栓,方可行球囊扩张术。

(3) 二尖瓣狭窄伴重度肺动脉高压,手术治疗危险性很大者,不宜换瓣者,也可作为二尖瓣狭窄球囊扩张术的选择对象。

2. 禁忌证

(1) 风湿活动,有体循环栓塞史及严重心律失常,严重心功能不全者。

(2) 二尖瓣叶明显变形,瓣下结构严重异常。

(3) 二尖瓣或主动脉瓣中度以上关闭不全。

(4) 房间隔穿刺禁忌者。

(5) 病人有出血性疾病或有出血倾向。

(6) 左心房内有活动性血栓者。

3. 手术操作　经皮 Seldinger 穿刺右股静脉成功后,放入血管鞘,行右心房造影,观察三尖瓣环、左心房及主动脉根部的相对解剖关系。穿刺房间隔,穿刺成功后,经导管放入"二圈半"左房导丝,用扩张器扩张股静脉穿刺孔和房间隔穿刺孔。根据身高选择球囊大小,身高大于 180cm,

球囊直径 26~30mm；身高大于 160cm，球囊直径 24~28mm；身高大于 150cm，球囊直径 22~26mm；身高小于 150cm，球囊直径 20~24mm。球囊导管经股静脉 - 右心房 - 左心房 - 二尖瓣口，在透视监视下扩张二尖瓣口，直至扩后球囊被压征象消失。迅速回抽减压至球囊完全回缩后撤出二尖瓣口。扩张前后测量左心房压力，左心房压力下降为判断标准，不可过度扩张，以免造成二尖瓣关闭不全（图 30-37）。

判断 PBMV 临床成功的指标是：

（1）心尖部舒张期杂音消失或明显减弱。心功能提高一级以上。

（2）左心房平均压下降明显≤1.5kPa(11mmHg)。

（3）心排出量增加，全肺阻力下降。

（4）无重要并发症发生。

4. 并发症

（1）穿刺房间隔可引起心包填塞，误穿入主动脉后，造成主动脉—右心房瘘以及房间隔缺损，心律不齐等；

（2）球囊扩张可引起二尖瓣反流、体循环栓塞、心律不齐、心脏穿孔及急性肺水肿等，严重者可造成死亡。

### （六）肺动脉瓣狭窄球囊扩张术（PBPV）

肺动脉瓣狭窄发病率约占先天性心脏病的 8%~10%，肺动脉狭窄以单纯肺动脉瓣狭窄最为常见，约占 90%，其次为漏斗部狭窄，肺动脉干及其分支狭窄则很少见，但可继发或并发瓣下狭窄，它可单独存在或作为其他心脏畸形的组成部分，如法洛四联症、卵圆孔未闭等。若跨瓣压差 <30mmHg，一般不会出现明显的临床症状。

1. 适应证

（1）典型的肺动脉瓣狭窄，心输出量正常时肺动脉与右心室的压力阶差（△P）≥6.67kPa(50mmHg)为 PBPV 治疗的绝对适应证。

（2）典型的肺动脉瓣狭窄，心电图显示右心室增大，右心室造影示肺动脉扩张、射流征存在，跨肺动脉瓣压差 4.67~6.67kPa（35~50mmHg）作为 PBPV 治疗的相对适应证。

（3）有关手术年龄问题：如肺动脉瓣狭窄属中、重度，宜早作 PBPV 术，这样有利于患儿的右心功能的恢复。一般情况下，1~3 岁期间行 PBPV 术较好，并发症较少。对一些轻度肺动脉瓣狭窄（跨肺动脉瓣压差小于 30mmHg）患儿，如无临床症状，可不必急于行 PBPV 术。这部分患儿一般生长发育不会受到影响，随着生长发育部分患儿杂音可减轻或消失。

2. 禁忌证

（1）对于伴有右室发育不良、右心功能不全，伴明显三尖瓣反流、重度肺动脉发育不良者，通常不宜选用 PBPV，而外科手术应作为首选。

（2）心功能不良，合并其他必须手术矫治的畸形者。

（3）合并血栓、感染、败血症或其他严重并发症者。

3. 手术操作　经皮 Seldinger 穿刺股静脉成功后，放入血管鞘，经血管鞘进入端侧孔多功能导管到右心室，测量肺动脉瓣上与瓣下的压力差，压差大于 50mmHg 以上就有扩张指针。换猪尾巴导管做右心室侧位造影，右心室造影可见肺动脉瓣处明显的"射流征"，肺动脉总干的狭窄后扩张。测量肺动脉瓣环直径，选择较肺动脉瓣环直径大 20%~40%

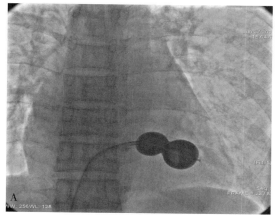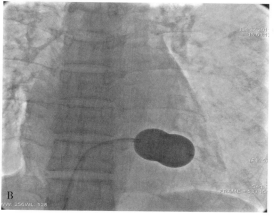

**图 30-37　二尖瓣狭窄球囊扩张术**
A. 球囊卡于二尖瓣瓣口处；B. 球囊扩开

的肺动脉瓣扩张球囊或二尖瓣扩张球囊,经导管放入"二圈半"导丝,沿该导丝送入球囊导管,在左侧位透视下置球囊中心于肺动脉瓣口,以对比剂与生理盐水 1∶5 比例配制的球囊导管充盈液充盈球囊至狭窄形成的切迹消失,迅速回抽减压至球囊完全回缩后撤出。测量肺动脉瓣跨瓣压差,压差小于25mmHg,疗效较好(图 30-38)。

4. 并发症　严重并发症发生率为 0.8%,主要有:

(1) 三尖瓣关闭不全(罕见),可进行药物保守治疗,或择期外科手术处理。

(2) 心动过缓,采用药物治疗或安装起搏器。

(3) 右室流出道痉挛造成重度狭窄,引起右室排血受阻、心脏骤停。

(4) 肺动脉瓣关闭不全,多不需处理。

**(七) 冠状动脉狭窄球囊成形术(PTCA)**

将球囊导管送至冠状动脉狭窄病变处,加压扩张以增大血管内径,改善心肌血供。是治疗冠心病的介入治疗方法之一。

1. 适应证

(1) 药物治疗效果不佳的慢性稳定性心绞痛或不稳定性心绞痛,有明确的心肌缺血证据,左心功能良好。

(2) 扩展的适应证:慢性稳定性心绞痛或不稳定性心绞痛伴多支血管病变;药物治疗有效的心绞痛,但运动试验阳性者;急性心肌梗死;冠脉搭桥术后心绞痛;高危心绞痛患者;变异型心绞痛但有严重的固定狭窄;PTCA 术后再狭窄者。

2. 禁忌证

(1) 严重出血倾向。

(2) 心功能障碍。

(3) 大动脉炎症活动期。

(4) 导丝和导管未能插过血管狭窄(闭塞)段。

3. 手术操作　先行冠脉血管造影,了解血管病变位置、程度和侧支血液供应情况,狭窄段上下方的血流速度等血流动力学改变。将造影导管换成指引导管,选择合适类型的指引导管,提高指引导管和冠脉开口的同轴性(图 30-39),然后注入肝素 100U/kg,注射硝酸甘油 100~300μg 可减少冠状动脉痉挛。用导丝试通过狭窄段,此操作应在多方向 X 线透视下进行,以免导丝进入假道,形成血管夹层。导丝通过狭窄段后,注入对比剂显示导丝进入狭窄血管的真腔内,位置准确后深插导丝至病变血管远端。选择球囊导管,以球囊与靶部位的血管直径 1~1.1∶1 来选择球囊导管。将球囊导管沿导丝送入狭窄段。

也可先采用小球囊导管对狭窄段进行预扩张,再送入大球囊导管。确定球囊准确位于狭窄段后即

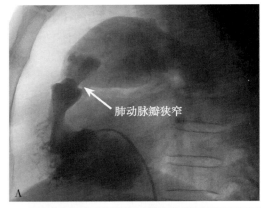
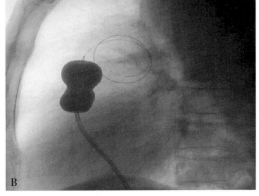
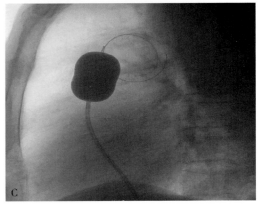

**图 30-38　肺动脉瓣狭窄球囊扩张术**

A. 肺动脉瓣狭窄;B. 球囊卡于肺动脉瓣处;C. 球囊扩开

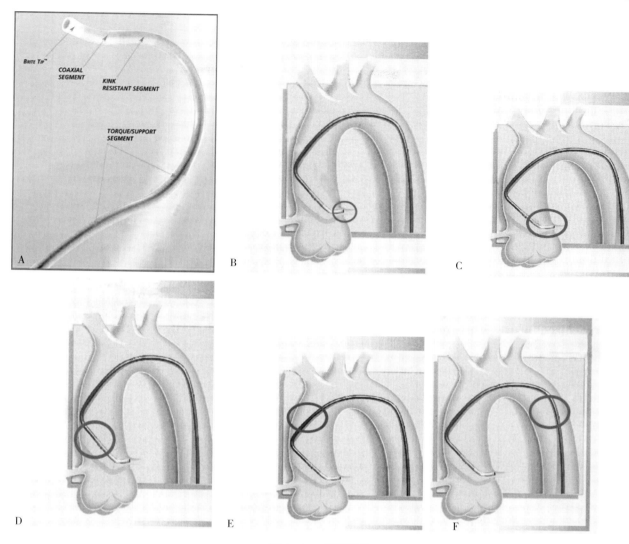

图 30-39　指引导管

可开始扩张球囊。用压力泵推注稀释的对比剂充胀球囊。透视下可见狭窄段对球囊的压迹。如压迹正好位于球囊的有效扩张段可继续加压扩张,直至压迹消失。一般每次扩张持续 15~30 秒,可重复 2~3 次。撤出球囊导管时应将其抽瘪,以利于通过导管鞘。扩张结束后,要重复血管造影,了解血管扩张情况。

　　球囊扩张的机制是由于球囊的高压扩张导致血管内膜、中膜不规则的撕裂,故 PTCA 仍有其自身的限制性。由于血管的弹性回缩,球囊扩张并不能使血管病变处充分扩张、血管内径充分增大。其再狭窄率达 30%~35%,多发生在术后 6 个月内,如稳定 1 年以上,则极少有再狭窄。

　　4. 并发症　内膜撕裂,急性闭塞,边支闭塞,血栓形成及栓塞,冠脉痉挛,心律失常,包括缓慢型心律失常及各种室性心律失常。并发症的发生率为

5%~10%,但其中 80%~90% 的病例经适当处理可获得满意的结果,转为成功的 PTCA。

　　**(八)冠脉血管内支架放置术**

　　冠状动脉支架术就是通过介入的方法将冠状动脉狭窄或闭塞的部位通过扩张使其再通,然后放入一个金属支架支撑起狭窄的部位,使狭窄的血管腔扩张,保持冠状动脉的畅通。

　　1. 适应证

　　(1)无症状心肌缺血或轻微心绞痛的患者,平板运动试验或 24 小时动态心电图监测证实有显著缺心的高危患者,为降低严重或致死性心脏事件的风险,如冠脉造影有严重病变,狭窄大于 75% 以上,应考虑选择冠脉支架术。

　　(2)中到重度稳定性心绞痛或不稳定性心绞痛对药物的反应不理想者。

　　(3)急性心肌梗死。

2. 禁忌证

(1) 严重出血倾向。

(2) 肾功能很差，或者患者合并有恶性肿瘤。

(3) 合并严重感染。

(4) 冠脉严重钙化性病变。

(5) 对比剂过敏。

3. 手术操作　经选择性冠状动脉造影明确冠状动脉有局限性或阶段性狭窄，更换指引导管，指引导管为冠状动脉介入提供输送管道，在选择时需注意内径、支持力以及与冠状动脉开口的同轴性。指引导管一旦进入冠状动脉开口应首先观察压力，在确保无压力嵌顿的情况下进行。注入肝素 100U/kg，注射硝酸甘油 100~300μg 可减少冠状动脉痉挛

的发生。

送入引导钢丝，引导钢丝头部需弯成一定的弯度，弯度的大小应根据病变的走行、血管直径和特点来决定，引导钢丝进入冠状动脉开口时动作要轻柔，在确保推进引导钢丝无任何阻力情况下将其送入血管内，引导钢丝通过狭窄病变时要边转动钢丝边推送，引导钢丝到位后要造影确认其在血管真腔内，再行操作。导丝通过狭窄段血管腔内至血管远端。选择合适的球囊导管，球囊扩张时其压力应由小向大逐渐增加，直到球囊上病变压迹消失为止。选择合适长度及大小的支架，使其贴附在血管壁上，支架起到支撑血管作用。使血管狭窄处的血流恢复正常，有效保证心肌的血液供应（图 30-40）。

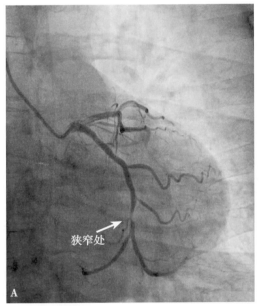

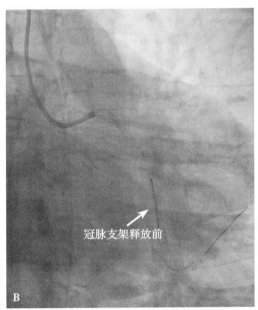

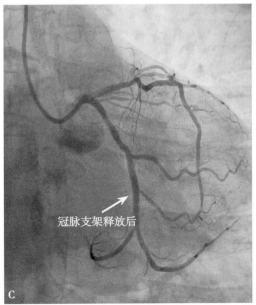

图 30-40　冠脉支架植入术

A. 冠脉狭窄；B. 支架释放装置准确到位；C. 释放支架后冠脉造影

2. 术后注意事项

（1）冠状动脉球囊扩张、支架植入术后要坚持长期服用阿司匹林，裸支架常规联用氯吡格雷 3 个月，药物涂层支架常规联用氯吡格雷 12 个月，同时注意调脂治疗，以防止支架内再狭窄。

（2）术后急性或亚急性支架血栓形成一般发生在植入支架后 24 小时至 2 周内。此阶段患者情绪紧张是导致冠脉痉挛的常见诱因。持续剧烈的冠脉痉挛可导致支架内血小板聚集。血栓形成或血管闭塞。因此，要注意手术前后的健康及心理护理，而病人自己也需要放松心情。

（3）突然有胸闷、胸痛、出汗、心慌等症状，立即向医生汇报，进一步检查明确有无血栓形成。

（4）半年至一年最好复查冠脉造影，早期发现有无冠状动脉再狭窄。

### （九）冠脉斑块消融术

1. 冠脉血管内溶栓术　血栓形成 6 小时以内，血管复通 90% 以上，24 小时、48 小时疗效递减。用 Seldinger 技术行动脉穿刺插管至冠脉开口，行常规冠脉血管造影诊断。溶栓药物有尿激酶、t-PA 组织型溶酶原活化因子。经导管注入溶栓药物至相关血管内，术中监测 TIMI 血流、再灌注性心律失常、心电图及心肌酶和心功能。1 小时后再次冠状动脉造影以判断冠脉再通情况。

2. 血管内斑块旋磨术（PTCRA）

（1）原理：冠脉旋磨术是根据"差异切割"或"选择性切割"的理论，采用呈橄榄形带有钻石颗粒旋磨头的导管在冠脉血管内用机器带动 8~22 万转 / 分的高转速，选择性地去除纤维化或钙化严重的动脉硬化斑块，而遇有弹性的血管组织，高速旋转的旋磨头会自动弹开，即旋磨头不切割有弹性的组织和正常冠状动脉。临床资料已证实旋磨后血管内壁明显扩大而其血管内壁光滑，内膜撕裂的发生率明显低于单纯球囊扩张。

在治疗中已明确体会到旋磨术对冠脉血管中膜无损伤，对血管的牵张较小，弹性回缩发生率低。动物试验显示，旋磨后动脉硬化的斑块被高转速的磨头磨成微小的颗粒，平均直径为 $5\mu m$，小于红细胞直径，仅有 1.5%~2% 的微粒直径 $>10\mu m$。这些微粒可随血流进入毛细血管，最终为肝、脾、肺及内皮吞噬细胞所吞噬，对于远端血管床、左心室壁运动及心功能无明显不良影响并且不产生新的血栓。这项技术在 20 世纪 90 年代初已应用于冠心病介入治疗领域。尤其对重钙化球囊无法扩张的病变仍是一种极为有效的介入治疗方法。也是近年来 PCI 术中的一项高端技术。

（2）适应证

1）严重钙化病变：冠脉内中重度的钙化病变，冠脉血管病变单纯球囊扩张效果往往不满意者。

2）球囊无法扩张的病变：因病变僵硬，无顺应性，球囊压力加大 20atm 病变仍无法扩张，有的病变可将球囊顶破。

3）血管分叉处病变：叉口病变球囊扩张时容易将斑块挤压到另一支血管开口，利用旋磨技术可以将斑块旋磨去除后再用球囊扩张，提高了治疗效果。

4）支架内再狭窄：主要机制是内膜的过度增殖，单纯球囊扩张效果不理想，旋磨术可去除过度增殖的血管内膜，使管腔扩大，达到满意的治疗效果。

（3）禁忌证

1）急性心肌梗死，冠脉内有血栓病变，旋磨可加长血管内血栓，发生慢血流或无血流现象。

2）退行性大隐静脉桥病变，旋磨治疗易发生血管栓塞或无复流现象。

3）严重的成角病变（$>60°$），成角病变的旋磨可能会伤及深层管壁，甚至引起冠脉穿孔。

4）有明显内膜撕裂病变。内膜撕裂明显或螺旋性内膜撕裂，旋磨可使撕裂加重。

5）旋磨导丝不能通过的完全闭塞冠脉血管病变。

（4）手术操作

经皮穿刺冠状动脉造影，选择高度钙化狭窄的冠脉血管，旋磨导丝通过冠脉血管病变，沿导丝进入导管头端有一高速或低速旋转的削刀或磨球，当导管头端置于血管狭窄病变处，操纵体外导管尾端驱动装置，削刀或磨球旋转，切除或磨碎病变，使血管再通。破碎粥样斑块，使之成为微粒，存留于血液循环中，有待于机体自然清除（图 30-41）。

### （十）冠脉介入治疗辅助技术的应用

1. 血管内超声显像（IVUS）　尽管冠状动脉造影依然是指导和评价 PCI 的手段，常规冠状动脉造影只显示被造影剂充盈的血管腔的轮廓，而血管内超声显像检查则不仅能够提供血管腔的形态，而且能够显示血管壁的结构和功能状态，是诊断冠状动脉病变及指导和判断冠状动脉介入治疗效果的可靠手段。若有条件，以下情况建议行冠状动脉内超声显像检查。

（1）提供血管腔径的大小，选择合适的支架，确定冠状动脉支架释放是否达到理想状态。

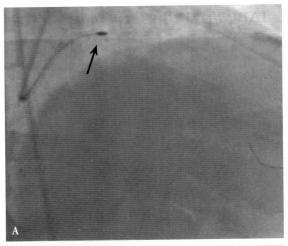
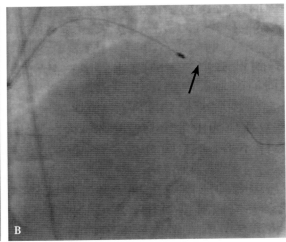
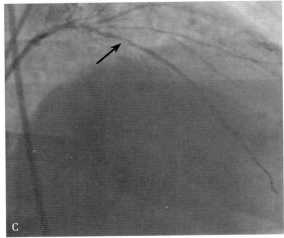

图 30-41　冠脉血管内斑块旋磨术
A. 前降支近端严重,钙化病变(箭);B. 旋磨头对前降支近端严重,钙化病变进行旋磨(箭);C. 旋磨后前降支近端严重钙化,病变明显减轻(箭)

（2）确定支架内再狭窄的机制（支架膨胀不全或内膜增生），并且选择适当的治疗。

（3）在血流受限的患者，协助评价冠状动脉闭塞及血流减慢的原因。

（4）对冠脉介入治疗后血管造影结果欠佳者进行评价。

（5）心脏移植术后动脉粥样硬化的诊断和处理。

（6）在需要行旋磨术的患者，确定冠状动脉钙化及分布。

（7）有典型心绞痛症状且心肌缺血负荷试验显示心肌缺血，但血管造影无狭窄或狭窄程度轻微者。

2. 冠状动脉内血流储备分数测定（fractional flow reserve FFR）　是指狭窄冠脉所能达到的最大血流量和理论上不存在任何狭窄时该血管的最大血流量之比。也就是在最大充血状态下，狭窄病变远端的冠脉平均压与近端冠脉平均压或主动脉压的比值。应用压力导丝所测得的冠状动脉血流储备分数（FFR）是评价冠脉狭窄机械梗阻的良好指标，如果

FFR>0.75 无需进行介入治疗，FFR<0.75 提示狭窄严重需要介入治疗。

（1）下述情况建议进行冠状动脉 FFR 测定

1）有心绞痛症状的患者，冠脉造影显示临界病变（管腔狭窄 50%~70%）的，决定是否需要介入治疗。

2）评估冠脉介入治疗恢复冠状动脉血流储备是否成功，并且预测再狭窄的危险性。

3）评估有心绞痛症状但血管造影未发现病变的患者。

（2）FFR 检测注意事项

1）FFR 检测不宜用于严重的左室肥厚,血管床增加与心肌肥大不呈正比,FFR 值会被高估。

2）微循环病变不宜 FFR 检测,因最大充血期心外膜下冠脉血流增加受阻,低估病变严重程度。

3）ST 段抬高性心梗或心梗小于 5 天不宜 FFR 检测,由于梗死范围不同、侧支循环出现与否、心肌抑顿或休眠、微循环功能障碍、血流动力学不稳定诸多因素导致 FFR 测值不准确。但对恢复期心梗相关血

管和非梗死相关血管的血流功能仍可进行准确评估。

4）中心静脉压增高有可能影响 FFR 值的准确性。

5）术前常规应用肝素和硝酸甘油,用法与用量同其他介入操作;FFR 检测前酌情冠脉内再注射硝酸甘油 100~300μg,防止血管痉挛影响 FFR 检测的准确性。

6）禁忌:窦房结病变、传导阻滞、阻塞性肺病、腺苷过敏者。

7）副作用:患者可有类似心绞痛样胸痛,停药 1~2 分钟缓解,偶见窦性停搏和房室传导阻滞,冠脉用药较静脉用药更易发生。处理:停药、对症或应用腺苷受体拮抗剂(氨茶碱 250mg+20ml 生理盐水,5分钟内注入)。

（3）FFR 检测用药:腺苷或三磷酸腺苷,腺苷是 FFR 检测基础用药。两种药物均不依赖心肌代谢需要,通过血管平滑肌细胞的腺苷 A2 受体产生扩张血管作用,并用量和用法完全相同。

1）冠脉弹丸注射:给药后 10 秒作用达峰,充血相持续 5~15 秒,30 秒内作用消失,药效不稳定,部分病人不能获得最大充血状态。数分钟内可重复注 2~3 次。用于非开口部位、单个病变时的局部 FFR 检测。冠脉团注首次左冠 20~50μg,右冠 15~20μg;重复左冠 60~150μg,右冠 30~40μg。

2）静脉用药:静脉输液 30 秒起效,1~2 分钟获得稳定的最大充血态,一般需持续给药 3~6 分钟,停药后 1~2 分钟作用消失。适合所有病变的局部或回撤连续 FFR 检测,结果较冠脉团注准确,推荐静脉用药。静脉最大用药量 140μg/(kg·min)。

（4）FFR 检测方法的选择:FFR 检测有两种方法

1）局部检测:压力导丝送达病变远端,停留在局部进行压力检测,用于非开口部位的单个狭窄病变,冠脉或静脉给药均可达到最大充血状态,结果判读只需观测最小 FFR 值,如获得临界 FFR 值最好再静脉给药复核。

2）回撤连续检测（pull back）:压力导丝送达病变远端后回撤连续 FFR 检测,用于左主干病变、多支病变、多发及弥漫性病变、分叉等复杂病变。只能通过静脉给药达到最大充血状态,结果判读除最低 FFR 值,还需观测回撤过程的压力回升阶差(压力曲线跳跃)。压力骤变(回升)大于 10mmHg 时与造影对位,可行介入治疗。

血管内超声显像反映了病变的性质,但对评价

病变所造成的血流动力学障碍准确性较差,血流储备分数反映了所测血管的心肌灌注或狭窄的机械梗阻情况,但不能反映斑块的性质。因此,以上检查手段应有机地结合起来,根据临床需要合理应用。需特别指出的是血管内超声检出的斑块(尤其是稳定性斑块)若没有机械梗阻不一定需要介入治疗。

3. 冠脉内光学相干断层成像技术（optical coherence tomography,OCT） 冠状动脉造影术是诊断冠状动脉粥样硬化性心脏病的金标准。但有些急性冠脉综合征患者人群中,造影显示的并不是显著狭窄病变,而血管腔内可能有不稳定斑块的破裂以及继发破裂而来的血栓,或者是斑块侵蚀、钙化结节等病变诱发的血栓形成。冠状动脉造影术是冠状动脉介入治疗中指导支架植入过程及其随访的重要手段。但是很多情况下介入医生仅通过冠状动脉造影并不能明确了解到支架植入血管腔内情况及精细评价支架植入后内膜愈合情况。

（1）原理:光学相干断层成像技术（OCT）是采用一种应用近红外光能量束在血管腔内进行 360° 周向扫描,将光源发出的光线分为两束,利用两束反射光发生干涉作用,从组织中反射回来的光信号随组织的性状而显示不同强弱。这些光信号经过计算机处理,通过比较分析反射波和参考波即可获得关于组织反射性和距离的数据,由此得到组织断层成像。OCT 最重要的特点就是其高分辨率,约为 10μm,是血管内超声成像技术（IVUS）的 10 倍左右,同时成像速度快,可以对生物组织内部的微观结构进行高分辨率横断面层析成像。由于其与病理组织学图像具有良好的对应性,又被称为"光学活检"。很多在冠脉造影上显示中等度狭窄的临界病变,行 OCT 检查后发现存在易损病变。

（2）OCT 在冠心病诊断中的应用

1）对斑块类型的分析:鉴别斑块是稳定斑块还是不稳定斑块,对冠心病的分型做准确的诊断。将斑块分为三类:纤维斑块,纤维钙化斑块,以及脂质斑块。

2）对易损斑块的分析:高破裂风险的斑块(即易损斑块),就是指拥有大的脂质核心,薄纤维帽并富含巨噬细胞的斑块。OCT 是唯一能够精确测量易损斑块纤维帽厚度并与病理组织学高度相关的检查方法。OCT 图像中,大脂质核心的斑块显示为模糊边缘的低密度信号,相对于稳定型心绞痛患者,这种大脂质核心的斑块在急性冠脉综合征的患者中更容易出现。

3）评价冠状动脉支架置入术的临床疗效。

## 第五节　腹部 DSA 技术与介入治疗

### 一、血管解剖

#### (一) 动脉系统

胸主动脉经膈肌的主动脉裂孔(约胸$_{12}$椎体平面)进入腹腔,改名为腹主动脉,在脊柱的左前方行走,至腰$_4$椎体平面分为左、右髂总动脉,其直径约20mm。腹主动脉的分支包括脏支和壁支。脏支有腹腔动脉、肠系膜上动脉、肠系膜下动脉、肾动脉、肾上腺动脉和精索内(或卵巢动脉)。壁支有膈下动脉、腰动脉和骶中动脉(图 30-42)。

1. 腹腔动脉　腹腔动脉在胸$_{12}$椎体下部或胸$_{12}$~腰$_1$椎体间起自腹主动脉的腹侧,主干向右、前、下方走行,末端发出分支供应上腹部脏器。腹腔动脉通常分为 3 支:胃左动脉、脾动脉和肝总动脉。胃左动脉较细,在胃小弯的幽门处与胃右动脉吻合,沿途分支至胃小弯附近的前后面。脾动脉来自腹腔动脉的左支,为三支中最粗大的一支,沿胰的上缘左行,经脾肾韧带达脾门,分数支入脾,脾动脉沿途发出许多胰支,分布于胰体和胰尾。肝总动脉一般起源于腹腔动脉右侧,沿胰头上缘右方前行,至十二指肠上缘分出胃十二指肠动脉后,改名为肝固有动脉,在肝门处分左、右肝动脉和胃右动脉。胃右动脉沿

胃小弯左行与胃左动脉吻合,供应幽门、胃小弯及十二指肠,有时肝右动脉起源于肠系膜上动脉,肝左动脉起源于胃左动脉。肝右动脉入肝前发出一支胆囊动脉,入肝后分为前叶动脉和后叶动脉,之后又各自分出上段和下段动脉。肝左动脉较肝右动脉稍细,末端分出内叶动脉和外叶动脉,外叶动脉又分出上段和下段动脉。有时还有肝中动脉,主要供应肝方叶,或肝尾叶和胆囊。

2. 肠系膜上动脉　肠系膜上动脉自腹主动脉的开口下方约 0.5~2.0cm 处,自腹主动脉的侧壁发出,开口处相当于胸$_{12}$~腰$_1$椎体间隙或腰$_1$椎体的上部平面,其主干向右下方斜行,并呈凸向左侧的弓形,末端至右髂窝。

肠系膜上动脉向右侧发出胰十二指肠下动脉,末端分为前后两支,前支与胰十二指肠前上动脉吻合成胰十二指肠前弓,后支与胰十二指肠后上动脉吻合成胰十二指肠后弓,发出的分支到胰头和十二指肠。空肠动脉和回肠动脉起自肠系膜上动脉的左侧,其数目为 6~20 支,上部为空肠动脉,下部为回肠动脉,分别分布于空肠和回肠。中结肠动脉起自肠系膜上动脉的右前缘,开口于胰十二指肠下动脉下方约 1cm。其主干向上走行,分左右两支,左支向结肠脾区,与右结肠动脉吻合,右支向肝区,与右结肠动脉吻合。回肠动脉是肠系膜上动脉的终支,斜向右下走行,发出结肠支、盲肠支和阑尾动脉。

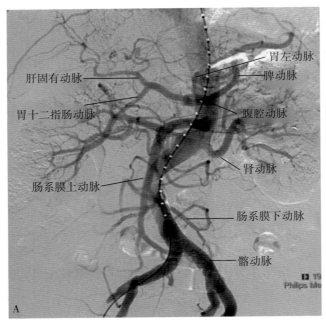
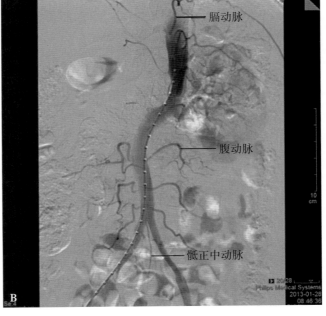

**图 30-42　腹部血管**

A. 腹主动脉及分支;B. 腹主动脉及分支

3. 肠系膜下动脉　在腰 3 椎体水平自腹主动脉前壁偏左发出，开口距肠系膜上动脉约 3cm。分支有左结肠动脉、乙状结肠动脉、直肠上动脉，供养左半结肠及直肠。左结肠动脉为其第一分支，发出后向左横行，末端分为升支、水平支和降支。升支向结肠脾曲上行，与横结肠动脉的左支吻合；水平支和降支与乙状结肠动脉吻合，供应降结肠。乙状结肠动脉有 2~3 支，向左下方斜行，各分支互相吻合成动脉弓，并向上发出分支与左结肠动脉吻合，供应乙状结肠。直肠上动脉是肠系膜下动脉的终支，在第 3 骶椎平面分为两支，走行于直肠两侧，供应直肠的乙状线以上部分。

4. 肾动脉和肾上腺动脉在腰 1~ 腰 2 椎间盘高度起自腹主动脉，于肾静脉的后上方横行向外，经肾门入肾。因腹主动脉偏左，右肾动脉较长；受肝的影响，右肾低于左肾 1~2cm。肾动脉的分支为叶间动脉，穿行于肾柱内，上行至皮质与髓质交界处，形成与肾表面平行的弓状动脉。肾上腺动脉有上、中、下三支，分布于肾上腺的三个部分，肾上腺上动脉起自膈下动脉，肾上腺中动脉起自腹主动脉，肾上腺下动脉起自肾动脉。

5. 睾丸（卵巢）动脉起自腹主动脉的前外侧壁，肾动脉稍下方，在腹膜后间隙斜向外下方越过输尿管。睾丸动脉经腹股沟管环进入腹股沟管供应睾丸的血液，卵巢动脉在小骨盆上缘处进入卵巢悬韧带，供应卵巢的血液。

6. 膈下动脉腹主动脉于胸 12 椎体处发出膈下动脉，向上分布于膈的腰部。膈下动脉起始点、支数有变异，有时可见同一起始点。

7. 腰动脉起自腹主动脉的后壁，通常有 4 对，分别经第 1~4 腰椎体前面或侧面，在腰大肌的内侧面分出背侧支和腹侧支。

8. 骶正中动脉起自腹主动脉分叉处的后上方，经第 4~5 腰椎、骶骨、尾骨的前面下行，向两侧发出腰最下动脉。

**（二）静脉系统**

1. 下腔静脉　下腔静脉为单一的大静脉，收集膈肌以下的腹、盆部和下肢的静脉血液。左、右髂总静脉在第 5 腰椎平面汇合成下腔静脉，沿脊柱右旁上行，经膈肌的腔静脉裂孔进入胸腔达右心房。其上行途中接纳腹、盆腔内脏和腹、盆壁组织的各支静脉的血液回流。

2. 肝脏静脉系统包括肝静脉和门静脉系统

（1）肝静脉系统：包括肝左静脉、肝中静脉和肝右静脉，分别接受肝左、中、右叶的血液。肝左静脉与肝中静脉通常汇合成干，肝静脉在肝脏后部斜向下腔静脉方向走行，在下腔静脉窝上端注入下腔静脉，此处为第二肝门。在下腔静脉窝下端，有来自肝右叶的副肝静脉和尾状叶的几支小静脉注入下腔静脉，此处为第三肝门。

（2）门静脉系统：由肠系膜上静脉和脾静脉在腰 1~2 椎体平面汇合而成，主干向右上走行入肝门。门静脉主干分左、右支，再经 5~6 级分支终于肝窦。门静脉主干长约 6cm，近肝端宽度约 1.9cm，远肝端宽约 2.3cm。收集脾静脉、胃冠状静脉、肠系膜上静脉和肠系膜下静脉的血液。脾静脉在脾门处由 3~5 支小静脉汇合而成，沿途收集胰静脉末端静脉、胃网膜左静脉；胃冠状静脉引流食管下部胃体小弯及贲门附近的静脉血，汇入脾静脉或门静脉；胃冠状静脉的食管支与奇静脉的食管支吻合，形成食管静脉丛；肠系膜上静脉由来自升结肠、横结肠和小肠的静脉血汇合而成，由下向上走行，与脾静脉汇合成门静脉；肠系膜下静脉由直肠、乙状结肠和左侧结肠的小静脉汇合而成，向上行在脾静脉与肠系膜上静脉汇合处的左侧注入脾静脉。

# 二、造影技术

**（一）手术操作**

1. 动脉系统采用 Seldinger 技术，行股动脉或肱动脉穿刺插管。对不同器官进行相应的插管，行选择或超选择性动脉造影。

2. 下腔静脉采用 Seldinger 技术，行股静脉或肘正中静脉、颈内静脉穿刺插管。对不同器官进行相应的插管，行选择或超选择性动脉造影。

3. 门静脉系统采用经皮肝穿刺或经颈静脉进入肝静脉穿刺门静脉造影。

**（二）造影参数选择**

对比剂浓度为 50%~60% 的离子型对比剂，或相应浓度的非离子型对比剂如 320mgI/ml 的碘佛醇、370mgI/ml 的优维显等。

腹主动脉造影的对比用量 35~40ml，注射流率 15~20ml/s，限压 600~900PSI；腹腔动脉造影时，对比剂用量 18~25ml，流率 6~7ml/s，压限 300~500PSI；肝动脉造影时，对比剂用量 15~18ml，流率 5~6ml/s，压限 300~500PSI。造影程序：采集速率 3~6 帧 /s，注射延迟 0.5 秒，屏气状态曝光至肝内毛细血管期。腹腔动脉造影观察门静脉者，曝光持续 15~20 秒，直至门静脉显示。

肠系膜上动脉造影，对比剂用量 15~20ml，注射流率 5~7ml/s，压限 200~300PSI；肠系膜下动脉造影，对比剂用量 9~12ml，注射流率 3~4ml/s，压限 200~300PSI。胃十二指肠动脉造影，对比剂用量 8~10ml，注射流率 3~4ml/s，压限 200~300PSI。胃左或胃右动脉、胰十二指肠动脉及肠系膜上、下动脉分支的造影，对比剂用量 6~8ml，注射流率 2~3ml/s，压限 200~300PSI；肾动脉造影时，对比剂用量 10~15ml，注射流率 5~6ml/s，压限 200~300PSI；肾内动脉超选择性造影时，对比剂用量 6~8ml，注射流率 2~3ml/s，压限 200~300PSI；选择性肾上腺动脉造影，对比剂用量 4~6ml，注射流率 2~3ml/s，压限 200~300PSI；膈动脉造影，对比剂用量 4~6ml，注射流率 2~3ml/s，压限 200~300PSI。

下腔静脉造影，对比剂用量 25~30ml，注射流率 10~15ml/s，限压为 600~900PSI。

**（三）造影体位**

腹主动脉、腹腔动脉和肝动脉造影均采用正位；对于动脉瘤或血管主干相互重叠者，可选用左或右前斜位，或其他不同角度的体位，以使病变充分显示；选择性肾动脉造影在正位的基础上，加摄同侧倾斜位，角度约为 10°~15°，以使肾动脉完全显示；肾上腺动脉造影取正位，必要时加摄同侧倾斜位，角度约为 15°~20°，以利于显示该侧肾上腺动脉；胰腺供养动脉造影、脾动脉造影及胆系供养动脉造影一般用正位；对于血管性病变，如动脉瘤、动静脉瘘、动静脉畸形，需要显示病变全貌，则加摄不同角度斜位；下腔静脉造影常规正位，根据病变显示情况加摄左、右斜位和侧位。

## 三、图像处理与重建

**（一）补偿过滤器**

腹部在侧腹部及肝的横膈膜处，以及消化道内的气体过多容易产生饱和状伪影，应作对应的密度补偿，可用铅、含铅丙烯、增感纸、黏土、树脂等各种材料。

**（二）呼吸移动性对策**

腹部由于腹式呼吸，以及肠管的蠕动，容易产生运动性伪影，使得减影图像模糊。此时可以训练患者屏气，或注入抑制肠蠕动的药物。训练呼吸状态，使其在屏气状态下采集图像。

**（三）清洁肠道，减少异物伪影。**

在腹部 DSA 的检查中，尽量做好清洁肠道或清除膀胱的尿液工作。在患者进行检查前应去除患者身体上的金属异物及对图像质量有影响的物品，同时也要防止一些监护设备的连接线进入采集图像区，提高图像质量。

## 四、相关病变的介入治疗

**（一）肝脏病变的介入治疗**

1. 肝癌的灌注治疗　经导管动脉内灌注技术（transcatheter arterial infusion，TAI）是经导管动脉内灌注药物以提高靶器官药物浓度而不增加外周血管药物浓度的方法。因为药物疗效不仅与自身的药理作用和病变对药物的敏感性有关，而且与病变局部的药物浓度和药物与病变接触的时间长短等因素有关，因此应用灌注技术进行肿瘤治疗具有良好的效果。是介入放射学中应用较广泛的技术之一。具体操作方法是采用经皮动脉穿刺插管至靶动脉，将药物持续性地灌注一定时间：一次冲击性灌注，常用 30 分钟或几个小时将药物注完；长期药物灌注，多指 48 小时以上持续或间断性灌注。临床用于治疗恶性实体瘤、动脉痉挛或闭塞导致的缺血性病变、动脉内新鲜血栓形成的溶栓治疗等。

肝癌的灌注治疗方法：采用 seldinger 技术进行股动脉穿刺，并置放 5F、6F 的动脉鞘，以导丝作向导将 5F 的 RH 导管送入腹主动脉，然后在主动脉弓部进行"塑形"。在腰 1 处探找腹腔动脉开口，当导管进入腹腔动脉后进行冒烟，根据血管图示，将导管插入肝固有动脉，进行肝动脉造影，了解肝动脉的供血、肿瘤染色情况，同时采用延时造影，观察门静脉是否通畅。依据肿瘤不同的位置，可进行超选择性造影，了解肝脏左、右叶的肿瘤分布情况。有时常规肝动脉造影不能发现肝肿瘤的染色情况，考虑肿瘤有其他来源的血供，需要进行肠系膜上动脉、膈动脉或其他动脉的造影。确定肿瘤的供血动脉后，将药物持续性地灌注至靶血管。有的患者采用一次冲击性灌注，常用 30 分钟或几个小时将药物注完；有的患者采用长期药物灌注，多指 48 小时以上持续或间断性灌注，需要在体表埋入注射泵，以持续注射化疗药物。

2. 肝癌的栓塞治疗　经导管血管栓塞术（transcatheter arterial embolization，TAE）是在影像设备的导引下，经导管向靶血管内注入或送入栓塞物质并使之闭塞，中断血供，从而达到预期治疗目的的介入治疗技术。根据不同病变和治疗目的，栓塞物质可从毛细血管、分支至主干逐级进行栓塞，也可三者同时被栓塞。栓塞术对病变治疗作用的机制主要是:阻塞靶血管使肿瘤或靶器官缺血坏死。因肝脏是特殊的脏器,受肝动脉和门静脉二重的血流支配,其比率被认为是 1∶3,而肝细胞癌几乎只受来自肝动脉血流支配,所以采用栓塞术进行肝癌的治疗。

(1) 肝动脉栓塞的适应证:①原发性肝癌或转移性肝癌,因各种原因不能手术或患者不愿手术者;②肝肿瘤手术切除不彻底者或其他治疗方法效果不良者;③作为手术前的准备,栓塞使瘤体体积缩小,血供减少,可减少肿瘤的播散和复发;④控制出血、疼痛和较大的肝动静脉短路者。

(2) 肝动脉栓塞的禁忌证:①严重的心、肝、肾功能不全者;②严重黄疸,重度腹水者;③全身情况极度不良者;④门静脉主干完全阻塞为绝对禁忌证,否则,可引起正常肝实质的大片坏死,导致病人死亡;门静脉主干不完全阻塞为相对禁忌证;⑤有较大的动静脉瘘易产生异位栓塞者;⑥肝肿瘤的体积大于全肝体积 70% 者。

(3) 方法:采用 seldinger 技术进行股动脉穿刺,并置放 5F、6F 的动脉鞘,以导丝作向导将 5F 的 RH 导管送入腹主动脉,然后在主动脉弓部进行"塑形"。在腰 1 处探找腹腔动脉,进入腹腔动脉后进行冒烟。根据冒烟显示的血管走向,将导管插入肝固有动脉,进行肝动脉造影,了解肝动脉的供血和肿瘤染色情况。根据肿瘤不同的位置,可进行超选择性造影,了解肝脏左、右叶的肿瘤分布情况。明确肿瘤的供血血管,将导管或微导管插入肿瘤血管内,选用

相应的栓塞剂进行栓塞。

目前对肝脏肿瘤的栓塞大部分采用碘油加抗肿瘤药物。有时使用微粒材料(明胶海绵颗粒或 PVA 颗粒)进行栓塞。若肝动脉造影不能发现肝肿瘤的染色情况,还需要进行肠系膜上动脉、膈动脉或其他动脉的造影。边注射栓塞剂,边观测栓塞剂的流动状态及肿瘤着色情况,防止栓塞剂对非靶组织的栓塞(图 30-43)。

3. 肝海绵状血管瘤的介入治疗　较小的肝海绵状血管瘤多无症状者,瘤体增大后可伴有压迫症状,表现为腹部不适、餐后饱胀感等症状。多因体检行影像学检查或其他手术时发现。它是肝脏的良性肿瘤,若肿瘤直径 <5cm、无症状者,不需手术治疗,定期复查、随诊;如有明显症状、肿瘤邻近主要血管或不能排除肝癌,则可考虑手术切除。肿瘤直径 5~10cm 时,建议择期手术切除;如肿瘤位于肝边缘,有发生外伤破裂大出血的可能性,建议早期手术切除;肿瘤直径 >10cm 时,一般建议行手术切除。对于多发血管瘤的患者,可考虑逐一切除、或切除联合捆扎术。若患者一般情况不能耐受手术,可考虑介入栓塞治疗。

方法:采用 seldinger 技术进行股动脉穿刺插管至肝固有动脉进行造影,了解肝动脉的供血情况,血管瘤的染色情况。造影显示为团状或丛状扩大的血管影,类似爆米花样改变为特征。根据瘤体不同的位置,可进行超选择性造影。确定血管瘤与载瘤动脉的关系,栓塞物质大多数使用平阳霉素加碘化油。

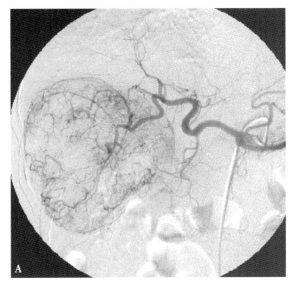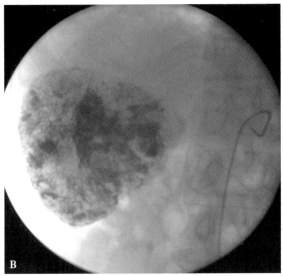

**图 30-43　肝动脉栓塞**
A. 肝动脉造影;B. 肝栓塞后

平阳霉素是抗肿瘤的抗生素,同时又是一种缓慢硬化剂。具有破坏血管内皮细胞、促进血小板黏着、微血栓形成、继而产生纤维化的作用。因平阳霉素在 X 线下无示踪性,不能单独使用完成栓塞,碘化油既是一种高密度造影剂,也是一种中效栓塞剂,有亲肿瘤性,可选择性沉积在肝血管瘤内,但在正常机体内可吸收分解。因此,若将平阳霉素与碘化油按一定比例混合,利用碘化油的不透 X 线特性和肿瘤趋向性,以碘化油为载体将药物选择性地导入瘤体内进行栓塞治疗,可以获得理想的治疗效果。也可以采用碘油加无水酒精进行栓塞治疗。无水酒精注入在血管瘤内使血管内壁的内皮细胞变性坏死,使血管闭塞。而碘油本身是一种栓塞剂,同时也起到引导栓塞的量与范围的目的。栓塞时注意栓塞剂的漂移,防止非靶组织产生栓塞(图 30-44)。

4. 肝硬化的门脉高压介入治疗

(1) 经颈静脉途径肝内门 - 体静脉分流术(Percutaneous intra-hepatic portosystemic shunt surgery,TIPSS):经颈静脉途径肝内门 - 体静脉分流术(TIPSS)是治疗肝硬化、门静脉高压、食管胃底静脉曲张破裂出血的一种介入手术。主要用于治疗肝硬化门静脉高压症、近期发生食管胃底静脉曲张破裂大出血者,内科治疗欠佳、不能接受外科手术者,断流术后再出血,顽固性腹水,布加综合征,肝移植前的术前准备,确定性手术的术前准备。

方法:①颈内静脉穿刺常规消毒铺单后进行右颈内静脉穿刺,置入导管鞘;②建立门 - 腔静脉间肝内穿刺通道,在透视下将导管插入下腔静脉近端,行下腔静脉造影,观测肝静脉开口(图 25-45A)。在影像(CT、MRI)的引导下,选择 RUPS-100 穿刺针进行穿刺;③门静脉造影及扩张肝内穿刺通道,当 RUPS-100 穿刺针进入门静脉后,用导丝引导插入导管,进行门静脉造影,评估门静脉的血流状态,并测量其大小、离肝静脉远端的距离(图 25-45B)。门静脉造影参数为:比剂用量 15~20ml,注射流率 6~8ml/s,压限 200~300PSI,然后导管插入脾静脉进行造影,了解胃、食管等静脉供血情况及扩张程度,并对扩张的胃、食管等静脉进行栓塞;④用适当的球囊进行扩张,建立一个人为肝内门 - 体静脉通道(图 25-45C);⑤支架植入(在门静脉和肝静脉内放置一适当的支架)根据上述的评估与测量,选择合适的支架,透视下释放支架并造影复查(图 30-45D)。

(2) 经皮肝穿胃冠状静脉栓塞术(percutaneous transhepatic varices embolization,PTVE):经皮肝穿胃冠状静脉栓塞术是经皮肤肝脏穿刺至肝内门静脉分支,选择性的进行胃冠状静脉插管,用栓塞材料栓塞食管胃底曲张静脉,达到治疗食管胃底曲张静脉出血的一种有效的介入治疗方法。

门静脉高压时,胃底、食管下段交通支开放,门静脉血流经胃冠状静脉,通过食管胃底静脉与奇静脉、半奇静脉的分支吻合,流入上腔静脉。胃冠状静脉血流呈离肝血流,该离肝血流使得经导管注入的栓塞剂能够到达曲张的食管胃底静脉。栓塞剂注入静脉后可使内皮细胞损伤、脱落,内皮下胶原纤维暴

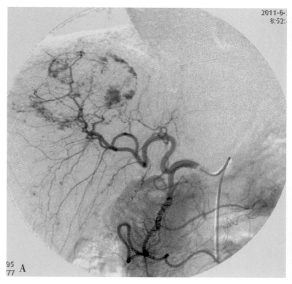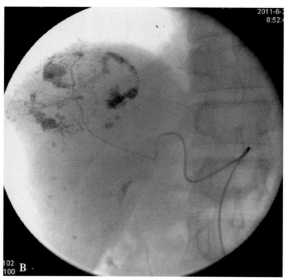

**图 30-44　肝海绵状血管瘤栓塞**
A. 造影图;B. 栓塞图

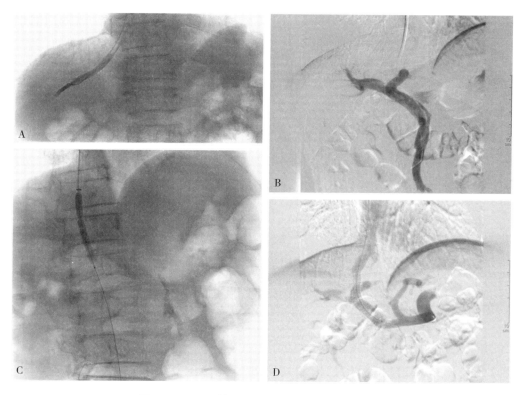

图 30-45 经颈静脉途径肝内门 - 体静脉分流术
A. 肝静脉造影;B. 门静脉造影;C. 球囊扩张;D. 门静脉开放后造影

露,激活内源凝血系统,致使管腔内混合血栓形成,曲张的食管胃底静脉闭合,最终达到止血目的。也可以采用弹簧圈直接进入胃冠状静脉进行栓塞,达到治疗目的。

适应证:确诊为食管胃底静脉曲张破裂出血者;不能耐受紧急手术治疗的出血者;有出血史,经血管造影或内镜检查有再出血的危险者;静脉曲张破裂出血经内科治疗失败者;手术后或内镜硬化剂注射止血治疗后再出血者。

禁忌证:严重肝功能损害;门静脉主干狭窄或阻塞、门静脉血栓形成;败血症、肝脓肿;有出血倾向、肝血管瘤及大量腹水。

方法:在右侧腋中线第 7~8 肋间选择穿刺点;使用 19 号穿刺针水平进针,在距第 12 胸椎横突外缘 3cm 处,即达门静脉主干。抽出针芯观察回血情况,防止进入肝管,有暗红色血时,可注射对比剂观察门静脉显影情况。更换穿刺针使用 J 型或单弯导管插入门静脉,再将导管旋转进入脾静脉,通过导丝引导将导管头插入胃冠状静脉,进行造影来证实导管在胃冠状静脉位置,然后注射栓塞剂或使用弹簧圈进行栓塞。栓塞后将导管退出胃冠状静脉进行造影,评估栓塞程度与效果(图 30-46)。

### (二)胆道梗阻的介入治疗

胆道梗阻的临床症状主要为全身皮肤黄染、巩膜发黄,皮肤瘙痒并进行性加重。产生原因有先天性梗阻和病变阻塞胆道性梗阻。病变阻塞为炎症、结石、肿瘤及腹部肿块等。常见处理方式为开放性手术、ERCP 和 PTCD。

经皮肝穿刺胆道造影及引流术(percutaneous transhepatic cholangio drainage,PTCD)虽然是非血管介入技术,也是目前介入治疗胆道梗阻病变的常用方法。PTCD 有内外引流之分,通过 PTC 的穿刺针引入引导钢丝,而后拔出穿刺针,沿引导钢丝送进末段有多个侧孔的导管,导管在梗阻段上方的胆管内,其内口亦在该处,胆汁经导管外口连续引流为外引流;若导管通过梗阻区,留置于梗阻远端的胆管内或进入十二指肠,胆汁则沿导管侧孔流入梗阻下方的胆管或十二指肠,称为内引流。

适应证:经影像证实和实验室检查为胆道梗阻并近端胆管扩张,经非手术治疗效果不明显者,无禁忌证者。

禁忌证:恶病质通过介入治疗无效者;严重出血倾向者;无适当入路者;毛细胆管性阻塞者;广泛胆道狭窄者。

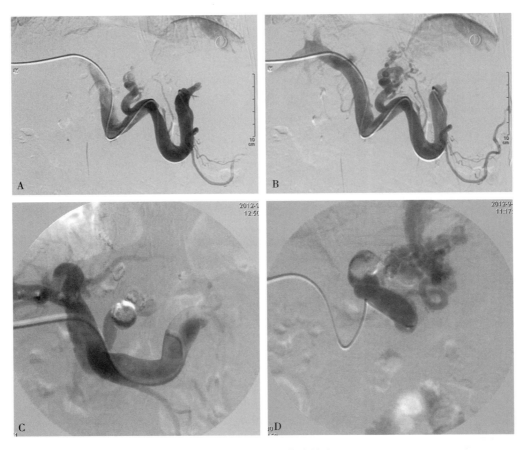

图 30-46　胃冠状静脉栓塞

方法:术前禁食 2~4 小时,必要时术前 30 分钟应用镇静剂。手术时应参照影像学资料,确定最佳穿刺引流途径和体位。按常规消毒铺巾,局麻并确定进针方向和深度后,应用 PTC 穿刺套针,平静呼吸下屏气穿刺,到位后嘱咐患者平静浅呼吸,退出针芯,接注射器并回抽液体观察是否胆汁,如未到达靶部位,则在透视下边退针边回抽液体,直至到位,停止退针。然后注射对比剂至胆管显影,沿针鞘送入导丝,固定住导丝并退出套针,沿导丝引入引流导管,验证引流通畅后即固定引流管并装接引流袋,完成 PTCD 手术。若梗阻部位持久,短时间不能消除者,可植入胆道支架,维持其引流功能(图 30-47)。

**(三)脾动脉栓塞治疗**

脾肿大是门静脉高压症的临床表现之一。门静脉压力增高,脾血流回流受阻,长期的脾充血,使脾内纤维组织增生和脾髓细胞再生,导致充血性脾肿大,脾功能亢进。部分脾动脉栓塞术主要用于肝硬化门脉高压引起的脾肿大,脾功能亢进,既能消除脾亢,又保留脾脏免疫功能。具有创伤小,恢复快,费用少的优点,特别适用于不能耐受外科手术者。目前已有取代外科手术趋势,通过对脾动脉进行部分栓塞,对脾脏外伤出血、脾功能亢进者进行非手术治疗。

方法:采用 seldinger 技术进行股动脉穿刺,并置放 5F、6F 的动脉鞘,以导丝作向导将 5F 的 RH 导管送入腹主动脉,然后在主动脉弓部进行"塑形"。在腰 1 处探找腹腔动脉,进入腹腔动脉后进行冒烟,根据冒烟显示的血管指示,使导管进入脾动脉,再行脾动脉造影,了解脾动脉的供血情况,根据实际大小进行部分栓塞,在栓塞前进行超选择性造影,使导管进入更细的分支,再进行栓塞。或将导管置入脾动脉的主干,将明胶海绵块剪成细条,与对比剂混合,缓慢的漂浮进入脾脏的供血动脉内部,阻断部分脾脏的血供,使脾部分区域梗死核机化,产生脾切除效应。栓塞后进行造影评估其栓塞的程度,原则上单次栓塞不能超过整个脾脏的 70%。若栓塞范围小,则达不到治疗效果(图 30-48)。

**(四)肾动脉造影及肾动脉栓塞**

1. 肾动脉造影　了解肾血管性病变,肾外伤,不明原因的大量血尿,肾性高血压,肾结核或肿瘤手术前明确病变范围等。

2. 肾动脉栓塞　对肾外伤、不明原因的大量血

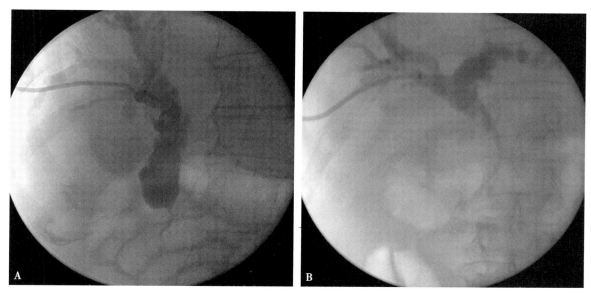

**图 30-47　经皮肝穿刺胆道造影及引流术**
A. PTCD 外引流；B. PTCD 内外引流

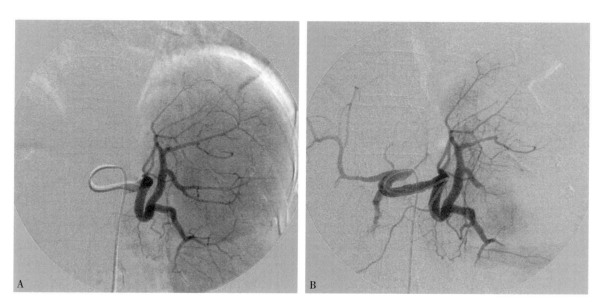

**图 30-48　脾动脉栓塞**

尿,肾结核或肿瘤手术前等进行栓塞,治疗肾出血或减少手术出血等。

3. **方法**　采用 seldinger 技术进行股动脉穿刺,并置放 5F、6F 的动脉鞘,以导丝作向导将 5F 的猪尾导管送入腹主动脉。导管先端置于十二胸椎水平,进行腹主动脉造影,了解双肾动脉的供血情况,但在单侧肾动脉造影前应先行腹主动脉造影,防止因孤立肾或一侧肾功能不全导致栓塞后的意外事件发生。再超选择性造影了解单一肾脏及分支的供血情况。然后选用 5F 的 Corbra 导管进行超选择性造影,了解单一肾脏及分支的供血情况。先对患侧肾动脉进行探找,当导管先端进入肾动脉主干时进行造影,了解肾动脉各分支及病变情况,再将导管转向对侧肾动脉,采用同样的方式对肾动脉进行造影评估。双侧肾动脉造影结束后,再行超选择性的进入病变侧肾动脉的分支血管进行造影。明确病变后,采用明胶海绵加对比剂或弹簧圈对病变动脉进行栓塞。当栓塞至病变血管产生断流时栓塞结束,约 3~5 分钟后进行造影复查,了解栓塞情况(图 30-49)。

**(五)消化道出血的介入治疗**

消化道分上消化道和下消化道,位于屈氏韧带

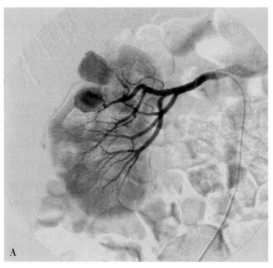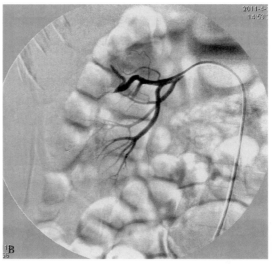

图 30-49　右肾动脉栓塞

以上的为上消化道。消化道出血因所在位置不同，其临床表现不一样。上消化道以呕血为主，下消化道以暗红色血便或血便为主。根据临床表现不同，栓塞中寻找的靶血管不同。而胃肠道出血活动期，每分钟超过 0.5ml 者，造影时可见对比剂直接外溢的征象，即对比剂通过破裂的血管溢出到胃肠道内，产生清楚的密度增高阴影。对于慢性少量出血，或出血间歇期，或已用止血剂，进行造影时，有时难以发现出血灶。

适应证：消化道出血经内科治疗无效者；急性消化道大出血，无休克表现，临床上允许暂不行手术治疗或不愿接受手术者；慢性、间歇性消化道出血，经临床、实验室及影像学检查诊断者；需行栓塞止血而后择期手术者。

禁忌证：出现休克危及生命者；高热及全身感染者；心、肝、肾功能障碍者；凝血功能障碍者；穿刺部位感染者。

方法：采用 seldinger 技术进行股动脉穿刺，并置放 5F、6F 的动脉鞘，以导丝作向导将相应的导管送入靶血管。根据不同的出血征象进行不同的超选择性造影。选择性腹腔动脉造影和肠系膜上动脉造影，通常可满足上消化道出血的诊断。超选择性胃左动脉和胃十二指肠动脉造影分别用于胃窦及十二指肠的出血。超选择性肝动脉造影用于肝及胆道的出血（图 30-50）。

下消化道出血，可采用肠系膜上动脉、肠系膜下动脉及髂内动脉造影，超选择动脉造影适用于活动性出血，明确出血部位，指导手术。肠系膜上动脉造影用于回肠、右半结肠的出血（图 30-50）；肠系膜

下动脉造影用于左半结肠、肛门直肠区的出血，髂内动脉造影可观察直肠下段的出血。通过不同靶血管的造影，寻找出血的血管，进行相应的栓塞治疗。不同管径的血管，使用栓塞材料不同，采用明胶海绵加对比剂或弹簧圈对病变动脉进行栓塞。值得注意的是栓塞的血管越细、距离出血部位越近越好，防止栓塞剂的反流对其他非靶血管的栓塞。当栓塞至病变血管产生断流时栓塞结束，约 3~5 分钟后进行造影复查，了解栓塞情况。对于肠道的血管出血，一般不采用栓塞术，防止栓塞后肠坏死，只作手术的指导。

**（六）腹主动脉瘤的腔内治疗**

当腹主动脉因某种原因产生局限性扩张，其直径超过正常值的 1.5 倍时，成为腹主动脉瘤。腹主动脉瘤一旦形成，使腹主动脉管壁变薄，往往会自发破裂导致患者迅速死亡。手术治疗是目前唯一有效的方法，但手术创伤大，并发症多，死亡率高。1990年 parodi 发明了腔内隔绝治疗，即采用支架植入术，使腹主动脉瘤的治疗进入了全新的微创时代。

腹主动瘤根据累及的范围分 A、B 两型，A 型只累及腹主动脉，B 型累及腹主动脉同时也累及髂动脉。只累及髂总的为 B1，同时累及髂总及髂外者为B2。不同类型的动脉瘤采用相应的治疗方式。

腹主动脉瘤介入治疗方法：

1. CTA 的手术前评估　对疑有腹主动脉瘤者行 CTA 检查，对瘤体的部位、大小、形态、与相邻的血管关系进行评估，尤其是双侧肾动脉开口与瘤颈的关系，确认采用的手术方式及支架的形态、大小及长度。

2. 手术入路的选择　根据 CTA 的提示，评估

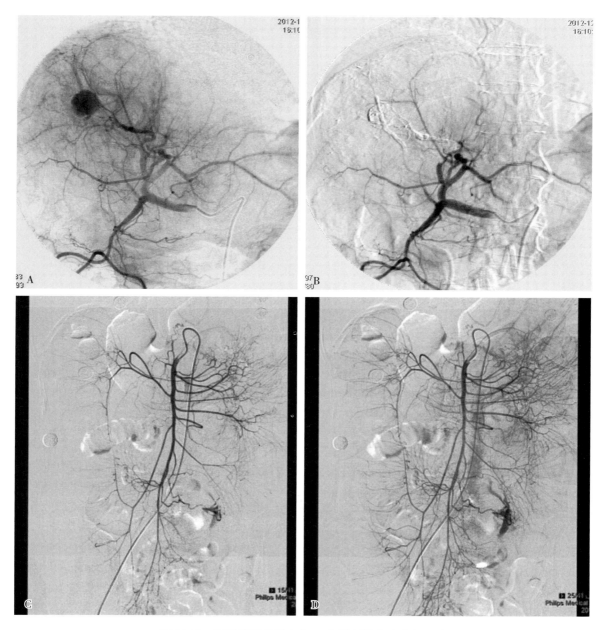

图 30-50　肝及胆道的出血（A、B），肠系膜上动脉（C、D）

双侧髂外动脉的形态、大小，决定支架的入路方向。

3. 股动脉切开　在局麻下进行股动脉切开，做好阻断股动脉的准备，若股动脉破裂出现大出血时能及时进行阻断，防止意外事件的发生。

4. DSA 造影及评估　切开股动脉，插入导管鞘，以导丝作向导将有标记的猪尾导管插入腹主动脉内进行造影。造影关键是要能观察到腹部的所有血管，主要是要包含双侧的肾动脉，以防止支架植入时肾动脉被覆盖。同时也要包含双侧的髂内、外动脉，评估瘤体对髂动脉累及的程度。

5. 支架的植入　在超滑超硬导丝的引导下，将腹膜支架输送系统送入到腹主动脉内，在透视下，将带有标记的支架送到相应的血管位置，确认无误后进行支架的释放。若为 B 型动脉瘤，应植入"Y"型支架，但要注意分支支架的对接点。

6. 造影复查评估　支架释放后进行造影，了解支架植入后血管的形态，有无支架远近端的渗漏情况（图 30-51）。

（七）布 - 加综合征的介入治疗

布 - 加综合征（Budd-Chiari syndrome，BCS）是指因下腔静脉或肝静脉部分或完全阻塞，导致下腔静脉回心血流或肝静脉出肝的血流受阻，出现下腔静脉高压或窦性门静脉高压引起的一些临床症状。根据阻塞部位不同，临床表现不同。肝静脉回流障

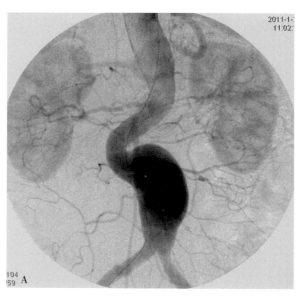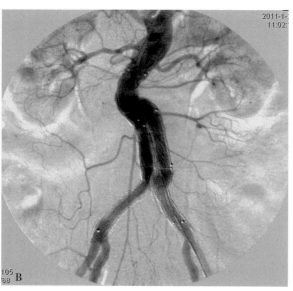

**图 30-51　腹主动脉瘤**

A. 腹主动脉瘤；B. 腹主动脉术后

碍者,主要有肝脾肿大、腹水等门静脉高压的一些临床表现。下腔静脉阻塞者以下肢水肿、浅静脉曲张等一些临床表现为主。临床诊断主要以超声诊断为主,最后使用下腔静脉造影来明确诊断。根据阻塞的情况可分为膜状狭窄及闭塞、阶段性狭窄闭塞和肝静脉性狭窄闭塞几种。不同狭窄闭塞采用不同的治疗方式。

方法:通过股静脉穿刺并放置5F、6F的动脉鞘,以导丝作向导将5F的猪尾导管插入下腔静脉,往上直行至有阻力为止,再进行下腔静脉造影,了解下腔静脉狭窄、闭塞情况;再通过颈内静脉穿刺,采用上述同样的方法,使猪尾导管通过右心房进入下腔近端静脉,进行造影,了解其狭窄、闭塞情况。为了使狭窄、闭塞的长度、形式能得到充分显示,常采用下腔静脉近端、下腔静脉同时造影。根据造影的结果,确认下腔静脉狭窄的长度、闭塞的类型。膜状狭窄及闭塞者采用单纯的球囊扩张术进行治疗。若狭窄闭塞有一定的长度,采用球囊扩张加支架植入术进行治疗。若为完全闭塞者,则采用穿刺方式,开通下腔静脉通道。若为肝静脉狭窄闭塞者,则经颈静脉穿刺使之再通。具体治疗方法以不同类型而不同。

1. 下腔静脉阻塞者的治疗

(1)下腔静脉膜状狭窄及闭塞:采用股静脉穿刺,将猪尾导管至闭塞段造影,确认狭窄位置,采用导丝探测使之进入右心房直至上腔静脉,跟进导管进行造影,确认下腔静脉血流流入右心。更换导丝,使用球囊进行扩张。必要时植入相应大小的支架。

(2)下腔静脉节段性狭窄及闭塞:①右颈内静脉穿刺插管,将猪尾导管通过右心房进入下腔静脉近端,进行造影;②右股静脉穿刺插管,将猪尾导管插至下腔静脉闭塞段进行造影(图30-52A);③上、下导管同时造影,确认闭塞的长度与位置(图25-52B);④通过RUPS-100穿刺狭窄段,若穿过闭塞段,再使用导丝、导管跟进,进行造影,明确下腔静脉回流至右心;⑤对闭塞段进行球囊扩张,造影复查下腔静脉开通程度(图31-52C、D);⑥若扩张效果不明显,可植入腔静脉支架,再行造影复查,评价支架植入情况及血流开通的效果。

2. 肝静脉狭窄闭塞者的治疗,具体有两种方法进行处理

(1)经颈静脉肝静脉开通术:经颈静脉穿刺,将RUPS-100肝穿装置送至下腔静脉开口水平,在X线透视下用硬导丝探测狭窄或闭塞的肝静脉口,通过RUPS-100穿刺探测肝静脉的开口。继而进行球囊扩张,并支架植入,使肝静脉血液回流到右心。

(2)经皮经肝静脉破膜、扩张术:采用肝穿刺的方式进行穿刺,造影证实肝静脉,通过破膜进入下腔静脉,造影后进行球囊扩张并支架植入。

**(八)下腔静脉滤器植入术**

下腔静脉滤器是阻挡血栓防止肺栓塞的一种装置。任何内、外科疾病或人为因素等产生下肢血液回流变慢、血液高凝状态增加等都有形成深静脉血栓及肺动脉栓塞的可能。下肢深静脉血栓(deep venous thrombosis,DVT)是一种常见病,也是发生肺

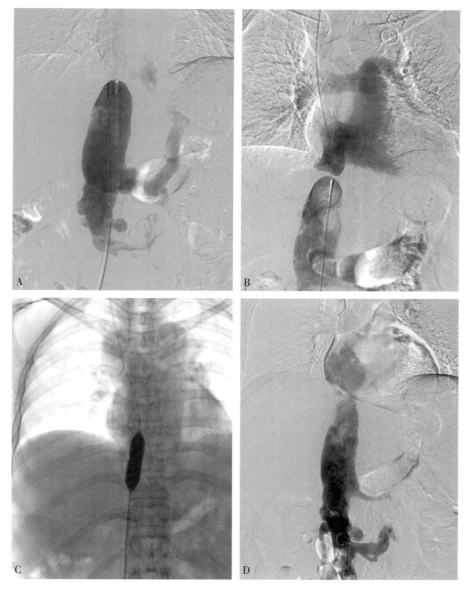

图 30-52 下腔静脉节段性狭窄及闭塞

栓塞可能性最大的一种疾病。为了防止较大的血栓进入肺动脉产生栓塞而死亡,在下腔静脉内植入滤器。

方法:通过股静脉穿刺并置放 5F、6F 的动脉鞘,以导丝作向导将 5F 的猪尾导管插入下腔静脉远端,进行下腔静脉造影,了解下腔静脉的形态、大小及肾静脉开口位置,确立滤器植入位置。不同形式的滤器其植入的操作方式不同,但一般滤器应放在肾静脉下方 2~3cm 处,防止血栓堵塞肾静脉而导致肾衰竭而死亡。若血栓所在位置较高,在肾静脉开口或上方,则滤器应放在肾静脉开口上方,则采用右颈内静脉穿刺,将猪尾导管通过右心房进入下腔静脉,进行造影,确立滤器植入位置后植入滤器。若下腔静脉因某种原因,其直径大于 40mm 时,应在双侧髂静脉滤器植入造影(图 30-53A、B)。

下腔静脉滤器植入后过一段时间,当深静脉血栓阻塞征象消失后,患者需要对植入的滤器取出,则需要再行下腔静脉造影,评估下腔静脉情况。如下腔仍有较大血栓存在,可以进行溶栓后再取出滤器,或永久保留滤器。常规造影不能排除下腔内的血栓存在,可行旋转造影并 3D 重建,可获得更好的效果(图 30-53C、D)。

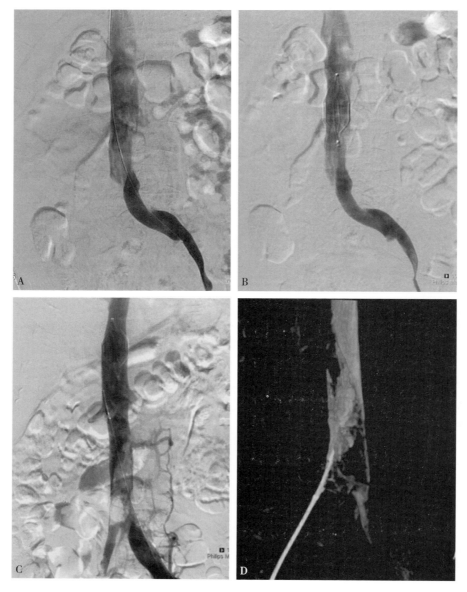

图 30-53　下腔静脉滤器植入（A、B）；下腔静脉滤器植入（C、D）

## 第六节　盆腔 DSA 技术与介入治疗

### 一、血管解剖

#### （一）动脉系统

腹主动脉在腰₄椎体平面分成左、右髂总动脉，于骶髂关节平面处分成髂内和髂外动脉。髂内动脉从髂总动脉分出后即分为脏支和壁支，脏支供应盆腔内各脏器血液，其分支有膀胱上动脉、膀胱下动脉、子宫动脉、阴部内动脉以及直肠下动脉，其中阴部内动脉常是髂内动脉的延续支；壁支主要供应臀部肌肉血液，它分出髂腰动脉、骶外侧动脉、臀上动脉、臀下动脉和闭孔动脉等。髂内动脉有丰富的吻合支，当髂内动脉闭塞后可见以下侧支循环形成：直肠上、下动脉沟通；直肠中、上动脉沟通；腹壁下动脉与闭孔动脉、骶中动脉、骶外侧动脉沟通；腰动脉与髂腰动脉、股动脉的旋股支及其穿支沟通；两侧子宫动脉、卵巢动脉的沟通等等。髂外动脉在骶髂关节前方自髂总动脉分出后，斜向下、外行走。主要分支有腹壁下动脉和旋髂深动脉两支，髂外动脉沿腰大肌内侧缘下降，经腹股沟韧带的深面至股前部，移行为股动脉（图 30-54）。

#### （二）静脉系统

髂静脉是盆腔和下肢静脉血液回流的主干，双侧髂总静脉约于第 5 腰椎体平面的右侧，汇合成下

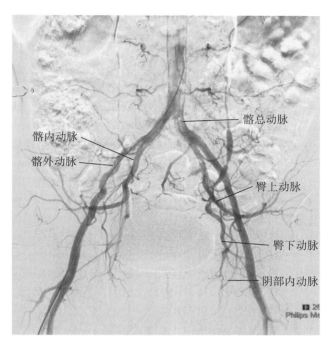

图 30-54　盆腔血管

（图中标注：髂总动脉、髂内动脉、髂外动脉、臀上动脉、臀下动脉、阴部内动脉）

腔静脉,沿脊柱右侧上行最终注入右心房。右髂总静脉位于骶髂关节前方,于同名动脉后方,几乎成直线与下腔静脉连续;左侧髂总静脉较长,在腰 5 椎体前方类似直角注入下腔静脉。髂内静脉起自坐骨大孔上方,至骶髂关节前与髂外静脉汇成髂总静脉,髂内静脉通常无瓣膜,接纳盆腔脏器和盆壁的静脉血,其属支与同名动脉伴行。髂外静脉延伸为股静脉,起自腹股沟韧带下缘的后方,沿小骨盆入口边缘与同名动脉伴行。右侧髂外静脉初始走行位于动脉的内侧,向上逐渐转至动脉背侧;左侧髂外静脉全程位于动脉的内侧。

## 二、造影技术

### （一）手术操作

1. 动脉造影　常用的方法是经皮股动脉穿刺插管,使用 Seldinger 技术。导管插入后于腹主动脉远端(约腰 4 椎体上缘)行两侧髂总动脉造影,再行单侧髂总动脉造影及髂内或髂外动脉造影。

2. 静脉造影

（1）顺行性静脉造影:经皮穿刺下肢静脉或表浅静脉注射对比剂进行造影。

（2）逆行性静脉造影:采用 Seldinger 技术经皮股静脉穿刺插管,将导管置于患侧髂静脉注射对比剂进行造影。

### （二）造影参数选择

对比剂浓度为 50%~60% 的离子型对比剂,或

相应浓度的非离子型对比剂如 320mgI/ml 的碘佛醇、370mgI/ml 的优维显等。腹主动脉远端造影:对比剂用量为 20~25ml,流率 15~18ml/s,压限 600~900PSI;髂总动脉造影:对比剂用量为 18~20ml,流率 8~10ml/s,压限 600~900PSI;髂内和髂外动脉造影:对比剂用量为 10~12ml,流率 6~8ml/s,压限 300~500PSI;髂内和髂外动脉的分支造影(子宫动脉、膀胱动脉及卵巢动脉):对比剂用量为 6~8ml,流率 2~3ml/s,压限 200~300PSI。

静脉造影因采用的造影方式不同,其参数不同。顺行性静脉造影用量为 50~60ml,流率 1ml/s,压限 100PSI;逆行性静脉造影,髂静脉造影对比剂用量 10~15ml,流率 8~10ml/s,压限 200~300PSI。

### （三）造影体位

常规采用正位,必要时加摄斜位。观察髂总静脉与下腔静脉关系,采用标准侧位。

## 三、图像的优化措施

由于呼吸运动及肠道的蠕动,腹部及腹腔内的气体及高密度物质对图像质量有很大的影响。在行 DSA 检查前应清洁肠道,手术前排空膀胱,必要时进行导尿,防止大量的尿液(含有大量对比剂的尿液)对图像质量的影响。去除患者身体上的金属异物及对图像质量有影响的物品,也同时防止一些监护设备的连接线进入图像采集区,提高图像质量。

## 四、相关病变的介入治疗

### （一）子宫动脉栓塞术

子宫动脉栓塞术(uterine arterial embolization,UAE)即在局部麻醉下行股动脉穿刺,以导丝作向导将导管超选择性插至子宫动脉并注入栓塞剂的一种技术。子宫动脉栓塞术作为妇产科疾病的介入治疗方法,最早运用在妇科恶性肿瘤的治疗上,并逐渐推广到妇产科良性疾病的治疗上,比如对子宫肌瘤、子宫腺肌病、产后出血和一些急性子宫出血的治疗。既保留了子宫,同时又避免手术,是目前妇产科常规采用的介入手术方式。但也有相应的禁忌证如心、肺、肝、肾等重要器官病变;凝血功能障碍;妇科急性炎症;严重动脉硬化;盆腔有手术史(因盆腔侧支循环不丰富);严重盆腔动脉畸形;子宫脱垂、妊娠、张力性尿失禁;不能排除子宫恶性肿瘤等。

方法:采用 seldinger 技术进行股动脉穿刺,并

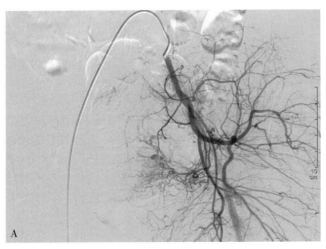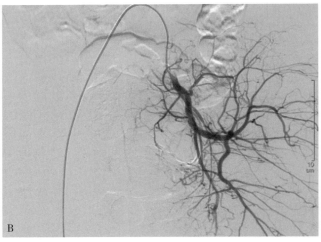

图 30-55　子宫动脉栓塞

置放 5F、6F 的动脉鞘，以导丝作向导将 5F 的 RH 或 cobra 导管插入腹主动脉，进行塑形或调节导管头的方向，使导管抵达髂总动脉的分支处进入相应的髂内动脉，然后超选择性的插入髂内动脉，继而进入子宫动脉或采用专用的子宫栓塞导管送入靶血管。先在髂总动脉进行造影，再选择性进入单侧髂内动脉造影，了解子宫动脉起始点，经导丝引导将导管插入子宫动脉。确认子宫动脉的供血情况后，注入栓塞剂进行栓塞。一侧栓塞结束后行造影复查，评估栓塞程度与效果，退出导管，进行另一侧髂内动脉造影，同上方法，超选择性的插入子宫动脉，进行造影并栓塞，最后造影评估栓塞效果（图 30-55）。

**（二）直肠癌的化疗药物灌注术**

由于直肠癌发展缓慢，早期无症状，就诊时已是中晚期。采用直肠癌的化疗药物灌注术可使患者的生活质量和生存期明显提高。

适应证及禁忌证：直肠癌的各期及手术后或复发者都可以进行此项治疗，只要患者能耐受，无禁忌证。

方法：采用 seldinger 技术进行股动脉穿刺，并置放 5F、6F 的动脉鞘，以导丝作向导将 5F 的 RH 或 cobra 导管插入腹主动脉，进行塑形或调节导管头的方向，先进行选择性肠系膜下动脉造影，然后进行超选择性直肠上动脉造影，确认病变部位后注入化疗药物。

灌注完毕后，将导管插入左或右髂内动脉进行造影，找出直肠下动脉的供血并行药物灌注。再行另一侧髂内动脉造影，找出直肠下动脉的供血并行药物灌注。

# 第七节　四肢 DSA 技术与介入治疗

## 一、血管解剖

### （一）上肢血管

1. 上肢动脉（图 30-56）　双侧上肢动脉都是锁

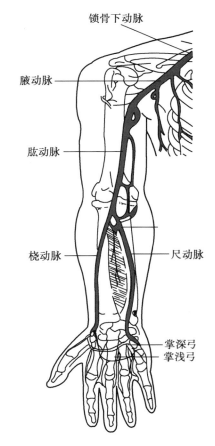

图 30-56　上肢动脉

骨下动脉的延续。左锁骨下动脉起自主动脉弓,右侧起自无名动脉。锁骨下动脉向上出胸廓上口并沿第一肋骨上缘向外下方走行,至第一肋骨外侧缘改名为腋动脉。锁骨下动脉自近至远分别发出椎动脉、胸廓内动脉、甲状颈干、肋颈干和腋动脉。

(1)椎动脉向上,发出基底动脉、小脑下后动脉和脊髓前动脉等。

(2)胸廓内动脉开口与椎动脉对应,向下经胸廓上口入胸腔,经第1~6肋软骨后面下行(距胸骨外侧缘约1cm处)。供应肋间、乳房、膈肌、胸膜、心包、胸大肌等的血液。

(3)甲状颈干:甲状腺下动脉、颈升动脉和颈横动脉等。

(4)肋颈干:最上肋骨动脉等

(5)腋动脉:腋动脉位于腋窝深部,系从第一肋外侧缘至肱骨外科颈之间的动脉段,出腋窝后改名为肱动脉。腋动脉主要分支有胸肩峰动脉、胸外侧动脉、肩胛下动脉等。

肱动脉于肱骨前内侧走行至肘窝中点分为桡动脉和尺动脉两大支,分别沿桡骨和尺骨走行并发出分支,最后在腕部,桡动脉末端与尺动脉的掌深支构成掌深弓,尺动脉末端与桡动脉的掌浅支构成掌浅弓,再由深、浅两弓分出掌心动脉、掌背动脉和掌指动脉。

2. 上肢静脉　上肢的浅静脉变异较大,深静脉的分支、走行与同名动脉伴行。深、浅静脉均有静脉瓣。头静脉自前臂的背侧桡侧转入前臂掌侧,经上臂在锁骨下进入腋静脉或锁骨下静脉。贵要静脉沿前臂后面尺侧上行再沿上臂内侧走行,进入肱静脉或腋静脉。肘正中静脉连接自头静脉和贵要静脉,接受前臂正中静脉。

**(二)下肢血管**

1. 下肢动脉(图 30-57)　髂外动脉出腹股沟续为股动脉,分支动脉有股深动脉(旋髂浅动脉、旋股外动脉、穿支动脉等),股动脉在腘窝处改名为腘动脉,主要分支有膝上、中、下动脉、胫前动脉和胫后动脉。胫前动脉下行延续为足背动脉,末端形成足背动脉弓和足底深支;胫后动脉为腘动脉的直接延续,主要分支有腓动脉、胫骨滋养动脉、足底外侧动脉等。其中,足底外侧动脉与胫前动脉的足底支吻合成足底动脉弓。

2. 下肢静脉　主要有浅静脉、深静脉和交通静

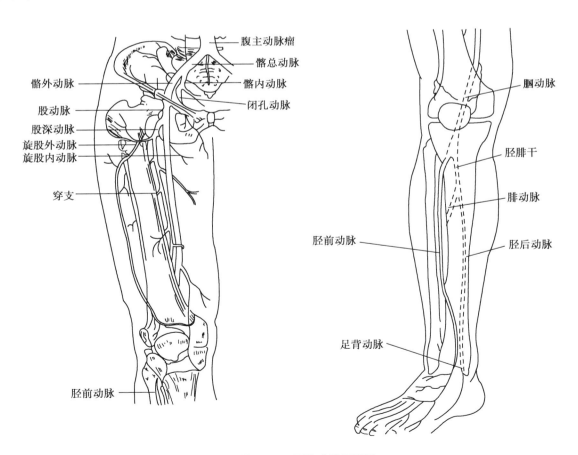

图 30-57　下肢动脉示意图

脉。浅静脉位于皮下组织和深筋膜外,深静脉与同名动脉伴行,深、浅静脉之间有交通静脉连接。浅静脉主要由小隐静脉和大隐静脉构成:小隐静脉起自足背外侧缘静脉,沿外踝后方上行,在膝关节注入腘静脉;大隐静脉起自足背内侧缘静脉,沿大腿内侧上行注入股静脉。下肢静脉均有静脉瓣。

## 二、造影技术

### (一)手术操作

1. 动脉造影 四肢动脉造影大多采用股动脉穿刺,部分采用肱动脉或桡动脉穿刺,应用 Sidinger 插管技术,根据不同的部位,把相应导管插入靶血管进行造影。

2. 静脉造影

(1)顺行性静脉造影:经皮穿刺下肢静脉或表浅静脉注射对比剂进行造影。

(2)逆行性静脉造影:采用 Seldinger 技术经皮股静脉或肘正中静脉穿刺插管,将导管置于患侧股静脉或肘正中静脉注射对比剂进行造影。

### (二)造影参数选择

1. 动脉造影

(1)上肢动脉:对比剂浓度为 40% 的离子型对比剂,或相应浓度的非离子型对比剂如 320mgI/ml 的碘佛醇、370mgI/ml 的优维显等。根据导管头所在位置,采用不同的造影参数。锁骨下动脉造影,对比剂用量 12~15ml,流率 5~6ml/s,压限 300~400PSI;腋动脉造影,对比剂用量 10~12ml,流率 3~4ml/s,压限 250~300PSI。观测掌弓造影应延时,造影至远端血管显示清晰。

(2)下肢动脉:对比剂浓度为 40% 的离子型对比剂,或相应浓度的非离子型对比剂。髂总动脉造影,对比剂用量 20~25ml,流率 12~15ml/s,压限 500~600PSI;髂外动脉,对比剂用量 15~20ml,流率 8~10ml/s,压限 500~600PSI;股动脉造影,对比剂用量 10~12ml/ 次,流率 5~6ml/s,压限为 300~400PSI;选择性下肢动脉造影将导管置于股动脉上段进行小腿动脉和足背动脉造影,对比剂用量 10~12ml/ 次,流率 4~6ml/s,压限 300~400PSI。注意应用曝光延时,造影至远端血管显示清晰。

2. 静脉造影 顺行静脉造影时,采用非离子型对比剂如 320mgI/ml 的碘佛醇、370mgI/ml 的优维显,按 1:1 稀释后使用,对比剂用量 60~80ml/ 次,注射流率 1~1.5ml/s,注射压力 100PSI。注药曝光时,当对比剂流入髂静脉时,嘱患者作 Valsala 功能试验,

观察下肢静脉瓣的功能情况。逆行静脉造影时,对比剂浓度为 40% 的离子型对比剂,或相应浓度的非离子型对比剂,根据穿刺点不同,造影参数不同。股静脉穿刺,对比剂用量 10~15ml,注射流率 6~8ml/s,压限 300~400PSI。

上、下肢动静脉造影均可选用 DSA 脉冲方式成像,采集速率为 2~3 帧 /s。曝光采集至毛细血管期显示为止。

下肢动脉造影应注意注射延迟还是曝光延迟。延迟的时间为多少。选择何种延迟、延迟时间多少、则应根据不同病变而定。不同类型的血管病变,对动脉血流的影响很大。如:有动 - 静瘘者,血流速度明显加快,采集时间应提前即注射延迟;下肢动脉闭塞症者,血流速度明显减慢,采集时间应适当延迟即曝光延迟。正常对比剂在下肢动脉内流动速度约 5~15cm/s,根据正常下肢的血液灌注时间,可大致确定不同部位的最佳采像时间。

在实际工作中,因病变的程度、范围不同,导管头所在血管的位置不同,注射对比剂的时间则不同,应根据具体的情况而定。对于下肢动脉阻塞性病变者,造影时应注射对比剂后进行曝光采集,延时时间要长,具体数字则应根据具体的情况而定。采用步进式血管造影、对比剂跟踪血管造影技术,对于下肢动脉造影的成像质量有帮助。

### (三)造影体位

上肢血管造影常规取正位,必要时加侧位和斜位,上肢外展,尽量使上肢中心与探测器中心一致。

下肢血管造影常规取正位,必要时加侧位和斜位。足底部的血管应采用头位加斜位,展示整个足底血管情况。双下肢同时造影,使双下肢并拢,足尖向上,双足间加密度补偿器,同时进行肢体上、下端的固定,提高图像质量。

## 三、图像处理与重建

### (一)步进式血管造影技术

步进式血管造影技术(angiography of step-translation technique/bolus chasing angiography,BCA)是一次性注射对比剂,通过自动跟踪造影获得整个下肢血管及分支的图像,解决了普通数字减影血管造影技术需要分段、多次采集才能达到的效果。其优势就是能在一次性注射对比剂的同时获得整个下肢的图像,减少了对比剂的用量,同时也减少了患者接受的 X 线辐射,缩短了造影时间。其缺陷是对比剂的跟踪和采集速度难以协调,单次造影时间长,易产生运

动伪影。

其方法是：先固定肢体，对肢体造影范围进行测定，防止遗漏。通过控制导管床移动速度的调速器和曝光手闸，注射对比剂进行跟踪造影，先进行蒙片采集，再回到起点。一边注射对比剂一边进床，使对比剂流速与床移动的速度相同，同时采集图像，再做减影处理。获得实时减影图像。也可以先注射对比剂跟踪造影后进行蒙片采集进行减影处理。

导管床的移动速度是技术员通过调速手柄来控制的，使导管床的移动速度与造影剂在下肢动脉血管中的流动同步，因此，能否合理正确使用调速手柄是造影成功的关键。

患者移动是造影失败的另一个主要原因，多为造影剂刺激引起。一则是因大量的高渗性造影剂一次短时间内注入，双侧追踪造影一次造影剂用量达80~100ml，可引起红细胞、血管内皮及血脑屏障的损害，引起抽搐或惊厥；另一则是造影剂的高渗性带来的灼热感造成肢体的不自主的移动。因此，下肢动脉造影采用 Bolus 技术时，应尽量选用非离子型造影剂，并对下肢进行固定。对比剂的稀释或采用等渗对比剂进行造影，可以减少患者的疼痛。

### （二）图像拼接技术

图像拼接技术（image mosaics）就是将数张有重叠部分的图像（可能是不同时间、不同视角或者不同传感器获得的）拼成一幅大型的无缝高分辨率图像的技术。

图像的拼接主要包括以下 4 个步骤：

1. 图像的预拼接　即确定两幅相邻图像重合的较精确位置。

2. 特征点的提取　即在基本重合位置确定后，找到待匹配的特征点。

3. 图像矩阵变换及拼接　即根据匹配点建立图像的变换矩阵并实现图像的拼接。

4. 图像的平滑处理　通过图像拼接技术，能将单次采集的多段造影的下肢动脉图像拼接成一幅下肢动脉的全程图像。对下肢血管病变能进行直接的完整的观察，有利于临床的诊断与介入治疗。

### （三）图像优化的措施

由于四肢形状不同、粗细长短不一，尤其下肢，X 线成像区域密度相差很大，容易造成 DSA 成像中饱和性伪影，造成成像区域的图像缺失。因此，必须使用密度补偿，使成像区域的 X 线强度分布趋于一致，以便获得优质的图像。下肢血管造影时，在下肢插入与肢体厚度相反的补偿器（采用均质橡胶），同时对肢体上、下端进行固定，既可以减少运动伪影，也可以减少饱和伪影，提高图像质量。

## 四、相关病变的介入治疗

### （一）血管闭塞性疾病的介入治疗

1. 动脉闭塞的血管腔内成形术　动脉闭塞可分为急性动脉闭塞症和慢性动脉闭塞症。临床上可有动脉腔缓慢的闭塞而形成的闭塞性动脉硬化症（ASO）和闭塞性血栓血管炎（TAO）两种疾病，后者称为 Buerger 病。一般说，ASO 这种动脉硬化症高龄患者比较多，并有全身动脉系统广泛硬化，也可看到粥样硬化斑块，通过 DSA 造影，动脉阻断处可见"虫蛀"的影像。患者主要表现为肢体不同程度的缺血症状，轻者以痉挛为主，通过药物治疗可以解除；重者导致缺血坏死，需进行外科手术治疗。TAO 多发生于青壮年，以下肢的足部和上肢的手部的末梢动脉多见。典型征象多为肢体动脉节段性狭窄或闭塞，病变部位多局限于肢体远侧段，而近侧血管则未见异常。

经皮经腔内血管成形术（percutaneous transluminal angioplasty，PTA），又称"腔内血管成形术"。是将球囊置于狭窄血管处，球囊内注入含有造影剂的液体，对球囊进行加压使之膨胀并扩张，持续一段时间，约 2~3 分钟，反复多次。对狭窄闭塞的血管扩张，使血管再通。当球囊扩张后血管可能再狭窄，则需要行支架植入（stent placment）。PTA 加内支架植入术是目前血管成形的主要技术，支架植入术是将支架置于狭窄或闭塞的血管管腔内，依靠支架膨胀力支撑管腔并保持开通。

对于四肢血管来说，产生闭塞或狭窄的血管主要以下肢血管为主，上肢血管狭窄较少见。上肢血管以锁骨下动脉的起始部为多见，下肢血管的狭窄及闭塞以广泛性多见。没有介入治疗技术时，常采用截肢的外科手术进行治疗，对患者的生活质量影响较大。随着介入技术的发展，对于闭塞性的血管病变，目前多提倡采用介入的方式进行治疗。

方法：采用 seldinger 技术进行股动脉穿刺，并置放 5F 或 6F 的动脉鞘，以导丝作向导将 5F 的猪尾导管插入腹主动脉远端进行造影，观察双侧髂动脉的供血情况，再通过导管塑形，使用导丝引导，将导管插入病变侧血管。当进入病变侧血管时应更换成单弯导管，沿着血管下行直至闭塞端。下肢血管的闭塞或狭窄一般从健侧穿刺，有时也采用病变侧穿刺。对闭塞狭窄的血管采用导丝引导，当导丝通过狭窄的血管后使用球囊对其扩张,扩张后再次造影了解血管开通情况,必要时植入支架。支架植入后,应进行下肢全程造影,了解狭窄的血管再通情况以及远端血管的通畅情况(图 30-58)。

2. 静脉闭塞

(1) 深静脉血栓形成后遗症(PTS)的介入治疗:深静脉回流障碍引发穿通静脉功能不全及浅静脉曲张。临床表现为腿部有时疼痛、刺痒感,下肢颜色加深。严重皮肤营养性改变,难愈性溃疡形成,影响生活质量。

治疗方法:先行顺行性下肢静脉造影,了解下肢静脉回流及侧支循环情况,闭塞的位置与程度,确认治疗方案。再通过腘静脉或大隐静脉穿刺,用导丝引导,将导管插入股静脉,进行造影了解狭窄的股、髂静脉。再用导丝导管,通过狭窄的血管,直至下腔静脉,再进行造影,判断闭塞的静脉回流情况、狭窄的程度与长度。确认回流通道正常后,再用相应的球囊对狭窄血管进行扩张,最后根据病变的需要,植入相应的支架。造影复查,静脉的再通情况(图 30-59)。

(2) 髂静脉压迫综合征(iliac venous compression syndrome)介入的治疗:髂静脉压迫综合征是髂静脉受压和(或)存在腔内异常粘连结构所引起的下肢和盆腔静脉回流障碍性疾病。1965 年 Cockett 和 Lea Thomas 通过静脉造影和手术,对具有髂 - 股静脉血栓病史和严重血栓后遗症的患者进行研究发现,在右髂总动脉跨越左髂总静脉的部位,静脉腔内容易血栓形成,并且已形成的血栓难以再通,从而引起下肢和盆腔的静脉回流障碍,产生一系列临床症状和体征。因此有人将此综合征称为 Cockett 综合征。髂静脉压迫不仅造成静脉回流障碍和下肢静脉高压,成为下肢静脉瓣膜功能不全和浅静脉曲张的原因之一,而且可继发髂 - 股静脉血栓形成,是静脉血栓好发于左下肢的潜在因素。

治疗方法:采用 seldinger 技术进行股静脉穿刺,并置放 5F 或 6F 的动脉鞘,以导丝作向导将 5F 猪尾导管插入股静脉至髂外静脉进行造影,评估髂外静脉、髂总静脉和下腔静脉的血流情况,了解髂总静脉受压的程度、位置,测量其狭窄的宽度与长度,进行球囊扩张。复查造影,观察髂静脉血流的改善情况。若扩张后血流改善不明显,可植入相应大小的支架,再造影评估髂静脉血流的改善情况(图 30-60)。

**(二)急性血管闭塞的溶栓及取栓术**

下肢动脉急性血栓闭塞是由于心脏或动脉内脱落的血栓或因动脉病变而在短时间内形成的血栓完全阻塞下肢动脉,造成下肢急性缺血,并出现相应的临床表现。血栓溶解术是经导管向血栓内直接注入溶栓药物,使血栓溶解,闭塞的血管再通的一种技术。

选择性股动脉穿刺作为溶栓导管入路,经健侧髂动脉翻越腹主动脉分叉部,先行腹主动脉远端、双

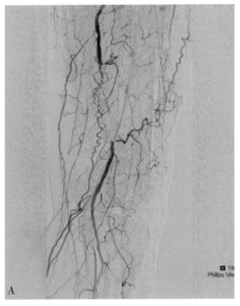
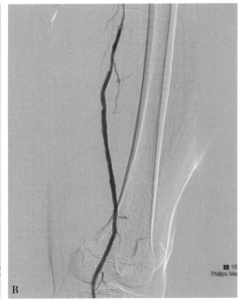

**图 30-58　股动脉闭塞**
A. 股动脉闭塞;B. 股动脉再通

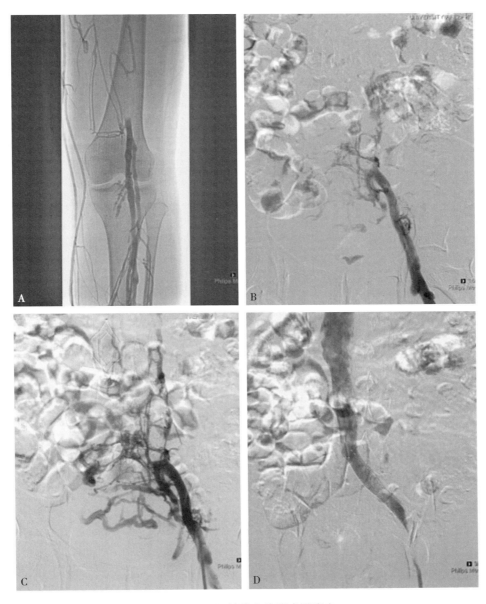

图 30-59　深静脉血栓形成后遗症

下肢动脉造影,明确动脉管腔狭窄的部位、程度,血栓闭塞的位置,患肢侧支循环情况,健侧血管情况等。使用猪尾导管或多功能导管作为溶栓导管,将导管插入血栓或尽量靠近血栓,以 50 万 U 尿激酶溶于 0.9% 生理盐水 50ml 中,缓慢推注,边溶栓边造影,观察溶栓的效果。经造影证实血栓部分溶解后,再进一步将导管向前推进,尽量插入血栓内,继续灌注尿激酶。每次溶栓,术中共注入尿激酶 30~50 万 U。经造影证实患肢血管部分再通后,可使用专用的溶栓导管,插入栓塞段的血管中,返回病房,以尿激酶 2~5 万 U/h 持续泵入,共治疗 2~3 天,再在 DSA 下造影复查溶栓效果。若仍有大量的血栓存在,则采用取栓术。

短期溶栓治疗失败后,可用 Fogarty 导管在 X 线透视下行动脉取栓术。若血管闭塞程度严重再行球囊扩张成形术(PTA)及支架置入术治疗。

（三）血管异常分流的栓塞术（TAE）

血管栓塞术(TAE)是向动脉注入栓塞物质,使血管暂时或永久闭塞的方法。用于外伤性出血、肿瘤术前栓塞、动静脉畸形的栓塞等。

1. 动脉瘤　动脉瘤可由动脉硬化、外伤、先天性发育缺陷所引起,对于四肢血管的动脉瘤主要以外伤性多见。在临床上以超声检查为主要手段,必要时采用 CTA 进一步明确血管瘤的大小及与载瘤动脉的关系。通过 DSA 的造影可发现外伤血管的部位、出血的情况及与载瘤动脉的关系。通过栓塞

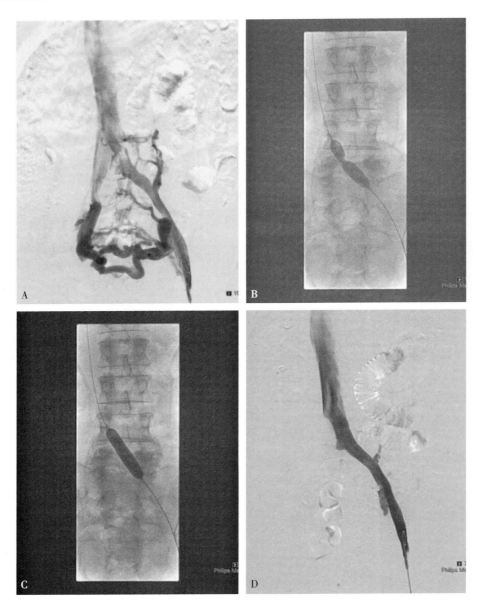

图 30-60 髂静脉压迫综合征

术可有效地对靶血管进行栓塞,以达到非手术治疗的目的。

方法:对于四肢的动脉瘤不论上肢或下肢,目前多采用 seldinger 技术进行股动脉穿刺,并置放 5F 的动脉鞘,以导丝作向导将 5F 的单弯导管插入相应的动脉,进行造影,观测动脉的供血情况;再通过超选择性插管,进入动脉瘤的载瘤动脉。根据病变情况、治疗的目的采取相应的栓塞措施,如直接采用栓塞术进行栓塞,用弹簧圈或明胶海绵对载瘤动脉进行栓塞;或采用覆膜支架,覆盖载瘤动脉,切断动脉瘤的供血,达到非手术治疗目的(图 30-61)。

2. 血管发育不良 动脉、静脉、毛细血管由于发育障碍,产生血管的各种畸形,如动静脉畸形、小血管发育畸形等。目前介入治疗主要用于动静脉畸形,通过栓塞术对畸形静脉甚至载瘤动脉进行栓塞,达到治疗目的。

动静脉畸形临床表现为患侧肢体肿胀麻木,局部有血管扭曲、扩张,有血管杂音,以 Doppler 超声诊断为主。DSA 造影可见供血动脉增粗,小血管数目增多并扭曲,静脉显影提前。对于这种畸形的血管,采用外科手术因创伤面大而不被接受,目前随着介入材料与技术的发展,采用介入治疗更具有优势。对于畸形的动脉用弹簧圈进行栓塞,毛细血管则采用粘胶进行栓塞。

方法:采用 seldinger 技术进行股动脉穿刺,并置放 5F 的动脉鞘,以导丝作向导将 5F 的单弯导管

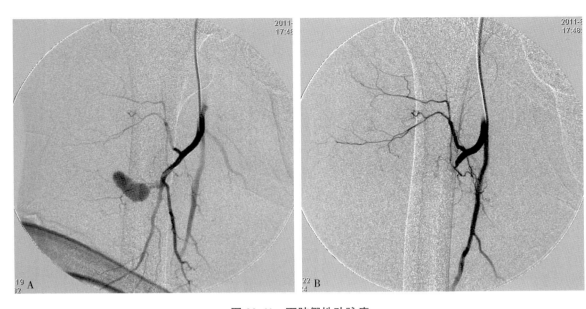

**图 30-61　下肢假性动脉瘤**
A. 外伤假性动脉瘤造影；B. 假性动脉瘤栓塞

插入相应的动脉进行造影，观察供给畸形动脉的供血情况，再进行超选择性造影，明确病变瘘口及范围。将导管送至瘘口的近端动脉，根据造影结果，选择合适的弹簧圈进行栓塞。若一个弹簧圈不够，可选用多个弹簧圈进行栓塞。但大小必须合适，太小则容易进入瘘口远端的静脉内，太大则不能卷曲成形，也不能很好栓塞血管。栓塞结束后再次造影明确栓塞结果。若有多支的动脉供血，对一支血管栓塞达不到效果，可对多支畸形血管进行栓塞（图30-62）。

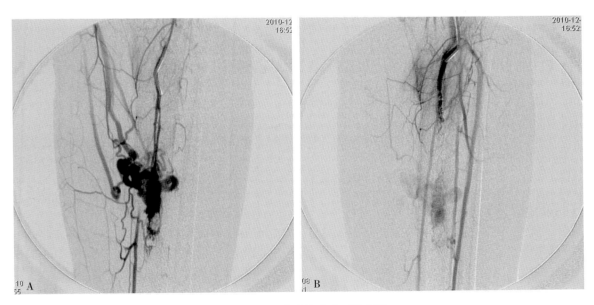

**图 30-62　下肢动静脉畸形栓塞图**
A. 动静脉畸形；B. 动静脉畸形栓塞

# 参 考 文 献

1. 余建明,曾祥阶.圆孔的摄影.实用放射学杂志,1987,(04):202-232.

2. 余建明,王丽雅,曾军.提高电影冠状动脉造影质量的措施.同济医科大学学报,1993,(05):363-365.

3. 余建明,曾军.血管路径图技术在 DSA 检查中的价值.实用放射学杂志,1994,(09):555-556.

4. 余建明,刘长江,冯敢生,等.阴茎海绵体 X 线电影造影术及其在诊断静脉性阳萎中的应用.同济医科大学学报,1994,(01):36-38.

5. 余建明,冯敢生,曾军等.数字减影在经内镜胆管内取石术中的应用(附 30 例分析).临床放射学杂志,1995,(03):176-177.

6. 曾军,郑传胜,梁惠民,等.数字减影血管造影术在经颈静脉肝内门腔分流术中的应用.同济医科大学学报,1995,(01):46-48.

7. 张玉星,石明国,陈建立.全军放射科 QA 工作开展的现状及展望.中华放射学杂志,1995,(05):296-298.

8. 余建明,冯敢生,曾军,等.犬肾动脉栓塞 DSA 成像技术的改进.现代医用影像学,1996,(02):68-71.

9. 余建明,冯敢生,曾军.提高 Tipss 手术成功率相关因素的探讨.现代医用影像学,1997,(01):3-7.

10. 余建明,冯敢生,曾军,等.数字减影血管造影在急性大咯血栓塞治疗中的应用价值.中华结核和呼吸杂志,1997,(02):40.

11. 余建明,冯敢生,曾军,等.DSA 与 X 线电影摄影对消化道出血敏感性的评价.现代医用影像学,1997,(04):147-150.

12. 文婉华.经皮穿刺乙醇注入疗法在介入放射学的应用.护士进修杂志,1998,(08):50-51.

13. 石明国,余厚军,程景库.从 X 线影像设备的发展看培养医工结合人才的重要性.第四军医大学学报,1998,(S1):154-155.

14. 贺洪德,张贵祥,毛松寿,等.放射诊断科行政与业务管理在质量控制中的作用.第四军医大学学报,1998,(S1):162-163.

15. 石明国,宦怡,余厚军,等.数字化放射学和 PACS 系统.第四军医大学学报,1998,(S1):144-145.

16. 余建明,冯敢生,曾军等.老年急性消化道出血选择性血管造影的成像方法选择与质量保证.临床放射学杂志,1999,(06):62-63.

17. 余建明,吴红英,曾军,等.电影片、磁带、光盘对冠脉造影记录与存储的对比分析.现代医用影像学,1999,(05):230-232.

18. 曾勇明.数字脉冲透视在介入放射学的应用与评价.中国医学影像技术,2000,(02):162-163.

19. 欧阳墉,欧阳雪晖,顾苏宾,等.成人肝海绵状血管瘤并发动静脉短路的 DSA 检查和诊断.中华放射学杂志,2000,(08):18-22.

20. 余建明,冯敢生,曾军.数字电影在选择性冠状动脉造影中的应用.实用放射学杂志,2000,(07):399-401.

21. 余建明,冯敢生,曾军,等.数字电影对急性消化道出血造影的动态研究.介入放射学杂志,2000,(04):199-201.

22. 余建明,冯敢生,曾军,等.影响四肢动脉 DSA 成像的相关因素.临床放射学杂志,2000,(06):389-390.

23. 余建明,冯敢生,曾军,等.数字电影血管造影对急性消化道出血的评价.放射学实践,2000,(01):33-35.

24. 余建明,吴红英,曾军,等.电影片、磁带、光盘对冠状脉造影记录与存储的对比分析.临床放射学杂志,2000,(11):739-740.

25. 余建明,冯敢生,曾军,等.下肢动脉阻塞性病变的 DSA 成像探讨.现代医用影像学,2000,(04):150-152.

26. 余建明,冯敢生,曾军,等.数字电影摄影对先天性心脏病造影的评价(附 108 例分析).同济医科大学学报,2000,(01):81-83.

27. 余建明,冯敢生,曾军.DSA 单帧双期成像法在肝癌栓塞治疗中的应用.同济医科大学学报,2000,(04):359-361.

28. 余建明,冯敢生,曾军,等.介入治疗中的 X 射线防护.中华放射医学与防护杂志,2000,(06):68-69.

29. 余建明,冯敢生,曾军,等.选择性与超选择性造影对肝内占位病变定量分析的影响.临床放射学杂志,2000,

(01):56-58.

30. 王志远,余厚军,石明国. 医学图像通讯标准 DICOM 原理与应用(二). 现代医用影像学,2000,(03):134-137.

31. 王志远,余厚军,石明国. 医学图像通讯标准 DICOM 原理与应用(一). 现代医用影像学,2000,(02):84-87.

32. 王志远,余厚军,石明国. 医学图像通讯标准 DICOM 原理与应用(三). 现代医用影像学,2000,(04):177-179.

33. 钱宗才,吴锋,石明国,等. 医学图像配准方法分类. 医学信息,2000,(11):598-599.

34. 李开成,罗济程,余强,等. Klippel-Trenaunay 综合征动脉 DSA 检查的影像探讨. 介入放射学杂志,2001,(02):84-85.

35. 余建明,冯敢生,曾军. 21 世纪医学影像技术教育的几点思考. 临床放射学杂志,2001,(07):553-554.

36. 余建明,冯敢生,曾军. 肝癌伴肝动静脉短路的 DSA 成像技术. 放射学实践,2001,(06):369-370.

37. 余建明,冯敢生,曾军. 数字减影在肾脏疾病介入治疗中的应用评价. 同济医科大学学报,2001,(06):602-603.

38. 余建明,冯敢生,曾军,等. 子宫肌瘤动脉栓塞的 DSA 成像技术. 临床放射学杂志,2001,(05):400-401.

39. 葛雅丽,郑敏文,石明国. 瓦氏位摄影方法的改进. 第四军医大学学报,2001,(18):1652.

40. 葛雅丽,郑敏文,石明国. 瓦氏位立位摄影法. 实用放射学杂志,2001,(10):748.

41. 余建明,冯敢生,曾军. 双介入法治疗门脉高压症的数字成像技术. 放射学实践,2002,(03):252-253.

42. 秦国初,蒋钟玮,李清霞,等. 白肾征 X 线成像机理探讨. 实用放射学杂志,2002,(03):213-215.

43. 许美珍,魏建平,罗来树,等. 动脉法 DSA 检查对脑血管疾病的诊断评价(附 65 例报告). 江西医学院学报,2002,(02):137.

44. 许美珍,陈平,罗来树,等. 食道内支架与放疗联合治疗食管恶性狭窄. 江西医学院学报,2002,(01):81-82.

45. 曾军,柳曦,冯敢生,等. 数字减影血管造影术在子宫肌瘤栓塞治疗中的应用研究. 肿瘤防治研究,2003,(04):307-308.

46. 施惠斌,姜莺,顾君英,等. DSA 在主动脉夹层支架封闭术中的应用. 中国临床医学,2004,(04):659-660.

47. 徐才元,冯敢生,郑传胜,等. 数字减影技术在肺动静脉畸形介入治疗中的应用. 放射学实践,2004,(12):901-903.

48. 龙莉玲. 构建 PACS/RIS,为全面实现数字化放射学科而努力. 广西医学,2005,(07):955-957.

49. 吴红英,郑传胜,余建明,等. DSA 技术在顽固性鼻出血介入治疗中的应用. 临床放射学杂志,2005,(07):628-630.

50. 吴红英,冯敢生,梁惠民,等. DSA 技术在兔肝脏介入实验中的应用研究. 临床放射学杂志,2005,(01):84-85.

51. 石明国,郑敏文,宦怡,等. CT 设备中硬盘的应用管理研究. 实用放射学杂志,2005,(11):1208-1211.

52. 罗来树,许美珍,姜建松,等. CR 应用中的一些常见问题的处理与分析. 江西医学院学报,2005,(01):138.

53. 余建明,雷子乔,孔祥闯. DR 双能减影的肋骨成像与胸部成像的对比研究. 中华放射医学与防护杂志,2006,(04):399-400.

54. 许美珍,罗来树,陈平,等. 介入治疗在子宫肌瘤中的应用. 江西医学院学报,2006,(01):75-77.

55. 余建明,雷子乔,杨明. 数字 X 线摄影组织均衡技术在股骨颈外伤的应用. 中华放射学杂志,2007,(08):855-858.

56. 张金声,纪盛章. 低剂量计算机 X 线摄影的研究. 实用放射学杂志,2007,(11):1533-1536.

57. 曹厚德,赵泽华. 乳腺 X 线摄影技术质量控制述要. 中国医学计算机成像杂志,2007,(05):376-384.

58. 刘瑞宏,牛延涛,付海鸿. 直热式干式打印机图像质量检测浅议. 医疗设备信息,2007,(03):48-50.

59. 余厚军,赵海涛,石明国,等. PACS 系统中病毒感染的安全防范措施. 实用放射学杂志,2007,(11):1537-1539.

60. 许美珍,程应樟,李颐,等. 对比剂从封堵器网眼渗出的识别和处理. 中国临床医学影像杂志,2007,(12):908-909.

61. 晏彬,罗来树. DR 与 CR 临床应用的对比与分析. 江西医药,2007,(12):1181-1183.

62. 余建明,杨明,雷子乔,等. 数字 X 线摄影组织均衡技术在胸腰段椎体病变的应用价值. 生物医学工程与临床,2008,(01):30-33.

63. 余建明. 重视影像技术成像方法的研究. 放射学实践,2008,(08):830.

64. 余建明,杨明,雷子乔,等. 数字 X 线摄影组织均衡技术在胸腰段椎体病变的应用价值. 生物医学工程与临床,2008,(01):30-33.

65. 王骏. 医学影像技术保障最佳疗效. 影像技术,2008,(03):38-39.

66. 刘瑞宏,綦维维,付海鸿,等. KVp 选择对使用 AEC 的 DR 骨盆摄影的影响. 中国医疗设备,2008,(04):96-98.

67. 刘瑞宏,胡立斌,付海鸿,等. 3D-DSA 技术在颅内动脉瘤造影中的应用价值. 中国医疗设备,2008,(09):129-132.

68. 刘广月,施健,费强,等. 对优质胸部 CR 照片干式激光摄影密度标准的探讨. 医学影像学杂志,2008,(02):169-170.

69. 施健,费强,王钟,等. 腰椎 DR 干式激光图像密度标准的探讨. 山西医药杂志,2008,(07):626-627.

70. 罗来树,熊国金,姜建松,等. 胸部双能量摄影在肋骨骨折中的应用. 江西医药,2008,(07):722-723.

71. 丁惠扬,罗来树. DR 临床应用探讨. 江西医药,2008,(07):723-724.

72. 赵军,吴宁. DSA 成像技术在消化道出血诊疗中的应用 55 例分析. 中国误诊学杂志,2009,(30):7463-7464.

73. 余厚军,张学昕,贺洪德,等. CR 静脉肾盂造影图像质量

与 X 射线剂量的探讨 . 生物医学工程与临床,2009,(05):
407-410.

74. 费强,施健,王钟,等 . 腹部平片 DR 干式激光图像密度
标准的探讨 . 山西医药杂志,2009,(03):229-230.

75. 刘广月,施健,费强 . 胸部 DR 与 CR 干式激光图像密度
对比研究 . 江苏医药,2009,(01):120.

76. 罗来树,许美珍,芦春花,等 . DR 的铜滤过技术在胸部高
千伏摄影中的应用 . 中国辐射卫生,2009,(01):78-79.

77. 罗来树,芦春花,熊国金,等 . DR 的组织均衡技术在颈段
食道异物检查中的应用 . 江西医药,2009,(05):432-434.

78. 王效刚,季乐新,董希忠 . 应用 DR 摄影的注意事项 . 医
疗装备,2009,(03):21-22.

79. 崔志敏,穆晶伟,朱永峰 . DR 摄影中不同摄影仟伏对成
像质量和辐射效能的影响 . 实用医学杂志,2009,(10):
1623-1624.

80. 刘轶,伍尧泮,刘立志,等 . 乳腺钼靶 X 线摄影对原发性
同时性双侧乳腺癌诊断价值 . 中国现代医生,2010,(12):
67-68.

81. 石明国,杨勇,赵海涛,等 . 现代医学影像学发展趋势 . 医
疗卫生装备,2010,(04):159-160.

82. 孙延善,孟粉华,刘广月,等 . 胸部 DR 湿式与 CR 干式激
光图像密度对比研究 . 医学综述,2010,(10):1598-1599.

83. 刘广月 . 番泻叶与比沙可啶清洁肠道效果的对比研究 .
山西医药杂志(下半月刊),2010,(08):713.

84. 张云俊 . 乳腺 DR 摄影及质量控制 . 江苏医药,2010,(12):
1456-1457.

85. 邓成清 . 数字化(DR)摄影在胸部创伤中的应用 . 中外医
疗,2010,(17):183.

86. 白焕光 . 浅谈小儿 DR 摄影技术及其辐射防护措施 . 医
疗装备,2010,(09):34.

87. 黄桂香,郭玉林 . 胸部 DR 摄影的双能量减影技术 . 亚太
传统医药,2010,(11):135-136.

88. 李小燕,桓电钢,彭现收,等 . DR 摄影在小儿肘关节外伤
中的应用价值 . 当代医学,2010,(12):149-150.

89. 李敏,邝国英 . 全视野乳腺 DR 摄影系统的质量控制研
究 . 医疗卫生装备,2010,(04):414-417.

90. 杨惠娅 . DR 摄影对胸部外伤的诊断价值 . 当代医学,
2010,(27):64-65.

91. 杨明,余建明,柳曦,等 . 显微线圈腕关节 MRI 成像实验
研究 . 放射学实践,2011,(10):1055-1057.

92. 朱浩猛,张伟东,杜会山 . 短暂性脑缺血发作 DSA 检查
的临床分析 . 中国医药导刊,2011,(08):1337-1338.

93. 许传娆,陈双庆,蔡庆 . DR 摄影参数对患者辐射剂量的
影响 . 现代医用影像学,2011,(03):179-181.

94. 刘昊元,李毅,吴秀丽 . CR 与 DR 摄影特点的对比分析 .
中国临床研究,2011,(12):1144-1145.

95. 陈伟华 . DR 摄影技术在子宫输卵管造影中的应用体会 .
右江民族医学院学报,2011,(06):806.

96. 薛玉富,罗勇 . 肝动脉数字减影血管造影成像技术分析

及图像质量控制 . 中国医学影像学杂志,2012,(10):
789-792.

97. 陈新沛,代秀红,王骏,等 . 髋关节 X 线摄影中性腺防护
的探讨 . 中国医疗设备,2012,(05):136-137.

98. 樊祥奎,周祝谦,于洪存,等 . DR 摄影曝光量的设定方法
及图像质量的对比分析 . 中国中西医结合影像学杂志,
2012,(06):547-549.

99. 郭良栋,娄从辉,孙进城,等 . 婴幼儿胸部低剂量 DR 摄
影的探讨 . 现代医用影像学,2012,(01):36-40.

100. 任瑞,刘泉源,宋琼,等 . CR 与 DR 摄影剂量的临床应
用研究 . 滨州医学院学报,2012,(03):172-174.

101. 解中福,吕杰,王怡,等 . DR 摄影照射野与图像质量和
辐射剂量的相关性研究 . 中国辐射卫生,2012,(02):
197-199.

102. 宋鹏,陈旭生 . DR 摄影和高千伏摄影技术在尘肺诊断
中的应用对比分析 . 甘肃医药,2012,(05):364-366.

103. 张红 . 数字 X 线 DR 摄影技术在放射科中的应用 . 当代
医学,2012,(07):43-44.

104. 耿旭飞 . 图像后处理在骶尾骨侧位 DR 摄影中的应用 .
医学理论与实践,2012,(24):3081-3082.

105. 吕杰,解中福,阎晓斌,等 . DR 摄影中电离室测射野
的选择对辐射剂量影响的临床研究 . 中国辐射卫生,
2012,(01):91-93.

106. 刘建强,葛建新 . 床边 X 线摄影辐射防护浅谈 . 中国医
学装备,2013,(11):94-96.

107. 石明国,张金明,杨占辉,等 . 双 C 臂机在高龄椎体压
缩骨折经皮椎体后凸成形术中的应用 . 临床骨科杂志,
2013,(05):498-500.

108. 张桢,刘广月,施健 . 优质胸椎 DR 干式激光图像密度
标准研究 . 生物医学工程与临床,2013,(01):96-97.

109. 黄迪开,谭莉平,陆建常 . 几种不同毫安肺部高仟伏直
接数字化摄影的图像质量与辐射剂量分析 . 广西医科
大学学报,2013,(05):802-804.

110. 王邦明,解中福,吕杰 . DR 摄影中相近体厚剂量曝光
指数与辐射剂量的相关性分析 . 中国辐射卫生,2013,
(03):375-377.

111. 郭晓利,李杰,陶可伟,等 . 胸部 DR 摄影屏蔽防护与
婴儿性腺所受辐射剂量的探讨 . 中国辐射卫生,2013,
(06):696-698.

112. 彭志,简昊 . 中心线在 DR 摄影质量中的作用体会 . 江
西医药,2014,(01):83-92.

113. 钱小明 . 数字放射成像技术的临床应用 . 影像技术,
2014,(06):8-9.

114. 李明亮,邓光,刘忠岐,等 . DR 摄影与双能量减影对
隐匿性肋骨骨折的影像学研究 . 中国临床研究,2014,
(03):337-338.

115. 李明亮,王艳丽,刘忠岐,等 . DR 摄影与双能量减影
对不同形态肋骨骨折的影像学研究 . 中国临床研究,
2014,(06):737-738.

116. 冯程文．探讨 DR 双能减影的肋骨成像与胸部成像的对比研究．临床医药文献电子杂志，2015，(02):236.

117. 周蜜，曾勇明．脑血管动物模型及其在介入放射学的应用进展．重庆医学，2015，(04):539-541.

118. 陈艳丽，贾惠惠，刘坤，等．子宫输卵管造影检查技术改进后的临床分析．齐齐哈尔医学院学报，2015，(20):2976.

119. 袁利田，张志芳．X 线摄影中中心线对 DR 摄影质量的重要性．中外医疗，2015，(05):14-15.

120. 唐琪玲．乳腺钼靶 X 线摄影及乳腺微小钙化灶在临床触诊阴性乳腺疾病诊断中的应用．中国现代医生，2015，(15):112-114.

121. 袁利田，张志芳．X 线摄影中中心线对 DR 摄影质量的重要性．中外医疗，2015，(05):14-15.

122. 黄智棠，邱凯涛，刘强，等．移动 DR 摄影技术在临床的应用及其质量控制．中国现代药物应用，2015，(09):68-69.

123. 许晓清，刘爱珍，石德强．对 DR 摄影技术应用的新思考．中国实用医药，2015，(25):291-292.

124. 黄东兵．数字 X 线(DR)摄影技术在放射科的应用研究．航空航天医药杂志，2015，(11):1363-1364.

125. 刘冰，张金明，石明国，等．PKP 联合不同抗骨质疏松药物治疗骨质疏松性脊柱压缩骨折的临床疗效比较．颈腰痛杂志，2016，(04):307-310.

126. 毛立华，吴兴国，张建丰，等．DR 摄影技术在放射科的应用．中医药管理杂志，2016，(13):121-122.

127. 余建明．医学影像技术学．北京:科学出版社，2004.

128. 王鹏程，李迅茹．放射物理与防护．第 3 版．北京:人民卫生出版社，2014.

129. 余建明．放射物理与防护．北京:高等教育出版社，2005.

130. 李月卿．医学影像成像原理．北京:人民卫生出版社，2009.

131. 李月卿．医学影像成像理论．第 2 版．北京:人民卫生出版社，2010.

132. 黄泉荣．医学影像成像原理．北京:高等教育出版社，2005.

133. 李真林，雷子乔．医学影像成像理论．北京:人民卫生出版社，2016.

134. 中华医学会．临床技术操作规范．北京:人民军医出版社，2004.

135. 燕树林，余建明．全国医用设备使用人员上岗考试指南．北京:军事医学科学出版社，2009.

136. 王鸣鹏．医学影像设备与检查技术学．北京:科学技术文献出版社，2006.

137. 李林枫．医学影像设备管理．北京:人民卫生出版社，2002.

138. 郭启勇．介入放射学．第 3 版．北京:人民卫生出版社，2010.

139. 余建明．医学影像技术学．第 2 版．北京:科学出版社，2009.

140. 徐跃．医学影像设备学．第 2 版．北京:人民卫生出版社，2010.

141. 石明国．医学影像设备学．北京:高等教育出版社，2008.

142. 张云亭．医学影像检查技术学．第 3 版．北京:人民卫生出版社，2010.

143. 石明国，王鹏程，余建明．放射师临床工作指南．北京:人民卫生出版社，2013.

144. 余建明．医学影像技术学．第 3 版．北京:科学出版社，2014.

145. 余建明．医学影像检查技术学．北京:人民卫生出版社，2016.

146. 余建明．数字减影血管造影技术．北京:人民军医出版社，1999.

147. 余建明，牛延涛．CR、DR 成像技术学．北京:中国医药科学出版社，2009.

148. 余建明．医学影像技术学·X 线造影检查技术卷．北京:人民卫生出版社，2011.

149. 李萌．医学影像技术学·X 线摄影技术卷．北京:人民卫生出版社，2012.

150. 燕树林，曾祥阶．医学影像技术全科纲要及考题解．湖北:湖北科技出版社，2000.

151. 燕树林，牛延涛．医学影像技术学术语祥解．北京:人民军医出版社，2010.

152. 余建明．医学影像技术手册．北京:人民卫生出版社，2014.

153. 余建明．实用医学影像技术．北京:人民卫生出版社，2015.

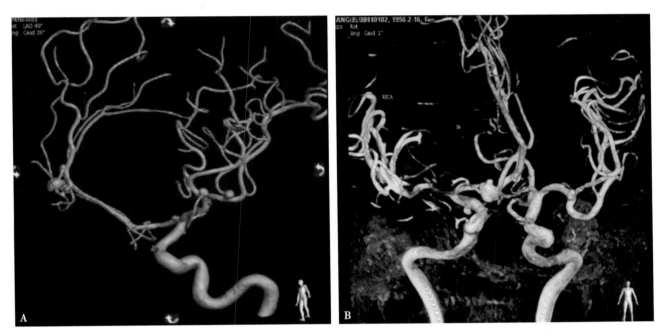

图 28-2　3D-DSA 技术可任意角度观察血管及病变的三维关系显示双侧血管与动脉瘤图像融合

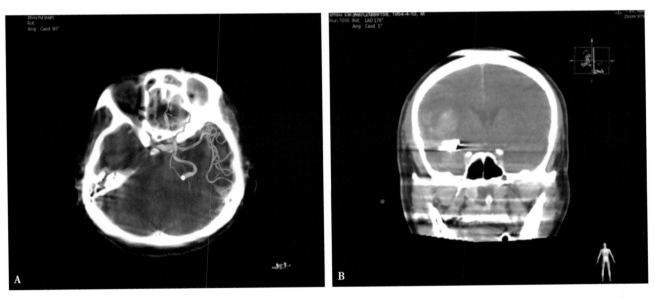

图 28-3
A. 显示调节 C 臂 CT 矩形图值观察颅内结构;B. 利用 C 臂 CT 多角度观察弹簧圈位置

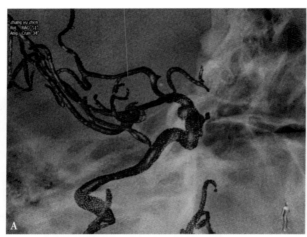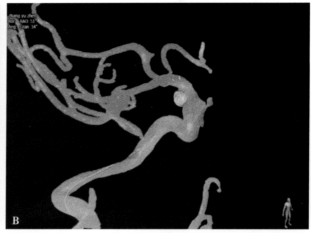

图 28-4

A. 3D 容积图像与实时透视 2D 数据集相套叠;B. 三维路径图术中指导弹簧圈充填动脉瘤腔

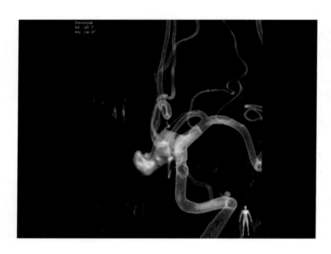

图 28-5　虚拟支架置入应用于神经介入治疗

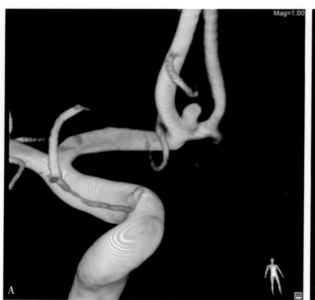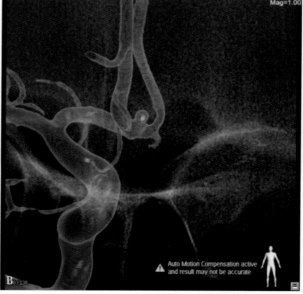

图 30-11　2D、3D 示意图